全国中医住院医师规范化培训结业考核通关系列

# 全国中医住院医师规范化培训结业考核习题集（全解）

全国中医住院医师规范化培训结业考核命题研究组　编

全国百佳图书出版单位
中国中医药出版社
·北　京·

**图书在版编目（CIP）数据**

全国中医住院医师规范化培训结业考核习题集：全解 / 全国中医住院医师规范化培训结业考核命题研究组编 . -- 北京：中国中医药出版社，2024.3
全国中医住院医师规范化培训结业考核通关系列
ISBN 978-7-5132-8640-4

Ⅰ . ①全… Ⅱ . ①全… Ⅲ . ①中医师—岗位培训—习题集 Ⅳ . ① R2-44

中国国家版本馆 CIP 数据核字 (2024) 第 012783 号

---

**中国中医药出版社出版**
北京经济技术开发区科创十三街 31 号院二区 8 号楼
邮政编码　100176
传真　010-64405721
河北盛世彩捷印刷有限公司印刷
各地新华书店经销

开本 787×1092　1/16　印张 29.75　字数 755 千字
2024 年 3 月第 1 版　2024 年 3 月第 1 次印刷
书号　ISBN 978 – 7 – 5132 – 8640–4

定价　119.00 元
网址　www.cptcm.com

**服务热线　010–64405510**
**购书热线　010–89535836**
**维权打假　010–64405753**

**微信服务号　zgzyycbs**
**微商城网址　https://kdt.im/LIdUGr**
**官方微博　http://e.weibo.com/cptcm**
**天猫旗舰店网址　https://zgzyycbs.tmall.com**

如有印装质量问题请与本社出版部联系（010–64405510）

# 使用说明

中医住院医师规范化培训结业考核是对中医住院医师能否顺利完成从理论到临床过渡的一次系统性检验，旨在评价该医师是否具有良好的职业道德，扎实的中医基础理论、专业知识和临床技能，是否掌握必要的西医学临床知识和技术，是否具备规范独立处理本专业常见病、多发病及某些疑难危重病证的能力。

自 2017 年 11 月起，国家中医药管理局人事教育司组织中医住院医师规范化培训统一考核。为帮助考生顺利通过考试，我们组织专家编写了这套《全国中医住院医师规范化培训结业考核通关系列》，包括《全国中医住院医师规范化培训结业考核习题集（全解）》《全国中医住院医师规范化培训结业考核模拟试卷（精解）》和《全国中医住院医师规范化培训结业考核表格速记》。

本书紧扣考纲编写，根据真题推敲出题思路，从命题人的角度出发，把握考试重点。全书试题涵盖了中医内科学、中医外科学、中医妇科学、中医儿科学、中医骨伤科学、针灸推拿康复学、中医眼科学、中医耳鼻咽喉科学、卫生法规与医学伦理学等科目。书中精选约 2500 道试题，题题解析，内容详尽；题型全面，涵盖 A1、A2、A3、A4 及 C 型题，多角度考查知识点；全书重点突出，题目难易程度适中，可有效提升复习的针对性和有效性，是考生备考的良好选择。

希望此书能帮助考生系统复习知识点，熟悉各题型的特点和规律，掌握解题方法，最终顺利通过考核！

# 目　录

# 中医内科学

## A2 型题

每一道试题下面都有 A、B、C、D、E 五个备选答案。请从中选择一个最佳答案。

1. 患者,女,24 岁。身热,微恶风,汗少,肢体酸重,头重如裹,咳嗽痰黏,鼻流浊涕,心烦口渴,渴不多饮,胸闷脘痞,泛恶,腹胀,大便溏,小便短赤,舌苔薄黄而腻,脉濡数。当属何证
   A. 风寒入里　B. 暑湿表证
   C. 风寒夹湿证　D. 脾虚湿盛
   E. 痰热阻肺
2. 患者,男,42 岁。发热重,恶寒轻,微恶风,微汗出,咽痛,鼻塞、流黄稠涕,头胀痛,苔薄白干,脉浮数。临床上最可能诊断为
   A. 风寒感冒　B. 风热感冒
   C. 时行感冒　D. 气虚感冒
   E. 阴虚感冒
3. 患者,女,23 岁。发热恶寒并见。肢节疼痛,头痛无汗,轻咳,咯白稀痰,渴喜热饮,时流清涕,苔白润,脉浮紧。治疗上选择的主方是
   A. 桂枝汤　B. 羌活胜湿汤
   C. 参苏饮　D. 荆防败毒散
   E. 加减葳蕤汤
4. 患者,男,23 岁。发热,微恶风,鼻塞喷嚏,流稠涕,咽痛,咳嗽痰稠,舌苔薄黄,脉浮数。其治法是
   A. 辛温解表　B. 辛凉解表
   C. 清暑解表　D. 益气解表
   E. 滋阴解表
5. 患者,男,37 岁。咳嗽,咯痰色黄黏稠,咯之不爽,伴鼻流黄涕,汗出恶风,舌苔薄黄,脉浮数。治疗应首选
   A. 杏苏散　B. 桑菊饮
   C. 止嗽散　D. 二陈汤
   E. 清金化痰汤
6. 患者,女,63 岁。咳嗽反复发作半年,咳声重浊,痰多色白,痰出咳平,每于早晨咳甚痰多,胸闷脘痞,呕恶食少,舌苔白腻,脉濡滑。其辨证为
   A. 肝火犯肺证　B. 痰湿蕴肺证
   C. 痰热郁肺证　D. 肺阴亏耗证
   E. 风热犯肺证
7. 患者,男,35 岁。干咳,连声作呛,喉痒,咽喉干痛,唇鼻干燥,痰少而黏连成丝,不易咯出,初起伴鼻塞、头痛、微寒、身热等,口干,舌质红,苔薄,干而少津,脉浮数。其证候是
   A. 凉燥伤肺　B. 风燥伤肺
   C. 风热犯肺　D. 风寒袭肺
   E. 肺阴虚
8. 患者,女,27 岁。咳嗽气促,面赤,痰多质黏稠,色黄,咯吐不爽,痰有热腥味,胸胁胀满,咳时引痛,口干而黏欲饮,大便数日未行,舌红,苔黄腻,脉滑数。本病例的病机为
   A. 热毒蕴肺,酿痰成痈
   B. 痰热壅肺,肺失清肃
   C. 风热犯肺,肺失清肃

D. 风燥伤肺,肺失清润

E. 痰浊伏肺,肺气郁闭

**9. 患者,男,58 岁。喘咳胸满,但坐不得卧,痰涎壅盛,喉如拽锯,咯痰黏腻难出,舌苔厚浊,脉滑实。治宜**

A. 温肺散寒,化痰平喘

B. 清热宣肺,化痰定喘

C. 祛风涤痰,降气平喘

D. 温阳补虚,降气化痰

E. 清热肃肺,化痰降逆

**10. 患者,男,25 岁。气粗息涌,喉中痰鸣,胸高胁胀,咳痰色黄,口渴,舌红苔黄,脉弦滑。治疗应首选**

A. 麻杏石甘汤　B. 桑白皮汤

C. 越婢加半夏汤　D. 清金化痰汤

E. 定喘汤

**11. 患者,女,62 岁。喘咳,喉中哮鸣 8 年。近半年来,气短息促,呼多吸少,动则尤甚,腰膝酸软,舌淡苔白,脉沉弱。治疗应首选**

A. 金匮肾气丸合七味都气丸

B. 生脉散

C. 补肺汤

D. 苏子降气汤

E. 参苏饮

**12. 患者,女,72 岁。自汗,怕风,常易感冒,哮证反复发作,哮证发作前打喷嚏,气短声低,咳痰色白质稀,舌质淡,苔薄白,脉虚大。急性期缓解后宜采用的方剂为**

A. 香砂六君子汤　B. 生脉饮

C. 四君子汤　D. 玉屏风散

E. 补中益气汤

**13. 患者,女,34 岁。平素精神抑郁,前天与人发生口角,现呼吸喘促,咽中如窒,胸腹胀满,伴心悸,失眠,苔薄白,脉弦。其诊断为**

A. 气滞痰郁型郁证　B. 梅核气

C. 肝气郁结型郁证　D. 肺气郁痹型喘证

E. 肝郁气滞型哮病

**14. 患者,女,36 岁。昨天淋雨后出现喘逆上气,胸胀而痛,气粗鼻扇,咳而不爽,痰黄质黏,伴形寒无汗,舌红苔薄黄,脉浮数。治法宜用**

A. 解表清里　B. 清泻痰热

C. 清热化痰　D. 降气平喘

E. 化痰止咳

**15. 患者,男,44 岁。喘咳气涌,胸部胀痛,痰多色黄质稠,胸中烦热,有汗,面红尿赤,苔黄,脉滑数。选方用**

A. 麻杏石甘汤　B. 定喘汤

C. 华盖散　D. 桑白皮汤

E. 泻白散

**16. 患者,女,51 岁。形肥之人,喘而胸满闷窒,甚则胸盈仰息,痰多色白质黏腻,伴纳呆,舌淡,苔白腻,脉滑。治宜用二陈汤合**

A. 平胃散　B. 三子养亲汤

C. 桑杏汤　D. 苏子降气汤

E. 小青龙汤

**17. 患者,女,33 岁。喘息咳逆,呼吸急促,痰多色白清稀,常伴恶寒无汗,头痛鼻塞,口不渴,舌苔薄白而滑,脉浮紧。方宜选用**

A. 越婢加半夏汤　B. 麻杏石甘汤

C. 三子养亲汤　D. 麻黄汤合华盖散

E. 射干麻黄汤

**18. 患者,男,28 岁。2 天来,喘逆上气,息粗鼻扇,咳而不爽,痰吐稠黏,形寒身热,身痛无汗,口渴,舌质红,苔薄黄,脉浮数。治疗应首选**

A. 麻黄汤合华盖散

B. 桑白皮汤

C. 麻杏石甘汤加味

D. 二陈汤合三子养亲汤

E. 五磨饮子

**19. 患者,男,66 岁。肺胀病史 20 年,呼吸浅促难续,声低气怯,倚息不能平卧,胸闷如窒,心慌,咳痰不爽,形寒汗出,面色晦暗,舌淡,苔白润,脉沉细无力。治疗应首选**

A. 金匮肾气丸　B. 平喘固本汤

C. 真武汤　D. 大补元煎

E. 七味都气丸

20. 患者，女，69 岁。喘咳多年，此次发病又现面浮肢肿，腹部胀满有水，心悸，咯痰清稀，脘痞纳少，尿少，怕冷，苔白滑，脉沉细。此时治疗宜用

A. 桑苏桂苓饮　　B. 实脾散

C. 苓桂术甘汤　　D. 真武汤

E. 泽泻汤

21. 患者，女，87 岁。喘咳 60 余年，逐年加重，此次发病于 1 个月前，3 天前出现神昏不识人，烦躁，撮空理线，咳逆喘促，咯痰不爽，舌淡紫，苔黄腻，脉细滑数。诊为

A. 痰迷心窍　　B. 肝风内动

C. 痰蒙神窍　　D. 痰瘀阻络

E. 痰浊壅肺

22. "咳而胸满振寒，脉数，咽干不渴，时出浊唾腥臭，久久吐脓如米粥者，为肺痈"。肺痈病名首见于

A.《黄帝内经》　　B.《金匮要略》

C.《张氏医通》　　D.《备急千金要方》

E.《杂病源流犀烛》

23. 患者，女，42 岁。身热较著，时时振寒，咳嗽气急，胸痛烦闷，咳时尤甚，痰色黄绿、有腥味，舌红，苔黄腻，脉滑数。辨证应属肺痈何期

A. 初期　　B. 成痈期

C. 溃脓期　　D. 恢复期

E. 发作期

24. 患者，女，32 岁。咳嗽气急，胸部闷痛，咳吐脓血痰，腥臭异常。宜选用

A. 清金化痰汤　　B. 如意解毒散

C. 加味桔梗汤　　D. 千金苇茎汤

E. 沙参清肺汤

25. 患者，男，38 岁。咳吐大量脓血痰，气味腥臭异常，舌红，苔黄腻，脉滑数。其病期是

A. 初期　　B. 成痈期

C. 溃脓期　　D. 恢复期

E. 慢性期

26. 患者，男，32 岁。素日嗜酒，外出着凉后，始见时时振寒，发热，继而壮热汗出，烦躁不宁，咳嗽气急，咳吐腥臭浊痰，胸满作痛，口干苦，便秘，舌红，苔黄腻，脉滑数。治疗应首选

A. 清金化痰汤　　B. 千金苇茎汤

C. 桑白皮汤　　D. 加味泻白散

E. 加味桔梗汤

27. 患者，男，25 岁。咳嗽，咯血，潮热颧红，自汗盗汗，面白神疲，气短声怯，食欲不振。舌尖红，苔薄白，脉细数无力。应辨证为

A. 肺脾气虚　　B. 阴阳两虚

C. 气阴两虚　　D. 阴虚肺燥

E. 阴虚火旺

28. 患者，男，30 岁。近 2 天来咯痰带血，血色鲜红，自觉午后低热，口干咽燥，疲倦乏力，舌尖红，苔薄白，脉细数，X 线显示肺结核已成空洞。本病例的病机是

A. 阴损及阳，精气亏竭

B. 阴伤气耗，肺脾两虚

C. 肺肾阴伤，水亏火旺

D. 阴虚肺燥，肺损络伤

E. 肺脾两虚，脾不统血

29. 患者，男，27 岁。干咳少痰，咳声短促，痰中带血，五心烦热，时有盗汗，形体消瘦，胸部闷痛隐隐，舌红少苔，脉细数。其诊断是

A. 咳嗽，肺阴亏耗证

B. 肺痨，肺阴亏损证

C. 哮证，肺虚证

D. 喘证，肺虚证

E. 虚劳，肺阴虚证

30. 患者，女，55 岁。喘悸不休，不能平卧，面色晦暗，表情淡漠，四肢厥冷，尿少肢肿，舌淡苔白，脉细微欲绝。诊断为心衰喘脱危证，其治法是

A. 疏理气机，活血化瘀

B. 益气回阳固脱

C. 镇心安神，益气养阴

D. 益气温阳，化瘀利水

E. 补气活血,温阳通脉

31. 患者,女,43 岁。近 1 个月以来感觉胸部刺痛,固定不移,晚上疼痛加重,伴心悸不宁,舌质暗紫,脉象沉涩。辨证应当属于

A. 阴寒凝滞 B. 痰浊壅塞

C. 心血瘀阻 D. 痰热中阻

E. 心肾阴虚

32. 患者,女,57 岁。患心衰 5 年,现症见:心悸,喘息不得卧,面浮肢肿,尿少,神疲乏力,畏寒肢冷,腹胀,便溏,口唇发绀,舌淡胖有齿痕,脉沉细。其治法是

A. 疏理气机,活血化瘀

B. 回阳固脱

C. 镇心安神,益气养阴

D. 益气温阳,活血利水

E. 补气活血,温阳通脉

33. 患者,男,41 岁。胸闷隐痛,时作时止,心悸气短,倦怠懒言,面色少华,头晕目眩,遇劳则甚,舌偏红,脉细弱无力。治疗应首选

A. 枳实薤白桂枝汤 B. 参附汤合右归饮

C. 瓜蒌薤白半夏汤 D. 血府逐瘀汤

E. 生脉散合人参养荣汤

34. 患者,男,36 岁。胸闷重而心痛微,痰多气短,肢体沉重,形体肥胖,倦怠乏力,纳呆便溏,舌体胖大,苔白滑,脉滑。其治法是

A. 温补阳气,振奋心阳

B. 疏肝理气,活血通络

C. 通阳泄浊,豁痰宣痹

D. 辛温散寒,宣通心阳

E. 益气养阴,活血通脉

35. 患者,男,60 岁。症见心痛彻背,感寒痛甚,胸闷气短,心悸,重则喘息,不能平卧,面色苍白,四肢厥冷,舌苔白,脉沉细。治疗应首选

A. 血府逐瘀汤加减

B. 瓜蒌薤白半夏汤加减

C. 天王补心丹合炙甘草汤加减

D. 枳实薤白桂枝汤合当归四逆汤加减

E. 柴胡疏肝散加减

36. 患者,男,58 岁。胸痹疼痛剧烈,持续 30 分钟以上,含化扩张血管药物不能缓解。应考虑为

A. 胃脘痛 B. 猝死

C. 胁痛 D. 真心痛

E. 厥心痛

37. 患者,男,45 岁。近 1 年来心悸头晕,倦怠无力,面色无华,舌淡红,脉细弱。治法是

A. 镇惊定志,养心安神

B. 补血养心,益气安神

C. 滋阴降火,养心安神

D. 温补心阳,安神定志

E. 振奋心阳,化气行水

38. 患者,女,40 岁。平素善惊易恐,因受惊而心悸 1 个月余,坐卧不安,少寐多梦,舌苔薄白,脉虚弦。治疗应首选

A. 归脾汤 B. 炙甘草汤

C. 朱砂安神丸 D. 天王补心丹

E. 安神定志丸

39. 患者,女,35 岁。心悸不安,胸闷气短、动则尤甚,面色苍白,形寒肢冷,舌淡苔白,脉虚无力。治法为

A. 镇惊定志,养心安神

B. 补血养心,益气安神

C. 温补心阳,安神定悸

D. 振奋心阳,化气行水

E. 滋阴清火,养血安神

40. 患者,女,48 岁。失眠多年,症见虚烦不寐,终日惕惕,胆怯心悸,气短自汗,倦怠乏力,舌淡,脉弦细。治疗此病证的首选方剂是

A. 六味地黄丸合交泰丸

B. 龙胆泻肝汤

C. 安神定志丸合酸枣仁汤

D. 黄连温胆汤

E. 归脾汤

41. 患者,男,36 岁。平日性情急躁易怒,近日因工作不顺致失眠,不思饮食,口渴喜饮,口苦目赤,小便黄,大便秘结,舌红苔黄,脉弦数。

其最佳治疗方剂为

A. 龙胆泻肝汤　　B. 丹栀逍遥散
C. 滋水清肝饮　　D. 柴胡疏肝散
E. 黄连温胆汤

42. 患者,女,50 岁。心烦不寐,头重目眩,胸闷痰多,恶心口苦,嗳气吞酸,舌红苔黄腻,脉滑数。治疗应首选

A. 顺气导痰汤　　B. 半夏秫米汤
C. 黄连温胆汤　　D. 丹栀逍遥散
E. 朱砂安神丸

43. 患者,女,22 岁。眩晕耳鸣,头目胀痛,口苦,失眠多梦,遇烦劳郁怒而加重,甚则仆倒,颜面潮红,急躁易怒,肢麻震颤,舌红,苔黄,脉弦数。宜选用

A. 龙胆泻肝汤　　B. 知柏地黄丸
C. 半夏白术天麻汤　　D. 芎芷石膏汤
E. 天麻钩藤饮

44. 患者,男,64 岁。眩晕而见头重如蒙,胸闷恶心,少食多寐,舌苔白腻,脉象濡滑。其治疗最佳方剂是

A. 小半夏加茯苓汤　　B. 二陈汤
C. 温胆汤　　D. 天麻钩藤饮
E. 半夏白术天麻汤

45. 患者,女,41 岁。眩晕,头痛,兼见健忘失眠,心悸,精神不振,耳鸣耳聋,面唇紫暗,舌暗,有瘀斑,脉涩。宜选用

A. 镇肝熄风汤　　B. 复元活血汤
C. 血府逐瘀汤　　D. 通窍活血汤
E. 补阳还五汤

46. 患者,男,50 岁。眩晕耳鸣,头痛而胀,急躁易怒,口干而苦,失眠多梦,遇烦劳郁怒而加重,舌红,苔黄,脉弦。治法宜

A. 滋养肝肾,填精益髓
B. 补益气血,调养心脾
C. 化痰祛湿,健脾和胃
D. 平肝潜阳,清火息风
E. 祛瘀生新,活血通窍

47. 患者,男,65 岁。久病体弱,平素不耐风寒,极易感冒。近半个月来汗出恶风,动则益甚,体倦乏力,面色少华,苔薄白,脉细弱。其治疗宜为

A. 桂枝汤　　B. 玉屏风散
C. 甘麦大枣汤　　D. 当归六黄汤
E. 参附汤

48. 患者,女,36 岁。睡则汗出,醒则自止,心悸怔忡,失眠多梦,神疲气短,面色少华,舌质淡,苔白,脉细。治宜

A. 养心安神敛汗　　B. 清里泄热
C. 养血补心　　D. 滋补肝肾
E. 调和营卫

49. 患者,男,58 岁。体重指数(BMI)为 26,现症见眩晕耳鸣,腰酸膝软,健忘失眠,口干,舌质红,少苔,脉细数。可选用的中医方剂为

A. 补阳还五汤　　B. 麻黄附子细辛汤
C. 甘麦大枣汤　　D. 一贯煎
E. 麦味地黄丸

50. 下列哪本书是在《内经》和《伤寒论》的基础上论述头痛加以发挥,并补充了太阴头痛和少阴头痛,从而为头痛分经用药创造了条件

A.《证治准绳》　　B.《普济方》
C.《丹溪心法》　　D.《东垣十书》
E.《临证指南医案》

51. 患者,女,46 岁。于前天淋雨后出现头痛如裹,肢体困重,胸闷,大便溏泄,苔白腻,脉濡。治法宜

A. 疏散风寒　　B. 疏风清热
C. 祛风胜湿　　D. 化痰降逆
E. 清热利湿

52. 患者,女,23 岁。症见头痛而眩,心烦易怒,夜眠不宁,面红口苦,苔薄黄,脉弦有力。应诊为

A. 风热头痛　　B. 肝阳头痛
C. 痰浊头痛　　D. 肾虚头痛
E. 瘀血头痛

53. 患者,男,34 岁。头痛时作,痛连项背,遇风尤甚,恶风寒,肢体酸楚,口不渴,舌苔薄白,

脉浮。治疗应首选

A. 川芎茶调散　B. 芎芷石膏汤
C. 羌活胜湿汤　D. 大补元煎
E. 天麻钩藤饮

54. 患者,男,66岁。平素纳呆胸闷,刻下症见头痛,昏蒙,胸脘满闷,呕恶痰涎,苔白腻,脉滑。证属

A. 肝阳头痛　B. 痰浊头痛
C. 肾虚头痛　D. 血虚头痛
E. 风湿头痛

55. 患者,男,56岁。肢体偏枯不用,肢软无力,面色萎黄,舌质淡紫有瘀斑,苔薄白,脉细涩。宜选用

A. 羚角钩藤汤　B. 左归丸
C. 归脾汤　D. 补阳还五汤
E. 地黄饮子

56. 患者,男,72岁。突然昏仆,不省人事,半身不遂,口噤不开,两手握固,肢体强痉,大小便闭,面赤身热,气粗口臭,躁扰不宁,舌苔黄腻,脉弦滑而数。其治法是

A. 通腑化痰,平肝息风
B. 息风清火,豁痰开窍
C. 滋阴潜阳,息风通络
D. 芳香开窍,化痰息风
E. 平肝潜阳,息风通络

57. 患者,男,73岁。素体丰肥,时作眩晕、肢麻等症状。今晨醒后突然发现眼角及右侧嘴角㖞斜,口角流涎,语言謇涩,右侧半身不遂,但神志清楚,苔白腻,脉弦滑。诊断为

A. 痹证(风寒湿痹)
B. 中风(中脏腑痰浊内闭证)
C. 中风(中经络风痰入络证)
D. 中风(中经络气虚血瘀证)
E. 眩晕(气血不足)

58. 患者,男,65岁。突然昏仆,不省人事,口噤不开,两手握固,肢体强痉而不温,面白唇暗,喉有痰声,脉沉滑。应首选灌服

A. 至宝丹　B. 参附汤
C. 苏合香丸　D. 安宫牛黄丸
E. 紫雪丹

59. 患者,男,47岁。因生气后猝然晕倒,苏醒后左半身麻木不仁,步履艰难,口眼㖞斜,流涎不止,言语謇涩,不能起床已月余,舌有瘀斑,苔白,脉沉而细,其治法是

A. 平肝潜阳,息风通络
B. 益气养血,化瘀通络
C. 辛温开窍,豁痰息风
D. 辛凉开窍,清肝息风
E. 祛风通络,养血和营

60. 患者,男,76岁。半身不遂,一侧手足沉重麻木,口舌歪斜,舌强语謇。平素头晕头痛,耳鸣目眩,双目干涩,腰酸腿软,急躁易怒,少眠多梦。舌质红绛,苔少,脉细弦数。其证候是

A. 阴虚风动证　B. 风阳上扰证
C. 风痰入络证　D. 痰浊瘀闭证
E. 痰火瘀闭证

61. 患者,男,60岁。平素头晕头痛,发病时突然昏倒,不省人事,口舌歪斜,半身不遂,牙关紧闭,面赤身热,舌红苔黄,脉弦数。其诊断是

A. 中风中经络络脉空虚风邪入中
B. 中风中经络肝肾阴虚风阳上扰
C. 中风中脏腑闭证阳闭
D. 中风中脏腑闭证阴闭
E. 中风中脏腑脱证

62. 患者,男,68岁。突然昏仆,不省人事,目合口开,鼻鼾息微,汗多,大小便自遗,脉微欲绝。治疗应首选的方剂是

A. 镇肝熄风汤
B. 桃核承气汤
C. 羚角钩藤汤合至宝丹
D. 涤痰汤
E. 参附汤合生脉散

63. 患者,男,68岁。近1年来出现善忘,不喜欢与人交往,对家人缺乏感情,逐渐出现表情呆滞,沉默寡言,言则词不达意,伴口涎外溢、四肢不温、腰膝酸软、小便混浊、夜尿频多,舌淡

舌体胖大，苔白，脉沉细。宜选何方为主治疗

A. 四神丸加减　　B. 附子理中汤加减

C. 七福饮加减　　D. 还少丹加减

E. 补中益气汤加减

64. 患者，女，58岁。两年前曾患"中风"经治已愈，之后逐渐出现善忘呆滞，言语模糊不清，行为古怪，孤僻，时哭时笑，诊见两目晦暗、舌暗、脉细涩。应诊断为

A. 郁证　　B. 健忘

C. 痴呆　　D. 中风恢复期

E. 癫狂

65. 患者，女，48岁。咽中不适，如有物梗阻，胸中闷塞，精神抑郁则症状加重，舌苔白腻，脉沉弦而滑。其证候是

A. 肝气郁结　　B. 气血郁滞

C. 痰热内蕴　　D. 痰瘀互结

E. 痰气郁结

66. 患者，女，26岁。有精神分裂症史，见性情急躁易怒，胸闷胁胀，嘈杂吞酸，口干而苦，大便秘结，头痛、耳鸣，舌质红，苔黄，脉弦数。治疗方剂宜选

A. 柴胡疏肝散合左金丸

B. 丹栀逍遥散合左金丸

C. 滋水清肝饮合左金丸

D. 知柏地黄丸合左金丸

E. 半夏厚朴汤合左金丸

67. 最先提出痫证是由于"在母腹中时，其母有所大惊"而致的是

A.《素问》

B.《三因极一病证方论》

C.《丹溪心法》

D.《临证指南医案》

E.《古今医鉴》

68. 患者，男，30岁。反复出现右上肢抽搐，发作时神志清醒，右上肢自觉阵阵发紧，见手指抽动，历时30~60秒钟不等，发作后无任何不适。首先考虑为

A. 厥证　　B. 癫证

C. 狂病　　D. 痹证

E. 痫证

69. 患者，女，44岁。平时情绪急躁，心烦失眠，咳痰不爽，口苦而干，便秘，发作时昏仆，抽搐吐涎，两目上视，如作猪羊叫声，舌红，苔黄腻，脉弦滑数。治疗应首选

A. 二阴煎

B. 至宝丹

C. 苏合香丸

D. 龙胆泻肝汤合涤痰汤

E. 定痫丸

70. 患者，男，56岁。突然昏倒仆地，神志不清，牙关紧闭，两目上视，手足抽搐，口吐涎沫，不久渐醒，醒后疲乏无力，舌苔白腻，脉滑。其治法是

A. 涤痰息风，开窍定痫

B. 理气化痰，活血化瘀

C. 镇心祛痰，安神定痫

D. 清肝泻火，养血安神

E. 清肝泻火，化痰开窍

71. 患者，男，78岁。头摇肢颤，筋脉拘挛，畏寒肢冷，四肢麻木，心悸懒言，动则气短，自汗，小便清长，大便溏。其属于颤证哪种证候的临床表现

A. 阳气虚衰证　　B. 髓海不足证

C. 气血亏虚证　　D. 痰热风动证

E. 风阳内动证

72. 患者，男，26岁。久居湿地，又为渔民，半个月来肢体困重，痿软无力，步履艰难，并有下肢浮肿，麻木不仁之感，胸脘痞闷，纳食量少，食后总有饱胀泛恶，小便短赤干涩痛，苔黄厚腻，脉濡数。此病病机为

A. 肺热津伤，筋失濡润

B. 湿热浸淫，气血不运

C. 脾胃亏虚，精微不运

D. 肝肾亏损，髓枯筋痿

E. 气虚血瘀，阻滞经络

73. 患者，女，52岁。半年前始觉下肢乏力，渐致

**不能任地,腰脊疲软,头晕耳鸣,口舌干燥,舌红少苔,脉沉细数。应选何方治疗**

A. 左归饮　B. 左归丸
C. 大补阴丸　D. 知柏地黄丸
E. 虎潜丸

**74. 患者,女,40 岁。近 4 天来胃脘胀痛,攻撑作痛,连及两胁,嗳气频频,舌苔薄白,脉弦。此属何型胃痛**

A. 肝胃郁热　B. 肝气犯胃
C. 气滞血瘀　D. 饮食停滞
E. 肝郁化火

**75. 患者,女,43 岁。胃脘疼痛,如针刺刀割,痛有定处,按之痛甚,食后加剧,入夜尤甚,舌质紫暗有瘀斑,脉涩。其治法是**

A. 养阴和胃　B. 消食导滞
C. 活血化瘀　D. 健脾益气
E. 调理肝脾

**76. "胃不和则卧不安"指出胃部疾病可影响睡眠,这句话是何书提出的**

A.《黄帝内经》　B.《金匮要略》
C.《诸病源候论》　D.《玉机微义》
E.《证治要诀》

**77. 患者,男,35 岁。胃脘灼热疼痛,痛势急迫,易怒,口苦,泛吐酸水,舌红苔薄黄,脉弦数。其治法是**

A. 疏肝理气止痛
B. 清肝泻热化湿
C. 疏肝泻热,和胃止痛
D. 疏肝理气和胃
E. 理气和胃止痛

**78. 患者,男,32 岁。以胃脘痞塞,满闷不舒为主,按之柔软,压之不痛,望无胀形。发病缓慢,时轻时重,反复发作,病程漫长。多因饮食、情志、起居、寒温等因素诱发。其诊断是**

A. 胃痛　B. 鼓胀
C. 痞满　D. 胸痹
E. 结胸

**79. 患者,男,56 岁。反复脘闷 2 年,脘腹痞闷,嘈杂,饥不欲食,恶心嗳气,口燥咽干,大便秘结,舌红少苔,脉细数。其证候的诊断是**

A. 饮食内停证　B. 湿热阻胃证
C. 痰湿中阻证　D. 肝胃不和证
E. 胃阴不足证

**80. 患者,男,55 岁。近日劳累后出现饮食减少,食后胃脘不舒,倦怠乏力,大便溏薄,面色萎黄,舌淡苔薄白,脉弱。其辨证为**

A. 脾肾阳虚　B. 心脾两虚
C. 脾胃阴虚　D. 脾阳虚
E. 脾胃虚弱

**81. "满而不痛者,此为痞,柴胡不中与之,宜半夏泻心汤。"载于**

A.《景岳全书》　B.《黄帝内经》
C.《伤寒论》　D.《医学正传》
E.《类证治裁》

**82. 患者,女,47 岁。食后脘腹胀满,朝食暮吐,暮食朝吐,吐出宿食不化,吐后便舒,神疲乏力,面色少华,舌淡苔薄,脉细缓无力。治法应选用**

A. 疏邪解表,芳香化浊
B. 消食化滞,和胃降逆
C. 燥湿化痰,健脾和胃
D. 温中健脾,和胃降逆
E. 疏肝和胃,降逆止呕

**83. 患者,男,52 岁。呕吐吞酸,嗳气频繁,胸胁满痛,舌边红,苔薄腻,脉弦。治法宜用**

A. 消食化滞,和胃降逆
B. 燥湿祛痰,健脾和胃
C. 疏肝和胃,降逆止呕
D. 温养脾胃,降逆止呕
E. 平肝潜阳,降逆止呕

**84. 患者,女,47 岁。昨晚不慎受凉,突然出现呕吐,呕吐胃内容物及清水,伴有恶寒发热,头身疼痛,无汗,口不渴,胸脘满闷,舌苔白腻,脉濡缓。最佳方剂为**

A. 藿香正气散　B. 苓桂术甘汤
C. 小半夏汤　D. 温胆汤

E. 香砂六君子丸

85. **患者,女,65岁。身体素弱,饮食稍有不慎即呕吐未消化食物,面色㿠白,倦怠乏力,四肢不温,便溏,舌淡苔白,脉濡弱。治疗应首选**

A. 保和丸　　B. 理中汤
C. 黄芪建中汤　　D. 苓桂术甘汤
E. 四君子汤

86. **患者,女,36岁。腹部胀满疼痛,攻窜不定,痛引少腹,每于情绪不良时加重,得矢气后疼痛可减,舌苔薄白,脉弦。该病例中医辨证为**

A. 气滞血瘀　　B. 肝郁气滞
C. 寒阻气滞　　D. 气滞化热
E. 食阻气滞

87. **患者,女,25岁。腹痛绵绵,时作时止,恶寒喜热,痛时喜按,饥时痛甚,得食痛减,大便溏薄,神疲气短,舌淡苔白,脉沉细。治疗主方为**

A. 补中益气汤　　B. 附子粳米汤
C. 保和丸　　D. 小建中汤
E. 一贯煎

88. **患者,男,17岁。因暴饮暴食诱发腹痛,并见脘腹胀满,按之不舒,嗳腐吞酸,大便夹有不消化食物,苔厚腻,脉滑实。根据上述临床表现,此患者宜辨证为**

A. 饮食积滞腹痛　　B. 气滞食阻腹痛
C. 寒积食阻腹痛　　D. 热结食滞腹痛
E. 食滞痰阻腹痛

89. **患者,女,28岁。下腹部疼痛半年余,痛处固定,每于夜间加重,痛处拒按喜温,舌紫暗,脉涩。首选方剂为**

A. 小建中汤
B. 失笑散合丹参饮
C. 良附丸合正气天香散
D. 少腹逐瘀汤
E. 大承气汤

90. **患者,女,18岁。2天前因感受寒湿之邪后出现腹痛便溏,经治无效。现大便清稀如水,腹痛肠鸣,脘闷纳呆,腹胀尿少,肢体倦怠,苔白腻,脉缓。治疗宜选用**

A. 藿香正气散　　B. 平胃散
C. 胃苓汤　　D. 藿朴夏苓汤
E. 纯阳正气丸

91. **患者,女,20岁。每因抑郁、恼怒、情绪紧张时出现腹痛泄泻,且伴有胸胁胀闷,嗳气少食,舌淡红,脉弦。治当**

A. 调和脾胃　　B. 疏肝和胃
C. 抑肝扶脾　　D. 健脾益气
E. 泻肝除湿

92. **患者,男,24岁。腹痛肠鸣,泻下粪便臭如败卵,但泻而不爽,脘腹胀满,舌苔白厚而腐,脉滑。其治法是**

A. 消食导滞,和中止泻
B. 活血化瘀
C. 清热利湿
D. 芳香化湿
E. 抑肝扶脾

93. **患者,女,26岁。因心情紧张,出现大便溏稀,每天2~3次,无里急后重,胸胁胀闷,嗳气食少,舌质淡红,脉弦。治疗应首选**

A. 参苓白术散　　B. 柴胡疏肝散
C. 痛泻要方　　D. 逍遥散
E. 香砂六君子汤

94. **患者,女,36岁。泄泻腹痛,泻而不爽,粪黄褐而臭,肛门灼热,烦渴口渴,小便黄,舌苔黄腻,脉濡数。证属**

A. 脾虚泄泻　　B. 肾虚泄泻
C. 食滞泄泻　　D. 寒湿泄泻
E. 湿热泄泻

95. **患者,男,28岁。症见泄泻清稀,甚至如水样,腹痛肠鸣,胸脘痞闷,纳少泛呕,肢体倦怠,舌苔白腻,脉濡缓。治宜选用**

A. 藿香正气散　　B. 平胃散
C. 五苓散　　D. 胃苓汤
E. 理中汤

96. **患者,男,28岁。突然壮热口渴,大便频频,痢下鲜紫脓血,腹痛剧烈,里急后重明显,面**

色苍白,汗冷肢厥,舌质红绛,舌苔黄燥,脉微欲绝。其治法宜

A. 清热和中,化湿止泻
B. 清热解毒,凉血止痢
C. 清热除湿,健脾和中
D. 清热燥湿,凉血解毒
E. 清热导滞,调气行血

97. 患者,男,35 岁。痢下赤白黏冻,白多赤少,腹痛,里急后重,饮食乏味,中脘饱闷,头身困重,舌质淡,苔白腻,脉濡缓。证属

A. 寒湿痢 B. 休息痢
C. 噤口痢 D. 虚寒痢
E. 阴虚痢

98. 患者,男,70 岁。临厕大便,努挣乏力,挣则短气汗出,便后疲乏,大便不干结,舌淡苔薄,脉虚。治法宜选用

A. 补肾助阳 B. 温阳益气
C. 顺气导滞 D. 养血润肠
E. 补脾益肺,润肠通便

99. 患者,男,62 岁。大便艰涩,排出困难,四肢不温,腹中冷痛,腰膝酸冷,舌淡苔白,脉沉迟。最佳方剂为

A. 润肠丸 B. 五仁丸
C. 黄芪汤 D. 济川煎
E. 补中益气汤

100. 患者,男,22 岁。热秘,燥热不甚,除便秘外,并无其他明显症状,可服何方通腑缓下,以免再秘

A. 更衣丸 B. 麻子仁丸
C. 青麟丸 D. 润肠丸
E. 大承气汤

101. 患者,女,33 岁。大便秘结,不甚干结,便而不畅,胸胁痞满,甚则腹中胀痛,嗳气,食少,舌苔薄腻,脉弦。治疗上应首选

A. 麻子仁丸 B. 保和丸
C. 润肠丸 D. 乌梅丸
E. 六磨汤

102. 患者,男,45 岁。高热神昏,身目色深黄,腹胀便秘烦躁,鼻衄发斑,舌绛,苔黄褐干燥,脉弦数。治法首选

A. 清热解毒,凉血开窍
B. 利湿化浊,佐以清热
C. 清热化湿,利胆退黄
D. 健脾和胃
E. 补养气血

103. 患者,男,18 岁。4 天前突然出现目黄身黄,黄色鲜明,发热口渴,心中烦躁,恶心欲吐,小便短少而黄,大便秘结,舌苔黄腻,脉弦数。可诊断为

A. 湿热并重型黄疸
B. 寒湿阻遏型黄疸
C. 湿重于热型的黄疸
D. 热重于湿型的黄疸
E. 脾虚型黄疸

104. 患者,女,36 岁。上腹部有一包块如鸭蛋大小,按之坚硬,边缘清楚,有局部压痛,体倦乏力,饮食减少,日渐消瘦,时有低热,舌质青紫,舌边有瘀点,脉弦细。证属

A. 气滞血阻之积证 B. 瘀血内结之积证
C. 食滞痰阻之聚证 D. 血瘀型胃脘痛
E. 肝郁气滞之聚证

105. 患者,男,35 岁。聚证,食滞痰阻,痰湿较重,服六磨汤后,腑气虽通,但症状未减,舌苔白腻而不化。治疗应首选

A. 失笑散 B. 藿朴夏苓汤
C. 平胃散 D. 五苓散
E. 香苏散

106. 患者,男,42 岁。腹大坚满,青筋显露,胁下癥积,痛如针刺,面色晦暗黧黑,胸臂出现血痣,口干不欲饮,舌紫暗,脉细涩。宜选用

A. 中满分消丸 B. 调营饮
C. 实脾饮 D. 济生肾气丸
E. 舟车丸

107. “鼓胀何如?岐伯曰:腹胀,身皆大,大与肤胀等也。色苍黄,腹筋起,此其候也。”出自

A.《素问·腹中论》

B.《素问·生气通天论》
C.《素问·阴阳别论》
D.《灵枢·水胀》
E.《灵枢·邪气脏腑病形》

108. **患者,男,43 岁。腹大胀满,按之如囊裹水,得热则舒,精神困倦,怯寒懒动,尿少便溏,舌苔白腻,脉缓。其证候应为**
A. 气滞湿阻　B. 痰瘀互结
C. 脾虚湿阻　D. 水湿困脾
E. 脾肾阳虚

109. **《金匮要略》称水肿为"水气",按病因、病症分五类,下列哪项不属于此五类**
A. 风水　B. 皮水
C. 涌水　D. 石水
E. 黄汗

110. **患者,女,33 岁。身肿日久,腰以下肿甚,按之凹陷不起,脘腹胀满,纳减便溏,面色不华,神疲乏力,肢体倦怠,小便短少,舌质淡,苔白腻,脉沉弱。宜选方为**
A. 五皮饮　B. 真武汤
C. 济生肾气丸　D. 五苓散
E. 实脾散

111. **患者,女,36 岁。突发眼睑及四肢浮肿,肿势迅速,肢体酸重,尿少,恶风寒,舌苔薄白,脉浮紧。治疗应首选**
A. 麻黄连翘赤小豆汤
B. 五苓散合五皮饮
C. 越婢加术汤
D. 实脾饮
E. 苓桂术甘汤

112. **患者,男,45 岁。遍身浮肿,皮肤绷急光亮,胸脘痞闷,烦热口渴,小便短赤,大便干结,舌红,苔黄腻,脉沉数。宜选方为**
A. 实脾散　B. 五苓散
C. 五皮饮　D. 疏凿饮子
E. 越婢加术汤

113. **患者,男,29 岁。眼睑浮肿,延及全身,皮肤光亮,尿少色赤,身发疮痍,甚则溃烂,恶风发热,舌质红,苔薄黄,脉浮数。宜选方为**
A. 五苓散
B. 防己黄芪汤
C. 麻黄连翘赤小豆汤合五味消毒饮
D. 普济消毒饮
E. 实脾散

114. **患者,男,63 岁。2 个月前患悬饮,经治疗后病情好转。现仍胸胁灼痛,呼吸不畅,闷咳,天阴时明显,舌暗苔薄,脉弦。治疗应首选**
A. 柴胡疏肝散　B. 柴枳半夏汤
C. 小柴胡汤　D. 香附旋覆花汤
E. 瓜蒌薤白白酒汤

115. **患者,男,37 岁。胸胁支满,心下痞闷,胃中有振水音,食后胃胀明显,经常呕吐清水痰涎,心悸头晕,形体逐渐消瘦,舌苔白滑,脉弦细而滑。其诊断是**
A. 痰饮,脾阳虚弱　B. 悬饮,经气不和
C. 溢饮,寒饮内伏　D. 支饮,寒饮伏肺
E. 悬饮,饮停胸胁

116. **患者,女,30 岁。小便短数,灼热刺痛,少腹拘急,尿色黄赤,舌苔黄腻,脉滑数。治疗应首选**
A. 程氏萆薢分清饮　B. 知柏地黄丸
C. 小蓟饮子　D. 八正散
E. 沉香散

117. **患者,男,56 岁。膏淋病久不已,反复发作,淋出如脂,涩痛不堪,形体日渐消瘦,头昏乏力,腰膝酸软,舌淡苔腻,脉细无力。宜选方为**
A. 小蓟饮子　B. 八正散
C. 知柏地黄丸　D. 程氏萆薢分清饮
E. 膏淋汤

118. **患者,女,23 岁。小便涩痛如刺 1 天,尿频数而量少,小腹拘急胀痛,大便干,尿中白细胞满视野,苔黄脉滑数。其诊断为**
A. 癃闭　B. 热淋
C. 腹痛　D. 血淋
E. 气淋

119. 患者,女,60岁。小便涩痛,尿色淡红,反复发作,疼痛不重,形体消瘦,腰酸膝软,舌淡红,脉细。其诊断是
A. 血淋　B. 消渴
C. 热淋　D. 劳淋
E. 癃闭

120. 患者,男,36岁。诊断为膏淋。其与尿浊的鉴别要点为
A. 疼痛涩滞　B. 淋沥不尽
C. 混如米泔　D. 小腹拘急
E. 点滴而出

121. 患者,男,30岁。小便混浊,色黄,上有浮油,尿道有灼热感,口苦,口干,舌质红,苔黄腻,脉濡数。其最佳选方是
A. 八正散　B. 知柏地黄丸
C. 程氏萆薢分清饮　D. 导赤散
E. 苍术难名丹

122. 患者,男,47岁。尿浊反复发作,日久不愈,其尿状如白浆,神疲无力,面色无华,劳累后加重,舌淡苔薄,脉虚软。其治法是
A. 滋阴益肾
B. 温肾固摄
C. 清热利湿,分清泄浊
D. 健脾益气,升清固摄
E. 补肾益脾

123. 患者,男,35岁。尿频量多,混浊如脂膏,头晕耳鸣,口干唇燥,皮肤干燥,瘙痒,腰膝酸软,乏力,舌红少苔,脉细数。其证候是
A. 肺热津伤证　B. 胃热炽盛证
C. 气阴亏虚证　D. 阴阳两虚证
E. 肾阴亏虚证

124. "寸口脉浮而大,浮为虚,大为实,在尺为关,在寸为格。关则不得小便,格则吐逆"见于何书
A.《伤寒论·平脉法》
B.《伤寒论·伤寒例》
C.《金匮要略》
D.《备急千金要方》
E.《黄帝内经》

125. 患者,男,45岁。近3天无尿,面浮身肿,恶心呕吐,进而冷汗淋漓,面色苍白,四肢厥冷,心悸气短,舌淡,脉细微。治疗宜选用
A. 四逆汤
B. 滋肾通关丸
C. 桂枝汤加龙骨、牡蛎
D. 参附汤合苏合香丸
E. 生脉饮加龙骨、牡蛎

126. 患者,男,50岁。小便短少,呕恶频作,伴有头晕头痛,腰膝酸软,舌红,苔黄腻,脉弦细。治疗宜选
A. 镇肝熄风汤
B. 一贯煎
C. 左归丸
D. 益胃汤合镇肝熄风汤
E. 杞菊地黄丸合羚角钩藤汤

127. 患者,男,40岁。小便不通,面色晦滞,形寒肢冷,神疲乏力,腰以下浮肿,纳差,腹胀,泛恶呕吐,大便溏薄,舌淡体胖,边有齿痕,苔白腻,脉沉细。其治法是
A. 滋补肝肾,平肝息风
B. 温阳固脱,豁痰开窍
C. 宣肺降浊,通利小便
D. 补肺纳肾,降气平喘
E. 温补脾肾,化湿降浊

128. 患者,男,46岁。少尿,全身浮肿,面白唇暗,四肢厥冷,神志昏蒙,循衣摸床,舌卷缩,淡胖,苔灰黑,脉沉细欲绝。诊断为肾病及心,邪陷心包型关格。治则是
A. 清热息风,平肝潜阳
B. 温阳固脱,豁痰开窍
C. 清热解毒,安神定志
D. 滋阴清热,养心安神
E. 理气化痰,清心安神

129. 患者,女,44岁。辨病为关格,本病在病理上的表现一般为
A. 虚证　B. 实证

C. 本虚标实证　D. 虚实夹杂证
E. 寒热错杂

**130. 患者，男，25 岁。小便点滴而下，尿如细线，甚则阻塞不通，小腹胀满疼痛，舌紫暗有瘀点，脉涩。宜选方为**

A. 抵当汤　B. 代抵当丸
C. 桃仁承气汤　D. 小承气汤
E. 调胃承气汤

**131. 患者，女，35 岁。小便不通，情志抑郁，多烦善怒，胁腹胀满，舌红，苔薄黄，脉弦。宜选方为**

A. 石韦散　B. 逍遥散
C. 柴胡疏肝散　D. 八正散
E. 沉香散

**132. 患者，男，70 岁。进行性排尿困难 2 年。症见精神不振，面色白，畏寒喜暖，腰膝冷，夜尿 3 ~4 次，舌苔薄白，脉沉细。其证候是**

A. 湿热下注，膀胱涩滞
B. 中气下陷，膀胱失约
C. 肾阴不足，水液不利
D. 肾阳不足，气化无权
E. 下焦蓄血，瘀阻膀胱

**133. 患者，男，58 岁。有缺铁性贫血病史，症见面色苍白，口唇淡白，畏寒肢冷，食少便溏，发育迟缓，精神萎靡，少气懒言，舌质淡，舌体胖，脉沉细无力。本证应辨证为**

A. 阴黄　B. 阳黄热重于湿
C. 阳黄湿重于热　D. 急黄
E. 萎黄脾肾阳虚证

**134. 患者，男，38 岁。辨病为急劳，本病的证型不包括**

A. 气滞血瘀证　B. 热毒炽盛证
C. 痰浊凝滞证　D. 气血两虚证
E. 肝肾两虚证

**135. 患者，女，42 岁。虚劳，症见咳嗽无力，痰液清稀，短气自汗，声音低怯，面白神疲，肢体无力，舌淡，苔白，脉弱。证属**

A. 脾气虚　B. 心气虚
C. 肺气虚　D. 肾气虚
E. 气血虚

**136. 患者，女，48 岁。虚劳症见面色萎黄，食少，形寒，神倦乏力，少气懒言，大便溏泄，肠鸣腹痛，每因受寒、饮食不慎而加剧，舌质淡，苔白，脉弱。宜选方为**

A. 附子理中汤　B. 归脾汤
C. 参苓白术散　D. 补中益气汤
E. 右归丸

**137. 患者，男，45 岁。诊为髓劳，一般无须与以下哪种疾病鉴别**

A. 虚劳　B. 紫癜病
C. 髓毒　D. 蝶疮流注
E. 急劳

**138. 患者，男，22 岁。便血紫暗，甚则黑色，腹部隐痛，喜热饮，面色不华，神疲懒言，便溏，舌质淡，脉细。其选方是**

A. 槐角丸　B. 黄土汤
C. 归脾汤　D. 六君子汤
E. 补中益气汤

**139. 患者，男，17 岁。因感冒诱发鼻衄，鼻腔干燥，口干咽燥，体温 37.8℃，干咳少痰，舌质红，苔薄黄，脉数。方剂可选用**

A. 桑菊饮　B. 银翘散
C. 玉女煎　D. 龙胆泻肝汤
E. 十灰散

**140. 患者，男，25 岁。吐血色红，口苦胁痛，心烦易怒，寐少梦多，舌质红绛，脉弦数。其选方为**

A. 龙胆泻肝汤　B. 一贯煎
C. 丹栀逍遥散　D. 玉女煎
E. 归脾汤

**141. 患者，女，30 岁。吐血色红，脘腹胀闷，甚则作痛，口臭，便秘，舌红苔黄腻，脉滑数。治疗应首选**

A. 泻心汤合十灰散　B. 白虎汤合四生丸
C. 玉女煎合十灰散　D. 失笑散合四生丸
E. 丹参饮合十灰散

**142. 患者,女,29岁。皮肤出现青紫斑点,时发时止,斑色偏暗,伴颧红头晕,口渴心烦,手足心热,舌红,少苔,脉细数。其治法为**
A. 疏风散邪,清热凉血
B. 滋阴降火,凉血止血
C. 理气化瘀,活血止痛
D. 健脾养心,益气摄血
E. 清热解毒,凉血止血

**143. 患者,女,40岁。大便流血,血色红,伴见食少,体倦,面色萎黄,心悸,少寐,舌质淡,脉细。其证候为**
A. 湿热下注　B. 脾胃虚寒
C. 气虚不摄　D. 气虚血溢
E. 胃热壅盛

**144. 患者,男,65岁。久嗜辛辣之品,近日大便下血,色鲜红,便下不爽,伴有腹痛,肛门灼热,口苦,舌红,苔黄厚腻,脉滑数。其病机是**
A. 胃热壅盛,血热妄行
B. 肠道湿热,热伤血络
C. 胃肠积热,化火伤血
D. 脾胃虚寒,统摄无力
E. 脾胃湿热,湿热下注

**145. 患者,女,48岁。发热,多为低热,热势常随情绪波动而起伏,精神抑郁,胁肋胀满,烦躁易怒,口干而苦,纳呆,舌红,苔黄,脉弦数。宜选方**
A. 补中益气汤　B. 归脾汤
C. 金匮肾气丸　D. 丹栀逍遥散
E. 六味地黄丸

**146. 患者,女,52岁。经常发低热,头晕眼花,身倦乏力,心悸不宁,面白少华,唇甲色淡,舌质淡,脉细。其治法为**
A. 滋阴清热　B. 益气养血
C. 活血化瘀　D. 温补肾阳
E. 清肝泄热

**147. 患者,女,46岁。由于情志不遂,突然昏倒,不省人事,口噤拳握,呼吸气粗,苔薄白,脉沉。辨证属于**
A. 气厥之实证　B. 气厥之虚证
C. 血厥之实证　D. 血厥之虚证
E. 痰厥证

**148. 患者,女,21岁。某医院实习生,在观看手术过程中突然昏倒,不省人事,面色苍白,全身冷汗,四肢发凉,平卧后十余分钟苏醒。查体无异常,应首先考虑的病证为**
A. 癫痫　B. 中风脱证
C. 郁证　D. 眩晕
E. 厥证

**149. 患者,男,75岁。突然昏仆,不省人事,目合口开,鼻鼾息微,手撒肢冷,汗多不止,二便自遗,肢体软瘫,舌痿,脉微欲绝。其治法应是**
A. 辛温开窍,豁痰息风
B. 平肝潜阳,化痰开窍
C. 祛风通络,养血和营
D. 补气,回阳,醒神
E. 辛凉开窍,息风平肝

**150. 患者,男,33岁。颈前喉结两旁结块肿大,质软不痛,颈部觉胀,胸闷,喜太息,兼胸胁窜痛,病情常随情志波动,苔薄白,脉弦。宜选用**
A. 柴胡疏肝散　B. 逍遥散
C. 四海舒郁丸　D. 海藻玉壶汤
E. 六磨汤

**151. 患者,女,25岁。颈前喉结两旁轻度肿大,质软光滑,烦热,汗出,情绪急躁易怒,眼球突出,手指颤抖,面部烘热,口苦,舌质红,苔薄黄,脉弦数。宜选方为**
A. 丹栀逍遥散
B. 栀子清肝汤合消瘰丸
C. 龙胆泻肝汤
D. 甘露消毒丹
E. 普济消毒饮

**152. 患者,女,60岁。消渴病史8年。形体消瘦,尿频量多,混浊如脂膏,口干唇燥,舌红,脉**

细数。治疗应首选

A. 玉女煎　　B. 消渴方
C. 六味地黄丸　　D. 金匮肾气丸
E. 七味白术散

153. 患者,男,40 岁。多食易饥 3 个月,消瘦 5kg,尿频量多,混浊如脂膏,腰膝酸软,乏力,头晕耳鸣,口干唇燥,皮肤干燥,瘙痒,舌红少苔,脉细数。其诊断是

A. 消渴(上消,肺热津伤)
B. 消渴(中消,胃热炽盛)
C. 消渴(下消,肾阴亏虚)
D. 消渴(下消,阴阳两虚)
E. 便秘(热秘)

154. 患者,男,48 岁。小便频数,混浊如膏,面色黧黑,耳轮焦干,腰膝酸软,形寒畏冷,舌淡苔白,脉沉细无力。其治法是

A. 清胃泻火,养阴增液
B. 清热润肺,生津止渴
C. 滋阴固肾
D. 滋阴温阳,补肾固摄
E. 养阴清热,镇肝潜阳

155. 患者,女,42 岁。形体肥胖,颜面虚浮,神疲嗜卧,气短乏力,腹胀便溏,自汗气喘,畏寒肢冷,下肢浮肿,脉沉细。此病的治法为

A. 清胃泻火,佐以消导
B. 燥湿化痰,理气消痞
C. 健脾益气,渗利水湿
D. 补益脾肾,温阳化气
E. 温补脾肾,补气摄血

156. 患者,女,40 岁。因外出淋雨后出现下肢关节疼痛、重着、固定不移,身重倦怠,右小腿麻木,纳呆,口干不欲饮。舌苔白腻,脉濡缓。治疗上应遵循的原则是

A. 治风先治血,血行风自灭
B. 以温经散寒为主,兼以祛风除湿
C. 利湿为主,祛风解寒亦不可缺,大抵参以补脾补气之剂
D. 治痛痹者,散寒为主
E. 治行痹者,散风为主

157. 患者,男,61 岁。肢体关节疼痛较剧,痛有定处,得热痛减,遇寒痛增,疼痛局部皮色不红,触之不热,舌苔薄白,脉弦紧。治疗应首选

A. 独活寄生汤　　B. 蠲痹汤
C. 薏苡仁汤　　D. 乌头汤
E. 白虎加桂枝汤

158. 患者,女,35 岁。肢体关节酸痛,游走不定,屈伸不利,恶风发热,舌苔薄白,脉浮。治疗应首选

A. 薏苡仁汤　　B. 桂枝芍药知母汤
C. 乌头汤　　D. 防风汤
E. 白虎加桂枝汤

159. 患者,男,49 岁。有跌仆闪挫病史,腰痛如刺,痛有定处,痛处拒按,日轻夜重,轻时俯仰不便,重时不能转侧,舌质暗紫有瘀斑,脉涩。治宜选用

A. 甘姜苓术汤　　B. 四妙丸
C. 身痛逐瘀汤　　D. 血府逐瘀汤
E. 通窍活血汤

160. 患者,男,47 岁。诊断为肝癌,下列属于其主要症状特征的是

A. 左肋疼痛　　B. 肥胖
C. 黄疸　　D. 形体明显消瘦
E. 尿频、尿急、尿痛

161. 患者,女,48 岁。诊断为胃癌。一般癌病可按肿瘤部位不同选择适当的药物,下列常用于治疗胃癌的是

A. 藤梨根　　B. 茵陈
C. 田基黄　　D. 平地木
E. 片姜黄

162. 患者,男,60 岁。反复咳嗽、咳痰 10 年,近 3 年每当秋冬发病,天气变暖后逐渐减轻。检查:双肺闻及散在干啰音。X 线显示肺纹理增多。应首先考虑为

A. 肺结核　　B. 肺癌
C. 支气管扩张症　　D. 支气管哮喘

E. 慢性支气管炎

163. **患者,男,60 岁。咳嗽、咳痰反复发作 5 年,近 1 周症状加重。检查:体温正常,双肺散在干、湿啰音,血白细胞 $11.0\times10^9$/L,中性粒细胞 0.8。应首先考虑为**
A. 急性支气管炎
B. 慢性支气管炎急性发作
C. 肺结核
D. 支气管哮喘
E. 肺癌

164. **患者,男,60 岁。慢性支气管炎病史 20 年。近半年活动后心悸、气短。查体:有肺气肿体征,双肺散在干、湿啰音。剑突下可见心尖搏动,肺动脉瓣区第二心音亢进。应首先考虑的是**
A. 冠心病　B. 肺心病
C. 风心病　D. 高血压性心脏病
E. 心肌炎

165. **患者,男,20 岁。接触花粉后,突然鼻痒、打喷嚏,继之出现带哮鸣音的呼气性呼吸困难,喉中发出哮鸣音。应首先考虑为**
A. 喘息型慢性支气管炎
B. 心源性哮喘
C. 过敏性鼻炎
D. 支气管哮喘
E. 支气管扩张症

166. **患者,男,20 岁。突发胸闷,气急,咳嗽。听诊:双肺满布哮鸣音。应首先考虑为**
A. 急性支气管炎
B. 喘息型慢性支气管炎
C. 心源性哮喘
D. 支气管哮喘
E. 支气管肺癌

167. **患者,男,74 岁。咳嗽,胸痛近 2 个月,昨天出现痰中带血,X 线胸片显示左肺门肿块影约 3cm 大小,边缘有分叶征,伴左上叶肺不张。应首先考虑为**
A. 肺结核　B. 肺炎
C. 肺癌　D. 结节病
E. 肺脓肿

168. **患者,男,30 岁。发热伴胸痛,咳嗽,体温持续 40℃ 5 天,1 天内体温上下波动不超过 1℃。其发热的热型应是**
A. 波状热　B. 弛张热
C. 间歇热　D. 稽留热
E. 不规则热

169. **患者,男,26 岁。淋雨后寒战,发热,咳嗽,咯铁锈色痰,胸痛。查体:口唇周围有单纯疱疹,叩诊右下肺轻度浊音,听诊呼吸音减低。应首先考虑为**
A. 急性支气管炎　B. 肺结核
C. 急性肺脓肿　D. 肺炎链球菌肺炎
E. 病毒性肺炎

170. **患者,男,40 岁。咳嗽多痰 10 年余,痰经放置出现分层现象。查体:有杵状指(趾)。应首先考虑为**
A. 先天性心脏病
B. 左心功能不全
C. 慢性阻塞性肺气肿
D. 支气管哮喘
E. 支气管扩张症

171. **患者,男,20 岁。咳嗽伴低热、盗汗、乏力 1 个月。X 线显示右上肺云雾状阴影。应首先考虑为**
A. 原发型肺结核
B. 血行播散型肺结核
C. 浸润型肺结核
D. 慢性纤维空洞型肺结核
E. 结核性胸膜炎

172. **患者,男,45 岁。咳嗽。查体:右上肺叩诊出现鼓音,并闻及支气管呼吸音和湿啰音。应首先考虑为**
A. 肺炎　B. 肺结核
C. 肺水肿　D. 肺癌
E. 肺不张

173. **患者,男,52 岁。有多年吸烟史,出现刺激**

**性干咳伴咯血痰。应首先考虑为**

A. 支气管肺癌　　B. 肺脓肿

C. 支气管扩张症　　D. 肺气肿

E. 慢性支气管炎

174. **患者，男，43 岁。有 10 年吸烟史，常有刺激性干咳，伴有金属音，伴胸痛，少量咯血。应首先考虑为**

A. 急性上呼吸道感染

B. 慢性支气管炎

C. 肺脓肿

D. 支气管肺癌

E. 支气管扩张症

175. **患者，男，50 岁。慢性支气管炎病史 5 年，近 2～3 个月咳嗽加重，痰中持续带血，伴胸闷、气急、胸痛。X 线检查见肺门阴影增大。应首先考虑为**

A. 慢性支气管炎

B. 原发性支气管肺癌

C. 肺炎

D. 肺结核

E. 肺脓肿

176. **患者，女，40 岁。风心病 5 年，近半个月来胃纳差，恶心，呕吐，肝区疼痛，尿少。查体：颈静脉怒张，心尖区可闻及舒张期杂音，三尖瓣区可闻及收缩期杂音，肝肋下 2cm。应首先考虑为**

A. 肝炎　　B. 右心衰竭

C. 左心衰竭　　D. 肝硬化

E. 全心衰竭

177. **患者，男，28 岁。高血压病史半年。近日头痛加重，恶心，呕吐，心悸，气短。检查：血压 190/135mmHg，眼底视网膜出血。心电图示左室肥厚，心肌劳损。其诊断是**

A. 肾性高血压　　B. 缓进型高血压

C. 脑血管痉挛　　D. 急进型高血压

E. 急性心力衰竭

178. **患者，男，52 岁。有高血压病史 10 年。剧烈头痛，恶心呕吐 2 小时，伴气急，视物模糊。查体：神志清，血压 260/115mmHg。应首先考虑的诊断是**

A. 脑出血　　B. 高血压危象

C. 恶性高血压　　D. 轻度高血压

E. 2 级高血压

179. **患者，女，30 岁。有风湿热病史，近半年来咳嗽，痰中带血，活动后气短，检查：双肺（－），心尖部听到舒张期隆隆样杂音，X 线显示左心房增大。应首先考虑为**

A. 风湿性心脏病，二尖瓣关闭不全

B. 风湿性心脏病，二尖瓣狭窄

C. 肺结核

D. 肺癌

E. 支气管扩张症

180. **患者，女，30 岁。心悸、气促 2 个月，咳粉红色泡沫痰。检查：面颊暗红，口唇发绀，双肺底闻及湿啰音，心尖区闻及舒张期隆隆样杂音，下肢水肿。应首先考虑为**

A. 肺源性心脏病

B. 冠心病

C. 二尖瓣狭窄，心功能不全

D. 高血压性心脏病

E. 心包积液

181. **患者，男，32 岁。上腹部疼痛 3 年，疼痛发作与饮食、情绪变化有关。上腹部有广泛轻压痛。胃镜检查：胃窦黏膜可透见黏膜下血管，皱襞平坦。诊断应为**

A. 消化性溃疡　　B. 胃黏膜脱垂症

C. 慢性萎缩性胃炎　　D. 胃癌

E. 慢性浅表性胃炎

182. **患者，男，48 岁。上腹部无规律胀痛 3 年余，常因饮食不当而发作，偶有反酸，嗳气。心血管检查无异常。应首先考虑为**

A. 慢性胆囊炎　　B. 稳定型心绞痛

C. 胃溃疡　　D. 胃癌

E. 慢性胃炎

183. **患者，男，45 岁。饱餐后突发剧烈中上腹刀割样疼痛，板状腹，最可能的诊断是**

A. 急性阑尾炎　B. 消化性溃疡穿孔
C. 急性胃炎　D. 急性胆囊炎
E. 急性胰腺炎

**184. 患者,男,24 岁。近 3 年来反复餐后 3 ~4 小时上腹痛,持续至下次进餐后才缓解。应首先考虑为**
A. 消化性溃疡　B. 胃癌
C. 慢性胃炎　D. 胃肠神经官能症
E. 胆囊炎

**185. 患者,男,45 岁。近日发现大便色黑,伴不规则上腹痛。检查:左锁骨上窝触及 1 个 1cm × 1.2cm 大小的淋巴结,质硬,大便隐血试验(+++)。首先考虑**
A. 消化性溃疡
B. 胆道感染合并出血
C. 胃癌
D. 血小板减少性紫癜
E. 肝硬化

**186. 患者,男,60 岁。上腹痛,食欲减退,持续黑便 1 个月余。查体:上腹触及肿块。应首先考虑为**
A. 胃癌　B. 胃溃疡
C. 慢性萎缩性胃炎　D. 胃原发性淋巴瘤
E. 食管癌

**187. 患者,男,50 岁。乙肝病史 6 年,呕血 1 天。检查:腹壁静脉曲张,肝肋下未触及,脾肋下 3cm,腹水征(+)。HBsAg(+),白蛋白降低,A/G <1,谷丙转氨酶升高。其诊断为**
A. 慢性肝炎
B. 肝硬化合并上消化道出血
C. 消化性溃疡合并上消化道出血
D. 白血病
E. 原发性肝癌

**188. 患者,男,61 岁。近来尿少,大便反复带有鲜血。查体:面部有蜘蛛痣,左肋缘下触及脾脏,腹部叩诊出现移动性浊音。应首先考虑为**
A. 肾病综合征　B. 右心功能不全
C. 肝硬化　D. 慢性肾功能不全
E. 乙型肝炎

**189. 患者,男,50 岁。肝硬化病史 3 年,近 1 个月来肝脏进行性肿大,肝区疼痛,食欲减退,黄疸,消瘦。查体:肝肋下 3cm,质硬,表面凹凸不平,有压痛。应首先考虑为**
A. 肝脓肿　B. 原发性肝癌
C. 肝淤血　D. 继发性肝癌
E. 胰腺癌

**190. 患者,男,30 岁。饱餐后上腹部持续疼痛 1 天。查体:上腹部压痛、反跳痛。应首先考虑为**
A. 急性胃炎　B. 急性胰腺炎
C. 急性肝炎　D. 右肾结石
E. 肝癌

**191. 患者,男,65 岁。皮肤、巩膜黄染进行性加重,大便持续变白,消瘦明显。应首先考虑为**
A. 急性病毒性肝炎　B. 肝硬化
C. 肝癌　D. 胰头癌
E. 胆总管结石

**192. 患者,女,60 岁。食欲和记忆力减退。检查:眼睑苍白,血红细胞、白细胞和血小板均减少。应首先考虑为**
A. 再生障碍性贫血　B. 缺铁性贫血
C. 溶血性贫血　D. 失血性贫血
E. 巨幼细胞贫血

**193. 患者,女,34 岁。皮肤反复出血半年。检查:血红蛋白 90g/L,白细胞 $5.0 \times 10^9$/L,血小板 $46 \times 10^9$/L,骨髓增生活跃,颗粒型巨核细胞增多。应首先考虑为**
A. 再生障碍性贫血
B. 急性白血病
C. 原发免疫性血小板减少症
D. 脾功能亢进
E. 过敏性紫癜

**194. 患者,女,20 岁。双下肢皮肤反复出现紫斑 1 年。检查:肝、脾不大,轻度贫血,血小板**

$60\times10^9$/L,骨髓颗粒型巨核细胞比例增加。其诊断是

A. 急性白血病　B. 再生障碍性贫血
C. 脾功能亢进　D. 过敏性紫癜
E. 原发免疫性血小板减少症

195. 患者,女,46 岁。心悸,乏力,食欲亢进 2 年就诊。查体:眼裂增大,呈惊恐貌,甲状腺Ⅱ度肿大,心尖区可闻及 3/6 级收缩期杂音,心率 104 次/分,律整,血压 150/75mmHg。应首先考虑为

A. 甲状腺功能亢进症
B. 单纯甲状腺肿
C. 神经官能症
D. 结核病
E. 风湿热

196. 患者,女,45 岁。诊断为甲亢,给予他巴唑 20mg,1 天 3 次,在家中治疗。半月后,重点需去医院做下列哪项复查

A. 心率、心律　B. 心电图
C. 甲状腺大小　D. 白细胞计数
E. 突眼程度

197. 患者,男,52 岁。昏迷,伴深大呼吸,有烂苹果味。最应考虑

A. 脑出血　B. 尿毒症
C. 肝性脑病　D. 低血糖
E. 糖尿病酮症酸中毒

198. 患者,男,20 岁。1 型糖尿病患者,长期使用胰岛素治疗。最近一次治疗后突然发生昏迷,入院诊断为低血糖昏迷。应首选的抢救措施是

A. 小剂量胰岛素静脉滴注
B. 静脉补充氯化钾
C. 快速补充生理盐水
D. 静脉补充高渗葡萄糖
E. 静脉补充碳酸氢钠

199. 患儿,男,14 岁。患 1 型糖尿病 2 年,今天在家中用胰岛素治疗后突然出现昏迷。其昏迷原因最可能是

A. 酮症酸中毒　B. 高渗性昏迷
C. 呼吸性酸中毒　D. 乳酸性酸中毒
E. 低血糖昏迷

200. 患者,女,54 岁。类风湿关节炎病史 5 年,可生活自理,不能参加工作,活动受限,其关节功能障碍的分级是

A. Ⅰ级　B. Ⅱ级
C. Ⅲ级　D. Ⅳ级
E. Ⅴ级

201. 患者,男,40 岁。近年来反复发作全身强直,阵挛,昏睡。本次发作强直,阵挛持续时间达 90 分钟以上。应首先考虑为

A. 癔症发作
B. 癫痫合并低钙血症
C. 急性脑出血
D. 急性脑栓塞
E. 癫痫持续状态

202. 患者,男,28 岁。2 天来排柏油样便 8 次,今晨昏倒急送医院。以往无上腹痛及肝病史,近期无服药史。查体:血压 60/40mmHg,脉搏 130 次/分。应首选的措施是

A. 口服抑酸药
B. 补充血容量
C. 冰盐水洗胃
D. 口服去甲肾上腺素
E. 立即内镜检查并行镜下止血

203. 患者,男,65 岁。大量呕血、黑便 1 天。既往有胃溃疡病史 20 年,曾有多次出血史。查体:脉搏 126 次/分,血压 86/50mmHg,神情紧张,烦躁,手足湿冷,腹软,上腹部压痛(+),肠鸣音亢进。血常规:血红蛋白 90g/L,血细胞比容 0.30。心电图示窦性心动过速。目前首选的治疗措施是

A. 输注浓缩红细胞
B. 立即静注止血药物
C. 立即静滴垂体后叶素
D. 冰盐水 200mL + 去甲肾上腺素 8mg 胃内灌注

E. 快速静滴平衡盐溶液

204. 患者,男,45岁。呕血、便血2天。突然恶心,并呕出大量鲜血,头晕、四肢无力。乙肝病史24年。查体:腹部膨隆,肝肋下2cm,脾肋下4cm,移动性浊音(+)。最可能的出血原因是

A. 胆石症　B. 门静脉高压症
C. 胃癌　D. 胃溃疡
E. 十二指肠溃疡

205. 患者,男,36岁。因呕血6小时急诊就诊。既往病史不详。查体:心率108次/分,血压90/60mmHg。为明确诊断,首选的检查方法是

A. 胃镜
B. 选择性腹腔动脉造影
C. X线钡餐透视
D. 腹部B超
E. 肝功能检查

206. 患者,男,47岁。有慢性肝炎、肝硬化病史,进食较硬的食物后突发上消化道大出血1小时急诊就诊。应首选的止血药是

A. 垂体后叶素　B. 西咪替丁
C. 奥美拉唑　D. 安络血
E. 止血环酸

207. 患者,女,26岁。被人发现时躺在公园角落,呈半昏迷状态。查体:神志不清,两瞳孔针尖样大小,口角流涎,口唇紫绀,两肺满布水泡音,心率60次/分,肌肉有震颤。首先考虑的是

A. 癫痫大发作　B. 严重心律失常
C. 左心功能衰竭　D. 有机磷农药中毒
E. 安眠药中毒

208. 患者,女,29岁。因家庭矛盾自服敌敌畏40mL,经当地医院用阿托品、解磷定抢救后,送来急诊。体温38.6℃,神志模糊,瞳孔散大,皮肤绯红、干燥,抽搐,呼吸不规则、浅表双吸气及骤停,双肺有散在湿啰音;心率150次/分,律齐;下腹膨隆,叩诊呈固定浊音;全血胆碱酯酶活力为70%。除有机磷农药中毒外,尚合并有

A. 脑水肿　B. 中毒性心肌炎
C. 阿托品中毒　D. 急性肾衰竭
E. 肺部感染

209. 患者,女,75岁。昏睡,查体:深昏迷状态,呼吸有轻度大蒜味,疑为有机磷农药中毒。下列指标对诊断最有帮助的是

A. 全血胆碱酯酶活力降低
B. 大小便失禁
C. 肌肉抽动
D. 呕吐物有大蒜味
E. 瞳孔缩小

## A3 型题

以下提供若干个案例,每个案例下设3道考题。请根据题干所提供的信息,在每一道考题下面的A、B、C、D、E五个备选答案中选择一个最佳答案。

(210~212题共用题干)

患者,男,23岁。身热,微恶风寒,少汗,头昏,心烦,口干咽燥,干咳少痰,舌红少苔,脉细数。

210. 其辨证是

A. 气虚感冒　B. 阴虚感冒
C. 风寒束表证　D. 风热犯表证
E. 暑湿伤表证

211. 其治法为

A. 辛凉解表　B. 辛温解表
C. 清暑祛湿解表　D. 益气解表
E. 滋阴解表

212. 治疗应首选

A. 加减葳蕤汤　B. 新加香薷饮

C. 银翘散　　D. 荆防达表汤
E. 参苏饮

**(213～215 题共用题干)**

**患者,女,70 岁。干咳日久,痰少、黏、白,痰中夹血,声哑,口干咽燥,潮热盗汗,日渐消瘦,舌红少苔,脉细数。**

213. **根据上述临床表现及中医辨证体系,该患者可辨证为**
A. 肺痨之阴虚火旺型
B. 咳嗽之肺阴亏耗型
C. 血证咳血之阴虚火旺型
D. 内伤发热之阴虚内热型
E. 肺痨之虚火灼肺型

214. **若患者出现咳而气促之症,甚则张口抬肩,根据病情可酌加**
A. 五味子　　B. 功劳叶
C. 胡黄连　　D. 银柴胡
E. 海蛤粉

215. **根据患者病史及辨证特点,此类疾病在临床辨证治疗时应注意**
A. 忌敛涩留邪　　B. 禁温补化燥
C. 宜见咳镇咳　　D. 防宣散伤正
E. 宜峻下通里

**(216～218 题共用题干)**

**患者,女,35 岁。反复发作气急痰鸣 6 年余。10 分钟前受寒复发,喉中哮鸣如水鸡声,呼吸急促,喘憋气逆,胸膈满闷如塞,咳不甚,痰少咯吐不爽,色白而多泡沫,渴喜热饮,形寒怕冷,面色青晦,舌苔白滑,脉浮紧。**

216. **临床诊断为**
A. 冷哮证　　B. 热哮证
C. 寒包热哮证　　D. 风痰哮证
E. 虚哮证

217. **治法为**
A. 清热宣肺,化痰定喘
B. 宣肺散寒,化痰平喘
C. 解表散寒,清化痰热
D. 祛风涤痰,降气平喘
E. 补肺纳肾,降气化痰

218. **治疗应首选**
A. 三子养亲汤加味　　B. 平喘固本汤
C. 射干麻黄汤　　D. 小青龙加石膏汤
E. 定喘汤

**(219～221 题共用题干)**

**患者,男,65 岁。喘逆剧甚,张口抬肩,鼻扇气促,端坐不能平卧,稍动则咳喘欲绝,心慌动悸,烦躁不安,面青唇紫,汗出如珠,肢冷,脉浮大无根。**

219. **其辨证为**
A. 肾虚不纳　　B. 正虚喘脱
C. 肺气虚耗　　D. 痰浊阻肺
E. 肺气郁痹

220. **其治法为**
A. 祛痰降逆,宣肺平喘
B. 开郁降气平喘
C. 补肺益气
D. 补肾纳气
E. 扶阳固脱,镇摄肾气

221. **治疗应首选**
A. 金匮肾气丸合参蛤散
B. 参附汤送服黑锡丹
C. 生脉散合补肺汤
D. 五磨饮子
E. 二陈汤合三子养亲汤

**(222～224 题共用题干)**

**患者,女,46 岁。咯血反复发作 1 个月,血色鲜红,咳呛气急,痰少,质黏,色黄,午后潮热,五心烦热,盗汗,口干多饮,颧红,消瘦,月经不调,舌红绛少津液,苔薄黄,脉细数。**

222. **根据上述患者临床表现,按照中医的辨病辨证体系,下列选项哪个最为符合该患者的临床表现**

A. 肺阴亏虚之肺痿
B. 虚火灼肺之肺痨
C. 肺肾阴亏之虚劳
D. 血热妄行之咳血
E. 痰热壅肺之咳嗽

**223. 此时,根据上述辨证类型,下列哪种方剂最适合患者疾病的痊愈**
A. 保真汤
B. 麦门冬汤合清燥救肺汤
C. 清气化痰丸
D. 咳血方
E. 百合固金丸合秦艽鳖甲散

**224. 如患者咳血不止,且紫暗成块,伴有胸痛,可加用**
A. 桑白皮、海蛤壳
B. 紫珠草、牡丹皮、大黄炭
C. 阿胶、五味子
D. 龙骨、牡蛎
E. 牡蛎、黄柏

**(225～227 题共用题干)**

**患者,男,54 岁。胸部膨满,憋闷如塞,短气喘息,稍劳即著,咳嗽痰多,色白黏腻,畏风易汗,脘痞纳少,倦怠乏力,舌暗,苔浊腻,脉滑。**

**225. 其诊断为**
A. 咳嗽　B. 喘证
C. 哮病　D. 肺痿
E. 肺胀

**226. 其辨证是**
A. 痰浊壅肺　B. 痰热郁肺
C. 阳虚水泛　D. 肺肾气虚
E. 心虚胆怯

**227. 治疗应首选**
A. 越婢加半夏汤加减
B. 桑白皮汤加减
C. 苏子降气汤合三子养亲汤加减
D. 真武汤合五苓散加减
E. 平喘固本汤合补肺汤加减

**(228～230 题共用题干)**

**患者,男,72 岁。喘咳,咯痰清稀,面浮肢肿,脘痞,纳差,尿少,怕冷,口唇青紫,舌暗,苔白滑,脉沉细。**

**228. 根据患者上述临床表现,该患者应属下列哪项辨证类型**
A. 肾虚之喘证　B. 脾肾阳虚之喘证
C. 阳虚水泛之肺胀　D. 肺肾两虚之肺胀
E. 肾气衰微之水肿

**229. 根据上述辨证类型,应采取下列哪种治法**
A. 温肾助阳,化气行水
B. 温肾健脾,化饮利水
C. 补肺纳肾,降气平喘
D. 温补脾肾,利气平喘
E. 补肾纳气,化痰降气

**230. 下列方剂中哪种方剂最适合该病证**
A. 金匮肾气丸加减
B. 参附汤加减
C. 参蛤散加减
D. 真武汤合五苓散加减
E. 济生肾气丸加减

**(231～233 题共用题干)**

**患者,男,27 岁。感冒未愈,近几日多食辛辣,昨天出现阵寒,继而壮热,咳嗽气急,咳吐黄绿色浊痰,有腥臭味,胸痛不得转侧,口干咽燥,苔黄腻,脉滑数。**

**231. 根据患者的临床表现,按照中医的辨证体系,此类疾病应考虑为**
A. 外感发热　B. 痰热咳嗽
C. 胸痹　D. 肺痈
E. 喘证

**232. 治法应为**
A. 清肺解表　B. 清热化痰
C. 清肺化瘀　D. 清热排脓
E. 清肺养阴

**233. 若患者咳脓血痰,腥臭味异常,治疗方药宜选用**

A. 如金解毒散加犀黄丸
B. 加味桔梗汤加减
C. 薏苡仁汤加减
D. 二陈汤加清肺汤
E. 麻杏石甘汤加减

**(234～236 题共用题干)**

**患者,男,52 岁。咳嗽气急,痰少质黏,时时咯血,血色鲜红,伴午后潮热,骨蒸颧红,盗汗量多,口渴心烦,失眠,舌干而红,苔薄黄而剥,脉细数。**

**234. 其诊断为**
A. 咳嗽　B. 喘证
C. 哮病　D. 肺胀
E. 肺痨

**235. 其辨证为**
A. 肺阴亏损　B. 虚火灼肺
C. 气阴耗伤　D. 阴阳两虚
E. 肝肾阴虚

**236. 治疗应首选**
A. 补天大造丸
B. 保真汤
C. 参苓白术散
D. 百合固金汤合秦艽鳖甲散
E. 月华丸

**(237～239 题共用题干)**

**患者,男,32 岁。心悸不宁,善惊易恐,坐卧不安,不寐多梦而易惊醒,苔薄白,脉细数。**

**237. 其辨证为**
A. 心虚胆怯证　B. 阴虚火旺证
C. 心血不足证　D. 心阳不振证
E. 水饮凌心证

**238. 其治法为**
A. 镇惊定志,养心安神
B. 补血养心,益气安神
C. 滋阴清火,养心安神
D. 温补心阳,安神定悸
E. 振奋心阳,化气行水,宁心安神

**239. 治疗应选择的方剂是**
A. 安神定志丸
B. 归脾汤
C. 天王补心丹合朱砂安神丸
D. 桂枝甘草龙骨牡蛎汤合参附汤
E. 苓桂术甘汤

**(240～242 题共用题干)**

**患者,女,79 岁。患者有慢性肺心病史十余年。近几天胸闷气短,心悸,活动后加剧,神疲乏力,自汗,面色㿠白,口唇发绀,肢肿时作,舌淡胖有瘀斑,脉涩、结、代。**

**240. 其证候是**
A. 气虚血瘀证　B. 气阴两虚证
C. 阳虚水泛证　D. 气滞血瘀证
E. 痰浊痹阻证

**241. 此证的治法是**
A. 活血化瘀,通脉止痛
B. 益气养阴,活血通脉
C. 益气温阳,活血祛瘀
D. 益气温阳,活血利水
E. 益气回阳固脱

**242. 治疗应首选的方剂是**
A. 生脉散合血府逐瘀汤加减
B. 真武汤合葶苈大枣泻肺汤加减
C. 瓜蒌薤白半夏汤合涤痰汤加减
D. 保元汤合血府逐瘀汤加减
E. 参附龙骨牡蛎汤加减

**(243～245 题共用题干)**

**患者,女,48 岁。近年来经常失眠多梦,以入睡困难为主,伴心悸,头晕耳鸣,腰膝酸软,五心烦热,午后面部潮红,舌红苔少而干,脉细数。**

**243. 其辨证为**
A. 心脾两虚　B. 痰热扰心
C. 肝火扰心　D. 心肾不交
E. 心胆气虚

244. 宜选何方

A. 归脾汤加减　B. 朱砂安神丸加减
C. 酸枣仁汤加减　D. 黄连温胆汤加减
E. 六味地黄丸合交泰丸加减

245. 若本证以心阴不足为主者宜用何方

A. 朱砂安神丸加减　B. 天王补心丹加减
C. 酸枣仁汤加减　D. 安神定志丸加减
E. 天王补心丹合炙甘草汤

(246～248 题共用题干)

患者,女,34 岁。阵发性头晕 3 年,每遇劳累睡眠不佳时,则头晕发作。素日脾胃不好,面色㿠白,纳少乏力,头重昏蒙,无旋转,苔白腻,脉濡滑。

246. 其诊断为

A. 气血亏虚证　B. 痰湿中阻证
C. 肾精不足证　D. 瘀血阻窍证
E. 肝阳上亢证

247. 其治法是

A. 补益气血
B. 化痰祛湿,健脾和胃
C. 补肾填精
D. 活血通窍
E. 平肝潜阳

248. 其选方是

A. 归脾汤　B. 半夏白术天麻汤
C. 左归丸　D. 通窍活血汤
E. 天麻钩藤饮

(249～251 题共用题干)

患者,男,40 岁。有高血压病史 2 年,近日情志不遂,头痛而眩,心烦易怒,夜眠不宁,两胁胀痛,面红口苦,苔薄黄,脉弦有力。

249. 根据患者上述临床表现,此患者的中医辨证考虑

A. 风热头痛　B. 风湿头痛
C. 肝阳头痛　D. 痰浊头痛
E. 肾虚头痛

250. 根据患者上述诊断特点,下列哪项为本病的主要治法

A. 疏风清热　B. 平肝潜阳
C. 养阴补肾　D. 化痰降逆
E. 疏风散寒

251. 根据上述临床辨证特点及主要治疗方法,下列方药宜选用

A. 芎芷石膏汤加减
B. 天麻钩藤饮加减
C. 大补元煎加减
D. 半夏白术天麻汤加减
E. 川芎茶调散加减

(252～254 题共用题干)

患者,男,65 岁。猝然晕倒,醒后舌强语謇,口角歪斜,左侧肢体半身不遂,肢体麻木,平素头晕、目眩,舌暗淡,苔滑腻,脉弦滑。

252. 其诊断是

A. 中风　B. 痉证
C. 厥证　D. 痫证
E. 面瘫

253. 其辨证是

A. 风阳上扰证　B. 风痰入络证
C. 风痰瘀阻证　D. 阴虚风动证
E. 气虚络瘀证

254. 治疗应首选

A. 天麻钩藤饮
B. 半夏白术天麻汤合桃仁红花煎
C. 补阳还五汤
D. 真方白丸子
E. 镇肝熄风汤

(255～257 题共用题干)

患者,男,68 岁。近几年来记忆力、计算力明显减退,继之神情呆滞,语不达意,喜闭门独居,回答问题迟钝,常有口误,伴腰膝酸软,步履艰难,舌瘦色淡,苔薄白,脉沉细。

255. 其辨病辨证为

A. 心脾不足健忘证
B. 肾精亏耗健忘证
C. 髓海不足痴呆证
D. 脾肾两虚痴呆证
E. 痰浊蒙窍痴呆证

**256. 其治法为**

A. 滋补肝肾，填精益髓
B. 温补脾肾，养元安神
C. 化痰开窍，健脾醒神
D. 益气健脾，养血安神
E. 滋阴降火，交通心肾

**257. 应首选何法治疗**

A. 还少丹加减　B. 七福饮加减
C. 涤痰汤加减　D. 归脾汤加减
E. 六味地黄丸合交泰丸加减

**（258～260 题共用题干）**

**患者，女，46 岁。1 周前因与邻居吵架，出现精神恍惚，心神不宁，悲忧善哭，喜怒无常，舌质淡，脉弦。中医诊断为郁证。**

**258. 其辨证是**

A. 心脾两虚证　B. 心肾阴虚证
C. 心神失养证　D. 痰气郁结证
E. 心肾不交证

**259. 其治法是**

A. 疏肝解郁，清肝泻火
B. 甘润缓急，养心安神
C. 健脾养心，益气补血
D. 疏肝解郁，理气和中
E. 滋养心肾

**260. 治疗应首选**

A. 甘麦大枣汤　B. 半夏厚朴汤
C. 天王补心丹　D. 丹栀逍遥散
E. 归脾汤

**（261～263 题共用题干）**

**患者，男，16 岁。煤气中毒后 1 个月，突发昏仆，肢体抽搐，口吐涎沫，约 5 分钟后神志转清，自述疲乏，少气懒言，纳差，舌苔白腻，脉象弦滑。**

**261. 根据患者上述临床特点，中医辨证为**

A. 厥证　B. 痫证
C. 中风　D. 痉证
E. 郁证

**262. 按照中医辨证理论，下列哪项符合患者发病的机理**

A. 痰气交阻　B. 脾虚痰盛
C. 肝火痰热　D. 肝肾阴虚
E. 瘀阻脑络

**263. 根据上述中医辨证特点，下列治法最符合该患者病机特点的是**

A. 理气化痰　B. 健脾化痰
C. 清肝泻火　D. 活血化瘀
E. 滋养肝肾

**（264～266 题共用题干）**

**患者，男，48 岁。肢体颤动不能自制，眩晕耳鸣，面赤烦躁易怒，情绪紧张则颤动加重，肌肤麻木不仁，口苦咽干，言语迟缓不清，流涎，舌红，苔黄，脉弦。**

**264. 该病诊断为**

A. 痿证　B. 痹证
C. 颤证　D. 痫证
E. 癫证

**265. 该病治则为**

A. 清热化痰，平肝息风
B. 益气养血，濡养筋脉
C. 填精补髓，育阴息风
D. 镇肝息风，舒筋止颤
E. 平肝潜阳，息风活络

**266. 该病代表方剂为**

A. 导痰汤合羚角钩藤汤
B. 人参养荣汤
C. 龟鹿二仙膏
D. 地黄饮子
E. 天麻钩藤饮合镇肝熄风汤

(267～269 题共用题干)

**患者,女,21 岁。双下肢软弱无力,逐渐加重 4 年余。神疲肢倦,肌肉萎缩,少气懒言,纳呆,便溏,面色无华,舌淡苔薄白,脉细弱。**

267. **本病当诊断为**
   A. 痹证　B. 痿证
   C. 偏枯　D. 中风
   E. 痫证

268. **治则为**
   A. 健脾和胃,舒筋活络
   B. 补益脾气,祛邪通络
   C. 补中益气,健脾升清
   D. 健脾益气,利水渗湿
   E. 补益气血,濡养筋脉

269. **代表方为**
   A. 参苓白术散合补中益气汤
   B. 健脾丸
   C. 归脾汤
   D. 四君子汤
   E. 八珍汤

(270～272 题共用题干)

**患者,男,28 岁。平素嗜食辛辣,1 个月前因饮酒过度引起上腹部疼痛,多方治疗效果不佳。现患者胃脘隐隐灼痛,饥不欲食,口燥咽干,口渴欲饮,大便偏干,舌红无苔而干,脉细。**

270. **其诊断是**
   A. 腹痛　B. 胁痛
   C. 痞满　D. 胃痛
   E. 真心痛

271. **其治法是**
   A. 清化湿热,理气和胃
   B. 疏肝解郁,理气止痛
   C. 消食导滞,和胃止痛
   D. 养阴益胃,和中止痛
   E. 清热化痰,和中止痛

272. **治疗应首选**
   A. 清中汤　B. 黄芪建中汤
   C. 良附丸　D. 保和丸
   E. 益胃汤

(273～275 题共用题干)

**患者,女,31 岁。因情志不遂,致脘腹痞满月余,现患者胃脘部满闷,胸膈胀闷,按之不痛,纳呆,头晕身重,偶有恶心,口不渴,苔白腻而厚,脉沉滑。**

273. **其应辨证为**
   A. 肝气犯胃型呕吐
   B. 痰湿中阻型眩晕
   C. 肝胃不和型痞满
   D. 痰湿中阻型痞满
   E. 饮食内停型痞满

274. **其治法为**
   A. 疏肝理气,和胃降逆
   B. 除湿化痰,理气和中
   C. 健脾益气,和胃降逆
   D. 温中化饮,和胃降逆
   E. 补气健脾,升清降浊

275. **首选方为**
   A. 保和丸加减
   B. 二陈平胃散加减
   C. 四七汤加减
   D. 补中益气汤加减
   E. 越鞠丸合枳术丸加减

(276～278 题共用题干)

**患者,女,30 岁。呕吐清水痰涎,胃部如囊裹水,脘痞满闷,纳谷不佳,头眩,心悸,舌苔白腻,脉沉弦滑。**

276. **其诊断是**
   A. 脾胃阳虚型呕吐　B. 食滞内停型呕吐
   C. 痰饮内阻型呕吐　D. 外邪犯胃型呕吐
   E. 肝气犯胃型呕吐

277. **其治法是**
   A. 疏邪解表,化浊和中
   B. 消食化滞,和胃降逆

C. 温化痰饮,和胃降逆
D. 温中健脾,和胃降逆
E. 疏肝和胃,降逆止呕

278. 治疗应首选
A. 藿香正气散　B. 理中丸
C. 小半夏汤　D. 半夏厚朴汤
E. 保和丸

(279～281 题共用题干)

患者,男,35 岁。2 月 17 日就诊。主诉:暴起腹痛,遇热痛减 2 天。患者平素健康,发病 2 天前,在朋友家饮酒后骑自行车回家,途中触冒风寒,暴起下腹绞痛,冷汗淋漓,至家饮姜糖茶及热水袋温熨后疼痛缓解。2 天来腹痛时作,痛时恶心呕吐,不欲饮食,得温痛减,遇冷更甚,口淡不渴,小便可,大便溏薄,腥秽。检查:脐周压痛明显,大便常规(－)。舌淡,苔白腻,脉沉紧。

279. 该病的证候是
A. 气滞腹痛　B. 寒积腹痛
C. 肠胃积热　D. 中虚脏寒
E. 瘀血阻滞

280. 该病的治法是
A. 消食导滞,理气止痛
B. 温中散寒,理气止痛
C. 泻热通腑,行气导滞
D. 温中补虚,缓急止痛
E. 活血化瘀,和络止痛

281. 该病的首选方药是
A. 木香顺气散加减
B. 良附丸合正气天香散加减
C. 大承气汤加减
D. 小建中汤加减
E. 少腹逐瘀汤加减

(282～284 题共用题干)

患者,女,45 岁。素体虚弱,常出现大便溏薄,近日加重,症见大便稀薄,每天 5～6 次,腹痛隐隐喜按,进食减少,食则闷胀,自述进食油腻易致发作。面色萎黄,神疲乏力,舌淡,苔白,脉细弱。

282. 其诊断是
A. 泄泻　B. 胃痛
C. 腹痛　D. 痞满
E. 噎膈

283. 其治法是
A. 芳香化湿,解表散寒
B. 消食导滞,和中止泻
C. 健脾益气,化湿止泻
D. 温肾健脾,固涩止泻
E. 抑肝扶脾

284. 治疗应首选
A. 藿香正气散加减
B. 四神丸加减
C. 痛泻要方加减
D. 参苓白术散加减
E. 保和丸加减

(285～287 题共用题干)

患者,女,47 岁。下痢反复发作 4 年余。3 天前因食海鲜后,出现腹痛腹泻,大便每天 3～4 次,大便为黏液血便,纳食减少,倦怠怯冷,舌质淡,苔白腻,脉虚数。

285. 根据上述临床症状,下列方剂中应首选的治疗方为
A. 连理汤加减　B. 理中汤
C. 桃花汤加减　D. 补中益气汤加减
E. 真人养脏汤

286. 若此患者,症见腹部刺痛,拒按,固定不移,夜间加重,面色晦暗,舌质紫暗有瘀斑,脉细涩,治疗宜用
A. 连理汤加减　B. 少腹逐瘀汤加减
C. 理中汤加减　D. 胃苓汤加减
E. 小建中汤加减

287. 若此患者,久痢顽固不愈,症见烦渴烧心,下痢稀溏,时夹少量黏冻,腹痛隐隐,喜温喜按,舌质淡,苔黄腻,脉沉缓。治疗宜选用

A. 半夏泻心汤　B. 葛根芩连汤
C. 附子理中汤　D. 乌梅丸
E. 四神丸

(288～290 题共用题干)

**患者,男,28 岁。平素体壮,食欲良好,大便偏干,近期因感冒初愈,大便干结加重,数日一行,伴有腹中胀满,面红烦热,口干口臭,唇焦色红,舌红苔黄,脉滑数。**

288. **根据患者上述临床特点及发病过程,中医病机为**
A. 阴亏津枯,肠道不濡
B. 肠腑燥热,津伤便结
C. 阴血亏虚,无水舟停
D. 热结气滞,胃肠壅实
E. 热结食滞,胃肠壅实

289. **下列治疗方法中最为适合该患者临床特点的是**
A. 泄热导滞,润肠通便
B. 滋阴增液
C. 滋阴养血
D. 泄热行气
E. 泄热消食

290. **根据中医的辨证特点,下列方剂中最适合的是**
A. 麻子仁丸　B. 调胃承气汤
C. 增液汤　D. 润肠丸
E. 六磨汤

(291～293 题共用题干)

**患者,男,50 岁。1 个月前因劳累过度,出现形体倦怠,头晕泛恶,纳食不佳,厌食油腻,1 周后两目黄染,随后皮肤亦黄,黄色鲜明,伴头重身困,胸脘痞满,恶心呕吐,小便短少而黄,大便稀溏,舌苔黄腻,脉濡数。**

291. **根据患者上述临床特点及发病过程,下列诊断哪项最符合**
A. 热重于湿之黄疸　B. 湿重于热之黄疸
C. 寒湿阻遏型黄疸　D. 热毒炽盛型黄疸
E. 脾亏血虚型黄疸

292. **下列治法中最为适合上述诊断的是**
A. 清热解毒化湿
B. 清热解毒,凉血开窍
C. 清热利湿,凉血泄热
D. 化湿利小便,佐以清热
E. 疏肝泄热,利胆退黄

293. **根据上述辨证特点及治疗方法,下列最佳治疗方剂是**
A. 茵陈五苓散合甘露消毒丹加减
B. 栀子柏皮汤加减
C. 大黄硝石汤加减
D. 茵陈蒿汤加减
E. 麻黄连翘赤小豆汤加减

(294～296 题共用题干)

**患者,女,32 岁。症见腹中气聚,攻窜胀痛,时聚时散,脘闷纳呆,舌苔白腻,脉象弦缓。**

294. **辨证属于何型积聚**
A. 肝郁气滞　B. 寒湿中阻
C. 食滞痰阻　D. 气滞血阻
E. 正虚瘀阻

295. **治法宜用**
A. 疏肝解郁,行气散结
B. 导滞通便,理气化痰
C. 温中散寒,行气化湿
D. 理气活血,通络消积
E. 祛瘀软坚,健脾益气

296. **最佳治疗方剂是**
A. 逍遥散　B. 金铃子散
C. 失笑散　D. 木香顺气散
E. 柴胡疏肝散

(297～299 题共用题干)

**患者,男,54 岁。腹大坚满,脘腹胀急,烦热口苦,渴不欲饮,面、目、皮肤发黄,小便赤涩,大便秘结,舌边尖红,苔黄腻,脉弦数。**

297. **其诊断是**
   A. 鼓胀　　B. 黄疸
   C. 噎膈　　D. 腹痛
   E. 痞满

298. **其治法是**
   A. 疏肝理气,运脾利湿
   B. 活血化瘀,行气利水
   C. 滋肾柔肝,养阴利水
   D. 温中健脾,行气利水
   E. 清热利湿,攻下逐水

299. **治疗应首选**
   A. 调营饮
   B. 六味地黄丸合一贯煎
   C. 柴胡疏肝散合胃苓汤
   D. 实脾散
   E. 中满分消丸

**(300～302 题共用题干)**

**患者,女,23 岁。1 个月前曾发热咽痛,2 周前发现颜面、下肢浮肿,按之没指,伴小便短少,纳呆泛恶,身体困重,胸闷,苔白腻,脉沉缓。**

300. **其辨证是**
   A. 阳水风水泛滥证　　B. 阳水湿毒浸淫证
   C. 阳水湿热壅盛证　　D. 阳水水湿浸渍证
   E. 阴水脾阳虚衰证

301. **其治法是**
   A. 健脾温阳利水
   B. 宣肺解毒,利湿消肿
   C. 运脾化湿,通阳利水
   D. 疏风清热,宣肺行水
   E. 温肾助阳,化气行水

302. **治疗应首选**
   A. 麻黄连翘赤小豆汤　　B. 越婢加术汤
   C. 真武汤　　D. 五皮饮合胃苓汤
   E. 实脾饮

**(303～305 题共用题干)**

**患者,女,40 岁。症见胸胁支满,心下痞闷,胃中有水声,伴脘腹畏冷,呕吐清水痰涎,水入易吐,口渴不欲饮,心悸气短,眩晕,纳呆便溏。舌淡苔白滑,脉弦细而滑。**

303. **根据上述患者临床表现,按照中医的辨病辨证体系,下列最符合该患者的诊断是**
   A. 支饮　　B. 眩晕
   C. 痰饮　　D. 悬饮
   E. 溢饮

304. **根据中医辨证体系,下列最为符合该患者疾病表现的中医证型是**
   A. 脾阳虚弱　　B. 饮留胃肠
   C. 邪犯胸肺　　D. 痰浊中阻
   E. 饮停胸胁

305. **在上述辨病辨证的基础上,下列方剂最为适合的是**
   A. 柴枳半夏汤
   B. 苓桂术甘汤合小半夏加茯苓汤
   C. 小青龙汤
   D. 半夏白术天麻汤
   E. 六君子汤

**(306～308 题共用题干)**

**患者,男,60 岁。小便混浊如米泔水 1 周,偶有血块,尿道热涩疼痛,排尿困难有阻塞感,口干,舌红,苔黄腻,脉濡数。**

306. **其诊断是**
   A. 膏淋　　B. 气淋
   C. 石淋　　D. 热淋
   E. 尿浊

307. **其治法是**
   A. 清热利湿,排石通淋
   B. 清热利湿,分清泄浊
   C. 补脾益肾
   D. 清热利湿通淋
   E. 理气疏导,通淋利尿

308. **治疗应首选**
   A. 无比山药丸　　B. 石韦散
   C. 八正散　　D. 程氏萆薢分清饮

E. 沉香散

(309～311 题共用题干)

**患者,男,45 岁。急性发病,发病半天。尿道窘迫疼痛,少腹拘急,腰部绞痛,便秘,曾排尿突然中断。舌质红,苔黄腻,脉弦紧数。**

**309. 此患者应诊为**

A. 淋证劳淋　B. 淋证热淋

C. 腹痛　D. 淋证气淋

E. 淋证石淋

**310. 治法应为**

A. 理气疏导,通淋排尿

B. 清热利湿通淋

C. 泄热通腑

D. 清热利湿,舒筋止痛

E. 清热利湿,通淋排石

**311. 应选用的主方为**

A. 沉香散　B. 八正散

C. 石韦散　D. 四妙散

E. 大柴胡散

(312～314 题共用题干)

**患者,男,65 岁。排尿不畅 3 年,加重 1 个月,小便点滴而出,小腹胀痛,腰膝酸痛,神疲乏力,畏寒肢冷,舌质淡,苔白,脉沉细无力。**

**312. 此患者应诊为**

A. 淋证　B. 腰痛

C. 癃闭　D. 关格

E. 水肿

**313. 应辨证为**

A. 中气不足

B. 肺脾气虚,水道不利

C. 尿路阻塞

D. 肾阳衰惫

E. 清气不升,浊阴不降

**314. 治疗时应选用**

A. 济生肾气丸

B. 千金温脾汤合吴茱萸汤

C. 补中益气汤合春泽汤

D. 香茸丸合知柏地黄丸

E. 补中益气汤合七味都气丸

(315～317 题共用题干)

**患者,女,42 岁。平素倦怠少食,胃脘冷痛,近半年吐血缠绵不止,时轻时重,血色暗淡,伴见神疲乏力,心悸气短,面色苍白,舌质淡,脉细弱。**

**315. 其辨证是**

A. 肝火犯胃证　B. 胃热壅盛证

C. 气虚血溢证　D. 阴虚肺热证

E. 肾气不固证

**316. 其治法是**

A. 泻肝清胃,凉血止血

B. 健脾益气摄血

C. 清胃泻火,化瘀止血

D. 补益肾气,固摄止血

E. 滋阴润肺,宁络止血

**317. 治疗应首选**

A. 归脾汤　B. 泻心汤合十灰散

C. 龙胆泻肝汤　D. 地榆散

E. 泻白散合黛蛤散

(318～320 题共用题干)

**患者,男,42 岁。素嗜辛辣刺激性食品,齿衄血色鲜红,齿龈红肿疼痛,头痛,口臭,舌红,苔黄,脉滑数。诊为胃火炽盛之齿衄。**

**318. 根据上述临床表现,中医辨证特点,下列方剂中最为适合的是**

A. 加味清胃散合泻心汤

B. 白虎汤合增液汤

C. 调胃承气汤合十灰散

D. 滋水清肝饮合茜根散

E. 黄连解毒汤合五味消毒饮

**319. 阴虚火旺也可致齿衄,其证候特点是**

A. 齿衄血色鲜红

B. 齿龈脓血外溢

C. 齿衄血色淡红,烦劳则发,齿摇不坚

D. 齿衄出血量多，牙龈红肿

E. 齿衄血色晦暗，污秽不堪

320. **治疗阴虚火旺齿衄主方为**

A. 增液汤

B. 六味地黄丸合茜根散

C. 滋水清肝饮

D. 增液承气汤

E. 黄连阿胶汤

**（321～323 题共用题干）**

**患者，女，53 岁。发热而欲近衣，形寒怯冷，四肢不温，少气懒言，面色㿠白，舌质淡胖，边有齿痕，苔白润，脉沉细无力。**

321. **其证候是**

A. 气虚发热证　B. 血虚发热证

C. 阴虚发热证　D. 阳虚发热证

E. 血瘀发热证

322. **其治法是**

A. 滋阴清热

B. 益气养血

C. 温补阳气，引火归原

D. 益气健脾，甘温除热

E. 活血化瘀

323. **治疗应首选**

A. 补中益气汤　B. 金匮肾气丸

C. 清骨散　D. 归脾汤

E. 血府逐瘀汤

**（324～326 题共用题干）**

**患者，男，45 岁。排尿后突然昏倒，不省人事，面色苍白，全身汗出，四肢发凉，二十余分钟后苏醒，自觉全身乏力。诊见苔薄白、脉细沉。**

324. **应辨病为**

A. 癫痫　B. 中风

C. 郁证　D. 眩晕

E. 厥证

325. **辨证为**

A. 气厥实证　B. 气厥虚证

C. 血厥实证　D. 血厥虚证

E. 痰厥

326. **现患者已苏醒，宜用何方调理**

A. 四味回阳饮加减

B. 神术散加减

C. 香砂六君子汤加减

D. 羚角钩藤汤加减

E. 苏合香丸加减

**（327～329 题共用题干）**

**患者，男，60 岁。有糖尿病病史 15 年。现症：小便频多，混浊如膏，夜尿尤多，伴有面容憔悴，耳轮干枯，腰膝酸软，形寒畏冷，阳痿不举，舌淡，苔白而干，脉沉细无力。**

327. **根据患者上述临床特征，该患者中医诊断应为**

A. 消渴病　B. 膏淋

C. 尿浊　D. 虚劳

E. 滑精

328. **根据患者的临床特点及中医辨证，下列治疗方法中最为恰当的是**

A. 滋阴补肾，固摄精微

B. 滋阴温阳，补肾固涩

C. 温阳补肾，固肾摄精

D. 益气养阴，固肾摄精

E. 益气补肾，固摄精微

329. **下列为治疗该患者最佳选方的是**

A. 六味地黄丸合金锁固精丸

B. 参芪地黄汤合金锁固精丸

C. 金匮肾气丸

D. 六味地黄丸合真武汤

E. 消渴方

**（330～332 题共用题干）**

**患者，女，45 岁。体形偏瘦，双膝关节疼痛，反复发作 3 年，诊断为痹证。现症见双膝关节游走性疼痛，活动不便，局部灼热红肿，痛不可触，得冷则舒，伴发热、恶风、汗出、口渴，舌红，苔黄**

**腻,脉滑数。**

330. **其辨证是**
   A. 痛痹　B. 着痹
   C. 风湿热痹证　D. 痰瘀痹阻证
   E. 肝肾亏虚证

331. **其治法是**
   A. 清热通络,祛风除湿
   B. 除湿通络,祛风散寒
   C. 化痰行瘀,蠲痹通络
   D. 散寒通络,祛风除湿
   E. 培补肝肾,舒筋止痛

332. **治疗应首选**
   A. 乌头汤　B. 白虎加桂枝汤
   C. 独活寄生汤　D. 薏苡仁汤
   E. 双合汤

(333～335 题共用题干)

**患者,男,56 岁。腹部阵痛,腹有肿块,大便变形,便中带血,间有黏液脓血便,里急后重,肛门灼热,恶心,胸闷,口干,小便黄,舌质红,苔黄腻,脉滑数。**

333. **考虑诊断为**
   A. 胃癌　B. 泄泻
   C. 大肠癌　D. 腹痛
   E. 呕吐

334. **辨证为**
   A. 湿热郁毒　B. 脾胃不和
   C. 瘀毒内阻　D. 肝肾阴虚
   E. 热毒炽盛

335. **宜选用**
   A. 越鞠丸合化积丸
   B. 犀角地黄汤合犀黄丸
   C. 知柏地黄丸
   D. 龙胆泻肝汤合五味消毒饮
   E. 黄连解毒汤

(336～338 题共用题干)

**患者,男,67 岁。慢性咳嗽、咳痰 20 年,活动后气急 4 年,查体:双肺散在干、湿啰音,心脏正常。血 WBC $9.0\times10^9$/L,胸部 X 线示双肺中下叶纹理增粗。**

336. **该患者最可能的诊断是**
   A. 支气管哮喘
   B. 支气管扩张症
   C. 慢性阻塞性肺疾病
   D. 肺炎链球菌肺炎
   E. 支气管内膜结核

337. **该患者做胸部 X 线检查的目的是**
   A. 帮助确定诊断
   B. 了解病情变化
   C. 帮助判定预后
   D. 了解疗效的客观指标
   E. 鉴别诊断和确定有无并发症

338. **该患者最主要的治疗措施是**
   A. 支气管舒张剂应用
   B. 糖皮质激素应用
   C. 低流量吸氧
   D. 控制感染
   E. 中药治疗

(339～341 题共用题干)

**患者,男,62 岁。咳嗽、咳痰 20 年,有高血压、肝炎病史。查体:BP150/83mmHg,肺肝界位于第 6 肋间。心界缩小,HR110 次/分,律不齐,$P_2$亢进,胸骨左缘第五肋间可闻及收缩期杂音。肝肋下 3.5cm,双下肢水肿。心电图报告:顺钟向转位,$V_1$、$V_2$呈 QS 型。**

339. **该患者最可能的诊断是**
   A. 陈旧性心肌梗死
   B. 慢性肺源性心脏病
   C. 原发性心肌病
   D. 慢性活动性肝炎
   E. 冠心病

340. **为进一步明确诊断,首选的检查是**
   A. X 线胸片　B. 腹部 B 超
   C. 肺功能检查　D. 支气管镜检查

E. 痰细菌培养

**341. 下列选项作为诊断本病的主要依据，除外**

A. 肺型 P 波

B. $V_1$R/S > 1

C. 右束支传导阻滞

D. 右下肺动脉干扩张，横径≥15mm

E. 肺动脉段突出

**(342～344 题共用题干)**

**患者，男，72 岁。反复咳、痰、喘 10 年，加重伴下肢水肿 1 周入院。查体：T36.8℃，BP140/80mmHg，HR100 次/分，律齐，双肺闻及湿啰音，肝肋下 3cm、压痛，颈静脉怒张，肝－颈静脉回流征阳性，双下肢凹陷性水肿。**

**342. 临床初步诊断是**

A. 右心衰竭　　B. 左心衰竭

C. 高血压肾病　　D. 急性肾炎

E. 慢性肾衰竭

**343. 有助于诊断及判断预后的检查是**

A. 血液一般检查

B. X 线检查

C. 超声心动图

D. 血浆脑钠肽(BNP)及 N 端前脑钠肽(NT－proBNP)检测

E. 放射性核素检查

**344. 患者在治疗过程中出现恶心、呕吐、视力模糊等症状，造成该反应的药物最可能是**

A. 螺内酯　　B. 美托洛尔

C. 氯沙坦　　D. 地高辛

E. 酚妥拉明

**(345～347 题共用题干)**

**患者，男，45 岁。腹泻每天 3～5 次，便稀，时带黏液及血，2 年来时重时轻。左下腹有压痛。曾用利福平治疗无效，今天结肠镜检查：黏膜充血水肿、颗粒状，质脆易出血，伴糜烂和溃疡。**

**345. 该患者应首先考虑为**

A. 肠易激综合征　　B. 溃疡性结肠炎

C. 大肠癌　　D. 细菌性痢疾

E. 肠结核

**346. 该病的直接原因是**

A. 肠道黏膜免疫反应

B. 遗传因素

C. 痢疾杆菌

D. 溶组织阿米巴

E. 精神因素

**347. 该患者可选择的药物是**

A. 克拉霉素　　B. 阿莫西林

C. 柳氮磺吡啶　　D. 西咪替丁

E. 奥美拉唑

**(348～350 题共用题干)**

**患者，男，40 岁。右上腹痛 2 个月。查体：肝肋下 3cm，脾肋下 2cm，移动性浊音阳性。HBsAg 阳性；B 超检查：肝右叶有一直径 5cm 的占位性病变。**

**348. 该患者最可能的诊断是**

A. 肝硬化　　B. 肝脓肿

C. 肝血管瘤　　D. 原发性肝癌

E. 肝包虫病

**349. 该患者最适合的实验室检查是**

A. AFP

B. γ－GT

C. 血培养

D. 包虫囊液皮试

E. 血清胆红素测定

**350. 对该病具有确定诊断意义的检查是**

A. B 超检查　　B. 腹部 CT 检查

C. X 线检查　　D. 肝功能检查

E. 肝组织活检或细胞学检查

**(351～353 题共用题干)**

**患者，女，52 岁。症见上腹部持续性腹痛 5 小时。疼痛呈阵发性加剧，并向腰背部放射，伴发热，恶心呕吐。查体：T38.5℃，BP100/70mmHg，上腹部偏左压痛，无反跳痛，腹肌轻度**

紧张,肝功能及胆系酶正常。

351. 临床初步诊断是

A. 慢性胃炎　B. 消化性溃疡

C. 肝硬化　D. 急性胰腺炎

E. 原发性肝癌

352. 为确诊,应进一步检查的项目是

A. 尿胆红素　B. 血清淀粉酶

C. 甘油三酯　D. 腹部 X 线平片

E. 血钙

353. 不属于本病治疗措施的是

A. 维持水、电解质平衡

B. 禁食

C. 防治感染

D. 加强营养支持治疗

E. 限制水、钠摄入

(354 ~ 356 题共用题干)

患者,女,42 岁。发现血尿、蛋白尿 6 年。查体:血压 150/90mmHg。24 小时尿蛋白定量 1.0 ~ 1.7g,血肌酐 100μmol/L。

354. 首先考虑的临床诊断是

A. 原发性高血压肾损害

B. 慢性肾小球肾炎

C. 急性肾小球肾炎

D. 慢性肾盂肾炎

E. 肾病综合征

355. 理想的血压控制目标是

A. <160/95mmHg

B. <140/90mmHg

C. <140/85mmHg

D. 无须控制

E. <125/75mmHg

356. 治疗的主要目标是

A. 防止或延缓肾脏病进展

B. 降血压

C. 消除尿蛋白

D. 消除血尿

E. 消除水肿

(357 ~ 359 题共用题干)

患者,男,50 岁。头晕、乏力、心悸 2 个月。查体:贫血貌,皮肤干燥,指甲脆裂,浅表淋巴结未触及,肝脾不大。实验室检查:血红蛋白 70g/L,网织红细胞计数 0.005,血片示小细胞低色素贫血改变,血清铁 6.2μmol/L,总铁结合力 92μmol/L,粪便检查钩虫卵(+)。诊断为缺铁性贫血。

357. 该患者采用铁剂治疗,最佳的给药途径是

A. 舌下含服　B. 口服

C. 肌内注射　D. 皮下注射

E. 静脉注射

358. 该患者采用铁剂治疗,显示疗效最早的指标是

A. 血红蛋白升高

B. 网织红细胞增高

C. 红细胞计数升高

D. 红细胞平均体积增大

E. 血清铁上升

359. 本病铁剂治疗的最终目的是

A. 血常规恢复正常

B. 红细胞形态恢复正常

C. 血清铁恢复正常

D. 总铁结合力恢复正常

E. 补足储存铁

(360 ~ 362 题共用题干)

患者,男,45 岁。体检发现空腹血糖 8mmol/L,餐后 2 小时血糖 13mmol/L,血清甘油三酯 3.5mmol/L,低密度脂蛋白 3.6mmol/L。无明显不适,半年体重下降 10kg。查体:血压 160/100mmHg,BMI28kg/m$^2$,心肺腹查体无阳性发现。

360. 最可能的诊断是

A. 肥胖症　B. 高钾血症

C. 高脂血症　D. 高血压

E. 糖尿病

361. 降血糖药物首选

A. 阿卡波糖　B. 瑞格列奈

C. 罗格列酮　D. 二甲双胍

E. 格列苯脲

362. **降血压药物首选**

A. α 受体阻滞剂

B. 血管紧张素转换酶抑制剂

C. 钙通道阻滞剂

D. 利尿剂

E. β 受体阻滞剂

(363 ~ 365 题共用题干)

**患者,女,30 岁。近 2 个月出现颊部蝶形红斑,中度发热,全身肌痛,四肢关节肿痛,口腔溃疡。尿常规示红细胞(+),尿蛋白(++)。**

363. **最可能的诊断是**

A. 类风湿关节炎　　B. 败血症

C. 皮肌炎　　D. 系统性红斑狼疮

E. 急性肾小球肾炎

364. **免疫学检查最可能出现的抗体是**

A. 抗核抗体　　B. 抗 Jo - 1 抗体

C. 抗 Scl - 70 抗体　　D. 类风湿因子

E. 抗中性粒细胞胞质抗体

365. **为缓解病情,应首选**

A. 抗生素　　B. 糖皮质激素

C. 非甾体抗炎药　　D. 镇痛药

E. 抗疟药

(366 ~ 368 题共用题干)

**患者,男,65 岁。高血压病史 5 年,于活动中突然出现右侧肢体无力,伴讲话不清和呕吐 2 小时后来急诊。查体:血压 220/120mmHg,心律齐,眼球向下偏斜,意识障碍,不能讲话,右侧肢体完全偏瘫。**

366. **此患者最可能的诊断是**

A. 脑栓塞　　B. 脑出血

C. 脑血栓形成　　D. 蛛网膜下腔出血

E. 短暂性脑缺血发作

367. **首选的检查是**

A. 脑血管造影　　B. 头颅 MRI

C. 头颅 CT　　D. 经颅多普勒超声

E. 脑电图

368. **本病最主要的病因是**

A. 动脉瘤

B. 房颤

C. 高血压性动脉硬化

D. 脑血管畸形

E. 血液病

(369 ~ 371 题共用题干)

**患者,女,25 岁。自幼有癫痫大发作史,曾多次做检查,未见阳性发现,持续服用苯妥英钠近 1 周,因患胃肠炎而停服药物,于 5 小时前出现全身强直 - 阵挛性发作,发作频繁,发作间期意识不清。**

369. **该患者考虑诊断为**

A. 癫痫大发作　　B. 癫痫强直性发作

C. 癫痫持续状态　　D. 低血糖反应

E. 癔病

370. **该患者的发病原因最可能为**

A. 停服苯妥英钠　　B. 胃肠炎症

C. 不能进食　　D. 精神刺激

E. 过劳

371. **该患者治疗首选**

A. 甘露醇　　B. 苯妥英钠

C. 地西泮　　D. 地塞米松

E. 葡萄糖

## A4 型题

以下提供若干个案例,每个案例下设 5 道考题。请根据题干所提供的信息,在每一道考题下面的 A、B、C、D、E 五个备选答案中选择一个最佳答案。

(372 ~ 376 题共用题干)

**患者,女,48 岁。12 月 20 日初诊,症见恶寒重,发热轻,无汗,头痛,鼻塞声重,时流清涕,咳嗽吐白痰,口不渴,舌苔薄白,脉浮紧。**

372. **本病例诊断为**
A. 暑湿伤表证　B. 气虚感冒
C. 风寒束表证　D. 风寒夹湿证
E. 表寒里热证

373. **本病例的治法为**
A. 辛凉解表,疏风清热
B. 辛温解表,宣肺散寒
C. 益气解表,调和营卫
D. 清宣解表
E. 清暑祛湿解表

374. **本病例的代表方剂为**
A. 参苏饮　B. 桑菊饮
C. 新加香薷饮　D. 银翘散
E. 荆防达表汤

375. **若患者咽痒咳嗽较甚,可加**
A. 细辛、五味子
B. 法半夏、厚朴、茯苓
C. 生石膏、桑白皮、黄芩
D. 辛夷、苍耳子
E. 麦冬、百合

376. **本病的治疗,可分别采用辛温解表或辛凉解表,此属于**
A. 辨病论治　B. 因人制宜
C. 同病异治　D. 异病同治
E. 病同治同

**(377~381 题共用题干)**

**患者,男,40 岁。感冒 5 天,近日咳嗽频作,痰黏稠而黄,咯痰不爽,咽痛口渴,咳时汗出恶风,鼻流黄浊涕,头痛,舌苔薄黄,脉浮数。**

377. **本病例当诊断为**
A. 肺痈　B. 肺胀
C. 咳嗽　D. 肺痿
E. 感冒

378. **本病例所属证型为**
A. 肺阴亏虚　B. 肺痈初期
C. 肝火犯肺　D. 风热犯肺
E. 风燥伤肺

379. **本病例的适宜治法为**
A. 燥湿化痰,理气止咳
B. 疏风清热,宣肺止咳
C. 清肺泻肝,化痰止咳
D. 养阴清热,润肺止咳
E. 清热化痰,肃肺止咳

380. **该病例治疗的基础方为**
A. 桑杏汤　B. 清金化痰汤
C. 清燥救肺汤　D. 麦门冬汤
E. 桑菊饮

381. **若患者夏令夹暑,可酌加**
A. 青蒿、鳖甲、银柴胡、胡黄连
B. 黄芩、知母
C. 五味子、诃子
D. 六一散、鲜荷叶
E. 射干、山豆根

**(382~386 题共用题干)**

**患者,男,43 岁。哮喘反复发作 7 年,近 1 周来,频繁发作,喉中痰鸣如吼,喘而气粗,咯黄黏稠痰,排吐不利,胸闷胁胀,咳则尤甚,口干面赤,自汗,指端微绀,舌红苔黄腻,脉滑数。**

382. **本病例诊断为**
A. 风痰哮　B. 冷哮
C. 热哮　D. 虚哮
E. 寒包热哮

383. **本病例的治法为**
A. 清热宣肺,化痰定喘
B. 祛风涤痰,降气平喘
C. 补肺纳肾,降气化痰
D. 解表散寒,清化痰热
E. 宣肺散寒,化痰平喘

384. **治疗宜选**
A. 三子养亲汤　B. 厚朴麻黄汤
C. 射干麻黄汤　D. 定喘汤
E. 小青龙加石膏汤

385. **本病例痰吐稠黄,需加下列哪组药物**
A. 山萸肉、五味子、麦冬

B. 鱼腥草、射干、知母、海蛤壳
C. 射干、葶苈子、苏子
D. 厚朴、半夏、陈皮
E. 苏叶、蝉蜕、苍耳子

**386. 关于本病的治疗，下列古代医家中谁提出了“未发以扶正为主，既发以攻邪为急”的原则**
A. 张仲景　B. 张景岳
C. 李东垣　D. 朱丹溪
E. 张子和

**(387～391 题共用题干)**

**患者，男，67 岁。患喘证 20 余年，每遇冬令发作加重，平素微喘而咳。近日因气候寒冷，咳喘加重，动则喘甚，呼多吸少，气不得续，形瘦神惫，面色青晦，舌淡，苔薄白而滑，脉沉弱。**

**387. 本病辨证为**
A. 表寒肺热证　B. 风寒壅肺证
C. 肾虚不纳证　D. 肺气虚耗证
E. 正虚喘脱证

**388. 虚喘证的病位在**
A. 肺、脾　B. 肝、肾
C. 心、肾　D. 肺、肾
E. 肺、心

**389. 本病例的证机概要为**
A. 风寒侵肺，肺气不宣
B. 痰浊壅肺，肺失肃降
C. 肺郁气逆，肺气不降
D. 肺肾两虚，气失摄纳
E. 肺气亏虚，气失所主

**390. 本病例的治法是**
A. 宣肺散寒　B. 补肾纳气
C. 补肺益气　D. 开郁降气平喘
E. 祛痰平喘

**391. 本病例的基础方是**
A. 金匮肾气丸合参蛤散
B. 生脉散合补肺汤
C. 二陈汤合三子养亲汤
D. 麻杏石甘汤
E. 五磨饮子

**(392～396 题共用题干)**

**患者，女，65 岁。咳喘 10 年余，每遇冬令寒冷季节则发，每年发作 2～3 个月，有逐年加重之势，近 1 周因感冒咳喘加重，胸闷气短，痰多色白而黏，畏风易汗，脘痞纳少，倦怠乏力，舌暗，苔薄腻，脉滑。**

**392. 本病例诊断为**
A. 咳嗽　B. 喘证
C. 肺胀　D. 肺痿
E. 肺痨

**393. 本病例当辨何证**
A. 痰浊壅肺证　B. 痰热郁肺证
C. 肺肾气虚证　D. 阳虚水泛证
E. 外感咳嗽

**394. 本病例的治法是**
A. 温肾健脾，化饮行水
B. 补肺纳肾，降气平喘
C. 温肺散寒，化饮降逆
D. 化痰降气，健脾益肺
E. 清肺泄热，降逆平喘

**395. 本病例的基础方为**
A. 补肺汤
B. 三子养亲汤合苏子降气汤
C. 越婢加半夏汤
D. 真武汤
E. 平喘固本汤

**396. 关于本病的辨证要点，偏实者应辨别**
A. 痰浊、水饮、血瘀的偏盛
B. 外感与内伤的类别
C. 气滞、血瘀的偏盛
D. 气、血、津液的亏虚
E. 肺、心、肾、脾病变的主次

**(397～401 题共用题干)**

**患者，男，46 岁。2 天来恶寒发热，咳嗽，胸痛，咳时尤甚，咳吐白色黏痰，呼吸不利，口干鼻**

**燥,舌红苔薄黄,脉浮数而滑。**

**397. 此患者诊断为**

A. 燥热咳嗽　B. 风热感冒
C. 风温肺热　D. 表寒里热型感冒
E. 初期肺痈

**398. 此患者当用何治法**

A. 益气养阴,排脓解毒
B. 清热解毒,化瘀消痈
C. 益气养阴清肺
D. 疏散风热,清肺化痰
E. 排脓解毒

**399. 若患者迁延误治,现咳吐大量脓血痰,腥臭异常,胸中烦满疼痛,身热烦渴,舌红苔黄腻,脉实,此时病机为**

A. 风邪伤表,热壅于肺
B. 热壅血瘀,蕴酿成脓
C. 痰瘀交结,毒损肺络
D. 热毒炽甚,血败肉腐
E. 邪去正虚,阴伤气耗

**400. 若患者处于本病后期,身热渐退,咳嗽减轻,脓血渐少,臭味亦减,此时治宜**

A. 益气排脓　B. 清肺化痰
C. 益气养阴清肺　D. 化瘀消痈
E. 清热解毒

**401. 本病多表现为**

A. 虚热　B. 实热
C. 上虚下实　D. 上实下虚
E. 虚实夹杂

**(402~406 题共用题干)**

**患者,女,56 岁。素有冠心病史,但无心胸疼痛,近期因过劳而出现心悸而痛,胸闷气短,活动时尤甚,伴倦怠乏力,语声低怯,面色㿠白,自汗。诊见舌质淡胖,苔白,脉沉细迟。**

**402. 其证候为**

A. 心血瘀阻　B. 气滞心胸
C. 气阴两虚　D. 心肾阴虚
E. 心肾阳虚

**403. 按照中医治疗体系,应采取的治法是**

A. 疏肝理气,活血通络
B. 滋阴清火,养心和络
C. 通阳泄浊,豁痰宣痹
D. 温补阳气,振奋心阳
E. 益气养阴,活血通脉

**404. 应首选**

A. 丹参饮
B. 八珍汤
C. 血府逐瘀汤
D. 瓜蒌薤白半夏汤合涤痰汤
E. 参附汤合右归饮

**405. 若患者伴水肿,喘促,心悸,治疗应**

A. 改用涤痰汤
B. 改用导痰汤
C. 改用瓜蒌薤白半夏汤
D. 改用枳实瓜蒌桂枝汤
E. 改用真武汤加黄芪、汉防己、猪苓、车前子

**406. 关于本病,下列说法错误的是**

A. 病机为本虚标实
B. 治疗应以通为补
C. 饮食宜清淡低盐,食勿过饱
D. 应通补结合,交替应用
E. 与肝、胆、脾、胃密切相关

**(407~411 题共用题干)**

**患者,女,35 岁。心悸气短,头晕目眩,失眠健忘,面色无华,倦怠乏力,纳呆食少,舌淡红,脉细弱。**

**407. 其证候是**

A. 水饮凌心证　B. 心虚胆怯证
C. 心阳不振证　D. 心血不足证
E. 阴虚火旺证

**408. 其治法是**

A. 振奋心阳,化气行水,宁心安神
B. 温补心阳,安神定悸
C. 镇惊定志,养心安神

D. 活血化瘀，理气通络

E. 补血养心，益气安神

490. **治疗应首选**

A. 安神定志丸加减

B. 归脾汤加减

C. 桂枝甘草龙骨牡蛎汤合参附汤加减

D. 苓桂术甘汤加减

E. 桃仁红花煎合桂枝甘草龙骨牡蛎汤

410. **若五心烦热，自汗盗汗，胸闷心烦，治宜**

A. 天王补心丹合朱砂安神丸加减

B. 生脉散加减

C. 炙甘草汤加减

D. 黄连温胆汤加减

E. 苓桂术甘汤加减

411. **若患者心悸久治不愈，渐至心悸喘咳，不得平卧，小便不利，下肢浮肿，颈脉显露，舌淡胖有齿痕，脉沉细。治疗当注意**

A. 调补阴阳

B. 益气温阳，活血利水

C. 淡渗利水

D. 化瘀行水

E. 养阴补心

**（412～416 题共用题干）**

**患者，女，28 岁。产后 1 个月时因感冒而留下头痛，至今 1 年余，仍时有头痛，时轻时重，外出遇风则痛发或加重，头痛隐隐，面色少华，汗出恶风，神疲乏力，舌淡，苔薄白，脉细弱。**

412. **其诊断为**

A. 风热头痛　　B. 风湿头痛

C. 肝阳头痛　　D. 血虚头痛

E. 痰浊头痛

413. **其治法是**

A. 疏风清热和络

B. 祛风胜湿通窍

C. 平肝潜阳息风

D. 滋阴养血，和络止痛

E. 健脾燥湿，化痰降逆

414. **其选方是**

A. 芎芷石膏汤　　B. 羌活胜湿汤

C. 天麻钩藤饮　　D. 加味四物汤

E. 半夏白术天麻汤

415. **若症见乏力气短，神疲懒言，汗出恶风，可选加**

A. 五味子、人参

B. 山药、白术、五味子

C. 黄芪、菊花、白术

D. 党参、白术、黄芪

E. 浮小麦、麻黄根

416. **若见头胀痛而眩，以两侧为主，心烦易怒，可选加**

A. 天麻、枸杞子、菊花

B. 山药、白术、五味子

C. 黄芪、防风、白术

D. 党参、白术、黄芪

E. 浮小麦、麻黄根

**（417～421 题共用题干）**

**患者，女，48 岁。中风半年余。现症：右侧肢体活动不利，语言不清，患肢麻木，口眼歪斜，舌暗紫，苔滑腻，脉弦滑。**

417. **其诊断为**

A. 风痰入络　　B. 肝肾亏虚

C. 风痰瘀阻　　D. 气虚血瘀

E. 肝阳上亢

418. **其治法为**

A. 化痰息风，宣郁开窍

B. 滋补肝肾

C. 搜风化痰，行瘀通络

D. 益气养血，化瘀通络

E. 平肝潜阳

419. **其选方为**

A. 真方白丸子　　B. 左归丸

C. 解语丹　　D. 补阳还五汤

E. 天麻钩藤汤

420. **若患者咽干口燥，可酌加**

A. 地鳖虫、当归、川芎
B. 地龙、黄芪、赤芍
C. 天花粉、天冬
D. 黄芪、当归、川芎
E. 党参、茯苓、白术

**421. 若患者痰热偏盛,可酌加**
A. 琥珀、肉桂
B. 夜交藤、磁石
C. 全瓜蒌、竹茹、川贝母
D. 合欢皮、代赭石
E. 柏子仁、五味子

**(422~426 题共用题干)**

**患者,女,69 岁。素有脑动脉硬化病史,近半年逐渐出现善忘,反应迟钝,表情呆滞,有时痛哭不能自止,有时大笑不能自控,近 3 天终日不语,不思饮食。症见体胖,口流涎沫,舌淡,苔白腻,脉滑。**

**422. 其辨病辨证为**
A. 癫证、痰气郁结
B. 癫证、心脾两虚
C. 痴呆、髓海空虚
D. 痴呆、脾肾两虚
E. 痴呆、痰浊蒙窍

**423. 治法为**
A. 滋补肝肾,填精补髓
B. 温补脾肾,养元安神
C. 化痰开窍,健脾醒神
D. 理气解郁,化痰醒神
E. 通阳泄浊,豁痰宣痹

**424. 首选方剂为**
A. 温胆汤加减
B. 洗心汤加减
C. 还少丹加减
D. 逍遥散合顺气导痰汤加减
E. 七福饮加减

**425. 若患者言语颠倒,歌笑不休,甚至反喜污秽,则应**
A. 改用温胆汤　　B. 改用龙胆泻肝汤
C. 改用黄连解毒汤　　D. 改用转呆丹
E. 加黄柏、栀子、龙胆草

**426. 若患者脾虚明显,应**
A. 改用天麻钩藤饮加减
B. 改用镇肝熄风汤加减
C. 改用半夏白术天麻汤加减
D. 加黄芪、山药、砂仁
E. 加地龙、桃仁、红花

**(427~431 题共用题干)**

**患者,男,30 岁。因暴食,次日出现腹泻,胃脘疼痛,胀满不消,疼痛拒按,得食更甚,嗳腐吞酸,呕吐不消化食物,其味腐臭如败卵,泻后痛减,舌苔腐垢,脉滑。**

**427. 其应辨证为**
A. 寒湿内盛　　B. 饮食伤胃
C. 肝气犯胃　　D. 脾胃虚弱
E. 湿热中阻

**428. 治法为**
A. 温胃散寒,理气止痛
B. 清化热湿,理气和胃
C. 疏肝理气,和胃止痛
D. 消食导滞,和中止痛
E. 温中健脾,和胃止痛

**429. 首选方剂为**
A. 越鞠丸加减　　B. 保和丸加减
C. 平胃散加减　　D. 藿香正气散加减
E. 枳实导滞丸加减

**430. 若患者食积较重,脘腹胀满,不下,苔垢浊而厚,应**
A. 改用小承气汤
B. 改用枳实导滞丸
C. 加大山楂、六神曲
D. 加木香、枳实
E. 加茯苓、山楂

**431. 若患者日久不愈而兼见口渴,苔黄腻,尿赤,则应用**

A. 清中汤　　B. 三黄泻心汤
C. 葛根芩连汤　　D. 保和丸加黄连
E. 导赤散

(432～436 题共用题干)

**患者，男，20 岁。夏季贪凉露宿，突然呕吐，腹泻，吐出物为胃内容物，泻下清稀如水，伴恶寒发热，头身疼痛，苔白腻，脉濡缓。**

**432. 其辨证为**

A. 食滞内停　　B. 痰湿内阻
C. 外邪犯胃　　D. 湿热中阻
E. 寒邪客胃

**433. 治法为**

A. 温胃散寒，理气止痛
B. 除湿化痰，理气和中
C. 温中散寒，降逆止呃
D. 温化痰饮，和胃降逆
E. 疏邪解表，化浊和中

**434. 首选方剂为**

A. 丁香散加减
B. 藿香正气散加减
C. 香苏散合良附丸加减
D. 小半夏汤合苓桂术甘汤加减
E. 益胃汤合橘皮竹茹汤加减

**435. 若患者腹泻较轻，而恶寒发热，头痛较重，宜加**

A. 神曲、鸡内金　　B. 黄连、香薷
C. 陈皮、枳实　　D. 知母、石膏
E. 防风、荆芥

**436. 若患者兼脘腹胀闷，宜加**

A. 沙参、麦冬　　B. 乌药、延胡索
C. 桃仁、红花　　D. 木香、枳壳
E. 厚朴、山楂

(437～441 题共用题干)

**患者，女，35 岁。于 5 月 17 日就诊。主诉：左下腹隐痛 3 年，加重 1 周。患者于去年秋曾患菌痢，经治好转。此后左下腹经常隐痛，脘腹时而作胀，痛剧时上下走窜无定，并且引及肩背。饮食、大便尚正常。患者平时情绪抑郁，易生气。现脘腹胀痛走窜不定，连及两胁，食欲不振，嗳气不舒，神疲乏力。检查：舌质紫，苔白，脉细弦。**

**437. 该患者的中医诊断是**

A. 胃痛　　B. 腹痛
C. 痢疾　　D. 胁痛
E. 积聚

**438. 该病的证候分型是**

A. 寒邪内阻　　B. 瘀血内停
C. 湿热壅滞　　D. 饮食积滞
E. 肝郁气滞

**439. 该病的治法为**

A. 温中散寒，理气止痛
B. 活血化瘀，和络止痛
C. 消食导滞，理气止痛
D. 泻热通腑，行气导滞
E. 疏肝解郁，理气止痛

**440. 该病选方是**

A. 柴胡疏肝散加减
B. 小建中汤加减
C. 少腹逐瘀汤加减
D. 大承气汤加减
E. 枳实导滞丸加减

**441. 如果患者腹痛久治不愈，出现腹痛绵绵，时作时止，喜热恶冷，痛时喜按，劳累加重，大便溏，苔薄白，脉沉。宜用**

A. 小建中汤　　B. 四君子汤
C. 四物汤　　D. 小承气汤
E. 大建中汤

(442～446 题共用题干)

**患者，女，58 岁。诊为溃疡性结肠炎，稍进油腻生冷之品，大便次数增多，水谷不化，脘腹胀闷不舒，面色萎黄，肢倦乏力，纳食减少，舌淡苔白，脉细弱。**

**442. 其诊断是**

A. 泄泻　　B. 胃痛

C. 腹痛　　D. 痞满
E. 噎膈

**443. 根据患者上述临床特征及中医辨证类型,下列方剂中最适合的是**
A. 附子理中汤　　B. 参苓白术散
C. 胃苓汤　　D. 六君子汤
E. 藿香正气散

**444. 此患者若见有腹中冷痛,喜热饮,呕吐清稀痰涎,手足不温,舌淡苔白,治疗宜用**
A. 附子理中丸加减
B. 补中益气汤加减
C. 温脾汤加减
D. 实脾饮加减
E. 桃花汤加减

**445. 若治疗无效,症见黎明之前腹部作痛,肠鸣即泻,泻后则安,形寒肢冷,腰膝酸软,治宜合用**
A. 温脾汤　　B. 实脾饮
C. 四神丸　　D. 驻车丸
E. 归脾汤

**446. 若该患者久泻不愈,神疲乏力,面色萎黄,纳差,同时出现脱肛,不能自行回纳,此时宜选用**
A. 葛根芩连汤　　B. 补中益气汤
C. 枳实导滞丸　　D. 金匮肾气丸
E. 真人养脏汤

**(447～451 题共用题干)**

**患者,女,33 岁。下痢 2 天,现有发热恶寒,头身重痛,下痢赤白黏冻,腹痛,里急后重,肛门灼热,小便短赤。舌红,苔黄腻,脉滑数。**

**447. 根据患者上述临床特征,考虑为痢疾,针对治疗,下列方剂中应首选**
A. 藿香正气散　　B. 人参败毒散
C. 白头翁汤　　D. 芍药汤
E. 防风通圣散

**448. 经治疗发热恶寒,头身重痛消失,仍有下痢赤白黏冻,腹痛,里急后重,肛门灼热,小便短赤,舌红,苔黄腻,脉滑数。此时宜选用**
A. 葛根芩连汤　　B. 白头翁汤
C. 连理汤　　D. 芍药汤
E. 桃花汤

**449. 若见身热汗出,脉象急促,主方应改用**
A. 葛根芩连汤　　B. 荆防败毒散
C. 藿香正气散　　D. 参苓白术散
E. 半夏泻心汤

**450. 若表证已减,痢犹未止,可加用何方以调气清热**
A. 连理汤　　B. 枳术丸
C. 香连丸　　D. 左金丸
E. 归脾汤

**451. 对于痢疾与泄泻的鉴别点,下列无鉴别意义的是**
A. 泻下稀薄或赤白黏冻
B. 便下完谷不化
C. 里急后重之有无
D. 泻下次数之多少
E. 泻下有无脓血

**(452～456 题共用题干)**

**患者,男,46 岁。素体肥胖,突发上腹、右胁胀闷疼痛,牵引肩背,身目发黄,黄色鲜明,恶心呕吐,身热,便干,舌红苔黄,脉弦滑数,B 超示胆结石、胆囊炎,肝功能正常。**

**452. 辨证为**
A. 脾胃湿热
B. 肝胆湿热
C. 湿重于热(阳黄)
D. 胆腑郁热证(阳黄)
E. 热重于湿(阴黄)

**453. 其治法是**
A. 清热解毒,凉血开窍
B. 化湿利小便,佐以清热
C. 清热利湿
D. 疏肝泄热,利胆退黄
E. 清热利湿,凉血泄热

454. **首选方是**
A. 茵陈四苓散　B. 甘露消毒丹
C. 茵陈蒿汤　D. 大柴胡汤
E. 龙胆泻肝汤

455. **B 超示患者有胆结石，可加哪组药物**
A. 鸡内金、穿山甲、木通
B. 黄连、龙胆草、郁金
C. 郁金、黄柏、茵陈
D. 金钱草、海金沙、玄明粉
E. 延胡索、川楝子、栀子

456. **患者呕吐明显，可加**
A. 厚朴、竹茹、陈皮
B. 苍术、厚朴、半夏
C. 香附、枳壳、郁金
D. 苏梗、藿香、苍术
E. 代赭石、柿蒂、丁香

**(457～461 题共用题干)**

**患者，女，40 岁。腹部胀痛半年余，现症：自觉腹中有条索状物隆起，按之痛更甚，舌淡红，苔白腻，脉弦滑。**

457. **其诊断是**
A. 瘀血内结(积证)
B. 气滞血阻(积证)
C. 肝胃不和(痞满)
D. 食滞痰阻(聚证)
E. 肝郁气结(聚证)

458. **其治法是**
A. 疏肝和胃
B. 疏肝解郁，行气散结
C. 理气活血，通络消积
D. 导滞通便，理气化痰
E. 祛瘀软坚，健脾益气

459. **其选方是**
A. 膈下逐瘀汤　B. 柴胡疏肝散
C. 逍遥散　D. 六磨汤
E. 八珍汤

460. **若患者痰湿较重食滞不化，苔腻不消，宜选方**
A. 化积丸　B. 枳实消痞丸
C. 平胃散　D. 保和丸
E. 二陈汤

461. **关于该疾病，下列说法错误的是**
A. 基本病机为气机阻滞，瘀血内结
B. 病位主要在于肝、脾
C. 聚证病在血分，积证病在气分
D. 可有黄疸、胁痛等病史
E. 聚证日久不愈可转化成积证

**(462～466 题共用题干)**

**患者，男，57 岁。患慢性肝炎 3 年，近日腹大胀急，按之如囊裹水，右胁胀痛，食少，便溏，双下肢浮肿，神困倦怠，怯寒懒动，舌苔白腻，脉缓。**

462. **其诊断为**
A. 痞满
B. 鼓胀(肝硬化腹水)
C. 胁痛
D. 积聚
E. 水肿

463. **其证型为**
A. 肝气犯脾　B. 水湿困脾
C. 肝气郁结　D. 痰浊内阻
E. 脾肾阳虚

464. **其治法为**
A. 清热利湿，攻下逐水
B. 温中健脾，行气利水
C. 疏肝理气，运脾利湿
D. 活血化瘀，行气利水
E. 滋肾柔肝，养阴利水

465. **其选方是**
A. 柴胡疏肝散　B. 实脾饮
C. 二陈汤　D. 逍遥散
E. 五苓散

466. **若浮肿较甚，小便短少，可加**
A. 滑石、葶苈子、防己
B. 肉桂、猪苓、车前子

C. 泽兰、白茅根、益母草
D. 白术、苍术、藿香
E. 泽泻、黄芪、木香

(467 ~ 471 题共用题干)

**患者,男,56 岁。咳喘反复发作 3 年,此次发作 1 个月,刻下症:咳逆喘满不得卧,痰白量多呈泡沫状,畏寒脚肿,舌暗苔白滑,脉弦紧。**

467. **根据上述患者临床表现,按照中医的辨病辨证体系,下列最符合该患者诊断的是**
A. 水湿泛滥之溢饮　B. 肺脾两虚之喘证
C. 饮停胸胁之悬饮　D. 寒饮伏肺之支饮
E. 脾肾两虚之水肿

468. **下列治法最适合该患者辨证类型的是**
A. 宣肺化饮　B. 化痰利水
C. 温补脾肾　D. 健脾祛湿
E. 温中利水

469. **在上述辨证及治法的基础上,下列方剂最适合的是**
A. 甘遂半夏汤加减
B. 小青龙汤加减
C. 十枣汤加减
D. 苏子降气汤加减
E. 金匮肾气丸加减

470. **患者如果病程日久未愈,逐渐出现喘满胸闷,心下痞坚,烦渴,面色黧黑,苔黄腻,脉沉紧。宜用**
A. 木防己汤
B. 葶苈大枣泻肺汤
C. 泻白散
D. 大青龙汤
E. 桂枝薤白白酒汤

471. **如果该患者多年不愈,病情加重,以至喘促动甚,气短痰多,畏寒肢冷,神疲气怯,纳呆,胸闷,脐下悸动,下肢水肿,尿少。舌淡胖大苔白,脉沉细滑。宜选**
A. 实脾饮
B. 已椒苈黄丸
C. 金匮肾气丸、苓桂术甘汤
D. 苓甘五味姜辛汤
E. 防己黄芪汤

(472 ~ 476 题共用题干)

**患者,男,60 岁。发病 3 天,始见小便量少,点滴而出,近半日突然小便点滴不通,伴小腹胀满,口苦口黏,口干不欲饮,大便不爽,舌质红,苔黄腻,脉弦数。**

472. **此患者应辨证为**
A. 肺热壅盛　B. 肝郁气滞化火
C. 脾气不升　D. 膀胱湿热
E. 尿路阻塞

473. **治疗宜选**
A. 八正散　B. 清肺饮
C. 沉香散　D. 代抵当丸
E. 补中益气汤合春泽汤

474. **若患者兼有心烦,口舌生疮糜烂,失眠多梦,舌尖红有芒刺。宜选**
A. 朱砂安神丸　B. 天王补心丹
C. 竹叶石膏汤　D. 导赤散
E. 知柏地黄丸

475. **若该患者服药后病情稍有缓解,但反复不愈,日久见口干咽燥,潮热盗汗,五心烦热,舌红少苔,脉细数。证候变化为**
A. 气火伤阴
B. 肺阴渐亏
C. 湿热化燥伤脾阴
D. 湿热久恋灼伤肾阴
E. 过用活血药,致血虚不荣

476. **该患者如果病情加重,小便不通并出现头晕、目眩、胸闷、喘促、呕恶、水肿。则已转为**
A. 痉证　B. 鼓胀
C. 水肿　D. 关格
E. 厥证

(477 ~ 481 题共用题干)

**患者,男,55 岁。近几年来善饥能吃,1 年前**

**发现糖尿病。1 年来体重下降,口渴思饮,1 天约喝 4500mL,多尿,控制饮食在每天 400g 左右,时感饥饿,大便干燥,苔黄,脉滑实有力。**

477. **根据患者上述临床特点,考虑为消渴病,其中医辨证的证型为**

A. 上消,肺热津伤证
B. 中消,胃热炽盛证
C. 中消,气阴亏虚证
D. 下消,肾阴亏虚证
E. 下消,阴阳两虚证

478. **下列治法中最为适合上述临床辨证类型的是**

A. 益气健脾,生津止渴
B. 清热润肺,生津止渴
C. 清胃泻火,养阴增液
D. 滋阴固肾
E. 滋阴温阳,补肾固涩

479. **下列方剂中,治疗该患者的最佳选方是**

A. 消渴方加减　　B. 玉女煎加减
C. 七味白术散　　D. 六味地黄丸
E. 金匮肾气丸

480. **若患者消渴日久不愈,发生疮疡,散在多处皮肤,时有溃烂,不易愈合,此病初起时宜选方**

A. 黄芪六一散　　B. 犀黄丸
C. 白虎加人参汤　　D. 五味消毒饮
E. 二冬汤

481. **患者出现烦渴不止,小便频数等肺肾气阴两虚症状,可选方**

A. 白虎加人参汤　　B. 消渴方
C. 二冬汤　　D. 玉女煎
E. 增液汤

**(482 ~486 题共用题干)**

**患者,男,55 岁。有慢性咳喘病史 10 余年,平素易汗出,劳动后尤甚,易外感,体倦乏力,恶风,舌苔薄白,脉细弱。**

482. **该患者属于**

A. 肺卫不固证　　B. 邪热郁蒸证
C. 心血不足证　　D. 阴虚火旺证
E. 中气不足证

483. **根据上述临床表现及中医辨证理论体系,治疗宜选**

A. 麻杏石甘汤加减
B. 桂枝汤加减
C. 玉屏风散加减
D. 当归六黄汤加减
E. 桂枝甘草龙骨牡蛎汤加减

484. **该患者前天午睡受凉,汗出恶风,时发寒热,周身酸楚,舌苔薄白,脉象浮缓,此时治疗当**

A. 益气固表　　B. 调和营卫
C. 固涩敛汗　　D. 滋阴降火
E. 化湿和营

485. **根据上述情况应选用下列哪个方剂治疗**

A. 桂枝汤加减
B. 桂枝甘草龙骨牡蛎汤加减
C. 当归六黄汤加减
D. 龙胆泻肝汤加减
E. 玉屏风散加减

486. **若患者出汗特点为半身汗出,宜选**

A. 补阳还五汤　　B. 麻黄附子细辛汤
C. 甘麦大枣汤　　D. 四妙丸
E. 麦味地黄丸

**(487 ~491 题共用题干)**

**患者,女,34 岁。有痫证病史 16 年。近 1 年来,痫证发作日益频繁,自觉发作后神疲乏力,平素头晕目眩,健忘失眠,腰膝腿软,便干,舌红苔薄白,脉沉细数。**

487. **该患者辨证为**

A. 肝火痰热证　　B. 脾虚痰盛证
C. 瘀阻脑络证　　D. 肝肾阴虚证
E. 阳痫

488. **目前针对上述病机特点,下列治疗方法中哪项最为准确**

A. 清肝泻火,化痰宁心

B. 滋养肝肾,填精益髓
C. 健脾化痰
D. 活血化瘀,息风通络
E. 急以开窍醒神,继以泄热涤痰息风

**489. 治疗本病的最佳方剂是**
A. 大补元煎加减 B. 六君子汤加减
C. 通窍活血汤加减 D. 黄连解毒汤加减
E. 定痫丹加减

**490. 患病日久,若大便干燥,宜加**
A. 阿胶、龙眼肉 B. 大补元煎
C. 甘麦大枣汤 D. 交泰丸
E. 玄参、肉苁蓉、火麻仁

**491. 如本病日久不愈,神志恍惚,时时惊悸,喜悲哭,宜选方为**
A. 百合地黄汤 B. 甘麦大枣汤
C. 天王补心丹 D. 六味地黄丸
E. 河车大造丸

**(492~496 题共用题干)**

**患者,男,24 岁。病起发热已 5 天,热略减退,突然出现肢体软弱无力,步履艰难,心烦口渴,咳呛不爽,咽喉干燥,小便黄少,大便干燥,舌质红苔黄,脉细数。**

**492. 根据患者上述临床表现,其中医应辨证为**
A. 初期肺痈 B. 风热犯肺型喘证
C. 肺热津伤型痿证 D. 虚热型肺痿
E. 燥热咳嗽

**493. 根据患者上述临床辨证特点,针对此患者采取的治疗大法宜为**
A. 清热润燥,养阴生津
B. 养阴清热,润肺止咳
C. 清热利湿,通利经脉
D. 清肺泻肝,化痰止咳
E. 疏散风热,清肺化痰

**494. 根据中医选方用药原则,下列方剂中哪项是针对本患者的最佳治疗方剂**
A. 加味二妙丸加减
B. 银翘散加减
C. 清燥救肺汤加减
D. 桑杏汤加减
E. 麦门冬汤加减

**495. 若身热退净,但食欲减退,口燥咽干较甚,此时证属**
A. 肺阴伤 B. 肾阴伤
C. 肺胃阴伤 D. 肺胃肾阴伤
E. 肺气阴伤

**496. 根据患者上题中的临床传变特点,此时治疗方剂宜选**
A. 加味二妙丸 B. 益胃汤
C. 清燥救肺汤 D. 百合固金汤
E. 增液汤

**(497~501 题共用题干)**

**患者,女,25 岁。症见小便黄赤,灼热感,尿血鲜红,心烦口渴,口舌生疮,舌质红,脉数。**

**497. 其证候为**
A. 脾不统血 B. 肾虚火旺
C. 下焦湿热 D. 血热妄行
E. 肾气不固

**498. 治法为**
A. 清胃泻火,化瘀止血
B. 健脾益气摄血
C. 滋阴降火,凉血止血
D. 清热解毒,凉血止血
E. 清热利湿,凉血止血

**499. 宜选用**
A. 小蓟饮子 B. 知柏地黄丸
C. 十灰散 D. 茜根散
E. 归脾汤

**500. 若尿中夹有血块,可加用**
A. 桃仁、赤芍、白芍
B. 白茅根、紫草、地榆
C. 红花、川芎、侧柏叶
D. 桃仁、红花、牛膝
E. 丹皮、茜草、生石膏

**501. 尿血发病一般与下列哪些脏腑关系密切**

A. 肝肾　　B. 膀胱及脾肾
C. 胃肾　　D. 脾胃及肠
E. 心脾

(502～506 题共用题干)

**患者,男,36 岁。病已年余,每于午后发热,手足心发热,伴有心烦失眠,多梦健忘,两颧红赤,口干咽燥,盗汗,大便干,小便黄,舌红少苔,脉细数。**

502. **该病例中医诊断为**
A. 肺痨　　B. 虚劳
C. 内伤发热　　D. 阴虚外感
E. 热病伤阴

503. **若上述诊断成立,下列不属于其特点的是**
A. 起病缓慢
B. 病程较长
C. 热势轻重不一,但以低热为多
D. 不恶寒,或畏寒得衣被可减
E. 伴恶寒,恶寒得衣被不减

504. **该患者中医辨证为**
A. 气阴两虚　　B. 阴虚内热
C. 心肾不交　　D. 痨虫伤肺
E. 肺肾阴虚、君相火动

505. **治疗该病例,中医方剂可选用**
A. 清骨散　　B. 加减葳蕤汤
C. 银翘散　　D. 百合固金汤
E. 六味地黄丸

506. **若患者发热,伴腰酸,潮热等肝肾阴虚症状突出,可选用**
A. 月华丸　　B. 百合固金汤
C. 知柏地黄丸　　D. 当归六黄汤
E. 金匮肾气丸

(507～511 题共用题干)

**患者,女,32 岁。因过度悲伤,哭啼过程中突然昏倒,不知人事,四肢厥冷,口噤握拳,呼吸气粗,苔薄白,脉沉弦。**

507. **其辨病为**
A. 厥证　　B. 中风
C. 痫证　　D. 郁证
E. 痉证

508. **其辨证为**
A. 气厥实证　　B. 气厥虚证
C. 血厥实证　　D. 血厥虚证
E. 痰气郁结痫证

509. **治法为**
A. 开窍,顺气,解郁
B. 补气,回阳,醒神
C. 平肝潜阳,理气通瘀
D. 补养气血
E. 行气豁痰

510. **治疗宜选**
A. 生脉注射液等
B. 通关散合五磨饮子加减
C. 羚角钩藤汤加减
D. 导痰汤加减
E. 柴胡疏肝散

511. **患者若反复发作,平时调理应选方为**
A. 补气类方药
B. 平肝潜阳类方药
C. 补气养血类方药
D. 疏肝理气解郁类方药
E. 行气豁痰类方药

(512～516 题共用题干)

**患者,女,36 岁。因全身浮肿 3 天入院,查:眼睑浮肿,皮肤光亮,小便黄赤短少,身发疮痍,舌质红,苔黄腻,脉滑数。**

512. **此患者辨病辨证为**
A. 水肿之风水相搏证
B. 水肿之湿毒浸淫证
C. 水肿之肺脾气虚证
D. 水肿之肝肾两虚证
E. 水肿之水毒内闭证

513. **治法为**
A. 疏风清热,宣肺行水

B. 运脾化湿,通阳利水

C. 分利湿热

D. 健脾温阳,行气利水

E. 宣肺解毒,利湿消肿

**514. 首选方是**

A. 八正散

B. 甘露消毒丹

C. 麻黄连翘赤小豆汤合五味消毒饮

D. 萆薢分清饮

E. 龙胆泻肝汤

**515. 若患者疮痍糜烂流水,可加**

A. 蒲公英、紫花地丁

B. 地肤子、蝉蜕

C. 丹皮、生地黄

D. 土茯苓、萆薢、石韦

E. 大黄、葶苈子

**516. 关于该病,下列说法错误的是**

A. 与肝、脾、肾密切相关

B. 一般阳水易消,阴水难治

C. 可转化为癃闭、关格等危候

D. 治疗原则为发汗、利尿、泻下逐水

E. 先辨阴水、阳水

(517~521 题共用题干)

**患者,女,43 岁。自述心下痞塞而闷,似痛非痛,伴恶心呕吐,口渴不欲饮,口苦,纳呆,舌红,苔黄腻,脉滑数。**

**517. 应辨病辨证为**

A. 嘈杂胃热证　B. 嘈杂血虚证

C. 痞满饮食内停证　D. 痞满痰湿中阻证

E. 痞满湿热阻胃证

**518. 其治法应是**

A. 除湿化痰,理气和中

B. 温中化饮,和胃降逆

C. 消食和胃,行气消痞

D. 清热化湿,和胃消痞

E. 清化湿热,理气和胃

**519. 宜用何方**

A. 藿香正气散加减

B. 保和丸加减

C. 益胃汤加减

D. 泻心汤合连朴饮加减

E. 清中汤加减

**520. 如果恶心呕吐明显,宜**

A. 重用半夏加生姜

B. 加竹茹、生姜、白蔻仁

C. 改用半夏泻心汤

D. 加用旋覆代赭汤

E. 加蒲公英、连翘

**521. 关于该疾病,说法错误的是**

A. 病机为中焦气机不利,脾胃升降失常

B. 与肝、脾密切相关

C. 一般预后较差

D. 治疗原则为调和脾胃、行气消痞

E. 本病可转化为噎膈、积聚等

## C 型题

以下提供若干个案例,每个案例下设若干道考题。每个考题有多个备选答案,其中正确答案有 1 个或几个,请从中选择正确的答案。

(522~526 题共用题干)

**患者,男,34 岁。病初恶风发热,继则咳嗽,痰少,黏稠难出,痰中带血,咳引咽痛,咽干口燥,舌红,苔薄而黄,脉数。**

**522. 本病当诊断为**

A. 感冒　B. 咳嗽

C. 肺痨　D. 肺胀

E. 肺痿　F. 肺痈

G. 哮喘

**523. 本病证型为**

A. 肝火犯肺　　B. 风热犯肺
C. 风燥伤肺　　D. 肺阴亏虚
E. 痰热郁肺　　F. 虚火灼肺
G. 心肺阴虚

**524. 本病例的治法是**

A. 疏风清肺,润燥止咳
B. 疏风清热,宣肺止咳
C. 清热化痰,肃肺止咳
D. 清肺泻肝,化痰止咳
E. 养阴清热,润肺止咳
F. 燥湿化痰,理气止咳
G. 补益心肺,敛肺止咳

**525. 治疗本病的基础方是**

A. 泻白散　　B. 桑菊饮
C. 清金化痰汤　　D. 桑杏汤
E. 麦门冬汤　　F. 六味地黄丸
G. 玉屏风散

**526. 治疗本病,应以治肺为主,还应注意治**

A. 肝　　B. 心
C. 脾　　D. 肾
E. 胃　　F. 胆
G. 大肠　　H. 小肠

**(527～531 题共用题干)**

**患者,男,52 岁,工人。因"呼吸急促,喉中哮鸣有声 1 周"来诊。患者哮喘病史已 11 年,每因天冷受寒易发,至夏季则缓解。1 周前因受寒致哮喘再作,现症见呼吸急促,喉中哮鸣有声,胸膈满闷如窒,咳不甚,痰少咯吐不爽,面色晦暗带青,口不渴,形寒怕冷,舌苔白滑,脉浮紧。**

**527. 该患者应考虑为**

A. 哮病,发作期,寒哮
B. 喘证,实喘,痰浊阻肺证
C. 喘证,实喘,痰热遏肺证
D. 喘证,实喘,水凌心肺证
E. 哮病,发作期,热哮
F. 喘证,虚喘,喘脱证
G. 喘证,实喘,肝气乘肺证

**528. 该患者此时的治法宜为**

A. 宣肺散寒　　B. 清热宣肺
C. 化痰平喘　　D. 补肺固卫
E. 健脾化痰　　F. 补肾纳肺
G. 解表散寒　　H. 清化痰热
I. 祛风涤痰

**529. 辨证治疗该患者,主方可选哪几个方药加减**

A. 射干麻黄汤　　B. 三子养亲汤
C. 苏子降气汤　　D. 小青龙汤
E. 大青龙汤　　F. 脏连丸

**530. 若以长于降气祛痰的方剂治疗该患者,该方剂组成为**

A. 射干、细辛　　B. 干姜、紫菀
C. 半夏、麻黄　　D. 桔梗、胆南星
E. 大枣　　F. 白果、杏仁
G. 款冬花、五味子

**531. 若患者痰涌气逆,不得平卧,此时治疗可以加用下列哪些药物**

A. 葶苈子　　B. 苏子
C. 杏仁　　D. 白前
E. 橘皮　　F. 牛蒡子

**(532～536 题共用题干)**

**患者,男,40 岁。发热、咳嗽 10 天余,伴胸痛、喘息、咳腥臭痰 1 天。患者 10 天前因冒雨当风,出现恶寒发热,咳嗽痰多,口服感冒药症状不减,自昨天起身热转甚,时时振寒,后壮热不寒,汗出烦躁,咳嗽气急,甚则息粗鼻扇,胸胀作痛,转侧不利,舌红苔黄腻,脉滑数。查体:体温 39.2℃,时有汗出,右上肺略叩浊,听诊右胸可闻及痰鸣音。**

**532. 本病最可能为**

A. 喘证　　B. 哮病
C. 咳嗽　　D. 肺痈
E. 肺胀　　F. 肺痨
G. 肺痿

**533. 若患者喘咳气涌,胸部胀痛,痰多黏稠色黄,伴胸中烦热,身热有汗,口渴而喜冷饮,面赤**

**咽干,小便赤涩,大便秘结,舌苔黄腻,脉滑数。查体温 38.5℃,两肺可闻及满布哮鸣音。血常规检查:白细胞计数为 $13\times10^9$/L,中性粒细胞 87%。确诊为**

A. 喘证　B. 哮证
C. 咳嗽　D. 肺痈
E. 感冒　F. 肺痿
G. 肺胀

534. **若该患者咳吐浊痰,呈现黄绿色,自觉喉间有腥味,血常规:白细胞计数 $16.6\times10^9$/L,中性粒细胞91%,胸透示右上肺有一局限性高密度影。应诊断为**

A. 肺痈　B. 咳嗽
C. 肺胀　D. 肺痨
E. 肺热　F. 鼓胀
G. 肺痿

535. **若上一题诊断成立,下列属于该病病因病机演变的是**

A. 肝侮肺金
B. 卫表不和,邪热壅肺
C. 热毒痰瘀,蕴酿成痈
D. 血败肉腐,痈溃外泄
E. 肺体损伤,阴伤气耗
F. 阳热素盛

536. **若患者咳吐大量脓血痰,如米粥,腥臭异常,有时咯血,身热,面赤,烦渴喜饮,胸中烦满而痛,甚则气喘不能卧,舌质红,苔黄腻,脉滑数。可选择的代表方剂是**

A. 加味桔梗汤　B. 千金苇茎汤
C. 沙参清肺汤　D. 竹叶石膏汤
E. 银翘散　F. 桑杏汤
G. 如金解毒散

**(537~541 题共用题干)**

**患者,男,38 岁。心胸疼痛 1 个月,疼痛剧烈,如刺如绞,痛有定处,入夜尤甚,甚则心痛彻背,背痛彻心,舌质紫暗,有瘀点、瘀斑,苔薄,脉弦涩。**

537. **患者辨病辨证为胸痹之心血瘀阻证,此时宜选择**

A. 血府逐瘀汤　B. 柴胡疏肝散
C. 苏合香丸　D. 生脉散
E. 参附汤　F. 涤痰汤
G. 瓜蒌薤白半夏汤　H. 枳实薤白桂枝汤
I. 当归四逆汤

538. **若患者胸痛剧烈,瘀血痹阻较重,此时可在原方基础上加用**

A. 乳香　B. 没药
C. 丹参　D. 人参
E. 黄芪　F. 桂枝
G. 细辛　H. 高良姜
I. 附子

539. **若患者出现了气短、乏力、自汗等气虚的表现,可选择的方剂为**

A. 参附汤合真武汤
B. 右归饮合生脉散
C. 人参养荣汤
D. 复元活血汤合左归饮
E. 左归饮合柴胡疏肝散
F. 复方丹参滴丸
G. 桃红四物汤

540. **关于该疾病,下列说法正确的是**

A. 与肝、肺、脾、肾密切相关
B. 病机总属于本虚标实
C. 治疗应以通为补
D. 若失治或误治,可发展为真心痛
E. 本病之名,首见于《灵枢·本脏》
F. 宋代提倡使用活血化瘀法治疗胸痹心痛者

541. **该病的预防调护包括**

A. 注意饮食调节,宜清淡低盐,食勿过饱
B. 避免过于激动或喜怒忧思无度,保持心情平静、愉快
C. 注意生活起居,要避免寒冷
D. 注意劳逸结合,坚持适当活动
E. 发作期患者应立即卧床休息

F. 吃水果及富含纤维素食物，保持大便通畅

G. 戒烟戒酒

（542 ~ 546 题共用题干）

**患者，女，48 岁。近 1 年来常出现午后潮热，五心烦热未治疗，近 2 个月心悸，多因思虑过度引发，服安定片可缓解。现患者心悸易惊，伴头晕耳鸣，易怒，口燥咽干，舌红苔少而干，脉细数。**

**542. 其辨证为**

A. 心虚胆怯　B. 心血不足

C. 阴虚火旺　D. 痰火扰心

E. 瘀阻心脉　F. 痰浊闭阻

G. 心阳不振　H. 水饮凌心

I. 气滞心胸

**543. 其治法为**

A. 补血养心，益气安神

B. 益气养阴，活血通脉

C. 滋阴降火，镇心安神

D. 滋阴降火，养心安神

E. 疏肝泻火，镇心安神

F. 滋阴降火，凉血止血

G. 清热化痰，宁心安神

H. 活血化瘀，理气通络

I. 振奋心阳，宁心安神

**544. 代表方为**

A. 八珍汤　B. 苓桂术甘汤

C. 黄连温胆汤　D. 六味地黄丸

E. 天王补心丹　F. 沙参麦冬汤

G. 朱砂安神丸　H. 交泰丸

**545. 若阴虚而火热不明显时，可单用**

A. 六味地黄丸

B. 安神定志丸

C. 朱砂安神丸

D. 天王补心丹

E. 六味地黄丸合交泰丸

F. 补肝汤

G. 参附汤

H. 桂枝甘草龙骨牡蛎汤

**546. 若患者出现阴虚兼有瘀热，可加**

A. 赤芍　B. 牡丹皮

C. 桃仁　D. 红花

E. 郁金　F. 蔓荆子

G. 玫瑰

（547 ~ 551 题共用题干）

**患者，女，45 岁，农民。患者平素性情急躁易怒，2 周前因家庭纠纷而致精神抑郁，情绪不宁，胸部满闷，胁肋胀痛，腹胀嗳气，大便秘结，苔腻，脉弦。**

**547. 患者辨为郁证，本病的病因有**

A. 感受外邪　B. 饮食不当

C. 忧愁思虑　D. 情志失调

E. 体质因素　F. 劳欲太过

G. 外伤出血

**548. 本病病位主要在肝，但可涉及的脏腑有**

A. 心　B. 小肠

C. 脾　D. 肾

E. 大肠　F. 胃

G. 肺

**549. 一般来说，与肝关系密切的郁证有**

A. 气郁　B. 痰郁

C. 血郁　D. 火郁

E. 血瘀　F. 食郁

G. 湿郁

**550. 实证之郁首当理气开郁，此外还应配合的治法是**

A. 活血　B. 降火

C. 化湿　D. 逐水

E. 消食　F. 祛风

G. 祛痰

**551. 若症见虚烦少寐，惊悸，健忘，多梦，头晕耳鸣，五心烦热，腰膝酸软，盗汗，口干咽燥，月经不调，舌红，苔少，脉细数。辨证属心肾阴虚，选方为**

A. 天王补心丹　B. 半夏厚朴汤

C. 甘麦大枣汤　D. 六味地黄丸
E. 逍遥散　F. 川芎茶调散
G. 归脾汤　H. 柴胡疏肝散
I. 丹栀逍遥散

**(552～556 题共用题干)**

**患者,男,24 岁。因“肢体震颤、言语不清”来诊。平素情绪不稳,肢体震颤,吃饭、写字等精细动作困难,言语不清,沟通障碍。现症:头摇肢颤,持物不稳,腰膝酸软,失眠心烦,头晕,耳鸣,善忘,神呆痴傻,舌质红绛无苔,脉象细数。实验室检查:血清铜蓝蛋白 0.08g/L,24 小时尿铜 180μg。裂隙灯下可见角膜 K－F 环。**

552. **患者中医证候诊断是**
A. 热毒内盛　B. 痰浊阻滞
C. 髓海不足　D. 肝亢风动
E. 气滞血瘀　F. 气血亏虚
G. 风阳内动　H. 痰热风动

553. **本证的病理性质为**
A. 气血亏虚　B. 阴阳亏虚
C. 虚实夹杂　D. 本虚标实
E. 阴虚风动　F. 经脉受阻
G. 瘀血阻滞

554. **本证的基本病机是**
A. 阴血不足,肝失濡养,筋脉刚劲太过
B. 脏腑功能失调
C. 外邪侵袭肢体,经络痹阻
D. 肝风内动,筋脉失养
E. 气机突然逆乱,升降乖戾,气血阴阳不相顺接
F. 气血阻滞,瘀血留着,痹阻经脉,气血不通
G. 阴阳失调,阳动而阴不濡

555. **治疗可选用的方剂是**
A. 泻心汤　B. 天麻钩藤饮
C. 大定风珠　D. 缓肝理脾汤
E. 补阳还五汤　F. 龟鹿二仙膏
G. 镇肝熄风汤　H. 导痰汤
I. 人参养荣汤

556. **若肢体颤抖、眩晕较著,可加用的药物有**
A. 天麻　B. 木瓜
C. 全蝎　D. 石决明
E. 胡桃肉　F. 茯神
G. 地龙　H. 石菖蒲
I. 远志

**(557～561 题共用题干)**

**患者,男,56 岁。肢体痿软无力,逐渐加重,食少便溏,面浮而色不华,气短,神疲乏力,舌苔薄白,脉细无力。**

557. **治疗可用**
A. 补中益气汤　B. 附子理中丸
C. 参苓白术散　D. 鹿角胶丸
E. 四君子汤　F. 地黄饮子
G. 清燥救肺汤　H. 加味二妙丸
I. 虎潜丸

558. **若患者病症日久,辨证为肝肾亏损,宜选**
A. 虎潜丸　B. 参苓白术散
C. 独活寄生汤　D. 补阳还五汤
E. 归脾汤　F. 人参养荣汤
G. 圣愈汤　H. 天麻钩藤饮

559. **下列属于“治痿者独取阳明”具体措施的是**
A. 补益脾胃　B. 化痰通络
C. 清胃火　D. 祛湿热
E. 补肝肾　F. 养心安神
G. 活血行瘀　H. 清热润燥

560. **下列属于该病虚证治疗原则的是**
A. 益气健脾　B. 滋养肝肾
C. 扶正补虚为主　D. 慎用风药
E. 清心化痰　F. 益气养血
G. 清热利湿　H. 清热润燥

561. **《临证指南医案・痿》认为,本病所属的脏腑是**
A. 脾　B. 心
C. 肝　D. 肾
E. 胃　F. 肺

G. 胆　　H. 脑

**(562～566 题共用题干)**

**患者，男，46 岁。1 年以来出现上腹部疼痛，呈烧灼感，伴口苦，经当地门诊服用清热制酸药物后，症状无缓解，近 1 个月来疼痛隐隐而频繁，受寒及进食寒凉食物后明显，现症：胃脘隐痛，绵绵不休，空腹痛甚，得食则缓，喜温喜按，劳累受凉后加重，泛吐清水，食少纳呆，大便溏薄，神疲倦怠，四肢不温，舌质淡，苔白，脉虚缓无力。**

**562. 该患者辨证为脾胃虚寒的要点有**

A. 病程较长
B. 46 岁，体质渐弱
C. 曾服用清热之品
D. 得食则缓，喜温喜按
E. 神疲倦怠，四肢不温
F. 上腹部疼痛，呈烧灼感
G. 泛吐清水，大便溏薄
H. 舌质淡，苔白，脉虚缓无力

**563. 若该患者泛吐清水较多，胃中有振水音，可酌加**

A. 干姜　　B. 半夏
C. 陈皮　　D. 茯苓
E. 吴茱萸　　F. 白术
G. 煨葛根

**564. 若该患者除脾胃虚寒外，还伴胃痛，食欲不振，恶心呕吐，宜用**

A. 理中丸　　B. 香砂六君子汤
C. 归脾丸　　D. 补中益气汤
E. 逍遥丸　　F. 大建中汤
G. 良附丸　　H. 保和丸

**565. 该患者治疗大便溏薄时，应注意**

A. 遵循“通则不痛”原则
B. 以“温运脾阳”为通
C. 配合疏肝理气
D. 配合固涩止泻
E. 酌加活血之品
F. 酌加清热之品
G. 酌加疏肝之品

**566. 对该病进行预防调护，则平时在生活中应注意**

A. 少食多餐
B. 饮食以清淡易于消化为宜
C. 忌暴饮暴食，饥饱无常
D. 避免进食浓茶、咖啡和辛辣食物
E. 必要时进流质或半流质饮食
F. 忌过用苦寒、燥热伤胃的药物
G. 大量进食温肾壮阳药物如鹿角胶、鹿茸、巴戟天、锁阳等

**(567～571 题共用题干)**

**患者，男，33 岁。近 3 个月工作压力较大，休息欠佳，饮食不规律，出现大便次数增多 3 天，每天 3～4 次，每因抑郁恼怒时发作，腹痛即泻，泻后痛缓，伴有胸胁胀闷，嗳气食少，腹痛攻窜，肠鸣矢气，舌淡红，脉弦。**

**567. 该患者目前主病之脏有哪些**

A. 心　　B. 脾
C. 肺　　D. 肾
E. 肝　　F. 膀胱
G. 大肠

**568. 该患者目前首选方剂是**

A. 逍遥散　　B. 柴胡疏肝散
C. 四逆汤　　D. 痛泻要方
E. 四神丸　　F. 参苓白术散
G. 化肝煎

**569. 若该患者伴有肝郁气滞，胸胁脘腹胀痛，可酌加**

A. 枳壳　　B. 香附
C. 黄芩　　D. 川楝子
E. 黄连　　F. 延胡索
G. 大黄

**570. 该患者在调护方面要注意**

A. 避风寒
B. 节饮食
C. 调节情志，勿悲恐忧伤，以免肝郁伤脾

D. 注意保暖,以防寒湿伤脾
E. 避免过嗜生冷油腻、肥甘厚味
F. 虚寒久泻者,可予姜汤暖胃

**571. 关于该病,下列说法正确的是**

A. 基本病机为脾虚湿盛
B. 病位在脾胃、大小肠
C. 与肝、心密切相关
D. 久泻不宜过于分利小便
E. 治疗久泻宜采用补、涩之法
F. 应重视用风药治疗泄泻

**(572～576 题共用题干)**

**患者,女,28 岁。大便排出困难 1 个月余,2 个月前曾剖官产下 1 女婴,术中出血过多,输血 600mL。分娩后至今,每次排便均需外用开塞露或口服酚酞片,以后用药量渐增大,现每天需服 7～8 片酚酞片方能排便。现症:大便干结,面色无华,皮肤干燥,头晕目眩,心悸气短,健忘少寐,口唇色淡,舌淡苔少,脉细。血红蛋白 80g/L。**

**572. 该患者的中医诊断是**

A. 眩晕　B. 便秘
C. 失眠　D. 心悸
E. 泄泻　F. 贫血
G. 痢疾　H. 厥证

**573. 该病的辨证分型是**

A. 热秘　B. 气秘
C. 冷秘　D. 血虚秘
E. 气虚秘　F. 阴虚秘
G. 阳虚秘

**574. 该病的中医治法是**

A. 理气行滞　B. 养血滋阴
C. 温里散寒　D. 泄热通腑
E. 消食导滞　F. 润燥通便
G. 滋阴增液　H. 补肾温阳

**575. 该病的首选方药是**

A. 增液汤　B. 润肠丸
C. 济川煎　D. 六磨汤
E. 八珍丸　F. 枳实导滞丸
G. 附子理中丸

**576. 若阴血已复,便仍干燥,首选何方药润肠通便**

A. 小承气汤　B. 大承气汤
C. 五仁丸　D. 六磨汤
E. 黄芪汤　F. 枳实导滞丸
G. 附子理中丸

**(577～581 题共用题干)**

**患者,男,41 岁。患者因"腹部胀大如鼓 2 个月,加重 10 天"而入院,诊断为乙型肝炎 10 余年,未正规治疗。**

**577. 历代医籍中属于本病范畴的有**

A. 水鼓　B. 水蛊
C. 蛊胀　D. 鼓胀
E. 单腹胀　F. 蜘蛛蛊
G. 鼓脝　H. 积聚

**578. 本病的主要临床表现有**

A. 腹胀大如鼓　B. 皮色苍白
C. 腹部胀满　D. 皮色苍黄
E. 脉络暴露　F. 胁腹刺痛拒按

**579. 若患者腹大胀满,见青筋暴露,面色晦滞,唇紫,口干而燥,心烦失眠,牙龈出血,小便短少,舌质红绛少津,苔少,脉弦细数。宜选方**

A. 沙参麦冬汤　B. 六味地黄丸
C. 杞菊地黄丸　D. 一贯煎
E. 知柏地黄丸　F. 逍遥丸
G. 附子理苓汤　H. 调营饮
I. 中满分消丸

**580. 本病的病机与下列哪些脏腑受损有关**

A. 心　B. 肝
C. 脾　D. 肺
E. 肾　F. 胃
G. 胆

**581. 关于本病的治疗原则,正确的有**

A. 切忌一味攻伐
B. 脾肾阳虚、肝肾阴虚者应以补虚为主,祛邪为辅

C. 所有证型都应加强逐水祛瘀
D. 气滞、瘀血、水饮者应以祛邪为主，补虚为辅
E. 补虚不忘实，泻实不忘虚
F. 气滞、瘀血、水饮者应以祛邪为辅，补虚为主
G. 治当攻补兼施

**（582～586 题共用题干）**

**患者，女，45 岁。水肿 1 个月，从下肢开始，水肿渐延及全身，现症：遍体浮肿，皮肤绷急光亮，胸脘痞闷，烦热口渴，小便短赤，大便干结，舌红，苔黄腻，脉濡数。**

582. **治法应为**
A. 运脾化湿，通阳利水
B. 疏风清热，宣肺行水
C. 宣肺解毒，利湿消肿
D. 温补脾肾，利水消肿
E. 分利湿热
F. 阴虚邪恋
G. 活血祛瘀，化气行水
H. 清热解毒，通窍泄浊
I. 息风潜阳，补元固本

583. **应用何方加减治疗**
A. 疏凿饮子
B. 麻黄连翘赤小豆汤合五味消毒饮
C. 五皮饮合胃苓汤
D. 真武汤
E. 防己黄芪汤
F. 实脾饮
G. 黄连温胆汤
H. 葶苈大枣泻肺汤
I. 犀角地黄汤

584. **若患者出现心悸胸闷，喘促难卧，咳吐清涎，手足肿甚，舌淡胖，脉沉细而数，辨为水凌心肺，阳气衰微证。可选用**
A. 六味地黄丸　B. 左归丸
C. 真武汤　D. 济生肾气丸
E. 葶苈大枣泻肺汤　F. 附子理苓汤
G. 黄连温胆汤　H. 大补元煎

585. **若患者出现头晕头痛，肢体微颤，抽搐掣痛等，辨为阴血亏虚，虚风扰动证。可选用**
A. 羚角钩藤汤　B. 镇肝熄风汤
C. 龙胆泻肝汤　D. 大补元煎
E. 一贯煎　F. 调营饮
G. 安宫牛黄丸　H. 紫雪丹
I. 葶苈大枣泻肺汤

586. **若患者出现神志淡漠，反应迟钝，面色晦滞，泛恶口臭，二便不通，舌红绛，苔焦黄，脉细数，辨为邪毒内闭，神明失用。可选用**
A. 紫雪丹
B. 速效救心丸
C. 安宫牛黄丸
D. 黑锡丹
E. 大黄、蒲公英等煎液保留灌肠
F. 中满分消丸
G. 黄连温胆汤
H. 济生肾气丸

**（587～591 题共用题干）**

**患者，男，35 岁。周身浮肿 5 年，加重 6 个月。患者 5 年前出现周身浮肿，腰以下为甚，确诊为肾病综合征，间断应用激素治疗。近半年来病情加重，时有心悸、气促，激素治疗效果不显而就诊。现症：面浮身肿，腰以下甚，按之凹陷不起，尿量减少，腰酸冷痛，四肢厥冷，怯寒神疲，面色㿠白，甚者心悸胸闷，喘促难卧，腹大胀满，舌质淡胖，苔白，脉沉细。尿蛋白（+++）。**

587. **本病的基本病机是**
A. 肺失通调　B. 脾失转输
C. 肾失开阖　D. 三焦气化不利
E. 肝阴虚　F. 气滞血瘀
G. 湿热蕴结下焦

588. **本病的病理因素有**
A. 风邪　B. 水湿
C. 疮毒　D. 痰浊

E. 瘀血　F. 气滞
G. 食滞　H. 湿热

589. **本病的治疗原则有**
A. 发汗　B. 化痰
C. 利尿　D. 祛风
E. 泻下逐水　F. 补虚
G. 清热　H. 散寒
I. 化瘀

590. **宜选方为**
A. 济生肾气丸
B. 五苓散
C. 真武汤
D. 实脾饮
E. 五皮饮
F. 越婢加术汤
G. 疏凿饮子
H. 麻黄连翘赤小豆汤

591. **本患者后期可演变为**
A. 癃闭　B. 喘脱
C. 心悸　D. 淋证
E. 眩晕　F. 积聚
G. 鼓胀　H. 关格

**(592～596 题共用题干)**

**患者,男,70 岁,农民。主诉:小便量少不爽 2 个月,点滴不出 5 天。病史:患者 2 个月前出现小便不爽,于省医院查前列腺 B 超示前列腺增生症。5 天来小便不通,欲便不能,须经导尿排出。现症:小腹坠胀,时欲小便而不得出,或量少而不畅,神疲乏力,食欲不振,气短声低,舌质淡,苔薄,脉细弱。**

592. **本病的病因有**
A. 外感湿热　B. 饮食不节
C. 情志失调　D. 尿路阻塞
E. 体虚久病　F. 药毒所伤
G. 感受热毒　H. 劳欲过度
I. 禀赋不足

593. **本病在服药同时还可采用**
A. 导尿　B. 针灸
C. 取嚏法　D. 热敷
E. 探吐法　F. 冷敷
G. 穴位注射法

594. **本病的特征是**
A. 小便涩痛　B. 小便闭塞
C. 点滴不通　D. 病势较急
E. 小便失禁　F. 淋沥刺痛
G. 小便量少

595. **本病与淋证的症状鉴别要点是**
A. 排尿是否困难
B. 排尿是否涩痛
C. 排尿次数多少
D. 每天尿量是否减少
E. 小腹是否疼痛
F. 小便颜色是否混浊

596. **本患者的治疗宜选**
A. 补中益气汤　B. 八正散
C. 清肺饮　D. 春泽汤
E. 沉香散　F. 代抵当丸
G. 济生肾气丸

**(597～601 题共用题干)**

**患者,男,30 岁。因“肉眼血尿 2 天”来诊。患者 2 天前感冒后出现尿血,尿色鲜红量多,无尿急尿痛,伴咽红咽痛,乳蛾肿大,心烦口渴,面赤口疮,夜寐不安。追问病史患者有反复肉眼血尿病史 3 年,无家族血尿病史。查体:舌红苔薄黄,脉数,血压正常,听力无异常,颜面、双下肢无水肿,咽红,扁桃体Ⅰ度肿大,余无异常。入院后检查:肉眼血尿,镜检红细胞满视野,余未见异常;肝、肾功能未见异常。**

597. **该患者的诊断可能是**
A. 单纯性血尿　B. 膀胱炎
C. IgA 肾病　D. 急性肾小球肾炎
E. 薄基底膜肾病　F. Alport 综合征

598. **为进一步明确西医诊断,首先应考虑做的检查是**

A. 肾脏穿刺活检
B. 尿红细胞形态
C. 尿三杯
D. 膀胱镜
E. 尿钙检测
F. 尿细菌培养 + 药物敏感试验

599. **该患者的中医证候是**
A. 瘀血内阻证　B. 风热伤络证
C. 气不摄血证　D. 血热妄行证
E. 下焦湿热证　F. 肾阳亏虚证
G. 肾虚火旺证　H. 肾气不固证
I. 脾胃虚寒证

600. **治疗正确的有**
A. 银翘散
B. 口服清宁丸
C. 建议性扁桃体摘除术
D. 血府逐瘀汤
E. 口服无比山药丸
F. 甲泼尼龙冲击治疗
G. 小蓟饮子
H. 知柏地黄丸

601. **本病临床常见的证型有**
A. 下焦湿热　B. 血热妄行
C. 肾虚火旺　D. 脾不统血
E. 肾气不固　F. 脾阳亏虚
G. 胃热壅盛　H. 肝火犯胃

**(602～606 题共用题干)**

**患者,女,20 岁。膝关节疼痛 1 个月,加重 10 天,7 月 26 日就诊。患者 1 月前外出冒雨涉水,突发恶寒发热,左膝关节疼痛,10 天前痛处又至右膝关节,红肿灼热,不能屈伸,查血沉 62mm/h,抗链“O”阳性,西医诊断为风湿性关节炎。现症:双膝关节疼痛,局部灼热红肿,痛不可触,得冷则舒,活动不利,发热,汗出,口渴,烦躁,溲赤,舌质红,苔黄腻,脉滑数。**

602. **关于本例所患疾病,下列说法正确的有**
A.《内经》提出了痹之病名
B.《内经》阐述了痹与五脏的关系
C. 张仲景提出湿痹、血痹、历节之名
D. 王肯堂提出“白虎历节”之名
E.《备急千金要方》首载犀角汤治疗本病
F. 明代王肯堂《证治准绳》有“鹤膝风”“鼓槌风”病名
G. 王泰创立了身痛逐瘀汤

603. **患者方药宜选**
A. 白虎加桂枝汤　B. 防风汤
C. 宣痹汤　D. 薏苡仁汤
E. 乌头汤　F. 羚角钩藤汤
G. 桂枝芍药知母汤　H. 双合汤

604. **若患者关节肿痛较前更甚,可加**
A. 海桐皮　B. 桑枝
C. 忍冬藤　D. 丹皮
E. 土茯苓　F. 萆薢
G. 薄荷　H. 生地黄

605. **若患者皮肤出现红斑,可加**
A. 丹皮、赤芍、生地黄
B. 茯苓、泽泻、白茅根
C. 地榆、侧柏叶
D. 巴戟天、乳香、没药
E. 杜仲、紫草
F. 薄荷、牛蒡子、桔梗
G. 桑枝、忍冬藤、肿节风

606. **若患者出现发热、咽痛,可加**
A. 重楼　B. 薄荷
C. 牛蒡子　D. 犀角散
E. 桔梗　F. 赤芍
G. 凌霄花

**(607～611 题共用题干)**

**患者,男,48 岁。因“四肢小关节僵硬、屈伸不利 3 月余”来诊。时症见指、趾、腕关节僵硬,屈伸不利,遇冷加剧,得热痛缓,舌质淡,苔薄白,脉弦紧。实验室检查:血红蛋白 105g/L,红细胞沉降率 40mm/h;抗核抗体阳性,类风湿因子阴性。腕关节 X 线片:软组织肿胀,关节周围骨质**

疏松,关节附近呈现骨膜炎。

607. 此患者中医证候诊断是

A. 阳气亏虚　B. 气阴两虚
C. 肺脾气虚　D. 肝肾阴虚
E. 风寒湿痹　F. 湿热痹阻
G. 痰瘀痹阻　H. 气血虚痹

608. 本病的病机主要为

A. 阴阳失调,阳动而阴不濡
B. 素体阳虚,阳气不得布达周身
C. 素体阴虚,阴血无以濡养筋络
D. 素体气虚,无力推动气血运行
E. 风湿热邪壅滞经脉,气血闭阻不通
F. 肝肾阴虚,肝阳上亢,阳亢化风

609. 治疗可以选用的方剂是

A. 身痛逐瘀汤　B. 独活寄生汤
C. 蠲痹汤　D. 桂枝芍药知母汤
E. 黄芪桂枝五物汤　F. 白虎加桂枝汤
G. 双合汤　H. 宣痹汤

610. 如患者湿邪偏重,关节肿胀重着,可加

A. 乌头汤　B. 防风汤
C. 鹿角胶　D. 制附子
E. 麻黄　F. 薏苡仁汤
G. 牛膝　H. 木瓜
I. 葛根

611. 本病与痿证的鉴别要点首先在于

A. 肢体活动情况　B. 有无肌肉萎缩
C. 痛与不痛　D. 有无外感
E. 关节肿与不肿　F. 病因病机的不同

(612～616 题共用题干)

患者,男,60 岁。有长期吸烟史。4 月出现咳嗽,时有痰中带血,发热,体温 38℃,伴心烦失眠,按“上感”治疗,效果不佳,形体逐渐消瘦,周身乏力,时有胸痛,气急,同年 12 月经于某医院检查发现左侧胸腔积液,抽取血性胸水 700mL,并做病理检查,确诊为肺癌。现症:咳嗽少痰,痰中带血,胸痛,口渴,心烦,低热盗汗,舌红,苔薄黄,脉细数。

612. 中医诊断为

A. 癌病　B. 肺胀
C. 阴虚毒热证　D. 痰热证
E. 痰湿证　F. 肺痈
G. 肺痿　H. 肺痨

613. 本病的治疗基本原则是

A. 扶正祛邪　B. 温清并用
C. 调畅气机　D. 攻补兼施
E. 损者益之　F. 上溢清窍
G. 祛邪通络

614. 下列措施对本病预后有重要意义的是

A. 早期发现　B. 早期诊断
C. 早期治疗　D. 注意休息
E. 调畅情志　F. 饮食适宜

615. 从西医角度看,肺癌的主要临床表现有

A. 咳吐大量脓臭痰　B. 胸痛
C. 发热　D. 咯血
E. 气急　F. 顽固性干咳

616. 本患者的选方是

A. 沙参麦冬汤　B. 五味消毒饮
C. 一贯煎　D. 桑杏汤
E. 二陈汤　F. 桑菊饮

(617～621 题共用题干)

患者,男,37 岁。因“颜面、眼睑水肿 3 天”来诊。患者 3 天前无明显诱因出现颜面、眼睑水肿,发热,恶风,咳嗽,尿少而赤,大便可。查体:苔薄白,脉浮,发热,体温 38.0℃,咽红,扁桃体无肿大,余未见异常。尿常规:隐血试验(+++),蛋白(-),红细胞(++)/HP,白细胞(-)/HP;B 型超声:双肾、输尿管未见异常,膀胱内膜粗糙。

617. 此水肿患者的中医证候诊断是

A. 风寒证　B. 热毒证
C. 寒湿证　D. 风水相搏证
E. 湿热证　F. 阴虚邪恋证
G. 肺脾气虚证　H. 血瘀证

618. 此患者的治法是

A. 疏风清热　B. 健脾温阳
C. 泻肺逐水　D. 温阳扶正
E. 分利湿热　F. 温肾助阳
G. 宣肺行水　H. 宣肺解毒

**619. 患者治疗应首选的方剂是**
A. 麻黄汤合五苓散
B. 麻黄连翘赤小豆汤
C. 知柏地黄丸合二至丸
D. 五味消毒饮合碧玉散
E. 黄芩滑石汤合小蓟饮子
F. 五苓散合五皮饮
G. 越婢加术汤

**620. 治疗过程中,患者出现心悸胸闷,喘促难卧,咳吐清涎,手足肿甚,舌淡胖,脉沉细而数,属于**
A. 水凌心肺　B. 水毒内闭
C. 邪陷心肝　D. 循环充血状态
E. 高血压脑病　F. 急性肾衰竭
G. 阳气衰微

**621. 上一题中的病情,患者治疗应首选的方剂是**
A. 龙胆泻肝汤　B. 真武汤
C. 参附龙牡救逆汤　D. 温胆汤
E. 知柏地黄丸　F. 玉枢丹
G. 葶苈大枣泻肺汤　H. 己椒苈黄丸
I. 黄连温胆汤

**(622～626 题共用题干)**

**患者,男,65 岁。反复咳嗽、咳痰 15 年,活动后气短 2 年,双下肢水肿 1 个月。本次因上述症状加重,伴有呼吸困难 3 天而入院。查体:桶状胸,三尖瓣区可闻及收缩期杂音。肺功能测定为阻塞性通气功能障碍。**

**622. 该患者的初步诊断为**
A. 支气管扩张症
B. 支气管哮喘
C. 间质性肺疾病
D. 肺脓肿
E. 左心功能不全
F. COPD,并发慢性肺源性心脏病

**623. 下列表现符合上述诊断的是**
A. 残气量增加
B. 残气量下降
C. 肺活量下降
D. 残气量/肺总量下降
E. 第 1 秒用力呼气容积增加
F. $FEV_1/FVC < 70\%$
G. 肺总量下降

**624. 目前针对该患者的治疗,下列不正确的是**
A. 应用快速、较大剂量利尿剂
B. 雾化吸入祛痰剂
C. 大量补液
D. 应用糖皮质激素
E. 帮助患者翻身拍背
F. 吸入支气管扩张剂
G. 做腹式呼吸,加强膈肌运动

**625. 该患者稳定期的治疗包括**
A. 长期吸入糖皮质激素与长效 $\beta_2$受体激动剂联合制剂
B. 教育和劝导患者戒烟
C. 长期雾化吸入较大剂量沙丁胺醇
D. 家庭氧疗
E. 长期口服抗生素预防急性加重
F. 强力止咳
G. 长期口服糖皮质激素

**626. 患者上述并发症诊断成立,下列可作为其诊断依据的是**
A. 慢性肺、胸疾病史
B. 夜间阵发性呼吸困难
C. 肝 - 颈静脉反流征阳性
D. 心电图有 ST 段下移
E. 超声心动图示左房内径增大
F. 下肢水肿
G. 超声心动图示全心增大
H. 心电图示左束支传导阻滞
I. 颈静脉怒张

(627～631 题共用题干)

患者,男,53 岁。消瘦、乏力 5 个月。患者 5 个月前无明显诱因出现乏力,自觉体重减轻,后出现低热,体温在 37.2℃左右,自诉有盗汗。3 天前行血常规发现白细胞计数明显高于正常,行骨穿诊断为慢性粒细胞白血病慢性期。无头晕头痛,无口腔或鼻出血,无腹痛、腹胀、腹泻,精神、饮食、睡眠可,体重下降约 10kg。查体:T36.3℃,P84 次/分,R18 次/分,BP110/70mmHg。神清,皮肤黏膜无黄染,浅表淋巴结未触及肿大,周身皮肤及黏膜无出血点及瘀斑,胸骨无压痛,心肺未及异常。腹软,无压痛及反跳痛,肝肋下未触及,脾大,平脐、质硬、无触痛,肝肾区无叩痛,双下肢无水肿。

627. 可引起脾大的疾病有

A. 血吸虫病　B. 钩虫病
C. 慢性疟疾　D. 细菌性痢疾
E. 肝硬化　F. 胃溃疡
G. 黑热病　H. 猩红热
I. 充血性心力衰竭

628. 慢性粒细胞白血病的特征性改变有

A. Ph 染色体阳性
B. *BCR*－*ABL* 融合基因阳性
C. *AML*1－*ETO* 融合基因阳性
D. *CBFβ*－*MyH*11 融合基因阳性
E. 骨髓增生活跃,以粒系为主,其中中幼、晚幼及杆状核粒细胞明显增多
F. 骨髓增生活跃,以粒系为主,其中原粒细胞明显增多
G. 偶见 Gaucher 细胞

629. 需与该病鉴别的疾病是

A. 脾大可能的原发病
B. 类白血病反应
C. 血友病
D. 再生障碍性贫血
E. MDS
F. 骨髓纤维化
G. ITP

630. 该患者可采取的治疗措施有

A. 羟基脲　B. IFN－α
C. IFN－β　D. 高三尖杉酯碱
E. 白消安　F. 肾上腺皮质激素
G. 甲磺酸伊马替尼　H. 利妥昔单抗
I. 异基因造血干细胞移植

631. 关于治疗用药,错误的是

A. 羟基脲为细胞周期特异性抑制 RNA 合成的药物
B. 甲磺酸伊马替尼为第一代酪氨酸激酶抑制剂
C. 羟基脲起效慢
D. 羟基脲使用时需经常检查血象
E. α 干扰素起效慢
F. 甲磺酸伊马替尼不是首选药物

# 参考答案与解析

1. **B** 2. **B** 3. **D** 4. **B** 5. **B** 6. **B** 7. **B** 8. **B** 9. **C** 10. **E**
11. **A** 12. **D** 13. **D** 14. **A** 15. **D** 16. **B** 17. **D** 18. **C** 19. **B** 20. **D**
21. **C** 22. **B** 23. **B** 24. **C** 25. **C** 26. **B** 27. **C** 28. **D** 29. **B** 30. **B**
31. **C** 32. **D** 33. **E** 34. **C** 35. **D** 36. **D** 37. **B** 38. **E** 39. **C** 40. **C**
41. **A** 42. **C** 43. **E** 44. **E** 45. **D** 46. **D** 47. **B** 48. **C** 49. **D** 50. **D**
51. **C** 52. **B** 53. **A** 54. **B** 55. **D** 56. **B** 57. **C** 58. **C** 59. **B** 60. **A**
61. **C** 62. **E** 63. **D** 64. **C** 65. **E** 66. **B** 67. **A** 68. **E** 69. **D** 70. **A**
71. **A** 72. **B** 73. **E** 74. **B** 75. **C** 76. **A** 77. **C** 78. **C** 79. **E** 80. **E**
81. **C** 82. **D** 83. **C** 84. **A** 85. **B** 86. **B** 87. **D** 88. **A** 89. **D** 90. **C**
91. **C** 92. **A** 93. **C** 94. **E** 95. **A** 96. **B** 97. **A** 98. **E** 99. **D** 100. **C**
101. **E** 102. **A** 103. **D** 104. **B** 105. **C** 106. **B** 107. **D** 108. **D** 109. **C** 110. **E**
111. **C** 112. **D** 113. **C** 114. **D** 115. **A** 116. **D** 117. **E** 118. **B** 119. **A** 120. **A**
121. **C** 122. **D** 123. **E** 124. **A** 125. **D** 126. **E** 127. **E** 128. **B** 129. **C** 130. **B**
131. **E** 132. **D** 133. **E** 134. **E** 135. **C** 136. **A** 137. **D** 138. **B** 139. **A** 140. **A**
141. **A** 142. **B** 143. **C** 144. **B** 145. **D** 146. **B** 147. **A** 148. **E** 149. **D** 150. **C**
151. **B** 152. **C** 153. **C** 154. **D** 155. **D** 156. **C** 157. **D** 158. **D** 159. **C** 160. **D**
161. **A** 162. **E** 163. **B** 164. **B** 165. **D** 166. **D** 167. **C** 168. **D** 169. **D** 170. **E**
171. **C** 172. **B** 173. **A** 174. **D** 175. **B** 176. **B** 177. **D** 178. **B** 179. **B** 180. **C**
181. **C** 182. **E** 183. **B** 184. **A** 185. **C** 186. **A** 187. **B** 188. **C** 189. **B** 190. **B**
191. **D** 192. **A** 193. **C** 194. **E** 195. **A** 196. **D** 197. **E** 198. **D** 199. **E** 200. **C**
201. **E** 202. **B** 203. **E** 204. **B** 205. **A** 206. **A** 207. **D** 208. **C** 209. **A** 210. **B**
211. **E** 212. **A** 213. **B** 214. **A** 215. **D** 216. **A** 217. **B** 218. **C** 219. **B** 220. **E**
221. **B** 222. **B** 223. **E** 224. **B** 225. **E** 226. **A** 227. **C** 228. **C** 229. **B** 230. **D**
231. **D** 232. **C** 233. **B** 234. **E** 235. **B** 236. **D** 237. **A** 238. **A** 239. **A** 240. **A**
241. **C** 242. **D** 243. **D** 244. **E** 245. **B** 246. **B** 247. **B** 248. **B** 249. **C** 250. **B**
251. **B** 252. **A** 253. **B** 254. **B** 255. **C** 256. **A** 257. **B** 258. **C** 259. **B** 260. **A**
261. **B** 262. **B** 263. **B** 264. **C** 265. **D** 266. **E** 267. **B** 268. **C** 269. **A** 270. **D**
271. **D** 272. **E** 273. **D** 274. **B** 275. **B** 276. **C** 277. **C** 278. **C** 279. **B** 280. **B**
281. **B** 282. **A** 283. **C** 284. **D** 285. **A** 286. **B** 287. **D** 288. **B** 289. **A** 290. **A**
291. **B** 292. **D** 293. **A** 294. **A** 295. **A** 296. **A** 297. **A** 298. **E** 299. **E** 300. **D**
301. **C** 302. **D** 303. **C** 304. **A** 305. **B** 306. **A** 307. **B** 308. **D** 309. **E** 310. **E**
311. **C** 312. **C** 313. **D** 314. **A** 315. **C** 316. **B** 317. **A** 318. **A** 319. **C** 320. **B**
321. **D** 322. **C** 323. **B** 324. **E** 325. **B** 326. **A** 327. **A** 328. **B** 329. **C** 330. **C**
331. **A** 332. **B** 333. **C** 334. **A** 335. **D** 336. **C** 337. **E** 338. **D** 339. **B** 340. **A**
341. **C** 342. **A** 343. **D** 344. **D** 345. **B** 346. **A** 347. **C** 348. **D** 349. **A** 350. **E**
351. **D** 352. **B** 353. **E** 354. **B** 355. **E** 356. **A** 357. **B** 358. **B** 359. **E** 360. **E**
361. **D** 362. **B** 363. **D** 364. **A** 365. **B** 366. **B** 367. **C** 368. **C** 369. **C** 370. **A**
371. **C** 372. **C** 373. **B** 374. **E** 375. **A** 376. **C** 377. **C** 378. **D** 379. **B** 380. **E**

381. **D** 382. **C** 383. **A** 384. **D** 385. **B** 386. **D** 387. **C** 388. **D** 389. **D** 390. **B**
391. **A** 392. **C** 393. **A** 394. **D** 395. **B** 396. **A** 397. **E** 398. **D** 399. **D** 400. **C**
401. **B** 402. **E** 403. **D** 404. **E** 405. **E** 406. **E** 407. **D** 408. **E** 409. **B** 410. **C**
411. **B** 412. **D** 413. **D** 414. **D** 415. **D** 416. **A** 417. **C** 418. **C** 419. **C** 420. **C**
421. **C** 422. **E** 423. **C** 424. **B** 425. **D** 426. **D** 427. **B** 428. **D** 429. **B** 430. **B**
431. **D** 432. **C** 433. **E** 434. **B** 435. **E** 436. **D** 437. **B** 438. **E** 439. **E** 440. **A**
441. **A** 442. **A** 443. **B** 444. **A** 445. **C** 446. **B** 447. **B** 448. **D** 449. **A** 450. **C**
451. **D** 452. **D** 453. **D** 454. **D** 455. **D** 456. **A** 457. **D** 458. **D** 459. **D** 460. **C**
461. **C** 462. **B** 463. **B** 464. **B** 465. **B** 466. **B** 467. **D** 468. **A** 469. **B** 470. **A**
471. **C** 472. **D** 473. **A** 474. **D** 475. **D** 476. **D** 477. **B** 478. **C** 479. **B** 480. **D**
481. **C** 482. **A** 483. **C** 484. **B** 485. **A** 486. **C** 487. **D** 488. **B** 489. **A** 490. **E**
491. **B** 492. **C** 493. **A** 494. **C** 495. **C** 496. **B** 497. **C** 498. **E** 499. **A** 500. **D**
501. **B** 502. **C** 503. **E** 504. **B** 505. **A** 506. **C** 507. **A** 508. **A** 509. **A** 510. **B**
511. **D** 512. **B** 513. **E** 514. **C** 515. **D** 516. **A** 517. **E** 518. **D** 519. **D** 520. **B**
521. **C** 522. **B** 523. **C** 524. **A** 525. **D**
526. **ACD** 527. **A** 528. **AC** 529. **AD** 530. **ACEG**
531. **ABCDE** 532. **D** 533. **A** 534. **A** 535. **BCDE**
536. **A** 537. **A** 538. **ABC** 539. **CG** 540. **ABCDE**
541. **ABCDEFG** 542. **C** 543. **D** 544. **EG** 545. **D**
546. **ABCDE** 547. **CDE** 548. **ACD** 549. **ACD** 550. **ABCEG**
551. **AD** 552. **C** 553. **D** 554. **D** 555. **CF**
556. **ACD** 557. **AC** 558. **A** 559. **ACD** 560. **ABCD**
561. **CDEF** 562. **DEGH** 563. **ABCD** 564. **B** 565. **ABD**
566. **ABCDEF** 567. **BE** 568. **D** 569. **ABDF** 570. **ABCDEF**
571. **ABDF** 572. **B** 573. **D** 574. **BF** 575. **B**
576. **C** 577. **ABCDEFG** 578. **ACDE** 579. **BD** 580. **BCE**
581. **ABDEG** 582. **E** 583. **A** 584. **CE** 585. **AD**
586. **ACE** 587. **ABCD** 588. **ABCEFH** 589. **ACE** 590. **AC**
591. **ABCEH** 592. **ABCDEFG** 593. **ABCDE** 594. **BCDG** 595. **BD**
596. **AD** 597. **AC** 598. **A** 599. **E** 600. **G**
601. **ACDE** 602. **ABCEF** 603. **AC** 604. **ABC** 605. **A**
606. **ABCE** 607. **E** 608. **E** 609. **C** 610. **F**
611. **C** 612. **AC** 613. **AD** 614. **ABC** 615. **BCDEF**
616. **AB** 617. **D** 618. **AG** 619. **G** 620. **ADG**
621. **BG** 622. **F** 623. **ACF** 624. **AC** 625. **ABD**
626. **ACFI** 627. **ACEGI** 628. **ABEG** 629. **ABF** 630. **ABDEGI**
631. **ACF**

**1. B**。暑湿感冒发生于夏季，面垢身热汗出，但汗出不畅，身热不扬，身重倦怠，头重如裹，或有鼻塞流涕，咳嗽痰黄，胸闷欲呕，小便短赤，舌苔黄腻，脉濡数。

**2. B**。感冒之风热感冒症状：身热较著，微恶风，汗泄不畅，咽干甚则咽痛，鼻塞、流黄稠涕，头胀痛，咳嗽，痰黏或黄，口干欲饮，舌尖红，舌苔薄白干或薄黄，脉浮数。

**3. D**。感冒之风寒感冒治法应以辛温解表为主。常选用麻黄、荆芥、防风、苏叶等解表散寒药。代表方剂为荆防败毒散。

**4. B**。发热，微恶风，鼻塞喷嚏，流稠涕，咽痛，咳嗽痰稠，舌苔薄黄，脉浮数，为风热感冒之表现。治以辛凉解表，排除A。无暑湿症状，排除C。无气虚、阴虚之表现，排除D、E。

**5. B**。风热袭肺，肺失清肃，肺气上逆，故咳嗽；风热熏蒸，故痰黄黏稠；肺气失宣，鼻窍不利，津液为热邪所灼，故鼻流黄涕，卫气被遏，肌表失于温煦，故恶风。辨证属风热犯肺证，治以疏风清热，宣肺化痰，方选桑菊饮。杏苏散润燥止咳，主治风燥伤肺。止嗽散疏风散寒，主治风寒咳嗽。二陈汤燥湿化痰，主治痰湿咳嗽。清金化痰汤清热化痰，主治痰热咳嗽。

**6. B**。痰湿阻肺，宣降失司，肺气上逆，故见咳嗽反复发作；脾湿生痰，故见痰多色白；痰气搏结，上涌气道，故见咳声重浊，每于早晨咳甚痰多；痰湿凝滞于肺，肺气不利，故见胸闷；脾虚湿盛，失其健运，故见脘痞，呕恶食少；舌苔白腻，脉濡滑，均为痰湿内蕴之象。辨证为痰湿蕴肺证。

**7. B**。风燥伤肺不但会见到燥邪致病的症状，也会见到鼻塞、头痛、微寒、身热等风寒表证。凉燥伤肺兼有恶寒发热的症状，排除A。风热犯肺见鼻流黄涕，舌苔薄黄，排除C。风寒袭肺见鼻流清涕，舌苔薄白，脉浮，排除D。这几个选项容易混淆的是都有燥的症状，区别在于兼证不同。肺阴虚则有午后潮热颧红，手足心热，夜寐盗汗，脉细数等阴虚表现，排除E。

**8. B**。患者咳嗽气促，诊断为咳嗽。痰热壅肺，肺失清肃，气逆于上，故咳嗽气促；里热蒸腾，故见面赤；痰热交结，随气而逆，故痰多质黏稠色黄，咯吐不爽；痰热壅滞肺络，火炽血败，肉腐成脓，故见痰有热腥味；肺热蕴郁，胸中气机不利，故见胸胁胀满，咳时引痛；内热伤津，故见口干而黏欲饮，大便数日未行；舌红，苔黄腻，脉滑数为痰热内蕴之象。

**9. C**。若哮病发作时寒与热俱不显著，但哮鸣喘咳甚剧，胸高气满，但坐不得卧，痰涎壅盛，喉如拽锯，咯痰黏腻难出，舌苔厚浊，脉滑实者，此为风痰哮，当祛风涤痰，降气平喘，用三子养亲汤。

**10. E**。气粗息涌，喉中痰鸣，胸高胁胀，咳痰色黄，口渴，为痰热壅肺，肺气上逆之表现，辨证为热哮证。舌红苔黄，脉弦滑为痰热内盛之候。治以清热宣肺，化痰定喘，故用定喘汤。

**11. A**。年老体衰，加之多病不愈导致肺肾两虚。肺虚不能主气，故气短息促；肾主摄纳，肾虚精气亏乏，摄纳失常，则阳虚水泛为痰；上干于肺，加重肺气之升降失常，故呼多吸少；动则耗气，故动则尤甚。舌脉均为虚证之象，故辨证属肾虚证，治以补肾纳气，方用金匮肾气丸合七味都气丸。生脉散、补肺汤、苏子降气汤、参苏饮无补肾之功。

**12. D**。根据患者表现诊断为哮病之肺虚证。肺卫不宣，肌表不固，则见上述症状，治法为补肺益气，代表方为玉屏风散。方中黄芪益气固表；白术健脾益肺，固表充卫；防风走表而散风邪，合黄芪、白术以益气祛邪。

**13. D**。喘证之肺气郁痹证的症状为每遇情志刺激而诱发，发病突然，呼吸短促，息粗气憋，胸闷胸痛，咽中如窒，咳嗽痰鸣不著，喘后如常人，或失眠、心悸，平素常多忧思抑郁，苔薄，脉弦。

**14. A**。喘证表寒肺热证的临床表现：喘逆上气，息粗鼻扇，胸胀或痛；咳而不爽，吐痰稠黏，伴形寒，身热，烦闷，身痛，有汗或无汗，口渴；舌苔薄白或黄，舌边红，脉浮数或滑。治法：解表清里,化痰平喘。代表方:麻杏石甘汤。

**15. D**。喘证之痰热郁肺证治法为清热化痰,宣肺平喘。方药:桑白皮汤。

**16. B**。喘证之痰浊阻肺证症状:喘咳痰鸣,胸中满闷,甚则胸盈仰息,痰多黏腻色白,咳吐不利,呕恶纳呆,口黏不渴,舌质淡,苔白腻,脉滑或濡。治法:化痰降逆。方药:二陈汤合三子养亲汤。

**17. D**。喘证之风寒壅肺症见喘息咳逆,呼吸急促,胸部胀闷,痰多色白清稀,常伴恶寒无汗,头痛鼻塞,或有发热,口不渴,舌苔薄白而滑,脉浮紧。治法:宣肺散寒。方药:麻黄汤合华盖散加减。

**18. C**。该患者可诊断为喘证表寒肺热证,首选麻杏石甘汤加味。麻黄汤合华盖散主治喘证风寒壅肺证;桑白皮汤主治喘证痰热郁肺证;二陈汤合三子养亲汤主治喘证痰浊阻肺证;五磨饮子主治喘证肺气郁痹证。

**19. B**。患者为肺胀。肺肾气虚则不能主气、纳气,故呼吸浅短,声低气怯,倚息不能平卧,胸闷如窒;肺病及心,心气虚弱,故心悸;寒饮伏肺,肾虚水泛,则咳痰不爽;肺失治节,气不帅血,气滞血瘀,则脉沉数无力。治疗当以补肺纳肾、降气平喘为法。方剂选平喘固本汤,此方既可补肺纳肾,又可降气化痰,从而达到止喘的目的。

**20. D**。根据患者表现诊断为肺胀之阳虚水泛证,因心肾阳虚,水饮内停所致。治法为温肾健脾,化饮利水。代表方为真武汤合五苓散加减。桑苏桂苓饮主治支饮;实脾散主治脾肾阳虚,水气内停之阴水;苓桂术甘汤主治中阳不足之痰饮;泽泻汤主治水停心下,清阳不升,浊阴上犯,头目昏眩。

**21. C**。根据患者表现诊断为肺胀。痰蒙神窍,引动肝风,则见神昏不识人,烦躁,撮空理线;痰浊阻肺,宣降失常,肺气上逆,故见咳逆喘促;痰浊壅滞,故咯痰不爽;舌淡紫,苔黄腻,脉细滑数为痰浊内阻之象。辨证为痰蒙神窍证。

**22. B**。《金匮要略》首次列有肺痈病名,并作专篇进行讨论。《金匮要略·肺痿肺痈咳嗽上气病脉证并治》曰:“咳而胸满振寒,脉数,咽干不渴,时出浊唾腥臭,久久吐脓如米粥者,为肺痈。”

**23. B**。初期为发热,恶寒,咳嗽等肺卫表证;成痈期为高热,振寒,咳嗽,气急,胸痛等痰瘀热毒蕴肺之候;溃脓期为脓肿溃破,排出大量腥臭脓痰或脓血痰;恢复期为邪去正虚,阴伤气耗之证。题中咳痰色黄绿、有腥味,尚无大量腥臭脓痰或脓血痰,属成痈期。

**24. C**。肺痈溃脓期证候:咳吐大量脓痰,或如米粥,或痰血相兼,腥臭异常,有时咳血,胸中烦满而痛,甚则气喘不能卧,身热面赤,烦渴喜饮,舌苔黄腻,舌质红,脉滑数或数实。证机概要:热壅血瘀,血败肉腐,痈肿内溃,脓液外泄。治法:排脓解毒。代表方:加味桔梗汤加减。

**25. C**。肺痈初期,恶寒发热,胸痛,呼吸不利,口干,舌苔薄黄,脉浮滑而数,排除A;成痈期,壮热寒战,胸痛转侧不利,咳吐腥臭脓痰,舌苔黄腻,脉滑数,排除B;溃脓期,咳吐脓血,腥臭异常,气喘甚则不能平卧,身热,烦渴欲饮,舌质红或红绛,苔黄腻,脉滑数或数实;恢复期,身热渐退,咳减,脓痰日少,神疲纳呆,气短,自汗或盗汗,午后潮热,舌质红或淡红,脉细数无力,排除D。

**26. B**。肺痈是以咳嗽、胸痛、发热、咯吐腥臭浊痰,甚则咳吐脓血为主症的疾病,根据患者症状不难诊断为肺痈,为邪热入里,热毒内盛引起,患者咳嗽气急,咳吐腥臭浊痰,处于肺痈成痈期,应用千金苇茎汤清热解毒,化瘀消痈。

**27. C**。肺痨之气阴耗伤症状:咳嗽无力,气短声低,咯痰清稀色白,偶或痰中夹血,或咯血,血色淡红,午后潮热,伴有畏风,怕冷,自汗与盗汗并见,面色㿠白,颧红,纳少神疲,便溏,舌质嫩红,或舌淡有齿印,苔薄,脉细弱而数。

**28. D**。肺痨肺阴亏损证症状:干咳,咳声短促,或咳少量黏痰,或痰中带有血丝,色鲜红,胸部隐隐闷痛,午后自觉手足心热,或见少量盗汗,皮肤干灼，口干咽燥，疲倦乏力，纳食不香，舌边尖红，苔薄白，脉细数。证机概要：肺阴耗伤，津不上承，肺失滋润，肺损络伤。方用月华丸。

**29. B**。患者干咳少痰，咳声短促，痰中带血，是肺痨的主要症状，痰少，五心烦热，盗汗，形体消瘦，胸部隐痛提示肺阴虚，舌红少苔，脉细数均为阴虚的表现。故患者可诊断为肺痨之肺阴虚证。内伤咳嗽肺阴亏耗证主症虽也见干咳，或痰中带血丝，但并无形体消瘦，胸部闷痛隐隐等症状。哮证则以发作时喉中痰鸣有声，呼吸困难为特点。喘证则以呼吸困难，甚则张口抬肩，鼻翼扇动为特点。

**30. B**。心衰喘脱危证是由于心肾阳衰，肺气欲绝，痰瘀交阻所致。治宜益气回阳固脱。

**31. C**。胸部刺痛，固定不移，晚上疼痛加重，时或心悸不宁，舌质暗紫，脉象沉涩。辨证属于心血瘀阻。

**32. D**。心衰阳虚水泛证证机概要：阳气衰弱，水饮上泛，凌心射肺。心肾阳虚，无力化气行水，治宜益气温阳，活血利水。

**33. E**。胸痹之气阴两虚临床表现：心胸隐痛，时作时休，心悸气短，动则尤甚，伴神疲懒言，易汗，舌质淡红，舌体胖，边有齿痕，苔薄白，脉虚细缓或结代。证治概要：心气不足，阴血亏耗，血行瘀滞。治法：益气养阴，活血通脉。代表方：生脉散合人参养荣汤加减。

**34. C**。根据患者症状可诊断为胸痹之痰浊闭阻证。痰浊盘踞，故痰多，形体肥胖，便溏，舌体胖大，苔白滑，脉滑；胸阳失展，故胸闷重而心痛微；气机痹阻，脉络阻滞，故肢体沉重，倦怠乏力，纳呆。治法为通阳泄浊，豁痰宣痹。温补阳气，振奋心阳为心肾阳虚证的治法；疏肝理气，活血通络为气滞心胸证的治法；辛温散寒，宣通心阳为寒凝心脉证的治法；益气养阴，活血通脉为气阴两虚证的治法。

**35. D**。患者辨证为寒凝心脉之胸痹，治疗应首选枳实薤白桂枝汤合当归四逆汤加减。血府逐瘀汤加减用于心血瘀阻之胸痹，排除A。瓜蒌薤白半夏汤加减用于痰浊闭阻之胸痹，排除B。天王补心丹合炙甘草汤加减用于心肾阴虚之胸痹，排除C。柴胡疏肝散加减用于气滞心胸之胸痹，排除E。

**36. D**。真心痛是胸痹进一步发展的严重病证，其特点为剧烈而持久的胸骨后疼痛，伴心悸、水肿、肢冷、喘促、汗出、面色苍白等症状，甚至危及生命。胸痹疼痛剧烈，持续30分钟以上，含化扩张血管药物不能缓解，应考虑为真心痛。

**37. B**。患者见心悸头晕，为心血虚之象；伴倦怠乏力、面色无华为脾虚之表象。综上，可诊断为心血不足之心悸。治宜补血养心，益气安神。

**38. E**。心为神舍，心气不足则神浮不敛，心悸不安，少寐多梦，胆气虚则善惊易恐。心虚胆怯治宜镇惊定志，养心安神，用安神定志丸。心脾两虚用归脾丸。气血阴阳俱虚用炙甘草汤。心火偏亢，阴血不足用朱砂安神丸。阴亏内热，滋阴清热用天王补心丹。

**39. C**。根据患者表现诊断为心悸之心阳不振证。因心阳虚衰，无以温养心神所致。治法为温补心阳，安神定悸。代表方为桂枝甘草龙骨牡蛎汤合参附汤加减。镇惊定志，养心安神为心虚胆怯证治法；补血养心，益气安神为心血不足证治法；振奋心阳，化气行水为水饮凌心证治法；滋阴清火，养血安神为阴虚火旺证治法。

**40. C**。不寐心胆气虚证见虚烦不寐，触事易惊，终日惕惕，胆怯心悸，气短自汗，倦怠乏力，舌淡，脉弦细，首选安神定志丸合酸枣仁汤。六味地黄丸合交泰丸主治不寐心肾不交证；龙胆泻肝汤主治不寐肝火扰心证；黄连温胆汤主治不寐痰热扰心证；归脾汤主治不寐心脾两虚证。

**41. A**。肝郁化火之不寐症状：急躁易怒，不寐多梦，甚至彻夜不眠，伴有头晕头胀，目赤耳鸣，口干而苦，便秘溲赤，舌红苔黄，脉弦而数。治法：清肝泻火，镇心安神。方药：龙胆泻肝汤。

**42. C**。湿食生痰，郁痰生热，扰动心神，故心烦不寐；痰湿上蒙则头重目眩；痰阻气机则胸闷;痰热中阻,胃失和降,则嗳气吞酸;热迫胆气上溢,则口苦;舌脉均为痰热内扰之征。辨证属痰热扰心证,治以清化热痰,和中安神,方用黄连温胆汤。顺气导痰汤无清热之功,丹栀逍遥散无安神之功,排除A、D。半夏秫米汤主治痰食阻滞,胃中不和,排除B。朱砂安神丸无化痰之功,排除E。

**43. E**。眩晕耳鸣,头目胀痛,口苦,失眠多梦,遇烦劳郁怒而加重,甚则仆倒,颜面潮红,急躁易怒,肢麻震颤,舌红,苔黄,脉弦数,属眩晕之肝阳上亢证。治法:平肝潜阳,滋养肝肾。代表方为天麻钩藤饮加减。

**44. E**。眩晕之痰浊上蒙症状:眩晕,头重如蒙,视物旋转,胸闷作恶,呕吐痰涎,食少多寐,苔白腻,脉弦滑。治法:燥湿祛痰,健脾和胃。方药:半夏白术天麻汤。

**45. D**。根据患者表现诊断为眩晕之瘀血阻窍证。因瘀血阻络,气血不畅,脑失所养所致。治法为祛瘀生新,活血通窍,代表方为通窍活血汤。镇肝熄风汤主治类中风;复元活血汤主治跌打损伤,瘀血阻滞证;血府逐瘀汤主治胸中血瘀证;补阳还五汤主治气虚血瘀之中风。

**46. D**。根据患者表现诊断为眩晕之肝阳上亢证,因肝阳风火,上扰清窍所致。治法为平肝潜阳,清火息风,代表方为天麻钩藤饮。滋养肝肾,填精益髓为肾精不足证治法;补益气血,调养心脾为气血亏虚证治法;化痰祛湿,健脾和胃为痰湿中阻证治法;祛瘀生新,活血通窍为瘀血阻窍证治法。

**47. B**。肺卫不固之汗证症状:汗出恶风,稍劳汗出尤甚,易于感冒,体倦乏力,面色少华,脉细弱,苔薄白。治法:益气固表。方药:玉屏风散。

**48. C**。根据患者睡则汗出,醒则自止可辨病为汗证。心血耗伤,心液不藏则见心悸怔忡,失眠多梦,神疲气短,面色少华;舌质淡,苔白,脉细也是血虚之象,故辨证为心血不足证,治宜养血补心。

**49. D**。血浊病西医属高脂血症,其肝肾阴虚证症见眩晕,耳鸣,腰酸,膝软,健忘,失眠,口干,舌质红,少苔,脉细数。治法:滋补肝肾,养血益阴。方药:一贯煎加减。补阳还五汤功用补气活血通络,主要用于治疗气虚血瘀之中风。甘麦大枣汤主治脏躁,表现为精神恍惚,常悲伤欲哭,不能自主,心中烦乱,睡眠不安,甚则言行失常,呵欠频作,舌淡红苔少,脉细微数。麦味地黄丸即六味地黄丸加麦冬、五味子。功用:滋补肺肾。主治:肺肾阴虚证。症见虚烦劳热,咳嗽吐血,潮热盗汗。麻黄附子细辛汤具有助阳解表之功效,主治阳虚感冒证。

**50. D**。《东垣十书》在《内经》和《伤寒论》的基础上论述头痛加以发挥,并补充了太阴头痛和少阴头痛,从而为头痛分经用药创造了条件。

**51. C**。患者淋雨后出现头痛如裹,诊断为头痛。风湿外侵,上蒙头窍,困遏清阳,故见头痛如裹;湿性重着,湿邪困脾,故见肢体困重;风湿凝滞于肺,肺气不利,故见胸闷;湿邪下渗,故见大便溏泄;苔白腻,脉濡为湿邪内盛之象,辨证为风湿头痛。治法为祛风胜湿。疏风散寒为风寒头痛治法,疏风清热为风热头痛治法,化痰降逆为痰浊头痛治法,清热利湿为湿热证候治法。

**52. B**。患者辨病为头痛。根据患者头痛而眩,心烦易怒,夜眠不宁,面红口苦等表现,可辨证为内伤头痛之肝阳头痛,此是由于肝失条达,气郁化火,阳亢风动所致。

**53. A**。风寒外袭,上犯颠顶,凝滞经脉,则头痛时作,连及项背;遇风尤甚,恶风寒,肢体酸楚,口不渴,舌苔薄白,脉浮均为风寒侵袭之征。辨证属风寒头痛,方用川芎茶调散疏散风寒。芎芷石膏汤治疗风热头痛,羌活胜湿汤治疗风湿头痛,大补元煎治疗肾虚头痛,天麻钩藤饮治疗肝阳头痛。

**54. B**。平素纳呆胸闷,刻下症见头痛,昏蒙,胸脘满闷,呕恶痰涎,苔白腻,脉滑,证属痰浊头痛。痰浊中阻,胃失和降,故见纳呆、呕恶痰涎;痰浊阻肺,肺气不利,故见胸闷;痰蒙清窍,故见头痛，昏蒙；痰浊郁于胸肺、胃脘，气机不利，故见胸脘满闷；苔白腻，脉滑为痰浊内阻之象。

**55. D**。肢体偏枯不用，肢软无力，面色萎黄，舌质淡紫有瘀斑，苔薄白，脉细涩，属中风之气虚络瘀证，是由于气虚血滞，脉络瘀阻所致。治法：益气养血，化瘀通络。代表方：补阳还五汤加减。

**56. B**。根据患者突然昏仆，不省人事，半身不遂等表现，可辨病为中风中脏腑。根据患者口噤不开，两手握固，肢体强痉，大小便闭，面赤身热，气粗口臭，躁扰不宁，可辨证为中风中脏腑闭证之痰火瘀闭证，此是由于肝阳暴张，阳亢风动，痰火壅盛，气血上逆，神窍闭阻所致。故治以息风清火，豁痰开窍之法。

**57. C**。根据患者右侧半身不遂，嘴角㖞斜，口角流涎，语言謇涩等临床表现，可辨病为中风。患者神志清楚，时作眩晕，苔白腻，脉弦滑等表现，可辨证为中经络之风痰入络证。此是由于脉络空虚，风痰乘虚入中，气血闭阻所致。

**58. C**。患者突然昏仆，不省人事，诊断为中风。痰浊偏盛，上壅清窍，内蒙心神，神机闭塞，故见上述表现，辨证为痰浊瘀闭证。治宜化痰息风，宣郁开窍。方用涤痰汤，另用苏合香丸宣郁开窍。至宝丹、安宫牛黄丸用于中风之痰火瘀闭证，参附汤用于中风之脱证，紫雪丹用于温热病、热邪内陷心包证。

**59. B**。患者因生气后猝然晕倒，苏醒后左半身麻木不仁，诊断为中风。气滞血滞，脉络瘀阻，故见上述症状。辨证为气虚络瘀证。治法为益气养血，化瘀通络。代表方为补阳还五汤。

**60. A**。根据患者症状可诊断为中风之阴虚风动证。肝肾阴虚，清窍及经脉失养，故可见头晕耳鸣，双目干涩，腰酸，舌质红绛，脉细弦数；风阳内动，风痰闭阻经络，故突然发生口眼歪斜，语言不利，口角流涎，手指麻木，半身不遂。

**61. C**。中风分中经络、中脏腑两类。中经络，常无神志改变；中脏腑，常有神志不清。患者不省人事，属中风中脏腑。中脏腑分为闭证、脱证。闭证的主要症状为牙关紧闭，两手握固等；脱证症状为目合口张、手撒肢冷，二便自遗等。患者牙关紧闭，为闭证。闭证分阳闭、阴闭，阳闭表现为面赤身热等阳证，阴闭表现为四肢不温等阴证。故患者面赤身热，舌红苔黄，脉弦数，属闭证之阳闭。

**62. E**。根据患者症状可诊断为中风脱证。正不胜邪，元气衰微，阴阳欲绝，故目合口开，鼻鼾息微，汗多，大小便自遗，脉微欲绝。治法为回阳救阴，益气固脱，方用参附汤合生脉散加味，前方回阳益气救脱，后方益气养阴。

**63. D**。根据患者善忘，表情呆滞，沉默寡言，言则词不达意可辨病为痴呆。又根据患者口涎外溢、四肢不温、腰膝酸软、小便混浊、夜尿频多，舌淡舌体胖大，苔白，脉沉细可辨证为脾肾亏虚证，此是由于脾肾两虚，髓海失养，神机失用所致。治宜温补脾肾，养元安神。方宜选还少丹加减。

**64. C**。痴呆是以获得性智能缺损为特征，以善忘、失语、失认、失用、执行不能或生活能力下降等为主症的疾病，又称呆病。根据患者善忘呆滞，言语模糊不清等临床表现可辨病为痴呆。郁证是以心情抑郁，情绪不宁，胸部满闷，胁肋胀痛，或易怒易哭，或咽中如有异物梗阻为主症的疾病。健忘是遇事善忘、不能回忆的一种病证，一般无渐进性加重，也无智能缺失，生活能力始终正常。癫狂早期即以沉闷寡言、情感淡漠，语无伦次，或喃喃自语，静而少动等情志失常为主，或以喧扰不宁、烦躁不安、妄见妄闻、妄思妄行甚至狂越等形神失控症状为主，迁延至后期，也会发生智能缺损。

**65. E**。咽中不适，如有物梗阻，为痰气郁结于胸膈之上之状。舌苔白腻，脉沉弦而滑，为肝郁夹痰湿之征。故辨病辨证属郁证痰气郁结证。

**66. B**。气郁化火之郁证症状可见性情急躁易怒，胸胁胀满，口苦而干，或头痛、目赤、耳鸣，或嘈杂吞酸，大便秘结，舌质红，苔黄，脉弦数。治法：疏肝解郁，清肝泻火。方药：丹栀逍遥散。

肝火犯胃而见胁肋疼痛、口苦、嘈杂吞酸、嗳气、呕吐者，可加黄连、吴茱萸(即左金丸)清肝泻火，降逆止呕。

**67. A**。《素问·奇病论》曰："人生而有病癫疾者，病名曰何？安所得之？岐伯曰：病名为胎病，此得之在母腹中时，其母有所大惊，气上而不下，精气并居，故令子发为癫疾也。"其认为发病与先天因素有关。

**68. E**。痫证是以发作性神情恍惚，甚则突然仆倒，昏不知人，口吐涎沫，两目上视，肢体抽搐，或口中怪叫，移时苏醒，醒后一如常人为主症的疾病。根据患者反复出现右上肢抽搐，发作时神志清醒，发作后无任何不适，可辨病为痫证。厥证是以突然昏倒，不省人事，伴有四肢逆冷为主症的疾病。癫证以精神抑郁、表情淡漠、沉默呆钝、语无伦次、静而少动为特征；狂证以精神亢奋、狂躁刚暴、喧扰不宁、毁物打骂、动而多怒为特征。痹证是以肢体关节、筋骨、肌肉等处发生疼痛、酸楚、重着、麻木，或关节屈伸不利、僵硬、肿大、变形及活动障碍为主症的疾病。

**69. D**。情绪急躁，心烦失眠，为肝气不舒，郁久化火，火扰心神之表现；口苦而干，舌红苔黄腻，脉弦滑数，皆为肝火痰热偏盛之征，故辨病辨证属痫证肝火痰热证，治以清肝泻火，化痰宁心，方选龙胆泻肝汤合涤痰汤。

**70. A**。根据患者症状可诊断为痫证风痰闭阻证。痰浊素盛，故舌苔白腻，脉滑；肝阳化风，痰随风动，风痰闭阻，上干清窍，神机受累，故突然昏倒仆地，神志不清，牙关紧闭，两目上视，手足抽搐，口吐涎沫。治法为涤痰息风，开窍定痫，方用定痫丸加减。

**71. A**。颤证阳气虚衰证的临床表现为头摇肢颤，筋脉拘挛，畏寒肢冷，四肢麻木，心悸懒言，动则气短，自汗，小便清长，大便溏，是由于阳气虚衰，温煦失职，筋脉不用所致。颤证髓海不足证可见腰膝酸软，失眠心烦，头晕，耳鸣，善忘等表现。颤证气血亏虚证可伴有面色㿠白，表情淡漠，神疲乏力，动则气短，心悸健忘，眩晕，纳呆，舌体胖大，舌质淡红，舌苔薄白滑，脉沉濡无力或沉细弱等表现。颤证痰热风动证可伴有头晕目眩，胸脘痞闷，口苦口黏，甚则口吐痰涎，舌体胖大，有齿痕，舌质红，舌苔黄腻，脉弦滑数等表现。颤证风阳内动证可伴有肢体麻木，口苦而干，语言迟缓不清，流涎，尿赤，大便干，舌质红，苔黄，脉弦滑数等表现。

**72. B**。根据患者半个月来肢体困重，痿软无力，步履艰难等表现可辨病为痿证。湿热浸渍，壅遏经脉，营卫受阻，气血不运则可见肢体困重麻木，胸脘痞闷，小便赤涩等表现，苔黄厚腻，脉濡数也是湿热之象，故可辨证为湿热浸淫证。病机为湿热浸淫，气血不运。

**73. E**。痿证是以肢体筋脉弛缓，软弱无力，不能随意运动，或伴有肌肉萎缩为主症的疾病。故根据患者半年前始觉下肢乏力，渐致不能任地可辨病为痿证。肝肾亏虚，阴精不足，筋脉失养则可见腰脊疲软，头晕耳鸣，口舌干燥等表现，舌红少苔，脉沉细数也是肝肾阴虚之象。故可辨证为肝肾亏损证，治宜补益肝肾，滋阴清热。方选虎潜丸。

**74. B**。肝气犯胃之胃痛症状可见：胃脘胀痛，或攻撑窜动，牵引背胁，情绪波动诱发或导致疼痛加重，嗳气、矢气则痛舒，胸闷叹息，大便不畅，舌苔薄白，脉弦。此是由于肝气郁滞，横逆犯胃，胃气阻滞，不通则痛所致。治宜疏肝理气，和胃止痛。方选柴胡疏肝散。

**75. C**。胃脘刺痛，痛有定处而拒按，为血瘀内停之表现；食后则触动其瘀，故食后痛甚；舌质紫暗，脉涩，均为血瘀血行不通之表现。故辨证属瘀血停滞证，治宜活血化瘀，理气和胃，方选失笑散合丹参饮加减。

**76. A**。《黄帝内经》中，《素问·逆调论》记载"胃不和则卧不安"，指饮食不当，脾胃功能失调可以影响到睡眠。

**77. C**。胃脘灼热疼痛，为胃热灼伤血络；易怒，口苦，泛吐酸水，舌红苔薄黄，脉弦数，均为肝热之征。故辨病辨证为胃痛肝胃郁热证，治以疏肝泻热,和胃止痛。

**78. C**。痞满指胸脘部痞塞满闷,而外无胀急之形。胃痛以疼痛为主症;鼓胀以腹部胀大如鼓,皮色苍黄,脉络暴露为主症;胸痹以胸闷、胸痛、短气为主症,结胸以心下至小腹硬满而痛,拒按为主症。

**79. E**。胃痞胃阴不足证见脘腹痞闷,嘈杂,饥不欲食,恶心嗳气,口燥咽干,大便秘结,舌红少苔,脉细数。胃痞饮食内停证见脘腹痞闷而胀,进食尤甚,拒按,嗳腐吞酸,恶食呕吐,或大便不调,矢气频作,味臭如败卵,舌苔厚腻,脉滑。胃痞湿热阻胃证见脘腹痞闷,或嘈杂不舒,恶心呕吐,口干不欲饮,口苦,纳少,舌红苔黄腻,脉滑数。胃痞痰湿中阻证见脘腹痞塞不舒,胸膈满闷,头晕目眩,身重困倦,呕恶纳呆,口淡不渴,小便不利,舌苔厚腻,脉沉滑。胃痞肝胃不和证见脘腹痞闷,胸胁胀满,心烦易怒,善太息,呕恶嗳气,或吐苦水,大便不爽,舌质淡红,苔薄白,脉弦。

**80. E**。胃痞是以自觉心下痞塞胀满不舒为主症的疾病,又称痞满。一般以自觉脘腹痞塞胀满,触之无形,按之柔软,压之无痛为特点。故根据患者食后胃脘不舒等表现可辨病为胃痞。由于脾胃虚弱,健运失职,升降失司,故可见饮食减少,倦怠乏力,大便溏薄,面色萎黄等表现,舌淡苔薄白,脉弱也是脾胃虚弱之象。故患者可辨证为脾胃虚弱证。

**81. C**。痞满病名首见于《伤寒论》,张仲景在《伤寒论》中明确指出:“若心下满而硬痛者,此为结胸也,大陷胸汤主之。但满而不痛者,此为痞,柴胡不中与之,宜半夏泻心汤。”

**82. D**。根据患者朝食暮吐,暮食朝吐可辨病为反胃。脾胃阳虚,宿食不化,停滞胃中,胃气上逆,则出现吐出宿食不化,吐后便舒,神疲乏力,面色少华,舌淡苔薄,脉细缓无力。故该患者可辨证为脾胃虚寒证。治宜温中健脾,和胃降逆。方选丁香透膈汤。

**83. C**。呕吐之肝气犯胃症状:呕吐吞酸,嗳气频作,胸胁胀满,烦闷不舒,每因情志不遂而呕吐吞酸更甚,舌边红,苔薄白,脉弦。治法:疏肝和胃,降逆止呕。方药:半夏厚朴汤合左金丸加减。

**84. A**。呕吐之外邪犯胃症状:呕吐食物,吐出有力,突然发生,起病较急,常伴有恶寒发热,胸脘满闷,不思饮食,舌苔白,脉濡缓。治法:疏邪解表,化浊和中。方药:藿香正气散。

**85. B**。脾胃虚寒,失于温煦,腐熟无力,运化失职,故呕吐未消化食物;脾为后天之本,化源不足,则面色㿠白,倦怠乏力;脾主四肢肌肉,脾胃阳虚则四肢不温;舌淡苔白,脉濡弱均为脾胃阳虚之证。故辨证属脾胃虚寒证,治以温中健脾,和胃降逆,方用理中汤。保和丸主治饮食停滞,黄芪建中汤主治虚劳里急,苓桂术甘汤主治痰饮内阻,四君子汤主治脾胃气虚。

**86. B**。腹痛之肝郁气滞证证候可见:腹痛胀闷,痛无定处,痛引少腹,或兼痛窜两胁,时作时止,得嗳气或矢气则舒,遇忧思恼怒则剧,舌淡红,苔薄白,脉弦。治法:疏肝解郁,理气止痛。方药:柴胡疏肝散。

**87. D**。根据患者腹痛绵绵,时作时止等表现可辨病为腹痛。中阳不振,气血不足,失于温养则见恶寒喜热,痛时喜按,饥时痛甚,得食痛减,大便溏薄,神疲气短等表现,舌淡苔白,脉沉细,也是阳虚之象,故可辨证为中虚脏寒证。治宜温中补虚,缓急止痛,方选小建中汤加减。

**88. A**。患者因暴饮暴食诱发腹痛,诊断为腹痛。食滞内停,运化失司,胃肠不和,故腹痛,脘腹胀满,按之不舒;胃失和降,胃气上逆,胃气夹积食、浊气上逆,则嗳腐吞酸;饮食积滞,运化不及,故见大便夹有不消化食物;苔厚腻,脉滑实为食积之象,辨证为饮食积滞证。

**89. D**。患者下腹部疼痛半年余,诊断为腹痛。瘀血内停,气机阻滞,脉络不通,则见痛处固定,每于夜间加重,痛处拒按喜温,舌紫暗,脉涩,辨证为瘀血内停证。治法为活血化瘀,理气止痛。代表方为少腹逐瘀汤。小建中汤主治腹痛之中虚脏寒证,良附丸合正气天香散主治腹痛之寒邪内阻证,大承气汤主治腹痛之湿热壅滞证。失笑散合丹参饮主治胃痛之瘀血停滞证。

**90. C**。泄泻是以排便次数增多、粪便稀溏甚至泻出如水样为主症的疾病。故根据患者腹痛便溏,大便清稀如水可辨病为泄泻。暴泻之寒湿内盛证的临证加减:①若表邪较重,周身困重而骨节酸楚者,加荆芥、防风,或用荆防败毒散;②湿邪偏重,胸闷腹胀,肢体倦怠,苔白腻者,用胃苓汤以健脾燥湿,淡渗分利。故根据患者临床表现宜选胃苓汤加减。

**91. C**。肝气乘脾之泄泻的症状:每逢抑郁恼怒,或情绪紧张之时,即发生腹痛泄泻,腹中雷鸣,攻窜作痛,腹痛即泻,泻后痛减,矢气频作,胸胁胀闷,嗳气食少,舌淡,脉弦。治宜抑肝扶脾。方选痛泻要方。

**92. A**。腹痛肠鸣,泻下粪便臭如败卵,但泻而不爽,脘腹胀满,为宿食不化,食滞中阻,脾胃运化失司的表现。舌苔白厚而腐,脉滑属食积之候。故辨证属食滞肠胃之泄泻,治以消食导滞,和中止泻。

**93. C**。情绪紧张时,肝气不舒,横逆犯土,脾失健运,故大便溏稀,胸胁胀闷。故辨证属肝气乘脾证,治以抑肝扶脾,方用痛泻要方。参苓白术散主治泄泻之脾胃虚弱证,排除A。柴胡疏肝散疏肝解郁,行气止痛,主治胁痛,排除B。逍遥散疏肝解郁,养血健脾。主治肝郁血虚脾弱证,排除D。香砂六君子汤益气化痰,行气温中,主治脾胃气虚,痰阻气滞证,排除E。

**94. E**。患者泄泻腹痛,泻而不爽,诊断为泄泻。湿热侵袭大肠,壅阻气机,故见腹痛;湿热内迫大肠,大肠传导失常,故见泄泻,肛门灼热;湿热蕴积大肠,热迫津液随湿浊下注,故见粪黄褐而臭,热盛伤津,故见烦热口渴,小便黄;舌苔黄腻,脉濡数为湿热内蕴之象,辨证为湿热泄泻。

**95. A**。根据患者表现诊断为泄泻之寒湿内盛证。因寒湿之邪困脾伤肠所致。治法为芳香化湿,解表散寒。代表方为藿香正气散。平胃散主治湿滞脾胃证;五苓散主治蓄水证、痰饮、水湿内停证;胃苓汤主治夏秋之间,脾胃伤冷,水谷不分,泄泻如水,以及水肿、腹胀、小便不利者;理中汤主治脾胃虚寒证。

**96. B**。根据患者痢下鲜紫脓血,里急后重明显可辨病为痢疾。疫毒痢症状可见:起病急骤,壮热口渴,头痛烦躁,恶心呕吐,大便频频,痢下鲜紫脓血,腹痛剧烈,里急后重明显,甚者神昏惊厥,或痉厥抽搐,或面色苍白,汗冷肢厥,舌质红绛,舌苔黄燥,脉滑数或微欲绝。根据患者临床表现可辨证为疫毒痢,此是由于疫邪热毒,壅滞肠中,燔灼气血,蒙蔽清窍所致。治宜清热解毒,凉血止痢,方选白头翁汤合芍药汤加减。

**97. A**。寒湿痢症状:腹痛拘急,痢下赤白黏冻,白多赤少,或纯为白冻,里急后重,脘胀腹满,头身困重,舌苔白腻,脉濡缓。治法:温化寒湿,调气和血。方药:不换金正气散。

**98. E**。气虚便秘的临床表现:大便干或不干,虽有便意,但排出困难,用力努挣则汗出短气,便后乏力,面白神疲,肢倦懒言;舌淡苔白,脉弱。治法:补脾益肺,润肠通便。代表方:黄芪汤。

**99. D**。阳虚秘的症状:大便或干或不干,皆排出困难,小便清长,面色㿠白,四肢不温,腹中冷痛,得热痛减,腰膝冷痛,舌淡苔白,脉沉迟。治宜补肾温阳,润肠通便。方选济川煎。

**100. C**。热秘的临证加减:①若大便干结而坚硬者,加芒硝以软坚通便;②口干舌燥、加生地黄、玄参、麦冬以滋阴生津增水行舟;③咳喘便秘者,加瓜蒌仁、苏子、知母清肺降气以通便;④郁怒伤肝,目赤易怒者,加更衣丸或当归龙荟丸以清肝通便;⑤燥热不甚,或药后大便不爽者,用青麟丸以通腑缓下,以免再秘;⑥痔疮、便血者,加槐花、地榆;⑦热势较盛,痞满燥实坚者,用大承气汤急下存阴。

**101. E**。气机郁滞,不能宣达,通降失常,传导失职,糟粕内停,不得下行,故大便秘结;肝脾气滞,则胸胁胀满,腹中胀痛;脉弦为气滞之象。

故辨证为肝脾气滞，腑气不通之气秘。治以顺气导滞，降逆通便。方选六磨汤调肝理脾，通便导滞。麻子仁丸、润肠丸以润肠为主，保和丸消食，排除 A、B、C。乌梅丸温脏安蛔，主治脏寒蛔厥证，无通便之功，排除 D。

**102. A**。根据患者身目色深黄可辨病为黄疸。湿热疫毒炽盛，深入营血，内陷心肝，则可见高热神昏，烦躁，鼻衄发斑，舌绛，苔黄褐干燥，脉弦数等表现。故可辨证为疫毒炽盛证，治宜清热解毒，凉血开窍，方选犀角地黄汤。

**103. D**。根据患者突然出现目黄身黄，黄色鲜明可辨病为黄疸之阳黄。湿热瘀滞，困遏脾胃，壅滞肝胆，胆汁泛溢则可见发热口渴，心中烦躁，恶心欲吐，小便短少而黄，大便秘结等临床表现，舌苔黄腻，脉弦数也是湿热之象。故可辨证为热重于湿证。治宜清热利湿，凉血泄热。方选茵陈蒿汤。

**104. B**。积证以腹内积块，触之有形，固定不移，以痛为主，痛有定处为临床特征。故根据患者上腹部有一包块如鸭蛋大小，按之坚硬，边缘清楚，有局部压痛等表现可辨病为积证。瘀结不消，正气渐损，脾运不健则可见体倦乏力，饮食减少，日渐消瘦，舌质青紫，舌边有瘀点，脉弦细等表现。故可辨病辨证为瘀血内结之积证。

**105. C**。聚证以腹中气聚、攻窜胀痛、时作时止为临床特点。患者食滞痰阻，治疗用六磨汤导滞通腑之后，腑气已通，但是舌苔仍然白腻不化，为典型的聚证之食滞痰阻证痰湿较重的情况，治疗应当燥湿健脾，理中和胃。平胃散燥湿健脾，行气和胃。失笑散活血祛瘀，散结止痛；藿朴夏苓汤理气化湿，疏表和中；五苓散利水渗湿，温阳化气；香苏散疏散风寒，理气和中。

**106. B**。肝脾血瘀之鼓胀症状：腹大坚满，按之不陷而硬，青筋怒张，胁腹刺痛拒按，面色晦暗，头颈胸臂等处可见红点赤缕，唇色紫褐，大便色黑，肌肤甲错，口干饮水不欲下咽，舌质紫暗或边有瘀斑，脉细涩。治法：活血化瘀，行气利水。方药：调营饮。

**107. D**。《灵枢·水胀》记载，“鼓胀何如？岐伯曰：腹胀，身皆大，大与肤胀等也。色苍黄，腹筋起，此其候也。”此较为详细地描述了鼓胀的临床特征。

**108. D**。鼓胀是指以腹部胀大如鼓为主症的疾病。故根据患者腹大胀满，按之如囊裹水可辨病为鼓胀。湿邪困遏，脾阳不振，寒水内停则可见得热则舒，精神困倦，怯寒懒动，尿少便溏等表现，故可辨证为水湿困脾证。

**109. C**。东汉的张仲景《金匮要略·水气病脉证并治》称本病为“水气病”，按病因病机分为风水、皮水、正水、石水和黄汗，按五脏分为心水、肝水、肺水、脾水、肾水。

**110. E**。脾阳虚衰之水肿症状：身肿，腰以下为甚，按之凹陷不易恢复，脘腹胀闷，纳减便溏，食少，面色不华，神倦肢冷，小便短少，舌质淡，苔白腻或白滑，脉沉缓或沉弱。治法：温阳健脾，行气利水。方药：实脾散。

**111. C**。风邪外袭者，肺气闭塞，通调失职，风遏水阻，则突发眼睑及四肢浮肿，肿势迅速，肢体酸重；恶风寒，舌苔薄白，脉浮紧均为风邪外感之征。辨证属水肿阳水之风水相搏证，治以疏风清热，宣肺行水，方用越婢加术汤。

**112. D**。根据患者表现诊断为水肿之湿热壅盛证。因湿热内盛，三焦壅滞，气滞水停所致。治法为分利湿热。代表方为疏凿饮子。实脾散为脾阳亏虚证代表方，五苓散为瘀水互结证代表方，五皮饮为水湿浸渍证代表方，越婢加术汤为风水相搏证代表方。

**113. C**。根据患者表现诊断为水肿之湿毒浸淫证，因疮毒内陷，肺脾失调，水湿内停所致。治法为宣肺解毒，利湿消肿。代表方为麻黄连翘赤小豆汤合五味消毒饮加减。五苓散为瘀水互结证代表方，实脾散为脾阳亏虚证代表方，防己黄芪汤主治表虚之风水或风湿，普济消毒饮主治大头瘟。

**114. D**。患者胸胁灼痛为饮邪久郁之后，气机不利，络脉痹阻，不通则痛；呼吸不畅，闷咳为饮邪久留,气机阻滞,肺失宣降;饮属阴邪,故天阴时明显,此为气滞络痹之候,诊断为悬饮络气不和证,治疗应用香附旋覆花汤理气活络。A 重在疏肝解郁;B、C 重在和解少阳;E 重在温通胸阳。

**115. A**。痰饮病在胃肠,病机为脾阳虚弱,水谷不化,饮留于胃肠,主症可见胸胁支满,心下痞闷,胃中有振水音。悬饮病在胁下,以胁下隐痛为主症。溢饮病在四肢肌表,以发热恶寒,身体疼重为主要症状。支饮病在胸膈,以咳逆倚息,短气不得卧为其主症。

**116. D**。湿热蕴结下焦,膀胱气化失司,则小便短数,灼热刺痛;尿色黄赤,舌苔黄腻,脉滑数,为湿热之征。辨证属热淋,治以清热利湿通淋。程氏萆薢分清饮分清泄浊,主治膏淋,排除 A。知柏地黄丸滋阴清热,治疗肾阴不足之血淋,排除 B。小蓟饮子凉血止血,治疗血淋,排除 C。沉香散利气疏导,治疗气淋,排除 E。

**117. E**。膏淋病久不已,反复发作,淋出如脂,涩痛不堪,形体日渐消瘦,头昏乏力,腰膝酸软,舌淡苔腻,脉细无力,此为脾肾两虚,气不固摄,宜选膏淋汤补脾益肾固涩。

**118. B**。热淋症状:小便频急短涩,尿道灼热刺痛,尿色黄赤,少腹拘急胀痛,或有寒热,口苦,呕恶,或腰痛拒按,或有大便秘结,苔黄腻,脉滑数。血淋可见小便热涩刺痛,尿色深红,或夹有血块,疼痛满急加剧,心烦,舌尖红,苔黄,脉滑数。气淋可表现为郁怒之后,小便涩滞,淋沥不已,少腹胀满疼痛,苔薄白,脉弦。癃闭是以小便量少、排尿困难甚则小便闭塞不通为主症的疾病。腹痛是以胃脘以下、耻骨毛际以上部位疼痛为主症的疾病。

**119. A**。石淋,以小便排出砂石为主要症状。膏淋,淋证见小便混浊如米泔水,滑腻如膏脂。血淋,尿血而痛。气淋,少腹胀满较为明显,小便艰涩疼痛,尿有余沥。热淋,小便灼热刺痛。劳淋,小便淋沥不已,遇劳即发。故根据患者小便涩痛,尿色淡红,可辨证为血淋。消渴是以多饮、多食、多尿、乏力、消瘦或尿有甜味为主症的疾病。癃闭是以小便量少、排尿困难甚则小便闭塞不通为主症的疾病。

**120. A**。膏淋与尿浊在小便混浊症状上相似,但膏淋在排尿时有疼痛感,尿浊在排尿时无疼痛滞涩感,可资鉴别。

**121. C**。尿浊湿热下注临床表现可见:小便浑浊,色白或黄或红,或夹凝块,上有浮油,或伴血块,尿道有灼热感,口苦,口干;舌质红,苔黄腻,脉濡数。治宜清热利湿,分清泄浊。代表方:程氏萆薢分清饮。

**122. D**。患者尿状如白浆,可辨病为尿浊。反复发作,日久不愈易损伤脾胃气血,神疲无力,面色无华,劳累后加重,舌淡苔薄,脉虚软均符合脾胃气血不足之象,故辨证为脾虚气陷证。治宜健脾益气,升清固摄,D 对。肾虚不固证的治法:偏肾阴虚者,宜滋阴益肾;偏阳虚者,宜温肾固摄。湿热下注证治宜清热利湿,分清泄浊。

**123. E**。患者尿频量多,混浊如脂膏,可辨病为尿浊。肾虚不固,脂液下漏,故尿频量多,混浊如脂膏;精微下泻过多而加重肾阴损伤,水不以制火,周身失养,故可见头晕耳鸣,口干唇燥,皮肤干燥,瘙痒,腰膝酸软,乏力,舌红少苔,脉细数。故辨证为肾阴亏虚证。

**124. A**。《伤寒论 · 平脉法》曰:“寸口脉浮而大,浮为虚,大为实,在尺为关,在寸为格。关则不得小便,格则吐逆。”意思是说:寸口脉浮而大,浮主正气虚,大主邪气实。浮大脉见于尺部的,是正虚于下,邪气关闭下焦,而致小便不通,即“关”;浮大脉见于寸部的,是正虚于上,邪气格拒上焦,故吐逆,为“格”。

**125. D**。根据题干所述,可诊断关格之肾气衰微,邪陷心包证。因肾阳虚衰,湿毒内盛,扰动心神所致。治法为温阳固脱,豁痰开窍,代表方急用参附汤合苏合香丸,继用涤痰汤。

**126. E**。关格是以脾肾虚衰,气化不利,浊邪壅塞三焦,致小便不通与呕吐并见为主症的一种疾病。肝肾阴虚,虚风内动型关格临床表现:小便短少，呕恶频作，头晕头痛，面部烘热，腰膝酸软，手足抽搐；舌红，苔黄腻，脉弦细。治法：滋补肝肾，平肝息风。代表方：杞菊地黄丸合羚角钩藤汤。

**127. E**。根据患者临床表现，诊断为关格之脾肾阳虚，湿浊内蕴证。治法为温补脾肾，化湿降浊。代表方为温脾汤合吴茱萸汤加减。滋补肝肾，平肝息风为关格之肝肾阴虚，虚风内动证的治法；温阳固脱，豁痰开窍为关格之肾气衰微，邪陷心包证的治法。

**128. B**。关格肾病及心，邪陷心包的证机概要：肾阳虚衰，湿毒内盛，扰动心神。治宜温阳固脱，豁痰开窍。

**129. C**。关格基本病机为脾肾衰惫，气化不利，湿浊毒邪内蕴三焦。病理性质为本虚标实，脾肾虚衰为本，湿浊毒邪为标。病位在脾（胃）、肾（膀胱），以肾为关键，涉及肺、肝、心多脏。

**130. B**。小便点滴而下，尿如细线，甚则阻塞不通，小腹胀满疼痛，舌紫暗或有瘀点，脉涩，属癃闭之浊瘀阻塞证，治宜行瘀散结，通利水道。代表方：代抵当丸加减。

**131. E**。肝郁气滞之癃闭症状：小便不通，或通而不爽，胁腹胀满，情志抑郁，或多烦易怒，舌红，苔薄黄，脉弦。治法：疏利气机，通利小便。方药：沉香散。

**132. D**。湿热下注，膀胱涩滞，证候特点为小便频数，尿道灼热或涩痛，排尿不畅，甚或点滴不通，小腹胀满，舌暗红，苔黄腻等，排除A；中气下陷，膀胱失约，证候特点为小便频数，小腹坠胀，脱肛等，排除B；肾阴不足，水液不利，证候特点为小便频数，尿少热赤，头晕耳鸣，腰膝酸软，五心烦热等，排除C；下焦蓄血，瘀阻膀胱，证候特点为小便不畅，偶有血尿，舌质暗或有瘀斑等，排除E。肾阳不足，气化无权，证候特点为小便频数，夜间尤甚，尿线变细，精神萎靡，面色无华，畏寒肢冷等。

**133. E**。黄疸以身黄、目黄、小便黄为主症。阳黄以湿热疫毒为主，阴黄以脾虚寒湿为主。①阳黄：身目俱黄，黄色鲜明。②阴黄：身目俱黄，黄色晦暗。③急黄：发病急骤，黄疸迅速加深，其色如金。④萎黄：两目不黄，周身肌肤呈淡黄色，干萎无光泽。萎黄脾肾阳虚证的证候可见：面色苍白，口唇淡白，畏寒肢冷，食少便溏，或完谷不化，发育迟缓，精神萎靡，少气懒言，舌质淡，舌体胖，脉沉细无力。治法：温补脾肾，益气养血。方药：右归丸加减。

**134. E**。急劳相当于西医的白血病，中医对其病因病机的认识主要是机体正气不足，感受毒邪，邪毒内蕴，伤及营血，骨髓受损，引起瘀血。血不循经，迫血妄行，又发生各种出血症状。瘀血不去，新血不生，故可见贫血血虚之证。血为气之母，在血虚基础上可致气虚，进一步发展可为阴阳两竭。其常见证型为气滞血瘀证、热毒炽盛证、痰浊凝滞证、气血两虚证。

**135. C**。肺气虚之虚劳症状：短气自汗，声音低怯，时寒时热，平素易于感冒，面白，舌质淡，脉弱。治法：补益肺气。方药：补肺汤。

**136. A**。脾阳虚症状：面色萎黄，食少，形寒，神倦乏力，少气懒言，大便溏薄，肠鸣腹痛，每因受寒或饮食不慎而加剧，舌质淡，苔白，脉弱。此是由于中阳亏虚，温煦乏力，运化失常所致。治法：温中健脾。方药：附子理中汤。

**137. D**。髓劳相当于西医学的再生障碍性贫血，临床需与虚劳、紫癜病、髓毒/急劳（白血病）相鉴别。蝶疮流注为系统性红斑狼疮，无须与之鉴别。

**138. B**。根据患者便血紫暗，甚则黑色可辨病为血证之便血。中焦虚寒，统血无力，血溢胃肠则可见腹部隐痛，喜热饮，面色不华，神疲懒言，便溏，舌质淡，脉细等表现。治宜健脾温中，养血止血。代表方为黄土汤。

**139. A**。热邪犯肺之鼻衄症状：鼻燥衄血，口干咽燥，或兼有身热、咳嗽痰少等症，舌质红，苔薄，脉数。治法：清泄肺热，凉血止血。方药：桑菊饮。

**140. A**。肝火横逆，胃络损伤，则可见吐血色红,口苦胁痛,心烦易怒,寐少梦多,故可辨病辨证为吐血之肝气犯胃证,治宜泻肝清胃,凉血止血。选方为龙胆泻肝汤加减。

**141. A**。口臭,便秘,舌红苔黄腻,脉滑数,为胃热炽盛之表现。故可辨证为吐血之胃热壅盛证。治以清胃泻火,化瘀止血,方用泻心汤合十灰散。白虎汤清热生津,治疗阳明气分热盛证,排除B。玉女煎清胃滋阴,排除C。失笑散、丹参饮活血祛瘀止痛,排除D、E。

**142. B**。血液溢出于肌肤之间,皮肤表现青紫斑点或斑块的病证,称为紫斑。故根据患者皮肤出现青紫斑点,时发时止等表现可辨病为紫斑。颧红头晕,口渴心烦,手足心热,舌红,少苔,脉细数均为阴虚火旺之象,故可辨证为阴虚火旺证。治宜滋阴降火,宁络止血,方用茜根散加减。

**143. C**。患者出现大便流血,诊断为便血。气虚统摄无权,血离经外溢于胃肠,故大便流血;脾气虚弱,运化无力,故食少;气虚功能不足,故体倦;气血生化不足,颜面失于充养,故面色萎黄;气虚失血,气血双亏,不能滋养心神,故心悸,少寐;舌质淡,脉细为气虚之象,辨证为气虚不摄证。

**144. B**。患者大便下血,诊断为便血。肠道湿热,热伤血络可见上述症状。久嗜辛辣,湿热积于肠道,伤及肠道气血,故见大便下血。湿热蕴积大肠,湿热下注,故便下不爽;湿热侵袭大肠,壅阻气机,故见腹痛;湿热内迫肠道,大肠传导失常,故肛门灼热;湿热蒸腾,故口苦;舌红,苔黄厚腻,脉滑数皆为湿热内蕴之象,辨证为肠道湿热证。

**145. D**。根据患者发热,多为低热等表现可辨病为内伤发热。情志抑郁,肝失条达,郁而化火,故可见热势常随情绪波动而起伏,精神抑郁,胁肋胀满,烦躁易怒,口干而苦等表现。辨证为气郁发热,治宜疏肝理气,解郁泻热。代表方为丹栀逍遥散。牡丹皮、栀子清肝泄热;柴胡、薄荷疏肝解热;当归、白芍养血柔肝;白术、茯苓、甘草培补脾土。

**146. B**。血虚发热临床表现:发热,热势多为低热,头晕眼花,身倦乏力,心悸不宁,面白少华,唇甲色淡,舌质淡,脉细弱。证机概要:血虚失养,阴不配阳。治法:益气养血。代表方:归脾汤。

**147. A**。气厥实证症状:由情志异常、精神刺激而发作,突然昏倒,不知人事,或四肢厥冷,呼吸气粗,口噤拳握,舌苔薄白,脉伏或沉弦。治法:开窍,顺气,解郁。方药:通关散合五磨饮子加减。

**148. E**。患者应首先考虑的病证为厥证,厥证是以突然昏倒,不省人事,或伴有四肢逆冷为主要临床表现的一种急性病证。癫痫是以发作性神情恍惚,甚则突然仆倒,昏不知人,口吐涎沫,两目上视,肢体抽搐,或口中怪叫,移时苏醒,醒后一如常人为主症的疾病;发作前可伴眩晕、胸闷等。郁证是以心情抑郁,情绪不宁,胸部满闷,胁肋胀痛,或易怒易哭,或咽中如有异物梗阻为主症的疾病。眩晕是以头晕、目眩为主症的疾病。中风脱证以突然昏仆,不省人事,目合口张,肢体软瘫,鼻鼾息微,肢冷汗多,大小便自遗,舌质痿,脉细弱或脉微欲绝为临床表现。

**149. D**。老年患者,突然昏仆,不省人事,诊断为厥证。元气素虚,清阳不升,神明失养,故见上述表现,辨证为气厥虚证。治法为补气,回阳,醒神。代表方为生脉饮、参附汤、四味回阳饮。

**150. C**。气郁痰阻之瘿病症状:颈前正中肿大,质软不痛;颈部觉胀,胸闷,喜太息,或兼胸胁窜痛,病情的波动常与情志因素有关,苔薄白,脉弦。治法:理气舒郁,化痰消瘿。方药:四海舒郁丸加减。

**151. B**。肝火炽盛之瘿病症状:颈前轻度或中度肿大,一般柔软、光滑,烦热,容易出汗,性情急躁易怒,眼球突出,手指颤抖,面部烘热,口苦,舌质红,苔薄黄,脉弦数。治法:清肝泻火,消瘿散结。方药:栀子清肝汤合消瘰丸加减。

**152. C**。患者诊断为消渴,见形体消瘦,尿频量多,混浊如脂膏,口干唇燥,舌红,脉细数,总因肾阴虚,故可辨证为下消之肾阴亏虚证。治疗用六味地黄丸。玉女煎,用于中消胃热炽盛证,排除 A;消渴方,用于上消肺热津伤证,排除 B;金匮肾气丸,用于下消阴阳两虚证,排除 D;七味白术散可用于气阴两虚型消渴,排除 E。

**153. C**。消渴是以多饮、多食、多尿、乏力、消瘦或尿有甜味为主症的疾病。根据患者多食易饥 3 个月,消瘦 5kg,尿频量多,混浊如脂膏可辨病为消渴下消。又根据患者腰膝酸软,乏力,头晕耳鸣等表现可辨证为肾阴亏虚证,舌红少苔,脉细数也是阴虚之象。故患者诊断为消渴(下消,肾阴亏虚)。

**154. D**。肾失固藏,肾气独沉,故小便频数,混浊如膏。水谷之精微随尿液下注,无以熏肤充身,残留之浊阴未能排出,故面色黧黑。肾虚故耳轮焦干,腰膝酸软。命门火衰,故见形寒畏冷。舌淡苔白,脉沉细无力,是阴阳俱虚之象。故辨证属下消阴阳两虚证,治以滋阴温阳,补肾固摄。

**155. D**。脾肾阳虚之肥胖可见:形体肥胖、易于疲劳,四肢不温,甚或四肢厥冷、喜食热饮、小便清长,舌淡胖,舌苔薄白,脉沉细。此是由于脾肾阳虚,气化温煦失职所致。治宜补益脾肾,温阳化气。

**156. C**。根据患者淋雨后出现下肢关节疼痛,重着,身重倦怠等临床表现可辨病为痹证之着痹。《医宗必读・痹》中说:“治行痹者,散风为主,御寒利湿仍不可废,大抵参以补血之剂,盖治风先治血,血行风自灭也。治痛痹者,散寒为主,疏风燥湿仍不可缺,大抵参以补火之剂,非大辛大温,不能释其凝寒也。治着痹者,利湿为主,祛风解寒亦不缺,大抵参以补脾补气之剂,盖土强可以胜湿,而气足自无顽麻也。”

**157. D**。患者肢体关节疼痛较剧,为痹证,痛有定处,得热痛减,遇寒痛增,疼痛局部皮色不红,触之不热,舌苔薄白,脉弦紧,一派寒象,为痛痹,治以散寒通络,祛风除湿,方用乌头汤。独活寄生汤适用于痹证之肝肾虚痹;蠲痹汤适用于痹证风寒湿不明显者;薏苡仁汤适用于风寒湿痹湿邪偏重者;白虎加桂枝汤适用于风湿热痹。

**158. D**。痹证是以肢体关节、筋骨、肌肉等处发生疼痛、酸楚、重着、麻木,或关节屈伸不利、僵硬、肿大、变形及活动障碍为主症的疾病。若风邪偏盛,疼痛游走者,为行痹。故根据患者症状可诊断为痹证之行痹,治法为祛风散寒,除湿通络,方用防风汤。

**159. C**。根据患者有跌仆闪挫病史,腰痛如刺可辨病为腰痛。又根据腰痛如刺,痛有定处,痛处拒按,日轻夜重可辨证为瘀血腰痛,舌质暗紫有瘀斑,脉涩也是瘀血之象。此是由于瘀血阻滞,气血不通,经脉闭阻所致。治宜活血化瘀,通络止痛。方选身痛逐瘀汤。

**160. D**。肝癌的症状之一可为右上腹部或右胁肿胀或疼痛。肝癌患者通常在较短的时间内明显消瘦,这可能是由于肿瘤的生长导致营养吸收不良或代谢紊乱。肥胖不是肝癌的主要症状特征,相反,肝癌患者通常会出现体重减轻。黄疸是肝癌的常见症状之一,但不是所有肝癌患者都会出现黄疸。黄疸通常出现在癌肿压迫或侵犯了肝胆系统的情况下。尿频、尿急和尿痛通常与泌尿系统的问题相关,与肝癌的主要症状特征不直接相关。

**161. A**。肝癌常选茵陈、田基黄、平地木、片姜黄;胃癌常选石斛、麦冬、藤梨根。

**162. E**。慢性支气管炎受气候影响,寒冷空气可以刺激腺体增加黏液分泌,纤毛运动减弱,黏膜血管收缩,局部血液循环障碍,有利于继发感染。本病以长期咳嗽、咳痰或伴喘息为主要症状。临床以每年持续 3 个月,连续两年以上者诊断为慢性支气管炎。早期多无异常体征。急性发作期可在背部或双肺底听到干、湿啰音,咳嗽后可减少或消失。X 线检查早期可无异常,反复发作者表现为肺纹理增粗、紊乱。根据该患者的表现,首先考虑为慢性支气管炎。

**163. B**。慢性支气管炎以长期咳嗽、咳痰或伴喘息为主要症状。临床以每年持续 3 个月,连续两年以上者诊断为慢性支气管炎。急性发作期可在背部或双肺底听到干、湿啰音,咳嗽后可减少或消失。血液检查有细菌感染时可出现白细胞总数和(或)中性粒细胞计数增高。根据该患者的表现,首先考虑为慢性支气管炎急性发作。

**164. B**。肺心病的诊断包括:①有慢性支气管炎、肺系疾病、胸廓病变、肺血管病等原发疾病史;②有肺动脉压增高、右心室增大或右心功能不全的征象。肺心病可有原发肺脏疾病体征(双肺散在干、湿啰音),可有不同程度的发绀和肺气肿体征,可见肺动脉高压和右室扩大的体征。根据该患者的表现,首先考虑为肺心病。

**165. D**。支气管哮喘典型表现为发作性伴有哮鸣音的呼气性呼吸困难,可伴有气促、胸闷或咳嗽。夜间及凌晨发作或加重是哮喘的重要临床特征。其发作常与吸入外源性变应原有关。根据该患者的表现,首先考虑为支气管哮喘。

**166. D**。支气管哮喘典型症状为发作性伴有哮鸣音的呼气性呼吸困难,可伴有气促、胸闷或咳嗽。肺部听诊双肺闻及弥漫性哮鸣音,以呼气期为主。A、B 项患者有发热、寒战等感染表现,经抗生素治疗常有效,故不选 A、B。E 多有咳嗽咳痰,痰中带血。C 多有心功能不全的表现。

**167. C**。肺门肿块影是肺癌的直接征象。发生于右上叶的肺癌,肺门肿块及右肺上叶不张连在一起可形成横行“S”状下缘。有时肺癌发展迅速,中心可坏死形成内壁不规则的偏心性空洞。

**168. D**。稽留热:体温常于 39 ~ 40℃,达数天或数周,24 小时内体温波动小于 1℃。该患者的表现是稽留热。波状热:体温逐渐升高达 39℃或以上,数天后逐渐下降至正常水平,持续数天后又逐渐升高。弛张热:体温持续在 39℃,但波动幅度不大,24 小时内温差在 2℃以上,但均高于正常体温。间歇热:体温骤升至 39℃以上,持续数小时,又迅速降至正常水平,经过一个间歇期,体温又升高。不规则热:体温在 24 小时内变化不规则,持续时间不定。

**169. D**。肺炎链球菌肺炎以高热、寒战、咳嗽、血痰和胸痛为主要表现。铁锈色痰为肺炎链球菌肺炎特有临床表现。体征呈急性病容,鼻翼扇动,面颊绯红,口角和鼻周有单纯疱疹。根据该患者的表现,首选考虑肺炎链球菌肺炎。

**170. E**。支气管扩张症常见持续或反复咳嗽、咳(脓)痰。痰液呈黄绿色,为黏液性、黏液脓性或脓性,收集后分层,即上层为泡沫、中间为混浊黏液、下层为脓性成分、最下层为坏死组织。分层现象常见于支气管扩张症患者。体征可见杵状指。根据该患者的表现,首先考虑为支气管扩张症。

**171. C**。浸润型肺结核 X 线表现为肺尖或锁骨下可见小片状或斑点状阴影;原发型肺结核 X 线表现:哑铃型阴影,即原发病灶、引流淋巴结炎和肿大的肺门淋巴结,形成典型的原发综合征,排除 A。血行播散型肺结核 X 线表现:双上、中肺部为主的大小不等、密度不同和分布不均粟粒状或结节状阴影,排除 B。纤维空洞性型肺结核 X 线表现:单侧或双侧出现纤维后壁空洞和广泛的纤维增生,造成肺门抬高和肺纹理呈垂柳样,排除 D。结核性胸膜炎患者伴有胸水、胸痛等,排除 E。

**172. B**。肺炎时,叩诊音可为浊音,排除 A。肺水肿时,叩诊音多为实音,排除 C。肺癌、肺不张病变部位叩诊音可为浊音或实音,排除 D、E。肺结核的病变部位多位于上叶的尖后段和下叶的背段,并易形成空洞;较大的空洞性病变形成后听诊可以闻及支气管呼吸音和湿啰音,叩诊出现鼓音。

**173. A**。支气管肺癌患者多有吸烟史,临床症状多隐匿,以咳嗽(多为刺激性干咳)、咳痰(血痰)、咯血和消瘦等为主要表现。肺脓肿患者咳大量脓臭痰,排除 B。支气管扩张症患者临床表现为反复咳吐大量脓痰、痰中带血或咯血,但无刺激性干咳,排除 C。慢性支气管炎、肺气肿患者大多有吸烟病史,但多不伴咯血痰,排除

D、E。

**174. D**。咳嗽伴胸痛多见于肺炎、胸膜炎、支气管癌、自发性气胸等。支气管肺癌的咳嗽常有刺激性干咳，肿瘤压迫气管或支气管时咳嗽伴有金属音。急性上呼吸道感染的咳嗽多为干咳，伴有发热，排除A；慢性支气管炎的咳嗽多于晨间体位变换时咳白色泡沫样或黏液样痰，排除B；肺脓肿和支气管扩张症时咳大量黄色脓性痰，并与体位改变有明显关系，排除C、E。

**175. B**。原发性支气管肺癌早期以刺激性咳嗽、痰中带血等呼吸道症状多见，可伴有胸痛、发热、消瘦。肺部慢性感染可对肺癌的发病有影响。该患者慢性支气管炎病史5年，根据其表现，首先考虑为原发性支气管肺癌。慢性支气管炎X线检查为肺纹理增粗、紊乱，排除A；肺炎、肺脓肿常有高热，肺结核多有低热、盗汗、乏力等，排除C、D、E。

**176. B**。右心衰竭以体循环淤血为主要特征，心尖区可闻及舒张期杂音为二尖瓣狭窄的特征。颈静脉怒张、肝肋下2cm为体循环淤血、右心衰竭的表现。同时还有因体循环淤血导致的胃肠道功能紊乱。根据该患者的表现，首先考虑右心衰竭。肝炎无心脏杂音表现，排除A；左心衰竭为肺循环淤血，表现应为端坐呼吸、咳嗽咳痰、粉红色泡沫痰、胸闷心慌、呼吸困难等，排除C。肝硬化可有乏力、食欲缺乏、肝功能异常等表现，可伴有腹胀，排除D；全心衰竭常是左心衰竭使肺动脉压力增高，加重右心负荷，长此以往，右心功能下降、衰竭，表现出全心功能衰竭症状，排除E。

**177. D**。急进型高血压是指病情一开始即为急剧进展，或经数年的缓慢过程后突然迅速发展。临床上表现血压显著升高，眼底检查可见视网膜出血或渗出。常伴随心、脑、肾、胃肠道等靶器官的损伤；该患者头痛、恶心、呕吐、左室肥厚、心肌劳损等均为靶器官损伤的表现，考虑诊断为急进型高血压。

**178. B**。高血压危象在高血压早期与晚期均可发生。高血压危象发生时，出现头痛、烦躁、眩晕、恶心、呕吐、心悸、气急及视力模糊等严重症状，以及伴有痉挛动脉（椎－基底动脉、颈内动脉、视网膜动脉、冠状动脉等）累及相应的靶器官缺血症状。根据患者的表现，首先考虑诊断为高血压危象。

**179. B**。风湿热是心脏瓣膜病的主要病因，风湿炎症导致的瓣膜损害称为风湿性心脏病，简称风心病。听诊舒张期隆隆样杂音是二尖瓣狭窄最重要的体征，X线检查可见左心房增大。临床以呼吸困难、咳嗽、咯血为主。根据该患者的表现，首先考虑风心病二尖瓣狭窄。

**180. C**。心功能不全是心脏功能异常，而不能维持足够的心排出量，进而满足组织代谢需求的一种病理生理状态。临床表现为左心功能不全所致的肺循环淤血，可见不同程度的呼吸困难，咳粉红色泡沫样痰，听诊双肺底闻及湿啰音；以及右心衰所致的体循环淤血，可见颈静脉怒张、肝大、下肢水肿等；面颊暗红、口唇发绀为缺氧表现。听诊舒张期隆隆样杂音是二尖瓣狭窄最重要的体征。根据该患者的表现，首先考虑为二尖瓣狭窄及心功能不全。

**181. C**。慢性胃炎临床表现为上腹痛或不适、上腹胀、早饱、嗳气、恶心等消化不良症状。慢性萎缩性胃炎的黏膜病变特点为黏膜呈颗粒状、黏膜血管显露、色泽灰暗、皱襞细小；慢性浅表性胃炎为红斑、黏膜粗糙不平、出血点（斑）。根据该患者的表现，考虑诊断为慢性萎缩性胃炎。

**182. E**。慢性胃炎临床表现为上腹痛或不适、上腹胀、早饱、嗳气、恶心等消化不良症状。胃溃疡腹痛常有规律，为进食后痛，排除C；胆囊炎常表现为饱餐或脂肪餐后右上腹绞痛，Murphy征阳性，排除A。稳定型心绞痛多于劳累、情绪激动等状态下发生，其特点为阵发性的前胸压榨性疼痛或憋闷感觉，主要位于胸骨后部，排除B。中年患者，上腹部胀痛，与饮食有关，偶有反酸、嗳气，应为胃部疾病，结合病史，首先考虑为慢性胃炎。

**183. B**。消化性溃疡穿孔后,大量胃肠内容物进入游离腹腔,导致严重腹膜炎,出现腹膜刺激征,表现为板状腹、全腹压痛反跳痛、肠鸣音减弱或消失。突发上腹刀割样疼痛为消化性溃疡穿孔的特点。患者为饱餐后突发,考虑消化性溃疡穿孔可能性大。

**184. A**。消化性溃疡疼痛特点为上腹部长期反复周期性发作,溃疡疼痛与饮食之间的关系具有明显的相关性和节律性。胃癌为上腹部持续性疼痛,进食后会加重,排除B。慢性胃炎、胃肠神经官能症造成的腹痛与进食无明显相关性,排除C、D。胆囊炎常在饱餐、进油腻食物后或在夜间发作,进食后不缓解,排除E。

**185. C**。上消化道出血主要表现为呕血、黑便,成人每天消化道出血>5mL,粪隐血试验出现阳性;每天出血量>50mL则出现黑便。早期胃癌多无明显症状。上腹部疼痛与体重减轻是进展期胃癌最常见表现。溃疡型胃癌出血时可引起呕血或黑便,继之出现贫血。胃癌常见的淋巴结转移为左锁骨上淋巴结。根据该患者的表现,首先考虑该患者为胃癌。

**186. A**。早期胃癌多无明显症状,无特异性。疼痛与体重减轻是进展期胃癌最常见表现。患者常有较明确的上消化道症状,如上腹不适、进食后饱胀,随着病情进展上腹疼痛加重,食欲下降、乏力、消瘦。溃疡型胃癌出血时可引起呕血或黑便,继之出现贫血。早期胃癌无明显体征,进展期在上腹部可扪及肿块,有压痛。患者有上腹部疼痛,并触及肿块,即可基本排除B、C、D、E。黑便是较大量胃肠道出血的表现,排除B、C、D。结合患者的年龄和黑便表现,首先考虑为胃癌。

**187. B**。肝硬化在国内主要见于乙型病毒性肝炎患者,代偿期以乏力、食欲缺乏为突出表现,失代偿期主要表现为肝功能减退和门静脉高压症。门静脉高压常致食管胃底静脉曲张出血、腹腔积液、脾大,脾功能亢进、肝肾综合征、肝肺综合征等。清蛋白与球蛋白比例(A/G)的正常范围为1.5~2.5。肝硬化失代偿期血清白蛋白降低,球蛋白升高,A/G倒置,转氨酶、胆红素升高。根据该患者的乙肝病史,结合其表现,可初步诊断肝硬化门静脉高压合并上消化道出血。

**188. C**。肝硬化失代偿期表现为肝功能减退和门静脉高压症。蜘蛛痣是肝硬化的特殊体征,门静脉高压常致食管胃底静脉曲张出血、腹腔积液、脾大等。A、D都伴有肾功能受损的指标升高如BUN;B会出现体循环淤血,表现为下肢水肿、胸闷心慌等;E多有乙肝病毒感染的病史,可有皮肤黄染、食欲差、乏力等表现。患者的表现符合肝硬化的临床特点。

**189. B**。原发性肝癌以肝区疼痛、食欲减退、消化不良、恶心、呕吐、乏力、进行性消瘦、发热、营养不良为主要症状,常有肝大、黄疸、脾大、静脉侧支循环形成及腹水等体征。根据该患者的表现,首先考虑为原发性肝癌。肝脓肿患者有明显的炎症表现,如发热等,排除A;继发性肝癌患者常有其他原位恶性肿瘤的临床表现,排除B;肝脏质硬,表面凹凸不平,肝淤血不会出现这些体征,排除D;胰腺癌腹痛为隐痛、钝痛、胀痛,排除E。

**190. B**。急性胰腺炎临床以急性上腹痛、腹胀、恶心、呕吐和血胰酶增高等为特点。常因大量饮酒和暴饮暴食所致。根据该患者的表现,首先考虑为急性胰腺炎。急性胃炎见于不洁饮食或热冷变化时的上腹部不适,有时有压痛,无反跳痛,排除A;急性肝炎无上腹部反跳痛,排除C;右肾结石以右侧肾区叩击痛为主,排除D;肝癌常为上腹部持续疼痛,与进食关系不大,排除E。

**191. D**。胰腺癌最常见的症状表现为腹痛、黄疸和消瘦。胰头癌以腹痛、黄疸和上腹胀不适为主,胰体尾癌则以腹痛、上腹胀不适和腰背痛为多见。胰头癌时,肿瘤阻塞胆管,无胆汁进入消化道,故可见黄疸进行性加重、大便持续变白。急性病毒性肝炎、肝硬化、肝癌、胆总管结石时,也可出现黄疸,但重度黄疸时考虑胰头癌可能性大。根据该患者的表现,首先考虑为胰头癌。

**192. A**。再生障碍性贫血是一种可能由不同病因和机制引起的骨髓造血功能衰竭症。临床主要表现为骨髓造血功能低下,可见进行性贫血、感染、出血和全血细胞减少。血象检查全血细胞减少,但三系细胞减少的程度不同,少数病例可呈双系或单系细胞减少。B、C、D、E 一般均只有血红细胞的降低。根据该患者的表现,首先考虑为再生障碍性贫血。

**193. C**。原发免疫性血小板减少症临床以自发性的皮肤、黏膜及内脏出血,血小板计数减少,骨髓巨核细胞发育、成熟障碍等为特征。血象检查反复出血或短期内失血过多者,红细胞和血红蛋白可出现不同程度的下降,白细胞计数多正常。检查未见红细胞及白细胞的减少,骨髓未见增生低下,排除 A;脾亢及过敏性紫癜不出现如该患者的骨髓变化,排除 D、E;患者病程半年,除巨细胞外其他系均正常,骨髓增生活跃而不是极度活跃,排除 B。根据患者的表现,首先考虑诊断为原发免疫性血小板减少症。

**194. E**。原发免疫性血小板减少症临床以自发性的皮肤、黏膜及内脏出血,血小板计数减少,骨髓巨核细胞发育、成熟障碍等为特征。ITP 患者一般无肝、脾、淋巴结肿大。急性白血病骨髓象有核细胞显著增多,巨核细胞减少,排除 A;再生障碍性贫血骨髓象巨核细胞很难找到或缺如,排除 B;脾功能亢进时,脾大是特征性的临床表现之一,排除 C;过敏性紫癜血小板计数正常,排除 D。根据该患者的表现,考虑可能的诊断为原发免疫性血小板减少症。

**195. A**。甲状腺功能亢进症的典型表现有 TH 分泌过多所致的高代谢综合征等甲状腺毒症表现、甲状腺肿及眼征。食欲亢进、心悸、乏力、心脏听诊闻及收缩期杂音、心率增快等均为甲状腺毒症表现。甲状腺Ⅱ度肿大,以及眼征:眼裂增大、呈惊恐貌等均支持甲亢诊断。故应首先考虑甲状腺功能亢进症。单纯甲状腺肿,临床表现中没有甲状腺毒症表现,仅为甲状腺肿大,排除 B;神经官能症不会出现甲状腺肿大,排除 C;结核病、风湿热均不会出现甲亢特有的眼征及甲状腺肿大,排除 D、E。

**196. D**。使用他巴唑的不良反应:①粒细胞减少,主要为白细胞减少;②皮疹。该患者用他巴唑时,应定期复查白细胞计数。

**197. E**。糖尿病酮症酸中毒是糖尿病急性并发症,也是内科常见急症之一,多数患者在发生意识障碍前数天有多尿、烦渴多饮和乏力,随后出现嗜睡、呼吸深快,呼气中有烂苹果味是其特征之一。根据该患者的表现,最应诊断为糖尿病酮症酸中毒。

**198. D**。该患者在使用胰岛素后发生了低血糖昏迷,应及时测定血糖,甚至无须血糖结果,及时给予 50% 葡萄糖液 60 ~ 100mL 静脉注射,继以 5% ~ 10% 葡萄糖液静脉滴注,必要时可加用氢化可的松 100mg 和(或)胰高血糖素 0.5 ~ 1mg 肌内或静脉注射。

**199. E**。胰岛素的主要不良反应为低血糖。该患者用胰岛素治疗后突然出现昏迷,考虑胰岛素使用不当引起低血糖可能性大。

**200. C**。美国风湿病学会将关节功能障碍分为四级:①Ⅰ级:能正常进行日常生活和各项工作;②Ⅱ级:可进行一般的日常生活和某种职业工作,但参与其他项目活动受限;③Ⅲ级:可进行一般的日常生活,但参与某种职业工作或其他项目活动受限;④Ⅳ级:日常生活的自理和参与工作的能力均受限。

**201. E**。癫痫持续状态是指癫痫连续发作之间意识尚未完全恢复又频繁再发,或癫痫发作持续 30 分钟以上未自行停止。目前认为,如果患者出现全面强直 - 阵挛性发作持续 5 分钟以上即应考虑癫痫持续状态。根据该患者的表现,首先考虑为癫痫持续状态。

**202. B**。患者血压下降、心率增快,结合黑便表现,考虑消化道出血导致休克,首选抗休克治疗,积极补充血容量,同时寻找病因,处理原发病。

**203. E**。患者大量呕血、黑便,既往胃溃疡病史,考虑为胃溃疡大出血;血压降低、心率增快、烦躁、手足湿冷,提示休克,应立即抗休克治疗,补充血容量,可先快速滴注平衡盐溶液。紧急输血指征为血红蛋白低于70g/L或血细胞比容低于0.25,该患者暂不需紧急输血。

**204. B**。患者有多年乙肝病史,查体见肝大、脾大、腹水,考虑肝硬化门静脉高压可能,常导致食管胃底静脉曲张破裂出血,出现呕血、便血。

**205. A**。患者有呕血表现,首先考虑上消化道出血可能。胃镜是诊断上消化道出血病因、部位和出血情况的首选方法,不仅能直视病变、取活检,对于出血病灶可进行及时、准确的止血治疗。

**206. A**。患者有慢性肝炎、肝硬化病史,进食较硬食物后突发上消化道大出血,最可能是食管静脉曲张破裂出血。尽早给予收缩内脏血管药物如垂体后叶素、奥曲肽,减少门静脉血流量,降低门静脉压,从而止血。

**207. D**。患者呈半昏迷状态,出现瞳孔针尖样大小,口角流涎,口唇紫绀,肺水肿等M样症状,以及肌肉震颤等N样症状,首先考虑有机磷农药中毒可能。

**208. C**。有机磷农药中毒经阿托品治疗后,瞳孔较前扩大、口干、皮肤干燥、颜面潮红、肺湿啰音消失及心率加快,提示阿托品化。如出现意识模糊、烦躁不安、抽搐、昏迷和尿潴留等,提示阿托品中毒,应停用阿托品。根据患者表现,提示合并阿托品中毒。

**209. A**。胆碱酯酶活力测定是有机磷农药中毒诊断特异的实验指标,其活力测定可作为有机磷农药中毒诊断、分级及病情判断的重要指标。、

**210. B**。阴虚感冒可见发热,手足心热,微恶风寒,盗汗,头昏心烦,口干,干咳少痰,鼻塞流涕,舌红少苔,脉细数。气虚感冒见恶寒,发热,无汗,头痛身楚,咳嗽痰白,咳痰无力,神疲体倦,乏力,舌淡,苔薄白,脉浮无力。风寒束表证见恶寒重,发热轻,无汗,头痛,肢节酸疼,鼻塞声重,或鼻痒喷嚏,时流清涕,咽痒,咳嗽,咳痰稀薄色白,口不渴或渴喜热饮,舌苔薄白而润,脉浮或浮紧。风热犯表证见身热较著,微恶风,汗出不畅,头胀痛,面赤,咳嗽,痰黏或黄,咽燥,或咽喉红肿疼痛,鼻塞,流黄稠涕,口干欲饮,舌边尖红,苔薄黄,脉浮数。暑湿伤表证见身热,微恶风,汗少,肢体酸重或疼痛,头昏重胀痛,胸闷脘痞,小便短赤,舌苔薄黄而腻,脉濡数。

**211. E**。阴虚感冒治法为滋阴解表,气虚感冒治法为益气解表,风寒犯表证治法为辛温解表,风热犯表证治法为辛凉解表,暑湿伤表证治法为清暑祛湿解表。

**212. A**。阴虚感冒首选加减葳蕤汤。新加香薷饮主治暑湿伤表证;银翘散主治风热犯表证;荆防达表汤主治风寒束表证;参苏饮主治气虚感冒。

**213. B**。根据患者干咳日久,痰少、黏、白等临床表现可辨病为咳嗽。肺阴亏耗症状:干咳,咳声短促,痰少黏白,或痰中带血丝,或声音逐渐嘶哑,口干咽燥,常伴有午后潮热等。此是由于肺阴亏虚,虚热内灼,肺失润降所致。故该患者辨病辨证为咳嗽之肺阴亏耗证。肺痨因感染痨虫所致,以咳嗽、咯血、潮热、盗汗以及身体逐渐消瘦为主症。内伤发热是以内伤为病因,脏腑功能失调,气血阴阳失衡所致,以发热为主症的疾病。血由肺及气管外溢,经口咳出,表现为痰中带血,或痰血相兼,或纯血鲜红,兼夹泡沫,均称为咳血。

**214. A**。咳嗽肺阴亏耗证的临证加减:①若肺气不敛,咳而气促明显,加五味子、诃子,五味子的主要功效是敛肺止咳,可以治疗肺虚而引起的咳嗽,还有固表止汗、固肾涩精、生津止渴的作用;②痰中带血,加牡丹皮、山栀、白茅根、仙鹤草;③潮热明显,加功劳叶、银柴胡、青蒿、胡黄连;④盗汗明显,加乌梅、煅牡蛎、浮小麦;⑤咳吐黄痰,加海蛤壳、黄芩、知母;⑥手足心热,腰膝酸

软，加知母、黄柏、女贞子、旱莲草。

**215. D**。本病辨病辨证为咳嗽肺阴亏耗证，属内伤咳嗽。内伤咳嗽忌用宣肺散邪法。误用每致耗损阴液，伤及肺气，正气愈虚。必须注意调护正气，即使虚实夹杂，亦当标本兼顾。

**216. A**。冷哮证见喉中哮鸣如水鸡声，呼吸急促，喘憋气逆，胸膈满闷如塞，咳不甚，痰少咯吐不爽，色白而多泡沫，面色青暗，舌苔白滑，脉弦紧或浮紧。热哮证见喉中痰鸣如吼，喘而气粗息涌，胸高胁胀，咳呛阵作，咳痰色黄或白，黏浊稠厚，咳吐不利，口苦，口渴喜饮，汗出，面赤，舌苔黄腻，质红，脉滑数或弦滑。寒包热哮证见喉中哮鸣有声，胸膈烦闷，呼吸急促，喘咳气逆，身痛，口干欲饮，大便偏干，舌苔白腻，舌尖边红，脉弦紧。风痰哮证见喉中痰涎壅盛，声如拽锯，或鸣声如吹哨笛，喘急胸满，但坐不得卧，咳痰黏腻难出，或为白色泡沫痰液，无明显寒热倾向，面色青暗，起病多急，舌苔厚浊，脉滑实。虚哮证见喉中哮鸣如鼾，声低，气短息促，动则喘甚，发作频繁，甚则持续喘哮，口唇、爪甲青紫，咳痰无力，舌质淡或偏红，或紫暗，脉沉细或细数。

**217. B**。冷哮证的治法是宣肺散寒，化痰平喘。热哮证须清热宣肺，化痰定喘；寒包热哮证须解表散寒，清化痰热；风痰哮证须祛风涤痰，降气平喘；虚哮证须补肺纳肾，降气化痰。

**218. C**。冷哮证首选射干麻黄汤或小青龙汤。定喘汤是治疗热哮证的首选；小青龙加石膏汤用于治疗寒包热哮证；平喘固本汤用于治疗虚哮证。

**219. B**。正虚喘脱证见喘逆剧甚，张口抬肩，鼻扇气促，端坐不能平卧，稍动则咳喘欲绝，或有痰鸣，心慌动悸，烦躁不安，面青唇紫，汗出如珠，肢冷，脉浮大无根，或见歇止，或模糊不清。喘证肾虚不纳证见喘促日久，动则喘甚，呼多吸少，气不得续，形瘦神惫，跗肿，汗出肢冷，面青唇紫，舌淡苔白或黑而润滑，脉微细或沉弱。喘证肺气虚耗证见喘促短气，气怯声低，喉有鼾声，咳声低弱，痰吐稀薄，自汗畏风，或见咳喘，痰少质黏，烦热而渴，咽喉不利，面颧潮红，舌质淡红或有苔剥，脉软弱或细数。喘证痰浊阻肺证见喘而胸满闷塞，甚则胸盈仰息，咳嗽，痰多黏腻色白，咯吐不利，兼有呕恶，食少，口黏不渴，舌苔白腻，脉象滑或濡。喘证肺气郁痹证见喘促每遇情志刺激而诱发，发时突然呼吸短促，息粗气憋，胸闷胸痛，咽中如窒，但喉中痰鸣不著，或无痰声；平素常多忧思抑郁，失眠；苔薄，脉弦。

**220. E**。喘证正虚喘脱证治法为扶阳固脱，镇摄肾气。喘证痰浊阻肺证治法为祛痰降逆，宣肺平喘；喘证肺气郁痹证治法为开郁降气平喘；喘证肺气虚耗证治法为补肺益气；喘证肾虚不纳证治法为补肾纳气。

**221. B**。喘证正虚喘脱证首选参附汤送服黑锡丹。金匮肾气丸合参蛤散主治肾虚不纳证；生脉散合补肺汤主治肺气虚耗证；五磨饮子主治喘证肺气郁痹证；二陈汤合三子养亲汤主治喘证痰浊阻肺证。

**222. B**。根据患者咯血反复发作一月，咳呛气急，午后潮热，盗汗等临床表现可辨病为肺痨。肺肾阴伤，水亏火旺，虚火灼津，灼伤肺络，阴精耗损，则见五心烦热，口干多饮，颧红，消瘦，舌红绛少津液，苔薄黄，脉细数。故可辨病辨证为肺痨之虚火灼肺证。

**223. E**。该患者辨病辨证为肺痨之虚火灼肺证。治宜补益肺肾，滋阴降火。方选百合固金丸合秦艽鳖甲散。肺痨之气阴耗伤证宜选保真汤。

**224. B**。肺痨之虚火灼肺证的临证加减：①若咳痰量多黄稠，加桑白皮、海蛤壳、鱼腥草清化痰热；②咳血不止，加紫珠草、牡丹皮、大黄炭或十灰散凉血止血；③盗汗多，加煅牡蛎、煅龙骨、浮小麦敛营止汗；④胸胁掣痛，加川楝子、延胡索、郁金和络止痛；⑤心烦失眠，加酸枣仁、夜交藤、珍珠母宁心安神。

**225. E**。咳嗽是指肺失宣降，肺气上逆作咳，或伴咯吐痰液。喘证是以呼吸困难，甚至张口抬肩，鼻翼扇动，不能平卧为主症的疾病。哮病是一种发作性的痰鸣气喘疾患。发时喉中有哮鸣声,呼吸气促困难,甚则喘息不能平卧。肺胀症状为胸部膨满,憋闷如塞,喘息上气,咳嗽痰多,烦躁,心悸,面色晦暗,或唇甲紫绀,脘腹胀满,肢体浮肿等。肺痨以咳嗽、咯血、潮热、盗汗及身体逐渐消瘦为主要临床特征。

**226. A**。肺气亏虚,宣肃失职,痰浊凝滞于肺,肺气不利,故见胸部膨满,憋闷如塞,短气喘息,稍劳即著;脾虚湿盛,聚生痰液,塞阻气道,故咳嗽痰多,色白黏腻;肺气不足,宗气生成减少,故见倦怠乏力;肺气亏虚,气不摄津,故易汗;气虚不能固表,故恶风;痰浊中阻,脾虚失运,胃失和降,故脘痞纳少;舌暗,苔浊腻,脉滑为痰浊内盛之象,辨证为痰浊壅肺证。

**227. C**。肺胀痰浊壅肺证首选苏子降气汤合三子养亲汤加减。越婢加半夏汤或桑白皮汤加减主治痰热郁肺证;真武汤合五苓散加减主治阳虚水泛证;平喘固本汤合补肺汤加减主治肺肾气虚证。

**228. C**。肺胀是以喘息气促,咳嗽咳痰,胸部膨满,憋闷如塞,或唇甲发绀,心悸,肢体浮肿,经久难愈,严重者可出现喘脱、昏迷等为主症的疾病。故根据患者喘咳,咯痰清稀,面浮肢肿等临床表现可辨病为肺胀。心肾阳虚,水饮内停,故可见脘痞,纳差,尿少,怕冷,口唇青紫等表现,故可辨病辨证为肺胀阳虚水泛证。

**229. B**。阳虚水泛之肺胀病位涉及肺脾肾,证机概要为心肾阳虚,水饮内停。治宜温肾健脾,化饮利水。

**230. D**。该患者辨病辨证为肺胀阳虚水泛证。治宜温肾健脾,化饮利水。方选真武汤合五苓散,前方温阳利水,后方通阳化气利水。

**231. D**。肺痈是以咳嗽、胸痛、发热、咳吐腥臭浊痰甚则脓血相兼为主症的疾病。故根据患者咳嗽气急,咳吐黄绿色浊痰,有腥臭味,胸痛不得转侧,壮热等临床表现可辨病为肺痈。

**232. C**。肺痈成痈期证见壮热寒战,胸痛转侧不利,咳吐腥臭脓痰,舌苔黄腻,脉滑数。治以清热解毒,化瘀消痈。

**233. B**。肺痈溃脓期可见咳吐大量脓血痰,或如米粥,腥臭异常,有时咯血,身热,面赤,烦渴喜饮等表现,此是由于热壅血瘀,血败肉腐,痈肿内溃,脓液外泄所致。治宜排脓解毒,方选加味桔梗汤加减。

**234. E**。咳嗽是指肺失宣降,肺气上逆作声,或伴咯吐痰液而言。喘证是以呼吸困难,甚至张口抬肩,鼻翼扇动,不能平卧为主症的疾病。哮病是一种发作性的痰鸣气喘疾患。发病时喉中有哮鸣声,呼吸气促困难,甚则喘息不能平卧。肺胀见胸部膨满,憋闷如塞,喘息上气,咳嗽痰多,烦躁,心悸,面色晦暗,或唇甲紫绀,脘腹胀满,肢体浮肿等。肺痨以咳嗽、咯血、潮热、盗汗及身体逐渐消瘦为主要临床特征。故根据患者咳嗽气急,时时咯血,午后潮热,盗汗量多等临床表现可辨病为肺痨。

**235. B**。肺痨虚火灼肺证可见喘咳气急,痰少质黏,或吐痰黄稠量多,时时咯血,血色鲜红,混有泡沫痰涎,午后潮热,骨蒸颧红,五心烦热,盗汗量多,口渴心烦,失眠,性情急躁易怒,或胸胁掣痛,舌干而红,苔薄黄而剥,脉细数。肺痨肺阴亏损证可见干咳,咳声短促,或咯少量黏痰,或痰中带有血丝,色鲜红,胸部隐隐闷痛,舌苔薄白,舌边尖红,脉细数。肺痨气阴耗伤证可见咳嗽无力,气短声低,咳痰清稀色白,量较多,偶或夹血,或咯血,血色淡红,午后潮热,伴有畏风,怕冷,纳少神疲,便溏,面白颧红,舌质光淡,边有齿印,苔薄,脉细弱而数。肺痨阴阳两虚证见肺痨病日久,咳逆喘息,少气,咳痰色白有沫,或夹血丝,血色暗淡,潮热,自汗,盗汗,声嘶或失音,面浮肢肿,心慌,唇紫,肢冷形寒,苔黄而剥,舌质光淡隐紫,少津,脉微细而数,或虚大无力。肝肾阴虚证不是肺痨的证型。

**236. D**。治疗肺痨虚火灼肺证首选百合固金汤合秦艽鳖甲散。补天大造丸主治肺痨阴阳两虚证,保真汤或参苓白术散主治肺痨气阴耗伤证,月华丸主治肺痨肺阴亏损证。

**237. A**。根据患者心悸不宁,善惊易恐可辨病为心悸。心悸阴虚火旺证见心悸易惊，心烦失眠，五心烦热，口干，盗汗，思虑劳心则症状加重，伴耳鸣腰酸，头晕目眩，急躁易怒，舌红少津，苔少或无，脉细数。心悸心虚胆怯证见心悸不宁，善惊易恐，坐卧不安，不寐多梦而易惊醒，恶闻声响，食少纳呆，苔薄白，脉细略数或细弦。心悸心血不足证见心悸气短，头晕目眩，失眠健忘，面色无华，倦怠乏力，纳呆食少，舌淡红，脉细弱。心悸心阳不振证见心悸不安，胸闷气短，动则尤甚，面色苍白，形寒肢冷，舌淡苔白，脉虚弱或沉细无力。心悸水饮凌心证见心悸，眩晕，胸闷痞满，渴不欲饮，小便短少，或下肢浮肿，形寒肢冷，伴恶心、欲吐、流涎，舌淡胖，苔白滑，脉弦滑或沉细而滑。

**238. A**。该患者可辨病辨证为心悸之心虚胆怯证。此是由于气血亏损，心虚胆怯，心神失养所致。治宜镇惊定志，养心安神。

**239. A**。该患者可辨病辨证为心悸之心虚胆怯证。此是由于气血亏损，心虚胆怯，心神失养所致。治宜镇惊定志，养心安神。方选安神定志丸。桂枝甘草龙骨牡蛎汤合参附汤主治心悸心阳不振证；归脾汤主治心悸心血不足证；天王补心丹合朱砂安神丸主治心悸阴虚火旺证；苓桂术甘汤主治心悸水饮凌心证。

**240. A**。心衰是以乏力、心悸、喘息、肢体水肿为主症的疾病。故根据患者胸闷气短，心悸，神疲乏力，肢肿时作等临床表现可辨病为心衰。心气不足，血行瘀滞，故可见胸闷气短，心悸，活动后加剧，口唇发绀，舌淡胖有瘀斑，脉涩、结、代等。故可辨证为气虚血瘀证。

**241. C**。该患者辨病辨证为心衰气虚血瘀证，是由于心气不足，血行瘀滞所致，治宜益气温阳，活血祛瘀。

**242. D**。该患者辨病辨证为心衰气虚血瘀证，是由于心气不足，血行瘀滞所致，治宜益气温阳，活血祛瘀。方选保元汤合血府逐瘀汤加减。前方补气温阳为主，后方重在活血行气。

**243. D**。根据患者经常失眠多梦，入睡困难等表现可辨病为不寐。肾水亏虚，不能上济于心，心火炽盛，不能下交于肾，故见心悸，头晕耳鸣，腰膝酸软，五心烦热等表现。故可辨证为心肾不交证。

**244. E**。该患者辨病辨证为不寐心肾不交证。治宜滋阴降火，交通心肾。方选六味地黄丸合交泰丸加减。六味地黄丸以滋补肾阴为主，交泰丸以清心降火，引火归原。

**245. B**。不寐心肾不交证的临证加减：①心烦不寐，彻夜不眠者，加朱砂、磁石、龙骨、龙齿重镇安神；②若心阴不足为主者，用天王补心丹；③阴血不足，心火亢盛者，用朱砂安神丸。天王补心丹具有滋阴养血、补心安神的功效。主治：阴虚血少，神志不安证。

**246. B**。根据患者阵发性头晕 3 年可辨病为眩晕。痰浊中阻，上蒙清窍，清阳不升，则可见素日脾胃不好，面色㿠白，纳少乏力，头重昏蒙等表现。故可辨证为痰湿中阻证。眩晕肝阳上亢证可见：眩晕，耳鸣，头目胀痛，急躁易怒，口苦，失眠多梦，遇烦劳郁怒而加重，甚则仆倒，颜面潮红，肢麻震颤，舌质红，苔黄，脉弦或数。眩晕瘀血阻窍证可见：眩晕，头痛，且痛有定处，兼见健忘，失眠，心悸，精神不振，耳鸣耳聋，面唇紫暗，舌质暗有瘀斑，多伴见舌下脉络迂曲增粗，脉涩或细涩。眩晕气血亏虚证可见：眩晕动则加剧，劳累即发，面色㿠白，神疲自汗，倦怠懒言，唇甲不华，发色不泽，心悸少寐，纳少腹胀，舌质淡，苔薄白，脉细弱。眩晕肾精不足证可见：眩晕日久不愈，精神萎靡，腰酸腿软，少寐多梦，健忘，两目干涩，视力减退，或遗精滑泄，耳鸣齿摇，或颧红咽干，五心烦热，舌红少苔，脉细数，或面色㿠白，形寒肢冷，舌质淡嫩，苔白，脉沉细无力，尺脉尤甚。

**247. B**。该患者辨病辨证为眩晕痰湿中阻证。治宜化痰祛湿，健脾和胃。眩晕肝阳上亢证治宜平肝潜阳。眩晕瘀血阻窍证治宜活血通窍。眩晕气血亏虚证治宜补益气血。眩晕肾精不足证治宜补肾填精。

**248. B**。该患者辨病辨证为眩晕痰湿中阻证。治宜化痰祛湿,健脾和胃。方选半夏白术天麻汤。眩晕肝阳上亢证宜选天麻钩藤饮。眩晕瘀血阻窍证宜选通窍活血汤。眩晕气血亏虚证宜选归脾汤。眩晕肾精不足证宜选左归丸。

**249. C**。根据患者近日情志不遂,头痛而眩等表现可辨病为头痛。肝失条达,气郁化火,阳亢风动则可见头痛而眩,心烦易怒,夜眠不宁,两胁胀痛,面红口苦等表现。故可辨证为内伤头痛之肝阳头痛。

**250. B**。该患者辨病辨证为内伤头痛之肝阳头痛。证机概要:肝失条达,气郁化火,阳亢风动。治宜平肝潜阳息风。风热头痛宜疏风清热。肾虚头痛宜养阴补肾。痰浊头痛宜化痰降逆。风寒头痛宜疏风散寒。

**251. B**。该患者辨病辨证为内伤头痛之肝阳头痛。证机概要:肝失条达,气郁化火,阳亢风动。治宜平肝潜阳息风。方选天麻钩藤饮。风寒头痛宜选川芎茶调散加减。风热头痛宜选芎芷石膏汤加减。痰浊头痛宜选半夏白术天麻汤加减。肾虚头痛宜选大补元煎加减。

**252. A**。患者猝然晕倒,醒后舌强语謇,口角歪斜,半身不遂,诊断为中风。痉证以四肢抽搐,项背强直,甚至角弓反张为主症。厥证也有突然昏仆,不省人事之表现,但厥证神昏时间多短暂,发作时常伴有四肢逆冷,移时多可自行苏醒,醒后无半身不遂、口眼歪斜、言语不利等表现。痫证以突然意识丧失,甚则仆倒,不省人事,强直抽搐,口吐白沫,两目上视或口中怪叫为特征,移时苏醒,一如常人。面瘫是以口、眼向一侧歪斜为主症的病证。

**253. B**。该患者辨病为中风。风痰阻络,气血运行不利,则猝然晕倒,醒后舌强语謇,口角歪斜,左侧肢体半身不遂,肢体麻木;平素头晕、目眩,舌暗淡,苔滑腻,脉弦滑为风痰入络之象,故辨证为风痰入络证。

**254. B**。该患者辨病辨证为中风风痰入络证。治宜息风化痰、活血通络。首选半夏白术天麻汤合桃仁红花煎加减。半夏白术天麻汤化痰息风、补脾燥湿,桃仁红花煎活血化瘀、行气散结。

**255. C**。痴呆是以获得性智能缺损为特征,以善忘、失语、失认、失用、执行不能或生活能力下降等为主症的疾病,又称呆病。故根据患者近年来记忆力、计算力明显减退,语不达意,喜闭门独居等临床表现可辨病为痴呆。痴呆髓海不足可见:智能减退,记忆力和计算力明显减退,头晕耳鸣,懈惰思卧,齿枯发焦,腰酸骨软,步行艰难,舌瘦色淡,苔薄白,脉沉细弱。健忘是遇事善忘、不能回忆的一种病证,一般无渐进性加重,也无智能缺失,生活能力始终正常。

**256. A**。该患者辨病辨证为痴呆髓海不足证。此是由于肾精亏虚,髓海失养,神机失用所致。治宜滋补肝肾,填精益髓。

**257. B**。该患者辨病辨证为痴呆髓海不足证。此是由于肾精亏虚,髓海失养,神机失用所致。治宜滋补肝肾,填精益髓。方选七福饮。方中重用熟地黄以滋阴补肾,以补先天之本;人参、白术、炙甘草益气健脾,用以强壮后天之本;当归养血补肝;远志、杏仁宣窍化痰。

**258. C**。患者辨病为郁证。营阴暗耗,心神失养,则出现精神恍惚,心神不宁,悲忧善哭,喜怒无常,故可辨证为心神失养证。

**259. B**。患者辨病辨证为郁证心神失养证。治宜甘润缓急,养心安神。气郁化火证须疏肝解郁,清肝泻火。心脾两虚证须健脾养心,益气补血。肝气郁结证须疏肝解郁,理气和中。心肾阴虚证须滋养心肾。

**260. A**。患者辨病辨证为郁证心神失养证。治宜甘润缓急,养心安神。方选甘麦大枣汤加减。半夏厚朴汤为痰气郁结证首选,天王补心丹为心肾阴虚证首选,丹栀逍遥散为气郁化火证首选,归脾汤为心脾两虚证首选。

**261. B**。痫证是由先天或后天因素,使脏腑受伤,神机受损,元神失控所导致的,以突然意识丧失,发则仆倒,不省人事,两目上视,口吐涎沫,四肢抽搐为主要临床表现的一种发作性疾病。故根据患者突发昏仆，肢体抽搐，口吐涎沫等表现可辨病为痫证。厥证是以突然昏倒，不省人事，伴有四肢逆冷为主症的疾病。中风是以半身不遂、肌肤不仁、口舌歪斜、言语不利，甚则突然昏仆、不省人事为主症的疾病。痉证是以项背强直，四肢抽搐，甚至口噤、角弓反张为主症的疾病。郁证是以心情抑郁，情绪不宁、胸部满闷，胁肋胀痛，或易怒易哭，或咽中如有异物梗阻为主症的疾病。

**262. B**。该患者辨病为痫证。又根据患者平素疲乏，少气懒言，纳差等表现，可辨证为脾虚痰盛证，舌苔白腻，脉象弦滑也是痰盛之象，此是由于脾虚不运，痰湿内盛所致。

**263. B**。该患者辨病辨证为痫证脾虚痰盛证。治宜健脾化痰，方选六君子汤。痫证瘀阻脑络证治宜活血化瘀。痫证肝肾阴虚证治宜滋养肝肾。痫证肝火痰热证治宜清肝泻火。

**264. C**。颤证是指手足颤动，或头部摇晃不能自主的疾病。故根据患者肢体颤动不能自制等表现可辨病为颤证。痿证是以肢体筋脉弛缓，软弱无力，不能随意运动，或伴有肌肉萎缩为主症的疾病。痹证是以肢体关节、筋骨、肌肉等处发生疼痛、酸楚、重着、麻木，或关节屈伸不利、僵硬、肿大、变形及活动障碍为主症的疾病。痫证是以发作性神情恍惚，甚则突然仆倒，昏不知人，口吐涎沫，两目上视，肢体抽搐，或口中怪叫，移时苏醒，醒后一如常人为主症的疾病。癫证以精神抑郁、表情淡漠、沉默呆钝、语无伦次、静而少动为特征。

**265. D**。患者辨病为颤证。肝郁阳亢，化火生风，扰动筋脉，则可见肢体颤动不能自制，眩晕耳鸣，面赤烦躁易怒，情绪紧张则颤动加重，口苦咽干等表现。故可辨证为风阳内动证。治宜镇肝息风，舒筋止颤。

**266. E**。该患者辨病辨证为颤证风阳内动证。治宜镇肝息风，舒筋止颤。方选天麻钩藤饮合镇肝熄风汤。天麻钩藤饮平肝息风，清热安神，镇肝熄风汤镇肝息风，育阴潜阳，舒筋止颤。

**267. B**。根据患者双下肢软弱无力，逐渐加重4年余可辨病为痿证。脾胃为后天之本，气血生化之源，若脾胃受损，脾胃既不能运化水谷以化生气血而精血不足，也不能转输精微，五脏失其润养，筋脉失其滋煦，故发为痿证。

**268. C**。本病辨病为痿证，根据患者神疲肢倦，肌肉萎缩，少气懒言，纳呆，便溏，面色无华等临床表现可辨证为脾胃虚弱证。此是由于脾虚不健，生化乏源，气血亏虚，筋脉失养所致。治宜补中益气，健脾升清。

**269. A**。参苓白术散健脾益气，祛湿；补中益气汤健脾益气养血，两者合用可补中益气，健脾升清，为痿病之脾胃虚弱证的代表方。

**270. D**。患者平素嗜食辛辣，因饮酒过度引起上腹部疼痛，现症见胃脘隐隐灼痛，饥不欲食，诊断为胃痛。真心痛是当胸而痛，多绞痛、刺痛、隐痛，有反复发作史，一般无放射痛，伴嗳气、反酸、嘈杂等脾胃证候。胁痛是以胁部疼痛为主症，可伴发热恶寒，或目黄、肤黄，或胸闷太息，极少伴嘈杂反酸、嗳气吞腐。腹痛是以胃脘部以下，耻骨毛际以上整个位置疼痛为主症的疾病。痞满是指自觉心下痞塞，胸膈胀满，触之无形，按之柔软，压之无痛为主要症状的病证。

**271. D**。患者辨病为胃痛。胃阴亏耗，胃失濡养，则胃脘隐隐灼痛；阴亏而胃失濡润，纳腐失常，则饥不欲食；阴亏而津不上乘，则口燥咽干，口渴欲饮；肠失濡润，则大便干结；舌红无苔而干，脉细为阴虚内热之象，故辨证为胃阴不足证，治宜养阴益胃，和中止痛。

**272. E**。治疗胃痛胃阴不足证，首选益胃汤加减。清中汤为湿热中阻证首选，黄芪建中汤为脾胃虚寒证首选，良附丸为寒邪客胃证首选，保和丸为饮食伤胃证首选。

**273. D**。胃痞是以自觉心下痞塞胀满不舒为主症的疾病，又称痞满。故根据患者脘腹痞满月余，胸膈胀闷等表现可辨病为痞满。痰湿中阻型痞满临床表现：脘腹痞塞不舒，胸膈满闷，身重困倦,头昏纳呆,嗳气呕恶,口淡不渴,舌苔白厚腻,脉沉滑。故本病证属痰湿中阻型痞满。呕吐是以胃内容物由口中吐出为主症的疾病。眩晕是以头晕、目眩为主症的疾病。

**274. B**。该患者辨病辨证为痞满痰湿中阻证。由于肝气郁结,气机运行不利,体内聚湿为痰,进而困阻脾胃,气机不和而发为痞满。故治宜除湿化痰,理气和中。

**275. B**。该患者辨病辨证为痞满痰湿中阻证。治宜除湿化痰,理气和中。方选二陈平胃散加减。痞满饮食内停证宜选保和丸加减。痞满肝胃不和证宜选越鞠丸合枳术丸加减。痞满脾胃虚弱证宜选补中益气汤加减。

**276. C**。根据患者呕吐清水痰涎可辨病为呕吐。痰饮内阻型呕吐临床表现:呕吐清水痰涎,或胃部如囊裹水,脘痞满闷,纳谷不佳,头眩,心悸,或逐渐消瘦,舌苔白滑或腻,脉沉弦滑。中阳不振,痰饮内停,胃气上逆,则可见呕吐清水痰涎,胃部如囊裹水,纳谷不佳,头眩,心悸等表现。故可辨证为痰饮内阻证。患者诊断为痰饮内阻型呕吐。

**277. C**。该患者辨病辨证为呕吐痰饮内阻证。外邪犯胃证的治法是疏邪解表,化浊和中。消食化滞,和胃降逆用于食滞内停证;温化痰饮,和胃降逆用于痰饮内阻证;温中健脾,和胃降逆用于脾胃虚寒证;疏肝和胃,降逆止呕用于肝气犯胃证。

**278. C**。该患者辨病辨证为呕吐痰饮内阻证。治疗外邪犯胃证,首选藿香正气散加减。理中丸为脾胃阳虚证首选,小半夏汤为痰饮内阻证首选,半夏厚朴汤为肝气犯胃证首选,保和丸为食滞内停证首选。

**279. B**。寒积腹痛症状:腹痛急起,剧烈拘急,得温痛减,遇寒尤甚,恶寒身蜷,手足不温,口淡不渴,小便清长,大便自可,苔薄白,脉沉紧。故根据患者暴起腹痛,遇热痛减,口淡不渴,舌淡,苔白腻,脉沉紧等临床表现可辨证为寒积腹痛。此是由于寒邪凝滞,中阳被遏,脉络痹阻,不通则痛所致。

**280. B**。患者辨病辨证为腹痛寒邪内阻证。治宜温中散寒,理气止痛。腹痛湿热壅滞证治宜泻热通腑,行气导滞。腹痛饮食积滞证治宜消食导滞,理气止痛。腹痛瘀血内停证治宜活血化瘀,和络止痛。腹痛中虚脏寒证治宜温中补虚,缓急止痛。

**281. B**。患者辨病辨证为腹痛寒邪内阻证。治宜温中散寒,理气止痛。宜选良附丸合正气天香散加减。良附丸温里散寒,正气天香散理气温中。常用药有:高良姜、干姜、紫苏温中散寒;乌药、香附、陈皮理气止痛。腹痛湿热壅滞证宜选大承气汤加减。腹痛瘀血内停证宜选少腹逐瘀汤加减。腹痛中虚脏寒证宜选小建中汤加减。

**282. A**。患者大便溏薄迁延日久,近日每天排便5~6次,粪质稀薄,伴腹痛、腹胀、进食减少,进食油腻易致发作,可诊断为泄泻。胃痛以上腹近心窝处胃脘部发生疼痛为特征,常伴食欲不振、恶心呕吐、嘈杂反酸等上消化道症状。腹痛以胃脘以下、耻骨毛际以上部位的疼痛为主要表现。胃痞以胃脘痞塞,满闷不舒为主症,并有按之柔软,压之不痛,望之胀形的特点。噎膈是指吞咽食物梗噎不顺,饮食难下,或纳而复出。

**283. C**。脾虚失运,清浊不分,则大便稀薄,每天5~6次;脾气虚弱,失于健运,则腹痛隐隐喜按,进食减少,食则闷胀,进食油腻易致发作,故可辨证为脾胃虚弱证,治宜健脾益气,化湿止泻。芳香化湿,解表散寒适用于寒湿内盛证;消食导滞,和中止泻适用于食滞肠胃证;温肾健脾,固涩止泻适用于肾阳虚衰证;抑肝扶脾适用于肝气乘脾证。

**284. D**。治疗泄泻脾胃虚弱证,首选参苓白术散加减。藿香正气散为寒湿内盛证的首选,四神丸为肾阳虚衰证的首选,痛泻要方为肝气乘脾证的首选,保和丸为食滞胃肠证的首选。

**285. A**。根据患者下痢反复发作4年余可辨病为痢疾。又因食海鲜后发作,根据大便为黏液血便,纳食减少,倦怠怯冷等表现可辨证为休息痢。此是由于病久正伤，正虚邪恋，脾阳不振，邪滞肠腑所致。治宜温中清肠，调气化滞，方用连理汤加减。

**286. B**。该患者辨病辨证为痢疾休息痢。现症见腹部刺痛，拒按，固定不移，夜间加重，面色晦暗，提示有瘀，舌质紫暗有瘀斑，脉细涩也是瘀血之象。此为患者久病夹瘀，治疗宜选少腹逐瘀汤活血祛瘀。

**287. D**。该患者辨病辨证为痢疾休息痢。现症见烦渴烧心，下痢稀溏，时夹少量黏冻，腹痛隐隐，喜温喜按，舌质淡，苔黄腻，脉沉缓，此为脾阳虚，寒热错杂所致。治疗宜选乌梅丸加减。

**288. B**。根据患者大便干结，数日一行等表现可辨病为便秘。肠腑燥热，津伤便结，则可见便干、面红烦热，口干口臭，唇焦色红等表现，舌红苔黄，脉滑数也是热盛之象。故可辨证为热秘。故中医病机为肠腑燥热，津伤便结。

**289. A**。该患者辨病辨证为便秘之热秘。治宜泄热导滞，润肠通便。血虚秘治宜滋阴养血。阴虚秘治宜滋阴增液。

**290. A**。该患者辨病辨证为便秘之热秘。方选麻子仁丸泄热导滞，润肠通便。方中大黄、枳实、厚朴通腑泄热，火麻仁、杏仁、白蜜润肠通便，芍药养阴和营。此方泻而不峻，润而不腻，有通腑气而行津液之效。

**291. B**。根据患者两目黄染，皮肤亦黄，黄色鲜明可以辨病为黄疸阳黄。湿遏热伏，困阻中焦，胆汁不循常道，则可见头重身困，胸脘痞满，恶心呕吐，小便短少而黄，大便稀溏等表现，舌苔黄腻，脉濡数也是湿热之象。故可辨证为阳黄湿重于热证。

**292. D**。该患者辨病辨证为黄疸阳黄湿重于热证。治宜化湿利小便，佐以清热。阳黄热重于湿证治宜清热利湿，凉血泄热。黄疸胆腑瘀热证治宜疏肝泄热，利胆退黄。黄疸疫毒炽盛证治宜清热解毒，凉血开窍。

**293. A**。该患者辨病辨证为黄疸阳黄湿重于热证。治宜化湿利小便，佐以清热。方选茵陈五苓散合甘露消毒丹加减。茵陈五苓散清热利湿以退黄，甘露消毒丹利湿化浊，清热解毒。

**294. A**。积聚是以腹内结块，或胀或痛为主症的疾病。积，触之有形，结块固定不移，痛有定处，病在血分，多为脏病；聚，触之无形，结块聚散无常，痛无定处，病在气分，多为腑病。故根据患者腹中气聚，攻窜胀痛，时聚时散等表现可辨病为聚证。肝失疏泄，气聚腹中，则可见腹中气聚，攻窜胀痛，时聚时散，脘闷纳呆。故可辨证为肝郁气滞证。

**295. A**。该患者辨病辨证为聚证肝郁气滞证。此是由于肝失疏泄，气聚腹中所致。治宜疏肝解郁，行气散结。聚证食滞痰阻证治宜导滞通便，理气化痰。积证气滞血阻证治宜理气活血，通络消积。积证瘀血内结证治宜祛瘀软坚，健脾益气。

**296. A**。该患者辨病辨证为聚证肝郁气滞证。此是由于肝失疏泄，气聚腹中所致。治宜疏肝解郁，行气散结。方选逍遥散。常用药：柴胡、当归、白芍、薄荷疏肝解郁；香附、青皮、枳壳、郁金行气散结；白术、茯苓、生姜、甘草调理脾胃。

**297. A**。患者腹大坚满，脘腹胀急，伴有黄疸，可诊断为鼓胀。黄疸是以目黄、身黄、小便黄为主症的一种病证，其中以目睛黄染为重要特征。噎膈是指吞咽食物梗噎不顺，饮食难下，或纳而复出的疾患。腹痛是以胃脘部以下，耻骨毛际以上整个位置疼痛为主症的疾病。痞满是指自觉心下痞塞，胸膈胀满，触之无形，按之柔软，压之无痛为主要症状的病证。

**298. E**。湿热壅盛，蕴结中焦，浊水内停，则腹大坚满，脘腹胀急，烦热口苦，渴不欲饮；湿热蕴结脾胃，熏蒸肝胆，肝失疏泄，胆汁不循常道而泛溢肌肤，则面、目、皮肤发黄；湿热下注膀胱，则小便赤涩；热结肠道，则大便秘结；舌边尖红，苔黄腻，脉弦数为湿热内蕴之象，辨证为湿热蕴结证，治宜清热利湿，攻下逐水。

**299. E**。治疗鼓胀湿热蕴结证，首选中满分消丸加减。调营饮为肝脾血瘀证首选，六味地黄丸合一贯煎为肝肾阴虚证首选,柴胡疏肝散合胃苓汤为气滞湿阻证首选,实脾散为水湿困脾证首选。

**300. D**。患者有发热咽痛史,颜面、下肢浮肿,按之没指,可诊断为水肿。水湿内侵,脾气受困,脾阳不振,则颜面、下肢浮肿,小便短少,纳呆泛恶,身体困重,胸闷;苔白腻,脉沉缓均为水湿内侵之象,故辨证为阳水水湿浸渍证。

**301. C**。阳水水湿浸渍证的治法是运脾化湿,通阳利水。健脾温阳利水用于脾阳虚衰证;宣肺解毒,利湿消肿用于湿毒浸淫证;疏风清热,宣肺行水用于风水相搏证;温肾助阳,化气行水用于肾阳衰微证。

**302. D**。治疗阳水水湿浸渍证,首选五皮饮合胃苓汤加减。麻黄连翘赤小豆汤为湿毒浸淫证首选,越婢加术汤为风水相搏证首选,真武汤为肾阳虚衰证首选,实脾饮为脾阳虚衰证首选。

**303. C**。痰饮:心下痞满,呕吐清水痰涎,胃肠沥沥有声,形体消瘦,属饮停胃肠。悬饮:胸胁饱满,咳唾引痛,喘促不能平卧,或有肺痨病史,属饮流胁下。溢饮:身体疼痛而沉重,甚则肢体浮肿,汗当出而不出,或伴咳喘,属饮溢肢体。支饮:咳逆倚息,短气不得平卧,其形如肿,属饮邪支撑胸肺。眩晕是以头晕、目眩为主症的疾病。故根据患者胃中有水声可辨病为痰饮。

**304. A**。该患者辨病为痰饮。脾阳虚弱证常表现为胸胁支满,心下痞闷,胃中有水声,伴脘腹喜温畏冷,泛吐清水痰涎,饮入易吐,口渴不欲饮水,头晕目眩,心悸气短,食少,大便或溏,形体逐渐消瘦,舌苔白滑,脉弦细而滑。故根据患者临床表现可辨证为脾阳虚弱证。此是由于脾阳虚弱,清阳不升,水饮停胃所致。治宜温脾化饮。饮留胃肠证可见心下坚满或痛,自利,利后反快,或水走肠间,沥沥有声,腹满,排便不畅等。邪犯胸肺、痰浊中阻、饮停胸胁均非痰饮的证型。故本题选 A。

**305. B**。痰饮脾阳虚弱治法:温脾化饮。代表方:苓桂术甘汤合小半夏加茯苓汤加减。苓桂术甘汤温阳化饮,健脾利水,小半夏加茯苓汤止呕降逆,温胃蠲饮。

**306. A**。患者小便混浊如米泔水,可诊断为膏淋。气淋小腹胀满较明显,小便艰涩疼痛,尿后余沥不尽。石淋小便窘急不能卒出,尿道刺痛,痛引少腹,尿出砂石而痛止。热淋起病多急,或伴发热,小便赤热,尿时灼痛。尿浊尿时无涩痛不利感。

**307. B**。湿热下注,阻滞络脉,脂汁外溢,则见上述症状,治宜清热利湿,分清泄浊。清热利湿,排石通淋用于石淋;补脾益肾用于劳淋;清热利湿通淋用于热淋;理气疏导,通淋利尿用于气淋。

**308. D**。该患者辨病辨证为淋证膏淋。治疗膏淋,首选程氏萆薢分清饮加减。无比山药丸为劳淋首选,石韦散为石淋首选,八正散为热淋首选,沉香散为气淋首选。

**309. E**。根据患者曾排尿突然中断,尿道窘迫疼痛,少腹拘急,腰部绞痛等表现可辨病辨证为淋证石淋。热淋可见小便频数短涩,灼热刺痛,溺色黄赤,口苦,大便秘结,苔黄腻,脉滑数。气淋多见于郁怒之后,小便涩滞,淋沥不已,伴有少腹胀满疼痛,苔薄白,脉弦。劳淋临床表现可见小便不甚赤涩,溺痛不甚,但淋沥不已,时作时止,遇劳即发,病程缠绵,面色萎黄,少气懒言,神疲乏力,小腹坠胀,舌质淡,脉细弱等。

**310. E**。石淋是由于湿热煎液,炼尿成石,气化不利所致。治宜清热利湿,通淋排石。热淋治宜清热利湿通淋。气淋治宜理气疏导,通淋排尿。

**311. C**。石淋应选用的主方为石韦散加减。常用药有:瞿麦、萹蓄、通草、滑石清热利湿通淋;金钱草、海金沙、鸡内金、石韦排石化石;虎杖、王不留行、牛膝活血软坚;青皮、乌药、沉香理气导滞。热淋宜选八正散。气淋宜选沉香散。

**312. C**。癃闭是由于肾和膀胱气化失司导致的以排尿困难,全天总尿量明显减少,小便点滴而出,甚则闭塞不通为临床特征的一种病证。

故根据患者长期排尿不畅，小便点滴而出等临床表现可辨病为癃闭。淋证是以小便频数，淋沥刺痛，欲出未尽，小腹拘急，或痛引腰腹为主症的疾病。腰痛又称腰脊痛，是以腰脊或脊旁部位疼痛为主症的疾病。关格是以脾肾虚衰，气化不利，浊邪壅塞三焦，致小便不通与呕吐并见为主症的一种疾病。水肿是体内水液滞留、泛滥肌肤，以头面、眼睑、四肢、腹背甚至全身浮肿为主症的疾病。

**313. D**。患者辨病为癃闭。肾阳虚衰，气化无权，则可伴有腰膝酸痛，神疲乏力，畏寒肢冷等表现，舌质淡，苔白，脉沉细无力也是阳虚之象。故该患者可辨证为肾阳衰惫证。

**314. A**。患者辨病辨证为癃闭肾阳衰惫证。治宜温补肾阳，化气利水。方选济生肾气丸。补中益气汤合春泽汤适用于治疗脾气不升证。

**315. C**。患者吐血缠绵不止半年，可诊断为吐血。中气亏虚，统血无权，血液外溢，则吐血不止；中气不足，则神疲乏力，心悸气短；气虚无力运血，则血色暗淡，面色苍白；舌质淡，脉细弱均为气虚之象，故辨证为气虚血溢证。

**316. B**。吐血气虚血溢证的治法为健脾益气摄血。肝火犯胃证须泻肝清胃，凉血止血。胃热壅盛证须清胃泻火，化瘀止血。尿血肾气不固证须补益肾气，固摄止血。咳血阴虚肺热证须滋阴润肺，宁络止血。

**317. A**。治疗吐血气虚血溢证，首选归脾汤加减。泻心汤合十灰散为胃热壅盛证的首选方，龙胆泻肝汤为肝火犯胃证的首选方，黄土汤为便血脾胃虚寒证的首选方，泻白散合黛蛤散为咳血肝火犯肺证的首选方。

**318. A**。胃火炽盛之齿衄代表方：加味清胃散合泻心汤加减。前方清胃凉血，后方泻火解毒。常用药有：生地黄、牡丹皮、水牛角清热凉血；大黄、黄连、黄芩、连翘清热泻火；当归、甘草养血和中；白茅根、大蓟、小蓟、藕节凉血止血。

**319. C**。齿衄阴虚火旺症状可见：齿衄，血色淡红，起病较缓，常因受热及烦劳而诱发，齿摇不坚，舌质红，苔少，脉细数。

**320. B**。阴虚火旺齿衄治法：滋阴降火，凉血止血。代表方：六味地黄丸合茜根散加减。前方滋阴补肾，后方养阴清热，凉血止血。常用药有：熟地黄、山药、山茱萸、茯苓、丹皮、泽泻养阴补肾、滋阴降火；茜草根、黄芩、侧柏叶凉血止血；阿胶养血止血。

**321. D**。患者发热而欲近衣，形寒怯冷，四肢不温，可诊断为内伤发热。肾阳亏虚，火不归原，则发热而欲近衣，形寒怯冷，四肢不温；阳虚无力运行气血，血络不充，则面色㿠白；阳虚不能鼓动精神，则少气懒言；舌质淡胖，边有齿痕，苔白润，脉沉细无力为阳虚水停之象，故辨证为阳虚发热证。

**322. C**。内伤发热之阳虚发热证，治宜温补阳气，引火归原。滋阴清热为阴虚发热证的治法；益气养血为血虚发热证的治法；益气健脾，甘温除热为气虚发热证的治法；活血化瘀为血瘀发热证的治法。

**323. B**。治疗内伤发热之阳虚发热证，首选金匮肾气丸加减。补中益气汤为气虚发热证首选，清骨散为阴虚发热证首选，归脾汤为血虚发热证首选，血府逐瘀汤为血瘀发热证首选。

**324. E**。厥证是以突然昏倒，不省人事，或伴有四肢逆冷为主要临床表现的一种急性病证。癫痫是以发作性神情恍惚，甚则突然仆倒，昏不知人，口吐涎沫，两目上视，肢体抽搐，或口中怪叫，移时苏醒，醒后一如常人为主症的疾病。中风是以半身不遂、肌肤不仁、口舌歪斜、言语不利，甚则突然昏仆、不省人事为主症的疾病。郁证是以心情抑郁，情绪不宁，胸部满闷，胁肋胀痛，或易怒易哭，或咽中如有异物梗阻为主症的疾病。眩晕是以头晕、目眩为主症的疾病。故根据患者突然昏倒，不省人事，四肢发凉等临床表现可辨病为厥证。

**325. B**。患者辨病为厥证。气厥虚证症状可见：发病前有明显的情绪紧张、恐惧、疼痛或站立过久等诱发因素，发作时眩晕昏仆，面色苍白，呼吸微弱,汗出肢冷,舌淡,脉沉细微。此是由于元气素虚,清阳不升,神明失养所致。故根据患者面色苍白,全身汗出,四肢发凉,醒后自觉全身乏力等表现可辨证为气厥虚证。

**326. A**。气厥虚证临床可先急用生脉注射液或参附注射液静脉推注或滴注,补气摄津醒神。苏醒后用四味回阳饮加味补气温阳,药用人参大补元气,附子、炮姜温里回阳,甘草调中缓急。

**327. A**。消渴是以多饮、多食、多尿、乏力、消瘦或尿有甜味为主症的疾病。根据患者有糖尿病病史,小便频多,混浊如膏可辨病为消渴。膏淋和尿浊虽然也均可见小便混浊如泔浆,但膏淋伴有尿频急,灼痛;而尿浊在排尿时无疼痛滞涩感,也没有小便量增多的表现。

**328. B**。该患者辨病为消渴。阴损及阳,肾阳衰微,肾失固摄则可见小便频多,混浊如膏,夜尿尤多;面容憔悴,耳轮干枯,腰膝酸软,形寒畏冷,阳痿不举也是肾阴阳两虚的表现。故该患者可辨证为下消之阴阳两虚证。治宜滋阴温阳,补肾固涩。

**329. C**。消渴病阴阳两虚证代表方:金匮肾气丸。常用药有:熟地黄、山茱萸、枸杞子、五味子补肾固精;山药滋补脾阴,固摄精微;茯苓健脾渗湿;附子、肉桂温肾助阳。

**330. C**。风湿热邪壅滞经脉,气血闭阻不通,则双膝关节游走性疼痛,活动不便,局部灼热红肿,痛不可触,得冷则舒;风热袭表,热郁肌腠,卫表失和,则发热、恶风、汗出、口渴;舌红,苔黄腻,脉滑数为湿热内蕴之象,故辨证为风湿热痹证。

**331. A**。风湿热痹的治法是清热通络,祛风除湿。着痹重在除湿;痰瘀痹阻证重在化痰行瘀,蠲痹通络;痛痹重在散寒;肝肾亏虚证重在培补肝肾。

**332. B**。治疗风湿热痹,首选白虎加桂枝汤。乌头汤为痛痹首选,独活寄生汤为肝肾亏虚证首选,薏苡仁汤为着痹首选,双合汤为痰瘀痹阻证首选。

**333. C**。胃癌是由于正气内虚,加之饮食不节,情志失调等原因引起的,以气滞,痰湿,瘀血蕴结于胃,胃失和降为基本病机,以脘部饱胀或疼痛,纳呆,消瘦,黑便,脘部积块为主要临床表现的一种恶性疾病。泄泻是以大便次数增多,粪质稀薄,甚至泻出如水样为临床特征的一种脾胃肠病证。腹痛是以胃脘以下,耻骨毛际以上部位发生疼痛为主要表现的一种脾胃肠病证。多种原因导致脏腑气机不利,经脉气血阻滞,脏腑经络失养,皆可引起腹痛。呕吐是由于胃失和降,胃气上逆所致的以饮食,痰涎等胃内之物从胃中上涌,自口而出为临床特征的一种病证。大肠癌是由于正虚感邪,内伤饮食及情志失调引起的,以湿热,瘀毒蕴结于肠道,传导失司为基本病机,以排便习惯与粪便性状改变,伴有腹痛,肛门坠痛,里急后重,甚至腹内结块,消瘦为主要临床表现的一种恶性疾病。故根据患者临床表现可考虑为大肠癌。

**334. A**。该患者辨病为大肠癌。根据患者肛门灼热,恶心,胸闷,口干,小便黄可辨证为湿热郁毒证,舌质红,苔黄腻,脉滑数也是湿热之象。此是由于湿阻化热,蕴结成毒所致。瘀毒内阻可见腹部刺痛,痛有定处,舌质暗有瘀点、瘀斑,脉细涩。热毒炽盛可见局部肿块灼热疼痛,发热,舌质红,苔黄腻,脉细数。

**335. D**。该患者辨病辨证为大肠癌湿热郁毒证。此是由于湿阻化热,蕴结成毒所致。治宜清热利湿,解毒散结。方选龙胆泻肝汤合五味消毒饮加减。龙胆泻肝汤泻肝胆实火,清下焦湿热,五味消毒饮清热解毒,消散肿结。

**336. C**。慢性阻塞性肺疾病(简称慢阻肺)以呼吸困难、慢性咳嗽、咳痰、喘息和胸闷为主要症状。听诊双肺呼吸音减弱,呼气期延长,部分患者可闻及湿啰音和(或)干啰音。胸部 X 线检查早期无改变,以后可出现肺纹理增粗、紊乱等非特异性改变。合并感染时,外周血白细胞增高,核左移。根据该患者的表现,最可能的诊断是慢性阻塞性肺疾病。

**337. E**。胸部 X 线检查慢阻肺早期胸片无异常变化。以后可出现肺纹理增粗、紊乱等非特异性改变，也可出现肺气肿。X 线胸片改变对慢阻肺诊断的特异性不高，但对于与其他肺疾病进行鉴别具有重要价值，对于明确自发性气胸、肺炎等常见并发症也十分有用。

**338. D**。细菌感染是慢性阻塞性肺疾病急性加重的最重要原因，故控制感染是最主要的治疗措施。

**339. B**。慢性肺源性心脏病的诊断：患者有慢阻肺或慢性支气管炎、肺气肿病史，或其他胸肺疾病病史，并出现肺动脉压增高、右心室增大或右心功能不全的征象，如颈静脉怒张、$P_2 > A_2$、剑突下心脏搏动增强（$P_2$亢进，胸骨左缘第五肋间可闻及收缩期杂音）、肝大（肝肋下 3.5cm）压痛、肝 - 颈静脉反流征阳性、下肢水肿等，心电图（顺钟向转位，$V_1$、$V_2$ 呈 QS 型等），X 线胸片，超声心动图有肺动脉增宽和右心增大、肥厚的征象。根据该患者的表现，考虑最可能的诊断为慢性肺源性心脏病。

**340. A**。心电图、X 线胸片、超声心动图有右心增大肥厚的征象，可做出诊断。

**341. C**。慢性肺源性心脏病心电图表现：①额面平均电轴 ≥ +90°；②$V_1$ R/S ≥ 1；③重度顺钟向转位；④$R_{V1} + S_{V5} \geq 1.05$mV；⑤aVR R/S 或 R/Q ≥ 1；⑥$V_1 \sim V_3$ 呈 QS、Qr 或 qr；⑦肺型 P 波。超声心动图检查表现：①右心室流出道内径 ≥ 30mm；②右心室内径 ≥ 20mm；③右心室前壁厚度 ≥ 5mm 或前壁搏动幅度增强；④左、右心室内径比值 < 2；⑤右肺动脉内径 ≥ 18mm 或肺动脉干 ≥ 20mm；⑥右室流出道/左房内径 > 1.4；⑦肺动脉瓣曲线出现肺动脉高压征象者。

**342. A**。右心衰竭的症状和体征有心悸、心率增快、呼吸困难及紫绀进一步加重，出现上腹胀痛，食欲不振，少尿。主要体征为颈静脉怒张，肝肿大伴有触痛，肝 - 颈静脉回流征阳性，下肢水肿，并可出现腹水。根据该患者的表现，考虑诊断为右心衰竭。

**343. D**。血浆脑钠肽（BNP）及 N 端前脑钠肽（NT - proBNP）检测，有助于心衰的诊断及判断预后。X 线检查，可了解心脏增大、肺淤血、肺水肿及原有肺部疾病的情况。超声心动图，是诊断心力衰竭最有价值的方法，可准确地提供各心腔大小变化、心瓣膜结构及功能情况，估计心脏功能。

**344. D**。地高辛属于洋地黄类药物，洋地黄中毒最重要的反应是各类心律失常及心力衰竭加重，胃肠道反应如恶心、呕吐，中枢神经的症状如视力模糊、黄视、倦怠等。

**345. B**。溃疡性结肠炎最主要的症状是腹泻，常反复发作或持续不愈，轻者每天排便，便血轻或无。黏液血便是本病活动期的重要表现。腹痛部位多在左下或下腹部，结肠镜下表现为急性期肠黏膜充血水肿，分泌亢进，可有针尖大小的红色斑点和黄白色点状物，肠壁痉挛，皱襞减少。慢性期黏膜粗糙不平，呈细颗粒状，血管模糊，质脆易出血，有假息肉形成。根据该患者的表现，首先考虑为溃疡性结肠炎。

**346. A**。肠道黏膜免疫反应的激活是导致溃疡性结肠炎肠道炎症发生、发展和转归的直接原因。

**347. C**。溃疡性结肠炎的目标是诱导并维持症状缓解以及黏膜愈合，防治并发症，改善患者生存质量。根据病情严重程度、病变部位选择合适的治疗药物，常用氨基水杨酸制剂（5 - 氨基水杨酸制剂、柳氮磺吡啶）、糖皮质激素（氢化可的松、甲泼尼龙）、免疫抑制剂（硫唑嘌呤、巯嘌呤）。柳氮磺吡啶（SASP）适用于轻、中型患者及重型经糖皮质激素治疗病情缓解者，病情缓解后改为维持量维持治疗，服用 SASP 的同时应补充叶酸。患者考虑为轻型溃疡性结肠炎，宜选柳氮磺吡啶。

**348. D**。原发性肝癌以肝区疼痛、食欲减退、消化不良为主要症状，常有肝大、黄疸、脾大、静脉侧支循环形成及腹水等体征。根据该患者的表现,首先考虑为原发性肝癌。B超检查是目前肝癌筛查的首选检查方法,能检出肝内直径 > 1cm 的占位性病变。根据患者的表现,并结合其乙肝病史,考虑最可能的诊断是原发性肝癌。

**349. A**。甲胎蛋白(AFP)是诊断肝细胞癌特异性的标志物,广泛用于肝癌的普查、诊断、判断治疗效果及预测复发。

**350. E**。肝穿刺活检是确诊肝癌的可靠方法,多采用在超声或CT引导下行细针穿刺细胞学检查,适用于经过各种检查仍不能确诊,但又高度怀疑或已不适合手术而需定性诊断以指导下一步治疗者。

**351. D**。急性胰腺炎临床以急性上腹痛(腹痛常位于中左上腹甚至全腹,可向腰背部放射,呈钝痛、钻痛、绞痛或刀割样痛,可有阵发性加剧)、腹胀、恶心、呕吐和血胰酶增高等为特点。轻症急性胰腺炎腹部体征较轻,重症急性胰腺炎常脉搏增快,血压下降,腹肌紧张,全腹显著压痛和反跳痛,伴麻痹性肠梗阻时有明显腹胀,肠鸣音减弱或消失。肝功能及胆系酶正常可排除原发性肝癌和肝硬化。根据该患者的表现,初步诊断为急性胰腺炎。

**352. B**。血清淀粉酶、脂肪酶是诊断急性胰腺炎的重要血清标志物。血清淀粉酶于起病后2~12小时开始升高,48小时开始下降,持续3~5天。血淀粉酶或脂肪酶 > 正常值上限3倍是急性胰腺炎的诊断要点。

**353. E**。急性胰腺炎的治疗措施有维持水电解质平衡、加强营养支持治疗、禁食、防治感染、急诊内镜治疗、外科治疗。限制水、钠摄入是腹水的治疗措施。

**354. B**。慢性肾小球肾炎是一组以蛋白尿、血尿、高血压和水肿为基本临床表现,可有不同程度的肾功能减退的肾小球疾病。尿液检查多数尿蛋白为(+)~(+++),尿蛋白定量为1.0~3.0g/D。血液生化检查可见白蛋白降低,胆固醇轻度增高,肌酐和尿素氨早期基本正常。患者病程较长,结合其表现,首先考虑为慢性肾小球肾炎。

**355. E**。慢性肾小球肾炎患者应积极控制高血压,尿蛋白 < 1g/d 患者的血压最好控制在130/80mmHg以下;若尿蛋白≥1g/d,无心脑血管并发症者,血压应控制在125/75mmHg以下。

**356. A**。慢性肾小球肾炎的主要治疗目的是防止和延缓肾功能进行性恶化、改善缓解临床症状及防治严重并发症。

**357. B**。根据患者表现可诊断为缺铁性贫血,治疗应去除缺铁的原因,应用铁剂,包括口服和注射,首选口服治疗,仅当不能耐受口服铁剂的副反应或因肠道疾病不能吸收铁剂时才选择注射铁剂。

**358. B**。缺铁性贫血患者开始铁剂治疗后,短时期网织红细胞计数明显升高,常于5~10天达到高峰,2周后血红蛋白开始上升。

**359. E**。缺铁性贫血进入贫血期后体内铁储备已被完全消耗,因此铁剂治疗需要重新建立体内的铁储备。贫血纠正后仍需继续治疗以补充体内应有的贮存铁,待铁蛋白正常后停药。

**360. E**。糖尿病以多尿、多饮、多食和体重减轻为主要表现,空腹血糖≥7.0mmol/L。由遗传因素和环境因素共同作用下所引起的肥胖,尤其是向心性肥胖,与2型糖尿病的发生密切相关。患者的空腹及餐后血糖升高、体重下降,考虑最可能为糖尿病,患者为45岁男性,BMI28kg/$m^2$提示肥胖,考虑为2型糖尿病。

**361. D**。二甲双胍是2型糖尿病患者控制高血糖的一线用药和联合用药中的基础用药,有减肥作用且不降低正常血糖,单用时不会产生低血糖。故该患者首选的降血糖药物为二甲双胍。

**362. B**。血管紧张素转换酶抑制剂常用的有卡托普利、依那普利等,尤其适用于伴有慢性心力衰竭、心肌梗死后、非糖尿病肾病、糖尿病肾病、代谢综合征、蛋白尿或微量蛋白尿的高血压患者。

**363. D**。系统性红斑狼疮(SLE)以女性多见,活动期以全身症状(发热、疲倦、乏力、体重下降等)、皮疹(多见于日晒部位,鼻背和双颧颊部呈蝶形分布的蝶形红斑)、关节痛为主要表现。根据该患者的表现,考虑诊断为系统性红斑狼疮。

**364. A**。免疫学检查出现在 SLE 的有抗核抗体(ANA)、抗双链 DNA(dsDNA)抗体、抗可提取核抗原(ENA)抗体等。

**365. B**。系统性红斑狼疮经合理治疗后可缓解,包括糖皮质激素、免疫抑制剂、静脉注射丙种球蛋白等。糖皮质激素是治疗 SLE 的首选药物。

**366. B**。脑出血的临床特点:①多见于 50 岁以上有高血压病史者,男性较女性多见,冬季发病率较高;②体力活动或情绪激动时发病,多无前驱症状;③起病较急,症状于数分钟至数小时达高峰;④有肢体瘫痪、失语等局灶定位症状和剧烈头痛、喷射性呕吐、意识障碍等全脑症状;⑤发病时血压明显升高。根据该患者的发病情况及表现,首先考虑为脑出血。

**367. C**。头颅 CT 检查是确诊脑出血的首选检查方法,可清晰、准确显示出血部位、出血量大小、血肿形态、脑水肿情况及是否破入脑室等,有助于指导治疗、护理和判定预后。发病后即刻出现边界清楚的高密度影像。

**368. C**。脑出血最主要的病因是高血压性动脉硬化,其他病因还包括血液病、动脉瘤、脑血管畸形、脑动脉炎、脑肿瘤、抗凝或溶栓治疗。

**369. C**。癫痫持续状态是指癫痫连续发作之间意识尚未完全恢复又频繁再发,或癫痫发作持续 30 分钟以上未自行停止。目前认为,如果患者出现全面强直 - 阵挛性发作持续 5 分钟以上即应考虑癫痫持续状态。其最常见原因为不规范的抗癫痫药物治疗(如自行停用抗癫痫药物)。根据该患者的表现并结合其停药的病史,首先考虑为癫痫持续状态。

**370. A**。癫痫状态评估时除依据临床表现外,还应明确是否有不恰当停用或减量抗癫痫药物情况,以及是否伴发急性脑血管病、颅脑损伤、颅内感染、急性中毒等进行性疾病。患者因胃肠炎而停服药物,为最可能的发病原因。

**371. C**。迅速终止发作是治疗癫痫持续状态的关键。①地西泮治疗:首先静脉注射地西泮;②地西泮加苯妥英钠;③10% 水合氯醛 20 ~ 30mL 加等量植物油保留灌肠,适合肝功能不全或不宜使用苯妥英钠治疗者;④咪达唑仑。

**372. C**。感冒是以鼻塞、流涕、喷嚏、头痛、恶寒、发热、全身不适为主症的疾病。故根据患者临床表现可辨病为感冒。风寒外束,卫阳被郁,腠理内闭,肺气不宣,则可见恶寒重,发热轻,无汗,头痛,鼻塞声重,时流清涕,咳嗽吐白痰,口不渴等,舌苔薄白,脉浮紧也是风寒外束之象。故该患者可辨病辨证为感冒风寒束表证。

**373. B**。风寒束表证治宜辛温解表,宣肺散寒。风热犯表证治宜辛凉解表,疏风清热;气虚感冒证治宜益气解表,调和营卫;暑湿伤表证治宜清暑祛湿解表。

**374. E**。患者辨病辨证为感冒风寒束表证。治宜辛温解表,宣肺散寒。方选荆防达表汤加减。风热犯表宜选银翘散。暑湿伤表宜选新加香薷饮。气虚感冒宜选参苏饮。咳嗽风热犯肺证宜选桑菊饮。

**375. A**。感冒风寒束表证的临证加减:①若咽痒咳嗽较甚,加细辛、五味子;②鼻塞声重较甚,加辛夷、苍耳子;③咳痰黏腻、胸闷、苔腻,加法半夏、厚朴、茯苓;④素有寒饮伏肺,兼见风寒表证,治以疏风散寒,温化寒饮,改投小青龙汤;⑤表寒未解,里有郁热,热为寒遏,咳嗽音哑,气急似喘,痰黏稠,口渴,心烦,或有身热者,加生石膏、桑白皮、黄芩以解表清里。麦冬和百合主要用于治疗阴虚燥咳。

**376. C**。感受风寒之邪所致风寒束表之感冒,可采用辛温解表法;感受风热之邪所致风热犯表之感冒,可采用辛凉解表法;同一种病采用不同的治法,即同病异治。“辨病论治”是以病作为辨析目标,治疗也就依据病来施行。“因人制宜”是根据患者的年龄、性别、体质等不同特点,来制定适宜的治疗原则。“异病同治”指几种不同的疾病,在其发展变化过程中出现了大致相同的病机,大致相同的证,故可用大致相同的治法和方药来治疗。辛温解表和辛凉解表为不同的治法,故并非是病同治同。

**377. C**。患者以咳嗽为主症,无咳血、喘促等症状。故辨病为咳嗽。肺痈是以咳嗽、胸痛、发热、咳吐腥臭浊痰甚则脓血相兼为主症的疾病,属内痈范围。肺胀是以喘息气促,咳嗽咳痰,胸部膨满,憋闷如塞,或唇甲发绀,心悸,肢体浮肿,经久难愈,严重者可出现喘脱、昏迷等为主症的疾病。肺痿是以咳吐浊唾涎沫为主症的疾病。感冒是以鼻塞、流涕、喷嚏、头痛、恶寒、发热、全身不适为主症的疾病。

**378. D**。患者辨病为咳嗽。风热犯肺,肺失清肃,则可见咳嗽频作,痰黏稠而黄,咽痛口渴,鼻流黄浊涕等表现,舌苔薄黄,脉浮数也是风热之象。故可辨证为风热犯肺证。风燥伤肺证可见干咳无痰,或痰少而黏,不易咳出,或痰中带有血丝,咽喉干痛,口鼻干燥等。肝火犯肺证可见上气咳逆阵作,咳时面红目赤,引胸胁作痛,咽干口苦,常感痰滞咽喉而咳之难出,量少质黏,或痰如絮条,症状可随情绪波动而增减,舌红,苔薄黄少津,脉弦数。肺阴亏虚证可伴有午后潮热,颧红盗汗,日渐消瘦,神疲乏力,舌红少苔,脉细数等表现。

**379. B**。该患者辨病辨证为咳嗽风热犯肺证。此是由于风热犯肺,肺失清肃所致。治宜疏风清热,宣肺止咳。咳嗽痰湿蕴肺证治宜燥湿化痰,理气止咳。咳嗽肝火犯肺证治宜清肺泻肝,化痰止咳。咳嗽痰热郁肺证治宜清热化痰,肃肺止咳。咳嗽肺阴亏虚证治宜养阴清热,润肺止咳。

**380. E**。该患者辨病辨证为咳嗽风热犯肺证。治宜疏风清热,宣肺止咳。方选桑菊饮加减。咳嗽痰热郁肺证宜选清金化痰汤。咳嗽风燥伤肺证宜选桑杏汤。温燥伤肺重证可选清燥救肺汤。

**381. D**。咳嗽风热犯肺证的临证加减:①若肺热内盛,身热较著,恶风不显,口渴喜饮,加黄芩、知母、鱼腥草;②热邪上壅,咽痛,加射干、山豆根、牛蒡子、挂金灯;③热伤肺津,咽燥口干,舌质红,加南沙参、天花粉、芦根;④夏令夹暑者,加六一散、鲜荷叶。

**382. C**。哮病是以喉中哮鸣有声、呼吸困难甚则喘息不能平卧为主症的反复发作性疾病。故根据患者哮喘反复发作7年,喉中痰鸣如吼可辨病为哮病。痰热蕴肺,壅阻气道,肺失清肃,则可见喉中痰鸣如吼,喘而气粗,咯黄黏稠痰,口干面赤等表现,舌红苔黄腻,脉滑数,也是痰热内蕴之象。故可辨证为热哮。

**383. A**。该患者辨病辨证为哮病之热哮。此是由于痰热蕴肺,壅阻气道、肺失清肃所致。治疗宜清热宣肺,化痰定喘。寒哮治宜宣肺散寒,化痰平喘。寒包热哮治宜解表散寒,清化痰热。虚哮治宜补肺纳肾,降气化痰。风痰哮治宜祛风涤痰,降气平喘。

**384. D**。该患者辨病辨证为哮病之热哮。治疗宜清热宣肺,化痰定喘。方选定喘汤。寒包热哮宜选小青龙加石膏汤或厚朴麻黄汤。风痰哮宜选三子养亲汤。寒哮宜选射干麻黄汤或小青龙汤。

**385. B**。该患者辨病辨证为哮病热哮证。临证加减:①若表寒外束,肺热内郁,加石膏配麻黄;②若肺气壅实,痰鸣息涌,不得平卧,加葶苈子、地龙;③若肺热壅盛,咳痰稠黄,加海蛤壳、射干、知母、鱼腥草;④若大便秘结,加大黄、芒硝、全瓜蒌、枳实;⑤若病久热盛伤阴,气急难续,痰少质黏,口咽干燥,舌红少苔,脉细数,加沙参、知母、天花粉。鱼腥草具有清热化痰的功效。射干具有清热解毒、散瘀散结的功效。知母具有清热泻火的功效。海蛤壳具有清热化痰、软坚散结的功效。

**386. D**。元代朱丹溪首创"哮喘"病名,提出"专主于痰",并认为"凡久喘之症,未发宜扶正气为主,已发用攻邪为主"的治疗原则。

**387. C**。根据患者患喘证20余年可辨病为喘证。又根据患者因天气寒冷而出现咳喘加重,动则喘甚,呼多吸少,气不得续,面色青晦等表现,可辨证为肾虚不纳证。此是由于肺病及肾,肺肾俱虚,气失摄纳所致。正虚喘脱证可见喘逆剧甚,张口抬肩,鼻翼扇动,不能平卧,稍动则咳喘欲绝,脉浮大无根。肺气虚耗证多见喘促短气,气怯声低,喉有鼾声,咳声低弱,痰吐稀薄,自汗畏风等表现。风寒壅肺证常伴有恶寒无汗,头痛鼻塞,或有发热,口不渴,舌苔薄白而滑,脉浮紧等表现。表寒肺热证可见喘逆上气,息粗鼻扇,胸胀或痛,咳而不爽,吐痰稠黏,伴形寒,身热,烦闷,身痛等表现。

**388. D**。喘证的病理性质有虚实之分。实喘在肺,为外邪、痰浊、肝郁气逆、邪壅肺气,宣降不利所致;虚喘责之肺、肾两脏,因阳气不足,阴精亏耗,而至肺肾出纳失常,且尤以气虚为主。

**389. D**。该患者辨病辨证为喘证肾虚不纳证。肺为气之主,肾为气之根。肺主出气,肾主纳气。肺病及肾,肺肾俱虚,气失摄纳而发病。故本病的证机概要为肺肾两虚,气失摄纳。

**390. B**。该患者辨病辨证为喘证肾虚不纳证。此是由于肺病及肾、肺肾俱虚,肾不纳气所致。治宜补肾纳气。喘证风寒壅肺证治宜宣肺散寒。喘证肺气郁痹证治宜开郁降气平喘。喘证肺气虚耗证治宜补肺益气。喘证痰浊阻肺证治宜祛痰平喘。

**391. A**。该患者辨病辨证为喘证肾虚不纳证。治宜补肾纳气。方选金匮肾气丸合参蛤散。前方温补肾阳,偏于温阳,后方补气纳肾,长于益气。喘证肺气虚耗证宜选生脉散合补肺汤。喘证肺气郁痹证宜选五磨饮子。喘证痰浊阻肺证宜选二陈汤合三子养亲汤。喘证表寒肺热证宜选麻杏石甘汤。

**392. C**。肺胀是多种慢性肺系疾患,反复发作,迁延不愈,导致肺气胀满,不能敛降的一种病证。肺胀的临床表现为喘、咳、痰、胀。咳嗽是以发出咳声或伴有咳痰为主症的疾病。喘证是以呼吸困难,短促急迫,甚至张口抬肩,鼻翼扇动,不能平卧为主症的疾病。肺痿是以咳吐浊唾涎沫为主症的疾病。肺痨是以咳嗽、咯血、潮热、盗汗及身体逐渐消瘦等为主症的传染性疾病。故根据患者临床表现可辨病为肺胀。

**393. A**。患者辨病为肺胀。痰浊内蕴,肺失宣降,肺虚脾弱,则可见胸闷气短,痰多色白而黏,畏风易汗,脘痞纳少,倦怠乏力等表现;舌暗,苔薄腻,脉滑也是痰浊内蕴之象。故可辨证为痰浊壅肺证。

**394. D**。患者辨病辨证为肺胀痰浊壅肺证。治宜化痰降气,健脾益肺。外寒内饮证治宜温肺散寒,化饮降逆。痰热郁肺证治宜清肺泄热,降逆平喘。阳虚水泛证治宜温肾健脾,化饮行水。肺肾气虚证治宜补肺纳肾,降气平喘。

**395. B**。患者辨病辨证为肺胀痰浊壅肺证。治宜化痰降气,健脾益肺。方选三子养亲汤合苏子降气汤加减。前方降气快膈,祛痰消食,后方降气平喘,祛痰止咳。

**396. A**。肺胀偏实者分清痰浊、水饮、血瘀的偏盛。早期以痰浊为主,渐而痰瘀并重,并可兼见气滞、水饮错杂为患。后期痰瘀壅盛,正气虚衰,本虚与标实并重。

**397. E**。初期肺痈因风热之邪侵犯卫表,卫表不和,邪热壅肺,肺失清肃,而出现恶寒、发热、咳嗽等肺卫表证。

**398. D**。肺痈治疗当以祛邪为原则,采用清热解毒、化瘀排脓的治法。初期治宜疏散风热,清肺化痰;成痈期治宜清热解毒,化瘀消痈;溃脓期治宜排脓解毒;恢复期治宜益气养阴清肺;若久病邪恋正虚者,则应扶正祛邪。

**399. D**。根据患者咳吐大量脓血痰,腥臭异常,舌红苔黄腻,脉实等表现可辨为溃脓期,为热壅血瘀,血败肉腐,痈肿内溃,脓液外泄所致。故此时的病机为热毒炽甚,血败肉腐。

**400. C**。肺痈恢复期可见身热渐退,咳嗽减轻,咯吐脓血渐少,臭味亦减,痰液转为清稀,精神渐振,食欲改善等表现,故根据患者表现,此时可辨为肺痈恢复期。治宜益气养阴清肺。

**401. B**。肺痈总属邪热郁肺，蒸液成痰，邪阻肺络，血滞为瘀，而致痰热与瘀血互结，酝酿成痈，血败肉腐化脓，肺损络伤，脓疡破溃外泄，其病理主要表现为邪盛的实热证，脓疡溃后方见阴伤气耗之象。

**402. E**。根据患者过劳后出现心悸而痛，胸闷气短可辨病为胸痹。又根据患者胸闷气短，活动时尤甚，伴倦怠乏力，语声低怯，面色㿠白，自汗，舌质淡胖，苔白，脉沉细迟等临床表现可辨证为心肾阳虚证。此是由于阳气虚衰，胸阳不振，气机痹阻，血行瘀滞所致。

**403. D**。该患者辨病辨证为胸痹心肾阳虚证。此是由于阳气虚衰，胸阳不振，气机痹阻，血行瘀滞所致。治宜温补阳气，振奋心阳。胸痹气滞心胸证治宜疏肝理气，活血通络。胸痹心肾阴虚证治宜滋阴清火，养心和络。胸痹痰浊闭阻证治宜通阳泄浊，豁痰宣痹。胸痹气阴两虚证治宜益气养阴，活血通脉。

**404. E**。该患者辨病辨证为胸痹心肾阳虚证。治宜温补阳气，振奋心阳。方宜选参附汤合右归饮。参附汤重在温补心阳，大补元气，右归饮重在温肾助阳，补益精气。

**405. E**。该患者辨病辨证为胸痹心肾阳虚证。加减如下：①兼见水肿，喘促，心悸者，为肾阳虚衰，水饮凌心，用真武汤加黄芪、汉防己、猪苓、车前子；②阳虚欲脱厥逆者，为危急重症，在中西医结合抢救的同时，用四逆加人参汤，或参附注射液静脉滴注。

**406. E**。该患者辨病为胸痹。治疗应以通为补，通补结合。本病病位在心，与肝、肺、脾、肾有关。病机总属于本虚标实，发作期以标实为主，缓解期以本虚为主，本虚为气血阴阳的亏虚，标实为寒凝、瘀血、气滞、痰浊、热蕴交互为患。胸痹患者应注意饮食调节，宜清淡低盐，食勿过饱，多吃水果及富含纤维素食物，保持大便通畅。

**407. D**。根据患者心悸气短可辨病为心悸。心血亏耗，心失所养，心神不宁，则可见心悸气短，头晕目眩，失眠健忘，面色无华等表现，舌淡红，脉细弱也是血虚之象。故可辨证为心血不足证。

**408. E**。患者辨病辨证为心悸心血不足证。此是由于心血亏耗，心失所养，心神不宁所致。治宜补血养心，益气安神。心悸心虚胆怯证治宜镇惊定志，养心安神。心悸心阳不振证治宜温补心阳，安神定悸。心悸水饮凌心证治宜振奋心阳，化气行水，宁心安神。心悸瘀阻心脉证治宜活血化瘀，理气通络。

**409. B**。心悸心血不足证代表方为归脾汤加减。方中黄芪、人参、白术、炙甘草益气健脾，以资气血生化之源；熟地黄、当归、龙眼肉补养心血；茯神、远志、酸枣仁宁心安神；木香理气醒脾，使补而不滞。心悸心虚胆怯证宜选安神定志丸加减。心悸心阳不振证宜选桂枝甘草龙骨牡蛎汤合参附汤加减。心悸水饮凌心证宜选苓桂术甘汤加减。

**410. C**。心悸心血不足证的临证加减：①若五心烦热，自汗盗汗，胸闷心烦，舌红少苔，脉细数或结代，为气阴两虚，治以益气养血，滋阴安神，用炙甘草汤加减；②失眠多梦，加合欢皮、夜交藤、五味子、柏子仁、莲子心等养心安神；③热病后期损及心阴而心悸者，以生脉散加减，有益气养阴补心之功。

**411. B**。患者心悸久治不愈，转变为心衰阳虚水泛证，治宜益气温阳，活血利水。

**412. D**。根据患者时有头痛，时轻时重可辨病为头痛。营血不足，不能上荣，窍络失养，则可见头痛隐隐，面色少华，神疲乏力等表现，舌淡，苔薄白，脉细弱也是血虚之象。故可辨证为血虚头痛。风热头痛可见头痛而胀，甚则头胀如裂，发热或恶风，面红目赤，口渴喜饮，便秘尿赤，舌尖红，苔薄黄，脉浮数。风湿头痛可见头痛如裹，肢体困重，胸闷纳呆，小便不利，大便或溏，舌质淡，苔白腻，脉濡。肝阳头痛可见头胀痛而眩，以两侧为主，心烦易怒，口苦面红，或兼胁痛，舌质红，苔薄黄脉弦数。痰浊头痛可见头痛昏蒙沉重，胸脘痞闷，纳呆呕恶，舌质淡，苔白腻，脉滑或弦滑。

**413. D**。该患者辨病辨证为头痛血虚头痛。此是由于营血不足,不能上荣,窍络失养所致。治宜滋阴养血,和络止痛。头痛风热头痛治宜疏风清热和络。风湿头痛治宜祛风胜湿通窍。肝阳头痛治宜平肝潜阳息风。痰浊头痛治宜健脾燥湿,化痰降逆。

**414. D**。该患者辨病辨证为头痛血虚头痛。治宜滋阴养血,和络止痛。方选加味四物汤,常用药有:当归、生地黄、白芍养血滋阴;川芎、菊花、蔓荆子清利头目;五味子、远志、炒枣仁养心安神。风热头痛宜选芎芷石膏汤。风湿头痛宜选羌活胜湿汤。肝阳头痛宜选天麻钩藤饮。痰浊头痛宜选半夏白术天麻汤。

**415. D**。血虚头痛的临证加减:①若见神疲乏力,遇劳加重,气短懒言,汗出恶风等,加黄芪、党参、白术以益气健脾;②阴血亏虚,阴不敛阳,肝阳上扰者,加天麻、白蒺藜、枸杞子、菊花、石决明等。党参的主要功效是补气,最宜用于平素倦怠乏力、精神不振者;白术健脾益气;黄芪可补气升阳,益卫固表。

**416. A**。血虚头痛的临证加减:①若见神疲乏力,遇劳加重,气短懒言,汗出恶风等,加黄芪、党参、白术以益气健脾;②阴血亏虚,阴不敛阳,肝阳上扰者,症见头胀痛以两侧为主,心烦易怒,加天麻、白蒺藜、枸杞子、菊花、石决明等。

**417. C**。根据患者中风半年余可辨病为中风。风痰阻络,气血运行不利,则可见肢体活动不利,语言不清,口眼歪斜等表现,舌暗紫,苔滑腻,脉弦滑也是风痰瘀阻之象。故可辨证为风痰瘀阻证。气虚血瘀证可见偏枯不用,肢软无力,面色萎黄,舌质淡紫或有瘀斑,苔薄白,脉细涩或细弱等。

**418. C**。该患者辨病辨证为中风恢复期和后遗症期的风痰瘀阻证。此是由于风痰阻络,气血运行不利所致。治宜搜风化痰,行瘀通络。

**419. C**。中风风痰瘀阻证代表方为解语丹。方中天麻、胆南星、天竺黄、半夏、陈皮息风化痰;地龙、僵蚕、全蝎搜风通络;远志、菖蒲化痰宣窍;豨莶草、桑枝、鸡血藤、丹参、红花祛风活血通络。

**420. C**。该患者辨病辨证为中风之风痰瘀阻证。临证加减:①肝阳上亢,头晕头痛,面赤,舌质红,苔黄,脉弦劲有力者,可加钩藤、石决明、夏枯草平肝息风潜阳;②咽干口燥者,可加天花粉、天冬养阴润燥。

**421. C**。该患者辨病辨证为中风之风痰瘀阻证。若痰热偏盛者,可加全瓜蒌、竹茹、川贝母清化热痰;肝阳上亢,头晕头痛,面赤,舌质红,苔黄,脉弦劲有力者,可加钩藤、石决明、夏枯草平肝息风潜阳;咽干口燥者,可加天花粉、天冬养阴润燥。琥珀的功效为镇惊安神,活血散瘀,利尿通淋;肉桂的功效为补火助阳,散寒止痛,温通经脉,引火归原;磁石可镇惊安神,平肝潜阳,聪耳明目,纳气平喘;合欢皮的功效为解郁安神,活血消肿;代赭石功效为平肝潜阳,重镇降逆,凉血止血;柏子仁可养心安神,润肠通便,止汗;五味子功效为收敛固涩,益气生津,补肾宁心。

**422. E**。痴呆是以获得性智能缺损为特征,以善忘、失语、失认、失用、执行不能或生活能力下降等为主症的疾病。癫证以精神抑郁、表情淡漠、沉默呆钝、语无伦次、静而少动为特征。痴呆痰浊蒙窍证可见多忘不慧,表情呆滞,迷路误事,不言不语,忽歌忽笑,亲疏不辨,口吐痰涎,纳呆呕恶等。故根据患者临床表现可辨证为痴呆痰浊蒙窍证。此是由于痰浊上蒙,清窍被阻,神机失用所致。

**423. C**。患者辨病辨证为痴呆痰浊蒙窍证。治宜化痰开窍,健脾醒神。髓海不足证治宜滋补肝肾,填精补髓。脾肾亏虚证治宜温补脾肾,养元安神。

**424. B**。痴呆痰浊蒙窍证代表方:洗心汤。常用药有:石菖蒲、郁金、远志化痰开窍;人参、白术、甘草健脾益气;半夏、陈皮、枳实、竹茹、生姜理气化痰泄浊;茯神、酸枣仁宁心安神;神曲、麦芽消食和胃。髓海不足证宜选七福饮加减。脾肾亏虚证宜选还少丹加减。

**425. D**。痴呆痰浊蒙窍证的临证加减:①若脾虚明显者、加黄芪、山药、砂仁等;②头重如裹,哭笑无常,喃喃自语,口多涎沫者,重用陈皮、半夏,加胆南星、佩兰、白豆蔻、全瓜蒌等;③言语颠倒,歌笑不休,甚至反喜污秽者,改用转呆丹。

**426. D**。痴呆痰浊蒙窍证的临证加减:①若脾虚明显者,加黄芪、山药、砂仁等;②头重如裹,哭笑无常,喃喃自语,口多涎沫者,重用陈皮、半夏,加胆南星、佩兰、白豆蔻、全瓜蒌等;③言语颠倒,歌笑不休,甚至反喜污秽者,改用转呆丹。

**427. B**。根据患者胃脘疼痛,胀满不消,疼痛拒按等表现可辨病为胃痛。饮食积滞,壅阻胃气,则可见胃痛,得食更甚,嗳腐吞酸,呕吐不消化食物,其味腐臭如败卵,泻后痛减等表现。故可辨证为饮食伤胃证。

**428. D**。患者辨病辨证为胃痛饮食伤胃证。此是由于饮食积滞,壅阻胃气所致。治宜消食导滞,和中止痛。寒邪客胃型胃痛治宜温胃散寒,理气止痛。脾胃虚寒型胃痛治宜温中健脾,和胃止痛。湿热中阻型胃痛治宜清化热湿,理气和胃。肝气犯胃型胃痛治宜疏肝理气,和胃止痛。

**429. B**。患者辨病辨证为胃痛饮食伤胃证。治宜消食导滞,和中止痛。方选保和丸加减。常用药有:神曲、山楂、莱菔子消食导滞;茯苓、半夏、陈皮和胃化湿;连翘散结清热。

**430. B**。患者食积较重,脘腹胀满,不下,苔垢浊而厚,是湿热与食积互结于肠胃所致。枳实导滞丸具有消食导滞、清热祛湿的功效,可用于治疗湿热食积证。

**431. D**。该患者辨病辨证为胃痛饮食伤胃证。患者日久不愈兼见口渴,苔黄腻,尿赤是由于食积化热,湿热内蕴所致。保和丸消食导滞和胃。此方可用于治疗食积停滞,脘腹胀满,嗳腐吞酸,不欲饮食,加黄连可清泄湿热。清中汤用于治疗胃中积热,口渴便秘者。三黄泻心汤用于火热亢盛,迫血妄行所致的吐血、衄血等症。葛根芩连汤用于表证未解,邪热入里所致的痢疾。导赤散加减用于心火炽盛,心移热于小肠所致的口舌生疮、心胸烦热、口渴面赤、小便短赤等症。

**432. C**。根据患者突然呕吐,吐出物为胃内容物等表现可辨病为呕吐。外邪犯胃,中焦气滞,浊气上逆,则可见呕吐,吐出物为胃内容物,恶寒发热,头身疼痛,苔白腻、脉濡缓也是寒邪犯表之象。故可辨证为外邪犯胃证。

**433. E**。患者辨病辨证为呕吐外邪犯胃证。此是由于寒邪犯胃,中焦气滞,浊气上逆所致。治宜疏邪解表,化浊和中。呕吐痰饮中阻证治宜温化痰饮,和胃降逆。呃逆胃中寒冷证治宜温中散寒,降逆止呃。胃痛寒邪客胃证治宜温胃散寒,理气止痛。胃痞痰湿中阻证治宜除湿化痰,理气和中。

**434. B**。呕吐外邪犯胃证首选藿香正气散加减疏邪解表,化浊和中。常用药有:藿香、苏梗解表化浊,和胃止呕;半夏、生姜降逆止吐;厚朴、白蔻仁、陈皮、茯苓理气降逆,祛湿和胃。

**435. E**。呕吐外邪犯胃证的临证加减:①表邪偏重者,加荆芥、防风之类以祛风解表;②宿食积滞,脘胀嗳腐者,加神曲、鸡内金、莱菔子以消导积滞;③气机阻滞,脘闷腹胀者,加木香、枳壳行气消胀;④感受暑湿、身热心烦者,去生姜,加黄连、香薷、荷叶清暑化湿;⑤秽浊犯胃、胸脘痞闷,舌苔白腻者,加玉枢丹辟秽泄浊止呕。

**436. D**。呕吐外邪犯胃证的临证加减:①表邪偏重者,加荆芥、防风之类以祛风解表;②宿食积滞,脘胀嗳腐者,加神曲、鸡内金、莱菔子以消导积滞;③气机阻滞,脘闷腹胀者,加木香、枳壳行气消胀;④感受暑湿、身热心烦者,去生姜,加黄连、香薷、荷叶清暑化湿;⑤秽浊犯胃、胸脘痞闷,舌苔白腻者,加玉枢丹辟秽泄浊止呕。

**437. B**。腹痛是指胃脘以下,耻骨毛际以上部位发生疼痛为主要表现的一种脾胃肠病证。根据患者左下腹隐痛 3 年,加重 1 周可辨病为腹痛。胃痛是以胃脘部近心窝处疼痛为主症的疾病。胁痛是指以一侧或两侧胁肋部疼痛为主症的疾病。积聚是以腹内结块,或胀或痛为主症的疾病。痢疾是以腹痛、里急后重、下痢赤白脓血为主症的疾病。

**438. E**。该患者辨病为腹痛。又根据患者平时情绪抑郁，易生气，现脘腹胀痛走窜不定，嗳气不舒等表现可辨证为肝郁气滞证，是由于肝气郁结，气机不畅，疏泄失司所致。

**439. E**。该患者辨病辨证为腹痛肝郁气滞证。治宜疏肝解郁，理气止痛。腹痛寒邪内阻证治宜温中散寒，理气止痛。腹痛湿热壅滞证治宜泻热通腑，行气导滞。腹痛饮食积滞证治宜消食导滞，理气止痛。腹痛瘀血内停证治宜活血化瘀，和络止痛。

**440. A**。该患者辨病辨证为腹痛肝郁气滞证。治宜疏肝解郁，理气止痛。方选柴胡疏肝散加减。腹痛瘀血内停证宜选少腹逐瘀汤加减。腹痛湿热壅滞证宜选大承气汤加减。腹痛饮食积滞证宜选枳实导滞丸加减。腹痛中虚脏寒证宜选小建中汤加减。

**441. A**。中虚脏寒腹痛临床表现：腹痛绵绵，时作时止，喜暖喜按，畏寒怯冷，神疲乏力，气短懒言，纳食不佳，面色萎黄，大便溏薄，舌质淡，苔白，脉沉细。故此时患者可辨病辨证为腹痛中虚脏寒证。此是由于中阳不振，气血不足，失于温养所致，宜用小建中汤温中补虚，缓急止痛。

**442. A**。泄泻是以排便次数增多、粪便稀溏甚至泻出如水样为主症的疾病。故根据患者大便次数增多可辨病为泄泻。胃痛是以胃脘部近心窝处疼痛为主症的疾病。腹痛是以胃脘以下、耻骨毛际以上部位疼痛为主症的疾病。痞满是以自觉心下痞塞胀满不舒为主症的疾病。噎膈是以吞咽食物梗噎不顺，饮食难下，或食而复出为主症的疾病。

**443. B**。患者辨病为泄泻。脾胃虚弱，运化无权，则可见稍进油腻生冷之品，大便次数便增多，水谷不化，脘腹胀闷不舒，面色萎黄，肢倦乏力，纳食减少等表现。可辨证为脾胃虚弱证。治宜健脾益气，化湿止泻。方选参苓白术散加减。

**444. A**。泄泻脾胃虚弱证的临证加减：①若脾阳虚衰，阴寒内盛，腹部冷痛，完谷不化者，用附子理中丸加吴茱萸、肉桂；②久泻不愈，中气下陷，脱肛者，用补中益气汤；③泄泻日久，脾虚夹湿，肠鸣辘辘，大便溏黏者，舌苔厚腻难化，或食已即泻者，应于健脾止泻药中加入升阳化湿的药物，如防风、羌活、苍术、厚朴，或改用升阳益胃汤加减。

**445. C**。根据患者黎明之前腹部作痛，肠鸣即泻，形寒肢冷，腰膝酸软等表现，此时可辨证为肾阳虚衰证。此是由于命门火衰，脾失温养，水谷不化所致。治宜温肾健脾，固涩止泻。方选四神丸。四神丸可以治疗五更泻。

**446. B**。该患者辨病辨证为泄泻脾胃虚弱证。临证加减：①若脾阳虚衰，阴寒内盛，腹部冷痛，完谷不化者，用附子理中丸加吴茱萸、肉桂；②久泻不愈，中气下陷，脱肛者，用补中益气汤；③泄泻日久，脾虚夹湿，肠鸣辘辘，大便溏黏者，舌苔厚腻难化，或食已即泻者，应于健脾止泻药中加入升阳化湿的药物，如防风、羌活、苍术、厚朴，或改用升阳益胃汤加减。

**447. B**。患者辨病为痢疾。根据发热恶寒，头身重痛等表现可知患者兼有表证。痢疾初起，兼有表证者，宜用人参败毒散，解表举陷，即喻嘉言所谓“逆流挽舟”之法。痢疾之疫毒痢可选白头翁汤合芍药汤加减。

**448. D**。患者表证消失，又见下痢赤白黏冻，肛门灼热，小便短赤可辨证为湿热痢，舌红苔黄腻，脉滑数也是湿热之象。此是由于湿热壅滞，肠络受损，气血瘀滞，传导失司所致。治宜清肠化湿，调气和血。方选芍药汤加减。

**449. A**。身热汗出，脉象急促，此为表邪未解而里热已盛，宜用葛根芩连汤解表清里。葛根外解肌表之邪，内清阳明之热，又升发脾胃清阳而止泻升津，使表解里和；黄芩、黄连苦寒能清热，厚肠止痢；甘草可以甘缓和中，调和诸药；四药合用，辛凉升散与苦寒清降共施，以成清热升阳止利之法，外疏内清，表里同治，使表解里和，身热下利自愈。

**450. C**。患者辨病辨证为痢疾湿热痢。临证加减:①若痢疾初起,兼有表证者,用人参败毒散,解表举陷,即喻嘉言所谓“逆流挽舟”之法;②表证已减,痢犹未止,加香连丸以调气清热;③身热汗出,脉象急促,表邪未解而里热已盛者,用葛根芩连汤解表清里;④属热重下痢,加白头翁汤清热解毒;⑤瘀热较重,痢下鲜红者,加地榆、桃仁、丹皮凉血化瘀;⑥夹食滞,见痢下不爽,腹痛拒按,苔黄腻,脉滑者,加焦山楂、枳壳、炒莱菔子等,或加枳实导滞丸。香连丸功用:清热燥湿,行气化滞。主治:湿热痢疾。症见下痢,赤白相兼,腹痛,里急后重。

**451. D**。泄泻与痢疾:两者均为大便次数增多、粪质稀薄的病证。泄泻以大便次数增加,粪质稀溏,甚则如水样,或完谷不化为主症,大便不带脓血,也无里急后重,或无腹痛。而痢疾以腹痛、里急后重、便下赤白脓血为特征。

**452. D**。根据患者身目发黄,黄色鲜明可辨病为黄疸。患者B超示有胆结石,湿热砂石郁滞,脾胃不和,肝胆失疏,则可见身目发黄,黄色鲜明,上腹、右胁胀闷疼痛,牵引肩背,恶心呕吐等表现,故患者可辨证为胆腑郁热证。

**453. D**。患者辨病辨证为黄疸胆腑郁热证。治宜疏肝泄热,利胆退黄。阳黄热重于湿证治宜清热利湿,凉血泄热。阳黄湿重于热证治宜化湿利小便,佐以清热。疫毒炽盛证治宜清热解毒,凉血开窍。黄疸消退后的调治之湿热留恋证治宜清热利湿。

**454. D**。患者辨病辨证为黄疸胆腑郁热证。治宜疏肝泄热,利胆退黄。方选大柴胡汤。阳黄热重于湿证宜选茵陈蒿汤。阳黄湿重于热证宜选茵陈五苓散合甘露消毒丹。黄疸消退后的调治之湿热留恋证宜选茵陈四苓散。

**455. D**。患者辨病辨证为黄疸胆腑郁热证。临证加减:①若砂石阻滞,加金钱草、海金沙、鸡内金、郁金、玄明粉;②若恶心呕逆明显,加厚朴、竹茹、陈皮。

**456. A**。患者辨病辨证为黄疸胆腑郁热证。临证加减:①若砂石阻滞,加金钱草、海金沙、鸡内金、郁金、玄明粉;②若恶心呕逆明显,加厚朴、竹茹、陈皮。

**457. D**。痞满是以自觉心下痞塞胀满不舒为主症的疾病。聚证以腹中气聚,聚散无常,聚时结块,散则无形,攻窜胀痛,以胀为主,痛无定处,时作时止为临床特征。积证以腹内积块,触之有形,固定不移,以痛为主,痛有定处为临床特征。聚证食滞阻滞证可见:腹胀或痛,时有如条状物聚起在腹部,重按则胀痛更甚,舌苔腻,便秘,纳呆,脉弦滑。此是由于虫积、食滞、痰浊交阻,气聚成结而成。故根据患者临床表现可辨证为食滞痰阻(聚证)。

**458. D**。患者辨病辨证为聚证食滞痰阻证。治宜导滞通便,理气化痰。聚证肝郁气滞证治宜疏肝解郁,行气散结。积证气滞血阻证治宜理气活血,通络消积。积证瘀血内结证治宜祛瘀软坚,健脾益气。

**459. D**。患者辨病辨证为聚证食滞痰阻证。治宜导滞通便,理气化痰。方选六磨汤加减。聚证肝郁气滞证宜选逍遥散加减。积证气滞血阻证宜选柴胡疏肝散合失笑散加减。积证瘀血内结证宜选膈下逐瘀汤加减。积证正虚瘀阻证宜选八珍汤加减。

**460. C**。患者辨病辨证为聚证食滞痰阻证。临证加减:①若痰浊中阻,呕恶苔腻者,加半夏、陈皮、生姜;②痰湿较重,兼有食滞,腑气虽通,苔腻不化者,加苍术、厚朴(平胃散);③脾虚,便溏纳差者,加党参、白术、炒麦芽;④蛔虫结聚,阻于肠道而引起者,配服乌梅丸。平胃散由苍术、厚朴、陈皮、甘草加姜枣组成,具有燥湿运脾、行气和胃之功效,主治湿滞脾胃证。

**461. C**。该患者辨病为积聚之聚证。本病常有情志抑郁、饮食不节、外邪侵袭,或黄疸、胁痛、虫毒、久疟、久泻、久痢、虚劳等病史。基本病机为气机阻滞,瘀血内结。聚证以气滞为主,积证以血瘀为主。病位主要在于肝、脾,病久可及肾。聚证病在气分,重在调气,以疏肝理气、行气消聚为基本治则;积证病在血分,重在活血,以活血化瘀、软坚散结为基本治则。部分聚证日久不愈,可由气入血转化成积证。

**462. B**。鼓胀系指肝病日久,肝脾肾功能失调,气滞、血瘀、水停于腹中所导致的以腹胀大如鼓,皮色苍黄,脉络暴露为主要临床表现的一种病证。故根据患者腹大胀急,按之如囊裹水可辨病为鼓胀。痞满是以自觉心下痞塞胀满不舒为主症的疾病。积聚是以腹内结块,或胀或痛为主症的疾病。胁痛是指以一侧或两侧胁肋部疼痛为主症的疾病。水肿是体内水液潴留,泛溢肌肤,以头面、眼睑、四肢、腹背甚至全身浮肿为主症的疾病,严重的还可能伴有胸水、腹水等。

**463. B**。患者辨病为鼓胀。湿邪困遏,脾阳不振,寒水内停,则可见腹大胀急,按之如囊裹水,双下肢浮肿,神困倦怠,怯寒懒动等表现。故患者可辨证为水湿困脾证。

**464. B**。患者辨病辨证为鼓胀水湿困脾证。此是由于湿邪困遏,脾阳不振,寒水内停所致。治宜温中健脾,行气利水。气滞湿阻证治宜疏肝理气,运脾利湿。肝脾血瘀证治宜活血化瘀,行气利水。肝肾阴虚证治宜滋肾柔肝,养阴利水。湿热蕴结证治宜清热利湿,攻下逐水。

**465. B**。患者辨病辨证为鼓胀水湿困脾证。治宜温中健脾,行气利水。方选实脾饮。常用药有:白术、苍术、附子、干姜振奋脾阳,温化水湿;厚朴、木香、草果、陈皮行气健脾除湿;茯苓、泽泻利水渗湿;甘草、生姜、大枣调和胃气。

**466. B**。鼓胀水湿困脾证的临证加减:①若浮肿较甚,小便短少,加肉桂、猪苓、车前子;②胸闷咳喘,加葶苈子、苏子、半夏;③胁腹痛胀,加郁金、香附、青皮、砂仁;④脘闷纳呆,神疲,便溏,下肢浮肿,加党参、黄芪、山药。

**467. D**。痰饮:心下痞满,呕吐清水痰涎,胃肠沥沥有声,形体消瘦,属饮停胃肠。悬饮:胸胁饱满,咳唾引痛,喘促不能平卧,或有肺痨病史,属饮流胁下。溢饮:身体疼痛而沉重,甚则肢体浮肿,汗当出而不出,或伴咳喘,属饮溢肢体。支饮:咳逆倚息,短气不得平卧,其形如肿,属饮邪支撑胸肺。故根据患者咳逆喘满不得卧可辨病为支饮。痰白量多呈泡沫状,畏寒脚肿,舌暗苔白滑,脉弦紧是寒邪内伏之象。此是由于寒饮伏肺,遇寒引动,肺失宣降所致。故可辨病辨证为寒饮伏肺之支饮。

**468. A**。该患者辨病辨证为寒饮伏肺之支饮。此是由于寒饮伏肺,遇寒引动,肺失宣降所致。治宜宣肺化饮。

**469. B**。该患者辨病辨证为寒饮伏肺之支饮。治宜宣肺化饮。方选小青龙汤。常用药有:麻黄、桂枝、干姜、细辛温肺散寒化饮;半夏、厚朴、苏子、杏仁理气化痰;五味子收敛肺气。

**470. A**。支饮寒饮伏肺证的临证加减:①若饮邪壅实,咳逆喘急,胸痛烦闷者,加甘遂、大戟峻逐水饮以缓其急;②无寒热、身痛等表证,动则喘甚,易汗出,为肺气已虚,用苓甘五味姜辛汤;③饮多寒少,外无表证,喘咳痰稀或不得息,胸满气逆者,用葶苈大枣泻肺汤加白芥子、莱菔子以泻肺祛饮;④久病邪实正已虚,饮郁化热,喘满胸闷,心下痞坚,烦渴,面色黧黑,苔黄而腻,脉沉紧,或经吐下而不愈者,当行水散结,补虚清热,用木防己汤加减;⑤水邪结实者,去石膏,加茯苓、芒硝导水破结;⑥痰饮久郁,酿生痰热,损伤肺阴,喘咳咳痰,稠厚而黄,口干咽燥,舌红少津,脉细滑数者,用麦门冬汤加瓜蒌、川贝母、木防己、海蛤粉、黄芩养肺生津,清化痰热。

**471. C**。患者支饮日久,脾肾阳虚,饮凌心肺,则可见喘促动甚,气短痰多,畏寒肢冷,神疲气怯,纳呆,胸闷,脐下悸动,下肢水肿,尿少等表现。此时患者可辨证为脾肾阳虚证。治宜温脾补肾,以化水饮。方选金匮肾气丸合苓桂术甘汤加减。前方温肾化气行水,后方温阳健脾利水。

**472. D**。根据患者小便量少,点滴而出可辨病为癃闭。湿热下注,壅结膀胱,导致气化不利,则可见突然小便点滴不通,伴小腹胀满,口苦口黏,口干不欲饮,大便不爽,舌质红苔黄腻,脉弦数等表现。故可辨证为膀胱湿热证。

**473. A**。该患者辨病辨证为癃闭膀胱湿热证。治宜清利湿热,通利小便。方选八正散加减。肺热壅盛证宜选清肺饮。肝郁气滞证宜选沉香散。浊瘀阻塞宜选代抵当丸。脾气不升宜选补中益气汤合春泽汤。

**474. D**。患者兼有心烦,口舌生疮糜烂,失眠多梦,舌尖红有芒刺等表现,此为心经有热。宜选导赤散清心利水养阴。

**475. D**。患者日久见口干咽燥,潮热盗汗,五心烦热,舌红少苔,脉细数等症,此为阴虚火旺之象。此是由于湿热久恋灼伤肾阴,肾阴亏耗,气化无源所致。此时可辨证为肾阴亏耗证。

**476. D**。关格是以脾肾虚衰,气化不利,浊邪壅塞三焦,致小便不通与呕吐并见为主症的一种疾病,属危重病证范围。小便不通谓之关,呕吐时作称之格。本病多由水肿、癃闭、淋证等病证发展而来。

**477. B**。根据患者 1 年前发现糖尿病,多饮,多食,多尿等表现可辨病为消渴。根据患者时感饥饿,大便干燥,苔黄,脉滑实有力等表现,可辨证为中消之胃热炽盛证,此是由于胃火内炽,消灼水谷,耗伤津液所致。

**478. C**。该患者辨病辨证为消渴中消之胃热炽盛证。治宜清胃泻火,养阴增液。上消之肺热津伤证治宜清热润肺,生津止渴。中消之气阴亏虚证治宜益气健脾,生津止渴。下消之肾阴亏虚证治宜滋阴固肾。下消之阴阳两虚证治宜滋阴温阳,补肾固涩。

**479. B**。该患者辨病辨证为消渴中消之胃热炽盛证。治宜清胃泻火,养阴增液。方选玉女煎加减。上消之肺热津伤证方选消渴方加减。中消之气阴亏虚方选七味白术散。下消之肾阴亏虚证方选六味地黄丸。下消之阴阳两虚证方选金匮肾气丸。

**480. D**。消渴病要重视并发症的防治:①并发白内障、雀盲、耳聋者,病机为肝肾精血不足,不能上承耳目,宜滋补肝肾,益精补血,用杞菊地黄丸;②并发疮毒痈疽者,治宜清热解毒,消散痈肿,用五味消毒饮化裁;③在痈疽的恢复阶段,治疗上应重视托毒生肌。五味消毒饮功能清热解毒,散结消肿。主治热毒蕴蒸肌肤,致生疔疮痈肿者。

**481. C**。若烦渴不止,小便频数,脉数乏力者,为肺热津亏,气阴两伤,用玉泉丸或二冬汤。玉泉丸中以人参、黄芪、茯苓益气,天花粉、葛根、麦冬、乌梅、甘草等清热生津止渴。二冬汤中重用人参益气生津,天冬、麦冬、天花粉、黄芩、知母清热生津止渴。

**482. A**。汗证是以汗液外泄失常为主症的疾病。不因外界环境因素的影响,白昼时时汗出,动辄益甚者,称为自汗;寐中汗出,醒来即止者,称为盗汗。故根据患者平素易汗出,劳动后尤甚可辨病为汗证自汗。本病是由于肺气不足,表虚失固,营卫不和,汗液外泄所致。故根据患者易外感,体倦乏力,恶风,舌苔薄白,脉细弱等表现可辨证为肺卫不固证。

**483. C**。患者辨病辨证为汗证肺卫不固证。治宜益气固表。方选玉屏风散加减。玉屏风散具有益气固表止汗之功效。主治表虚自汗证,亦治虚人腠理不固,易感风邪。

**484. B**。患者前天午睡受凉,汗出恶风,时发寒热,周身酸楚,舌苔薄白,脉象浮缓,此为营卫不和之象。故治疗当调和营卫。益气固表适用于气虚自汗者。固涩敛汗适用于气阴两虚、卫外不固者。滋阴降火适用于阴虚火旺者。化湿和营适用于湿邪偏盛者。

**485. A**。患者辨为营卫不和证。治宜调和营卫。桂枝汤具有解肌发表、调和营卫的功效。

**486. C**。患者辨病辨证为汗证肺卫不固证。临证加减:①若气虚甚,加党参、白术健脾补肺;②阴虚,舌红,脉细数者,加麦冬、五味子;③阳虚者,加附子;④汗多者,加浮小麦、糯稻根、龙骨、牡蛎固涩敛汗;⑤半身或局部出汗者,合甘麦大枣汤甘润以缓急。

**487. D**。根据患者有痫证病史 16 年可辨病为痫证。又根据患者平素头晕目眩,健忘失眠,腰膝腿软,舌红苔薄白,脉沉细数等临床表现可辨证为肝肾阴虚证，此是由于痫证日久，肝肾阴虚，髓海不足，脑失所养所致。肝火痰热证表现：平时急躁易怒，面红目赤，心烦失眠，咳痰不爽，口苦咽干，便秘溲黄；发作时昏仆抽搐，吐涎，或有吼叫；舌质红，苔黄腻，脉弦滑而数。脾虚痰盛证表现：平素神疲乏力，少气懒言，胸脘痞闷，纳差便溏；发作时面色晦滞或㿠白，四肢不温，蜷卧拘急，呕吐涎沫，叫声低怯；舌质淡，苔白腻，脉濡滑或弦细滑。瘀阻脑络证表现：平素头晕头痛，痛有定处，常伴单侧肢体抽搐，或一侧面部抽动，颜面口唇青紫，舌质暗红或有瘀斑，苔薄白，脉涩或弦。阳痫多为发作时牙关紧闭，伴面红、痰鸣声粗、舌红、脉数有力。

**488. B**。该患者辨病辨证为痫证肝肾阴虚证。治宜滋养肝肾，填精益髓。痫证阳痫治法：急以开窍醒神，继以泄热涤痰息风。痫证脾虚痰盛证治宜健脾化痰。痫证肝火痰热证治宜清肝泻火，化痰宁心。痫证瘀阻脑络证治宜活血化瘀，息风通络。

**489. A**。该患者辨病辨证为痫证肝肾阴虚证。治宜滋养肝肾、填精益髓。方选大补元煎加减。痫证阳痫方宜选黄连解毒汤合定痫丹加减。痫证脾虚痰盛证方选六君子汤加减。痫证瘀阻脑络证方宜选通窍活血汤加减。

**490. E**。痫证肝肾阴虚证的临证加减：①若神思恍惚，持续时间长，合酸枣仁汤加阿胶、龙眼肉养心安神；②恐惧、焦虑、忧郁，合甘麦大枣汤以缓急安神；③水不制火，心肾不交，合交泰丸加减以清心除烦；④大便干燥，加玄参、肉苁蓉、火麻仁养阴润肠通便。

**491. B**。痫证肝肾阴虚证的临证加减：①若神思恍惚，持续时间长，合酸枣仁汤加阿胶、龙眼肉养心安神；②恐惧、焦虑、忧郁，合甘麦大枣汤以缓急安神；③水不制火，心肾不交，合交泰丸加减以清心除烦；④大便干燥，加玄参、肉苁蓉、火麻仁养阴润肠通便。甘麦大枣汤为安神剂，具有养心安神、和中缓急之功效。主治脏躁。症见精神恍惚，常悲伤欲哭，不能自主，心中烦乱，睡眠不安。

**492. C**。痿证是以肢体筋脉弛缓，软弱无力，不能随意运动，或伴有肌肉萎缩为主症的疾病。故根据患者突然出现肢体软弱无力，步履艰难等表现可辨病为痿证。肺热津伤证可见：发病急，病起发热，或发热后突然出现肢体软弱无力，可较快出现肌肉瘦削，皮肤干燥，心烦口渴，咳呛少痰，咽干不利，小便黄赤或热痛，大便干燥，舌质红，苔黄，脉细数等表现。此是由于肺燥伤津，五脏失润，筋脉失养所致。故根据患者临床表现可辨病辨证为肺热津伤型痿证。

**493. A**。患者辨病辨证为痿证肺热津伤证。治宜清热润燥，养阴生津。咳嗽肺阴亏虚证治宜养阴清热，润肺止咳。咳嗽肝火犯肺证治宜清肺泻肝，化痰止咳。痿证湿热浸淫证治宜清热利湿，通利经脉。肺痈初期治宜疏散风热，清肺化痰。

**494. C**。患者辨病辨证为痿证肺热津伤证。治宜清热润燥，养阴生津。方选清燥救肺汤加减。初期肺痈宜选银翘散加减。肺痿虚热证宜选麦门冬汤合清燥救肺汤加减。咳嗽风燥犯肺证宜选桑杏汤加减。痿证湿热浸淫证宜选加味二妙丸加减。

**495. C**。痿证之肺热津伤证临证加减：①若身热未退，高热，口渴有汗，重用生石膏，加金银花、连翘、知母清热解毒；②咳嗽痰多，加瓜蒌、桑白皮、川贝母等以宣肺清热化痰；③咳呛少痰，咽喉干燥，加玄参、天花粉、芦根以滋阴清热；④身热已退，食欲减退，口干咽干较甚，此胃阴亦伤，用益胃汤加石斛、天冬、麦芽。故此时证属肺胃阴伤证。

**496. B**。患者身热已退，食欲减退，口干咽干较甚，此胃阴亦伤，宜用益胃汤加石斛、天冬、麦芽。益胃汤功效为养阴益胃，可治胃阴不足证。

**497. C**。根据患者小便黄赤，尿血鲜红可辨病为尿血。下焦湿热证可见：小便黄赤灼热，尿血鲜红，心烦口渴，面赤口疮，夜寐不安，舌质红，脉数。此是由于热伤阴络，血渗膀胱所致。

**498. E**。患者辨病辨证为尿血下焦湿热证。治宜清热利湿,凉血止血。尿血肾虚火旺证治宜滋阴降火,凉血止血。紫斑血热妄行证治宜清热解毒,凉血止血。吐血气虚血溢证治宜健脾益气摄血。吐血胃热壅盛证治宜清胃泻火,化瘀止血。

**499. A**。小蓟饮子为尿血下焦湿热证的代表方。方中以小蓟、生地黄、藕节、蒲黄凉血止血;栀子、木通、竹叶清热泻火;滑石、甘草利水清热,导热下行;当归养血活血,共奏清热利湿、凉血止血之功。

**500. D**。尿血下焦湿热证的临证加减:①若热盛而心烦口渴者,可加黄芩、天花粉清热生津;②尿血较甚者,可加槐花、白茅根凉血止血;③尿中夹有血块者,为瘀血之象,宜加桃仁、红花、牛膝活血化瘀;④大便秘结,可加大黄通腑泄热。

**501. B**。同一血证,可以由不同的脏腑病变引起。如同属鼻衄,但病变脏腑有在肺、在胃、在肝的不同;吐血有病在胃、在肝之别;齿衄有病在胃、在肾之分;尿血则有病在膀胱、在肾或在脾的不同。

**502. C**。内伤发热是指以内伤为病因,脏腑功能失调、气血水湿郁遏或气血阴阳亏虚为基本病机,以发热为主要临床表现的病证。故根据患者每于午后发热可辨病为内伤发热。

**503. E**。内伤发热是以内伤为病因,脏腑功能失调,气血阴阳失衡所致,以发热为主症的疾病。一般起病较缓,病程较长,热势轻重不一,但以低热为多,或自觉发热而体温并不升高,不恶寒,或虽有怯冷,但得衣被则温。常兼见头晕、神疲、自汗、盗汗、脉弱等症。

**504. B**。患者辨病为内伤发热。患者午后发热,手足心发热,心烦失眠,两颧红赤,口干咽燥,盗汗等为阴虚发热的症状,此是由于阴液亏损,阴不制阳,虚热内生所致。故可辨证为阴虚内热证。

**505. A**。患者辨病辨证为内伤发热阴虚内热证。治宜滋阴清热。方选清骨散加减。方中以鳖甲、知母、当归滋阴养血;秦艽、银柴胡、胡黄连、地骨皮、青蒿清热除蒸;乌梅敛阴。

**506. C**。月华丸常用于治疗肺阴亏损证。百合固金汤主治肺肾阴亏,虚火上炎证。知柏地黄丸可治疗肝肾阴虚,虚火上炎证。当归六黄汤主治阴虚火旺之盗汗证。金匮肾气丸主治肾阳气不足证。

**507. A**。厥证是以突然昏倒,不省人事,或伴有四肢逆冷为主要临床表现的一种急性病证。中风是以半身不遂、肌肤不仁、口舌歪斜、言语不利,甚则突然昏仆、不省人事为主症的疾病。痫证是以发作性神情恍惚,甚则突然仆倒,昏不知人,口吐涎沫,两目上视,肢体抽搐,或口中怪叫,移时苏醒,醒后一如常人为主症的疾病。郁证是以心情抑郁,情绪不宁,胸部满闷,胁肋胀痛,或易怒易哭,或咽中如有异物梗阻为主症的疾病。痉证是以项背强直,四肢抽搐,甚至口噤、角弓反张为主症的疾病。故根据患者突然昏倒,不知人事,四肢厥冷等表现可辨病为厥证。

**508. A**。患者辨病为厥证。气厥实证可由情志异常、精神刺激而发作,可见突然昏倒,不知人事,或四肢厥冷,呼吸气粗,口噤拳握等症。故根据患者临床表现可辨证为气厥实证。此是由于肝郁不舒,气机上逆,壅阻心胸,内闭神机所致。

**509. A**。患者辨病辨证为厥证之气厥实证。治宜开窍,顺气,解郁。气厥虚证治宜补气,回阳,醒神。血厥实证治宜平肝潜阳,理气通瘀。血厥虚证治宜补养气血。痰厥治宜行气豁痰。

**510. B**。患者辨病辨证为厥证之气厥实证。治宜开窍,顺气,解郁。方选通关散合五磨饮子加减。前方辛香通窍,散剂吹鼻取嚏以促其苏醒,后方开郁畅中,降气调肝。

**511. D**。气厥的发生多是由于患者有明显的情志精神因素,或发怒,或紧张,或恐惧等,故平时可服用柴胡疏肝散、逍遥散之类理气解郁,调和肝脾之品。

**512. B**。根据患者全身浮肿3天,皮肤光亮可辨病为水肿。疮毒内陷，肺脾失调，水湿内停则可见眼睑浮肿，皮肤光亮，小便黄赤短少，身发疮痍。故可诊断为水肿阳水之湿毒浸淫证，舌质红，苔黄腻，脉滑数也是湿热之象。

**513. E**。患者辨病辨证为水肿阳水之湿毒浸淫证。治宜宣肺解毒，利湿消肿。疏风清热，宣肺行水为风水相搏型水肿的治法；运脾化湿，通阳利水为水湿浸渍型水肿的治法；分利湿热为水肿湿热壅盛证的治法；健脾温阳，行气利水为水肿脾阳亏虚证的治法。

**514. C**。患者辨病辨证为水肿阳水之湿毒浸淫证。治宜宣肺解毒，利湿消肿。方选麻黄连翘赤小豆汤合五味消毒饮。麻黄连翘赤小豆汤宣肺利湿，五味消毒饮清热解毒。

**515. D**。水肿阳水之湿毒浸淫证的临证加减如下：①脓肿毒甚者，重用蒲公英、紫花地丁清热解毒；②疮痍糜烂流水者，加土茯苓、萆薢、石韦、苦参利湿解毒；③皮肤瘙痒者，加白鲜皮、地肤子、蝉蜕、白蒺藜祛风除湿止痒；④疮疡色红肿痛或小便红赤者，加丹皮、赤芍、生地黄、泽兰等凉血化瘀；⑤大便不通，加大黄、葶苈子通腑泻实。

**516. A**。该患者辨病为水肿。病机为肺失通调，脾失转输，肾失开阖，三焦气化不利。病位主要在肺、脾、肾三脏，关键在肾。肺主一身之气，有主治节、通调水道、下输膀胱的作用。脾主运化，有布散水津的功能。肾主水，水液的输化有赖于肾阳的蒸化、开阖作用。辨证应先辨阴水、阳水，分清标本虚实、病邪性质、脏腑定位等。治疗原则为发汗、利尿、泻下逐水。水肿预后，一般阳水易消，阴水难治。久病可致多脏同病，出现心悸、喘脱、眩晕、惊厥、癃闭、关格等危候，预后不良。

**517. E**。根据患者心下痞塞而闷等表现可诊断为痞满。痞塞而闷，似痛非痛，伴恶心呕吐，口渴不欲饮，口苦，纳呆，舌红，苔黄腻，脉滑数，应辨证为痞满湿热阻胃证，本证是由于湿热内蕴，困阻脾胃，气机不利所致。嘈杂是以胃中空虚，似饥非饥，似辣非辣，似痛非痛，莫可名状，时作时止为主症的疾病。痞满饮食内停证可见脘腹满闷而胀，进食尤甚，嗳腐吞酸，厌食呕吐，或大便不调，矢气频作，味臭如败卵，舌苔厚腻，脉滑。痞满痰湿中阻证可见脘腹痞塞不舒，胸膈满闷，身重困倦，头昏纳呆，嗳气呕恶，口淡不渴，舌苔白厚腻，脉沉滑。

**518. D**。该患者可辨病辨证为痞满湿热阻胃证，治宜清热化湿，和胃消痞。痞满痰湿中阻证治宜除湿化痰，理气和中。痞满饮食内停证治宜消食和胃，行气消痞。

**519. D**。痞满湿热阻胃证宜用泻心汤合连朴饮加减。泻心汤泻热破结，连朴饮清热燥湿，理气化浊。

**520. B**。痞满湿热阻胃证加减：①胃中灼热、嘈杂明显者，加蒲公英、连翘、瓦楞子清热和胃；②恶心呕吐明显者，加竹茹、白蔻仁、生姜和胃降逆；③大便黏滞不畅者、加蚕沙、皂角子、泽泻等化湿和胃；④津液受伤明显，口干舌燥者，加天花粉、沙参养阴生津；⑤寒热错杂，心下痞，呕利肠鸣者，用半夏泻心汤加减。

**521. C**。痞满是临床常见病，病因以内伤饮食、情志失调、体虚久病为主，病机为中焦气机不利，脾胃升降失常。病位在胃、与肝、脾等脏腑相关。脾主升清，胃主降浊，清升浊降则气机调畅。肝主疏泄，调节脾胃气机，肝气条达，则脾升胃降气机顺畅。临床常见虚实兼夹，寒热错杂。治疗以调和脾胃、行气消痞为基本法则。胃痞一般预后良好，只要保持饮食有节，心情舒畅、并坚持治疗，多能治愈。反复发作，经久不愈者，可转化为胃痛、积聚、噎膈、虚劳等病。

**522. B**。患者以咳嗽为主症，可辨病为咳嗽。感冒是以鼻塞、流涕、喷嚏、头痛、恶寒、发热、全身不适为主症的疾病。肺痨是以咳嗽、咯血、潮热、盗汗及身体逐渐消瘦等为主症的传染性疾病。肺胀是以喘息气促，咳嗽咳痰，胸部膨满，憋闷如塞，或唇甲发绀，心悸，肢体浮肿，经久难愈，严重者可出现喘脱、昏迷等为主症的疾病。肺痿是以咳吐浊唾涎沫为主症的疾病。肺痈是以咳嗽、胸痛、发热、咳吐腥臭浊痰甚则脓血相兼为主症的疾病,属内痈范围。哮病是以喉中哮鸣有声、呼吸困难甚则喘息不能平卧为主症的反复发作性疾病,喘证是以呼吸困难,短促急迫,甚至张口抬肩,鼻翼扇动,不能平卧为主症的疾病。

**523. C**。该患者辨病为咳嗽。根据患者咳嗽,痰少,黏稠难出,痰中带血,咽干口燥等表现可辨证为风燥伤肺证。此是由于风燥伤肺,肺失清润所致。

**524. A**。患者辨病辨证为咳嗽风燥伤肺证。治宜疏风清肺,润燥止咳。风热犯肺证治宜疏风清热,宣肺止咳。痰热郁肺证治宜清热化痰,肃肺止咳。肝火犯肺证治宜清肺泻肝,化痰止咳。肺阴亏虚证治宜养阴清热,润肺止咳。痰湿蕴肺证治宜燥湿化痰,理气止咳。

**525. D**。患者辨病辨证为咳嗽风燥伤肺证。治宜疏风清肺,润燥止咳。方选桑杏汤。风热犯肺证宜选桑菊饮。痰热郁肺证宜选清金化痰汤。肝火犯肺证宜选黛蛤散合泻白散。

**526. ACD**。咳嗽除了肺脏本身的病变外,还可以因脾虚生痰,痰浊壅肺,肺气上逆发为咳嗽;肝火犯肺,肃降无权,肺气上逆,发为咳嗽;肾虚,肾不纳气,上逆而咳。与心、胃关系不大。故咳嗽还应注意治疗肝脾肾。

**527. A**。喘证是以呼吸困难,短促急迫,甚至张口抬肩,鼻翼扇动,不能平卧为主症的疾病。哮病是以喉中哮鸣有声、呼吸困难甚则喘息不能平卧为主症的反复发作性疾病。故根据患者呼吸急促,喉中哮鸣有声1周可辨病为哮病。寒痰伏肺,遇冷触发,痰升气阻,肺失宣降,则可见呼吸急促,喉中哮鸣有声,胸膈满闷如窒,咳不甚,又根据痰少咯吐不爽,面色晦暗带青,口不渴,形寒怕冷,舌苔白滑,脉浮紧等表现可辨证为寒哮证。

**528. AC**。患者辨病辨证为哮病发作期之寒哮。此是由于寒痰伏肺,遇感触发,痰升气阻,肺失宣畅所致。治以宣肺散寒,化痰平喘。

**529. AD**。哮病发作期之寒哮代表方:射干麻黄汤或小青龙汤加减。前方长于降气祛痰,后方解表散寒力强。常用药有:麻黄、射干宣肺平喘,化痰利咽;干姜、细辛、半夏温肺化饮降逆;紫菀、款冬花化痰止咳;五味子收敛肺气;大枣、甘草和中。

**530. ACEG**。射干麻黄汤长于降气祛痰,组成:射干、麻黄、细辛、紫菀、款冬花、半夏、五味子、生姜、大枣。

**531. ABCDE**。哮病发作期之寒哮的临证加减:①若表寒明显,寒热身痛,可配桂枝、生姜辛散风寒;②痰涌气逆,不得平卧,可加葶苈子、苏子、杏仁、白前、橘皮等;③咳逆上气、汗多,可加白芍;中成药可服用冷哮丸。

**532. D**。喘证通常由外邪侵袭或内伤引起,导致肺失宣降,肺气上逆,或气无所主,肾失摄纳。典型的临床特征包括呼吸困难,甚至在严重情况下无法平卧,伴有口唇发绀、鼻翼扇动等症状。咳嗽是一种病症,可以由多种原因引起,包括感冒、肺炎、支气管炎等。肺痈是一种严重的肺部感染,是以咳嗽、胸痛、发热和咳吐腥臭浊痰甚则脓血相兼为主症的疾病。这与患者的表现基本相符。因此,最可能的诊断是肺痈。

**533. A**。痰热郁肺型喘证症状:喘咳气涌,胸部胀痛,痰多黏稠色黄或夹血色,伴有胸中烦热,身热,有汗,口渴喜冷饮,面红,咽干,尿赤,大便或秘,苔黄或腻,脉滑数。

**534. A**。肺痈临床以咳嗽、胸痛、发热、咯吐腥臭浊痰,甚则脓血相间为主要特征。根据患者咳吐黄绿色浊痰,自觉喉间有腥味等表现,可辨证为成痈期。

**535. BCDE**。肺痈的病位在肺。本病由于邪热郁肺,邪阻肺络,肺损络伤而发病。肺痈的病理演变过程,可以随着病情的发展、邪正的消长,表现为初(表证)期、成痈期、溃脓期、恢复期等不同阶段。初期(表证期)因风热(寒)之邪侵袭卫表,内郁于肺,或内外合邪,肺卫同病,蓄热内蒸,热伤肺气,肺失清肃,出现恶寒、发热、咳嗽等肺卫表证；成痈期为邪热壅肺，蒸液成痰，气分热毒浸淫及血，热伤血脉，血为之凝滞，热壅血瘀，蕴酿成痈，表现高热、振寒、咳嗽、气急、胸痛等痰瘀热毒蕴肺的证候；溃脓期，痰热与瘀血壅阻肺络，肉腐血败化脓，继则肺损络伤，脓疡内溃外泄，咳出大量腥臭脓痰或脓血痰；恢复期，脓疡溃后，邪毒渐尽，病情趋向好转，但因肺体损伤，故可见邪去正虚，阴伤气耗的病理过程。随着正气的逐渐恢复，病灶趋向愈合。溃后如脓毒不净，邪恋正虚，每致迁延反复，日久不愈，病势时轻时重，而转为慢性。

**536. A**。根据患者咳吐大量脓血痰，如米粥，腥臭异常，有时咯血等表现可辨病辨证为肺痈溃脓期。此是由于热壅血瘀，血败肉腐，痈肿内溃，脓液外泄所致。治宜排脓解毒，代表方剂为加味桔梗汤。

**537. A**。胸痹之心血瘀阻证宜选血府逐瘀汤活血化瘀，通脉止痛。川芎、桃仁、红花、赤芍活血化瘀，和营通脉；柴胡、桔梗、枳壳、牛膝调畅气机，行气活血；当归、生地黄补养阴血；降香、郁金理气止痛；甘草调和诸药。胸痹之气滞心胸证宜选柴胡疏肝散。胸痹之痰浊闭阻证宜选瓜蒌薤白半夏汤合涤痰汤。胸痹之气阴两虚证宜选生脉散。胸痹之心肾阳虚证宜选参附汤。胸痹之寒凝心脉证宜选枳实薤白桂枝汤合当归四逆汤。

**538. ABC**。胸痹之心血瘀阻证加减：①胸痛剧烈，瘀血痹阻较重者，加乳香、没药、丹参等；②畏寒肢冷，兼有寒凝或阳虚者，加桂枝或肉桂、细辛、高良姜、薤白或人参、炮附子等；③气短、乏力、自汗，兼有气虚者，可选人参养荣汤合桃红四物汤加减，重用人参、黄芪；④猝然心痛发作，可含化复方丹参滴丸、速效救心丸。

**539. CG**。胸痹之心血瘀阻证加减：①胸痛剧烈，瘀血痹阻较重者，加乳香、没药、丹参等；②畏寒肢冷，兼有寒凝或阳虚者，加桂枝或肉桂、细辛、高良姜、薤白或人参、炮附子等；③气短、乏力、自汗，兼有气虚者，可选人参养荣汤合桃红四物汤加减，重用人参、黄芪；④猝然心痛发作，可含化复方丹参滴丸、速效救心丸。

**540. ABCDE**。胸痹的病因与寒邪内侵、饮食不节、情志失调、劳倦内伤、年迈体虚等有关。病位在心，与肝、肺、脾、肾有关。病机总属于本虚标实，发作期以标实为主，缓解期以本虚为主，本虚为气血阴阳的亏虚，标实为寒凝、瘀血、气滞、痰浊、热蕴交互为患。临床治疗应以通为补。胸痹的预后，由于病程较长，反复发作，如治疗及时，坚持用药，轻者可以治愈，或带病延年；若失治或误治，病情发展可成为真心痛，危及生命。胸痹之名，首见于《灵枢·本脏》，其云："肺大则多饮，善病胸痹，喉痹，逆气。"明清时期，对胸痹的认识有了进一步提高，提倡使用活血化瘀法治疗胸痹心痛。

**541. ABCDEFG**。胸痹预防调护：注意调摄精神，避免情绪波动。防治本病必须高度重视精神调摄，避免过于激动或喜怒忧思无度，保持心情平静、愉快。注意生活起居，要避免寒冷，居处除保持安静、通风外，还要注意寒温适宜。胸痹患者应注意饮食调节，宜清淡低盐，食勿过饱，多吃水果及富含纤维素食物，保持大便通畅。戒烟戒酒。注意劳逸结合，坚持适当活动。发作期患者应立即卧床休息，缓解期要注意适当休息，保证充足的睡眠，坚持力所能及的活动，做到动中有静。

**542. C**。根据患者心悸易惊等表现可辨病为心悸。肝肾阴虚，水不济火，心火内动，扰动心神，则可见心悸，头晕耳鸣，易怒，口燥咽干等表现，舌红苔少而干，脉细数也是阴虚火旺之象。故可辨证为阴虚火旺证。

**543. D**。本病辨病辨证为心悸阴虚火旺证，此是由于肝肾阴虚，水不济火，心火内动，扰动心神所致。治宜滋阴降火，养心安神。心血不足证治宜补血养心，益气安神。水饮凌心证治宜振奋心阳，化气行水，宁心安神。瘀阻心脉证治宜活血化瘀，理气通络。痰火扰心证治宜清热化痰，宁心安神。

**544. EG**。本病辨病辨证为心悸阴虚火旺证,证机概要:肝肾阴虚,水不济火,心火内动,扰动心神。治法:滋阴降火,养心安神。代表方:天王补心丹合朱砂安神丸,前方滋阴养血,补心安神,适用于阴虚血少,心悸不安,虚烦神疲,手足心热之证,后方清心降火,重镇安神,适用于阴血不足,虚火亢盛,惊悸怔忡,心烦神乱,失眠多梦等证。

**545. D**。心悸阴虚火旺证的临证加减如下:①若肾阴亏虚,虚火妄动,遗精腰酸者,加龟甲、熟地黄、知母、黄柏,或加服知柏地黄丸;②阴虚而火热不明显者,可单用天王补心丹;③阴虚兼有瘀热者,加赤芍、牡丹皮、桃仁、红花、郁金等。天王补心丹主治:阴虚血少,神志不安证。心悸怔忡,虚烦失眠,神疲健忘,或梦遗,手足心热,口舌生疮,大便干结,舌红少苔,脉细。

**546. ABCDE**。心悸阴虚火旺证的临证加减如下:①若肾阴亏虚,虚火妄动,遗精腰酸者,加龟甲、熟地黄、知母、黄柏,或加服知柏地黄丸;②阴虚而火热不明显者,可单用天王补心丹;③阴虚兼有瘀热者,加赤芍、牡丹皮、桃仁、红花、郁金等。

**547. CDE**。郁证的病因有情志所伤和体质等两个方面因素:①情志内伤:七情过极,尤其悲忧思怒,超过机体的调节能力,气机郁滞,导致郁证发生;②体质因素:郁证的发生亦与机体自身的状况有着极为密切的关系,如体质素弱,机体的调节能力低下,如遇情志刺激,多易发为郁证。如罹患重症顽疾,脏腑气血失调,因病而郁,也可导致郁证的发生。《杂病源流犀烛·诸郁源流》云:“诸郁,脏气病也。其原本由思虑过深,更兼脏气弱,故六郁之病生焉。”

**548. ACD**。本病病位主要在肝,涉及心、脾、肾。愤恨恼怒,肝失条达,气机不畅,则肝气郁结,日久化火,症见情志不舒,精神抑郁。忧思伤脾,脾失健运,聚湿成痰,则痰气郁结,症见咽中如有异物梗塞,吞之不下,咯之不出。情志过极伤心,心失所养,神失所藏,则心神失常,郁火伤阴,肾阴亏耗,心神失养,则心肾阴虚。

**549. ACD**。郁证的症状纷杂,临床应根据病史及主症特点,辨明其受病脏腑侧重之差异。六郁皆以气郁为主,但有兼血瘀、化火、痰结、湿阻、食积等不同。一般来说,气郁、血郁、火郁主要关系于肝;食郁、湿郁、痰郁主要关系于脾;而虚证则与心、肾的关系最为密切。

**550. ABCEG**。理气开郁,调畅气机,移情易性是治疗郁证的基本原则。并应根据是否兼有血瘀,火郁,痰结,湿滞,食积等而分别采用活血,降火,祛痰,化湿,消食等法。

**551. AD**。郁证之心肾阴虚证方选天王补心丹合六味地黄丸,滋养清热,养心安神。前方滋阴降火,养心安神,后方滋补肾阴。

**552. C**。颤证是以头部或肢体摇动、颤抖,不能自制为主症的一种疾病。故根据患者头摇肢颤,持物不稳,言语不清可辨病为颤证。髓海不足临床表现为头摇肢颤,持物不稳,腰膝酸软,失眠心烦,头晕,耳鸣,善忘,或神呆痴傻,舌质红,舌苔薄白,或红绛无苔,脉象细数。此是由于髓海不足,筋脉失养,虚风内动,神机失用所致。故根据患者临床表现可辨证为髓海不足证。

**553. D**。颤证病理性质总属本虚标实。本虚为气血阴阳亏虚,其中以阴津精血亏虚为主;标实为风、火、痰、瘀为患。

**554. D**。颤证基本病机为肝风内动,筋脉失养。“肝主身之筋膜”,为风木之脏,肝风内动,筋脉不能自主,随风而动,牵动肢体及头颈颤抖摇动。其中又有肝阳化风、血虚生风、阴虚风动、瘀血生风、痰热动风等不同病机。

**555. CF**。髓海不足证机概要:髓海不足,筋脉失养,虚风内动,神机失用。治法:填精补髓,育阴息风。代表方:龟鹿二仙膏合大定风珠加减。前方重在补气填精益髓,后方滋补肝肾,育阴息风。

**556. ACD**。颤证髓海不足证的临证加减:①若肢体颤抖、眩晕较著,加天麻、全蝎、石决明;②肢体麻木,拘急强直,加木瓜、僵蚕、地龙,重用白芍、甘草；③神呆痴傻者，加胡桃肉、石菖蒲补肾宣窍；④善忘者，加远志、茯神益智强识。

**557. AC**。根据患者肢体痿软无力，逐渐加重可辨病为痿证。脾虚不健，生化乏源，气血亏虚，筋脉失养，则可见肢体痿软无力，食少便溏，面浮而色不华，神疲乏力等表现。故可辨证为脾胃虚弱证。治宜补中益气，健脾升清。代表方：参苓白术散合补中益气汤加减。

**558. A**。患者辨病为痿证。肝肾亏损证是由于肝肾亏虚，阴精不足，筋脉失养所致。治宜补益肝肾，滋阴清热。代表方：虎潜丸加减。

**559. ACD**。治痿者独取阳明。所谓"独取阳明"，主要是指采用补益脾胃的方法治疗痿证。肺之津液来源于脾胃，肝肾的精血亦有赖于脾胃的生化，脾胃功能健旺，则气血津液充足，脏腑功能旺盛，筋脉得以濡养，有利于痿证恢复。其次，"独取阳明"尚包括祛除邪气，调理脾胃。《灵枢·根结》曰："故痿疾者取之阳明，视有余不足，无所止息者，真气稽留，邪气居之也。"明代秦景明《症因脉治·痿证论》谓："今言独取阳明者，以痿证乃阳明实热致病耳……故清除积热，则二便如常，脾胃清和，输化水谷，生精养血，主润宗筋，而利机关。"可见清阳明之热亦属"独取阳明"范畴。治痿独取阳明，临床可以从以下三方面来理解：一是不论选方用药，针灸取穴，都应重视补益脾胃；二是"独取阳明"尚包括清胃火、祛湿热，以调理脾胃；三是临证时要重视辨证施治。

**560. ABCD**。治疗痿证当分虚实。虚证宜扶正补虚为主。脾胃虚弱者，宜益气健脾；肝肾亏虚者，宜滋养肝肾。实证宜祛邪和络。肺热伤津者，宜清热润燥；湿热浸淫者，宜清热利湿；瘀阻脉络者，宜活血行瘀。虚实兼夹者，又当扶正与祛邪兼顾。根据"治痿者独取阳明"原则，治疗痿证尤其要重视调治脾胃。此外，避免使用辛温发散祛风之药，以免耗阴伤血，病情加重。

**561. CDEF**。《临证指南医案·痿》记载："夫痿证之旨，不外乎肝肾肺胃四经之病。"

**562. DEGH**。根据患者胃脘隐痛，绵绵不休可辨病为胃痛。脾胃虚寒证可见：胃脘隐痛，绵绵不休，空腹痛甚，得食则缓，喜温喜按，劳累或受凉后发作或加重，泛吐清水，食少纳呆，大便溏薄，神疲倦怠，四肢不温，舌质淡，苔白，脉虚缓无力。

**563. ABCD**。患者辨病辨证为脾胃虚寒型胃痛。治宜温中健脾，和胃止痛。方选黄芪建中汤。临证加减：①若泛吐酸水者，加吴茱萸、煅瓦楞子制酸止痛；②泛吐清水较多，或胃中有振水音，加干姜、半夏、陈皮、茯苓，或配用苓桂术甘汤通阳化饮；③寒胜痛甚，呕吐肢冷，合理中丸，或改用大建中汤；④脾胃虚寒，胃痛，食欲不振，恶心呕吐者，用香砂六君子汤。

**564. B**。脾胃虚寒型胃痛临证加减：①若泛吐酸水者，加吴茱萸、煅瓦楞子制酸止痛；②寒胜痛甚，呕吐肢冷，合理中丸，或改用大建中汤；③脾胃虚寒，胃痛，食欲不振，恶心呕吐者，用香砂六君子汤。

**565. ABD**。该患者为脾胃虚寒型胃痛，脾虚运化失职，故便溏，故治疗应以"温运脾阳"为通，并遵循"通则不痛"原则，配合固涩止泻之品。

**566. ABCDEF**。胃痛饮食调摄十分重要。要养成良好的饮食规律和习惯，忌暴饮暴食，饥饱无常；忌长期饮食生冷、醇酒、炙煿等物；忌过用苦寒、燥热伤胃的药物。患病后饮食以少食多餐、清淡易于消化为宜，避免进食浓茶、咖啡和辛辣食物，必要时进流质或半流质饮食。保持精神愉快，性情开朗，避免忧思恼怒等情志内伤。要劳逸结合，起居有常，避免外邪内侵。

**567. BE**。肝郁乘脾之泄泻的临床表现为肠鸣攻痛，腹痛即泻，泻后痛缓，每因抑郁恼怒，或情绪紧张而发泄泻，伴有胸胁胀闷，嗳气食少，腹痛攻窜，肠鸣矢气，舌淡红，脉弦。根据患者临床表现可辨病辨证为泄泻肝郁乘脾证。此是由于肝失条达，横逆侮脾，脾运无权所致。故主要病位在肝脾。

**568. D**。该患者辨病辨证为泄泻之肝气乘脾证,此是由于肝失条达,横逆侮脾,脾运无权所致。治宜抑肝扶脾。方选痛泻要方。方中白芍养阴柔肝以治肝体;防风胜湿,且可散肝以助肝用;白术化湿健脾;陈皮理气和中。

**569. ABDF**。泄泻之肝气乘脾证的临证加减为:①若肝郁气滞,胸胁脘腹胀痛者,加枳壳、香附、延胡索、川楝子;②夹有湿热,大便夹有黏液者,可加黄连、黄芩等清肠化湿;③脾虚明显,神疲食少者,可用逍遥散合参苓白术散。

**570. ABCDEF**。泄泻患者的预防调护包括:避风寒,节饮食,调情志。①注意保暖,以防寒湿伤脾;②避免过嗜生冷油腻、肥甘厚味,或暴饮暴食,以防湿邪内生,或食滞胃肠;③调节情志,勿悲恐忧伤,以免肝郁伤脾。暴泻者,减少进食量,可予米粥以养胃,泻止则给予清淡饮食。虚寒久泻者,可予姜汤暖胃,并适当进食山药、莲子、芡实、砂仁等物。如泄泻严重,甚至一日十次以上者,应及时就医,防止发生厥脱重症。

**571. ABDF**。患者辨病为泄泻。病因包括外邪侵袭、饮食所伤、情志失调、体虚久病等。基本病机为脾虚湿盛,病位在脾胃、大小肠,与肝、肾也密切相关。脾主运化,喜燥恶湿;胃主受纳,腐熟水谷;小肠司泌浊、大肠主传导;肝主疏泄,调节脾运;肾主命门之火,能温脾助运化水湿,暖胃助腐熟水谷。一般暴泻经过治疗预后良好,如失治误治,病情迁延,常可转为久泻,病情迁延。久泻治疗时应注意:一是不可轻易采用补、涩之法。因久泻虽缠绵时日,但湿邪未尽,或兼夹他邪,如匆忙补涩,容易引起"炉烟虽熄,灰中有火也",变证接踵而至。二是不可过于分利小便。久泻多为脾虚失运或脏腑克制所致,虽有水湿,乃暂积而成,非顷刻之病变,故迁延难愈,若过于分利小便则伤正气。泄泻。脾气不升是久泻发病的主要病理环节之一。而风性轻扬升散,不仅可以化湿,而且常有疏肝解郁之用,所以合理运用风药,有利于泄泻临床疗效的提高。

**572. B**。便秘是以大便排出困难,排便周期延长,或周期不长,但粪质干结,排出艰难,或粪质不硬,虽频有便意,但排便不畅为主症的疾病。故根据患者先大便干结如栗可辨病为便秘。眩晕是以头晕、目眩为主症的疾病。失眠又叫不寐,不寐是以经常不能获得正常睡眠为主症的疾病,主要表现为睡眠时间、深度的不足。轻者入睡困难,或寐而不酣,时寐时醒,或醒后不能再寐,重者彻夜不寐。心悸是以心中悸动、惊惕不安甚则不能自主为主症的疾病。颤证是以头部或肢体摇动、颤抖,不能自制为主症的一种疾病。

**573. D**。患者于2个月前行刮宫产术,术中出血过多,可见唇淡发脱,头晕目眩,失眠健忘,心悸易惊等血虚的表现,所以可以辨证为血虚秘。此是由于血液亏虚,肠道失荣所致。

**574. BF**。患者辨病辨证为便秘之血虚秘。治宜养血滋阴,润燥通便。阳虚秘治宜补肾温阳,润肠通便。气虚秘治宜补脾益肺,润肠通便。热秘治宜泻热导滞,润肠通便。冷秘治宜温里散寒,通便止痛。

**575. B**。患者辨病辨证为便秘之血虚秘。治宜养血滋阴,润燥通便。方选润肠丸加减。阳虚秘宜选济川煎。阴虚秘宜选增液汤。气秘宜选六磨汤。

**576. C**。血虚秘的临证加减:①若大便干结如羊屎,加蜂蜜、柏子仁、黑芝麻润燥通便;②面白,眩晕甚,加制首乌、熟地黄、枸杞子养血润肠;③气短乏力,排便无力者,加黄芪、人参、生白术益气通便;④手足心热,午后潮热者,加生地黄、知母、玄参、麦冬等以养阴清热;⑤阴血已复,便仍干燥,用五仁丸润滑肠道。

**577. ABCDEFG**。根据腹部胀大如鼓,并有乙型肝炎病史,诊断为鼓胀。《诸病源候论·水蛊候》认为本病发病与感受"水毒"有关,将"水毒气结于内,令腹渐大,动摇有声"者,称为"水蛊"。明代李中梓《医宗必读·水肿胀满》说:"在病名有鼓胀与蛊胀之殊。鼓胀者,中空无物,腹皮绷急,多属于气也。蛊胀者,中实有物,腹形充大,非虫即血也。"明代戴思恭称本病为"蛊胀”“鼓脝”“蜘蛛蛊”。明代张景岳将鼓胀又称为“单腹胀”。《景岳全书·气分诸胀论治》说：“单腹胀者名为鼓胀，以外虽坚满而中空无物，其像如鼓，故名鼓胀。又或以血气结聚，不可解散，其毒如蛊，亦名蛊胀，且肢体无恙，胀惟在腹，故又名为单腹胀。”他认为鼓胀的形成与情志、劳欲、饮食等有关，指出“少年纵酒无节，多成水鼓”，并提出“治胀当辨虚实”。

**578. ACDE**。鼓胀是指腹部胀大如鼓的一类病证，临床以腹大胀满，绷急如鼓，皮色苍黄，脉络显露为特征，故名鼓胀。

**579. BD**。鼓胀之肝肾阴虚：腹大胀满，或见青筋暴露，面色晦滞，唇紫，口干而燥，心烦失眠，时或鼻衄，牙龈出血，小便短少，舌质红绛少津，苔少或光剥，脉弦细数。此是由于肝肾阴虚，津液失布，水湿内停所致。故根据患者临床表现可辨证为肝肾阴虚证。治宜滋肾柔肝，养阴利水。代表方：六味地黄丸合一贯煎加减。前方侧重滋养肾阴，后方重在养阴柔肝。

**580. BCE**。鼓胀的基本病机主要为肝、脾、肾三脏受损，气滞、血瘀、水停于腹中。病变脏腑先在肝脾，久则及肾。因肝主疏泄，为藏血之官，肝病则疏泄失职，气滞血瘀，进而横逆犯脾；脾主运化，脾病则运化失司，水湿内聚，进而土壅木郁，以致肝脾俱病。疾病日久，累及于肾，肾主水，司开阖，水湿不化，则胀满愈甚。病理因素无外乎气滞、血瘀、水液停聚。清代喻嘉言《医门法律·胀病论》言：“胀病亦不外水裹、气结、血凝。”气、血、水三者既各有侧重，又常相互为因，错杂同病。

**581. ABDEG**。鼓胀的治疗原则：标实为主者，当根据气、血、水的偏盛，分别采用行气、活血、祛湿利水或暂用攻逐之法，同时配以疏肝健脾；本虚为主者，当根据阴阳的不同，分别采取温补脾肾或滋养肝肾法，同时配合行气活血利水。由于本病总属本虚标实错杂，故治当攻补兼施，补虚不忘实，泻实不忘虚。切忌一味攻伐。

**582. E**。水肿湿热壅盛证可见：遍体浮肿，皮肤绷急光亮，胸脘痞闷，烦热口渴，小便短赤，或大便干结，舌红，苔黄腻，脉沉数或濡数。此是由于湿热内盛，三焦壅滞，气滞水停所致。故患者可辨病辨证为水肿湿热壅盛证。治宜分利湿热。风水相搏证治宜疏风清热，宣肺行水。湿毒浸淫证治宜宣肺解毒，利湿消肿。水湿浸渍证治宜运脾化湿，通阳利水。瘀水互结证治宜活血祛瘀，化气行水。

**583. A**。患者辨病辨证为水肿湿热壅盛证。治宜分利湿热。方选疏凿饮子加减。用疏凿饮子疏表有利于通里，通里有助于疏表，如此上下表里分消走泄，使湿热之邪得以清利，则肿热自消。

**584. CE**。水凌心肺，阳气衰微证：症见心悸胸闷，喘促难卧，咳吐清涎，手足肿甚，舌淡胖，脉沉细而数，治宜温阳补肾，泄浊利水，方用真武汤合葶苈大枣泻肺汤。

**585. AD**。水肿变证，阴血亏虚，虚风扰动证：症见头晕头痛，肢体微颤，或见抽搐掣痛等，治宜息风潜阳，补元固本，方用大补元煎合羚角钩藤汤。

**586. ACE**。水肿变证，邪毒内闭，神明失用：症见神志淡漠，反应迟钝，或躁扰不宁，甚至神昏谵语，面色晦滞，泛恶口臭，二便不通，舌红绛，苔焦黄，脉细数，治宜清热解毒，通窍泄浊，方用安宫牛黄丸或紫雪丹口服。同时，针对湿浊内停病机，可配合大黄、丹参、牡蛎、蒲公英、地榆炭等，水煎浓缩，保留灌肠。

**587. ABCD**。水肿病位在肺、脾、肾，而关键在肾。基本病理变化为肺失通调、脾失转输、肾失开阖、三焦气化不利。

**588. ABCEFH**。水肿的病理因素有风邪（风寒、风热及风湿）、疮毒、水湿、湿热、气滞、瘀血等。病理性质有阴水、阳水之别。阳水属实，多由外感风邪、疮毒、水湿而成，病位在肺、脾。阴水属虚或虚实夹杂，多由饮食劳倦、禀赋不足、久病体虚所致，病位在脾、肾。阳水迁延不愈，反复发作，正气渐衰，脾肾阳虚，或因失治、误治，损伤脾肾,阳水可转为阴水。反之,阴水复感外邪,或饮食不节,使肿势加剧,可兼夹阳水的证候,而成本虚标实之证。

**589. ACE**。发汗、利尿、泻下逐水为治疗水肿的三条基本原则,具体应用视阴阳虚实不同而异。阳水以祛邪为主,应予发汗、利水或攻逐,临床应用时配合祛风、解毒、行气、活血等法;阴水当以扶正为主,重视温补脾肾,通阳利水。对于虚实夹杂者,当视病情标本缓急,或攻补兼施,或先攻后补。

**590. AC**。根据患者周身浮肿5年,加重6个月可辨病为水肿。脾肾阳虚,温化失司,水寒内聚,则可见面浮身肿,腰以下甚,按之凹陷不起,尿量减少,腰酸冷痛,四肢厥冷,怯寒神疲,面色㿠白等表现,舌质淡胖,苔白,脉沉细也是阳虚之象。故可辨证为肾阳衰微证。治宜温肾助阳,化气行水。代表方选济生肾气丸合真武汤加减。前方温补肾阳,后方温阳利水。

**591. ABCEH**。患者辨病为水肿。若水邪壅盛或阴水日久,脾肾衰微,水气上犯,则可出现水邪凌心犯肺的心悸、喘脱重证。若湿热壅盛,阴虚肝旺,肝阳上亢,甚或引动肝风,可表现为眩晕、惊厥急症。若水肿日久,邪毒瘀滞伤肾,虚损劳衰不断加重,肾元虚衰,气化不行,湿浊邪毒内生,阻滞气机升降出入,则终成关格。若肺失通调,脾失健运,肾失开阖,致膀胱气化无权,可见小便点滴或闭塞不通,则是水肿转为癃闭。

**592. ABCDEFG**。根据患者小便量少不爽2个月,点滴不出5天可辨病为癃闭。本病的病因有:①外感湿热:下阴不洁,湿热秽浊之邪上犯膀胱,或湿热素盛,热结下焦,肾移热于膀胱,发为癃闭;②感受热毒:温热上受,热毒壅肺,肺失宣肃,津液输布失常,水道通调不利,或肺燥津伤,水源枯竭,形成癃闭;③饮食不节:过食辛辣肥甘厚味,或嗜酒过度,脾失运化,酿湿生热,下注膀胱,小便不畅,或饮食不足,饥饱失调,脾胃气虚,中气下陷,清阳不升,浊阴不降,发为癃闭;④情志失调:惊恐、忧思、郁怒、紧张等引起肝气郁结,疏泄失司,三焦气化功能失常,水道通调受阻,形成癃闭;⑤尿路阻塞:砂石、积块、瘀血败精阻塞尿路,以致排尿困难,或点滴而出,或点滴全无;⑥体虚久病:劳倦太过,或久病体虚,或年老体弱,或水肿等病日久,脾肾阳衰,为"无阳则阴无以生",或因消渴、热病日久,致肾阴耗竭,为"无阴则阳无以化",水府枯竭而无尿;⑦药毒所伤:因误用、误食或过用、过食药物、毒物,损伤脾肾,形成癃闭。

**593. ABCDE**。遵循"腑病以通为用"的原则,癃闭以"通利"为治疗大法。必要时可采用提壶揭盖法,取"上窍开则下窍自通"之意。若小腹胀急,小便点滴不下,水蓄膀胱者,可配合热敷、导尿、针灸、取嚏等法急通小便。《丹溪心法·小便不通》中载在内服药物的同时,可加用探吐法。

**594. BCDG**。癃闭是以小便量少,排尿困难,甚则小便闭塞不通为主要特征的病证。其中小便不畅,点滴而短少,病势较缓者称为癃;小便闭塞,点滴不通,病势较急者称为闭。本病起病较急。

**595. BD**。癃闭与淋证均属膀胱气化不利,故皆有排尿困难、点滴不畅的证候。但癃闭无尿道刺痛,每天尿量少于正常,甚或无尿排出。而淋证则小便频数短涩,淋沥刺痛,欲出未尽,而每天排尿量正常。

**596. AD**。该患者辨病为癃闭。根据患者神疲乏力,食欲不振,气短声低,舌质淡,苔薄,脉细弱等表现可辨证为脾气不升证。此是由于脾虚失运,清气不升,浊阴不降,气化无权所致。治宜升清降浊,化气行水。方选补中益气汤合春泽汤加减。前方益气升清,后方益气通阳利水。

**597. AC**。肉眼血尿,可辨为尿血病,患者现病2天,有明确外感病史,且未诉尿急尿痛,肝肾功能未见异常,此次可能为单纯性血尿;患者尚有3年反复发作的血尿病史,且未发现家族史,不排除IgA肾病的可能。

**598. A**。患者考虑为单纯性血尿或IgA肾病，为明确诊断，应首先行肾活检病理检查，还可评估病情和协助治疗。

**599. E**。该患者中医辨病为尿血。热伤阴络，血渗膀胱，则可见尿血，尿色鲜红量多，无尿急尿痛；心烦口渴，面赤口疮，夜寐不安，舌红苔薄黄，脉数也提示热盛，故可辨证为下焦湿热证。

**600. G**。该患者辨病辨证为尿血下焦湿热证。治宜清热利湿，凉血止血。宜选小蓟饮子加减。小蓟、生地黄、藕节、蒲黄凉血止血；栀子、通草、竹叶清热泻火；滑石、甘草利水清热，导热下行；当归养血活血。

**601. ACDE**。尿血常见的 4 种证型为：下焦湿热证、肾虚火旺证、脾不统血证、肾气不固证。

**602. ABCEF**。《内经》提出了痹之病名，对其病因病机、证候分类即有明确的认识。《素问·痹论》指出痹证病因以感受风、寒、湿邪为主，体现了痹证可因病邪偏盛进行分类的思想。此外，还按照感邪病位分为五体痹（皮痹、肌痹、脉痹、筋痹和骨痹）。如病邪深入，内传于五脏六腑，可致五脏痹。张仲景《金匮要略》有湿痹、血痹、历节之名，其中历节病的特点是遍历关节疼痛，所创桂枝芍药知母汤、乌头汤等方，至今仍为临床常用。唐代孙思邈《备急千金要方·治诸风方》首载独活寄生汤、犀角汤治疗痹证，且为临床常用。王焘《外台秘要·白虎方五首》述其症为痛如虎咬，昼轻夜重，称为“白虎病”。宋代严用和《济生方》有“白虎历节”病名。明代王肯堂《证治准绳》有“鹤膝风”“鼓槌风”病名。王清任《医林改错》有“痹症有瘀血”说，创立身痛逐瘀汤，沿用至今。

**603. AC**。根据患者膝关节疼痛 1 个月，加重 10 天可辨病为痹证。风湿热痹临床表现可见：关节疼痛，局部灼热红肿，痛不可触，得冷则舒，或疼痛游走不定，活动不利，或见肌肤红斑，发热，汗出，口渴，烦躁，溲赤，舌质红，苔黄或黄腻，脉滑数或浮数。此是由于风湿热邪壅滞经脉，气血闭阻不通所致。故根据患者临床表现可辨证为风湿热痹证。治宜清热通络，祛风除湿。方选白虎加桂枝汤或宣痹汤加减。前方清热宣痹，用于风湿热痹，热象明显者；后方清热利湿，宣痹通络，适用于风湿热痹，关节疼痛明显者。

**604. ABC**。痹证之风湿热痹的临证加减如下：①若发热、咽痛者，加重楼、薄荷、牛蒡子、桔梗疏风清热，解毒利咽；②关节肿痛甚者，加海桐皮、桑枝、忍冬藤、肿节风祛风除湿通络；③湿热偏盛，加土茯苓、萆薢、豨莶草，或加四妙丸；④皮肤有红斑者，加水牛角、丹皮、赤芍、生地黄、凌霄花以凉血散瘀；⑤邪热化火，热毒炽盛，加犀角散。

**605. A**。痹证之风湿热痹，皮肤有红斑者，加水牛角、丹皮、赤芍、生地黄、凌霄花以凉血散瘀。

**606. ABCE**。痹证之风湿热痹，发热、咽痛者，加重楼、薄荷、牛蒡子、桔梗疏风清热，解毒利咽。

**607. E**。根据患者四肢小关节僵硬、屈伸不利 3 月余可辨病为痹证。风寒湿痹临床表现可见：肢体关节、肌肉疼痛，或游走不定，或遇寒加重，得热痛缓，或肢体关节酸楚、重着，肿胀散漫，或肌肤麻木不仁，关节屈伸不利，舌质淡，苔薄白或白腻，脉弦紧或濡缓。此是由于风寒湿邪留滞经络，气血闭阻不通，不通则痛所致。故根据患者临床表现可辨证为风寒湿痹证。

**608. E**。痹证的基本病机主要为风、寒、湿、热外邪侵袭肢节、肌肉，经脉痹阻，气血运行失畅，“不通则痛”，发为痹证。

**609. C**。该患者辨病辨证为痹证风寒湿痹证。此是由于风寒湿邪留滞经络，气血闭阻不通所致。治宜祛风散寒，除湿通络。代表方选蠲痹汤。

**610. F**。若风邪偏盛，疼痛游走者，为行痹，合防风汤；寒邪偏盛，疼痛固定，拘急冷痛者，为痛痹，加麻黄、细辛、制附子，或合乌头汤；湿邪偏重，关节肿胀重着者，为着痹，合薏苡仁汤。痛在颈项、上肢者，加姜黄、葛根；痛在下肢者，加牛膝、木瓜。

**611. C**。痹证是由风、寒、湿、热之邪侵袭肌腠经络,痹阻筋脉关节而致;痿证则以邪热伤阴,五脏精血亏损,经脉肌肉失养为患。鉴别要点:其一,在于痛与不痛,痹证以关节疼痛为主,而痿证则为肢体痿弱不用,一般无疼痛症状;其二,在于肢体活动障碍与否,痿证是无力运动,痹证是痛而影响活动;其三,部分痿证病初即有肌肉萎缩,而痹证则是由于疼痛甚或关节僵直不能活动,日久废而不用导致肌肉萎缩。

**612. AC**。癌病是由于脏腑组织发生异常增生,以肿块逐渐增大、表面高低不平、质地坚硬、时有疼痛,常伴发热、乏力、纳差、消瘦并进行性加重为主症的疾病。肺癌是一种常见的癌症类型,其阴虚毒热型可表现为咳嗽无痰或少痰而黏,痰中可能带有血液,或咯血量多且不止,伴有胸闷、气短、心烦、寐差、潮热、盗汗、口渴、声嘶、大便干结等症状。舌质呈红色,苔质干黄或光剥无苔,脉搏可能细数或数大。故根据患者的临床表现可诊断为癌病,阴虚毒热证。

**613. AD**。癌病的基本治疗原则是扶正祛邪,攻补兼施。早期邪盛正虚不明显,重在祛邪抗癌,重攻轻补;中期正气日渐耗损,宜攻补兼施;晚期正气虚弱,重在补虚扶正,辅以祛邪抗癌。手术之后机体虽正气亏虚,但常余邪未尽,易于复发转移,仍当扶正与祛邪结合。

**614. ABC**。针对癌病的病因,采取相应的预防措施,如虚邪贼风,避之有时,起居有节,调畅情志,饮食适宜,不妄作劳等。戒烟、戒酒,保持心情愉快,对预防本病有重要意义。应加强普查工作,做到早期发现、早期诊断、早期治疗,对预后有积极意义。做好预防对减少发病有重要意义。

**615. BCDEF**。肺癌以顽固性干咳或痰中带血,以及胸痛、气急、发热多见。

**616. AB**。肺癌之阴虚毒热证,方选沙参麦冬汤合五味消毒饮。前方中用沙参、麦冬、玉竹、天花粉、生扁豆、桑叶、甘草养阴清热;后方中金银花、蒲公英、紫花地丁、紫背天葵、野菊花清热解毒散结。

**617. D**。患者因"颜面、眼睑水肿3天"来诊,结合患者"无明显诱因出现颜面、眼睑水肿,发热,恶风,咳嗽,尿少而赤,大便可"等表现及查体、检查,可诊断患者为水肿之风水相搏证。风水相搏证可见:水肿多先从眼睑开始,继而四肢,甚则全身浮肿,颜面为甚,皮肤光亮,按之凹陷即起,小便少,或有尿血,并有发热、恶风、咳嗽,苔薄白,脉浮。

**618. AG**。根据题干,可辨患者为水肿之风水相搏证,其治法为疏风清热,宣肺行水。湿热壅盛型水肿的治法是分利湿热;健脾温阳,行气利水为脾阳亏虚型水肿的治法;温肾助阳,化气行水为肾阳衰微型水肿的治法;泻肺逐水,温阳扶正为水肿变证水凌心肺证的治法。

**619. G**。患者辨病辨证为水肿之风水相搏证。治宜疏风清热,宣肺行水,首选方剂是越婢加术汤。

**620. ADG**。水肿之变证水凌心肺,阳气衰微可表现为心悸胸闷,喘促难卧,咳吐清涎,手足肿甚,舌淡胖,脉沉细而数。循环充血状态临床表现为气急、不能平卧、胸闷、咳嗽、肺底湿啰音、肝大压痛、奔马律等充血性心力衰竭症状,系因血容量扩大所致,而与真正心肌泵竭不同。

**621. BG**。水肿变证之水凌心肺,阳气衰微证的治法为温阳补肾,泄浊利水,方用真武汤合葶苈大枣泻肺汤。

**622. F**。慢性阻塞性肺疾病(COPD)以呼吸困难、慢性咳嗽、咳痰、喘息和胸闷为主要症状,视诊常见桶状胸。肺功能检查是判断持续气流受限的主要客观指标。根据该患者的表现,考虑诊断为COPD。肺心病常有肺动脉压增高、右心室增大或右心功能不全的征象。该患者双下肢水肿1个月,考虑并发慢性肺源性心脏病。

**623. ACF**。肺功能检查是判断持续气流受限的主要客观指标。吸入支气管扩张剂后,$FEV_1/FVC<70\%$可确定为持续气流受限。肺总量(TLC)、功能残气量(FRC)和残气量(RV)增

高，肺活量（VC）减低，表明肺过度充气。残气量/肺总量增加。第 1 秒用力呼气量（$FEV_1$）减低。最常用的指标是 $FEV_1$ 占其预计值的百分比（$FEV_1$%）和 $FEV_1$ 占用力肺活量（FVC）之比。在诊断 COPD 时，必须以已使用支气管舒张药后测定的 $FEV_1$ 为准，$FEV_1$/FVC < 70% 可认为存在持续气流受限。

**624. AC**。慢性肺心病患者一般在积极控制感染、改善呼吸功能、纠正缺氧和二氧化碳潴留后，心力衰竭便能得到改善，患者尿量增多，水肿消退，不需常规使用利尿药和正性肌力药。但对经上述治疗无效或严重心力衰竭患者，可适当选用利尿药、正性肌力药或扩血管药物。原则上宜选用作用温和的利尿药，联合保钾利尿药，小剂量、短疗程使用。慢性肺心病患者心功能不全，补液时切忌大量快速补液。

**625. ABD**。COPD 患者稳定期的治疗包括：①教育和劝导患者戒烟、脱离污染环境；②支气管舒张剂（如按需吸入沙丁胺醇、吸入抗胆碱能药及口服茶碱类药物）；③对重度和极重度，反复加重的患者可长期吸入糖皮质激素与长效 $\beta_2$ 受体激动剂联合制剂；④口服祛痰药；⑤长期家庭氧疗。

**626. ACFI**。根据患者有慢阻肺或慢性支气管炎、肺气肿病史，或其他胸肺疾病病史，并出现肺动脉压增高、右心室增大或右心功能不全的征象，如颈静脉怒张、剑突下心脏搏动增强、肝大压痛、肝－颈静脉反流征阳性、下肢水肿等，心电图，X 线胸片，超声心动图有肺动脉增宽和右心增大、肥厚的征象，可以做出慢性肺源性心脏病诊断。

**627. ACEGI**。引起脾大的病因包括：①感染性疾病：传染性单核细胞增多症、亚急性感染性心内膜炎、粟粒性肺结核、布鲁菌病、血吸虫病、黑热病及疟疾等；②免疫性疾病：自身免疫性溶血性贫血、类风湿关节炎的 Felty 综合征、系统性红斑狼疮及结节病等；③淤血性疾病：充血性心力衰竭、缩窄性心包炎、肝硬化、门静脉或脾静脉血栓形成等；④血液系统疾病：溶血性贫血、遗传性球形细胞增多症、地中海贫血及镰形细胞贫血等；⑤脾的疾病：脾淋巴瘤、脾囊肿及脾血管瘤等；⑥原发性脾大：发病原因不明。

**628. ABEG**。慢性粒细胞白血病：①血象示白细胞数明显增高，常超过 $20\times10^9$/L，可达 $100\times10^9$/L 以上，外周血中粒细胞显著增多，可见各阶段粒细胞，以中幼、晚幼和杆状核粒细胞居多；原始（Ⅰ＋Ⅱ）细胞 < 10%；嗜酸性、嗜碱性粒细胞增多，后者有助于诊断。血小板可在正常水平，近半数患者增多；晚期血小板渐减少，并出现贫血；②骨髓象：骨髓增生明显至极度活跃，以粒细胞为主，粒红比例明显增高，其中中性中幼、晚幼及杆状核粒细胞明显增多，原始细胞 < 10%。嗜酸性、嗜碱性粒细胞增多。红细胞相对减少。巨核细胞正常或增多，晚期减少。偶见 Gaucher 样细胞；③细胞遗传学及分子生物学改变 95% 以上的 CML，细胞中出现 Ph 染色体。不足 5% 的 CML 有 *BCR*－*ABL* 融合基因阳性而 Ph 染色体阴性。

**629. ABF**。慢性粒细胞白血病需与下列疾病相鉴别：①其他原因引起的脾大，血吸虫病、慢性疟疾、黑热病、肝硬化、脾功能亢进等均有脾大；②类白血病反应，常并发于严重感染、恶性肿瘤等基础疾病；③骨髓纤维化，原发性骨髓纤维化脾大显著，血象中白细胞计数增多，并出现幼粒细胞等。

**630. ABDEGI**。该患者的治疗措施有：①分子靶向治疗：第一代酪氨酸激酶抑制剂（TKI）甲磺酸伊马替尼（IM）；②干扰素（IFN－α），是分子靶向药物出现之前的首选药物；③其他药物，包括羟基脲、Ara－C、高三尖杉酯碱（HHT）、砷剂、白消安等；④异基因造血干细胞移植。

**631. ACF**。慢性粒细胞白血病的用药：①羟基脲，为细胞周期特异性抑制 DNA 合成的药物，起效快，但持续时间短，需经常检查血象，以便调节药物剂量；②白消安，是一种烷化剂，作用于早期祖细胞，起效慢且后作用长，骨髓抑制明显，长期用药可出现精液缺乏及停经；③α 干扰素，起效较慢。常见毒副反应为流感样症状；④甲磺酸伊马替尼，是目前首选药物，其为第一代酪氨酸激酶抑制剂；⑤异基因造血干细胞移植（Allo－SCT），是目前认为根治 CML 的标准治疗。骨髓移植在达到缓解后血象及体征控制后尽早进行，越早移植效果相对较好。

# 中医外科学

## A2 型题

每一道试题下面都有 A、B、C、D、E 五个备选答案。请从中选择一个最佳答案。

1. 患者，男，32 岁。1 周前因外伤出现右手食指红肿热痛，肿胀呈圆柱状，皮色光亮，关节轻度屈曲，不能伸展，现局部跳痛明显，拟切开排脓。应选择的切口部位是
   A. 指掌侧面　　B. 指掌正中
   C. 手指侧面　　D. 手指正中
   E. 食指关节处
2. 患儿，女，6 岁。左侧颈旁肿痛结块 3 天，皮色未变，肿核形如鸽卵大，活动度不大。外治应首选
   A. 冲和膏　　B. 金黄膏
   C. 青黛膏　　D. 红油膏
   E. 生肌白玉膏
3. 患者，女，24 岁。患臀痈 1 周，溃腐 3 天，脓腐稠厚且多，不易脱落。外用掺药应首选
   A. 青黛散油膏　　B. 八二丹
   C. 红灵丹　　D. 八宝丹
   E. 三石散
4. 患者，女，21 岁。两小腿皮炎，在亚急性阶段，渗液与糜烂很少，红肿减轻，有鳞屑和结痂。外治剂宜选用
   A. 洗剂　　B. 粉剂
   C. 溶液　　D. 软膏
   E. 油剂
5. 患者，女，38 岁。1 个月前右颧旁突然红、肿、热、痛，检查肿胀部突起根浅，肿势局限，范围在 3cm 左右，易脓、易溃、易敛。其诊断是
   A. 痈　　B. 疔
   C. 疖　　D. 瘿
   E. 脂瘤
6. 患儿，男，5 岁。生疖于头顶皮肉较薄之处，引流不畅，头皮窜空，其诊断为
   A. 痈　　B. 有头疽
   C. 附骨疽　　D. 蝼蛄疖
   E. 多发性疖
7. 患者，女，43 岁。左手中指末节红肿 10 天，疼痛剧烈，呈跳痛，患指下垂时更为明显，局部不可碰触。透光验脓法提示有脓。切开排脓时应选择
   A. 沿甲旁 0.2cm 挑开引流
   B. 在手指侧面做纵形切口，切口长度不得超过上下指关节面
   C. 依掌横纹切开，切口应够大，保持引流通畅
   D. 在指掌侧面做一纵形切口，必要时可行对口引流
   E. 在手指掌侧面做一纵形切口，并延伸到下一关节，以利引流
8. 患者，女，50 岁。5 天前左足 3、4 趾缝足癣水疱溃破，次日局部红肿疼痛，并见红线一条向上走窜至小腿中段，边界清晰，伴有发热，左胯腹部淋巴结肿痛。其诊断是

A. 流火　B. 流注
C. 青蛇毒　D. 蛇串疮
E. 红丝疔

9. 患者,男,27 岁。左眉上出现一坚硬肿块,约 1cm×1cm,中有一粟粒样脓头,坚硬根深,如钉丁之状,疼痛剧烈,左上眼睑肿胀明显,不能睁眼,伴发热头痛。其诊断是
A. 痈　B. 发
C. 疖　D. 疔疮
E. 有头疽

10. 患者,男,40 岁。素有足癣史,1 周前左 1、2 趾缝间作痒,糜烂加重,2 天前左大趾至小腿内出现红线一条,宽约 3mm,色红灼热,边界清楚,压痛明显,并伴有左腹股沟结块疼痛。其诊断是
A. 丹毒　B. 烂疔
C. 类丹毒　D. 红丝疔
E. 附骨疽

11. 患者,男,30 岁。右手掌红肿热痛,整个手掌肿胀高突,掌心失去正常的凹陷,手背肿势明显,疼痛剧烈,红肿蔓延到手臂,伴发热头痛。其诊断是
A. 蛇头疔　B. 蛇眼疔
C. 蛇肚疔　D. 托盘疔
E. 红丝疔

12. 患者,女,25 岁。左侧手臂内侧有红丝一条,向上走窜,停于肘部,可选用砭镰法治疗。其诊断是
A. 蛇头疔　B. 蛇眼疔
C. 红丝疔　D. 蛇肚疔
E. 托盘疔

13. 患儿,男,5 岁。右颌下肿痛 3 天,灼热,皮色微红,伴恶寒发热,纳呆,舌红苔薄黄,脉滑数。其诊断是
A. 臀核　B. 颈痈
C. 烂疔　D. 流注
E. 红丝疔

14. 患者,女,25 岁。1 个月前左上肢突然疼痛,检查局部光软无头,红、肿、热、痛,范围多在 6~9cm,易肿、易溃、易脓、易敛。应诊断为
A. 疖　B. 疔
C. 痈　D. 有头疽
E. 附骨疽

15. 患者,男,31 岁。右侧臀部结块肿胀疼痛 3 天,皮肤灼热,红肿以中心为著,边界不清,步行困难,身热头痛,病前有局部肌肉注射史。应诊断为
A. 丹毒　B. 流注
C. 臀痈　D. 环跳疽
E. 附骨疽

16. 患者,男,13 岁。近 3 天来结喉之处肿势散漫,坚硬灼热疼痛,壮热口渴,吞咽困难,大便秘结。其诊断是
A. 颈痈　B. 瘰疬
C. 发颐　D. 臀核
E. 锁喉痈

17. 患者,女,38 岁。行注射治疗后,出现臀部结块坚硬,漫肿不红,病情进展缓慢,无全身症状,舌苔白腻,脉缓。其诊断是
A. 臀痈　B. 肉瘤
C. 流痰　D. 有头疽
E. 无头疽

18. 患者,男,40 岁。有消渴病史。项后发际处多个红色结块,灼热疼痛,溃脓后愈合,但不久又发,经年难愈。其诊断是
A. 痈　B. 疔疮
C. 暑疖　D. 颈痈
E. 疖病

19. 患者,男,48 岁。背部生疮,初起肿块上有一粟粒样脓头,抓破后局部肿痛加剧,色红灼热,脓头相继增多,溃后如蜂窝状,伴有寒热头痛,纳呆,便秘,溲赤,舌质红,苔黄,脉弦数。其诊断是
A. 疔　B. 无头疽
C. 有头疽　D. 发
E. 痈

20. 患者，男，56 岁。颜面部皮肤红肿疼痛 2 天，大片皮色鲜红，压之退色，扪之灼热，边界清楚，触痛明显，可见眼胞肿胀难睁，伴发热恶寒，头痛；舌红，苔黄腻，脉浮数。治疗应首选
   A. 普济消毒饮加减
   B. 黄连解毒汤加减
   C. 萆薢渗湿汤加减
   D. 五味消毒饮加减
   E. 凉血地黄汤加减
21. 患者，男，25 岁。胸腹部皮肤红肿蔓延，摸之灼手，肿胀疼痛，伴口苦且干，舌红，苔黄腻，脉弦滑数。治疗首选
   A. 仙方活命饮
   B. 普济消毒饮
   C. 银翘解毒丸
   D. 柴胡清肝汤合龙胆泻肝汤
   E. 黄连解毒汤
22. 患者，男，37 岁。右侧大腿突然拘挛不适，步履跛行，伴恶寒发热，纳呆倦怠，患侧大腿略内收，不能伸直，妨碍行走。诊断应是
   A. 环跳疽　　B. 流痰
   C. 流注　　D. 历节风
   E. 附骨疽
23. 患者，男，12 岁。患流痰 3 年，溃口位于左腰部，脓水稀薄，夹有败絮样物，伴有午后潮热，夜间盗汗，口燥咽干，咳嗽痰血，舌红少苔，脉细数。内治应首选
   A. 阳和汤　　B. 知柏地黄丸
   C. 六味地黄丸合清骨散
   D. 人参养荣汤
   E. 十全大补汤
24. 患者，男，30 岁。颈部肿块，溃后脓水清稀，夹有败絮样物质，经久不消。应首先考虑的是
   A. 发　　B. 瘰疬
   C. 颈痈　　D. 失荣
   E. 附骨疽
25. 患者，男，24 岁。颈部瘰疬溃口不愈，脓水清稀，夹有败絮状物，窦道形成，久治不愈。外治应首选
   A. 冲和膏　　B. 黑退消
   C. 阳和解凝膏　　D. 千金散药线
   E. 九一丹
26. 患者，女，22 岁。半年来颈部右侧出现结块，逐步增大增多，不痛不热，皮色暗红，2～3 枚互相融合，1 周前一处溃后脓出清稀。其诊断是
   A. 颈痈　　B. 臀核
   C. 瘰疬　　D. 失荣
   E. 肉瘿
27. 患者，男，28 岁。面部外疡，疡顶突然陷黑无脓，肿胀迅速扩散，色暗红，边界不清，伴有壮热、口渴、神昏谵语等全身症状，可诊为
   A. 走黄　　B. 内陷
   C. 疔疮　　D. 烂疔
   E. 疫疔
28. 患者，男，68 岁。诉项背部 6 天前出现红肿结块，抓破之后，肿痛加重，脓头相继增多，溃后状如蜂窝。1 天前项背部脓头忽然内陷，肿势平塌，散漫不聚，疮面脓少，脓水灰薄，新肉难生，伴高热、寒战等全身症状，可诊断为
   A. 无头疽　　B. 内陷
   C. 有头疽　　D. 败血症
   E. 走黄
29. 患者，男，78 岁。因半身不遂长期卧床，失于护理，骶部皮肤出现褐色红斑，稍有破损，舌边瘀紫，苔薄，脉弦。首先考虑的疾病是
   A. 漆疮　　B. 褥疮
   C. 丹毒　　D. 裙边疮
   E. 猫眼疮
30. 患者，男，56 岁。患褥疮，创面腐肉难脱，难以愈合，面色㿠白，神疲乏力，纳差食少，舌淡，少苔，脉沉细无力。临床首选方剂是
   A. 透脓散　　B. 生脉散
   C. 萆薢渗湿汤　　D. 托里消毒散
   E. 血府逐瘀汤

31. **患者,女,28 岁。左乳胀痛 10 天,局部红肿热痛,中软应指,伴壮热不退,口渴喜饮,舌红苔黄,脉弦数。治疗应首选的是**
A. 乳房按摩,并用金黄散外敷
B. 切开引流,行横切口
C. 切开引流,行放射状切口
D. 切开引流,行十字形切口
E. 应用砭镰法

32. **患者,女,40 岁。双乳肿块疼痛,月经前加重,经后减轻,肿块大小不等,形态不一,伴乳头溢液,月经不调,腰酸乏力,舌淡苔白,脉弦细。其证候是**
A. 肝郁痰凝　　B. 肝气郁结
C. 冲任失调　　D. 肝郁火旺
E. 肝郁脾虚

33. **患者,女,52 岁。左乳癌晚期,破溃外翻如菜花,疮口渗流血水,面色苍白,动则气短,身体瘦弱,不思饮食,舌淡红,脉沉细无力。其治法是**
A. 疏肝解郁　　B. 扶正解毒
C. 调理冲任　　D. 化痰散结
E. 调补气血

34. **患者,女,26 岁。左侧乳房出现圆形肿块,直径在 1.5cm,边界清楚,质地坚硬,表面光滑,按之有硬橡皮球之弹性,活动度大,触诊有滑脱感。外治应采取的方法是**
A. 以生白附子或鲜蟾蜍皮外敷
B. 用大黄粉以醋调敷
C. 可外涂麻油或蛋黄油
D. 桂麝散外敷
E. 阳和解凝膏掺黑退消外贴

35. **患者,女,27 岁。左乳胀痛 3 天,乳汁郁积结块,皮色微红微热,伴恶寒发热,口渴,便秘,舌红苔薄黄,脉弦数。其外治法是**
A. 切开引流,金黄散外敷
B. 药线引流,金黄散外敷
C. 湿热疗法,金黄散外敷
D. 乳房按摩,金黄散外敷
E. 火针刺脓,金黄散外敷

36. **患者,女,45 岁。发现乳癖肿块,肿块常常好发于乳房哪个部位**
A. 内上象限　　B. 内下象限
C. 外上象限　　D. 外下象限
E. 乳晕周围

37. **患者,女,50 岁。乳房局部可见一肿块,皮色不变,质硬而边界不清,性情急躁,胸闷胁胀,舌淡,苔薄,脉弦。治疗应首选**
A. 银花甘草汤
B. 逍遥散合桃红四物汤
C. 丹栀逍遥散
D. 神效瓜蒌散合开郁散
E. 二仙汤合开郁散

38. **患者,女,27 岁。发现颈前部右侧结块半月,自觉作胀。检查:肿块约有 1.5cm × 1.5cm,边界清,表面光滑,柔韧而圆,随吞咽上下移动,无压痛。其诊断是**
A. 气瘿　　B. 肉瘿
C. 瘿痈　　D. 颈痈
E. 臀核

39. **患者,女,20 岁。结喉两侧弥漫性肿大,边界不清,随喜怒消长,皮色如常,无疼痛,善太息;舌质淡红,苔薄,脉沉弦。诊为气瘿。治疗应首选**
A. 海藻玉壶汤　　B. 四海舒郁丸
C. 柴胡清肝汤　　D. 逍遥散
E. 十全流气饮

40. **患者,女,19 岁。半月前无意中发现颈部粗大,无异常不适。颈部呈弥漫性肿大,边缘不清,皮色不变,无触痛,并可扪及数个大小不等的结节,随吞咽动作而上下移动。具体诊断是**
A. 气瘿　　B. 石瘿
C. 肉瘿　　D. 瘿痈
E. 颈痈

41. **患者,女,25 岁。颈部肿块柔韧,随吞咽动作上下移动,急躁易怒,汗出心悸,失眠多梦,消**

谷善饥,形体消瘦,手部震颤,舌红,苔薄,脉弦。其辨证为

A. 肝郁气滞证　B. 气滞痰凝证
C. 气阴两虚证　D. 肝肾不足证
E. 冲任失调证

42. 患者,女,48 岁。颈前肿物,生长迅速,质地较硬,轻度疼痛,表面不平,推之不动,声音嘶哑,随吞咽活动减弱,同位素$^{131}$I 扫描显示为冷结节,应首选的治疗措施是

A. 中药外敷
B. 中药内服
C. 中药内服、外敷
D. 中药内服、外敷、熏洗
E. 手术治疗

43. 患者,男,43 岁。双小腿青筋暴露,盘曲成团块 8 年余,久立行走后小腿肿胀加剧。伴坠胀不适、气短乏力 2 周。常有脘腹坠胀、腰酸等,舌淡,苔薄白,脉细缓无力。治疗应首选

A. 暖肝煎　B. 当归四逆汤加减
C. 补中益气汤加减　D. 活血散瘀汤加减
E. 清肝芦荟丸加减

44. 患者,男,28 岁。左肩部可触及 5cm × 3cm × 3cm 的肿物,质地软,呈分叶状,推之可移,无明显压痛,局部皮色正常,病史已有 5 年。应首先考虑的疾病是

A. 肉瘤　B. 气瘤
C. 脂瘤　D. 血瘤
E. 骨瘤

45. 患者,女,40 岁。无意中发现背部肿块,无自觉症状,检查:局部皮色不变,肿块触之柔软,呈分叶状,推之可移动,无压痛。该患者最可能的诊断是

A. 痈　B. 背疽
C. 血瘤　D. 脂瘤
E. 肉瘤

46. 患者,男,65 岁。小腿青筋怒张、迂曲 20 余年,久站久行或劳累时青筋迂曲加重,伴下坠不适感,平素气短乏力,食少腹胀,舌淡苔白,脉缓而无力。治疗应首选

A. 暖肝煎合当归四逆汤
B. 活血散瘀汤
C. 补中益气汤
D. 活血通脉汤
E. 柴胡清肝汤

47. 患者,男,68 岁。因感冒伴发口唇成群小水疱,破溃后呈糜烂与结痂,自觉瘙痒,灼热。其治法是

A. 内服黄连解毒汤　B. 内服普济消毒饮
C. 内服五味消毒饮　D. 外搽青黛膏
E. 外搽白玉膏

48. 患者,女,32 岁。左侧面颊反复起疱疹 3 年,每于感冒发热、食辣上火时发作。2 天前疱疹又起,局部有烧灼、痒痛感,伴口干、咽痛、便秘。检查:左侧面颊一片水肿性红斑上有群集的小水疱,舌质红苔黄,脉滑数。诊断辨证为

A. 热疮阴虚内热证
B. 热疮肺胃热盛证
C. 黄水疮暑湿热蕴证
D. 湿疮湿热浸淫证
E. 面游风肺胃热盛证

49. 患者,男,46 岁。右口角群集小水疱,色红,灼热刺痒 3 天,其诊断为

A. 蛇串疮　B. 热疮
C. 黄水疮　D. 湿疮
E. 面游风

50. 患者,女,58 岁。左侧腰周出现绿豆大水疱,簇集成群,累累如串珠,排列成带状,疼痛较重,舌苔薄黄,脉弦数。其诊断是

A. 接触性皮炎　B. 药物性皮炎
C. 蛇串疮　D. 热疮
E. 湿疮

51. 患者,男,72 岁。1 个月前右胁肋处曾患集簇水疱,排列成带状,近 1 周已消退,但皮肤仍刺痛,舌暗苔白,脉弦细。内治应首选

A. 龙胆泻肝汤加减　B. 桃红四物汤加减

C. 知柏地黄丸加减 D. 除湿胃苓汤加减
E. 茵陈蒿汤加减

52. 患儿,男,7岁。两足趾、足背皮肤有10余枚隆起赘生物,小者如粟米,大者如黄豆,状如花蕊,表面蓬松枯槁,搔破后易出血。其诊断是
A. 传染性软疣 B. 寻常疣
C. 掌跖疣 D. 丝状疣
E. 扁平疣

53. 患者,女,42岁。颈部皮肤有7~8个细软的丝状突起,呈褐色,自行脱落后又有新的长出。其诊断是
A. 寻常疣 B. 传染性软疣
C. 扁平疣 D. 丝状疣
E. 掌跖疣

54. 患者,女,23岁。患尖锐湿疣,外生殖器及肛门出现疣状赘生物,色灰,质柔软,表面秽浊潮湿,触之易出血,恶臭,小便色黄,不畅,舌苔黄腻,脉弦数。治拟利湿化浊,清热解毒。应首选
A. 黄连解毒汤 B. 萆薢化毒汤
C. 龙胆泻肝汤 D. 知柏地黄丸
E. 土茯苓合剂

55. 患者,女,45岁。全身起皮疹3天,躯干潮红,四肢泛发丘疱疹,灼热,瘙痒剧烈,抓破渗水;伴心烦口渴,身热不扬,大便干,小便短赤;舌红,苔黄,脉滑数。其诊断是
A. 黄水疮 B. 瘾疹
C. 湿疮 D. 热疮
E. 蛇串疮

56. 患者,男,57岁。反复发作丘疹、丘疱疹、红斑10年。10年前患者不明诱因双前臂出现红斑、丘疱疹,伴瘙痒,经医治后好转,后皮损反复发作,且累及面积在不断扩大,每年发作2~3次,今夏皮损再次发作,皮损主要为丘疹、丘疱疹,伴有抓痕,痒甚,抓破后有渗液,可见鳞屑,纳少、腹胀,舌淡胖,苔白腻,脉濡缓。宜选用何方治疗
A. 萆薢渗湿汤加减
B. 黄连解毒汤加减
C. 龙胆泻肝汤加减
D. 除湿胃苓汤加减
E. 化斑解毒汤合龙胆泻肝汤加减

57. 患者,男,30岁。两大腿内侧可见3枚钱币形红斑,边界清楚,中心消退,外围扩张,无明显疼痛,瘙痒感明显,多在夏季加重,入冬减轻。应首先考虑的是
A. 圆癣 B. 紫白癜风
C. 白秃疮 D. 鹅掌风
E. 肥疮

58. 患儿,男,7岁。头皮部初起丘疹色红,有脓疱,干后结成黄色厚痂,毛发从中贯穿,有鼠尿臭味。其诊断是
A. 白秃疮 B. 白屑风
C. 白疕 D. 肥疮
E. 圆癣

59. 患儿,男,9岁。头皮部初起丘疹色红,灰白色鳞屑成斑,毛发干枯,容易折断,易于拔落而不疼痛,已有年余,自觉瘙痒。其诊断是
A. 肥疮 B. 牛皮癣
C. 白秃疮 D. 白疕
E. 圆癣

60. 患者,女,18岁。因牙龈肿痛服用消炎止痛片,引发全身丘疹、红斑、风团、水疱,甚则糜烂渗液,表皮剥脱;伴灼热剧痒,口干,大便燥结,小便黄赤;舌红,苔薄白,脉滑。诊断为药毒,治疗应首选
A. 桑菊饮 B. 银翘散
C. 黄连解毒汤 D. 萆薢渗湿汤
E. 清营汤

61. 患者,男,43岁。因类风湿性关节炎服用布洛芬后,出现全身泛发性红斑丘疹,色鲜红,自觉灼热,瘙痒,诊断应考虑为
A. 药毒 B. 湿疮
C. 接触性皮炎 D. 瘾疹
E. 风热疮

62. **患者,男,28 岁。出现全身泛发性丘疹、斑丘疹 2 天,9 天前有因感冒服用阿莫西林史,2 天前躯干起针尖至米粒大小的丘疹,色鲜红,伴瘙痒,后皮损很快密集融合,伴有发热,口唇焦燥,口渴不欲饮,小便黄,舌绛,苔少,脉洪数。诊断为何病**

A. 荨麻疹型药疹
B. 麻疹样型药疹
C. 多形红斑型药疹
D. 湿疹样型药疹
E. 剥脱性皮炎型药疹

63. **患者,男,30 岁。因牙痛服用止痛药物,7 天后四肢出现豌豆至蚕豆椭圆形水肿性红斑,有些部位中央有水疱。其诊断是**

A. 药毒　B. 瘾疹
C. 湿疮　D. 接触性皮炎
E. 麻疹

64. **患者,男,32 岁。皮疹为红斑、丘疹、风团、水疱,甚则糜烂渗液,表皮剥脱,伴灼热剧痒,口干,大便燥结,小便黄赤,发热,舌红,苔薄黄,脉滑数。其治法为**

A. 清热化瘀,解毒通络
B. 清利湿热,解毒通络
C. 活血化瘀,解毒通络
D. 清热利湿,解毒止痒
E. 清热泻火,凉血解毒

65. **患者,女,14 岁。进食海虾后,全身出现瘙痒性风团,突然发生,并迅速消退,不留痕迹,皮疹色赤,灼热剧痒,遇热则加剧,得冷则减轻,舌红,苔薄黄,脉浮数。治疗应首选**

A. 桂枝汤　B. 消风散
C. 防风通圣散　D. 桑菊饮
E. 银翘散

66. **患者,女,28 岁。诊断为猫眼疮,皮损鲜红,中心水疱明显,发热头重,神倦乏力,纳呆呕恶,尿黄,舌红,苔黄腻,脉弦滑。辨证为**

A. 湿热蕴结　B. 气滞血瘀
C. 寒湿阻络　D. 气血两虚
E. 痰湿凝聚

67. **患者,女,23 岁。双上肢红斑伴痒 1 周。1 周前患者双手背出现圆形水肿性红斑、丘疹,境界清楚,皮损呈远心性扩展。3 天后皮疹增多,发展到双上臂、双前臂,原有红斑中央略凹陷,其颜色较边缘略深,中央出现水疱、紫癜,周围绕以鲜红色晕,呈虹膜状损害;伴轻度瘙痒,未见黏膜损害。诊断为**

A. 冻疮　B. 药毒
C. 漆疮　D. 湿疮
E. 猫眼疮

68. **患者,女,26 岁。经常于发热咽痛后出现双小腿胫前对称性红肿结节,轻微疼痛,并伴关节痛,口渴,尿黄,舌红苔薄黄而腻,脉滑数。其诊断是**

A. 热疮　B. 药毒
C. 猫眼疮　D. 红斑性狼疮
E. 结节性红斑

69. **患者,男,27 岁。颈项部皮肤增厚,瘙痒反复发作 1 年余,局部皮肤呈苔藓化。其诊断是**

A. 风热疮　B. 风瘙痒
C. 牛皮癣　D. 白屑风
E. 慢性湿疮

70. **患者,男,31 岁。颈项部皮肤增厚,干燥,瘙痒较剧,情绪波动时,瘙痒随之加剧,部分皮肤因反复搔抓形成苔藓样变化。其诊断是**

A. 接触性皮炎　B. 牛皮癣
C. 白疕　D. 慢性湿疮
E. 紫白癜风

71. **患者,男,33 岁。患白疕,发病较久,皮疹多呈斑片状,颜色淡红,鳞屑减少,干燥皲裂,自觉瘙痒,伴口干,舌质淡红,苔少,脉沉细。其治法是**

A. 清热泻火,凉血解暑
B. 清利湿热,解暑通络
C. 活血化瘀,解毒通络
D. 养血滋阴,润肤息风
E. 清热凉血,解暑消斑

72. 患者,男,45 岁。白疕多年病史,此次发病皮损多发生在腋窝、腹股沟,红斑糜烂,痂屑黏厚,瘙痒剧烈;伴关节肿胀、疼痛,晨僵明显;舌质红,苔黄腻,脉滑。治疗应首选
A. 当归饮子　B. 犀角地黄汤
C. 桃红四物汤　D. 清瘟败毒饮
E. 萆薢渗湿汤

73. 患者,女,30 岁。2 周前躯干部有一淡红色斑,不痒,其长轴与皮纹一致,近 1 周来皮损逐渐增多,以躯干为主,局部有细薄鳞屑,肋部皮损呈椭圆形。可能诊断为
A. 白疕　B. 白屑风
C. 圆癣　D. 紫白癜风
E. 风热疮

74. 患者,女,34 岁。颜面部起对称性褐色色素沉着斑 2 年余,边缘明显,伴有月经不调,月经色暗有血块,舌质暗红有瘀斑,脉涩。诊断为
A. 肝郁气滞型黧黑斑
B. 肝肾不足型黧黑斑
C. 脾虚湿蕴型黧黑斑
D. 气滞血瘀型黧黑斑
E. 湿热下注型黧黑斑

75. 患者,男,23 岁。颜面、上胸背部散在毛囊性红丘疹、黑头粉刺,甚至结节、脓肿,伴皮脂溢出,为
A. 面游风　B. 酒渣鼻
C. 油风　D. 粉刺
E. 颜面疔疮

76. 患者,男,31 岁。面部红斑反复发作,呈淡红色,干燥、脱屑、瘙痒,受风加重;伴口干口渴,大便干燥;舌质红,苔薄白,脉细数。其中医证型为
A. 油风,气滞血瘀证
B. 油风,肝肾不足证
C. 白屑风,风热血燥证
D. 白屑风,湿热蕴结证
E. 油风,血热风燥证

77. 患者,男,78 岁。头面部可见潮红斑片,有油腻性痂屑,甚至糜烂、渗出;伴口苦口黏,脘腹痞满,小便短赤,大便臭秽;舌质红,苔黄腻,脉滑数。其治法是
A. 清热利湿,健脾和胃
B. 凉血息风,养阴护发
C. 通窍活血,祛瘀生发
D. 祛风清热,养血润燥
E. 益气补血,养血生发

78. 患者,女,30 岁。产后头发呈斑块状脱落,渐进性加重,范围由小而大,毛发稀疏枯槁,触摸易脱;唇白,心悸,气短懒言,倦怠乏力;舌质淡,舌苔薄白,脉细弱。其辨证是
A. 血热风燥证　B. 气滞血瘀证
C. 肝肾不足证　D. 脾虚湿滞证
E. 气血两虚证

79. 患者,男,40 岁。患慢性淋病,小便短涩,淋沥不尽,腰酸腿软,五心烦热,食少纳差,舌红,苔少,脉细数。其证候是
A. 湿热毒蕴　B. 脾肾阳虚
C. 阴虚毒恋　D. 脾虚肝旺
E. 心肾亏虚

80. 患者,男,28 岁。外生殖器及肛门出现单个丘疹,质坚韧,四周焮肿,腹股沟部有杏核样大、色白坚硬之肿块,伴口苦纳呆,尿短赤,大便秘结,舌红苔黄腻,脉弦数。西医诊断为梅毒。其证候是
A. 肝经湿热　B. 痰瘀互结
C. 脾虚湿蕴　D. 气血两虚
E. 气阴两虚

81. 患者,男,25 岁。患梅毒疳疮。外治应选用
A. 青黛散　B. 青吹口散
C. 鹅黄散　D. 生肌散
E. 桃花散

82. 患者,男,65 岁。动则气急,欲便无力,排便时有肿物自肛门内脱出,严重时走路、咳嗽均有脱出,需手助复位,伴有少量出血,舌淡苔薄,脉细。其诊断是

A. Ⅰ期内痔　B. Ⅱ期内痔
C. Ⅲ期内痔　D. 肛乳头肥大
E. 炎性混合痔

83. **患者，男，32 岁。内痔病史 3 年。大便带血，血色鲜红，肛门瘙痒，舌质红，苔薄白，脉浮数。治疗应首选**
A. 凉血地黄汤加减
B. 脏连丸加减
C. 止痛如神汤加减
D. 补中益气汤加减
E. 草薢化毒汤合活血散瘀汤加减

84. **患者，男，28 岁。诉肛门旁流脓、流水、疼痛、瘙痒，局部有条索，应考虑**
A. 痔术后　B. 肛裂
C. 肛漏　D. 肛隐窝炎
E. 直肠癌

85. **患者，男，33 岁。肛门周围突然肿痛，持续加剧，伴有恶寒、发热、便秘、溲赤。查体：肛周红肿，触痛明显，质硬，皮肤焮热。舌红，苔薄黄，脉数。其辨证是**
A. 风伤肠络证　B. 气滞血瘀证
C. 热毒蕴结证　D. 火毒炽盛证
E. 阴虚毒恋证

86. **患者，女，52 岁。肛旁时肿痛，流脓水反复发作 2 年余，形体消瘦，潮热盗汗，心烦少寐，舌红少津，脉细数，局检：截石位 9 点距肛缘约 0.5cm 处见一凹陷潜行性溃口，未触及明显硬索，直肠指诊：同位齿线附近可触及凹陷，其诊断是**
A. 低位单纯性肛漏　B. 低位复杂性肛漏
C. 高位单纯性肛漏　D. 高位复杂性肛漏
E. 马蹄形肛漏

87. **患者，男，30 岁。大量饮酒后肛门周围突然肿痛，逐渐加剧，肛周压痛红肿，伴恶寒发热，口干尿黄，舌红，苔黄腻，脉数。方用**
A. 透脓散
B. 青蒿鳖甲汤合三妙丸
C. 龙胆泻肝汤
D. 仙方活命饮合黄连解毒汤
E. 草薢渗湿汤合黄连解毒汤

88. **患者，男，30 岁。便干，便后出血并疼痛 1 周。检查：肛门外观可见截石位 6 点有一梭形裂口通向肛内，创面不深，边缘整齐。其分类应是**
A. 内痔　B. 外痔
C. 肛窦炎　D. 早期肛裂
E. 陈旧性肛裂

89. **患者，男，28 岁。便血伴肛门疼痛反复发作 3 年。肛门截石位 6 点处肛管皮肤裂开，伴结缔组织外痔，肛乳头肥大。治疗应选用的手术方法是**
A. 扩肛法　B. 切开法
C. 挂线法　D. 结扎法
E. 纵切横缝法

90. **患者，女，29 岁。便血伴肛痛 5 个月余，病起于产后，因大便干结所致，每次便后肛门疼痛，持续数小时方缓，大便带血，量少色红，大便干结，状如羊屎，伴面色潮红，形体消瘦，舌红，苔少，脉细数，截石位 12 点，肛管裂创溃疡面约 0.2cm×0.8cm，伴见赘皮外痔。其诊断是**
A. 结缔组织性外痔　B. 内痔
C. 早期肛裂　D. 陈旧性肛裂
E. 肛窦炎

91. **患者，男，79 岁。直肠脱出难纳，色深红，肛门坠痛，肛内指检有灼热感；舌红，苔黄腻，脉弦数。其辨证为**
A. 血热肠燥证　B. 阴虚津亏证
C. 气滞血瘀证　D. 脾虚气陷证
E. 湿热下注证

92. **患者，男，55 岁。大便稀溏，劳累负重后脱肛，伴有肛门坠胀，大便带血，精神疲乏，肢体倦怠，纳少腹胀，食后尤甚，舌淡苔白，脉缓弱。属于**
A. 脾不健运　B. 小肠虚寒
C. 脾阳不足　D. 脾胃虚寒

E. 脾虚气陷

**93. 患者，男，38 岁。排便时肛内脱出肿物，为耳状红色黏膜皱襞，长 3～5cm，触之柔软，无弹性，便后能自行回纳，不易出血，其诊断是**

A. Ⅱ期内痔　B. Ⅲ期内痔

C. Ⅰ度直肠脱垂　D. Ⅱ度直肠脱垂

E. Ⅲ度直肠脱垂

**94. 患者，男，66 岁。大便时带血半年，肛门坠胀，大便次数增多，里急后重，身体消瘦，应首先考虑的疾病是**

A. 外痔　B. 内痔

C. 肛裂　D. 锁肛痔

E. 脱肛

**95. 患儿，男，2 岁。右侧阴囊肿大，直立时阴囊肿大明显，平卧时消失，阴囊光滑如水晶，透光试验阳性，舌淡苔薄白，脉细弱，诊断为水疝，治宜**

A. 温肾通阳，化气行水

B. 清热利湿，行气利水

C. 温肾散寒，化气行水

D. 活血化瘀，行气利水

E. 补中益气，健脾化湿

**96. 患儿，男，5 岁。出生后右侧阴囊肿大，触诊有囊性感，透光试验阳性，应诊断为**

A. 子痈　B. 水疝

C. 囊痈　D. 子痰

E. 脱囊

**97. 患者，男，39 岁。尿道中有白色分泌物滴出 3 年，伴腰膝酸软，头晕眼花，失眠多梦，遗精，舌红少苔，脉细数。治疗应首选**

A. 右归丸　B. 左归丸

C. 大分消饮　D. 龙胆泻肝丸

E. 知柏地黄丸

**98. 患者，男，33 岁。多日来出现小便频急，茎中热痛，尿黄而浊，尿中有白浊滴出，伴会阴、睾丸部胀痛不适。肛诊：前列腺饱满，压痛（++），质不硬。舌红苔黄腻，脉滑数，诊断为前列腺炎，治宜**

A. 补肾滋阴，清相火

B. 清热利湿

C. 活血化瘀

D. 温肾固精

E. 疏肝解郁

**99. 患者，男，62 岁。进行性排尿困难 5 个月余，小便频数黄赤，尿道灼热涩痛，排尿不畅，点滴不通，小腹胀满；大便干燥，口苦口黏；舌暗红，苔黄腻，脉滑数。前列腺指诊：前列腺Ⅱ度增大，中央沟变浅，光滑有弹性，诊断为精癃，治宜**

A. 八正散　B. 萆薢分清饮

C. 补中益气汤　D. 知柏地黄汤

E. 龙胆泻肝汤

**100. 患者，男，73 岁。左下肢内臁疮，面积 5cm × 5cm，局部红肿，渗液量较少。外治应首选**

A. 红油膏、九一丹　B. 白玉膏、生肌散

C. 金黄膏、九一丹　D. 金黄膏掺桃花散

E. 青黛膏、九一丹

**101. 患者，女，79 岁。臁疮日久，见疮面苍白，肉芽色淡，周围皮色黑暗；肢体沉重，倦怠乏力；舌淡紫，苔白，脉细涩无力。证属**

A. 湿热下注证　B. 脾虚湿盛证

C. 气虚血瘀证　D. 气血两虚证

E. 气滞血瘀证

**102. 患者，男，52 岁。下肢粗肿，局部发热、发红，疼痛，活动受限；舌质红，苔黄腻，脉弦滑。辨证用方宜选**

A. 活血通脉汤

B. 参苓白术散

C. 四妙勇安汤

D. 二妙散合茵陈赤小豆汤

E. 柴胡清肝汤

**103. 患者，女，32 岁。左下肢突发广泛性粗肿，胀痛，行走不利，浅静脉怒张，按之陷指，伴有低热，诊断为**

A. 脱疽　B. 筋瘤

C. 股肿　D. 臁疮

E. 青蛇毒

104. **患者，男，26 岁。左股骨颈骨折 7 天，左下肢肿胀增粗 2 天，皮温升高，皮色红，胀痛，浅表静脉扩张，活动不利，舌质红，苔黄腻，脉弦滑。治疗应首选的方剂是**

A. 活血通脉汤　B. 参苓白术散

C. 补阳还五汤　D. 龙胆泻肝汤

E. 四妙勇安汤

105. **患者，男，68 岁。右脚喜暖怕冷，麻木，酸胀疼痛，多走则疼痛加剧，稍歇痛减，皮肤苍白，触之发凉，趺阳脉搏动减弱；舌淡，苔白腻，脉沉细。治法应首选**

A. 活血化瘀，通络止痛

B. 清热利湿，解毒活血

C. 温阳散寒，活血通络

D. 清肝解郁，消肿化毒

E. 益气养阴

106. **患者，男，58 岁。左脚趾疼痛日久，坏死组织脱落后疮面久不愈合，肉芽暗红；倦怠乏力，口渴不欲饮，面色无华，形体消瘦，五心烦热；舌淡尖红，少苔，脉细无力。其治法是**

A. 温阳散寒，活血通络

B. 清热利湿，解毒活血

C. 活血化瘀，通络止痛

D. 清热解毒，养阴活血

E. 益气养阴

107. **患者，男，58 岁。右侧脚趾麻木，皮肤干燥，毫毛脱落，趾甲增厚变形，呈干性坏疽，口干欲饮，便秘溲赤，舌红，苔黄，脉弦细数。其证候是**

A. 寒湿内阻证　B. 湿热壅滞证

C. 气滞血瘀证　D. 热毒伤阴证

E. 邪毒内陷证

108. **患者，男，37 岁。冻疮症见时时寒战，四肢厥冷，感觉麻木，意识模糊，蜷卧嗜睡，呼吸微弱，甚至神志不清，舌淡紫苔白，脉微欲绝。内治方剂宜选用**

A. 当归四逆汤　B. 四逆加人参汤

C. 四妙勇安汤　D. 人参养荣汤

E. 阳和汤

109. **患者，女，46 岁。冻疮症见神疲体倦，气短懒言，面色少华，疮面不敛，疮周暗红漫肿，舌淡苔白，脉细弱。此证属**

A. 阴伤阳脱　B. 寒凝血瘀

C. 寒凝化热　D. 寒盛阳衰

E. 气虚血瘀

110. **患者，女，33 岁。冻疮症见冻伤后局部坏死，疮面溃烂流脓，四周红肿色暗，疼痛加重。伴发热口干，舌红苔黄，脉数。内治法则为**

A. 回阳救脱，散寒通脉

B. 清热解毒，活血止痛

C. 温经散寒，养血通脉

D. 益气养血，祛瘀通脉

E. 温经散寒，祛风化湿

111. **患者，男，34 岁。左小腿不慎被开水烫伤，局部皮肤色红肿胀灼热，疼痛剧烈，间有大小不等水疱，基底部潮湿。其烧伤深度为**

A. Ⅰ度　B. 浅Ⅱ度

C. 深Ⅱ度　D. 浅Ⅲ度

E. 深Ⅲ度

112. **患者，男，28 岁。半小时前被热气灼伤两前臂，现局部疼痛剧烈，有散在水疱，个别破溃，基底部呈均匀红色、潮湿。其诊断是**

A. 面积约为 6% 的浅Ⅱ度烧伤

B. 面积约为 5% 的Ⅱ度烧伤

C. 面积约为 9% 的Ⅲ度烧伤

D. 面积约为 9% 的Ⅰ度烧伤

E. 面积约为 9% 的深Ⅱ度烧伤

113. **患者，男，25 岁。1 周前右足底被铁钉刺伤，未行清创处理。近日，感头痛、咬肌紧张酸胀，诊断为破伤风，其发病机制中错误的是**

A. 破伤风杆菌产生的内毒素引起症状

B. 痉挛毒素是引起症状的主要毒素

C. 溶血毒素引起组织局部坏死和心肌损害

D. 破伤风是一种毒血症

E. 毒素也可影响交感神经

114. **患者,男,24 岁。转移性右下腹痛 6 小时,临床诊为肠痈。现除轻度腹痛外,尚有轻度发热,恶心纳呆,小便微黄,大便干结,舌苔厚腻,脉弦滑。其治法是**

A. 理气行瘀,疏化导滞

B. 行气活血,通腑泄热

C. 理气透脓,通腑泄热

D. 行气祛瘀,通腑排脓

E. 理气活血,通腑透脓

115. **患者,男,26 岁。突发剑突下疼痛,6 小时后疼痛转移到右下腹,恶心纳差,轻度发热,右下腹有压痛,无反跳痛,舌苔白腻,脉弦滑。宜选用**

A. 复方大柴胡汤

B. 阑尾化瘀汤

C. 藿香正气散加减

D. 大承气汤加减

E. 大黄牡丹汤合红藤煎剂

116. **患者,男,46 岁。患肠痈,症见剧烈腹痛,右下腹压痛明显,有反跳痛,肌紧张,伴壮热不退,恶心呕吐,纳呆,舌红苔黄腻,脉弦数。治宜**

A. 行气祛瘀,通腑泄热

B. 疏导化滞,理气行瘀

C. 通腑泄热,利湿解毒

D. 通腑排脓,养阴清热

E. 温阳健脾,化毒排脓

117. **患者,女,34 岁。被毒蛇咬伤后,局部伤口疼痛、麻木,周围皮肤红肿,伴有水疱,淋巴结肿大。头痛头晕、寒战发热、四肢无力。瞳孔缩小,肝大、有黄疸。证属**

A. 风毒证　　B. 火毒证

C. 风火毒证　　D. 热毒证

E. 湿毒证

118. **患者,女,27 岁。毒蛇咬伤,局部伤口红肿较重,创口剧痛,有水疱、血疱、瘀斑、瘀点,头晕头痛,寒战发热,胸闷心悸,甚则烦躁抽搐,舌质红,苔黄,脉弦数。内治法则宜选用**

A. 活血通络,祛风解毒

B. 泻火解毒,凉血活血

C. 清热解毒,凉血息风

D. 清营凉血解毒

E. 活血止痛,利尿解毒

119. **患者,男,35 岁。毒蛇咬伤后失治、误治,出现高热,狂躁不安,惊厥抽搐,局部伤口由红肿突然变为紫暗,肿势反而消减,舌质红绛,脉细数。内治方剂宜选用**

A. 清营汤　　B. 黄连解毒汤

C. 龙胆泻肝汤　　D. 活血驱风解毒汤

E. 五味消毒饮

120. **患者,男,70 岁。健康体检时 B 超发现胆囊内有一直径约 0.8cm 结石,随体位活动,口服胆囊造影,充盈缺损不明显。既往无胃病史,无胆囊炎发作史,无心脏病、糖尿病史。目前的治疗建议是**

A. 观察、随诊

B. 溶石疗法

C. 中药排石

D. 择期行胆囊切除术

E. 择期行腹腔镜胆囊切除术

121. **患者,女,45 岁。前额部疖肿 10 天。多次挤压排脓,今突发寒战、高热,伴头晕,无抽搐。查体:体温 40℃,脉搏 90 次/分,呼吸 26 次/分,血压 100/70mmHg,神志清楚,前额红肿,伴脓头,胸壁及肢体皮下可见瘀斑。血白细胞 $20.2\times10^9/L$,核左移。血培养(-)。该患者目前的主要诊断是**

A. 脓毒症　　B. 额部蜂窝织炎

C. 菌血症　　D. 颅内感染

E. 感染性休克

122. **患者,女,65 岁。右小腿皮肤疼痛 2 天,伴发热。查体:右小腿皮肤片状红疹,颜色鲜红,中间较淡,边缘清楚,隆起,皮温增高。最可能的诊断是**

A. 疖　　B. 痈

C. 急性蜂窝织炎　　D. 丹毒
E. 急性淋巴结炎

**123. 患者，男，25 岁。烧伤后 2 小时入院，Ⅲ度烧伤面积共约 40%，体重约 60kg。第一个 24 小时，应输入的液体总量约为**
A. 2400mL　　B. 3600mL
C. 4600mL　　D. 5600mL
E. 6500mL

**124. 患者，女，27 岁。发现甲状腺结节 3 个月，近 1 个月来出现 Horner 综合征，喉镜检查发现右侧声带麻痹，优先要明确的诊断是**
A. 重度甲状腺功能亢进
B. 甲状腺腺瘤并发囊内出血
C. 结节性甲状腺肿恶变
D. 桥本甲状腺炎
E. 甲状腺癌

**125. 患者，女，55 岁。左乳房红肿、增大 1 个月，进展较快，无疼痛、发热。查体：左乳房红肿，局部温度略高，发硬，但未触及包块，左腋窝有肿大淋巴结，稍硬，活动度好，无压痛。血常规正常。最可能的诊断是**
A. 乳腺囊性增生病　　B. 急性乳腺炎
C. 乳房结核　　D. 乳管内乳头状瘤
E. 炎性乳腺癌

**126. 患者，男，26 岁。无诱因脐周围持续性痛 24 小时，8 小时前转移至右下腹部，恶心呕吐，腹痛，脉搏 76 次/分，血压 120/80mmHg，体温 37.2℃，右下腹局限性压痛，轻度腹肌紧张，肠鸣音正常。白细胞 $10 \times 10^9$/L，中性粒细胞 76%，诊断应考虑**
A. 急性胃肠炎
B. 急性胆囊炎
C. 急性肠系膜淋巴结炎
D. 急性阑尾炎
E. 胃溃疡穿孔

**127. 患者，男，35 岁。因急性阑尾炎穿孔，行阑尾切除手术后 5 天，仍有腹胀、腹痛，体温 38.5℃，粪便每天 4～6 次，有下坠感。首选的检查方式是**
A. 查看切口　　B. 腹部 B 超
C. 粪便常规检查　　D. 直肠指检
E. 血常规检查

**128. 患者，女，39 岁。半年前因肛旁脓肿切开引流，之后局部皮肤反复红肿、破溃，局部痒，应考虑为**
A. 肛旁疖肿　　B. 肛瘘
C. 混合痔　　D. 血栓性外痔
E. 肛旁慢性肉芽肿

**129. 患者，男，72 岁。近 2 周出现尿频、尿急、尿流缓慢，自觉骨痛，下肢出现水肿，血清前列腺特异抗原升高，考虑诊断为**
A. 肾癌　　B. 肾母细胞瘤
C. 膀胱癌　　D. 前列腺癌
E. 睾丸癌

**130. 患者，男，40 岁。2 天前出现尿频、尿急、排尿痛，尿线中断，耻骨上疼痛，诊断为急性细菌性前列腺炎，细菌培养为衣原体感染，可选用**
A. 红霉素　　B. 环丙沙星
C. 头孢菌素　　D. 妥布霉素
E. 氨苄西林

**131. 患儿，男，5 岁。右侧阴囊包块，卧位不消失，右睾丸未扪及，阴囊透光试验阳性，最可能的诊断是**
A. 右侧斜疝　　B. 精索鞘膜积液
C. 交通性鞘膜积液　　D. 右睾丸鞘膜积液
E. 右侧隐睾

**132. 患者，女，47 岁。诊断为原发性下肢静脉曲张，关于其临床表现，下列描述正确的是**
A. 多见小隐静脉曲张
B. 多见右下肢
C. 下肢肿胀
D. 下肢浅静脉扩张、迂曲
E. 大腿内、外侧静脉曲张并向腹壁延伸

## A3 型题

以下提供若干个案例，每个案例下设3道考题。请根据题干所提供的信息，在每一道考题下面的A、B、C、D、E五个备选答案中选择一个最佳答案。

(133～135 题共用题干)

**患者，男，23 岁。患者颈后、发际处出现多个肿块，肿势局限，突起根浅，色红，灼热，疼痛。发热，口渴，溲赤，便秘，苔黄，脉数。**

133. **其诊断为**

A. 痈　　B. 疖
C. 疔　　D. 瘿
E. 脂瘤

134. **其辨证是**

A. 暑热浸淫证
B. 体虚毒恋，阴虚内热证
C. 体虚毒恋，脾胃虚弱证
D. 热毒蕴结证
E. 火毒入络证

135. **治疗应首选**

A. 清暑汤加减
B. 仙方活命饮合增液汤加减
C. 五味消毒饮加减
D. 五神汤合参苓白术散加减
E. 犀角地黄汤加减

(136～138 题共用题干)

**患者，男，68 岁。患者项后肿块 10 天，肿势平塌，根脚散漫，皮色灰暗不泽，脓液稀少，色带灰绿，闷肿胀痛。伴低热，口渴喜热饮，精神萎靡，面色少华，舌质淡红，苔微黄，脉数无力。**

136. **其辨证是**

A. 气虚毒滞证　　B. 阴虚火炽证
C. 火毒凝结证　　D. 湿热壅滞证
E. 气虚两亏证

137. **其治法是**

A. 扶正托毒
B. 清热化湿，和营托毒
C. 清热泻火，和营托毒
D. 滋阴生津，清热托毒
E. 补气调血

138. **治疗应首选**

A. 仙方活命饮加减
B. 黄连解毒汤合仙方活命饮加减
C. 竹叶黄芪汤加减
D. 托里排脓汤加减
E. 四君子汤加减

(139～141 题共用题干)

**患者，男，34 岁。下腹部生疮，初起肿块上有粟粒样脓头，抓破之后，肿痛加重，色红灼热，脓头相继增多，溃后如蜂窝状，范围约 12cm × 12cm，兼有发热、头痛、口渴、便秘尿赤，舌红苔黄，脉数有力。**

139. **该患者诊断为**

A. 无头疽　　B. 痈
C. 疖　　D. 有头疽
E. 疔

140. **治疗应首选的方剂是**

A. 普济消毒饮
B. 牛蒡解肌汤
C. 黄连解毒汤合仙方活命饮
D. 五神汤
E. 竹叶黄芪汤

141. **本病易出现的变证是**

A. 附骨疽　　B. 内陷
C. 流注　　D. 走黄
E. 丹毒

(142～144 题共用题干)

**患儿，男，23 天。臀部突然发红成片，色如涂丹，局部红肿灼热，呈游走性，壮热。**

142. **其诊断为**

A. 丹毒　　B. 发
C. 有头疽　　D. 疔
E. 痈

**143. 其辨证为**

A. 风热毒蕴证　　B. 肝脾湿火证
C. 湿热毒蕴证　　D. 胎火蕴毒证
E. 正虚毒恋证

**144. 治疗应首选**

A. 普济消毒饮
B. 五神汤合萆薢渗湿汤
C. 柴胡清肝汤
D. 犀角地黄汤合黄连解毒汤
E. 龙胆泻肝汤

**(145～147 题共用题干)**

**患者,男,36 岁。因流注来诊。恶寒发热,头胀,胸闷,呕恶,周身骨节酸痛,舌苔白腻,脉滑数。**

**145. 其辨证是**

A. 余毒攻窜证　　B. 暑湿交阻证
C. 瘀血凝滞证　　D. 风热毒蕴证
E. 肝脾湿火证

**146. 其治法是**

A. 清热解毒,凉血通络
B. 解毒清暑化湿
C. 和营活血,祛瘀通络
D. 疏风清热解毒
E. 清肝泻火利湿

**147. 治疗应首选**

A. 黄连解毒汤合犀角地黄汤加减
B. 清暑汤加减
C. 活血散瘀汤加减
D. 普济消毒饮加减
E. 柴胡清肝汤加减

**(148～150 题共用题干)**

**患者,男,35 岁。1 周前左面颊结块上有脓头,麻木疼痛,挤压后引起面目俱肿,头痛,怕冷,寒战,纳少,苔薄黄,脉数。**

**148. 据病史,此病应诊断为**

A. 疖　　B. 疔疮
C. 疔疮走黄　　D. 有头疽
E. 痈

**149. 此病例治则应为**

A. 散风清热解毒　　B. 清热解毒
C. 凉血清热解毒　　D. 清热托毒
E. 清热利湿

**150. 若该患者又出现呕吐口渴,可加用的药物是**

A. 贝母、天花粉　　B. 生大黄、元明粉
C. 竹叶、生石膏　　D. 石斛、麦冬
E. 大黄、茵陈

**(151～153 题共用题干)**

**患者,女,28 岁。产后 15 天,乳汁排出不畅,乳房局部肿胀疼痛,结块直径 4cm,皮色微红,身冷发热,头痛,纳差,口渴,大便干结,舌红,苔薄黄,脉弦数。**

**151. 其诊断是**

A. 乳癖　　B. 乳发
C. 乳痨　　D. 乳痈
E. 乳核

**152. 内治应首选**

A. 四逆散　　B. 五味消毒饮
C. 透脓散　　D. 瓜蒌牛蒡汤
E. 托里消毒散

**153. 以上症状治疗不及时,病程发展可出现的症状是**

A. 疼痛减轻,不治自愈
B. 局部疼痛加重,结块增大,局部红肿灼热,10 天左右结块中央渐软
C. 结块此起彼伏,病久不愈
D. 发生癌变
E. 乳晕部出现漏管

**(154～156 题共用题干)**

**患者,女,47 岁。乳房肿块,随心情消长,伴**

**胸闷胁胀,善郁易怒,失眠多梦,心烦口苦,苔薄黄,脉弦滑。**

**154. 其辨证为**

A. 气血凝滞证　B. 热毒炽盛证

C. 正虚邪滞证　D. 肝郁痰凝证

E. 冲任失调证

**155. 其治法为**

A. 疏肝活血,温阳散结

B. 清热解毒,托毒透脓

C. 益气和营,托毒生肌

D. 疏肝解郁,化痰散结

E. 调摄冲任,和营散结

**156. 治疗应首选**

A. 逍遥蒌贝散

B. 二仙汤合四物汤

C. 四逆散

D. 透脓散

E. 托里消毒散

**(157~159 题共用题干)**

**患者,女,36 岁。乳房肿块较大,坚硬木实,重坠不适,伴胸胁牵痛,烦闷急躁,舌质暗红,苔薄腻,脉弦滑。**

**157. 其辨证为**

A. 肝气郁结证　B. 血瘀痰凝证

C. 脾虚胃弱证　D. 冲任失调证

E. 正虚毒盛证

**158. 其治法为**

A. 调补气血,清热解毒

B. 调摄冲任,理气散结

C. 疏肝解郁,化痰散结

D. 调补气血,清热解毒

E. 疏肝活血,化痰散结

**159. 治疗应首选**

A. 神效瓜蒌散合开郁散

B. 二仙汤合开郁散

C. 八珍汤

D. 逍遥散合桃红四物汤加山慈菇、海藻

E. 逍遥散

**(160~162 题共用题干)**

**患者,女,29 岁。产后患乳痈,溃脓后乳房肿痛虽轻,但疮口脓水不断,脓汁清稀,愈合缓慢,全身乏力,面色少华,舌淡,苔薄,脉细。**

**160. 其辨证为**

A. 气滞热壅证　B. 热毒炽盛证

C. 正虚邪滞证　D. 肝郁痰凝证

E. 冲任失调证

**161. 其治法为**

A. 疏肝活血,温阳散结

B. 清热解毒,托里透脓

C. 益气和营,托毒生肌

D. 疏肝解郁,化痰散结

E. 调摄冲任

**162. 治疗应首选**

A. 逍遥蒌贝散　B. 二仙汤合四物汤

C. 瓜蒌牛蒡汤　D. 透脓散

E. 托里消毒散

**(163~165 题共用题干)**

**患者,女,50 岁。左乳外上象限包块,质硬,表面欠光滑,表皮呈橘皮样改变,无压痛,伴情志不舒,胸闷胁胀,苔薄,脉弦。**

**163. 其诊断是**

A. 乳痈　B. 乳癖

C. 乳腺增生病　D. 乳岩

E. 乳核

**164. 其辨证是**

A. 心脾火郁证　B. 脾胃火毒证

C. 肝郁痰凝证　D. 冲任失调证

E. 脾虚胃弱证

**165. 治疗应首选**

A. 神效瓜蒌散合开郁散

B. 二仙汤合开郁散

C. 八珍汤

D. 人参养荣汤

E. 参苓白术散

(166～168 题共用题干)

**患者,女,41 岁。乳房内无痛肿块,质地坚硬,边界不清,表面不光滑,不易推动,与皮肤粘连,伴月经紊乱,舌淡,苔薄,脉弦细。**

166. **其辨证为**

A. 肝郁痰凝证　B. 正虚毒炽证
C. 脾胃虚弱证　D. 冲任失调证
E. 气血两亏证

167. **其治法为**

A. 调补气血,清热解毒
B. 调摄冲任,理气散结
C. 疏肝解郁,化痰散结
D. 补益气血,宁心安神
E. 健脾和胃

168. **治疗应首选**

A. 神效瓜蒌散合开郁散
B. 二仙汤合开郁散
C. 八珍汤合开郁散
D. 理中汤
E. 参苓白术散

(169～171 题共用题干)

**患者,男,26 岁。颈部结块迅速增大,坚硬如石,高低不平,推之不移,但全身症状尚不明显,舌暗红,苔薄黄,脉弦。**

169. **其辨证是**

A. 瘀热伤阴证　B. 痰瘀内结证
C. 气滞痰凝证　D. 风热痰凝证
E. 气阴两虚证

170. **其治法是**

A. 解郁化痰,活血消坚
B. 和营养阴
C. 疏风清热化痰
D. 理气解郁,化痰软坚
E. 益气养阴,软坚散结

171. **治疗应首选**

A. 生脉散合消瘰丸
B. 牛蒡解肌汤
C. 柴胡疏肝汤
D. 通窍活血汤合养阴清肺汤
E. 海藻玉壶汤合桃红四物汤加白花蛇舌草、三棱、莪术

(172～174 题共用题干)

**患者,男,20 岁。左肩背部发现一肿块半年,近期增大,约 2cm × 3cm,不痛不痒,略微高起,边界清楚,与皮肤无粘连,突然红肿、灼热、疼痛,化脓破溃,脓出夹有豆渣样分泌物,舌红,苔黄,脉数。**

172. **其诊断是**

A. 疖　B. 有头疽
C. 痈　D. 脂瘤
E. 肉瘤

173. **内治应首选**

A. 芩连二母丸合凉血地黄丸
B. 龙胆泻肝汤合仙方活命饮
C. 二陈汤合五味消毒饮
D. 顺气归脾丸
E. 丹栀逍遥散

174. **外治应首选**

A. 金黄膏外敷　B. 冲和膏外敷
C. 阳和解凝膏外敷　D. 手术切除
E. 切开扩创术

(175～177 题共用题干)

**患者,女,40 岁。颈部、胫前有皮疹、瘙痒 1 年。近 2 周来工作忙,加班熬夜,皮疹加重,伴心烦,急躁易怒,口苦咽干,失眠多梦,便干。查体:颈部、胫前有苔藓化斑片,可见抓痕、血痂,舌红,脉弦数。**

175. **其诊断是**

A. 瘾疹　B. 湿疮
C. 接触性皮炎　D. 牛皮癣
E. 白疕

176. **其治法是**
A. 疏肝理气,泻火止痒
B. 祛风利湿,清热止痒
C. 养血润燥,息风止痒
D. 清热凉血,解毒消斑
E. 养血滋阴,润肤息风

177. **治疗应首选**
A. 消风散　B. 萆薢渗湿汤
C. 犀角地黄汤　D. 当归饮子
E. 龙胆泻肝汤

**(178 ~ 180 题共用题干)**

**患者,男,65 岁。左侧胸胁部疼痛 1 周,内科检查排除外伤、心肺疾患,昨天局部出现皮疹,皮损色淡,疼痛持续,口不渴,食少腹胀,大便时溏。检查:左侧胸胁部有三片红斑,带状排列,上有簇集的丘疹,小水疱,舌淡苔白腻,脉滑。**

178. **临床诊断是**
A. 热疮　B. 蛇串疮
C. 丹毒　D. 湿疮
E. 黄水疮

179. **中医辨证属于**
A. 湿热浸淫证　B. 肺胃热盛证
C. 肝郁气滞证　D. 脾虚湿蕴证
E. 肝经湿热证

180. **治疗方药选用**
A. 辛夷清肺饮加减　B. 除湿胃苓汤加减
C. 龙胆泻肝汤加减　D. 桃红四物汤加减
E. 参苓白术散加减

**(181 ~ 183 题共用题干)**

**患者,男,45 岁。便时出血 2 个月,色鲜红,点滴而下,无疼痛,伴有物自肛门内脱出,能自行复位,舌质淡红,苔薄,脉细。**

181. **诊断首先应考虑为**
A. 内痔　B. 肛裂
C. 肛瘘　D. 脱肛
E. 肛门直肠脓肿

182. **首选的外治药物是**
A. 金黄膏　B. 白玉膏
C. 冲和膏　D. 消痔膏
E. 青黛膏

183. **应选用的手术方法是**
A. 切开疗法　B. 切除疗法
C. 结扎疗法　D. 引流疗法
E. 挂线疗法

**(184 ~ 186 题共用题干)**

**患者,男,52 岁。肛门旁肿痛 7 天,伴发热 3 天。体温为 38.0 ~ 38.7℃,口干心烦,大便困难。查体:截石位 10 ~ 12 点位,距肛缘 3cm 处肿块,约 3.0cm × 2.5cm,红肿高突,有明显波动感。舌红,苔腻,脉滑数。**

184. **诊断应考虑为**
A. 内痔　B. 肛裂
C. 肛瘘　D. 脱肛
E. 肛痈

185. **内服治疗宜选用**
A. 仙方活命饮　B. 黄连解毒汤
C. 透脓散　D. 萆薢渗湿汤
E. 龙胆泻肝汤

186. **手术治疗时应选用**
A. 注射疗法　B. 切开疗法
C. 结扎疗法　D. 缝合疗法
E. 切除疗法

**(187 ~ 189 题共用题干)**

**患者,男,36 岁。大便两三天一行、质干硬,便时肛门疼痛、滴血,裂口色红,腹部胀满,溲黄,舌偏红,脉弦数。**

187. **其辨证为**
A. 阴虚津亏证　B. 血热肠燥证
C. 气滞血瘀证　D. 热毒蕴结证
E. 火毒炽盛证

188. **其治法为**
A. 清热解毒

B. 清热润肠通便
C. 清热解毒透脓
D. 养阴清热润肠
E. 理气活血,润肠通便

189. **治疗应首选**
A. 仙方活命饮
B. 凉血地黄汤合脾约麻仁丸
C. 透脓散
D. 润肠汤
E. 六磨汤加红花、桃仁、赤芍

**(190～192 题共用题干)**

**患儿,男,6 岁。排便时肛门脱出一肿物,淡红色,环形,便后可自行回纳,偶有点滴出血。**

190. **最可能的诊断是**
A. 内痔脱出　B. 息肉脱出
C. 完全性直肠脱垂　D. 直肠黏膜脱垂
E. 肛管脱出

191. **对Ⅰ度直肠脱垂效果最好的治疗方法为**
A. 直肠周围注射法
B. 黏膜下注射法
C. 直肠瘢痕支持固定法
D. 肛门紧缩术
E. 手术疗法

192. **脱肛时直肠周围注射的作用机制是**
A. 增加肛管直肠之间的角度以改变直肠脱垂状态
B. 增加坐骨直肠间隙内脂肪充填以利托起直肠
C. 增加肛门括约肌张力
D. 使直肠周围组织张力增加
E. 使直肠与周围组织粘连

**(193～195 题共用题干)**

**患者,男,45 岁。右侧阴囊肿大,皮肤潮湿而红热,伴小便短赤,睾丸肿痛,舌红,苔黄,脉滑数。现确诊为水疝。**

193. **辨证为**
A. 瘀血阻络　B. 湿热下注
C. 阴虚火旺　D. 寒湿凝聚
E. 肾气亏虚

194. **选方为**
A. 加味五苓散　B. 知柏地黄汤
C. 滋阴除湿汤　D. 大分清饮
E. 龙胆泻肝汤

195. **外治法可选用**
A. 苦参汤熏洗
B. 金黄散外敷
C. 阳和解凝膏或黑退消外敷
D. 冲和膏外敷
E. 结扎法

**(196～198 题共用题干)**

**患者,男,40 岁。主诉终末尿痛,尿频,会阴及腰骶部胀痛 1 个月余,晨起后发现尿道口有白色分泌物,乏力,腰酸。前列腺液:WBC 满视野/HP,磷脂小体减少。舌紫暗,苔黄,脉沉涩。诊断为精浊。**

196. **辨证为**
A. 气滞血瘀　B. 湿热蕴结
C. 阴虚火旺　D. 肾阳虚损
E. 热毒蕴结

197. **选方为**
A. 五味消毒饮　B. 知柏地黄汤
C. 滋阴除湿汤　D. 前列腺汤
E. 金锁固精丸

198. **外治法不包括**
A. 坐浴　B. 肛门内用药
C. 保留灌肠　D. 针灸疗法
E. 脐疗法

**(199～201 题共用题干)**

**患者,男,65 岁。小腿青筋怒张,局部发痒,红肿,疼痛,继则破溃,滋水淋漓,疮面腐暗,伴口渴,便秘,小便黄赤,苔黄腻,脉滑数。**

199. **其辨证是**

A. 臁疮,湿热下注证
B. 臁疮,气虚血瘀证
C. 筋瘤,劳倦伤气证
D. 筋瘤,寒湿凝筋证
E. 筋瘤,外伤瘀滞证

**200. 其治法是**
A. 补中益气,活血舒筋
B. 暖肝散寒,益气通脉
C. 活血化瘀,和营消肿
D. 清热利湿,和营解毒
E. 益气活血,祛瘀生新

**201. 治疗应首选**
A. 补中益气汤加减
B. 二妙丸合五神汤加减
C. 补阳还五汤合四妙汤加减
D. 暖肝煎合当归四逆汤加减
E. 活血散瘀汤加减

**(202～204 题共用题干)**

**患者,男,42 岁。症见左下肢皮色紫暗,抬高时见苍白,皮肤肌肉萎缩,趺阳脉搏动消失,患肢持续疼痛,夜间为重,舌暗红,脉沉细而涩。**

**202. 其诊断是**
A. 脱疽寒湿阻络证
B. 脱疽血脉瘀阻证
C. 痹证痰瘀痹阻证
D. 脱疽热毒伤阴证
E. 痹证风热湿痹

**203. 其治法是**
A. 温阳散寒,活血通络
B. 清热解毒,养阴活血
C. 活血化瘀,通络止痛
D. 化痰行瘀,蠲痹通络
E. 清热通络,祛风除湿

**204. 治疗应首选**
A. 阳和汤　B. 顾步汤
C. 白虎加桂枝汤　D. 双合汤
E. 桃红四物汤

**(205～207 题共用题干)**

**患者,女,62 岁。因脑血管病住院治疗,右上肢反复静脉穿刺后出现红肿疼痛,皮下可扪及硬索条,沿静脉走行区压痛明显。**

**205. 该患者当诊断为**
A. 股肿　B. 大动脉炎
C. 痹证　D. 青蛇毒
E. 脱疽

**206. 该病当与下列哪一疾病相鉴别**
A. 动脉硬化性闭塞症
B. 大动脉炎
C. 静脉曲张
D. 糖尿病性坏疽
E. 结节性脉管炎

**207. 该病的预防和调护,下列错误的是**
A. 可以适当抬高患肢
B. 宜清淡饮食
C. 宜戒烟
D. 急性期应卧床休息
E. 早期可久坐休息

**(208～210 题共用题干)**

**患者,女,28 岁。颈部、胫前有皮疹、瘙痒 1 年。皮损色淡,状如枯木,肥厚粗糙,伴心悸怔忡,月经不调,查体:颈部、胫前有苔藓化斑片,舌淡,苔薄,脉沉细。**

**208. 本患者目前宜诊断为**
A. 麻疹　B. 湿疮
C. 风热疮　D. 牛皮癣
E. 风瘙痒

**209. 根据临床表现,辨证为**
A. 肝经化火证　B. 气滞血瘀证
C. 风湿蕴肤证　D. 血虚风燥证
E. 痰湿凝结证

**210. 治疗方剂宜选用**
A. 消风散　B. 参苓白术丸
C. 枇杷清肺饮　D. 当归饮子
E. 龙胆泻肝汤

（211～213 题共用题干）

**患者，男，45 岁。36 小时前施工时右下肢被石板砸伤，X 线平片，未见骨折，行清创缝合。现突然出现烦躁不安，伴恐惧感，大汗淋漓，自述右下肢伤处疼痛加重，胀裂感。体温 38.5℃，脉搏 128 次/分，血压 146/92mmHg，右小腿肿胀明显，大量浆液血性渗出物自切口渗出，皮肤表面呈大理石样花纹，渗出物有恶臭味。**

211. **本病可诊断为**
   A. 芽孢菌性蜂窝织炎
   B. 厌氧性链球菌性蜂窝织炎
   C. 大肠埃希菌性蜂窝织炎
   D. 梭状芽孢杆菌感染
   E. 变形杆菌感染

212. **治疗上不恰当的是**
   A. 右下肢广泛、多处切开
   B. 800 万 U 青霉素静脉注射
   C. 输 200mL 同型新鲜血
   D. 右下肢截肢
   E. 高压氧疗法

213. **出现本病可能的原因为**
   A. 清创不彻底　　B. 患者有复合创伤
   C. 未注射 TAT　　D. 患者低蛋白血症
   E. 切口包扎过紧

（214～216 题共用题干）

**患者，男，40 岁。烧伤后 3 小时入院。疼痛剧烈，感口渴。面色苍白，心率 150 次/分，血压 80/60mmHg，头颈部（包括面部）、躯干部布满大小不等水疱，可见潮红创面。两上肢呈焦黄色，无水疱。**

214. **该患者的烧伤总面积估计为**
   A. 7×9%　　B. 6×9%
   C. 5×9%　　D. 4×9%
   E. 3×9%

215. **该患者Ⅲ度烧伤面积为**
   A. 1×9%　　B. 2×9%
   C. 3×9%　　D. 4×9%
   E. 5×9%

216. **其中Ⅲ度创面的处理原则是**
   A. 休克期常规切痂
   B. 开始补液后 2 小时内切痂
   C. 休克期过后半周内切痂
   D. 争取复苏平稳，据情尽早切痂
   E. 常规分次切痂

（217～219 题共用题干）

**患者，女，38 岁。已婚。右乳外上象限可触及一直径 4cm 包块，同侧腋窝触到肿大淋巴结，其他器官系统未见异常。**

217. **在询问病史时，对诊断帮助最小的是**
   A. 家族中有乳腺癌病史
   B. EB 病毒感染史
   C. 结婚年龄
   D. 生育史
   E. 月经史

218. **若体检结果为 $T_2N_1M_0$，按 TNM 分期法应属于**
   A. 0 期　　B. Ⅰ期
   C. Ⅱ期　　D. Ⅲ期
   E. Ⅳ期

219. **术后病理诊断乳腺导管浸润癌伴同侧腋窝淋巴结转移，将行粒子加速器治疗。预期疗效属于**
   A. 高度敏感　　B. 中度敏感
   C. 低度敏感　　D. 不敏感
   E. 可能使病情加重

（220～222 题共用题干）

**患者，男，35 岁。突发性中上腹痛，1 天后出现下腹部疼痛，特别是右下腹痛，诊断为急性阑尾炎入院，患者入院后拒绝手术治疗，庆大霉素等抗感染治疗，2 天后热不退，突然出现寒战、高热、黄疸等症状，体检时发现右上腹压痛明显，伴肝脏肿大，白细胞升高。**

220. **首先考虑的诊断是**

A. 急性胆囊炎
B. 急性传染性肝炎
C. 急性化脓性胆管炎
D. 血源性肝脓肿
E. 膈下感染

221. **治疗方案应首先考虑**
A. 加强抗感染并积极处理原发灶
B. 即刻行手术引流
C. 继续补液支持
D. 查各项生化指标并纠正之
E. 强心,消除黄疸药物应用

222. **下列哪种方案不恰当**
A. 查 AFP、CEA 排除肝癌可能
B. 开腹行阑尾切除术
C. 加强抗炎药物应用及支持疗法
D. 纠正水、电解质及酸碱失衡
E. 出现休克时先纠正休克,同时抗感染治疗

(223 ~225 **题共用题干**)

**患者,男,6 岁。夏季面部皮疹 2 天,伴痒痛。面部可见散在红斑、水疱、糜烂,伴口干,大便干,小便黄,舌红,苔黄腻,脉滑数。**

223. **其诊断是**
A. 湿疮　B. 热疮
C. 黄水疮　D. 风热疮
E. 蜘蛛疮

224. **其证候是**
A. 暑湿热蕴　B. 脾虚湿滞
C. 肝经郁热　D. 肺胃热盛
E. 热毒蕴结

225. **其首选方剂是**
A. 参苓白术散　B. 辛夷清肺饮
C. 清瘟败毒饮　D. 龙胆泻肝汤
E. 清暑汤

(226 ~228 **题共用题干**)

**患者,女,37 岁。入冬后全身皮疹逐渐增多,呈点滴状,颜色鲜红,层层鳞屑,刮去鳞屑有点状出血,发展迅速,瘙痒剧烈,伴口干舌燥,咽喉疼痛,大便干燥,小便短赤,舌质红,苔薄黄,脉弦滑。**

226. **其诊断为**
A. 黄水疮　B. 慢性湿疮
C. 风热疮　D. 白屑风
E. 白疕

227. **其证候属**
A. 湿毒蕴积证　B. 气血瘀滞证
C. 血虚风燥证　D. 火毒炽盛证
E. 血热内蕴证

228. **治疗应首选**
A. 当归饮子　B. 犀角地黄汤
C. 桃红四物汤　D. 清瘟败毒饮
E. 萆薢渗湿汤

## A4 型题

以下提供若干个案例,每个案例下设 5 道考题。请根据题干所提供的信息,在每一道考题下面的 A、B、C、D、E 五个备选答案中选择一个最佳答案。

(229 ~233 **题共用题干**)

**患者,男,50 岁。右小腿突然红肿热痛 1 天,伴有高热 40℃。局部症见右小腿前外侧大片红肿,色鲜,边界清楚,扪之灼手,压痛明显,压之退色,舌红,苔黄腻,脉滑数。**

229. **本病的诊断是**
A. 发颐　B. 丹毒
C. 流注　D. 股肿
E. 痛风

230. **本病的内治主方当选**
A. 黄连解毒汤　B. 普济消毒饮
C. 龙胆泻肝汤　D. 银翘散

E. 萆薢渗湿汤

**231. 外治可选用**

A. 中药熏洗　　B. 红油膏外敷

C. 冲和膏外敷　　D. 千捶膏外敷

E. 砭镰法

**232. 该病发于头面部者，称为**

A. 内发丹毒　　B. 抱头火丹

C. 流火　　D. 流痰

E. 赤游丹毒

**233. 该病的预防和调护，下列错误的是**

A. 患者应加强锻炼

B. 进行床边隔离

C. 肌肤破损者应及时治疗

D. 应彻底治愈脚湿气

E. 流火患者可抬高患肢 30°～40°

**（234～238 题共用题干）**

**患者，女，30 岁。哺乳期，诉突发左侧乳房肿块 3 天，迅速发展到全乳房，T38℃，左乳较右乳明显增大，皮肤发红灼热，触诊：整个乳房发硬，有明显压痛，未触及局限性肿块和波动感，左腋窝可触及肿大淋巴结。**

**234. 本病例首先考虑的诊断是**

A. 乳发　　B. 乳痈

C. 乳核　　D. 炎性乳岩

E. 乳癖

**235. 本病例进一步确诊的检查是**

A. 切除活检　　B. MRI 检查

C. X 线检查　　D. B 超检查

E. 乳房造影

**236. 本病例的进一步治疗是**

A. 手术治疗　　B. 放疗化疗

C. 免疫治疗　　D. 中医药治疗

E. 内分泌治疗

**237. 若治疗后出现食欲不振，神疲肢软，恶心欲呕，肢肿倦怠；舌淡，苔薄，脉细弱，应选**

A. 神效瓜蒌散　　B. 开郁散

C. 八珍汤　　D. 人参养荣汤

E. 参苓白术散

**238. 若患者乳房结块坚硬，经期紊乱，素有经前期乳房胀痛，有多次流产史，舌淡，苔薄，脉弦细，治疗应选**

A. 神效瓜蒌散　　B. 二仙汤合开郁散

C. 八珍汤　　D. 人参养荣汤

E. 参苓白术散

**（239～243 题共用题干）**

**患儿，女，3 个月。偶然发现上肢前臂部有一肿块，呈半球形隆起，质地柔软，状如海绵，皮色紫红，按压肿块可缩小，伴心烦易怒，咽干口苦，舌质红，苔微黄，脉弦数。**

**239. 本病可诊为**

A. 气瘤　　B. 脂瘤

C. 筋瘤　　D. 血瘤

E. 肉瘤

**240. 内治治则为**

A. 清心泻火解毒

B. 清肝泻火解毒

C. 健脾化湿解毒

D. 活血化瘀，舒筋散结

E. 滋补肾气，化瘀消肿

**241. 内治方药为**

A. 清肝芦荟丸　　B. 当归四逆汤

C. 通气散坚丸　　D. 调元肾气丸

E. 桃红四物汤

**242. 外治疗法不包括**

A. 五妙水仙膏　　B. 清凉膏

C. 藤黄膏　　D. 手术切除

E. 硬化剂注射疗法

**243. 若本病发于下肢，质地柔软易出血，无疼痛，伴纳呆便溏，舌质淡，苔白腻，脉细。治疗应首选**

A. 芩连二母丸　　B. 凉血地黄汤

C. 丹栀逍遥散　　D. 清肝芦荟丸

E. 顺气归脾丸

(244～248 题共用题干)

**患者,男,40 岁。6 天前自觉左侧胸背作痛,2 天前局部出现水疱,皮肤灼热刺痛,可见粟米至黄豆大小成簇水疱,色红,局限于躯干左侧,呈带状排列,伴有口苦咽干,便干,溲干,舌红,苔薄黄,脉弦滑。**

**244. 该患者诊断为**

A. 黄水疮　B. 疣

C. 蛇串疮　D. 热疮

E. 湿疮

**245. 该患者辨证为**

A. 肝经湿热证　B. 脾虚湿蕴证

C. 气滞血瘀证　D. 风热血燥证

E. 湿热血瘀证

**246. 内治应选用**

A. 桃红四物汤　B. 龙胆泻肝汤

C. 逍遥散　D. 参苓白术散

E. 血府逐瘀汤

**247. 局部外用药选用**

A. 三黄洗剂　B. 密陀僧散

C. 金黄膏　D. 红花药酒

E. 甘草油

**248. 患者经治疗皮损完全消退,但局部疼痛不止,舌质暗红苔白,脉弦。治疗方药改用**

A. 独活寄生汤加减　B. 当归饮子加减

C. 参苓白术散加减　D. 桃红四物汤加减

E. 萆薢渗湿汤加减

(249～253 题共用题干)

**患者,女,49 岁。便时肛门有肿物脱出,色深红,圆柱状,长约 10cm,肿物表面溃破,糜烂,伴肛门坠痛,肛内指检有灼热感,舌红,苔黄腻,脉弦数。**

**249. 最可能的诊断是**

A. Ⅰ度直肠脱垂　B. Ⅱ度直肠脱垂

C. Ⅲ度直肠脱垂　D. 内痔脱出

E. 内痔嵌顿

**250. 其辨证分型是**

A. 湿热下注型　B. 脾虚气陷型

C. 气滞血瘀型　D. 湿热中阻型

E. 火毒蕴结型

**251. 应选用哪种手术方法**

A. 黏膜下注射法　B. 直肠周围注射法

C. 外剥内扎法　D. 切除法

E. 套扎法

**252. 可配合哪项内服**

A. 萆薢渗湿汤　B. 补中益气汤

C. 龙胆泻肝汤　D. 八正散

E. 黄连解毒汤

**253. 下列治疗方法不适合该患者的是**

A. 苦参汤熏洗

B. 五倍子散外敷

C. 针刺长强、百会、足三里、承山、八髎

D. 梅花针点刺

E. 结扎法

(254～258 题共用题干)

**患者,男,30 岁。近 1 周出现胸胁胀闷,会阴部、腰骶部及肛周坠胀不适,隐隐作痛,小便淋沥不尽,终末尿道偶见有少量白色分泌物,善太息,症状随情绪波动加重,舌淡红,苔薄白,脉弦。直肠指诊:前列腺稍大,轻度压痛,质软。诊为前列腺炎。**

**254. 其病因病机是**

A. 阴虚火旺　B. 湿热蕴结

C. 气滞血瘀　D. 肝气郁结

E. 肾阳虚损

**255. 确立的治则是**

A. 疏肝解郁,理气止痛

B. 滋阴降火

C. 温肾固精

D. 活血祛瘀,行气止痛

E. 益气举陷

**256. 选用的方剂是**

A. 金锁固精丸合右归丸

B. 补中益气汤

C. 知柏地黄丸
D. 前列腺汤
E. 柴胡疏肝散

**257. 若患者出现排尿淋沥，稍劳后尿道即有白色分泌物溢出，腰膝酸冷，阳痿，早泄，形寒肢冷，舌淡胖边有齿痕，苔白，脉沉细，此时可选用**

A. 右归丸　　B. 补中益气汤
C. 知柏地黄丸　　D. 前列腺汤
E. 柴胡疏肝散

**258. 该病的预防和调护措施错误的是**

A. 前列腺按摩时用力不宜过大
B. 禁烟酒
C. 忌食肥甘及辛辣炙煿
D. 保持乐观情绪
E. 前列腺按摩可以一周 3～4 次

**（259～263 题共用题干）**

**患者，男，37 岁。症见左下肢剧痛，日轻夜重，局部肿胀，左足第四、第五趾色紫黑，溃破腐烂，疼痛异常，彻夜难眠，伴发热，纳差，便秘溲赤，舌红，苔黄腻，脉弦数。**

**259. 本患者证属**

A. 脱疽湿热毒盛证　　B. 脱疽血脉瘀阻证
C. 脱疽气阴两虚证　　D. 脱疽气滞血瘀证
E. 脱疽肾虚证

**260. 本患者治法为**

A. 益气养阴
B. 温阳散寒，活血通络
C. 活血化瘀，通络止痛
D. 清热利湿，解毒活血
E. 清热解毒，养阴活血

**261. 该患者方选**

A. 阳和汤　　B. 四妙勇安汤
C. 顾步汤　　D. 六味地黄丸
E. 桃红四物汤

**262. 该病当与下列疾病相鉴别，除哪项外**

A. 雷诺综合征
B. 动脉硬化性闭塞症
C. 糖尿病性坏疽
D. 下肢静脉曲张
E. 血栓闭塞性脉管炎

**263. 若溃疡面积较大，坏死组织难以脱落者，外治法可选用**

A. 湿敷处理
B. 活血止痛散煎水熏洗
C. 切除坏死组织
D. 行截肢术
E. 用油膏液化清除坏死组织

**（264～268 题共用题干）**

**患者，男，25 岁。右足底被铁锈钉刺伤 10 天后突然出现张口困难，继之出现苦笑面容，角弓反张，每次发作数秒，当声响及触碰患者时均可诱发以上症状，发作间隙期肌肉仍不能完全松弛，但患者神志一直清楚，不发热。**

**264. 该病诊断为**

A. 气性坏疽　　B. 化脓性脑膜炎
C. 破伤风　　D. 狂犬病
E. 癔症

**265. 该病致病菌属于**

A. 革兰染色阴性埃希杆菌
B. 革兰染色阴性厌氧拟杆菌
C. 革兰染色阴性变形杆菌
D. 革兰染色阳性梭菌
E. 革兰染色阳性厌氧梭菌

**266. 预防该病发生的关键是**

A. 早期彻底清创，改善局部循环
B. 中和游离毒素
C. 控制和解除痉挛
D. 保持呼吸道通畅
E. 防治并发症

**267. 该病潜伏期一般为**

A. 1～2 周　　B. 3～4 周
C. 5～6 周　　D. 7～8 周
E. 9～10 周

268. 该病的常见并发症不包括

A. 肺炎 B. 肺不张

C. 窒息 D. 酸中毒

E. 癫痫

(269～273 题共用题干)

患儿,男,10 岁。右足底被铁锈钉刺伤 10 天,突然出现张口困难,继之出现苦笑面容,角弓反张,声响及触碰患者可诱发上述症状。患者神志清楚,不发热。

269. 该病致病菌属于

A. 革兰阴性大肠埃希菌

B. 革兰阴性厌氧拟杆菌

C. 革兰阴性变形杆菌

D. 革兰阴性梭状芽孢杆菌

E. 革兰阳性厌氧芽孢杆菌

270. 该病最先受累的肌肉是

A. 背部肌肉 B. 四肢肌肉

C. 胸部肌肉 D. 腹部肌肉

E. 面部肌肉

271. 下列不属该病前驱期症状的是

A. 牙关紧闭 B. 咀嚼无力

C. 头痛、头晕 D. 全身乏力

E. 烦躁、打呵欠

272. 该病属于

A. 毒血症 B. 菌血症

C. 败血症 D. 脓血症

E. 脓毒血症

273. 对机体威胁最大的是

A. 肌肉断裂

B. 骨折

C. 尿潴留

D. 持续的呼吸肌痉挛

E. 营养障碍

(274～278 题共用题干)

患者,女,55 岁。发现右乳腺肿物 1 周,查体:右乳外上象限肿物 1.5cm×1.0cm,质硬,活动度小。

274. 确定肿物性质最可靠的方法是

A. 血常规 B. 钼靶 X 线

C. B 超 D. 同位素扫描

E. 活组织冰冻切片

275. 最可能的诊断是

A. 乳腺癌 B. 乳腺囊性增生病

C. 乳腺纤维腺瘤 D. 乳腺结核

E. 乳腺炎

276. 该病最多发的部位是在乳房的

A. 外上象限 B. 内上象限

C. 外下象限 D. 内下象限

E. 乳晕区

277. 若按 TNM 分期法,该患者应属于

A. $T_2N_1M_0$ B. $T_1N_1M_0$

C. $T_1N_0M_0$ D. $T_2N_0M_0$

E. $T_1N_2M_0$

278. 该患者首选的治疗方法是

A. 药物治疗 B. 乳腺癌根治术

C. 局部放疗 D. 生物治疗

E. 化疗

(279～283 题共用题干)

患者,男,30 岁。转移性右下腹痛 10 小时,并恶心,呕吐,呕吐物为胃内容物,量少并发热,T38.2℃,P98 次/分,右下腹压痛、反跳痛、肌紧张,血 WBC12×$10^9$/L,N90%,尿常规 WBC8～10/HP,RBC2～3/HP。

279. 阑尾解剖位置的体表投影应当是

A. 通过脐横线与右锁骨中线的交点

B. 右髂前上棘至脐连线的中内 1/3 处

C. 右腹股沟中点与脐连线的中外 1/3 处

D. 右髂前上棘至脐连线的中外 1/3 处

E. 位置不定,经常变异

280. 该患者最可能的诊断是

A. 急性胆囊炎

B. 消化性溃疡穿孔

C. 急性化脓性阑尾炎

D. 急性胰腺炎

E. 急性肠梗阻

**281. 该患者的最佳治疗方法为**

A. 观察　　B. 急诊行手术治疗

C. 抗炎补液　　D. 中药治疗

E. 对症治疗

**282. 该患者可能出现的最严重并发症为**

A. 门静脉炎　　B. 肠梗阻

C. 化脓性腹膜炎　　D. 腹腔脓肿

E. 水、电解质紊乱

**283. 该患者手术后最常见的并发症为**

A. 肠粘连梗阻　　B. 肠瘘

C. 腹腔残余脓肿　　D. 腹腔出血

E. 切口感染

(284～288 题共用题干)

**患者，女，23 岁，未婚。外阴瘙痒，白带增多 5 天。追问病史有不洁性交史。妇科检查：外阴皮肤、黏膜充血，小阴唇内侧见多个小菜花状赘生物，宫颈轻度糜烂，子宫正常大，附件无明显异常。**

**284. 本例可能的诊断为**

A. 梅毒

B. 假丝酵母菌性阴道炎

C. 淋病

D. 尖锐湿疣

E. 滴虫阴道炎

**285. 为确诊，应选择的辅助检查为**

A. B 型超声检查

B. 赘生物活组织检查

C. 白带革兰染色检查

D. 血常规

E. 宫颈刮片细胞学检查

**286. 若诊断成立，其病原体为**

A. 人乳头瘤病毒　　B. 解脲支原体

C. 单纯疱疹病毒　　D. 风疹病毒

E. 巨细胞病毒

**287. 光镜下发现下列哪种细胞对本病的诊断价值最大**

A. 基底细胞　　B. 挖空细胞

C. 镜影细胞　　D. 泡沫细胞

E. 毛玻璃样细胞

**288. 若进行治疗，不应选择**

A. 激光治疗

B. 外用药物

C. 光动力治疗

D. 抗病毒和提高免疫功能药物

E. 全身应用抗生素

## C 型题

以下提供若干个案例，每个案例下设若干道考题。每个考题有多个备选答案，其中正确答案有 1 个或几个，请从中选择正确的答案。

(289～293 题共用题干)

**患者，男，46 岁。腰背部结块肿痛 10 天伴高热 2 天。10 天前腰背部初发结块肿痛，日渐加重，脓头相继增多。目前体温 39℃，腰背部正中红肿结块约 10cm × 10cm，边界清楚，中央高起，有 7～8 枚脓头，脓出稠厚，量不多，便秘溲赤，舌红苔黄腻，脉数。**

**289. 应诊断为何病**

A. 背痈　　B. 有头疽

C. 发　　D. 流注

E. 疔疮　　F. 无头疽

**290. 本病的治疗主方是**

A. 普济消毒饮　　B. 牛蒡解肌汤

C. 仙方活命饮　　D. 五神汤

E. 竹叶黄芪汤　　F. 黄连解毒汤

G. 托里排脓汤　　H. 活血散瘀汤

**291. 本病易出现何种变证**

A. 附骨疽　　B. 流痰

C. 走黄　D. 内陷
E. 发颐　F. 流注

292. （假设信息）若患者出现疮形平塌，根盘散漫，溃出脓水稀少，唇干舌燥，舌红，苔黄，脉细数。宜选用

A. 竹叶黄芪汤　B. 十全大补汤
C. 黄连解毒汤　D. 透脓散
E. 四妙勇安汤　F. 犀角地黄汤
G. 托里排脓汤　H. 仙方活命饮

293. （假设信息）若患者经治疗后，疮面腐去新生，肉色鲜红，但皮肤与新肉一时不能黏合，外治不宜选用的是

A. 拖线法　B. 垫棉法
C. 烙法　D. 砭镰法
E. 灸法　F. 结扎法
G. 外敷白玉膏

（294～298 题共用题干）

患者，男，23 岁。左颈部结块窜生半年，结块初起如黄豆，缓慢增大增多，互相融合，无痒痛等自觉症状，纳可便调。检查：左颈部有十余枚大小不等结核，大者如蚕豆，质地坚实，推之能动，边界清楚，皮色正常，无压痛，舌淡，苔薄腻，脉弦滑。

294. 本病的初步诊断是

A. 失荣　B. 臖核
C. 肉瘿　D. 瘰疬
E. 发颐　F. 瘿痈
G. 颈痈　H. 颈部淋巴瘤
I. 颈部化脓性淋巴结炎

295. 当选用的主方是

A. 逍遥散　B. 柴胡清肝汤
C. 六味地黄丸　D. 归脾汤
E. 香贝养荣汤　F. 清骨散
G. 二陈汤

296. 外治可选用

A. 红灵丹　B. 八宝丹
C. 黑退消　D. 三石散
E. 青吹口散　F. 阳和解凝膏
G. 冲和膏　H. 生肌散
I. 白玉膏

297. （假设信息）若出现肿块变软，皮色转暗，则应采取以下哪种外治方法

A. 小切口切开排脓术
B. 大切口切开排脓术
C. 手术切除术
D. 银丝贯穿法
E. 穿刺抽吸法
F. 切除法
G. 放射治疗

298. （假设信息）经积极治疗后，疮面脓腐将净，但见肉芽异常高突，影响伤口愈合，外用当选

A. 七三丹　B. 白降丹
C. 黑虎丹　D. 平胬丹
E. 九黄丹　F. 月白珍珠散

（299～303 题共用题干）

患者，女，23 岁。一日洗澡时偶然发现左侧乳头下方可扪及一椭圆形肿块，边界清楚，推之可移，无明显疼痛，乳房局部皮肤无明显异常。

299. 对该患者做出诊断首选

A. B 超检查　B. 螺旋 CT
C. 磁共振　D. 病理检查
E. 血常规　F. 心电图检查
G. 尿常规　H. 脑电图
I. PET－CT

300. 患者诊断考虑

A. 乳痨　B. 乳核
C. 乳痈　D. 乳癖
E. 乳疬　F. 乳漏
G. 乳腺纤维腺瘤　H. 乳岩
I. 乳房肉瘤

301. 该患者主要需要与下列哪种乳房疾病相鉴别

A. 乳痈　B. 乳岩

C. 乳发　　D. 乳疬
E. 乳痨　　F. 乳漏
G. 乳癖　　H. 粉刺性乳痈

**302. 该例患者首选的治疗方法是**
A. 中药外敷　　B. 口服中药治疗
C. 手术切除　　D. 抗结核治疗
E. 调畅情志　　F. 针灸治疗
G. 内分泌治疗　　H. 靶向治疗

**303. 以下关于本例患者乳房肿块与乳岩患者乳房肿块相鉴别要点中，正确的是**
A. 乳岩触诊常有滑脱感
B. 乳岩肿块与周围组织界限不清
C. 乳岩肿块表面高低不平，不光滑
D. 乳岩肿块有明显压痛
E. 乳岩肿块活动度差
F. 乳岩乳房肿块质地坚硬如石
G. 乳岩肿块与月经周期变化密切相关

**(304～308 题共用题干)**

**患者，男，67 岁。右侧胸背部起疹 5 天，疼痛难忍，局部有集簇小水疱，呈带状分布，色红，皮肤灼热刺痛，伴口苦咽干，大便干，小便黄，舌红，苔薄黄，脉弦滑数。**

**304. 其诊断是**
A. 热疮　　B. 浸淫疮
C. 黄水疮　　D. 天疱疮
E. 蛇串疮　　F. 疣
G. 带状疱疹　　H. 漆疮
I. 尖锐湿疣

**305. 该病的病因病机有**
A. 情志内伤，肝气郁结，久而化火，肝经火毒蕴积
B. 湿邪下注
C. 血虚肝旺，湿热毒蕴
D. 气血凝滞，经络阻塞不通
E. 初期以湿热火毒为主，后期是正虚血瘀兼夹湿邪为患
F. 风邪上窜头面
G. 患者禀赋不耐，皮肤腠理不密，接触某些物质
H. 夏秋季节气候炎热，湿热交蒸，暑湿热邪袭于肌表
I. 生活起居不慎，感染真菌

**306. 其证候是**
A. 脾虚湿蕴　　B. 火毒炽盛
C. 肝经湿热　　D. 肺经风热
E. 气滞血瘀　　F. 心经郁热
G. 暑湿热蕴　　H. 风热血燥
I. 热瘀互结

**307. 其首选方是**
A. 龙胆泻肝汤　　B. 除湿胃苓汤
C. 桃红四物汤　　D. 清瘟败毒饮
E. 枇杷清肺饮　　F. 补中益气汤
G. 清暑汤　　H. 参苓白术散
I. 消风散

**308. (假设信息)若患者水疱破溃，局部有糜烂、渗液，外用药应选用**
A. 玉露膏　　B. 青黛膏
C. 双柏散　　D. 四黄膏
E. 三黄洗剂　　F. 桃花散
G. 黄连膏　　H. 九一丹
I. 二味拔毒散

**(309～313 题共用题干)**

**患儿，男，5 岁。就诊于夏季，1 周前鼻旁起皮疹，皮疹少而脓疱稀疏，色淡白，四周红晕不显，破后糜烂面淡红，面白无华，大便溏薄，舌淡，苔薄微腻，脉濡细。**

**309. 临床诊断是**
A. 热疮　　B. 黄水疮
C. 湿疮　　D. 肥疮
E. 胎疮　　F. 粉刺
G. 颜面部疔疮　　H. 脓疱疮
I. 白疕

**310. 中医辨证属于**
A. 湿热下注证　　B. 脾虚湿滞证

C. 胎火湿热证　D. 心火上炎证
E. 肺胃风热证　F. 暑湿热蕴证
G. 风湿毒聚证　H. 热毒蕴结证
I. 血虚风燥证

**311. 治疗方药选用**

A. 参苓白术散加减　B. 枇杷清肺饮加减
C. 清营汤加减　D. 清暑汤加减
E. 消风散加减　F. 五神汤加减
G. 萆薢渗湿汤加减　H. 黄连解毒汤加减
I. 五味消毒饮加减

**312. 本病外用药可选用**

A. 马齿苋、蒲公英、野菊花等煎水外洗
B. 如意金黄散蜂蜜调敷
C. 颠倒散洗剂外搽
D. 三黄洗剂加入5%九一丹混合摇匀外搽
E. 青黛散外扑
F. 外涂薄荷洗剂
G. 硫黄软膏掺九一丹外敷
H. 黄连膏外涂
I. 玉露膏外敷

**313. 以下哪项属于本病的预防与调护**

A. 避免搔抓皮损
B. 夏季多喝冷饮
C. 忌食辛辣肥甘厚味
D. 夏季勤洗澡、勤更衣,保持皮肤清洁干燥
E. 消毒患儿的衣物
F. 用10%黄柏溶液揩洗脓痂
G. 外出时涂防虫叮咬物
H. 避免接触光感性物质
I. 外出时注意防晒

**(314～318题共用题干)**

**患者,女,23岁。高热2周,应用抗生素、退热药无效,伴关节疼痛、口唇干燥。检查:面部蝶形红斑,手指末端及甲周有紫红色斑片,压之部分退色,舌红绛苔黄燥,脉数。化验:白细胞、血小板计数降低,尿检有蛋白及红细胞,血沉快,血清总补体下降,抗核抗体阳性。**

**314. 临床诊断及中医辨证为**

A. 抱头火丹风热毒蕴证
B. 丹毒风热毒蕴证
C. 红蝴蝶疮热毒炽盛证
D. 漆疮热毒湿蕴证
E. 药毒热毒入营证
F. 白屑风湿热蕴结证
G. 紫癜风风湿热证
H. 风热疮风热蕴肤证
I. 白疕火毒炽盛证

**315. 治疗方药宜选用**

A. 犀角地黄汤　B. 普济消毒饮加减
C. 龙胆泻肝汤加减　D. 五神汤
E. 银翘散加减　F. 黄连解毒汤
G. 萆薢渗湿汤

**316. 经治疗患者体温下降,持续低热,面部红肿消退,双颊尚有淡红色斑片,神疲乏力,自汗盗汗,手足心热,舌红苔少,脉细,证候转变为**

A. 阴虚火旺证　B. 脾肾阳虚证
C. 脾虚肝旺证　D. 气滞血瘀证
E. 阴虚毒恋证　F. 湿热毒蕴证

**317. 此时治疗方药应改用**

A. 六味地黄丸
B. 丹栀逍遥散
C. 炙甘草汤
D. 八珍汤
E. 附桂八味丸合真武汤
F. 四君子汤
G. 知柏地黄汤
H. 大补阴丸
I. 清骨散

**318. 下列关于本病的调护,正确的有**

A. 外出应戴遮阳帽或撑遮阳伞,也可外搽避光药物
B. 避免感冒、受凉,严冬季节对暴露部位应适当予以保护
C. 对易于诱发本病的药物如青霉素、链霉

素等应避免使用
D. 有水肿者应限制钠盐的摄取
E. 病情严重者应卧床休息
F. 肾脏受损害者,应忌食豆类及含植物蛋白高的食品
G. 可以适当进食辛辣食物
H. 多食富含维生素的蔬菜、水果
I. 发病期间可以烫发、染发

**(319～323 题共用题干)**

**患者,女,20 岁。有大便困难病史 10 年,自诉近 2 周来排便时肛门呈刀割样疼痛,约持续半天,伴口干咽燥,舌红少苔,脉细数。**

**319. 诊断首先考虑为**
A. 内痔　B. 肛门直肠脓肿
C. 直肠息肉　D. 肛裂
E. 肛瘘　F. 脱肛
G. 钩肠痔　H. 直肠脱垂
I. 脉痔

**320. 肛门视诊,本病可能的发现有**
A. 肛管皮肤处有梭形裂口
B. 裂口可见于肛门前位
C. 裂口可见于肛门后位
D. 可伴赘皮外痔
E. 可伴肛乳头肥大
F. 裂口边缘可较整齐

**321. 需与本病做鉴别的疾病有**
A. 结核性溃疡　B. 内痔
C. 外痔　D. 肛门息肉
E. 肛门皲裂　F. 梅毒性溃疡
G. 脱肛　H. 直肠息肉
I. 肛瘘

**322. 内治法的治疗原则为**
A. 清热利湿通便　B. 清热解毒通便
C. 清热润肠通便　D. 养血补血通便
E. 补中益气通便　F. 养阴清热润肠
G. 理气活血通便　H. 温阳通便
I. 顺气行滞通便

**323. 若肛门局部检查时发现肛门溃疡表面呈灰白色,伴皮下痔、肛乳头肥大形成,根治的方法宜选**
A. 注射疗法　B. 结扎疗法
C. 扩肛法　D. 切除疗法
E. 熏洗疗法　F. 纵切横缝法

**(324～328 题共用题干)**

**患者,男,42 岁。证见左下肢皮肤干燥,第二、三趾趾甲增厚变形,肌肉萎缩,趾呈干性坏疽,口干欲饮,便秘溲赤,舌红,苔黄,脉弦细数。**

**324. 该患者诊断为**
A. 脱疽血脉瘀阻证　B. 脱疽热毒伤阴证
C. 痹证血瘀证　D. 脱疽气阴两虚证
E. 痹证湿热内结证　F. 脱疽寒湿阻络证
G. 脱疽湿热毒盛证　H. 脱疽痰瘀阻滞证
I. 脱疽气虚湿阻证

**325. 该患者目前最适宜的治法为**
A. 温阳散寒,活血通络
B. 清热利湿,解毒活血
C. 清热解毒,养阴活血
D. 活血化瘀,通络止痛
E. 益气养阴
F. 健脾利湿,活血通络
G. 益气健脾,祛湿通络
H. 回阳救脱,散寒通脉
I. 益气养血,祛瘀通脉

**326. 该患者当选何方药**
A. 阳和汤　B. 四妙勇安汤
C. 人参养荣汤　D. 顾步汤
E. 桃红四物汤　F. 黄芪鳖甲汤
G. 参苓白术散　H. 萆薢渗湿汤
I. 五神汤

**327. 医生当提醒该患者的注意事项包括**
A. 戒除吸烟嗜好
B. 感染时可运动并抬高患肢,以避免扩散
C. 注意患肢保暖
D. 着弹力袜或弹力绷带

E. 少食辛辣炙煿之品

F. 需适当卧床休息

G. 鞋袜宜宽大舒适

H. 避免外伤

I. 每天可用温水泡洗双足

328. **关于本病,下列说法正确的是**

A. 以肝脾肾亏虚为本

B. 瘀血、痰饮、寒浊和热毒为标

C. 与气血凝滞有关

D. 与经脉阻塞有关

E. 长期吸烟可引起

F. 饮食不节可致病

G. 治疗需注意改善肢体血液循环

H. 遗传、外伤因素参与本病的发生

I. 活血化瘀法贯穿始终

# 参考答案与解析

1. **C** 2. **A** 3. **B** 4. **E** 5. **C** 6. **D** 7. **D** 8. **E** 9. **D** 10. **D**
11. **D** 12. **C** 13. **B** 14. **C** 15. **C** 16. **E** 17. **A** 18. **E** 19. **C** 20. **A**
21. **D** 22. **C** 23. **C** 24. **B** 25. **D** 26. **C** 27. **A** 28. **B** 29. **B** 30. **D**
31. **C** 32. **C** 33. **E** 34. **E** 35. **D** 36. **C** 37. **D** 38. **B** 39. **B** 40. **A**
41. **C** 42. **E** 43. **C** 44. **A** 45. **E** 46. **C** 47. **D** 48. **B** 49. **B** 50. **C**
51. **B** 52. **B** 53. **D** 54. **B** 55. **C** 56. **D** 57. **A** 58. **D** 59. **C** 60. **D**
61. **A** 62. **B** 63. **A** 64. **D** 65. **B** 66. **A** 67. **E** 68. **E** 69. **C** 70. **B**
71. **D** 72. **E** 73. **E** 74. **D** 75. **D** 76. **C** 77. **A** 78. **E** 79. **C** 80. **A**
81. **C** 82. **C** 83. **A** 84. **C** 85. **C** 86. **A** 87. **D** 88. **D** 89. **B** 90. **D**
91. **E** 92. **E** 93. **C** 94. **D** 95. **A** 96. **B** 97. **E** 98. **B** 99. **A** 100. **C**
101. **C** 102. **C** 103. **C** 104. **E** 105. **C** 106. **E** 107. **D** 108. **B** 109. **E** 110. **B**
111. **B** 112. **A** 113. **A** 114. **B** 115. **E** 116. **C** 117. **C** 118. **C** 119. **A** 120. **A**
121. **A** 122. **D** 123. **D** 124. **E** 125. **E** 126. **D** 127. **D** 128. **B** 129. **D** 130. **A**
131. **D** 132. **D** 133. **B** 134. **D** 135. **C** 136. **A** 137. **A** 138. **D** 139. **D** 140. **C**
141. **B** 142. **A** 143. **D** 144. **D** 145. **B** 146. **B** 147. **B** 148. **C** 149. **C** 150. **C**
151. **D** 152. **D** 153. **B** 154. **D** 155. **D** 156. **A** 157. **B** 158. **E** 159. **D** 160. **C**
161. **C** 162. **E** 163. **D** 164. **C** 165. **A** 166. **D** 167. **B** 168. **B** 169. **B** 170. **A**
171. **E** 172. **D** 173. **C** 174. **D** 175. **D** 176. **A** 177. **E** 178. **B** 179. **D** 180. **B**
181. **A** 182. **D** 183. **C** 184. **E** 185. **C** 186. **B** 187. **B** 188. **B** 189. **B** 190. **D**
191. **B** 192. **E** 193. **B** 194. **D** 195. **B** 196. **A** 197. **D** 198. **E** 199. **A** 200. **D**
201. **B** 202. **B** 203. **C** 204. **E** 205. **D** 206. **E** 207. **E** 208. **D** 209. **D** 210. **D**
211. **D** 212. **D** 213. **A** 214. **B** 215. **B** 216. **D** 217. **B** 218. **C** 219. **B** 220. **D**
221. **B** 222. **B** 223. **C** 224. **A** 225. **E** 226. **E** 227. **E** 228. **B** 229. **B** 230. **E**
231. **E** 232. **B** 233. **A** 234. **D** 235. **A** 236. **A** 237. **E** 238. **B** 239. **D** 240. **B**
241. **A** 242. **E** 243. **E** 244. **C** 245. **A** 246. **B** 247. **A** 248. **D** 249. **C** 250. **A**
251. **B** 252. **A** 253. **E** 254. **D** 255. **A** 256. **E** 257. **A** 258. **E** 259. **A** 260. **D**
261. **B** 262. **D** 263. **E** 264. **C** 265. **E** 266. **A** 267. **A** 268. **E** 269. **E** 270. **E**
271. **A** 272. **A** 273. **D** 274. **E** 275. **A** 276. **A** 277. **C** 278. **B** 279. **D** 280. **C**
281. **B** 282. **A** 283. **E** 284. **D** 285. **B**
286. **A** 287. **B** 288. **E** 289. **B** 290. **CF**
291. **D** 292. **A** 293. **ACDEF** 294. **D** 295. **AG**
296. **CFG** 297. **B** 298. **D** 299. **A** 300. **BG**
301. **BG** 302. **C** 303. **BCEF** 304. **EG** 305. **ABCDEF**
306. **C** 307. **A** 308. **BDG** 309. **BH** 310. **B**
311. **A** 312. **ACDEG** 313. **ACDEF** 314. **C** 315. **AF**
316. **A** 317. **AHI** 318. **ABCDEFH** 319. **DGI** 320. **ABCDEF**
321. **AEF** 322. **F** 323. **D** 324. **B** 325. **C**
326. **D** 327. **ACEFGHI** 328. **ABCDEFGHI**

**1. C**。切口的选择以便于引流为原则,选择脓腔最低点或最薄弱处进刀。一般疮疡宜循经直切,免伤血络;乳房部应以乳头为中心放射状切开,免伤乳络;面部脓肿应尽量沿皮肤的自然纹理切开;手指脓肿应从侧方切开。

**2. A**。金黄膏、玉露膏:二者具有清热解毒、消肿止痛、散瘀化痰之功,适用于疮疡阳证。金黄膏长于除湿化痰,适用于红肿热痛而有结块或迁延成慢性炎症者;玉露膏性偏寒凉,常用于红肿热痛漫肿无块者。冲和膏:药性平和,有活血止痛、疏风祛寒、消肿软坚之功,适用于半阴半阳证。回阳玉龙膏:药性温热,具有温阳散寒、活血化瘀之功,适用于外科阴证。红油膏:具有祛腐生肌之功,可用于一切溃疡腐肉未脱,新肉未长之时。生肌白玉膏功能润肤生肌收敛,适用于溃疡腐肉已净、疮口不敛者,以及乳头皲裂、肛裂等病。本题为半阴半阳之证,故选用冲和膏。

**3. B**。八二丹为提脓去腐药,适用于溃疡初期,脓栓未溶,腐肉未脱,或脓水不净,新肉未生之际。青黛散油膏收湿止痒、清热解毒,适用于蛇串疮、急慢性湿疮等皮肤焮红痒痛、渗液不多之症,或痄腮,以及对各种油膏过敏者。红灵丹为消散药,适用于肿疡初起,而肿势局限尚未成脓者。八宝丹为生肌收口药,适用于溃疡腐肉已脱、脓水将尽时。三石散收涩生肌作用较好,故用于皮肤糜烂,稍有渗液而无红热者。

**4. E**。油剂具有润泽保护、解毒收敛、止痒生肌、软化痂皮的作用,适用于亚急性皮肤病中有糜烂、渗出、鳞屑、脓疱、结痂、溃疡的皮损。本患者渗液与糜烂少,有鳞屑和结痂,当选油剂。

**5. C**。疖是指发生在肌肤浅表部位、范围较小的急性化脓性疾病。其特点是肿势局限,范围多在3cm左右,突起根浅,色红、灼热、疼痛,易脓、易溃、易敛。痈局部光软无头,红肿疼痛,发病迅速,多伴有无汗、发热、口渴等全身症状。疔疮形如粟,坚硬根深,状如钉丁之状。瘿发病于结喉两侧。脂瘤特点为皮肤间出现圆形质软的肿块,中央有粗大毛孔,可挤出有臭味的粉渣样物。

**6. D**。蝼蛄疖多发于儿童头部。常见两种类型:一种是坚硬型,疮形肿势虽小,但根脚坚硬,溃破出脓而坚硬不退,疮口愈合后还会复发,常为一处未愈,他处又生;一种是多发型,疮大如梅李,相联三五枚,溃破脓出而不易愈合,日久头皮窜空,如蝼蛄窜穴之状。

**7. D**。该患者可诊断为蛇头疔,应从指掌面一侧做纵形切口,必要时行对口引流。蛇眼疔宜沿甲旁0.2cm挑开引流。蛇肚疔宜在手指侧面做纵形切口,切口长度不得超过上下指关节面。托盘疔应依掌横纹切开,切口应够大,保持引流通畅,手掌处显有白点者,应先剪去厚皮,再挑破脓头。甲下溃空者需拔甲。

**8. E**。流火,即指丹毒,是皮肤和网状淋巴管的急性炎症。流注,是以发生在肌肉深部的转移性、多发性脓肿为表现的全身感染性疾病。青蛇毒,是体表筋脉发生的炎性血栓性疾病。蛇串疮,是皮肤上出现成簇水疱、痛如火燎的急性疱疹性皮肤病。红丝疔,好发于前臂及小腿的内侧,先在原发病灶处有红肿热痛,继则有红丝一条,由前臂或小腿迅速向躯干方向走窜,上肢导向肘部而及腋窝,下肢导向膝部而及腹股沟,使腋窝及腹股沟淋巴结肿大压痛,伴有轻重不同的全身症状,如恶心、发热、头痛、食欲不振、周身无力、苔黄、脉数等。故根据患者的临床表现,应诊断为红丝疔。

**9. D**。疔疮是常见的外科急症,好发于面部和指端。因其初起形小根深,根脚坚硬如钉,故名疔疮。本病初起状如粟粒,色或黄或紫,或起脓水疱、脓疱,根结坚硬如钉,自觉麻痒而疼痛轻微,继则红肿灼热,疼痛增剧,多有寒热。

**10. D**。红丝疔多先在手足生疔部位或皮肤破损处见红肿疼痛,继而在前臂或小腿内侧皮肤上起红丝一条或多条,迅速向躯干方向走窜,上肢可停于肘部或腋部,下肢可停于腘窝或胯间。腋窝或腘窝、腹股沟部常有臖核肿大作痛。烂疔是发生于皮肉之间、腐烂甚剧、病势暴急的急性化脓性疾病。其特点是来势急骤凶险，焮热肿胀，疼痛彻骨，肿胀迅速蔓延，极易化腐，患处皮肉很快大片腐烂脱落，范围甚大，疮形凹如匙面，流出脓液稀薄如水、臭秽，易并发走黄，危及生命。附骨疽的临床特点是儿童常见，多发于四肢长骨，局部胖肿，附筋着骨，推之不移，疼痛彻骨，溃后脓水淋漓，不易收口，可形成窦道，损伤筋骨。综上，根据患者的临床表现可辨病为红丝疔。

**11. D**。手足部疔疮主要有蛇眼疔、蛇头疔、蛇肚疔、托盘疔和足底疔。托盘疔，生于手掌心劳宫穴处，肿形如托盘之状，本病例手掌红肿热痛，肿胀高突，符合托盘疔的临床表现。

**12. C**。红丝疔是发于四肢，皮肤呈红丝显露，迅速向上走窜的急性感染性疾病。红丝细者，宜用砭镰法治疗。蛇眼疔、蛇头疔、蛇肚疔、托盘疔、足底疔均是常见的手足部疔疮。

**13. B**。颈痈多见于小儿，最常发生于颌下、耳后、颏下及颈侧。外感风温、风热结于少阳、阳明之络而成。风温、风热之邪由外袭表，化火蕴结于少阳、阳明之络，则兼见恶寒发热，若与脾中痰热结于颈部，则纳呆，舌苔黄。辨证属颈痈之风热痰毒证。烂疔是发生于皮肉间的急性坏死性疾病，来势急剧凶险，患处皮肤很快大片腐烂欲脱，并发走黄，危及生命，与一般疔疮有别。红丝疔，继发于手足部疮伤，在四肢内侧突然起一红丝，迅速向上走窜的急性炎症。流注是以发生在肌肉深部的转移性、多发性脓肿为表现的感染性疾病。臀核为颈部慢性淋巴结炎。虽多由头面疮疖、口腔感染等疾病引起，但结块肿形较小，推之活动，轻压痛。一般不会化脓，无全身症状。故根据患者的临床表现，应诊断为颈痈。

**14. C**。痈特点是局部光软无头，红肿疼痛(少数初起皮色不变)，结块范围多在6～9cm，发病迅速，易肿、易脓、易溃、易敛，或伴恶寒、发热、口渴等症状，一般不会损伤筋骨，也不易造成内陷。

**15. C**。臀痈是发生于臀部肌肉丰厚处范围较大的急性化脓性疾病。局部常有注射史，具体可表现为：臀部一侧初起疼痛，肿胀焮红，患肢步行困难，皮肤红肿以中心最为明显而四周较淡，边缘不清，红肿逐渐扩大而有硬结。初起即伴有恶寒发热、头痛、骨节酸痛及胃纳不佳等全身症状，酿脓时壮热不退，待脓出腐脱后诸症逐渐减轻。故根据患者右侧臀部结块肿胀疼痛，皮肤灼热，红肿以中心为著，边界不清，步行困难，身热头痛，病前有局部肌肉注射史等临床表现，可辨病为臀痈。

**16. E**。锁喉痈是发于颈前正中结喉处的急性化脓性疾病。其临床特点是来势暴急，初起结喉处红肿绕喉，根脚散漫，坚硬灼热疼痛，范围较大，肿势蔓延至颈部两侧、腮颊及胸前，可连及咽喉、舌下，并发喉风、重舌甚至痉厥等险症，伴壮热口渴、头痛项强等全身症状。故根据患者结喉之处肿势散漫，坚硬灼热疼痛，壮热口渴等临床表现可辨病为锁喉痈。

**17. A**。臀痈是发生于臀部肌肉丰厚处范围较大的急性化脓性疾病。由肌肉注射引起者俗称针毒。特点是发病来势急，病位深，范围大，难于起发，成脓起块，但腐溃较难，收口亦慢。流痰是一种发于骨与关节部位的感染性疾病。根据患者注射治疗后出现臀部结块坚硬可辨病为臀痈。

**18. E**。痈是多个相邻的毛囊及其所属皮脂腺或汗腺的急性化脓性感染，或由多个疖融合而成。疔疮，好发于颜面、四肢，以形小根深，坚硬如钉，肿痛焮热，反应剧烈，易于走黄，损筋伤骨为主要表现的疮疡。暑疖，指夏季发生的化脓性疖肿。疖病，好发于项后发际、背部、臀部，几个到几十个，反复发作，缠绵不愈。颈痈是发生在颈部两侧的急性化脓性疾病，俗名痰毒，又称时毒。其临床特点是多见于儿童，冬春易发，初起时局部肿胀、灼热、疼痛而皮色不变，结块边界清楚，具有明显的风温外感症状。最常发生于颌下、耳后、颏下及颈侧。是由外感风温、风热结于少阳、阳明之络而成。

**19. C**。有头疽是发生于肌肤间的急性化脓性疾病。其临床特点是初起皮肤上即有粟粒样脓头,焮热红肿胀痛,迅速向深部及周围扩散,脓头相继增多,溃烂后状如莲蓬、蜂窝,范围常超过9cm,大者可在30cm以上。好发于项后、背部等皮肤厚韧之处,多见于中老年人及消渴病患者,并容易发生内陷。故根据患者临床表现可辨病为有头疽。

**20. A**。丹毒好发于下肢和面部,局部出现界限清楚之片状红疹,颜色鲜红,并稍隆起,压之退色。皮肤表面紧张炽热,迅速向四周蔓延,有烧灼样痛。根据患者颜面部皮肤红肿疼痛,眼胞肿胀难睁,伴发热恶寒,头痛;舌红,苔黄腻,脉浮数等临床表现可辨证为丹毒风热毒蕴证。治以疏风清热解毒为主,方以普济消毒饮加减。

**21. D**。患者皮肤红肿蔓延,辨病为丹毒,因其发于胸腹部,故为内发丹毒;摸之灼手,肿胀疼痛,为火热之象,其口苦且干,舌红,苔黄腻,脉弦滑数,可辨证为肝脾湿火证。治法为清肝泻火利湿,方用柴胡清肝汤、龙胆泻肝汤加减。

**22. C**。流注是发于肌肉深部的急性化脓性疾病。髂窝流注仅发于髂窝部一侧。初起患侧大腿突然拘挛不适,步履呈跛行,伴恶寒发热、头痛、无汗或微汗、纳呆倦怠。2～3天后局部疼痛,大腿即向上收缩,略向内收,不能伸直,妨碍行走,但膝关节仍能伸屈。历节风表现为关节肿痛,呈多发性、对称性、游走性、反复性,日久肌肉萎缩,关节变形,但不化脓。附骨疽儿童常见,多发于四肢长骨,局部胖肿,附筋着骨,推之不移,疼痛彻骨,溃后脓水淋漓,不易收口,可形成窦道,损伤筋骨。故根据患者临床表现,可辨病为流注。

**23. C**。该患者辨病为流痰。根据患者午后潮热,夜间盗汗,口燥咽干,咳嗽痰血,舌红少苔,脉细数等临床表现,可辨证为阴虚内热证,治宜养阴清热托毒。方用六味地黄丸合清骨散加减。

**24. B**。看到夹有败絮样物质,首先应考虑瘰疬,此为其典型的临床表现。发以皮肤疏松的部位突然红肿蔓延成片,灼热疼痛,红肿以中心最为明显为典型特点。颈痈是发生在颈部两侧的急性化脓性疾病。其临床特点是多见于儿童,冬春易发,初起时局部肿胀、灼热、疼痛而皮色不变,结块边界清楚,具有明显的风温外感症状。失荣是以颈部肿块坚硬如石,推之不移,皮色不变,面容憔悴,形体消瘦,状如树木失去荣华为主要表现的肿瘤性疾病。附骨疽发于四肢长骨,局部胖肿,附筋着骨,推之不移,疼痛彻骨,溃后脓水淋漓,不易收口。故根据患者的临床表现,可辨病为瘰疬。

**25. D**。患者辨病为瘰疬。其外治疗法包括:①初期:局部肿块外敷冲和膏或用阳和解凝膏掺黑退消。②中期:潜行性穿刺抽脓、冲洗;或切开引流。③后期:溃疡疮面外用七三丹或八二丹,红油膏或冲和膏外敷。腐脱新生时,外用生肌玉红膏纱条;腐肉已尽,新肉鲜红时,用生肌散或白玉膏。形成空腔,皮肉不能黏合时,采用垫棉法;出现窦道时用药线引流,或扩创手术。根据患者表现可知窦道形成,故此时外治应选千金散药线引流。

**26. C**。瘰疬是一种发生于颈部的慢性感染性疾病。其临床特点:多见于女性,好发于颈部及耳后,起病缓慢,初起时结核如豆,不红不痛,逐渐增大,融合成串,溃后脓水清稀,夹有败絮样物,此愈彼溃,经久难愈,形成窦道,愈后形成凹陷性疤痕。失荣是发于颈部及耳之前后的岩肿,本病相当于西医学的颈部淋巴结转移癌和原发性恶性肿瘤。肉瘿的临床特点是颈前喉结一侧或两侧结块,柔韧而圆,如肉之团,随吞咽动作而上下移动,发展缓慢。好发于中青年女性。颈痈是发生在颈部两侧的急性化脓性疾病。其临床特点是多见于儿童,冬春易发,初起时局部肿胀、灼热、疼痛而皮色不变,结块边界清楚,具有明显的风温外感症状。故根据患者临床表现,可辨病为瘰疬。

**27. A**。走黄是疔疮火毒炽盛,早期失治、误治,毒势未能及时控制。走散入营,内攻脏腑而引起的一种全身性危急病证。其临床特点是疮顶忽然凹陷,色黑无脓,肿势迅速扩散,伴见高热头痛、烦躁不安、神志昏愦等症。内陷的临床特点是肿势隆起的疮顶忽然内陷,或溃疡脓腐未净而忽然干枯无脓,或脓净疮面红活而忽变光白板亮,伴邪盛热极或正虚邪盛或阴阳两竭的全身证候。疫疔是接触疫畜染毒所致的急性传染性疾病。其特点是多发于头面、颈、前臂等暴露部位,初起如虫叮水疱,很快干枯坏死如脐凹,全身症状明显,有传染性、职业性,可发生走黄。根据患者的临床表现,可辨病为走黄。

**28. B**。内陷为除疔疮以外的其他阳证疮疡疾患过程中,因正气不足,火毒炽盛,正不胜邪,毒不外泄,反陷入里,客于营血,内传脏腑的一种危急病证。多由有头疽患者并发,故名疽毒内陷。走黄是由于疔毒走散入血、内攻脏腑而引起的一种全身性危急证候。一般以颜面部疔疮合并走黄者最为多见。

**29. B**。久病卧床,压迫成疮,称为褥疮,其临床特点是多见于半身不遂、瘫痪、久病重病长期卧床不起的患者;好发于易受压和摩擦的部位,如骶尾部、髋部、背部、足跟部、枕部,局部皮肉腐烂流脓,经久不愈。漆疮发病前有明确的接触史,皮损局限于接触部位,与神经分布无关,皮损潮红、肿胀,有水疱,边界清楚,自觉灼热、瘙痒。猫眼疮的临床特点:发病急骤,皮损为红斑、丘疹、丘疱疹等多形性损害,典型皮损有虹膜样特征性红斑;重症可有严重的黏膜、内脏损害。裙边疮又叫臁疮,臁疮是指发生于小腿臁骨部位的慢性皮肤溃疡。

**30. D**。该患者辨病为褥疮。根据患者创面腐肉难脱,难以愈合,面色㿠白,神疲乏力,纳差食少,舌淡,少苔,脉沉细无力等临床表现可辨证为气血两虚证。治宜补气养血,托毒生肌。方用托里消毒散加减。

**31. C**。乳痈初起可热敷加乳房按摩,以疏通乳络。皮肤红热明显者,可用金黄散外敷。成脓时宜切口排脓,做放射状切开。溃后用八二丹或九一丹提脓拔毒,待脓尽改用生肌散收口。

**32. C**。乳癖指乳房部出现形状不一、大小不等的无痛性硬结肿块,相当于西医学的乳腺增生病。冲任二脉隶属于肝肾,上为乳汁,下为月水。冲任失调,上则乳房痰浊凝结成块,乳头溢液,下则经水逆乱而月经不调。腰酸乏力,舌淡苔白,脉弦细均为冲任不调之象。故辨证属乳癖之冲任不调证,治宜调摄冲任,和营散结。方选二仙汤合四物汤。

**33. E**。患者辨病为乳岩晚期。据临床表现面色苍白,动则气短,身体瘦弱,不思饮食,舌淡红,脉沉细无力,辨其证候类型为气血亏虚型,故其治法为调补气血。

**34. E**。该患者可诊断为乳核,外治法为阳和解凝膏掺黑退消外贴,7 天换药 1 次。桂麝散外敷或以生白附子或鲜蟾蜍皮外敷或用大黄粉以醋调敷为治疗乳癖的外治法。乳痈若有乳头擦伤、皲裂,可外涂麻油或蛋黄油。

**35. D**。情志内伤,肝气郁结,郁久化热,加之产后恣食厚味,胃内积热,以致肝胃蕴热,气血凝滞,乳络阻塞,不通则痛,故乳房肿胀疼痛有块;毒热内蕴,故患侧乳房皮肤微红;邪热内盛,正邪相争,营卫失和,故恶寒发热;胃经热盛,故口渴、便秘、舌红苔薄黄;弦脉属肝,数脉主热。故为乳痈初起。乳痈初起可热敷加乳房按摩,以疏通乳络。皮肤红热明显者,可用金黄散外敷。成脓时宜切口排脓,做放射状切开。溃后用八二丹或九一丹提脓拔毒,待脓尽改用生肌散收口。

**36. C**。乳房肿块可发生于单侧或双侧,大多位于乳房的外上象限,也可见于其他象限。肿块的质地中等或硬韧,表面光滑或呈颗粒状,活动度好,大多伴有压痛。肿块的大小不一,直径一般在 1 ~2cm,大者可超过 3cm。

**37. D**。乳房局部可见一肿块,皮色不变,质硬而边界不清,可诊断为乳岩,好发于 40 ~ 60 岁。其人肝郁气滞,脾失健运,痰湿内生,以致气郁痰湿交阻乳络,故乳房肿块,皮色不变,质地坚硬,边界不清;肝失疏泄,故性情急躁;肝郁气滞,故胸闷胁胀;舌淡、苔薄、脉弦均为肝郁气滞之象。故辨证为肝郁痰凝证。治法为疏肝解郁,化痰散结。方以神效瓜蒌散合开郁散加减。

**38. B**。气瘿,肿块柔软无痛,可随喜怒而消长。肉瘿,即甲状腺良性肿瘤,无痛,发展缓慢,可随吞咽上下移动。瘿痈,喉结两侧肿块,色红灼热,疼痛肿胀,甚而化脓。颈痈,多见于儿童,冬春易发,初起时局部肿胀、灼热、疼痛而皮色不变,结块边界清楚,具有明显的风温外感症状,相当于颈部急性化脓性淋巴结炎。臀核为颈部慢性淋巴结炎。虽多由头面疮疖、口腔感染等疾病引起,但结块肿形较小,推之活动,轻压痛。一般不会化脓,无全身症状。

**39. B**。肝郁气滞,木失条达,脾失健运,湿聚为痰,痰气互凝,结于颈前,则见肿胀;气本无形,怒则气聚而长,喜则气散而消;痰为阴邪,气虽结而未化火,故皮色如常;无瘀血阻络,故质软而不痛。辨证属气瘿之肝郁痰凝证,治宜疏肝解郁,化痰软坚,方选四海舒郁丸加减。

**40. A**。气瘿的临床特点为女性发病率较男性略高。一般多发生在青春期,初起时无明显不适感,甲状腺呈弥漫性肿大,腺体表面较平坦,质软不痛,皮色如常,腺体随吞咽动作而上下移动,题中患者符合气瘿的诊断。

**41. C**。肉瘿气阴两虚证的证候可见:颈部肿块柔韧,随吞咽动作上下移动;常伴有急躁易怒、汗出心悸、失眠多梦、消谷善饥、形体消瘦、月经不调、手部震颤等;舌红,苔薄,脉弦。治宜益气养阴,软坚散结。方选生脉散合消瘰丸加减。

**42. E**。根据患者临床表现:颈前肿物,生长迅速,质地较硬,轻度疼痛,表面不平,推之不动;再结合辅助检查同位素$^{131}$I扫描显示为冷结节,可初步诊断为石瘿。石瘿为恶性肿瘤,一旦确诊,宜早期手术切除。

**43. C**。筋瘤是以筋脉色紫,盘曲突起如蚯蚓状、形成团块为主要表现的浅静脉病变。据患者临床表现,可辨病为筋瘤。又见久立行走后小腿肿胀加剧,伴坠胀不适,气短乏力,腰酸,舌淡,苔薄白,脉细缓无力等表现,可辨证为劳倦伤气证。治宜补中益气,活血舒筋。方用补中益气汤加减。

**44. A**。肉瘤可发于身体各部,好发于肩、背、腹、臀及前臂皮下。大小不一,边界清楚,皮色不变,生长缓慢,触之柔软,呈扁平团块状或分叶状,推之可移动,基底较广阔,一般无疼痛。气瘤是以皮肤间发生单个或多个柔软结核,按之凹陷,放手凸起,状若有气,皮色如常或褐色斑为主要表现的肿瘤性疾病。脂瘤常发于头面、项背、臀部等处,小的似豆,大的如鸡蛋,生长缓慢,软而不硬,皮色淡红,推之可移动,顶端常有稍带黑色的小口,可挤压出有臭味的豆腐渣状物质。血瘤,是以病变局部色泽鲜红或暗紫,或局限以柔软肿块,边界不清,触之如海绵状为主要表现的瘤病。骨瘤为骨组织局部性肿大而形成的肿瘤,特点是骨组织肿大,疙瘩累起,坚硬如石,紧贴于骨,推之不移。故根据患者左肩部触及肿物,质地软,呈分叶状,推之可移,无明显压痛,局部皮色正常等临床表现可辨病为肉瘤。

**45. E**。肉瘤的概念及临床表现特点:肉瘤是发于皮里膜外、由脂肪组织过度增生而形成的良性肿瘤。相当于西医学的脂肪瘤。西医学所称的肉瘤是指发生于间叶组织的恶性肿瘤,如脂肪肉瘤、纤维肉瘤等,与本病有质的区别,临证中不可混淆。本病多见于成年女性,可发于身体各部,好发于肩、背、腹、臀及前臂皮下。大小不一,边界清楚,皮色不变,生长缓慢,触之柔软,呈扁平团块状或分叶状,推之可移动,基底较广阔,一般无疼痛。多发者常见于四肢、胸或腹部。故根据患者临床表现可辨病为肉瘤。

**46. C**。该患者可诊断为筋瘤劳倦伤气证,首选补中益气汤。暖肝煎合当归四逆汤主治筋瘤寒湿凝筋证,活血散瘀汤主治筋瘤外伤瘀滞证,活血通脉汤主治青蛇毒血瘀湿阻证,柴胡清肝汤主治青蛇毒肝郁蕴结证。

**47. D**。热疮多见于高热患者的发病过程中或发热后,如感冒、猩红热、疟疾等。好发于口唇、鼻孔周围、面颊等皮肤黏膜交界处。其临床特点是皮损为成群的水疱,有的互相融合,自觉灼热痒痛,多在1周后痊愈,一般无全身症状,但易于复发。根据患者临床表现,可辨病为热疮。患者此时全身症状不明显,可选择外治法。外用药以清热、解毒、燥湿、收敛为主。水疱初期可用茶水调二味拔毒散外搽;水疱破溃,以糜烂、渗出偏重者,可用马齿苋煎水湿敷;皮损以结痂为主者,可用青黛膏、黄连膏等外搽。

**48. B**。根据患者左侧面颊反复起疱疹3年,每于感冒发热、食辣上火时发作等临床表现可辨病为热疮。又局部有烧灼、痒痛感,伴口干、咽痛、便秘等临床表现可辨证为肺胃热盛证,舌质红苔黄,脉滑数,也是热盛之象。

**49. B**。热疮好发于口唇、鼻孔周围、面颊等皮肤黏膜交界处,其临床特点是皮损为成群的水疱,自觉灼热痒痛,多在1周后痊愈,一般无全身症状,但易于复发。黄水疮是一种发于皮肤有传染性的化脓性皮肤病。其临床特点是皮损主要表现为浅在性脓疱和脓痂,有接触传染和自体接种的特性。面游风分布部位较为广泛,不只局限于面部;有油腻性鳞屑,不发生毛细血管扩张;常有不同程度的瘙痒。故根据患者右口角群集小水疱,色红,灼热刺痒等临床表现可辨病为热疮。

**50. C**。接触性皮炎是指皮肤或黏膜因接触某些外界致病物质引起的皮肤急性或慢性炎症;药物性皮炎指药物通过口服、注射或皮肤黏膜直接用药等途径,进入人体后所引起的皮肤或黏膜的急性炎症;热疮是指发热或高热过程中皮肤黏膜交界处所发生的急性疱疹性皮肤病;湿疹是一种过敏性炎症性皮肤病;蛇串疮是一种皮肤上出现成串水疱,在身体单侧带状分布,痛如火燎的急性疱疹性皮肤病。

**51. B**。根据患者右胁肋处曾患集簇水疱,排列成带状可辨病为蛇串疮。现皮疹已退,仍有疼痛,舌暗苔白,脉弦细可辨证为气滞血瘀证。治宜理气活血,通络止痛。方用桃红四物汤加减。

**52. B**。①传染性软疣相当于中医学里的鼠乳,皮损好发于躯干、面部,散在不融合;典型损害为米粒至豌豆大小的半球形丘疹,表面呈蜡样光泽,呈灰白或珍珠色,继发感染也可发红;中心有脐凹,可挤出白色乳酪状物。②寻常疣相当于中医学的疣目,初起为针尖大的丘疹,渐渐扩大到豌豆大或更大,呈半球形或多角形,表面粗糙,角化明显,质坚硬,色灰白或污黄,表面蓬松枯槁,状如花蕊,常因搔抓、碰撞、摩擦破伤而易出血。③掌跖疣相当于中医学里的跖疣,发生在手掌、足底或指(趾)间。皮损为角化性丘疹,中央稍凹,外周有稍带黄色高起的角质环,除去表面角质后,或见疏松的白色乳头状角质物,挑破后易出血,数目多时可融合成片。可有压痛。常在外伤部位发生,足部多汗者易生本病。④丝状疣,皮损表现为褐色或淡红色,可自行脱落,不久又可长出新的皮损。一般无自觉症状。⑤扁平疣相当于中医学的扁瘊,好发于面部、手背部等暴露部位,皮损为表面光滑的扁平丘疹,针头、米粒到黄豆大小,呈淡红色、褐色或正常皮肤颜色。数目很多,散在分布,或簇集成群,有的互相融合,常因搔抓沿表皮剥蚀处发生而形成一串新的损害。故根据患者的临床表现可诊断为寻常疣。

**53. D**。丝状疣:中年妇女较多见,多生于颈项或眼睑部位。皮损为单个细软的丝状突起,呈褐色或淡红色,可自行脱落,不久又可长出新的皮损。一般无自觉症状。故根据患者的临床表现可诊断为丝状疣。传染性软疣,多见于儿童,皮损好发于躯干和面部,散在不相融合;典型损害为米粒至豌豆大小的半球形丘疹,表面呈蜡样光泽,挑破顶端可挤压出白色乳酪样物质。扁平疣好发于颜面和手背。寻常疣的表现:最初为一个针头大至绿豆大的疣状赘生物,呈半球形或多角形,突出表面,色灰白或污黄,表面蓬松枯槁,状如花蕊,粗糙而坚硬,以后体积可渐次增大,发展成乳头状赘生物。

**54. B**。尖锐湿疣的特点是以皮肤黏膜交界处,尤其是外阴、肛周出现淡红色或污秽色表皮赘生物为主要表现。湿毒下注,则可见外生殖器及肛门出现疣状赘生物,湿毒困阻气机,则见小便黄,不畅;舌苔黄腻,脉弦数均为湿毒之象。当利湿化浊,清热解毒,用萆薢化毒汤。

**55. C**。湿疮的特点是皮损对称分布,多形损害,剧烈瘙痒,有渗出倾向,反复发作。黄水疮是一种发于皮肤有传染性的化脓性皮肤病。其临床特点是皮损主要表现为浅在性脓疱和脓痂,有接触传染和自体接种的特性,在托儿所、幼儿园或家庭中传播流行。瘾疹是一种皮肤出现风团,时隐时现的瘙痒性、过敏性皮肤病。其临床特点是皮肤上出现风团,色红或白,形态各异,发无定处,骤起骤退,退后不留痕迹,自觉瘙痒。蛇串疮是一种皮肤上出现成簇水疱,多呈带状分布,痛如火燎的急性疱疹性皮肤病。热疮是高热过程中或发热后在皮肤黏膜交界处所发生的急性疱疹性皮肤病。其临床特点是皮损为成群的水疱,有的互相融合,自觉灼热痒痛,多在1周后痊愈,一般无全身症状,但易于复发。故根据患者的临床表现可诊断为湿疮。

**56. D**。患者为湿疮,脾虚湿蕴证,该证候:发病较缓,皮损潮红,有丘疹,瘙痒,抓后糜烂渗出,可见鳞屑;伴纳少,腹胀便溏,易疲乏;舌淡胖,苔白腻,脉濡缓。治法:健脾利湿止痒。方药:除湿胃苓汤或参苓白术散加减。

**57. A**。圆癣以青壮年男性多见,多发于夏季,因皮损呈钱币状,故名"圆癣"。好发于面部、颈部、躯干及四肢近端。故根据患者两大腿内侧可见3枚钱币形红斑等临床表现可辨病为圆癣。紫白癜风常发于多汗体质青年,可在家庭中互相传染。皮损好发于颈项、躯干,尤其是多汗部位及四肢近心端。皮损为大小不一、边界清楚的圆形或不规则的无炎症性斑块,色淡褐、灰褐至深褐色。白秃疮相当于西医学的白癣,属头癣的一种,多见于学龄儿童,男性多于女性。皮损特点是头皮有圆形或不规则覆盖灰白鳞屑的斑片。病损区毛发干枯无泽。鹅掌风相当于西医学的手癣,以成年人多见,男女老幼均可染病,多为单侧发病,皮损特点:初起为掌心或指缝水疱或掌部皮肤角化脱屑、水疱,水疱多透明如晶,散在或簇集,瘙痒难忍。肥疮相当于西医学的黄癣。此为头癣的一种,好发于儿童。其特征:有黄癣痂堆积,癣痂呈蜡黄色,肥厚,富黏性,边缘翘起,中心微凹,上有毛发贯穿,质脆易粉碎,有特殊的鼠尿臭。

**58. D**。肥疮相当于西医学的黄癣。好发于儿童。其特征:有黄癣痂堆积,癣痂呈蜡黄色,肥厚,富黏性,边缘翘起,中心微凹,上有毛发贯穿,质脆易粉碎,有特殊的鼠尿臭。故根据患儿头皮部初起丘疹色红,有脓疱,干后结成黄色厚痂,毛发从中贯穿,有鼠尿臭味等临床表现可辨病为肥疮。

**59. C**。白秃疮相当于西医学的白癣。本病多见于学龄儿童,男性多于女性。皮损特点是头皮有圆形或不规则覆盖灰白鳞屑的斑片。病损区毛发干枯无泽。常在距头皮0.2~0.4cm处折断而呈参差不齐。头发易于拔落且不疼痛,病发根部包绕有白色鳞屑形成的菌鞘。自觉瘙痒。白疕是一种以红斑、丘疹、鳞屑损害为主要表现的慢性复发性炎症性皮肤病。其临床特点是红斑基础上覆盖多层银白色鳞屑,刮去鳞屑有薄膜及露水珠样出血点。牛皮癣的临床特点:皮损多是圆形或多角形的扁平丘疹融合成片,搔抓后皮损肥厚,皮沟加深,皮嵴隆起,形成苔藓样变,呈阵发性瘙痒。故根据患者的临床表现可诊断为白秃疮。

**60. D**。药毒是指药物通过口服、注射、皮肤黏膜等用药途径进入人体所引起的皮肤黏膜的急性炎症反应。根据患者服药后,出现全身丘疹、红斑、风团、水疱,甚则糜烂渗液,表皮剥脱;伴灼热剧痒,口干,大便燥结,小便黄赤等临床表现可辨证为湿毒蕴肤证,舌红,苔薄白,脉滑均为湿毒蕴肤之象。治宜清热利湿,解毒止痒。方用萆薢渗湿汤或龙胆泻肝汤加减。

**61. A**。根据患者服用布洛芬后,出现全身泛发性红斑丘疹可诊断为药毒。药毒是指药物通过口服、注射、皮肤黏膜等用药途径进入人体所引起的皮肤黏膜的急性炎症反应。

**62. B**。①药毒麻疹样或猩红热样型：皮损为密集、红色、针头至米粒大的斑疹或斑丘疹，常对称分布，可泛发全身，以躯干为多，类似麻疹。猩红热样发疹型开始为小片红斑，从面、颈、上肢、躯干向下发展，快者24小时，慢者3～4天可遍及全身，为水肿性鲜红色斑疹，弥漫对称分布，互相融合，很似猩红热。若不及时停药，则可发展为重症药疹。②荨麻疹型药毒症状为大小不等的风团，颜色较一般荨麻疹红，持续时间较长。③湿疹型药毒大都先由外用药物引起局部接触过敏，发生湿疹样皮炎后，再服用或注射同样的或化学结构相似的药物，即可发生泛发的湿疹样皮损。一般无全身症状。病程常在1个月以上。④多形红斑型药毒临床表现与多形红斑相似，皮损为豌豆至蚕豆大圆形或椭圆形水肿性红斑、丘疹，红斑中心呈紫红色或有水疱，有虹膜样或靶样损害，境界清楚。⑤剥脱性皮炎或红皮病型药毒属重症药毒，可开始即有全身皮肤潮红肿胀，或从麻疹样或猩红热样发疹型发展而来。综上，该患者可辨病为麻疹样型药疹。

**63. A**。药毒的诊断：①发病前有用药史。②有一定的潜伏期，第一次发病多在用药后5～20天内。③突然发病，自觉灼热瘙痒，重者伴发热、倦怠、纳差、大便干燥、小便黄赤。④皮损形态多样，颜色鲜艳，分布为全身性、对称性，可泛发或局限于局部。药毒固定型典型皮损为圆形或椭圆形水肿性紫红斑，边界清楚，重者红斑中央形成水疱或大疱。

**64. D**。药毒湿毒蕴肤证的证候：皮疹为红斑、丘疹、风团、水疱，甚则糜烂渗液，表皮剥脱；伴灼热剧痒，口干，大便燥结，小便黄赤，或有发热；舌红，苔薄白或黄，脉滑或数。治法：清热利湿，解毒止痒。方药：萆薢渗湿汤加减。

**65. B**。瘾疹的临床特点是皮肤上出现风团，色红或白，形态各异，发无定处，骤起骤退，退后不留痕迹，自觉瘙痒。故根据患者临床表现可辨病为瘾疹。风热之邪客于肌肤，外不得透达，内不得疏泄，故风团鲜红、灼热、遇热则皮损加重；风盛则剧痒；舌红、苔薄黄、脉浮数为风热犯表之象。故辨证属瘾疹之风热犯表证，治宜疏风清热，解表止痒。方选消风散。桂枝汤主治外感风寒表虚证。防风通圣散主治外感风邪，内有蕴热，表里皆实之证。

**66. A**。该患者辨病为猫眼疮，根据患者皮损鲜红，发热头重，神倦乏力，纳呆呕恶，尿黄等临床表现可辨证为湿热蕴结证，舌红，苔黄腻，脉弦滑也是湿热蕴结之象。治宜清热利湿，解毒止痒。方用龙胆泻肝汤加减。

**67. E**。猫眼疮是一种以靶形或虹膜状红斑为主，兼有丘疹或丘疱疹等多形性损害的急性炎症性皮肤病。其临床特点：发病急骤，皮损为红斑、丘疹、丘疱疹等多形性损害，典型皮损有虹膜样特征性红斑；重症可有严重的黏膜、内脏损害。湿疮是一种过敏性炎症性皮肤疾患。因皮损总有湿烂、渗液、结痂而得名。其临床特点是皮损对称分布，多形损害，剧烈瘙痒，有渗出倾向，反复发作，易成慢性等。故根据患者双手背出现圆形水肿性红斑、丘疹，境界清楚，皮疹呈虹膜状损害等临床表现可辨证为猫眼疮。

**68. E**。结节性红斑相当于中医学的瓜藤缠。其临床特点是散在性皮下结节，鲜红至紫红色，大小不等，压痛，好发于小腿伸侧。本病多见于青中年女性，发病前常有低热、倦怠、咽痛、食欲不振等前驱症状。根据患者于发热咽痛后出现双小腿胫前对称性红肿结节可诊断为结节性红斑。

**69. C**。牛皮癣好发于颈项部、额部。皮损初起为有聚集倾向的扁平丘疹，干燥而结实，久之融合成片，皮肤增厚，稍有脱屑，长期搔抓可使皮肤浸润肥厚，呈苔藓化。本病属慢性病，常多年不愈，易反复发作。风热疮的皮损分布以躯干和四肢近端为主，呈对称性，皮损特征为浅红色或黄褐色斑片，圆形或椭圆形，其长轴与皮纹一致，上覆糠秕状鳞屑，有不同程度的瘙痒。风瘙痒开始只有自觉皮肤瘙痒，而没有任何原发性皮疹,瘙痒呈阵发性,有的患者尚可有灼热或蚁行感,因搔抓、摩擦,而出现抓痕、血痕等;久之可出现色素沉着或色素减退、湿疹样变或苔藓样变,有的可继发感染,有泛发性和局限性之分。白屑风主要发于头皮,重者可见头部弥漫、均匀的糠秕样干燥白屑脱落,自觉痒甚,搔抓时脱落更甚,越搔抓越觉奇痒难止,白屑落而又生,日久则可使毛发失泽、易断落。慢性湿疮多局限于某一部位,表现为皮肤肥厚粗糙,触之较硬,色暗红或紫褐,皮纹显著或呈苔藓样变。皮损表面常附有鳞屑,伴抓痕、血痂、色素沉着,部分皮损可出现新的丘疹或水疱,抓破后有少量渗液。本病发生于手关节部位者常易出现破裂,自觉疼痛,影响活动。

**70. B**。牛皮癣是一种皮肤状如牛项之皮,厚而且坚的慢性瘙痒性皮肤病。其临床特点:皮损多是圆形或多角形的扁平丘疹融合成片,搔抓后皮损肥厚,皮沟加深,皮嵴隆起,形成苔藓样变,呈阵发性瘙痒。根据患者的临床表现可诊断为牛皮癣。紫白癜风常发于多汗体质青年,可在家庭中互相传染。皮损好发于颈项、躯干,尤其是多汗部位及四肢近心端。皮损为大小不一、边界清楚的圆形或不规则的无炎症性斑块,色淡褐、灰褐至深褐色。

**71. D**。患者皮疹颜色淡红,舌质淡红,脉沉细,为血虚所致。又根据鳞屑减少,干燥皲裂,自觉瘙痒等证可诊断为血虚风燥型白疕,治宜养血滋阴,润肤息风,方选当归饮子加减。

**72. E**。白疕湿毒蕴积证的皮损多发生在腋窝、腹股沟等皱褶部位,红斑糜烂有渗出,痂屑黏厚,瘙痒剧烈;或掌跖红斑、脓疱、脱皮;或伴关节酸痛、肿胀、下肢沉重;舌质红,苔黄腻,脉滑,故根据患者临床表现,可辨证为湿毒蕴积证。治宜清利湿热,解毒通络。方选萆薢渗湿汤。当归饮子主治白疕血虚风燥证;犀角地黄汤主治白疕血热内蕴证;桃红四物汤主治白疕气血瘀滞证,清瘟败毒饮主治白疕火毒炽盛证。

**73. E**。风热疮是一种斑疹色红如玫瑰、脱屑如糠秕的急性自限性皮肤病。其临床特点是初发时多在躯干部先出现玫瑰红色母斑,其长轴与皮纹一致,上有糠秕样鳞屑,继则分批出现较多、形态相仿而较小的子斑。故根据患者临床表现可诊断为风热疮。白疕的临床特点是红斑基础上覆盖多层银白色鳞屑,刮去鳞屑有薄膜及露水珠样出血点。白屑风皮疹多发于头面;红斑边界不清,鳞屑多呈油腻性,无筛状出血;头发不呈束状,病久有脱发现象。

**74. D**。黧黑斑是指由于皮肤色素沉着而在面部呈现局限性褐色斑的皮肤病。其临床特点是色斑对称分布,大小不定,形状不规则,无自觉症状,日晒后加重。根据患者颜面部起对称性褐色色素沉着斑 2 年余,有月经不调,月经色暗有血块等临床表现可辨证为气滞血瘀证,舌质暗红有瘀斑,脉涩也是气滞血瘀之象。

**75. D**。粉刺好发于颜面、颈、胸背等处。皮损初起为针头大小的毛囊性丘疹,或为白头粉刺、黑头粉刺,可挤出白色或淡黄色脂栓。故根据患者的临床表现可诊断为粉刺。面游风分布部位较为广泛,不只局限于面部;有油腻性鳞屑,不发生毛细血管扩张;常有不同程度的瘙痒。油风是一种头发突然发生斑块状脱落的慢性皮肤病。因头发脱落之处头皮光亮而得名。其临床特点是突然发生斑片状脱发、脱发区皮肤变薄,多无自觉症状。颜面部疔疮初起有粟粒状脓头,根脚较深,状如钉丁,肿势散漫,肿胀范围显著大于疖,出脓时间较晚且有脓栓,大多数患者初起即有明显的全身症状。

**76. C**。白屑风风热血燥证多发于头面部,为淡红色斑片,干燥、脱屑、瘙痒,受风加重,或头皮瘙痒,头屑多,毛发干枯脱落;伴口干口渴,大便干燥;舌质偏红,舌苔薄白或黄,脉细数。白屑风湿热蕴结证的皮损为潮红斑片,有油腻性痂屑,甚至糜烂、渗出;伴口苦口黏,脘腹痞满,小便短赤,大便臭秽;舌质红,舌苔黄腻,脉滑数。油风气滞血瘀证见病程较长,头发脱落前先有头痛或胸胁疼痛等症;伴夜多噩梦,烦热难眠;舌质暗红,有瘀点、瘀斑,苔薄,脉沉细。油风气血两虚证多在病后或产后,头发呈斑块状脱落,并呈渐进性加重,范围由小而大,毛发稀疏枯槁,触摸易脱;伴唇白,心悸,气短懒言,倦怠乏力;舌质淡,舌苔薄白,脉细弱。油风肝肾不足证可见病程日久,平素头发焦黄或花白,发病时呈大片均匀脱落,甚或全身毛发脱落;伴头昏,耳鸣,目眩,腰膝酸软;舌质淡,舌苔薄,脉细。油风血热风燥证可见突然脱发成片,偶有头皮瘙痒,或伴头部烘热;心烦易怒,急躁不安;舌质红,舌苔薄,脉弦。综上,根据患者临床表现应辨病辨证为白屑风,风热血燥证。

**77. A**。根据患者头面部可见潮红斑片,有油腻性痂屑,甚至糜烂、渗出,口苦口黏,脘腹痞满,小便短赤,大便臭秽;舌质红,苔黄腻,脉滑数等临床表现,可辨病辨证为白屑风湿热蕴结证。治宜清热利湿,健脾和胃。方用龙胆泻肝汤加减。凉血息风,养阴护发用于治疗油风血热风燥证;通窍活血,祛瘀生发治疗用于油风气滞血瘀证;益气补血,养血生发治疗用于油风气血两虚证。祛风清热,养血润燥治疗用于白屑风风热血燥证。

**78. E**。油风气血两虚证多出现在病后或产后,头发呈斑块状脱落,毛发稀疏枯槁,触摸易脱;伴唇白,心悸,气短懒言,倦怠乏力;舌质淡,舌苔薄白,脉细弱。油风血热风燥证见突然脱发成片,偶有头皮瘙痒,或伴头部烘热;心烦易怒,急躁不安;舌质红,舌苔薄,脉弦。油风气滞血瘀证病程较长,头发脱落前先有头痛或胸胁疼痛等症;伴夜多噩梦,烦热难眠;舌质暗红,有瘀点、瘀斑,舌苔薄,脉沉细。油风肝肾不足证病程日久,平素头发焦黄或花白,发病时呈大片均匀脱落,伴头昏,耳鸣,目眩,腰膝酸软;舌质淡,舌苔薄,脉细。黄水疮脾虚湿滞证见皮疹少而脓疱稀疏,四周红晕不显,破后糜烂面淡红;多有食少,面白无华,大便溏薄;舌淡,苔薄微腻,脉濡细。

**79. C**。患者久病体虚,以致正虚毒恋不出,下注膀胱,故见小便不畅,短涩,淋沥不尽;肾阴亏虚,虚热内生,则见腰酸腿软,五心烦热;脾虚不运,故见食少、纳差,舌红、苔少、脉细数均为阴虚火旺之象。故辨证属淋病之阴虚毒恋证,治以滋阴降火,利湿祛浊。

**80. A**。该患者辨病为梅毒。根据患者口苦纳呆,尿短赤,大便秘结等表现可辨证为肝经湿热证,舌红苔黄腻,脉弦数也是肝经湿热之象。治宜清热利湿,解毒驱梅。方用龙胆泻肝汤加减。

**81. C**。梅毒的外治法包括:①疳疮可选用鹅黄散或珍珠散敷于患处,一天 3 次。②横痃、杨梅:结毒未溃时选用冲和膏,醋、酒各半调成糊状外敷;溃破时先用五五丹掺在疮面上,外盖玉红膏,每天 1 次;待其腐脓除尽,再用生肌散掺在疮面上,盖玉红膏,每天 1 次。③杨梅疮可用苦参 30g,土茯苓 30g,蛇床子 30g,蒲公英 15g,莱菔子 30g,黄柏 30g 煎汤外洗,每天 1 次。

**82. C**。Ⅰ期内痔:痔核较小,不脱出,以便血为主。Ⅱ期内痔:便血或多或少,排便时有痔脱出,便后可自行还纳。Ⅲ期内痔:便血不多或不出血,排便或久站、咳嗽、劳累、负重时痔脱出,不能自行回纳,需用手还纳。Ⅳ期内痔:痔核脱出,不能及时回纳,嵌顿于外,因充血、水肿和血栓形成,以致肿痛、糜烂和坏死,即嵌顿性内痔。所以该患者的诊断是Ⅲ期内痔。

**83. A**。风伤肠络证痔可见大便带血、滴血或喷射状出血,血色鲜红,或有肛门瘙痒等,舌质红,苔薄白或薄黄,脉浮数。治宜清热凉血祛风。首选凉血地黄汤加减。脏连丸加减主治内痔湿热下注证;止痛如神汤加减主治内痔气滞血瘀证;补中益气汤加减主治内痔脾虚气陷证;萆薢化毒汤合活血散瘀汤加减主治静脉曲张性外痔湿热下注证。

**84. C**。肛漏是指直肠或肛管与肛门周围皮肤相通所形成的异常通道。其临床特点是以局部反复流脓、疼痛、瘙痒为主要症状,并可触及或探及瘘管通向肛门或直肠。肛隐窝炎多有坠胀感,大便伴有脓血、黏液。肛裂的临床特点是肛门周期性疼痛、出血、便秘。直肠癌可有大便习惯的改变,大便变细变扁,便血,色紫暗,气味恶臭,伴里急后重。直肠指检可触及基底不平、质硬、推之不移的肿块。故根据患者临床表现可诊断为肛漏。

**85. C**。肛痈热毒蕴结证见肛门周围突然肿痛,持续加剧,伴有恶寒、发热、便秘、溲赤;肛周红肿,触痛明显,质硬,皮肤焮热;舌红,苔薄黄,脉数。肛痈火毒炽盛证见肛周肿痛剧烈,持续数天,痛如鸡啄,难以入寐,伴恶寒发热,口干便秘,小便困难;肛周红肿,按之有波动感或穿刺有脓;舌红,苔黄,脉弦滑。肛痈阴虚毒恋证见肛周肿痛,皮色暗红,成脓时间长,溃后脓出稀薄,疮口难敛,伴有午后潮热,心烦口干,盗汗;舌红,苔少,脉细数。内痔风伤肠络证见大便带血、滴血或喷射状出血,血色鲜红,或有肛门瘙痒等;舌质红,苔薄白或薄黄,脉浮数。内痔气滞血瘀证见肛内肿物脱出,甚或嵌顿,肛管紧缩,坠胀疼痛,甚则肛缘水肿、血栓形成,触痛明显;舌质红或暗红,苔白或黄,脉弦细涩。

**86. A**。低位单纯性肛漏只有一个漏管,并通过外括约肌深层以下,内口在肛窦附近。

**87. D**。肛痈指肛管直肠周围间隙发生急慢性感染而形成的脓肿。其特点是多发病急骤,疼痛剧烈,伴高热,破溃后多形成肛漏。多因过食肥甘、辛辣、醇酒等物,湿热内生,下注大肠,蕴阻肛门;或肛门破损染毒,致经络阻塞,气血凝滞而成。此患者大量饮酒后肛门周围突然肿痛符合肛痈诊断,且持续加剧,肛周红肿,伴有恶寒发热、口干尿黄,舌红苔黄腻,脉数,辨证为热毒蕴结证,兼有湿热之象,治宜清热解毒,用仙方活命饮、黄连解毒汤加减。透脓散用于肛痈火毒炽盛证。青蒿鳖甲汤合三妙丸用于肛痈阴虚毒恋证。萆薢渗湿汤合黄连解毒汤为干扰项。

**88. D**。根据患者检查时截石位6点有一梭形裂口通向肛内,可诊断为肛裂。根据不同病程及局部表现,肛裂分为以下两期:①早期肛裂发病时间较短,仅在肛管皮肤上见有一小的梭形溃疡,创面浅而色鲜红,边缘整齐,有弹性。②陈旧性肛裂病程较长,反复发作,溃疡色淡白,底深,边缘呈"缸口"增厚,底部形成平整较硬的灰白组织(栉膜带)。故患者应是早期肛裂。

**89. B**。扩肛法适用于早期肛裂,无结缔组织外痔、肛乳头肥大等并发症者。切开法适用于陈旧性肛裂伴有结缔组织外痔、肛乳头肥大等。肛裂侧切术适用于不伴有结缔组织外痔、皮下瘘等的陈旧性肛裂。纵切横缝法适用于陈旧性肛裂伴肛管狭窄者。

**90. D**。肛裂是齿状线下肛管皮肤纵形全层裂开或形成的缺血性溃疡,主要表现为周期性疼痛,便血、量不多、色红,便秘等,故可诊断为肛裂。根据病程长短及病情轻重分为早期肛裂和陈旧性肛裂,患者肛裂五月余未经适当治疗,裂口组织发炎、充血,引起水肿及结缔组织增生,形成赘皮性外痔,属陈旧性肛裂。

**91. E**。脱肛湿热下注证见肛内肿物脱出,色紫暗或深红,甚则表面溃破、糜烂,肛门坠痛,肛内指检有灼热感;舌红,苔黄腻,脉弦数。脱肛脾虚气陷证见便时肛内肿物脱出,轻重不一,色淡红,伴有肛门坠胀,大便带血,神疲乏力,食欲不振,甚则头昏耳鸣,腰膝酸软;舌淡,苔薄白,脉细弱。肛裂血热肠燥证见大便两三天一行,质干硬,便时肛门疼痛、滴血或手纸染血,裂口色红,腹部胀满,溲黄;舌偏红,脉弦数。肛裂阴虚津亏证见大便干结,数日一行,便时疼痛,点滴下血,裂口深红;口干咽燥,五心烦热;舌红,苔少或无苔,脉细数。肛裂气滞血瘀证见肛门刺痛明显,便时便后尤甚,肛门紧缩,裂口色紫暗;舌紫暗,脉弦或涩。故根据患者临床表现,应辨病辨证为脱肛湿热下注证。

**92. E**。脾虚气陷多由脾气虚进一步发展,或久泻久痢,或劳累过度所致。脾能升发清阳,升举内脏,气虚升举无力,内脏无托,故脘腹重坠作胀,食入更甚。中气下陷,故时有便意,肛门坠重,劳累负重后脱肛。中气不足,全身功能活动减退,故大便稀溏,精神疲乏,肢体倦怠,舌淡苔白，脉缓弱皆为脾虚气陷的表现。

**93. C**。直肠脱垂分度：Ⅰ度脱垂为直肠黏膜脱出，脱出物淡红色，长3～5cm，触之柔软，无弹性；不易出血，便后可自行回纳。Ⅱ度脱垂为直肠全层脱出，脱出物长5～10cm，呈圆锥状，淡红色，表面为环状而有层次的黏膜皱襞，触之较厚，有弹性，肛门松弛，便后有时需用手回复。Ⅲ度脱垂为直肠及部分乙状结肠脱出，长达10cm以上，呈圆柱形，触之很厚，肛门松弛无力。

**94. D**。锁肛痔相当于西医学的肛管直肠癌，早期临床特点为便血和大便习惯改变。便血是直肠癌最常见的早期症状。大便带血，血为鲜红或暗红，量不多，常同时伴有黏液，呈持续性。病情进一步发展，可出现大便次数增多，有里急后重、排便不尽感，粪便中有血、脓、黏液，并有特殊的臭味。晚期患者可出现食欲不振、全身衰弱无力、贫血、极度消瘦等恶病质表现。故根据患者临床表现可辨病为锁肛痔。

**95. A**。该患者辨病为水疝。根据患者右侧阴囊肿大，直立时阴囊肿大明显，阴囊光滑如水晶，舌淡苔薄白，脉细弱可辨证为肾气亏虚证。治宜温肾通阳，化气行水。方用济生肾气丸、真武汤加减。

**96. B**。水疝是指阴囊内有水湿停滞，以不红不热、状如水晶为特征的一种疾病，肿物透光试验阳性。子痈是指睾丸及附睾的化脓性疾病，以睾丸或附睾肿胀疼痛为特点。囊痈是发于阴囊部位的急性化脓性疾病，其临床特点是阴囊红肿疼痛，皮紧光亮，寒热交作，形如瓢状。子痰是发于肾子的疮痨性疾病，其临床特点是附睾有慢性硬结，逐渐增大，形成脓肿，溃破后脓液稀薄如痰，并夹有败絮样物质，易成窦道，经久不愈。脱囊是指突然发生在阴囊的急性炎性坏疽，临床起病急，阴囊红肿、紫黑，迅速溃烂，甚则可整个阴囊皮肤腐脱，睾丸外露。综上，根据患者的临床表现可诊断为水疝。

**97. E**。精浊常见症状是尿频、尿急、尿痛，偶见尿道溢出少量乳白色液体，并伴有会阴、腰骶、小腹、腹股沟等部隐痛不适等。本病好发于中青年男性。故根据患者39岁，尿道中有白色分泌物滴出3年可辨病为精浊。又根据患者失眠多梦，遗精，舌红少苔，脉细数，可辨证为阴虚火旺证。治宜滋阴降火，方选知柏地黄丸。右归丸主治肾阳不足，命门火衰证。左归丸主治真阴不足证。龙胆泻肝丸主治肝胆实火上炎证。

**98. B**。该患者诊断为前列腺炎，相当于中医学的精浊。精浊湿热蕴结证可见：尿频，尿急，尿痛，尿道有灼热感，排尿终末或大便时偶有白浊，会阴、腰骶、睾丸、少腹坠胀疼痛，苔黄腻，脉滑数。故根据患者临床表现可辨证为湿热蕴结证。治宜清热利湿。方用八正散或龙胆泻肝汤加减。

**99. A**。该患者辨病为精癃。根据患者小便频数黄赤，尿道灼热涩痛，大便干燥，口苦口黏等临床表现可辨证为湿热下注证，舌暗红，苔黄腻，脉滑数也是湿热之象。治宜清热利湿，消癃通闭。方用八正散加减。

**100. C**。题干所述为臁疮初期表现。臁疮初期，局部红肿，渗液量少者，宜用金黄膏薄敷，日一次，亦可加少量九一丹撒布于疮面上，再盖金黄膏。

**101. C**。臁疮湿热下注证可见小腿筋聚怒张，局部发痒、红肿、疼痛，继则破溃，脓水浸淫，疮面腐暗，四周漫肿灼热；伴口渴，便秘，小便黄赤；舌红，苔黄腻，脉滑数。臁疮气虚血瘀证可见病程日久，疮面苍白，肉芽色淡，周围皮色黑暗、板硬；肢体沉重，倦怠乏力；舌淡紫或有瘀斑，苔白，脉细涩无力。故根据患者临床表现可辨证为气虚血瘀证。

**102. C**。股肿湿热下注证发病较急，见下肢粗肿，局部发热、发红，疼痛，活动受限，舌质红，苔黄腻，脉弦滑，首选四妙勇安汤加味。活血通脉汤主治股肿血脉瘀阻证；参苓白术散加味主治股肿气虚湿阻证；二妙散合茵陈赤小豆汤主治青蛇毒湿热瘀阻证；柴胡清肝汤主治青蛇毒肝郁蕴结证。

**103. C**。股肿主要表现为单侧下肢突发性广泛性粗肿、胀痛，行走不利，可伴低热。后期可出现浅静脉扩张、曲张，肢体轻度浮肿，小腿色素沉着、皮炎等。故根据患者的临床表现可诊断为股肿。青蛇毒的临床表现以肢体浅静脉呈条索状突起、色赤、形如蚯蚓、硬而疼痛为特征。臁疮是指发生于小腿臁骨部位的慢性皮肤溃疡，其临床特点是经久难以收口，或虽经收口，每易因损伤而复发，与季节无关。筋瘤是以筋脉色紫，盘曲突起，状如蚯蚓，形成团块为主要表现的浅表静脉病变。脱疽是指发于四肢末端，严重时趾（指）节坏疽脱落，其临床特点是好发于四肢末端，以下肢多见。综上，该患者的临床表现符合股肿。

**104. E**。股肿主要表现为肢体肿胀、疼痛、局部皮温升高和浅静脉怒张等，在急性期可并发肺栓塞而危及生命。故根据患者症状可诊断为股肿之湿热下注证。治法为清热利湿，活血化瘀，方用四妙勇安汤加味。

**105. C**。该患者可诊断为脱疽寒湿阻络证，治法是温阳散寒，活血通络。血脉瘀阻证治宜活血化瘀，通络止痛；湿热毒盛证治宜清热利湿，解毒活血；腋痈肝郁痰火证治宜清肝解郁，消肿化毒；气阴两虚证治宜益气养阴。

**106. E**。根据患者坏死组织脱落后疮面久不愈合，肉芽暗红或淡而不鲜，倦怠乏力，口渴不欲饮，面色无华，形体消瘦，五心烦热等表现可辨证为脱疽气阴两虚证，舌淡尖红，少苔，脉细无力也是气阴两虚之象，治宜益气养阴。血脉瘀阻证的治法是活血化瘀，通络止痛。寒湿阻络证治宜温阳散寒，活血通络；湿热毒盛证治宜清热利湿，解毒活血；热毒伤阴证治宜清热解毒，养阴活血。

**107. D**。患者右侧脚趾麻木，皮肤干燥，毫毛脱落，趾甲增厚变形，呈干性坏疽，辨病为脱疽；口干欲饮，便秘溲赤，舌红，苔黄，脉弦细数，辨证为热毒伤阴证。治法为清热解毒，养阴活血，方用顾步汤加减。

**108. B**。冻疮寒盛阳衰证可见：时时寒战，四肢厥冷，感觉麻木，幻听幻视，意识模糊，蜷卧嗜睡，呼吸微弱，甚则神志不清；舌淡紫苔白，脉微欲绝。故根据患者临床表现可辨证为寒盛阳衰证。治宜回阳救脱，散寒通脉。方用四逆加人参汤或参附汤加味。

**109. E**。冻疮气虚血瘀证可见：神疲体倦，气短懒言，面色少华，疮面不敛，疮周暗红漫肿，麻木；舌淡，苔白，脉细弱或虚大无力。冻疮寒凝血瘀证可见局部麻木冷痛，肤色青紫或暗红，肿胀结块，或有水疱，发痒，手足冰冷；舌淡苔白，脉沉或沉细。寒盛阳衰证可见幻听幻视，意识模糊，蜷卧嗜睡，呼吸微弱，甚则神志不清等表现。寒凝化热的舌脉表现为舌红苔黄，脉数。阴伤阳脱证常见于烧伤。综上，根据患者临床表现可辨证为气虚血瘀证。

**110. B**。冻疮寒凝化热证可见：冻伤后局部坏死，疮面溃烂流脓，四周红肿色暗，疼痛加重；伴发热口干；舌红苔黄，脉数。故根据患者临床表现可辨证为寒凝化热证。治宜清热解毒，活血止痛。方用四妙勇安汤加味。

**111. B**。Ⅰ度烧伤，创面红肿灼痛，表面干燥；浅Ⅱ度烧伤，创面剧痛，感觉过敏，有水疱、基底部潮红、湿润；深Ⅱ度烧伤，创面痛觉稍迟钝，有水疱，基底苍白，间有红色斑点，微湿；Ⅲ度烧伤，痛觉消失或迟钝，焦痂，呈蜡白、焦黄或皮革状，可见栓塞血管网。综上，根据患者局部皮肤色红肿胀灼热，疼痛剧烈，间有大小不等水疱，基底部潮湿可知是浅Ⅱ度烧伤。

**112. A**。患者前臂被灼伤后出现剧痛，散在水疱，基底部呈均匀红色潮湿，符合浅Ⅱ度烧伤的诊断，前臂所占面积为3%，所以两只前臂所占面积为6%。

**113. A**。西医学认为，本病是由破伤风杆菌从伤口侵入人体而致病。破伤风杆菌广泛存在于泥土和人畜的粪便中，必须通过皮肤或黏膜的伤口侵入人体，当机体抵抗力降低或免疫力低下时，细菌在伤口局部迅速繁殖，并产生大量外毒素。外毒素有痉挛毒素和溶血毒素两种，引起症状的主要是痉挛毒素，此毒素对外周神经有特殊的亲和力，能引起肌肉痉挛；溶血毒素能引起组织局部坏死和心肌损伤。故破伤风是由破伤风杆菌产生的外毒素引起的毒血症。

**114. B**。患者辨病为肠痈。根据患者伴有轻度发热，恶心纳呆，小便微黄，大便干结，舌苔厚腻，脉弦滑等临床表现可辨证为瘀滞证。治宜行气活血，通腑泄热。方用大黄牡丹汤合红藤煎剂加减。

**115. E**。肠痈特点有转移性右下腹疼痛，伴恶心、呕吐、发热，右下腹局限性压痛，符合患者表现，因此可诊断为肠痈瘀滞证。复方大柴胡汤适用于肠痈湿热证。阑尾化瘀汤适用于阑尾炎症消散后。藿香正气散、大承气汤不适用于肠痈。大黄牡丹汤合红藤煎剂适用于肠痈瘀滞证。

**116. C**。肠痈湿热证证候：腹痛加剧，右下腹或全腹压痛、反跳痛、腹皮挛急；右下腹可摸及包块；壮热，纳呆，恶心呕吐，便秘或腹泻。舌红苔黄腻，脉弦数或滑数。治法：通腑泄热，利湿解毒。方药：复方大柴胡汤加减。

**117. C**。毒蛇咬伤风火毒证可见局部红肿较重，一般多有创口剧痛，或有水疱、血疱、瘀斑、瘀点或伤处溃烂；全身症状有头晕、头痛、眼花、寒战发热、胸闷心悸、恶心呕吐、大便秘结、小便短赤，严重者烦躁抽搐，甚至神志昏愦；舌质红，苔白黄相兼，后期苔黄，脉弦数。风毒证可见局部伤口不红不肿不痛，仅有皮肤麻木感。火毒证可见局部肿痛严重，全身症状可见恶寒发热、烦躁、咽干口渴、胸闷心悸、胁肋胀痛、大便干结、小便短赤或尿血，舌质红，苔黄，脉滑数等。热毒证和湿毒证均不是毒蛇咬伤的证型。

**118. C**。该患者可辨病为毒蛇咬伤。又根据患者局部伤口红肿较重，创口剧痛，有水疱、血疱、瘀斑、瘀点，头晕头痛，寒战发热，胸闷心悸等临床表现可辨证为风火毒证。治宜清热解毒，凉血息风。方用黄连解毒汤合五虎追风散加减。

**119. A**。该患者可辨病为毒蛇咬伤。根据患者的临床表现可辨证为蛇毒内陷证。本证是由于毒蛇咬伤后失治误治，毒邪不解反陷入内所致。治宜清营凉血解毒。方用清营汤加减。

**120. A**。老年男性患者，体检发现直径约0.8cm的单发胆囊结石，无相关临床症状及并发症，胆囊造影显示其功能正常，结石数量少、直径小，胆囊壁无钙化、无息肉、不增厚，建议观察、随诊。溶石疗法、中药排石、择期行胆囊切除术、择期行腹腔镜胆囊切除术均为胆囊结石治疗方式，但不适用于该患者。

**121. A**。脓毒症起病急，病情重，以头痛，寒战高热，食欲不振，脉搏细速，呼吸急促，皮肤瘀斑为主要症状。血常规检查白细胞计数常明显增高，核左移多见。根据该患者的表现，考虑为前额部疖肿经挤压后引起全身感染，导致脓毒症。

**122. D**。丹毒起病急，开始即有畏寒、发热、头痛、全身不适等症状。皮肤出现鲜红色片状红疹，略隆起，中间颜色稍淡，周围较深，边界清楚。局部有烧灼样疼痛，有的可起水疱，附近淋巴结常肿大、有触痛，感染加重可导致全身性脓毒症。根据该患者的表现，考虑最可能的诊断为丹毒。

**123. D**。按照患者的烧伤面积和体重计算，伤后第1个24小时补液量：成人每1% Ⅱ、Ⅲ度烧伤面积每千克体重补充胶体液0.5mL和电解质液1mL，另加每天生理需要量2000mL。因此，该患者第1个24小时补液量为：$60 \times 40 \times (0.5 + 1) + 2000 = 5600$mL。其中，额外丢失补液量应为3600mL。

**124. E**。甲状腺内发现肿块是甲状腺癌最常见的表现。随着病程进展，肿块增大常可压迫交感神经引起Horner综合征及侵犯颈丛出现耳、枕、肩等处疼痛。存在多年的甲状腺肿块，在短期内迅速增大者，均应怀疑为甲状腺癌。该患者发现甲状结节3个月，出现Horner综合征1个月（即发现结节2个月时即出现），故优先诊断为甲状腺癌。

**125. E**。炎性乳腺癌发展迅速、预后差。局部皮肤可呈炎症样表现，开始时比较局限，不久即扩展到乳房大部分皮肤，皮肤发红、红肿、增厚、粗糙、表面温度升高。病变开始比较局限,短期内即扩展到乳房大部分皮肤,常可累及对侧乳房。本病恶性程度高,发展迅速,早期即转移,预后极差。急性乳腺炎常有患侧淋巴结肿大、压痛。乳管内乳头状瘤患者一般无自觉症状,常因乳头溢液污染内衣而引起注意,溢液可为血性、暗棕色或黄色液体。乳腺囊性增生病主要表现为乳房胀痛和肿块,部分患者具有周期性,疼痛与月经周期有关。根据该患者的表现,考虑诊断为炎性乳腺癌。

**126. D**。急性阑尾炎多发生于青壮年,以20~30岁多见,男性发病率高于女性。典型表现为转移性右下腹痛,疼痛发作多始于上腹部,逐渐移向脐周,位置不固定,6~8小时后疼痛转移并局限于右下腹。可有腹膜刺激征。早期可出现轻度厌食、恶心或呕吐,呕吐多为反射性,程度较轻。多数急性阑尾炎患者血白细胞计数和中性粒细胞比例增高。根据该患者的表现,考虑诊断为急性阑尾炎。

**127. D**。急性阑尾炎术后发热伴下坠感,首先考虑盆腔脓肿。表现为术后体温升高,脓肿局部可出现波动感。盆腔脓肿首选直肠指检,检查时常发现明显波动感包块。

**128. B**。大多数肛瘘由直肠肛管周围脓肿发展而来。患者常有肛周脓肿的病史,肛门周围可见一个或数个外口,排出少量脓性、血性或黏液性分泌物,可刺激肛门周围皮肤引起肛门部潮湿、瘙痒,甚至出现湿疹。较大的高位肛瘘外口可排出粪便及气体。根据患者的表现,考虑为肛瘘的可能性大。

**129. D**。前列腺癌好发于老年男性。早期多数无明显临床症状。随着肿瘤生长,前列腺癌可表现为下尿路梗阻症状,如尿频、尿急、尿流缓慢、排尿费力,甚至尿潴留或尿失禁等。晚期症状包括贫血、衰弱、下肢水肿、排便困难等。前列腺癌出现骨骼转移时可以引起骨痛、脊髓压迫症状及病理性骨折等。血清前列腺特异抗原(PSA)正常值一般为0~4ng/mL,当前列腺癌发生时PSA常有升高。根据该患者的表现,考虑诊断为前列腺癌。

**130. A**。衣原体感染常选用红霉素、阿奇霉素等。

**131. D**。睾丸鞘膜积液呈球形或卵圆形,表面光滑,有弹性和囊样感,无压痛,一般触不到睾丸和附睾,卧位不消失。透光试验阳性。斜疝的疝囊进入阴囊时可有阴囊肿大,但阴囊透光试验阴性,排除A;精索鞘膜积液又称精索囊肿,其肿块多位于腹股沟或睾丸上方,查体睾丸可触及,排除B;交通性鞘膜积液,立位时阴囊肿大,卧位时包块缩小或消失,睾丸可触及,排除C;隐睾指睾丸下降异常,主要表现为患侧阴囊小,触诊时不能触及睾丸,排除E。根据该患者的表现,最可能的诊断为右睾丸鞘膜积液。

**132. D**。原发性下肢静脉曲张以大隐静脉曲张为多见,单独的小隐静脉曲张较少见。以左下肢多见,但双侧下肢可先后发病。主要临床表现为下肢浅静脉扩张、迂曲,下肢沉重、乏力感。可出现踝部轻度肿胀和足靴区皮肤营养性变化:皮肤色素沉着、皮炎、湿疹、皮下脂质硬化和溃疡形成。

**133. B**。疖肿势局限,突起根浅,色红,灼热、疼痛。痈局部光软无头,红肿疼痛,发病迅速,多伴有无汗、发热、口渴等全身症状。疔疮形如粟,坚硬根深,状如钉丁之状。瘿发病于结喉两侧。脂瘤为皮肤间出现圆形质软的肿块,中央有粗大毛孔,可挤出有臭味的粉渣样物。

**134. D**。疖热毒蕴结证常见于气实火盛患者,好发于颈后发际、背部、臀部,轻者只有一两个,多则可散发全身,或簇集一处,或此愈彼起,伴发热,口渴,溲赤,便秘,苔黄,脉数;暑热浸淫证发于夏秋季节,以小儿及产妇多见,局部皮肤红肿结块,灼热疼痛,根脚很浅,范围局限,伴发热,口干,便秘,溲赤,舌苔薄腻,脉滑数;体虚毒恋,阴虚内热证见疖肿常此愈彼起,不断发生,或散发全身各处,或固定一处,疖肿较大,易转变成有头疽,伴口干唇燥,舌质红苔薄,脉细数;体虚毒恋，脾胃虚弱证见疖肿泛发全身各处，成脓、收口时间均较长，脓水稀薄，伴面色萎黄，神疲乏力，纳少便溏，舌质淡或边有齿痕，苔薄，脉濡。红丝疔火毒入络证见患肢红丝较细，红肿疼痛，全身症状较轻，苔薄黄，脉濡数。

**135. C**。疖热毒蕴结证首选五味消毒饮加减。清暑汤加减主治疖暑热浸淫证；仙方活命饮合增液汤加减主治疖体虚毒恋，阴虚内热证；五神汤合参苓白术散加减主治疖体虚毒恋，脾胃虚弱证。犀角地黄汤加减主治红丝疔火毒入营证。

**136. A**。有头疽气虚毒滞证，多见于年迈体虚、气血不足患者，肿势平塌，根脚散漫，皮色灰暗不泽，化脓迟缓，腐肉难脱，脓液稀少，色带灰绿，闷肿胀痛，容易形成空腔，伴高热，或身热不扬，小便频数，口渴喜热饮，精神萎靡，面色少华，舌质淡红，苔白或微黄，脉数无力。有头疽阴虚火炽证多见于消渴患者，肿势平塌，根脚散漫，皮色紫滞，脓腐难化，脓水稀少或带血水，疼痛剧烈。伴发热烦躁，口干唇燥，饮食少思，大便燥结，小便短赤，舌质红，苔黄燥，脉细弦数。有头疽火毒凝结证多见于壮年正实邪盛者。局部红肿高突，灼热疼痛，根脚收束，迅速化脓脱腐，脓出黄稠，伴发热，口渴，尿赤，舌苔黄，脉数有力。

**137. A**。有头疽火毒凝结证治法为清热泻火，和营托毒；湿热壅滞证治法为清热化湿，和营托毒；阴虚火炽证治法为滋阴生津，清热托毒；气虚毒滞证治法为扶正托毒。

**138. D**。有头疽火毒凝结证首选黄连解毒汤合仙方活命饮加减；湿热壅滞证首选仙方活命饮加减；气虚毒滞证首选托里排脓汤加减；阴虚火炽证首选竹叶黄芪汤加减。

**139. D**。有头疽是发生于肌肤间的急性化脓性疾病。其临床特点是初起皮肤上即有粟粒样脓头，焮热红肿胀痛，迅速向深部及周围扩散，脓头相继增多，溃烂后状如莲蓬、蜂窝，范围常超过9cm，大者可在30cm以上。本病好发于项后、背部等皮肤厚韧之处，多见于中老年人及消渴病患者，并容易发生内陷。故根据患者临床表现可辨病为有头疽。

**140. C**。该患者辨病为有头疽。根据患者伴有发热、头痛、口渴、便秘尿赤等表现可辨证为火毒凝结证；舌红苔黄，脉数有力也是火毒炽盛之象。治宜清热泻火，和营托毒。方用黄连解毒汤合仙方活命饮加减。

**141. B**。该患者辨病为有头疽。本病多见于中老年人及消渴病患者，并容易发生内陷。因此需要严密观察病情，防止内陷发生。

**142. A**。丹毒是患部皮肤突然发红成片、色如涂丹的急性感染性疾病。其特点是病起突然，恶寒发热，局部皮肤忽然变赤，色如丹涂脂染，焮红肿胀，边界清楚，迅速扩大，数天内可逐渐痊愈，但容易复发。发的特点是在皮肤疏松的部位突然红肿，蔓延成片，灼热疼痛，红肿以中心最为明显，而四周较淡，边缘不清，有的3～5天后皮肤湿烂，随即变成褐色腐溃，或中软而不溃，伴有明显的全身症状。有头疽的特点是初起皮肤上即有粟粒样脓头，焮热红肿胀痛，迅速向深部及周围扩散，脓头相继增多，溃烂后状如莲蓬、蜂窝，范围常为9～12cm，大者可在30cm以上。疔疮形虽小，但根脚坚硬，状如钉丁，病情变化迅速，易毒邪走散。痈的特点是局部光软无头，红肿疼痛（少数初起皮色不变），结块范围多在6～9cm，发病迅速，易肿、易脓、易溃、易敛，或伴恶寒、发热、口渴等症状。故根据患者的临床表现，应诊断为丹毒。

**143. D**。丹毒胎火蕴毒证发生于新生儿，多见臀部，局部红肿灼热，常呈游走性；或伴壮热烦躁，甚则神昏谵语、恶心呕吐。丹毒风热毒蕴证发于头面部，皮肤焮红灼热，肿胀疼痛，甚则发生水疱，眼胞肿胀难睁；伴恶寒，发热，头痛；舌质红，苔薄黄，脉浮数。丹毒肝脾湿火证发于胸腹腰胯部，皮肤红肿蔓延，摸之灼手，肿胀疼痛；伴口干且苦；舌红，苔黄腻，脉弦滑数。丹毒湿热毒蕴证发于下肢，局部红赤肿胀、灼热疼痛，或见水疱、紫斑，甚至结毒化脓或皮肤坏死；或反复发作，可形成大脚风；伴发热，胃纳不香；舌红，苔黄腻,脉滑数。正虚毒恋证不是丹毒的证型。

**144. D**。治疗丹毒胎火蕴毒证应首选犀角地黄汤合黄连解毒汤。普济消毒饮主治丹毒风热毒蕴证,五神汤合萆薢渗湿汤主治丹毒湿热毒蕴证,柴胡清肝汤合龙胆泻肝汤主治丹毒肝脾湿火证。

**145. B**。流注余毒攻窜证见发病前有疔疮、痈、疖等病史,局部漫肿疼痛,全身伴壮热,口渴,甚则神昏谵语,舌苔黄,脉洪数。暑湿交阻证多发于夏秋之间,初起恶寒发热,头胀,胸闷,呕恶,周身骨节酸痛,胸部布白,舌苔白腻,脉滑数。瘀血凝滞证劳伤筋脉诱发者,多发于四肢内侧;跌打损伤诱发者,多发于伤处,局部漫肿疼痛,皮色微红,或呈青紫,溃后脓液中夹有瘀血块;妇女产后恶露停滞而成者,多发于小腹及大腿等处,发病较缓,初起一般无全身症状或全身症状较轻,化脓时出现高热,舌苔薄白或黄腻,脉涩或数。故根据患者临床表现,可辨病辨证为流注暑湿交阻证。

**146. B**。流注暑湿交阻证的治法为解毒清暑化湿。清热解毒,凉血通络用于治疗流注余毒攻窜证;和营活血,祛瘀通络用于治疗瘀血凝滞证。疏风清热解毒用于治疗丹毒风热毒蕴证,清肝泻火利湿用于治疗丹毒肝脾湿火证。

**147. B**。流注暑湿交阻证首选清暑汤加减。黄连解毒汤合犀角地黄汤加减主治流注余毒攻窜证;活血散瘀汤加减主治流注瘀血凝滞证;普济消毒饮加减主治丹毒风热毒蕴证;柴胡清肝汤加减主治丹毒肝脾湿火证。

**148. C**。疔疮若处理不当,或妄加挤压,或不慎碰伤,或过早切开等,可引起疔疮顶陷色黑无脓,四周皮肤暗红,肿势扩散,失去护场,以致头面、耳、项俱肿,并伴有寒战、高热、烦躁、神昏谵语、舌质红绛、苔黄糙、脉象洪数等全身症状,此乃疔毒走散,发为"走黄"之象。故该患者为疔疮走黄。

**149. C**。疔疮走黄为毒盛入血证,治宜凉血清热解毒,方用犀角地黄汤、黄连解毒汤、五味消毒饮三方合并加减。

**150. C**。疔疮走黄若出现:①神志昏糊,可加紫雪丹或安宫牛黄丸;②咳吐痰血,可加贝母、天花粉、藕节炭;③大便秘结,苔黄腻,脉滑数有力者,可加生大黄(后下)、元明粉(分冲);④呕吐口渴者,可加竹叶、生石膏(打碎);⑤阴液损伤者,可加鲜石斛、玄参、麦冬;⑥惊厥者,可加钩藤(后下)、龙齿(先煎);⑦并发黄疸者,可加生大黄(后下)、茵陈。

**151. D**。患者为产后哺乳期妇女,乳汁排出不畅,乳房局部肿胀疼痛,结块,皮色微红,伴全身症状,诊断为乳痈。乳癖好发于25~45岁女性,月经期乳房胀痛,有大小不等的结节状或片块状肿块,边界不清,质地柔韧,常为双侧性,肿块和皮肤不粘连。乳发可见乳房部皮肤焮红漫肿,疼痛较重,毛孔深陷,伴见恶寒发热、苔黄、脉数等,2~3天后皮肤湿烂,继而发黑溃腐,疼痛加重,伴见壮热口渴、舌苔黄腻、脉象弦数。乳痨初起乳房内有1个或数个结块如梅李,边界不清,皮肉相连,日久破溃,脓出稀薄,常伴有阴虚内热之证。乳核多见于20~25岁女性,肿块多发生于一侧,形如丸卵,表面坚实光滑,边界清楚,活动度好,可推移。

**152. D**。由患者症状可诊断为乳痈肝胃郁热证,治法为疏肝清胃,通乳消肿,首选瓜蒌牛蒡汤加减。五味消毒饮合透脓散为乳痈热毒炽盛证首选,四逆散为乳痈气血凝滞证首选,托里消毒散为乳痈正虚邪滞证首选。

**153. B**。题干所述症状为乳痈初起,若病程发展进入成脓期,可见患乳肿块逐渐增大,局部疼痛加重,或有雀啄样疼痛,皮色焮红,皮肤灼热。同侧腋窝淋巴结肿大压痛。至乳房红肿热痛第10天左右,肿块中央渐渐变软,按之应指有波动感。

**154. D**。乳癖肝郁痰凝证见乳房肿块随喜怒消长,伴有胸闷胁胀,善郁易怒,失眠多梦,心烦口苦,苔薄黄,脉弦滑。乳痈气血凝滞证见乳房结块质硬,微痛不热,皮色不变或暗红,日久不消；舌质正常或瘀暗，苔薄白，脉弦涩。乳痈热毒炽盛证见乳房肿痛，皮肤焮红灼热，肿块变软，有应指感，或切开排脓后引流不畅，红肿热痛不消，有“传囊”现象，壮热，舌红，苔黄腻，脉洪数。乳痈正虚邪滞证溃脓后乳房肿痛虽轻，但疮口脓水不断，脓汁清稀，愈合缓慢或形成乳漏，全身乏力，面色少华，或低热不退，饮食减少，舌淡，苔薄，脉弱无力。乳癖冲任失调证见乳房肿块月经前加重，经后缓减，伴有腰酸乏力，神疲倦怠，舌淡，苔白，脉沉细。

**155. D**。乳癖肝郁痰凝证治法为疏肝解郁，化痰散结。乳痈气血凝滞证治法为疏肝活血，温阳散结。乳痈热毒炽盛证治法为清热解毒，托里透脓。乳痈正虚邪滞证治法为益气和营，托毒生肌。乳癖冲任失调证治法为调摄冲任，和营散结。

**156. A**。乳癖肝郁痰凝证治疗首选逍遥蒌贝散。二仙汤合四物汤主治乳癖冲任失调证；四逆散主治乳痈气血凝滞证；透脓散加减主治乳痈热毒炽盛证；托里消毒散加减主治乳痈正虚邪滞证。

**157. B**。乳核血瘀痰凝证见肿块较大，坚硬木实，重坠不适，伴胸胁牵痛，烦闷急躁，或月经不调、痛经等；舌质暗红，苔薄腻，脉弦滑或弦细。乳核肝气郁结证见肿块较小，发展缓慢，不红不热，不觉疼痛，推之可移，伴胸闷、喜叹息；舌质正常，苔薄白，脉弦。乳岩脾虚胃弱证见手术或放化疗后食欲不振，神疲肢软，恶心欲呕，肢肿倦怠；舌淡，苔薄，脉细弱。乳岩冲任失调证见乳房结块坚硬；经期紊乱，素有经前期乳房胀痛，或婚后从未生育，或有多次流产史；舌淡，苔薄，脉弦细。乳岩正虚毒盛证见乳房肿块扩大，溃后愈坚，渗流血水，不痛或剧痛，精神萎靡，面色晦暗或苍白，饮食少进，心悸失眠；舌紫或有瘀斑，苔黄，脉弱无力。

**158. E**。乳核血瘀痰凝证的治法为疏肝活血，化痰散结。乳岩肝郁痰凝证的治法为疏肝解郁，化痰散结；乳岩冲任失调证的治法为调摄冲任，理气散结；乳岩正虚毒盛证的治法为调补气血，清热解毒；乳核肝气郁结证的治法为疏肝解郁，化痰散结。

**159. D**。治疗乳核血瘀痰凝证首选逍遥散合桃红四物汤加山慈菇、海藻。逍遥散主治乳核肝气郁结证；神效瓜蒌散合开郁散主治乳岩肝郁痰凝证；二仙汤合开郁散主治乳岩冲任失调证；八珍汤主治乳岩正虚毒盛证。

**160. C**。乳痈正虚邪滞证见溃脓后乳房肿痛虽轻，但疮口脓水不断，脓汁清稀，愈合缓慢或形成乳漏；全身乏力，面色少华，或低热不退，饮食减少；舌淡，苔薄，脉细。

**161. C**。乳痈正虚邪滞者当益气和营，托毒生肌。疏肝活血，温阳散结治疗乳痈气血凝滞证；清热解毒，托里透脓治疗乳痈热毒炽盛证；疏肝解郁，化痰散结治疗乳癖肝郁痰凝证；调摄冲任治疗乳癖冲任失调证。

**162. E**。乳痈正虚邪滞证首选托里消毒散。逍遥蒌贝散主治乳癖肝郁痰凝证；二仙汤合四物汤加减主治乳癖冲任失调证；瓜蒌牛蒡汤主治乳痈肝胃郁热证；透脓散加味主治乳痈热毒炽盛证。

**163. D**。患者左乳外上象限出现无痛性包块，质硬表面欠光滑，表皮呈橘皮样改变，诊断为乳岩。乳痈初起常有乳头皲裂，哺乳时感觉乳头刺痛，伴乳汁郁积或结块，乳房局部肿胀疼痛，皮色不红或微红，患乳肿块逐渐增大，局部疼痛加重，皮色焮红，皮肤灼热，同侧腋窝淋巴结肿大压痛。乳房红肿疼痛第10天左右，肿块中央渐软，按之应指有波动感，穿刺抽吸有脓液。乳癖是单侧或双侧乳房疼痛并出现肿块，肿块大小不等，形态不一，边界不清，质地不硬，活动度好。乳腺增生病表现为乳房内有多个形态不规则、多呈片块状、条索状或颗粒状结节的肿块，边界不清，与皮肤及深部组织无粘连，推之能活动，多有压痛、乳房胀痛、乳头溢液。乳核肿块多发于一侧，形如丸卵，表面坚实光滑，边界清楚，活动度好，可推移。

**164. C**。肝郁气滞,气血凝结乳络又兼脾失健运,痰湿内生,气滞痰凝结聚,则情志不舒,胸闷胁胀,苔薄,脉弦,故辨证为肝郁痰凝证。

**165. A**。治疗肝郁痰凝证,首选神效瓜蒌散合开郁散加减。二仙汤合开郁散为冲任失调证首选,八珍汤为正虚毒盛证首选,人参养荣汤为气血两亏证首选,参苓白术散为脾虚胃弱证首选。

**166. D**。乳岩冲任失调证见经期紊乱,素有经前期乳房胀痛;或婚后未育,或有多次流产史;乳房结块坚硬;舌淡,苔薄,脉弦细。乳岩气血两亏证多见于癌肿晚期或手术、放化疗后,患者形体消瘦,面色萎黄或白,头晕目眩,神倦乏力,少气懒言,术后切口皮瓣坏死糜烂,时流渗液,皮肤灰白,腐肉色暗不鲜;舌质淡,苔薄白,脉沉细。乳岩脾虚胃弱证见手术或放化疗后,食欲不振,神疲肢软,恶心欲呕,肢肿倦怠。乳岩肝郁痰凝证见情志抑郁,或性情急躁,胸闷胁胀,或伴经前乳房作胀或少腹作胀;乳房部肿块皮色不变,质硬而边界不清;苔薄,脉弦。乳岩正虚毒盛证见乳房肿块扩大,溃后愈坚,渗流血水,不痛或剧痛;精神萎靡,面色晦暗或苍白,饮食少进,心悸失眠;舌紫或有瘀斑,苔黄,脉弱无力。综上,根据患者临床表现可辨证为冲任失调证。

**167. B**。乳岩冲任失调证应调摄冲任,理气散结。乳岩肝郁痰凝证治法为疏肝解郁,化痰散结;乳岩正虚毒盛证治法为调补气血,清热解毒;乳岩气血两亏证治法为补益气血,宁心安神;乳岩脾虚胃弱证治法为健脾和胃。

**168. B**。乳岩冲任失调证首选二仙汤合开郁散。神效瓜蒌散合开郁散主治乳岩肝郁痰凝证;八珍汤主治乳岩正虚毒盛证;参苓白术散或理中汤主治乳岩脾虚胃弱证。

**169. B**。石瘿是指瘿病肿块坚硬如石者,属于恶性病变。其特点是结喉处结块,坚硬如石,高低不平,推之不移。故根据患者临床表现可辨病为石瘿。又见全身症状尚不明显;舌暗红,苔薄黄,脉弦等临床表现,可以辨证为痰瘀内结证。瘀热伤阴证可见结喉处肿块坚硬,或颈部他处发现转移性结块,声音嘶哑,形倦体瘦,舌紫暗,或见瘀斑,脉沉涩等。气阴两虚证可见神疲气短,心慌心悸,口干咽燥;舌红,少苔,脉细弱等表现。气滞痰凝证和风热痰凝证均不是石瘿的证型。

**170. A**。该患者辨病辨证为石瘿痰瘀内结证。治宜解郁化痰,活血消坚。和营养阴用于治疗石瘿瘀热伤阴证;疏风清热化痰用于治疗瘿痈风热痰凝证;理气解郁,化痰软坚用于治疗肉瘿气滞痰凝证;益气养阴,软坚散结用于治疗肉瘿气阴两虚证。

**171. E**。石瘿痰瘀内结证首选海藻玉壶汤合桃红四物汤加白花蛇舌草、三棱、莪术等。生脉散合消瘰丸主治肉瘿气阴两虚证;牛蒡解肌汤主治瘿痈风热痰凝证;柴胡疏肝汤主治瘿痈肝郁内热证;通窍活血汤合养阴清肺汤主治石瘿瘀热伤阴证。

**172. D**。患者左肩背部发现一肿块半年,边界清楚,与皮肤无粘连,脓出夹有豆渣样分泌物,可诊断为脂瘤。疖的特点是肿势局限,范围多在3cm左右,突起根浅,色红、灼热、疼痛,易脓、易溃、易敛。有头疽的特点是初起皮肤上即有粟粒样脓头,焮热红肿灼痛,迅速向深部及周围扩散,脓头相继增多,溃烂后状如莲蓬、蜂窝,范围常超过9~12cm,大者可在30cm以上。痈的特点是局部光软无头,红肿疼痛,结块范围多在6~9cm,发病迅速,易肿、易脓、易溃、易敛,或伴恶寒、发热、口渴等症状。肉瘤的特点是软似绵,肿似馒,皮色不变,不紧不宽,如肉之隆起。

**173. C**。该患者辨病为脂瘤。又见突然红肿、灼热、疼痛,甚至跳痛,化脓破溃,脓出夹有豆渣样分泌物,可伴发热;舌红,苔黄,脉数等临床表现,可辨证为痰湿化热证。治宜清热化湿,和营解毒。方用五味消毒饮合二陈汤加减。

**174. D**。将脂瘤完整手术切除,是最有效、最根本的治疗方法。

**175. D**。瘾疹的临床特点为皮肤上出现风团,色红或白,形态各异,发无定处,骤起骤退,退后不留痕迹，自觉瘙痒。湿疮皮损对称分布，多形损害，剧烈瘙痒，有渗出倾向，反复发作，易成慢性等。接触性皮炎的皮疹一般为红斑、肿胀、丘疹、水疱或大疱、糜烂、渗出等，一个时期内以某一种皮损为主。牛皮癣皮损多为圆形或多角形的扁平丘疹融合成片，剧烈瘙痒，搔抓后皮损肥厚，皮沟加深，皮嵴隆起，极易形成苔藓样变。白疕是在红斑或丘疹上堆集多层的银白色鳞屑，刮除鳞屑，露出鲜亮的薄膜，再刮除有点状出血现象。综上，患者的症状可诊断为牛皮癣。

**176. A**。患者诊断为牛皮癣。根据患者心烦急躁易怒，口苦咽干，失眠多梦，便干，舌红，脉弦数等表现可辨证为肝郁化火证，治宜疏肝理气，泻火止痒。祛风利湿，清热止痒用于风湿蕴肤证；养血润燥，息风止痒用于血虚风燥证；清热凉血，解毒消斑用于血热内蕴证；养血滋阴，润肤息风用于治疗白疕血虚风燥证。

**177. E**。治疗牛皮癣肝郁化火证，首选龙胆泻肝汤加减。消风散为风湿蕴肤证首选，萆薢渗湿汤为湿毒蕴阻证首选，犀角地黄汤为血热内蕴证首选，当归饮子为血虚风燥证首选。

**178. B**。根据该患者左侧胸肋部疼痛，局部出现皮疹，呈带状排列可辨病为蛇串疮。黄水疮是一种发于皮肤有传染性的化脓性皮肤病。其临床特点是皮损主要表现为浅在性脓疱和脓痂，有接触传染和自体接种的特性。

**179. D**。该患者辨病为蛇串疮。根据患者皮损色淡，疼痛持续，疱壁松弛；口不渴，食少腹胀，大便时溏，舌淡苔白腻，脉滑等临床表现可辨证为脾虚湿蕴证。肝经湿热证可见皮损鲜红，灼热刺痛，疱壁紧张；口苦咽干，心烦易怒，大便干燥，小便黄；舌质红，苔薄黄或黄腻，脉弦滑数。湿热浸淫证、肺胃热盛证和肝郁气滞证均不是蛇串疮的证型。

**180. B**。该患者辨病辨证为蛇串疮脾虚湿蕴证，治宜健脾利湿，解毒止痛。方用除湿胃苓汤加减。

**181. A**。Ⅱ期内痔表现为痔核较大，大便时可脱出肛外，便后自行回纳，便血或多或少。肛裂的临床特点是肛门周期性疼痛、出血、便秘。肛瘘又称肛漏，其临床特点是以局部反复流脓、疼痛、瘙痒为主要症状，并可触及或探及瘘管通向肛门或直肠。脱肛的临床特点为努挣后肠黏膜或肠管全层脱出，不出血或有少量淡红色血性黏液，常伴肛门失禁或便秘。肛门直肠脓肿主要症状为肛周持续性剧痛，受压或咳嗽时加重，行走不便，坐卧不安，全身感染症状不显，局部检查：肛旁皮肤有明显红肿，伴硬结和触痛，可有波动感。故根据患者临床表现应诊断为内痔。

**182. D**。外治疗法适用于各期内痔及术后。外敷：将药物敷于患处。具有消肿止痛、收敛止血、祛腐生肌等作用。根据不同病情可选用油膏或散剂，如九华膏、黄连膏、消痔膏（散）、五倍子散等。

**183. C**。内痔的手术疗法可包括：①注射疗法：是目前治疗内痔的常用方法；②结扎疗法。

**184. E**。肛痈主要表现为肛门周围皮肤发红、疼痛、肿胀、结块，伴有不同程度的全身症状。故根据患者肛门旁肿痛 7 天，伴发热 3 天，肿块红肿高突，有明显波动感等临床表现可辨病为肛痈。肛裂的临床特点是肛门周期性疼痛、出血、便秘。肛瘘又称肛漏，其临床特点是以局部反复流脓、疼痛、瘙痒为主要症状，并可触及或探及瘘管通向肛门或直肠。脱肛的临床特点为努挣后肠黏膜或肠管全层脱出，不出血或有少量淡红色血性黏液，常伴肛门失禁或便秘。内痔初期常以无痛性便血为主要症状，血液与大便不相混合，随着痔核增大，在排便时可脱出，若不及时回纳可形成内痔嵌顿。患者常伴有大便秘结，内痔持续脱出时有分泌物溢出，并可有肛门坠胀感。

**185. C**。该患者辨病为肛痈，根据患者肛门旁肿痛，发热 3 天，红肿高突，有明显波动感可辨证为火毒炽盛证。舌红，苔腻，脉滑数也是火毒炽盛之象。治宜清热解毒透脓。方用透脓散加减。

**186. B**。肛痈的手术方法包括：①脓肿一次切开法:适用于浅部脓肿。②一次切开挂线法:适用于高位脓肿,如骨盆直肠间隙脓肿、直肠后间隙脓肿及马蹄形脓肿等。③分次手术:适用于体质虚弱或不愿住院治疗的深部脓肿患者。

**187. B**。肛裂血热肠燥证见大便两三天一行、质干硬,便时肛门疼痛、滴血或手纸染血,裂口色红,腹部胀满,溲黄,舌偏红,脉弦数。肛裂阴虚津亏证见大便干结、数日一行,便时疼痛,点滴下血,裂口深红,苔少或无苔,脉细数。肛裂气滞血瘀证见肛门刺痛明显,便时便后尤甚,肛门紧缩、裂口色紫暗,舌紫暗,脉弦或涩。肛痈热毒蕴结证可见肛门周围突然肿痛,持续加剧,肛周红肿,触痛明显,质硬,皮肤焮热,舌红,苔薄黄,脉数。肛痈火毒炽盛证见肛周肿痛剧烈,持续数日,痛如鸡啄,难以入寐,肛周红肿,按之有波动感或穿刺有脓,舌红,苔黄,脉弦滑。

**188. B**。该患者辨病辨证为肛裂血热肠燥证。治宜清热润肠通便。肛裂阴虚津亏证治宜养阴清热润肠;肛裂气滞血瘀证治宜理气活血,润肠通便。肛痈热毒蕴结证治宜清热解毒;肛痈火毒炽盛证治宜清热解毒透脓。

**189. B**。凉血地黄汤合脾约麻仁丸是肛裂血热肠燥证的首选。润肠汤是肛裂阴虚津亏证的首选,六磨汤加红花、桃仁、赤芍是肛裂气滞血瘀证的首选,仙方活命饮、黄连解毒汤加减是肛痈热毒蕴结证的首选,透脓散是肛痈火毒炽盛证的首选。

**190. D**。直肠黏膜脱垂是指直肠黏膜、直肠全层、肛管甚至部分乙状结肠向下移位,脱出肛门处的一种疾病。本病可以发生于各年龄段,但以幼儿、经产妇及年长体弱者多见。直肠脱出肛外是直肠脱垂的主要症状。

**191. B**。直肠脱垂相当于中医学的脱肛。黏膜下注射法适应于Ⅰ、Ⅱ度脱肛,以Ⅰ度脱肛效果最好。直肠周围注射法适应于Ⅱ、Ⅲ度脱肛。手术疗法适用于Ⅱ、Ⅲ度脱肛者。

**192. E**。注射疗法适用于小儿或年老体弱不宜手术者。将芍倍注射液或消痔灵注射液注入直肠黏膜下层或直肠周围间隙内,使移位的直肠黏膜或直肠系膜与周围组织产生硬化粘连固定。其作用原理:药物刺激致炎作用→无菌性炎症→纤维化形成→粘连固定脱垂组织。

**193. B**。该患者辨病为水疝。根据患者皮肤潮湿而红热;伴小便短赤,睾丸肿痛等表现可辨证为湿热下注证,舌红,苔黄,脉滑数也是湿热下注之象。肾气亏虚证可见阴囊肿大,甚则亮如水晶,不红不热,不痛,睡卧时缩小,站立、哭叫时增大。寒湿凝聚证可见发病缓慢,阴囊肿胀逐渐加重,久则皮肤顽厚,肿胀严重时阴茎内缩,影响排尿,伴阴囊发凉潮湿、坠胀不适;腰酸乏力。瘀血阻络证多见舌紫暗或有瘀点,脉沉涩。阴虚火旺证不是水疝的证型。

**194. D**。该患者辨病辨证为水疝湿热下注证。治宜清热化湿。方用大分清饮、清解汤加减。

**195. B**。水疝的外治疗法包括:①敷药法:湿热型用金黄散,以水调敷患处。寒湿型用回阳玉龙膏,以酒蜜调敷患处。②热熨法:用小茴香、橘核各100g,研粗末炒热,装布袋内,热熨患处,每次20~30分钟,每天2~3次。此法用于婴儿水疝或继发性水疝属寒证者。

**196. A**。该患者诊断为精浊。精浊气滞血瘀证可见病程较长,少腹、会阴、睾丸、腰骶部坠胀疼痛,尿不尽;舌暗或有瘀斑,苔白或薄黄,脉沉涩。故根据患者临床表现可辨证为气滞血瘀证,舌紫暗,苔黄,脉沉涩也是气滞血瘀之象。

**197. D**。该患者辨病辨证为精浊气滞血瘀证。治宜活血祛瘀,行气止痛。方用前列腺汤加减。

**198. E**。精浊的外治疗法包括:①坐浴:取朴硝30g、野菊花15g、黄柏20g、血竭9g、苏木10g煎汤坐浴,温度不宜超过45℃,每晚1次,每次15分钟左右。亦可温水坐浴。未婚或虽婚但未生育者不宜坐浴。②肛门内用药:野菊花栓、前列安栓或解毒活血栓塞入肛门内3~4cm,每次1枚,每天1~2次。③保留灌肠:应用解毒活血、行气止痛、消肿散结的中药浓煎150mL左右，微冷后（约42℃）保留灌肠，每天1次。适用于湿热蕴结或气滞血瘀证。④针灸疗法：选肾俞、关元、膀胱俞、三阴交等穴，毫针平补平泻，每次15～30分钟，每天或隔天1次。

**199. A**。臁疮湿热下注证见小腿青筋怒张，局部发痒，红肿，疼痛，继则破溃，脓水浸淫，疮面腐暗，四周漫肿灼热，伴口渴，便秘，小便黄赤，苔黄腻，脉滑数。臁疮气虚血瘀证见病程日久，疮面苍白，肉芽色淡，周围皮色黑暗、板硬，肢体沉重，倦怠乏力，舌淡紫或有瘀斑，苔白，脉细涩无力。筋瘤劳倦伤气证见久站久行或劳累时瘤体增大，下坠不适感加重，常伴气短乏力，脘腹坠胀，腰酸，舌淡，苔薄白，脉细缓无力。筋瘤寒湿凝筋证见瘤色紫暗，喜暖，下肢轻度肿胀，伴形寒肢冷，口淡不渴，小便清长，舌淡暗，苔白腻，脉弦细。筋瘤外伤瘀滞证见青筋盘曲，状如蚯蚓，表面色青紫，患肢肿胀疼痛，舌有瘀点，脉细涩。

**200. D**。臁疮湿热下注证治法为清热利湿，和营解毒。益气活血，祛瘀生新用于治疗臁疮气虚血瘀证；补中益气，活血舒筋用于治疗筋瘤劳倦伤气证；暖肝散寒，益气通脉用于治疗筋瘤寒湿凝筋证；活血化瘀，和营消肿用于治疗筋瘤外伤瘀滞证。

**201. B**。臁疮湿热下注证首选二妙丸合五神汤加减。补阳还五汤合四妙汤加减主治臁疮气虚血瘀证。补中益气汤加减主治筋瘤劳倦伤气证；暖肝煎合当归四逆汤加减主治筋瘤寒湿凝筋证；活血散瘀汤加减主治筋瘤外伤瘀滞证。

**202. B**。患者左下肢皮色紫暗，抬高时见苍白，足背汗毛脱落，皮肤肌肉萎缩，趾甲变厚，趺阳脉搏动消失，患肢持续疼痛，可诊断为脱疽二期（营养障碍期）。血脉瘀阻，则左下肢皮色紫暗，疼痛夜间为重；舌暗红，脉沉细而涩也为血瘀之象，故辨证为血脉瘀阻证。

**203. C**。脱疽血脉瘀阻证的治法是活血化瘀，通络止痛。脱疽寒湿阻络证治宜温阳散寒，活血通络。脱疽热毒伤阴证治宜清热解毒，养阴活血。痹证痰瘀痹阻证治宜化痰行瘀，蠲痹通络。痹证风热湿痹证治宜清热通络，祛风除湿。

**204. E**。治疗脱疽血脉瘀阻证，首选桃红四物汤加减。阳和汤为脱疽寒湿阻络证首选，顾步汤为脱疽热毒伤阴证首选，白虎加桂枝汤为痹证风湿热痹首选，双合汤为痹证痰瘀痹阻证首选。

**205. D**。青蛇毒是发生于肢体浅静脉的血栓性、炎性病变。其临床表现以肢体浅静脉呈条索状突起、色赤、形如蚯蚓、硬而疼痛为特征。相当于西医学的血栓性浅静脉炎。股肿常有久卧、久坐，或外伤、手术、分娩史，局部疼痛，肿胀，压痛，将患侧足背向背侧急剧弯曲时，可引起小腿肌肉疼痛。

**206. E**。青蛇毒需要与以下疾病相鉴别：①瓜藤缠（结节性红斑）：多见于女性，与结核病、风湿病有关：皮肤结节多发生于小腿，伸、屈侧无明显区别，呈圆形、片状或斑块状，一般不溃烂；可有疼痛、发热、乏力、关节痛；血沉及免疫指标异常。②结节性脉管炎：多见于中年女性；小腿以下伸侧面而出现多发性结节，足背亦常见，可双侧发病；结节多呈小圆形，表面红肿，后期可出现色素斑、点，结节可以破溃；病程较长，反复发作，肢端动脉搏动可减弱或消失。

**207. E**。青蛇毒的预防和调护包括：①急性期患者应卧床休息，以减轻疼痛。适当抬高患肢，如下床则可穿医用弹力袜，以减轻下肢水肿。②病变早期不宜久站、久坐。③饮食宜清淡，忌食辛辣、鱼腥之品，戒烟。

**208. D**。根据患者颈部、胫前有皮疹、瘙痒1年，有苔藓化斑片可辨病为牛皮癣。牛皮癣是一种皮肤状如牛项之皮，厚而且坚的慢性瘙痒性皮肤病。其皮损多为圆形或多角形的扁平丘疹融合成片，剧烈瘙痒，搔抓后皮损肥厚，皮沟加深，皮嵴隆起，极易形成苔藓样变。

**209. D**。该患者辨病为牛皮癣，根据患者皮损色淡，状如枯木，心悸怔忡，失眠健忘，月经不调等临床表现，可辨证为血虚风燥证。肝经化火证可见心烦易怒，失眠多梦，眩晕，心悸，口苦咽干;舌边尖红,脉弦数等。风湿蕴肤证可见皮损呈暗红或淡褐色片状,粗糙肥厚,剧痒时作,夜间尤甚;舌淡红,苔薄白或白腻,脉濡缓。气滞血瘀证和痰湿凝结证均不是牛皮癣的证型。

**210. D**。该患者辨病辨证为牛皮癣血虚风燥证。治宜养血润燥,息风止痒。方用当归饮子加减。

**211. D**。梭状芽孢杆菌感染(气性坏疽)的临床特点是病情急剧恶化,皮肤、口唇变白,大量出汗,脉搏快速,体温逐步上升;患者常诉患肢沉重或疼痛,持续加重,有胀裂感;伤口有大量浆液血性渗出物自切口渗出;皮肤如大理石样,有恶臭。根据该患者的表现,考虑诊断为梭状芽孢杆菌感染。

**212. D**。梭状芽孢杆菌感染的治疗:急症清创,应用抗生素,高压氧疗法,全身支持疗法。急诊清创术前准备包括静脉注入大剂量青霉素、输血等。病变区应做广泛、多处切口,如整个肢体已广泛感染,应果断进行截肢,以挽救生命,该患者尚未达到截肢程度。

**213. A**。气性坏疽的致病菌是厌氧菌,包扎过紧可造成伤口内无氧环境,增加发生气性坏疽的概率,但若清创彻底,即使是厌氧环境,气性坏疽的发生率仍较低,故切口包扎过紧并非该患者出现气性坏疽的主要致病原因。该患者行清创缝合后出现气性坏疽,表明伤口还存在致病菌,致病主要原因应为清创不彻底,而患者有复合伤及低蛋白血症均不是导致气性坏疽的原因。未注射 TAT 可能引起破伤风,而非气性坏疽。

**214. B**。我国一般烧伤面积的估算采用九分法:头颈部皮肤面积占皮肤总面积的9%(9%×1)(头部、面部、颈部各占3%);双上肢占18%(9%×2)(双上臂7%,双前臂6%,双手5%);躯干前后包括会阴占27%(9%×3)(前躯13%,后躯13%,会阴1%);双下肢(含臀部)占46%(双臀5%,双大腿21%,双小腿13%,双足7%),女性双足和臀各占6%。该患者烧伤总面积估计为(9%×1)+(9%×3)+(9%×2)=6×9%=54%。

**215. B**。Ⅲ度烧伤指创面无水泡,痛觉消失,无弹性,干燥如皮革样或呈蜡黄,焦黄,甚至焦痂,痂下水肿。该患者双上肢属于Ⅲ度烧伤,头颈部及躯干部属于浅Ⅱ度烧伤。即Ⅲ度烧伤面积为9%×2=18%。

**216. D**。对深度烧伤创面,应及早采用手术治疗,包括切痂(切除烧伤组织达深筋膜平面)、削痂(削除坏死组织至健康平面)、剥痂(手术予以成片剥离,颜面、会阴等部位),并立即植皮。Ⅲ度烧伤一般均需切除焦痂植皮,在争取复苏平稳后,据情尽早切痂。

**217. B**。乳腺癌早期表现为患侧乳房出现无痛性、单发小肿块,淋巴转移最初多见于患侧腋窝,肿大的淋巴结少数散在,质硬、无痛且可被推动。根据该患者的表现,疑为乳腺癌。虽然乳腺癌的病因尚不清楚,但是与结婚年龄、生育史、月经史、家族中有乳腺癌病史等有关,与 EB 病毒感染史无关。

**218. C**。TNM 临床分期:①0 期,$TisN_0M_0$;②Ⅰ期,$T_1N_0M_0$;③Ⅱ期,$T_{0\sim1}N_1M_0$,$T_2N_{0\sim1}M_0$,$T_3N_0M_0$;④Ⅲ期,$T_{0\sim2}N_2M_0$,$T_3N_{1\sim2}M_0$,$T_4$任何$NM_0$,任何$TN_3M_0$;⑤Ⅳ期,包括$M_1$的任何 TN。$T_2N_1M_0$按 TNM 分期法,属于Ⅱ期。

**219. B**。粒子加速器治疗属于放射治疗的一种,肿瘤的放射敏感性是肿瘤放射治疗的基础。一般将肿瘤放射敏感性分为放射敏感、中度敏感和放射抗拒性肿瘤 3 种类型。乳腺癌属中度放射敏感肿瘤。

**220. D**。肝脓肿的典型症状是寒战、高热、肝区疼痛和肝大。伴恶心、呕吐、食欲缺乏和周身乏力。肝区钝痛或胀痛多属持续性,有的可伴右肩牵涉痛,右下胸及肝区叩击痛,肿大的肝有压痛。白细胞计数及中性粒细胞可明显增加,可见胆红素升高,血液细菌培养可阳性。该患者急性阑尾炎未愈,结合患者的表现,考虑细菌经血行感染肺部,引起血源性肝脓肿。

**221. B**。血源性肝脓肿,应积极治疗原发感染灶，同时处理肝脓肿。患者抗感染治疗无效，此时应该是立即切开引流。

**222. B**。此患者为血源性肝脓肿急性期，此时行阑尾切除，可能会导致感染播散，除非出现化脓穿孔。

**223. C**。黄水疮好发于头面、四肢等暴露部位，也可蔓延全身。皮损初起为红斑，或为水疱，约黄豆、豌豆大小，经1～2天后，水疱变为脓疱，界限分明，四周有轻度红晕，疱壁极薄，内含透明液体，逐渐变成混浊。故根据患者面部皮疹，可见散在红斑、水疱、糜烂、渗流黄水等表现可辨病为黄水疮。风热疮是一种斑疹色红如玫瑰、脱屑如糠秕的急性自限性皮肤病。其临床特点是初发时多在躯干部先出现玫瑰红色母斑，其长轴与皮纹一致，上有糠秕样鳞屑，继则分批出现较多、形态相仿而较小的子斑。蛇串疮又叫蜘蛛疮，其临床特点是皮肤上出现红斑、小丘疹、水疱或丘疱疹，累累如串珠，排列成带状，沿一侧周围神经分布区出现，局部刺痛或伴同侧附近臀核。

**224. A**。该患者辨病为黄水疮。根据患者伴有口干，大便干，小便黄，舌红，苔黄腻，脉滑数等表现可辨证为暑湿热蕴证。黄水疮脾虚湿滞证可见皮疹少而脓疱稀疏，色淡黄或淡白，四周红晕不显，破后糜烂面淡红；多伴食少，面白无华，大便溏薄；舌淡，苔薄微腻，脉濡细。肝经郁热证、肺胃热盛证和热毒蕴结证均不是黄水疮的证型。

**225. E**。该患者辨病辨证为黄水疮暑湿热蕴证。治宜清暑利湿解毒，方用清暑汤加减。

**226. E**。白疕是一种以红斑、丘疹、鳞屑损害为主要表现的慢性复发性炎症性皮肤病。其临床特点是红斑基础上覆盖多层银白色鳞屑，刮去鳞屑有薄膜及露水珠样出血点。初发病例季节性明显，多冬重夏轻，但部分患者可相反，数年之后则季节性不明显。故根据患者入冬后全身皮疹逐渐增多，层层鳞屑，刮去鳞屑有点状出血等表现可诊断为白疕。

**227. E**。该患者辨病为白疕。根据患者皮疹呈点滴状，颜色鲜红，发展迅速，瘙痒剧烈，口干舌燥，咽喉疼痛，大便干燥，小便短赤，舌质红，舌苔薄黄，脉弦滑等临床表现可辨证为血热内蕴证。血虚风燥证可见舌质淡红，苔少，脉沉细。气血瘀滞证可见皮疹多呈斑块状，鳞屑较厚，颜色暗红；舌质紫暗有瘀点、瘀斑，脉涩或细缓。火毒炽盛证可见全身皮肤潮红、肿胀，大量脱皮，或有密集小脓疱，伴局部灼热痒痛；壮热畏寒，头身疼痛，口渴欲饮，便干溲赤；舌质红绛，苔黄腻，脉弦滑数。湿毒蕴积证可见红斑糜烂有渗出，痂屑黏厚，瘙痒剧烈，或伴关节酸痛、肿胀，下肢沉重，舌质红，苔黄腻，脉滑。

**228. B**。该患者辨病辨证为白疕血热内蕴证。治宜清热凉血，解毒消斑。方用犀角地黄汤加减。

**229. B**。丹毒是患部皮肤突然发红成片、色如涂丹的急性感染性疾病。本病多发于小腿、颜面部。发病急骤，初起往往先有恶寒发热、便秘溲赤、苔薄白或薄黄、舌质红、脉洪数或滑数等全身症状。继则局部皮肤见小片红斑，迅速蔓延成大片鲜红斑，边界清楚，略高出皮肤表面，压之皮肤红色减退，放手后立即恢复。故根据患者右小腿前外侧大片红肿色鲜，边界清楚，扪之灼手，压痛明显，压之退色等临床表现，可辨病为丹毒。股肿多发生在左下肢。本病多见于肢体外伤、骨折、长期卧床、产后、肿瘤和其他血管疾病及各种手术、血管内导管术后。发病较急，主要表现为单侧下肢突发性广泛性粗肿、胀痛，行走不利，可伴低热。后期可出现浅静脉扩张、曲张，肢体轻度浮肿，小腿色素沉着、皮炎、臁疮等。

**230. E**。本病为丹毒，根据患者右小腿前外侧大片红肿色鲜，压痛明显，舌红，苔黄腻，脉滑数等临床表现可辨证为湿热毒蕴证。治宜利湿清热解毒。方用五神汤合萆薢渗湿汤加减。

**231. E**。丹毒的外治疗法包括：①外敷法：用玉露散或金黄散，以冷开水或鲜丝瓜叶捣汁或金银花露调敷。或用鲜荷花叶、鲜蒲公英、鲜地丁全草、鲜马齿苋、鲜冬青树叶等捣烂湿敷。②砭镰法。

**232. B**。丹毒发无定处,根据其发病部位的不同又有不同的病名。如生于躯干部者,称内发丹毒;发于头面部者,称抱头火丹;发于小腿足部者,称流火;新生儿多生于臀部,称赤游丹毒。流痰是一种发于骨与关节部位的感染性疾病,因其脓液可流窜于病变附近或较远的组织部位形成脓肿,脓液稀薄如痰,故名流痰。不属于丹毒的分型。

**233. A**。丹毒的预防和调护可包括:①患者应卧床休息,多饮水,床边隔离。②流火患者应抬高患肢30°~40°。③有肌肤破损者应及时治疗,以免感染毒邪而发病。因脚湿气导致下肢复发性丹毒患者应彻底治愈脚湿气,可减少复发。

**234. D**。炎性乳岩临床少见。本病多发于青年妇女,半数发生在妊娠或哺乳期。起病急骤,乳房迅速增大,皮肤肿胀,色红或紫红,发热,但无明显的肿块。转移甚广,对侧乳房往往不久即被侵及,并很早出现腋窝部、锁骨上淋巴结肿大。故根据患者哺乳期,左侧乳房肿块迅速发展到全乳房,整个乳房发硬,有明显压痛,未触及局限性肿块和波动感,左腋窝可触及肿大淋巴结等临床表现,可辨病为炎性乳岩。

**235. A**。该患者乳房肿块,已明显触及腋窝淋巴结肿大,进一步确诊需切除病理送检。病理检查是乳腺癌的最终确诊依据。

**236. A**。手术仍是乳腺癌治疗的首选方法,近年来手术范围渐趋缩小,辅助采用化疗、放疗可进一步提高疗效。正确掌握适应证、合理治疗依然十分重要。

**237. E**。患者放化疗后出现食欲不振,神疲肢软,恶心欲呕等症,此为脾虚胃弱证,治宜健脾和胃。方用参苓白术散或理中汤加减。

**238. B**。该患者辨病为炎性乳岩,又见经期紊乱,素有经前期乳房胀痛,有多次流产史等表现,此为冲任失调证,治宜调摄冲任,理气散结。方用二仙汤合开郁散加减。

**239. D**。血瘤呈半球形或扁平状隆起。界限清楚,质软如海绵,表面色红或紫红色,压之可退,抬手复原。擦破则出血难止。故根据患者肿块呈半球形隆起,质地柔软,状如海绵,皮色紫红,按压肿块可缩小等临床表现可辨病为血瘤。

**240. B**。该患者辨病为血瘤。又伴有心烦易怒,咽干口苦,舌质红,苔微黄,脉弦数等临床表现,可辨证为肝经火旺证。治宜清肝泻火解毒。方用丹栀逍遥散合清肝芦荟丸加减。

**241. A**。该患者辨病辨证为血瘤肝经火旺证。治宜清肝泻火解毒。方用丹栀逍遥散合清肝芦荟丸加减。

**242. E**。血瘤瘤体局限者可行手术切除,适用于较大的血管瘤或内脏血管瘤。对小面积毛细血管瘤及海绵状血管瘤可用五妙水仙膏外搽;清凉膏合藤黄膏外敷,包扎固定,每天换药1次,以促其消散。

**243. E**。血瘤好发于下肢,质地柔软易出血,无疼痛,伴有纳呆便溏,舌质淡,苔白腻,脉细者,可辨证为脾失统血证。治宜健脾化湿解毒。方用顺气归脾丸加减。

**244. C**。根据患者自觉左侧胸背作痛,局部出现成簇水疱,呈带状排列等表现可辨病为蛇串疮。蛇串疮是一种皮肤上出现成簇水疱,多呈带状分布,痛如火燎的急性疱疹性皮肤病。其临床特点是皮肤上出现红斑、小丘疹、水疱或丘疱疹,累累如串珠,排列成带状,沿一侧周围神经分布区出现,局部刺痛或伴同侧附近臖核。

**245. A**。该患者辨病为蛇串疮。又可见皮损鲜红,灼热刺痛,伴有口苦咽干,便干,溲干,舌红,苔薄黄,脉弦滑可辨证为肝经湿热证。脾虚湿蕴证可见皮损色淡,疼痛持续,疱壁松弛;口不渴,食少腹胀,大便时溏;舌淡或正常,苔白或白腻,脉沉缓或滑。气滞血瘀证可见皮疹减轻或消退后局部疼痛不止,放射到附近部位,痛不可忍,坐卧不安,重者可持续数月或更长时间;舌暗,苔白,脉弦细。风热血燥证和湿热血瘀证不是蛇串疮的证型。

**246. B**。该患者辨病辨证为蛇串疮肝经湿热证，治宜清热解毒，利湿止痛。方用龙胆泻肝汤加减。

**247. A**。蛇串疮外治疗法：①初起用浓茶水调二味拔毒散外涂；或外敷玉露膏；或外搽双柏散、三黄洗剂、清凉乳剂（麻油加饱和石灰水上清液充分搅拌成乳状），每天 3 次；或鲜马齿苋、野菊花叶、玉簪花叶捣烂外敷。②水疱破后用黄连膏、四黄膏或青黛膏外涂。③若水疱不破或水疱较大者，可用三棱针或消毒空针刺破，吸尽疱液或使疱液流出，以减轻胀痛不适感。

**248. D**。皮损完全消退，但局部疼痛不止，舌质暗红苔白，脉弦可辨证为气滞血瘀证，治宜理气活血，通络止痛。方用桃红四物汤加减。

**249. C**。Ⅲ度脱垂：直肠及部分乙状结肠脱出，长达 10cm 以上，呈圆柱形，触之很厚，肛门松弛无力。故根据患者便时肛门有肿物脱出，圆柱状，长约 10cm 可诊断为Ⅲ度直肠脱垂。Ⅰ度脱垂：为直肠黏膜脱出，脱出物淡红色，长 3 ~ 5cm，触之柔软，无弹性，不易出血，便后可自行回纳。Ⅱ度脱垂：为直肠全层脱出，脱出物长 5 ~ 10cm，呈圆锥状，淡红色，表面为环状而有层次的黏膜皱襞，触之较厚，有弹性，肛门松弛，便后有时需用手回复。内痔脱出呈颗粒状，如枣形。内痔嵌顿指痔核脱出，不能及时回纳，嵌顿于外，因充血、水肿和血栓形成，以致肿痛、糜烂和坏死。

**250. A**。脱肛湿热下注证以肛内肿物脱出，色紫暗或深红，甚则表面部分溃破，糜烂，肛门坠痛，肛门指检有灼热感，舌质红，舌苔黄腻，脉弦数为主要表现。故根据患者肿物表面溃破，糜烂，伴肛门坠痛，肛内指检有灼热感，舌红，苔黄腻，脉弦数等临床表现可辨证为湿热下注证。脱肛脾虚气陷证可见：便时肛门肿物脱出，轻重程度不一，色淡红；伴有肛门坠胀，大便带血，神疲乏力，食欲不振，甚则头昏耳鸣，腰膝酸软；舌淡，苔薄白，脉弱。气滞血瘀型、湿热中阻型和火毒蕴结型均不是脱肛的证型。

**251. B**。黏膜下注射法适应于Ⅰ、Ⅱ度脱肛，以Ⅰ度脱肛效果最好。直肠周围注射法适应于Ⅱ、Ⅲ度脱肛。手术疗法适用于Ⅱ、Ⅲ度脱肛者。

**252. A**。该患者辨病辨证为脱肛湿热下注证。治宜清热利湿。方用萆薢渗湿汤或葛根芩连汤加减。

**253. E**。脱肛外治疗法包括：①熏洗：脱肛日久，肛门周围潮湿瘙痒者，可用苦参汤先熏后洗以除湿止痒；如脱出肿胀，甚则表面溃破、糜烂，伴肛门坠痛，可用苦参汤加石榴皮、枯矾、五倍子煎水熏洗。②外敷：对脱出物可外敷五倍子散或马勃散以收敛固涩。针灸疗法：体针及电针取长强、百会、足三里、承山、八髎穴；也可在肛门外括约肌部位用梅花针点刺。

**254. D**。该患者诊断为前列腺炎，相当于中医学的精浊。肝气郁结，疏泄失职，则可见情志抑郁，善太息；肝可以调畅精神情志，若肝气郁结，可见情绪抑郁、闷闷不乐，症状随情绪波动加重，舌淡红，苔薄白，脉弦也是肝气郁结之象，故该病的病因病机为肝气郁结。

**255. A**。该患者辨病辨证为精浊肝气郁结证，治宜疏肝解郁，理气止痛。滋阴降火是精浊阴虚火旺证的治法。活血祛瘀，行气止痛是精浊气滞血瘀证的治法。

**256. E**。该患者辨病辨证为精浊肝气郁结证。治宜疏肝解郁，理气止痛。方用柴胡疏肝散加减。精浊阴虚火旺证选用知柏地黄丸，精浊气滞血瘀证选用前列腺汤。

**257. A**。根据患者腰膝酸冷，阳痿，早泄，形寒肢冷，舌淡胖边有齿痕，苔白，脉沉细等临床表现可辨证为肾阳虚损证。治宜补肾助阳。方用右归丸或济生肾气丸加减。

**258. E**。精浊的预防和调护：①急性前列腺炎应卧床休息，禁忌前列腺按摩。②前列腺按摩时用力不宜过大，按摩时间不宜过长，也不宜过于频繁，以每周 1 次为宜。③禁烟酒，忌过食肥甘及辛辣炙煿。④生活规律，劳逸结合，避免频繁的性冲动，不要久坐或骑车时间过长。⑤调节情志，保持乐观情绪，树立战胜疾病的信心。

**259. A**。根据患者左下肢剧痛，左足第四、第五趾色紫黑溃破腐烂，疼痛异常，彻夜难眠，伴发热，口干，纳差，便秘溲赤等临床表现可辨病辨证为脱疽湿热毒盛证。血脉瘀阻证可见舌暗红或有瘀斑，苔薄白，脉弦涩。气阴两虚证可见舌淡尖红，少苔，脉细无力。

**260. D**。该患者辨病辨证为脱疽湿热毒盛证。治宜清热利湿，解毒活血。方用四妙勇安汤加减。

**261. B**。该患者辨病辨证为脱疽湿热毒盛证。治宜清热利湿，解毒活血。方用四妙勇安汤加减。

**262. D**。脱疽应与以下疾病相鉴别：①血栓闭塞性脉管炎；②动脉硬化性闭塞症；③糖尿病足；④雷诺综合征(肢端动脉痉挛症)：雷诺综合征因寒冷和精神刺激双手出现发凉苍白，继而紫绀、潮红，最后恢复正常的三色变化。多与免疫功能缺陷有关。多有寒冷、情绪波动及其他诱发因素。本病多见于青年女性，上肢较下肢多见，好发于双手，患肢动脉搏动正常，一般不出现肢体坏疽。

**263. E**。脱疽的外治疗法包括：①未溃：重在保护，避免刺激，防止坏死。亦可用活血止痛散煎水熏洗，每天1次。②已溃：对于干性坏疽，应消毒后包扎，预防继发感染，限期手术治疗。感染创面可做湿敷处理。溃疡面积较大，坏死组织难以脱落者，可先用油膏(如湿润烧伤膏等)液化清除创面坏死组织；难以液化者，采取蚕食清创方法，逐步清除。彻底的清创术宜待炎症消退后施行。③坏死组织切除术：待坏死组织与正常组织分界清楚，近端炎症控制后，可行坏死组织切除术，骨断面宜略短于软组织断面。术后每日局部换药治疗，愈合时间较长。④趾(指)切除缝合术：坏死组织与健康组织分界清楚，且近端炎症控制，血运改善时，可取分界近端切口，行趾(指)切除缝合术或半足切除缝合术。⑤截肢术：严重的肢体坏疽(2～3级坏疽)，无法保留肢体或伴有无法控制的感染者，根据患肢血运情况可行膝下或膝上截肢术。

**264. C**。破伤风是指皮肉破伤，风毒之邪乘虚侵入而引起的以全身或局部肌肉强直性痉挛和阵发性抽搐为特征的急性疾病。故根据患者右足底被铁锈钉刺伤10天，出现苦笑面容，角弓反张，每次发作数秒钟。当声响及触碰患者时均可诱发以上症状等临床表现可诊断为破伤风。化脓性脑膜炎一般无咀嚼肌痉挛，无阵发性抽搐。患者常有高热、剧烈头痛、喷射性呕吐、嗜睡等。脑脊液检查有压力增高、白细胞总数增多等。狂犬病有被疯狗、猫咬伤史。

**265. E**。破伤风是由破伤风杆菌从伤口侵入人体而致病的。破伤风杆菌是一种革兰阳性厌氧性梭状芽孢杆菌，广泛存在于土壤和人畜的粪便中。其感染方式为芽孢侵入伤口，其感染的重要条件是伤口的形成。在缺氧环境中，破伤风杆菌的芽孢发育为增殖体，迅速繁殖并产生大量外毒素，主要是痉挛毒素，导致一系列临床症状和体征。

**266. A**。正确处理伤口：特别是污染较严重的或较深的创口要早期彻底清创，去除坏死组织和异物；对可疑感染的伤口须通畅引流，不缝合，用3%过氧化氢溶液或高锰酸钾溶液冲洗伤口，这是预防该病发生的关键。

**267. A**。破伤风杆菌感染后，潜伏期通常为7～8天，也可短至24小时或长达数月、数年。潜伏期短者，预后越差。约90%的患者在受伤后2周内发病。

**268. E**。破伤风的常见并发症可见：①肺部并发症：肺炎和肺不张最为常见，多由于喉头痉挛、呼吸不畅、支气管内分泌物坠积、长期卧床所致。②窒息：呼吸肌突然完全痉挛和喉头痉挛所致。③酸中毒：由于长期喉头痉挛，呼吸不畅所引起。开始是呼吸性酸中毒，而后患者陷入严重的缺氧状态，糖类、脂肪发生缺氧性代谢分解不全，大量乳酸和丙酮聚集，从而造成代谢性酸中毒。

**269. E**。破伤风由经皮肤或黏膜侵入人体的破伤风杆菌(革兰阳性厌氧性芽孢梭菌)分泌的神经毒素引起，常见于钉子或针造成的穿刺伤。典型症状是肌肉阵发性强烈痉挛，通常最先出现咀嚼不便、张口困难，患者可有苦笑面容、颈项强直、角弓反张、屈膝、弯肘、半握拳等痉挛状态。任何轻微的刺激，均可诱发全身肌群强烈的阵发性痉挛。根据患者的表现结合铁锈钉刺伤史，可知患者是革兰阳性厌氧芽孢杆菌感染引起的破伤风。

**270. E**。破伤风最先受影响的是咀嚼肌，病情进一步加重，依次影响面部表情肌、颈项肌、背腹肌、四肢肌、膈肌和肋间肌。

**271. A**。破伤风前驱期表现为全身乏力、头晕、头痛、咀嚼无力、张口不便、烦躁不安、打哈欠，局部肌肉发紧、酸痛、反射亢进等。以张口不便为主要特征。发作期出现咀嚼不便、张口困难，甚至牙关紧闭。

**272. A**。破伤风杆菌只在伤口局部繁殖，不进入血液循环，只是其分泌的痉挛毒素引起临床症状和体征，因此破伤风是毒血症。菌血症、败血症、脓血症、脓毒血症的循环血液中均有细菌存在，血细培养阳性，而破伤风血液培养阴性。

**273. D**。破伤风患者死亡的主要原因为窒息、心力衰竭或肺部并发症。破伤风在肌肉紧张性收缩(肌强直、发硬)的基础上，呈阵发性强烈痉挛，呼吸肌和膈肌受影响时表现为呼吸困难，甚至呼吸暂停。持续的呼吸肌痉挛会导致患者窒息。

**274. E**。目前确定乳腺肿块性质最可靠的方法是活组织病理检查，通过穿刺或肿块完整切除取得病理标本，观察细胞形态及局部组织结构从而明确肿块性质。

**275. A**。乳腺癌早期表现为患侧乳房出现无痛性、单发小肿块，患者常在无意中发现。肿块多位于乳房外上象限，质硬、表面不光滑，与周围组织分界不清，在乳房内不易被推动。乳腺纤维腺瘤主要表现为乳房外上象限的表面光滑，实性，有弹性，与周围组织分界清楚的肿块。乳管内乳头状瘤主要表现为乳头无痛性血性溢液。乳腺结核主要表现为乳房内一个或数个结节，无触痛，与周围组织分界不清。乳腺炎主要表现为乳房疼痛，局部红、肿、热、痛，并有寒战、高热、脉快等感染中毒症状。根据该患者的表现，考虑最可能的诊断是乳腺癌。

**276. A**。乳腺癌好发于外上象限，扪诊时应重点检查。

**277. C**。根据 TNM 分期法，$T_1$：癌瘤长径≤2cm；$N_0$：同侧腋窝无肿大淋巴结；$M_0$：无远处转移。该患者肿物 1.5cm×1.0cm，无肿大淋巴结，也无远处转移，应属于 $T_1N_0M_0$。

**278. B**。对早期乳腺癌患者，手术治疗是首选。全身情况差、主要脏器有严重疾病、年老体弱不能耐受手术者属手术禁忌。

**279. D**。阑尾的体表投影约在右髂前上棘与脐连线的中外 1/3 交界处，称为麦氏点。

**280. C**。化脓性阑尾炎的主要症状是右下腹有局限性压痛，即在阑尾体表投射点压痛比较明显，同时可伴有体温升高、白细胞明显升高。此外，还可有腹膜刺激征表现，如反跳痛、腹肌紧张、肠鸣音减弱或消失等，或有恶心、呕吐等消化道症状发生，炎症刺激直肠和膀胱，还可引起腹泻。根据该患者的表现，考虑最可能的诊断是急性化脓性阑尾炎。

**281. B**。一旦确诊，绝大多数急性阑尾炎应早期手术治疗。本例诊断为急性化脓性阑尾炎，症状较重，已不能进行保守治疗，此时最佳的治疗是手术。补液也需要进行但不是最重要的治疗方法。

**282. A**。急性阑尾炎时阑尾静脉中的感染性血栓，沿肠系膜上静脉至门静脉，导致门静脉炎症。临床表现有肝肿大和压痛、黄疸、畏寒、高热等。如病情加重会产生感染性休克和败血症，治疗延误可发展为细菌性肝脓肿。

**283. E**。切口感染是阑尾切除术后最常见的并发症，多见于化脓性或穿孔性阑尾炎。

**284. D**。尖锐湿疣以外阴瘙痒，灼痛或性交后疼痛为主要表现。病灶初为散在或呈簇状增生的粉色或白色小乳头状疣,细而柔软指样突起。病灶增大后融合呈鸡冠状、菜花状或桑葚状。病变多发生在性交易受损部位。过早性生活、多个性伴侣等是发病的高危因素。根据该患者的表现,考虑诊断为尖锐湿疣。

**285. B**。组织学检查和 HPV DNA 检测为确诊尖锐湿疣的金标准。

**286. A**。尖锐湿疣是由人乳头瘤病毒(HPV)感染生殖器官及附近表皮引起的鳞状上皮疣状增生病变。

**287. B**。尖锐湿疣镜下观表皮角质层轻度增厚,细胞角化不全,棘层肥厚,有乳头状瘤样增生,上皮脚延长,偶见核分裂象。表皮浅部的细胞出现胞质空泡化(挖空细胞),这种空泡化细胞较正常细胞大,胞质透明,核大,不规则。挖空细胞的出现有助于尖锐湿疣的诊断。

**288. E**。尖锐湿疣的治疗原则以局部去除疣体为主,尽可能消除疣体周围亚临床感染和潜伏感染,减少复发。①物理治疗:如激光、冷冻、电灼、微波等;②光动力治疗;③外用药物及抗病毒和提高免疫功能药物。

**289. B**。有头疽是发生于肌肤间的急性化脓性疾病。其临床特点是初起皮肤上即有粟粒样脓头,焮热红肿胀痛,迅速向深部及周围扩散,脓头相继增多,溃烂后状如莲蓬、蜂窝,范围常超过9cm,大者可在30cm以上。本病好发于项后、背部等皮肤厚韧之处,多见于中老年人及消渴病患者。根据患者46岁,腰背部结块肿痛,脓头相继增多,红肿结块约10cm×10cm,边界清楚,中央高起,有7~8枚脓头,脓出稠厚等临床表现可辨病为有头疽。

**290. CF**。本病辨病为有头疽,根据患者腰背部正中结块红肿疼痛,脓头相继增多,脓出稠厚,便秘溲赤,舌红苔黄腻,脉数等临床表现可辨证为火毒凝结证,治宜清热泻火,和营托毒。方用黄连解毒汤合仙方活命饮加减。

**291. D**。有头疽好发于项后、背部等皮肤厚韧之处,多见于中老年人及消渴病患者,并容易发生内陷。走黄一般以颜面部疔疮合并走黄者最为多见。

**292. A**。有头疽阴虚火炽证的证候可见肿势平塌,根脚散漫。皮色紫滞,脓腐难化,脓水稀少或带血水,疼痛明显;伴发热烦躁。口干唇燥,饮食少思,大便秘结,小便短赤;舌质红,苔黄少津,脉细弦数。故根据患者临床表现,此时可辨证为阴虚火炽证。治宜滋阴生津,清热托毒。方用竹叶黄芪汤加减。

**293. ACDEF**。收口期疮面脓腐已净,新肉渐生,以生肌散掺疮口,外敷白玉膏。若疮口有空腔,皮肤与新肉一时不能黏合者,可用垫棉法加压包扎。

**294. D**。瘰疬是一种发生于颈部的慢性感染性疾病。其临床特点:好发于颈部及耳后,起病缓慢,初起时结核如豆,不红不痛,逐渐增大,融合成串,溃后脓水清稀,夹有败絮样物,此愈彼溃,经久难愈,形成窦道,愈后形成凹陷性疤痕。失荣是发于颈部及耳之前后的岩肿,本病相当于西医学的颈部淋巴结转移癌和原发性恶性肿瘤。肉瘿的临床特点是颈前喉结一侧或两侧结块,柔韧而圆,如肉之团,随吞咽动作而上下移动,发展缓慢。本病好发于中青年女性。发颐是热病后余毒结于颐颌间引起的急性化脓性疾病。其临床特点是常发生于热病后期,多一侧发病,颐颌部肿胀疼痛,张口受限,全身症状明显,重者可发生内陷。故根据患者临床表现,可辨病为瘰疬。

**295. AG**。本病辨病为瘰疬。患者是瘰疬初期阶段,肿块坚实;无明显全身症状,舌淡,苔薄腻,脉弦滑。故可辨证为气滞痰凝证。治宜疏肝理气,化痰散结。方用逍遥散合二陈汤加减。

**296. CFG**。瘰疬的外治疗法:①初期:局部肿块外敷冲和膏或用阳和解凝膏掺黑退消。②中期:潜行性穿刺抽脓、冲洗;或切开引流。③后期:溃疡疮面外用七三丹或八二丹,红油膏或冲和膏外敷。腐脱新生时,外用生肌玉红膏纱条;腐肉已尽,新肉鲜红时,用生肌散或白玉膏。形成空腔,皮肉不能黏合时,采用垫棉法;出现窦道时用药线引流,或扩创手术。

**297. B**。若出现肿块变软,皮色转暗(提示有脓肿形成),则应采取大切口切开排脓术。小切口切开排脓术适用于浅表小脓肿。手术切除术适用于较大、较深、有压迫症状或疑有恶变者。银丝贯穿法适用于小而深的脓肿。穿刺抽吸法适用于浅表小脓肿。

**298. D**。平胬丹适用于疮面胬肉突出者,掺药其上能使胬肉平复。白降丹,适用于溃疡疮口太小,脓腐难去者,可用桑皮纸或丝绵纸做成裹药,插于疮口,使疮口开大,脓腐易出。黑虎丹多用于痈、疽、瘰疬、流痰等溃后脓腐不净者。九黄丹用于一切痈疽已溃,脓流不畅,肿胀疼痛者。七三丹有提脓祛腐的作用,可用于流痰、附骨疽、瘰疬、有头疽等。故患者此时外用应选平胬丹。月白珍珠散适用于腐肉脱而未尽,新肉不生,久不收口者,有清热解毒、祛腐生肌之功。

**299. A**。乳核好发于20~25岁青年妇女,乳中结核,形如丸卵,边界清楚,表面光滑,推之活动,与周围组织无粘连。故根据患者的临床表现可辨病为乳核。超声检查可见肿块边界清楚和完整,有一层光滑的包膜,内部回声分布均匀,后方回声多数增强。因此,对该患者做出诊断可首选B超检查。病理检查是乳腺癌的最终确诊的依据。

**300. BG**。乳核:肿块多发生在乳房外上象限,多为单发,亦可同时或相继在一侧或双侧乳房出现多个肿块,呈圆形或椭圆形,表面光滑,边界清楚,质地坚硬,可推动,与皮肤和深部组织不粘连。生长较缓慢,妊娠期可迅速增大。腋窝淋巴结不肿大。乳核相当于西医学的乳腺纤维腺瘤。乳痨多有阴虚内热之象。乳痈的乳房结块,多有红肿热痛的表现。乳疬好发于50~70岁的中老年男性,10岁以下的女孩,13~17岁的男孩。乳癖的乳房肿块多大小不等,形态不一,边界不清,质地不硬,活动度好。故根据患者的临床表现可诊断为乳核。乳漏的临床特点是疮口脓水淋漓,或杂有乳汁或豆腐渣样分泌物,经久不愈。

**301. BG**。该患者辨病为乳核,主要需要与乳岩、乳癖相鉴别。①乳岩:多发于40~60岁妇女,乳房肿块质地坚硬如石,表面高低不平,边界不清,活动度差,常与皮肤及周围组织粘连,皮肤可呈橘皮样改变,患侧淋巴结可肿大。必要时行活组织检查进行鉴别。②乳癖常为双侧乳房多发肿块,肿块大小不等,可为片块状、条索状、结节状或颗粒状,边界欠清,质地软或硬韧,多伴有胀痛感或触痛,且在月经期前加重、经后减轻。

**302. C**。对单发乳核的治疗以手术切除为宜,对多发或复发性乳核可用中药治疗,以达到控制肿瘤生长、减少复发,甚至消除肿块的作用。由题干可知,该患者为单发乳核,宜手术切除。

**303. BCEF**。乳核肿块常单个发生,或可见多个在单侧或双侧乳房内同时或先后出现。肿块形状呈圆形或椭圆形,大小不一,边界清楚,质地坚实,表面光滑,与周围组织无粘连,活动度大,触诊常有滑脱感。肿块一般无疼痛感,少数可有轻微胀痛,但与月经无关。一般生长缓慢,妊娠期可迅速增大。乳岩乳房肿块质地坚硬如石,表面高低不平,边界不清,活动度差,常与皮肤及周围组织粘连。乳癖的乳房肿块多伴有胀痛感或触痛,且与月经周期变化相关,在月经期前加重、经后减轻。

**304. EG**。根据患者右侧胸背部起疹5天,局部有集簇小水疱,呈带状分布可辨病为蛇串疮。蛇串疮相当于西医学的带状疱疹。湿疮根据皮损形态不同,名称各异。如浸淫全身、滋水较多者,称为浸淫疮,《医宗金鉴·外科心法要诀》中记载:"浸淫疮……此证初生如疥,搔痒无时,蔓延不止,抓津黄水,浸淫成片,由心火、脾湿受风而成。"天疱疮又称黄水疮,黄水疮是一种发于皮肤有传染性的化脓性皮肤病。其临床特点是皮损主要表现为浅在性脓疱和脓痂,有接触传染和自体接种的特性。热疮是高热过程中或发热后在皮肤黏膜交界处所发生的急性疱疹性皮肤病。其临床特点是皮损为成群的水疱,有的互相融合,自觉灼热痒痛,多在1周后痊愈,一般无全身症状,但易于复发。尖锐湿疣是由人类乳头瘤病毒所引起的一种病毒性赘生物。漆疮(又称接触性皮炎)有接触刺激物史,皮损发于接触刺激部位,与日晒无关,可发生于任何季节。

**305. ABCDEF**。蛇串疮的病因病机包括:①由于情志内伤,肝气郁结,久而化火,肝经火毒蕴积;②或夹风邪上窜头面;③或夹湿邪下注,发于阴部及下肢;④年老体弱者常因血虚肝旺,湿热毒蕴,导致气血凝滞;⑤或气血亏虚,气虚血瘀,经络阻塞不通,以致疼痛剧烈,病程迁延;⑥总之,本病初期以湿热火毒为主,后期是正虚血瘀兼夹湿邪为患。

**306. C**。根据患者皮损色红,皮肤灼热刺痛,疱壁紧张,伴口苦咽干,烦躁易怒,大便干,小便黄,舌红,苔薄黄,脉弦滑数等表现可辨证为肝经湿热证,脾虚湿蕴证表现:皮损色淡,疼痛持续,疱壁松弛;口不渴,食少腹胀,大便时溏;舌淡或正常,苔白或白腻,脉沉缓或滑。气滞血瘀证可见:皮疹减轻或消退后局部疼痛不止,放射到附近部位,痛不可忍,坐卧不安,重者可持续数月或更长时间;舌暗,苔白,脉弦细。

**307. A**。该病辨病辨证为蛇串疮肝经湿热证,治宜清热解毒,利湿止痛。方用龙胆泻肝汤加减。

**308. BDG**。蛇串疮外治疗法:①初起用浓茶水调二味拔毒散外涂;或外敷玉露膏;或外搽双柏散、三黄洗剂、清凉乳剂(麻油加饱和石灰水上清液充分搅拌成乳状),每天3次;或鲜马齿苋、野菊花叶、玉簪花叶捣烂外敷。②水疱破后用黄连膏、四黄膏或青黛膏外涂。③若水疱不破或水疱较大者,可用三棱针或消毒空针刺破,吸尽疱液或使疱液流出,以减轻胀痛不适感。

**309. BH**。黄水疮多发于夏秋季节,儿童尤为多见,有传染性。本病好发于头面、四肢等暴露部位,也可蔓延全身。皮损初起为红斑,或为水疱,约黄豆、豌豆大小,经1~2天后,水疱变为脓疱,界限分明,四周有轻度红晕,疱壁极薄,内含透明液体,逐渐变成混浊。故根据患者5岁,夏季鼻旁起皮疹1周等临床表现可辨病为黄水疮。黄水疮相当于西医学的脓疱疮。

**310. B**。该患者辨病为黄水疮。根据患者皮疹少而脓疱稀疏,色淡白,四周红晕不显,破后糜烂面淡红,食少,面白无华,大便溏薄等临床表现可辨证为脾虚湿滞证。舌淡,苔薄微腻,脉濡细也是脾虚湿滞之象。

**311. A**。该患者辨病辨证为黄水疮脾虚湿滞证。治宜健脾渗湿。方用参苓白术散加减。

**312. ACDEG**。黄水疮外治局部治疗原则为解毒、收敛、燥湿。①脓液多者选用马齿苋、蒲公英、野菊花、千里光等适量煎水湿敷或外洗。②脓液少者用三黄洗剂加入5%九一丹混合摇匀外搽,每天3~4次。青黛散或煅蚕豆荚灰外扑,或用麻油调搽,每天2~3次;颠倒散洗剂外搽,每天4~5次。③局部糜烂者用青黛散油外涂。④痂皮多者选用5%硫黄软膏或红油膏掺九一丹外敷。

**313. ACDEF**。黄水疮的预防与调护包括:①病变处禁止水洗,如清洗脓痂,可用10%黄柏溶液揩洗。②炎夏季节每天洗澡1~2次,浴后扑痱子粉,保持皮肤清洁干燥。③病变部位应避免搔抓,以免病情加重及传播。④幼儿园、托儿所在夏季应对儿童做定期检查,发现患儿应立即隔离治疗,患儿接触过的衣服物品要进行消毒处理。⑤饮食上应忌食辛辣肥甘厚味。

**314. C**。红蝴蝶疮热毒炽盛证多见于系统性红蝴蝶疮急性活动期。面部蝶形红斑,色鲜艳,皮肤紫斑,关节肌肉疼痛;伴高热,烦躁口渴,抽搐,大便干结,小便短赤;舌红绛,苔黄腻,脉洪数或细数。丹毒发于头面部者,称抱头火丹,其临床特点是病起突然,恶寒发热,局部皮肤忽然变赤,色如丹涂脂染,焮热肿胀,边界清楚,迅速扩大,数日内可逐渐痊愈,但容易复发。漆疮发病前有明确的接触史,皮损局限于接触部位。药毒发病前有用药史。皮损形态多样,颜色鲜艳,分布为全身性、对称性,可泛发或仅限于局部。

白屑风的临床特点以毛囊口棘状隆起、糠状鳞屑为特征，一般无自觉症状，或有轻度瘙痒。紫癜风是一种特发性炎症性皮肤病。其临床特点是以紫红色的多角形扁平丘疹为典型皮损，表面有蜡样光泽，常伴有黏膜损害。风热疮是一种斑疹色红如玫瑰、脱屑如糠秕的急性自限性皮肤病。白疕是一种以红斑、丘疹、鳞屑损害为主要表现的慢性复发性炎症性皮肤病。故根据患者的临床表现应辨病辨证为红蝴蝶疮热毒炽盛证。

**315. AF**。该患者辨病辨证为红蝴蝶疮热毒炽盛证。治宜清热凉血，化斑解毒。方用犀角地黄汤合黄连解毒汤加减。

**316. A**。此时根据患者双颊尚有淡红色斑片，神疲乏力，自汗盗汗，手足心热等临床表现可以辨证为阴虚火旺证，舌红少苔，脉细也是阴虚火旺之象。脾肾阳虚证可见眼睑、下肢浮肿，胸胁胀满，尿少或尿闭，面色无华，腰膝酸软，面热肢冷，口干不渴；舌淡胖，苔少，脉沉细。脾虚肝旺证可见皮肤紫斑；胸胁胀满，腹胀纳呆，头昏头痛，耳鸣失眠，月经不调或闭经；舌紫暗或有瘀斑，脉细弦。气滞血瘀证可见红斑暗滞，角质栓形成及皮肤萎缩；伴倦怠乏力；舌暗红，苔白或光面舌，脉沉细涩。

**317. AHI**。此时该患者辨病辨证为红蝴蝶疮阴虚火旺证。治宜滋阴降火。方用六味地黄丸合大补阴丸、清骨散加减。常用生地黄、山茱萸、淮山药、牡丹皮、茯苓、知母、黄柏、青蒿、鳖甲、墨旱莲、女贞子等。

**318. ABCDEFH**。红蝴蝶疮的预防和调护包括：①避免日光暴晒，夏日应特别注意避免阳光直接照射。②避免感冒、受凉，严冬季节对暴露部位应适当予以保护，如戴手套、穿厚袜及戴口罩等。③避免各种诱发因素，对易于诱发本病的药物如青霉素、链霉素、磺胺类、普鲁卡因酰胺、肼苯哒嗪及避孕药等应避免使用，皮损处忌涂有刺激性的外用药。④忌食辛辣等刺激性食品；有水肿者应限制钠盐的摄取；注意加强饮食营养，多食富含维生素的蔬菜、水果。⑤注意劳逸结合，适量活动，避免劳累，病情严重者应卧床休息。⑥肾脏受损害者应忌食豆类及植物蛋白含量高的食品，以免加重肾脏负担。

**319. DGI**。肛裂的临床特点是肛门周期性疼痛、出血、便秘。本病多见于20～40岁的青壮年，根据患者有大便困难病史10年，排便时肛门呈刀割样疼痛可辨病为肛裂，又称为“钩肠痔”“裂痔”“裂肛痔”“脉痔”等。直肠息肉表现为无痛性便血，量时多时少，少夹黏液，肛门镜或直肠镜检查可见有蒂或无蒂肿物。肛门直肠脓肿相当于中医学的肛痈，其临床特点是多发病急骤，疼痛剧烈，伴寒战高热，破溃后大多形成肛漏。肛门直肠脓肿中医病名为肛痈，是肛管直肠周围间隙发生急、慢性感染而形成的脓肿。

**320. ABCDEF**。肛裂的专科检查以肛门视诊为主，用两拇指将肛缘皮肤向两侧轻轻分开，并嘱患者放松肛门，可见肛管有纵行裂口或纵行梭形溃疡，多位于截石位6点或12点处，常伴有赘皮外痔、肛乳头肥大等。必要时可在局麻下行直肠指诊及肛门镜检查。早期肛裂发病时间较短，仅在肛管皮肤上见有一小的梭形溃疡，创面浅而色鲜红，边缘整齐，有弹性。

**321. AEF**。需要与肛裂鉴别的疾病有：①结核性溃疡：溃疡的形状不规则，溃疡面可见干酪样坏死物，疼痛不明显，无裂痔，出血量少，多有结核病史。②肛门皲裂：多由肛门湿疹、肛门瘙痒等继发，裂口为多发，位置不定，一般较表浅，疼痛轻，出血少，无赘皮外痔和肛乳头肥大等并发症。③梅毒性溃疡：多有性病史，溃疡不痛，位于肛门侧面，对触诊不敏感。溃疡呈圆形或梭形，微微隆起，较硬，有少量分泌物，可伴有双侧腹股沟淋巴结肿大。

**322. F**。根据患者口干咽燥，五心烦热；舌红少苔，脉细数等表现可辨证为阴虚津亏证。治宜养阴清热润肠。方用润肠汤加减。血热肠燥证肛裂治宜清热润肠通便。

**323. D**。陈旧性肛裂和非手术疗法治疗无效的早期肛裂，可考虑手术治疗。切除疗法适用于陈旧性肛裂,伴有结缔组织性外痔、肛乳头肥大等。患者肛门溃疡表面呈灰白色,说明是陈旧性肛裂,又伴有皮下痔、肛乳头肥大,符合切除疗法适应证。扩肛疗法适用于早期肛裂,无结缔组织外痔及肛乳头肥大等并发症者。纵切横缝法适应于陈旧性肛裂伴有肛管狭窄者。

**324. B**。根据患者左下肢皮肤干燥,汗毛脱落,第二、三趾趾甲增厚变形,肌肉萎缩,趾呈干性坏疽;口干欲饮,便秘溲赤等表现可辨病辨证为脱疽热毒伤阴证。舌红,苔黄,脉弦细数也是热毒伤阴之象。脱疽血脉瘀阻证可见趺阳脉、太溪脉搏动消失,舌暗红或有瘀斑,苔薄白,脉弦涩。脱疽气阴两虚证可见舌淡尖红,少苔,脉细无力。

**325. C**。该患者辨病辨证为脱疽热毒伤阴证。治宜清热解毒,养阴活血。方用顾步汤加减。温阳散寒,活血通络是脱疽寒湿阻络证的治法。清热利湿,解毒活血是脱疽湿热毒盛证的治法。活血化瘀,通络止痛是脱疽血脉瘀阻证的治法。益气养阴是脱疽气阴两虚证的治法。

**326. D**。该患者辨病辨证为脱疽热毒伤阴证。治宜清热解毒,养阴活血。方用顾步汤加减。脱疽寒湿阻络证宜选阳和汤。脱疽血脉瘀阻证宜选桃红四物汤。脱疽湿热毒盛证宜选四妙勇安汤。

**327. ACEFGHI**。预防调护:①禁止吸烟,少食辛辣炙煿及醇酒之品。②冬季户外工作时,注意保暖,鞋袜宜宽大舒适,每天用温水泡洗双足。③避免外伤。④患侧肢体运动锻炼,可促进患肢侧支循环。方法是患者仰卧,抬高下肢 20 ~ 30 分钟,然后两足下垂床沿 4 ~ 5 分钟,同时两足及足趾向下、上、内、外等方向运动 10 次,再将下肢平放 4 ~ 5 分钟,每天运动 3 次。坏疽感染时禁用。

**328. ABCDEFGHI**。该患者辨病为脱疽。本病的发生以肝脾肾亏虚为本,瘀血、痰饮、寒浊和热毒为标,气血凝滞、经脉阻塞为其主要病机。本病的发生还与长期吸烟、饮食不节、环境、遗传及外伤等因素有关。中医以辨证论治为主,但活血化瘀法贯穿始终。对于部分发病较急的患者应及时采取手术和中西医结合治疗。治疗原则主要是改善肢体血液循环,缓解疼痛,挽救肢体,防止严重并发症的出现。

# 中医妇科学



## A2 型题

每一道试题下面都有 A、B、C、D、E 五个备选答案。请从中选择一个最佳答案。

1. 患者，女，21 岁。月经提前 9 天，量时多时少，色紫红，质稠，有时有血块，经前乳胀，少腹两侧胀痛，精神抑郁，舌红苔薄黄，脉弦数。治疗应首选
   A. 丹栀逍遥散　B. 保阴煎
   C. 清经散　D. 知柏地黄汤
   E. 两地汤
2. 患者，女，25 岁，已婚。月经周期或先或后，经量或多或少，色暗有小块，经行不畅，乳房作胀，舌苔薄白，脉弦。其证型是
   A. 肝郁化热　B. 肝郁
   C. 肾虚　D. 脾虚肝郁
   E. 肾虚肝郁
3. 患者，女，27 岁，已婚。经来量多半年，周期 23 天，经期 7 天，妇科检查示子宫前位，如鸡蛋大小，质中，双侧附件（－）。应首先考虑的是
   A. 崩漏　B. 经乱
   C. 月经先期　D. 癥瘕出血
   E. 月经过多
4. 患者，女，18 岁。月经紊乱，现阴道出血 20 天，最初 1 周量多如注，后淋漓不止，色深红，质稠，溲黄便干，舌红苔黄，脉洪数。治疗应首选
   A. 清经散　B. 保阴煎
   C. 清热固经汤　D. 清热调血汤
   E. 清肝止淋汤
5. 患者，女，34 岁，已婚。阴道出血 40 天，淋漓不净，色紫黑有块，有小腹不适，舌质紫暗，苔薄白，脉涩。治疗应首选
   A. 归脾汤　B. 补中益气汤
   C. 四草汤　D. 举元煎
   E. 大补元煎
6. 患者，女，43 岁。月经紊乱 1 年，阴道出血月余，量忽多忽少，色鲜红，质稍稠，头晕耳鸣，腰膝酸软，舌红，少苔，脉细数。治疗最佳方剂是
   A. 固本止崩汤
   B. 左归丸去牛膝合二至丸
   C. 清热固经汤
   D. 右归丸
   E. 保阴煎
7. 患者，女，26 岁，未婚。既往月经量少，现停经 6 个月，形体日渐肥胖，伴神疲倦怠，肢体沉重，面浮足肿，舌苔白腻，脉滑。其证候是
   A. 气滞血瘀　B. 痰湿阻滞
   C. 肝肾不足　D. 气血虚弱
   E. 肾阳不足
8. 患者，女，34 岁，已婚。2 年来月经量逐渐减少，现闭经半年，带下量少，盗汗失眠，口干欲饮，舌红少苔，脉细数。其证候是
   A. 肝肾不足　B. 气血虚弱
   C. 肾阳虚弱　D. 脾虚
   E. 肾阴虚
9. 患者，女，34 岁，已婚。患痛经 2 年，经期小腹

冷痛,痛甚则呕恶,经色紫暗、有块、块下痛减,形寒肢冷,面色苍白,舌紫暗有瘀点。其证型是

A. 气滞血瘀　B. 寒凝血瘀
C. 气虚血瘀　D. 肾虚血瘀
E. 热郁血瘀

10. 患者,女,23 岁。每于经期第一天小腹胀痛,拒按,乳房胀痛,经行不畅,色紫暗,有血块,血块排出后腹痛减轻,舌紫暗,脉弦。中医辨证为

A. 湿热下注　B. 寒湿凝滞
C. 阳虚内寒　D. 肝肾亏损
E. 气滞血瘀

11. 患者,女,28 岁,已婚。经前小腹疼痛拒按,有灼热感,平素少腹时隐痛,经来时疼痛加剧,低热,经色暗红,质黏,带下黄稠,溲黄,舌红苔黄腻,脉滑数。其治法是

A. 理气活血,化瘀止痛
B. 清热除湿,化瘀止痛
C. 益气补血,化瘀止痛
D. 养血柔肝,理气止痛
E. 调和营卫,化瘀止痛

12. 患者,女,26 岁,已婚。近半年来经行第 1 天少腹胀痛明显,拒按,伴乳房胀痛,月经量少,色暗有血块,血块排出后痛减。舌紫苔白,脉弦涩。其治法是

A. 温经暖宫止痛　B. 除湿散寒止痛
C. 补气活血止痛　D. 益肾养肝止痛
E. 行气化瘀止痛

13. 患者,女,40 岁,已婚。每值经前 1 天出现大便溏泄。脘腹胀满,面浮肢肿,神疲肢软,经净渐止,舌淡红苔白,脉濡缓。治疗应首选

A. 健固汤　B. 香砂六君子汤
C. 补中益气汤　D. 白术散
E. 参苓白术散

14. 患者,女,32 岁,已婚。经行肢体肿胀,按之随手而起,经色暗红有块,伴脘闷胁胀,善叹息,舌紫暗,苔白腻,脉弦滑。治疗应首选

A. 苓桂术甘汤　B. 参苓白术散
C. 八物汤　D. 肾气丸
E. 丹栀逍遥散

15. 患者,女,29 岁。多次人工堕胎,近半年每于经期刚过,大便泄泻,天亮前即泻,畏寒肢冷,腰膝酸软,头晕耳鸣,经色淡,质稀,舌淡,苔白,脉沉迟。治疗最佳方剂是

A. 四神丸　B. 白术散
C. 健固汤合四神丸　D. 金匮肾气丸
E. 真武汤

16. 患者,女,49 岁,已婚。月经紊乱 1 年,烘热汗出,头晕耳鸣,失眠多梦,腰膝酸软,烦躁气急,舌红,少苔,脉细数。治疗应首选

A. 二至丸　B. 六味地黄丸
C. 右归丸　D. 甘麦大枣汤
E. 固阴煎

17. 患者,女,51 岁。月经不规律,精神萎靡,头晕耳鸣,腰痛如折,腹冷阴坠,形寒肢冷,舌淡苔白滑,脉沉细而迟。其治法是

A. 滋肾益阴　B. 滋阴潜阳
C. 益肾清肝　D. 温肾壮阳
E. 温肾养血

18. 患者,女,32 岁。带下量多,绵绵不断,质清稀如水,腰酸如折,畏寒肢冷,小腹冷感,面色晦暗,小便清长,大便溏薄,舌质淡,苔白润,脉沉迟。治疗应首选

A. 完带汤
B. 内补丸
C. 知柏地黄汤
D. 止带方
E. 五味消毒饮加土茯苓、黄柏、茵陈、薏苡仁

19. 患者,女,27 岁,已婚。近几个月来带下量多、黏稠、色黄,胸闷心烦,纳少便溏,舌红苔黄腻,脉滑数。其治法是

A. 清热利湿止带
B. 健脾益气,升阳除湿
C. 温肾助阳,涩精止带

D. 滋阴益肾,清热祛湿
E. 清热解毒,利湿止带

**20. 患者,女,26 岁,已婚。停经 2 个月,尿妊娠试验阳性。恶心呕吐 10 天,加重 3 天,食入即吐,口淡无味,时时呕吐清涎,倦怠嗜卧,舌淡苔白润,脉缓滑无力。其证候是**
A. 胃虚证　　B. 痰滞证
C. 肝热证　　D. 肝脾不和
E. 气阴两伤

**21. 患者,女,32 岁,已婚。现停经 45 天,尿妊娠试验阳性。2 小时前因与爱人吵架出现左下腹撕裂样剧痛,伴肛门坠胀,面色苍白。查体:血压 80/50mmHg,左下腹压痛、反跳痛明显,有移动性浊音,阴道有少量出血。应首先考虑的是**
A. 小产　　B. 堕胎
C. 胎动不安　　D. 异位妊娠
E. 妊娠腹痛

**22. 患者,女,29 岁。停经 46 天,阴道少量出血 5 天,色淡红,右下腹隐痛,查尿妊娠试验阳性,B 超检查宫腔内未见胎囊,诊断为异位妊娠未破损型,中药保守治疗的治法是**
A. 杀胚消癥,化瘀止痛
B. 化瘀止血,杀胚消癥
C. 回阳救脱,活血祛瘀
D. 破瘀消癥
E. 活血化瘀,消癥散结

**23. 患者,女,29 岁,已婚。妊娠 2 个月,胎动不安,阴道少量出血,色淡,质稀,腰酸腹痛,神疲肢倦,面色皖白,脉细滑缓。其证候是**
A. 肾虚　　B. 血热
C. 阴虚　　D. 气虚
E. 外伤

**24. 患者,女,28 岁。妊娠 37 天,阴道少量出血,色淡质稀;神疲乏力,少气懒言,面色皖白;舌淡,苔薄白,脉滑无力。其证候是**
A. 气虚证　　B. 肾虚证
C. 血热证　　D. 脾虚证
E. 血瘀证

**25. 患者,女,32 岁。胎堕不全,阴道出血不止,腹痛加剧,呼吸短促,神志昏迷、四肢厥冷,大汗淋漓,脉微欲绝。其治宜**
A. 祛瘀下胎　　B. 益气养阴
C. 益气回阳固脱　　D. 补气养血
E. 活血化瘀

**26. 患者,女,29 岁。妊娠 8 个月,孕妇自觉胎动停止,腹部不再继续增大,小腹疼痛,面色苍白,心悸气短,食欲不振,舌质淡,苔白,脉细弱。治法是**
A. 理气行血,祛瘀下胎
B. 益气养血,活血下胎
C. 活血行瘀,理气下胎
D. 运脾燥湿,活血下胎
E. 健脾和中,理气下胎

**27. 患者,女,35 岁。人工流产 2 次,自然流产 3 次,现停经 48 天,阴道少量下血,色淡暗,质稀,头晕耳鸣,腰膝酸软,小便频数,舌淡,苔白,脉沉滑无力,治疗首选方剂是**
A. 加味圣愈汤　　B. 加味阿胶汤
C. 举元煎　　D. 补肾固冲丸
E. 寿胎丸

**28. 患者,女,33 岁,已婚。孕 5 个月,面浮肢肿,肿处皮薄而光亮,按之凹陷不起,腰酸无力,下肢逆冷,面色晦暗,舌淡苔白润,脉沉迟。诊为子肿,其证候是**
A. 脾虚　　B. 肾阳虚
C. 气滞　　D. 血瘀
E. 脾虚气滞

**29. 患者,女,28 岁,已婚。妊娠 5 个月,面浮肢肿,皮薄光亮,按之凹陷;脘腹胀满,气短懒言,口中淡腻,食欲不振,小便短少,大便溏薄;舌体胖嫩,边有齿痕,苔白润,脉沉缓。治疗应首选**
A. 白术散　　B. 天仙藤散
C. 五皮散　　D. 防己黄芪汤
E. 左归饮

30. 患者,女,30 岁。妊娠晚期,突然发生眩晕倒仆,昏不知人,两目上视,牙关紧闭,四肢抽搐,全身强直,称为
A. 子悬 B. 子痫
C. 子气 D. 子满
E. 子晕

31. 患者,女,29 岁,已婚。妊娠中期出现胎水过多,腹大异常,胸膈胀满,甚则喘不得卧,肢体肿胀,按之压痕不显;舌红,苔白滑,脉弦滑。应首先考虑的是
A. 子肿 B. 子烦
C. 子满 D. 子痔
E. 子晕

32. 患者,女,23 岁,已婚。孕期突然小便频数而急,艰涩不利,灼热刺痛,口干不欲饮,舌红苔黄腻,脉滑数。治疗应首选
A. 导赤散 B. 知柏地黄汤
C. 加味五淋散 D. 清热通淋汤
E. 肾气丸

33. 患者,女,29 岁,已婚。妊娠 3 个月,小便频数而急,尿黄赤,艰涩不利,形体消瘦,手足心热,舌红苔薄黄,脉细数。治疗应首选
A. 知柏地黄丸 B. 加味五淋散
C. 五苓散 D. 子淋汤
E. 导赤散

34. 患者,女,26 岁。妊娠 5 个月,咳嗽约 1 个月,未愈,痰液黄稠,面红口干。诊断为
A. 抱儿痨 B. 子嗽
C. 子悬 D. 胎气上逆
E. 转胞

35. 患者,女,24 岁。产妇分娩后突然头晕眼花,不能起坐,心胸满闷,恶心呕吐,痰涌气急,心烦不安,甚则神昏口噤,不省人事。可以诊断为
A. 产后血晕 B. 产后血劳
C. 产后汗证 D. 产后郁冒
E. 产后抑郁

36. 患者,女,34 岁。产后出血过多,手足拘挛,头项强直,四肢抽搐,牙关紧闭,面色苍白;舌淡红,少苔,脉虚细无力。治宜
A. 滋阴养血,柔肝息风
B. 芳香开窍,理血祛风
C. 解毒镇痉,活血化瘀
D. 镇肝息风,活血化瘀
E. 解毒镇痉,理血祛风

37. 患者,女,24 岁,已婚。产后 10 天,高热 3 天,下腹疼痛拒按,恶露量少、色紫暗,有臭味,烦热渴饮,尿黄便结,舌红苔黄而干,脉数有力。其证候是
A. 外感风热 B. 阴虚内热
C. 血热 D. 血瘀
E. 感染邪毒

38. 患者,女,29 岁,已婚。产后 24 小时,恶寒发热,鼻流清涕,头痛,肢体酸痛,无汗;舌苔薄白,脉浮紧。治疗应首选
A. 桃红消瘀汤 B. 生化汤加味
C. 补中益气汤 D. 五味消毒饮
E. 荆穗四物汤

39. 患者,女,28 岁,已婚。产时失血较多,产后小腹隐隐作痛,喜按,恶露量少、色淡,头晕耳鸣,大便干燥,舌淡苔薄,脉虚细。治疗应首选
A. 肠宁汤
B. 生化汤加益母草
C. 黄芪桂枝五物汤加当归、秦艽、丹参、鸡血藤
D. 独活寄生汤
E. 养荣壮肾汤加秦艽、熟地黄、山茱萸

40. 患者,女,27 岁,已婚。产后恶露 35 天不止,量较多,色深红、质黏稠、有臭气,口燥咽干,舌红少苔,脉细数无力。治疗应首选
A. 清热固经汤 B. 保阴煎
C. 清热调血汤 D. 清经散
E. 牡丹散

41. 患者,女,27 岁,已婚。产后恶露 1 个月未止,量多、色淡、无臭气,小腹空坠,神倦懒言,舌

淡，苔薄白，脉缓弱。治疗应首选

A. 举元煎　　B. 固本止崩汤

C. 生化汤　　D. 八珍汤

E. 补中益气汤

42. 患者，女，32岁。分娩数日后，肢体关节疼痛，屈伸不利，宛如针刺，得热则舒，伴恶寒怕风，脉濡细。其治法是

A. 养血祛风，散寒除湿

B. 补血益气，通络止痛

C. 养血活络，行瘀止痛

D. 补肾填精，强腰壮骨

E. 补血益气，缓急止痛

43. 患者，女，35岁，已婚。产后半个月余，全身关节疼痛，肢体酸楚麻木，头晕心悸，舌淡红，少苔，脉细无力。治疗应首选

A. 黄芪桂枝五物汤　　B. 养荣壮肾汤

C. 独活寄生汤　　D. 八珍汤

E. 黄芪汤

44. 患者，女，28岁。产后汗出过多，不能自止，动则加剧，时有恶风身冷，气短懒言，面色㿠白，倦怠乏力，舌质淡，苔薄白，脉细弱。宜选用的最佳治法为

A. 益气固表，生津止汗

B. 益气固表，和营止汗

C. 益气养阴，和营止汗

D. 益气养阴，生津敛汗

E. 益气养血，敛阴止汗

45. 患者，女，34岁。产后小便不通，小腹胀急疼痛，倦怠乏力，少气懒言，语音低微，面色少华，舌质淡，苔薄白，脉缓弱。可诊断为

A. 产后小便不通，气虚证

B. 产后小便淋痛，肾阴亏虚证

C. 产后小便不通，气滞证

D. 产后腹痛，气血两虚证

E. 产后小便不通，肾虚证

46. 患者，女，33岁，已婚。产后乳少，乳汁清稀，乳房柔软，无胀感；面色少华，倦怠乏力，神疲食少；舌质淡，苔薄白，脉细弱。其证候是

A. 肝郁气滞　　B. 气血虚弱

C. 肝郁化火　　D. 痰浊阻滞

E. 气阴两虚

47. 患者，女，32岁，已婚。婚后4年未孕，月经3~5个月一行，经量甚少，形体肥胖，头晕心悸，带下量多、质稠，舌苔白腻，脉滑。治疗应首选

A. 温胆汤　　B. 二陈汤

C. 温胞饮　　D. 调经助孕丸

E. 苍附导痰丸

48. 患者，女，30岁，已婚。4年未孕，月经后期，量少，色淡质稀，带下量多，清稀如水，腰膝酸冷，性欲淡漠，面色晦暗，大便溏薄，小便清长，舌淡，苔白，脉沉迟。治疗应首选

A. 温经汤　　B. 开郁种玉汤

C. 温胞饮　　D. 膈下逐瘀汤

E. 少腹逐瘀汤

49. 患者，女，45岁。下腹包块质硬，小腹冷痛，喜温，月经后期，量少，经行腹痛，色暗淡，有血块；面色晦暗，形寒肢冷，手足不温；舌质淡暗，边见瘀点、瘀斑，苔白，脉弦紧。治疗应首选

A. 香棱丸　　B. 少腹逐瘀汤

C. 大黄牡丹汤　　D. 肾气丸

E. 桂枝茯苓丸

50. 患者，女，45岁。子宫脱出阴道，因瘙痒而抓挠后表面溃烂，带下量多，色黄有腥臭味。诊断为

A. 阴痛　　B. 阴挺

C. 阴痒　　D. 阴疮

E. 带下病

51. 患者，女，51岁，已婚。阴部干涩，灼热瘙痒，带下量少，色黄，五心烦热，烘热汗出，腰膝酸软，舌红少苔，脉弦细而数。治法是

A. 清热利湿，杀虫止痒

B. 清肝利湿，杀虫止痒

C. 滋阴降火，调补肝肾

D. 滋肾养阴，除湿止带

E. 养阴清热,燥湿止痒

52. **患者,女,30 岁。阴户一侧肿胀结块已 1 年余,状如蚕茧,质坚硬,皮色不变。神疲倦怠,食少纳呆,舌淡,苔白腻,脉细弱。宜首选**

A. 五味消毒饮　B. 仙方活命饮
C. 托里消毒散　D. 阳和汤
E. 萆薢渗湿汤

53. **患者,女,30 岁。停经 46 天后,下腹部隐痛半个月余。然后阴道持续少量出血 3 天多,右侧附件触及鸡蛋大韧性包块,考虑为**

A. 子宫肌瘤　B. 卵巢囊肿
C. 子宫内膜异位症　D. 陈旧性宫外孕
E. 子宫腺肌瘤

54. **患者,女,27 岁。$G_2P_0$。3 年前出现痛经,近 1 年进行性加重。妇科检查:子宫后倾位,妊娠 8 周大小,质硬,活动差,子宫后壁及直肠子宫陷凹处可扪及 3 个结节,质硬,触痛明显。最可能的诊断是**

A. 子宫肌瘤
B. 慢性子宫颈炎
C. 急性子宫颈炎
D. 子宫腺肌病 + 子宫内膜异位症
E. 子宫内膜癌盆腔转移

55. **患者,女,32 岁。药物流产后 5 天,高热伴右下腹痛 2 天。妇科检查:T38℃,WBC10 × $10^9$/L,白带脓性,子宫颈举痛,宫体如妊娠 6 周大小,右附件区有明显压痛。最可能的诊断是**

A. 急性阑尾炎
B. 宫外孕
C. 急性盆腔炎
D. 卵巢巧克力囊肿破裂
E. 子宫腺肌病

56. **患者,女,38 岁。子宫下段剖宫产术后 10 年,近 4 年痛经,且逐年加剧,妇科检查:子宫活动欠佳,后穹隆可触及多个小结节。其诊断首先考虑为**

A. 慢性盆腔炎　B. 卵巢癌
C. 子宫内膜异位症　D. 子宫腺肌病
E. 多发性浆膜下肌瘤

57. **患者,女,20 岁。突发下腹部疼痛伴恶心、呕吐 8 小时。直肠 - 腹部诊:子宫前倾,正常大小,右侧附件区触及一 8cm × 7cm × 5cm 囊实性包块,边界清楚,触痛明显。最可能的诊断是**

A. 浆膜下子宫肌瘤　B. 输卵管妊娠破裂
C. 卵巢肿瘤蒂扭转　D. 急性阑尾炎
E. 卵巢黄体破裂

58. **患者,女,28 岁。左下腹肿块多年,妇科检查:子宫正常大小,左侧可触及约 3 个月妊娠子宫大小的囊性肿物,在解大便后突然感到左下腹持续疼痛,拒按。这一征象表明**

A. 囊肿破裂　B. 囊肿蒂扭转
C. 囊内感染　D. 囊内出血
E. 恶性变

59. **患者,女,30 岁。孕 1 产 0,宫内妊娠 20 周,合并子宫肌壁间肌瘤。下腹痛 7 天,伴低热,无阴道流血,WBC9 × $10^9$/L。最可能的诊断是**

A. 子宫肌瘤合并感染
B. 子宫肌瘤红色变性
C. 子宫肌瘤囊性变
D. 子宫肌瘤蒂扭转
E. 妊娠合并阑尾炎

60. **患者,女,45 岁。发现子宫肌瘤 5 年,3 年前行乳腺癌手术,术后服三苯氧胺至今,最近检查子宫增大如孕 10 周,收入院准备行全子宫 + 双附件切除手术,术中切断的韧带不包括**

A. 圆韧带　B. 主韧带
C. 宫骶韧带　D. 卵巢固有韧带
E. 骨盆漏斗韧带

61. **患者,女,30 岁。孕 2 产 1,月经过少,患滴虫阴道炎,应选用的避孕方法为**

A. 安全期避孕　B. 避孕套
C. 口服避孕药　D. 宫内节育器
E. 阴道隔膜

62. **患者,女,28 岁。停经 43 天,阴道少量流血 2**

天，突感下腹部剧痛，伴肛门坠胀，恶心，呕吐。查体：面色苍白，BP80/40mmHg，阴道后穹隆穿刺抽出不凝血 5mL，诊断为异位妊娠，出血性休克。最佳处理是

A. 静脉输液，输血即可
B. 纠正休克同时手术
C. 待血压正常手术
D. 自体输血
E. 保守治疗

## A3 型题

以下提供若干个案例，每个案例下设 3 道考题。请根据题干所提供的信息，在每一道考题下面的 A、B、C、D、E 五个备选答案中选择一个最佳答案。

**（63～65 题共用题干）**

**患者，女，32 岁。经期错后、量少、色淡暗、质清稀，腰酸腿软，头晕耳鸣，带下清稀，面色晦暗，舌淡，苔薄白，脉沉细。**

63. **其辨证为**
A. 肾虚证　B. 血虚证
C. 血虚寒证　D. 血实寒证
E. 气滞证

64. **其治法为**
A. 补肾养血调经　B. 补血益气调经
C. 扶阳祛寒调经　D. 温经散寒调经
E. 理气行滞调经

65. **治疗应首选**
A. 温经汤　B. 当归地黄饮
C. 乌药汤　D. 大补元煎
E. 苍附导痰丸

**（66～68 题共用题干）**

**患者，女，46 岁，已婚。经来无期，现已持续 20 天，开始量多，现淋漓不尽，色淡、质稀，腰酸腿软，溲频清冷，舌淡苔白，脉沉细。**

66. **其辨证为**
A. 脾虚证　B. 肾气虚证
C. 肾阳虚证　D. 肾阴虚证
E. 血瘀证

67. **其治法为**
A. 补气升阳，止血调经
B. 温肾固冲，止血调经
C. 滋肾益阴，止血调经
D. 养阴清热，止血调经
E. 活血化瘀，止血调经

68. **治疗应首选**
A. 上下相资汤
B. 茯蓉菟丝子丸
C. 左归丸去牛膝合二至丸
D. 右归丸去肉桂，加补骨脂、淫羊藿
E. 清热固经汤

**（69～71 题共用题干）**

**患者，女，30 岁。1 年前因产后大失血，月经逐渐后延，量少、色淡、质稀，现停经 6 个月余，头晕目眩，心悸气短，毛发脱落，皮肤干燥，舌淡苔少，脉细。**

69. **其诊断是**
A. 月经后期　B. 崩漏
C. 闭经　D. 经期延长
E. 经间期出血

70. **其辨证是**
A. 血虚证　B. 肾气亏损证
C. 阴虚血燥证　D. 气滞血瘀证
E. 寒凝血瘀证

71. **治疗应首选**
A. 小营煎加鸡内金、鸡血藤
B. 温经汤
C. 左归丸
D. 膈下逐瘀汤

E. 大补元煎加丹参、牛膝

(72 ~ 74 题共用题干)

**患者,女,30 岁,已婚。患者于半年前不慎经期洗冷水浴后,即出现经行腹痛,以后每值经期发作。现症:行经期间小腹冷痛,拒按,得热痛减,月经量少,经色暗,有血块,伴畏寒肢冷,面色青白,舌暗苔白,脉沉紧。**

72. **其病证诊断是**

A. 寒凝血瘀型痛经
B. 气滞血瘀型痛经
C. 湿热瘀阻型痛经
D. 气血虚弱型痛经
E. 肾气亏损型痛经

73. **其治法是**

A. 补养肝肾,调经止痛
B. 清热除湿,化瘀止痛
C. 行气活血,化瘀止痛
D. 温经散寒,化瘀止痛
E. 益气养血,调经止痛

74. **治疗应首选**

A. 膈下逐瘀汤　B. 少腹逐瘀汤
C. 清热调血汤　D. 益肾调经汤
E. 圣愈汤

(75 ~ 77 题共用题干)

**患者,女,36 岁。经行期间两乳房作痛,乳房按之柔软无块,月经量少,色淡,两目干涩,咽干口燥,五心烦热,舌淡,脉细数。**

75. **其辨证是**

A. 肝气郁结证　B. 肝肾亏虚证
C. 胃虚痰滞证　D. 脾肾阳虚证
E. 气滞血瘀证

76. **其治法是**

A. 清热平肝,息风止痛
B. 滋肾养肝,通络止痛
C. 疏肝理气,通络止痛
D. 温肾化气,健脾利水
E. 理气行滞,化湿消肿

77. **治疗应首选**

A. 柴胡疏肝散加王不留行、川楝子
B. 一贯煎
C. 羚角钩藤汤
D. 肾气丸合苓桂术甘汤
E. 八物汤去熟地黄,加泽兰、茯苓皮

(78 ~ 80 题共用题干)

**患者,女,28 岁。因产后过早性生活等因素致使带下增多,色黄绿如脓,臭秽难闻;小腹疼痛,腰骶酸痛;舌红,苔黄腻,脉滑数。**

78. **其诊断是**

A. 带下过多湿毒蕴结证
B. 带下过多湿热下注证
C. 带下过多阴虚夹湿热证
D. 带下过多肾阳虚证
E. 带下过多脾虚证

79. **其治法是**

A. 清热解毒,利湿止带
B. 清热利湿止带
C. 滋阴益肾,清热祛湿
D. 温肾助阳,涩精止带
E. 健脾益气,升阳除湿

80. **治疗应首选**

A. 五味消毒饮加土茯苓、黄柏、茵陈、薏苡仁
B. 止带方
C. 完带汤
D. 知柏地黄汤
E. 内补丸

(81 ~ 83 题共用题干)

**患者,女,30 岁。妊娠 3 个月,恶心,呕吐酸水,恶闻油腻,口干而苦,头胀而晕,胸满胁痛,舌淡红,苔黄燥,脉弦滑数。**

81. **其证候是**

A. 胃虚证　B. 血虚证

C. 肝热证　　D. 肾虚证
E. 阴阳两虚

82. **其治法是**
A. 健胃和中,降逆止呕
B. 化痰除湿,降逆止呕
C. 调理冲任
D. 养阴清热
E. 清肝和胃,降逆止呕

83. **其治疗方药是**
A. 清胃散　　B. 青竹茹汤
C. 加味温胆汤　　D. 理中汤
E. 香砂六君子汤

**(84～86 题共用题干)**

**患者,女,24 岁。妊娠 7 个月,腹形明显小于妊娠月份,胎儿存活,头晕耳鸣,腰膝酸软,倦怠无力,纳少便溏,手足不温,舌淡苔白,脉沉迟。**

84. **其证候是**
A. 血寒宫冷　　B. 脾肾不足
C. 气血虚弱　　D. 气滞血瘀
E. 湿浊瘀阻

85. **其治法是**
A. 补益气血养胎
B. 活血祛瘀,理气养胎
C. 补益脾肾养胎
D. 温肾扶阳,养血育胎
E. 补气活血养胎

86. **其治疗主方是**
A. 长胎白术散
B. 寿胎丸合四君子汤
C. 胎元饮
D. 保阴煎
E. 肾气丸

**(87～89 题共用题干)**

**患者,女,31 岁。妊娠晚期,头晕头重,胸闷泛恶,突然倒仆,全身抽搐,气粗痰鸣;舌红苔黄腻,脉弦滑数。**

87. **其证候是**
A. 气滞血瘀　　B. 肝风内动
C. 痰火上扰　　D. 脾虚肝旺
E. 气血虚弱

88. **其治法是**
A. 育阴潜阳
B. 健脾化湿
C. 平肝潜阳
D. 清热开窍,豁痰息风
E. 养阴清热,平肝息风

89. **其治疗主方是**
A. 止抽散
B. 羚角钩藤汤
C. 肾气丸
D. 半夏白术天麻汤送服安宫牛黄丸
E. 平胃散

**(90～92 题共用题干)**

**患者,女,30 岁。妊娠期间,阴道有少量出血,色深红,质稠,心烦不安,口燥咽干,小便短黄,大便秘结,舌红,苔黄干,脉滑数。**

90. **其诊断是**
A. 胎动不安　　B. 异位妊娠
C. 堕胎、小产　　D. 胎漏
E. 半产、暗产

91. **其治法是**
A. 活血化瘀
B. 补肾健脾
C. 滋阴清热,养血安胎
D. 清热凉血,养血安胎
E. 益气养血,固冲止血

92. **常用方药是**
A. 清热安胎饮　　B. 保阴煎
C. 固下益气汤　　D. 肾气丸
E. 寿胎丸

**(93～95 题共用题干)**

**患者,女,32 岁。妊娠 5 个月,小便频数,淋**

**沥涩痛,量少色黄,午后潮热,手足心热,大便干结,舌红少苔,脉细数。**

**93. 其治法是**

A. 清热利湿,润燥通淋
B. 清热泻火,润燥通淋
C. 滋阴清热,润燥通淋
D. 清热解毒,泻火通淋
E. 养阴清热,利水通淋

**94. 其治疗方药是**

A. 导赤散　B. 竹叶汤
C. 知柏地黄丸　D. 加味五淋散
E. 补中益气汤

**95. 本病最早见于**

A.《金匮要略》　B.《妇人大全良方》
C.《伤寒论》　D.《医宗金鉴》
E.《诸病源候论》

**(96～98 题共用题干)**

**患者,女,26 岁。妊娠 5 个月,咳嗽不已,干咳少痰,口干咽燥,手足心热,舌红少苔,脉细滑数。**

**96. 其诊断是**

A. 子满　B. 子肿
C. 抱儿痨　D. 子嗽
E. 子气

**97. 与本病关系最密切的脏腑是**

A. 肝、胆　B. 脾、胃
C. 肺、肾　D. 心、肝
E. 肺、脾

**98. 其治法是**

A. 养血安胎
B. 健脾化湿
C. 滋阴润肺
D. 养阴润肺,止咳安胎
E. 健脾除湿,化痰止咳

**(99～101 题共用题干)**

**患者,女,24 岁,已婚。自产一女婴后,低热不退,腹痛绵绵,喜按,恶露量少,色淡质稀,头晕心悸,舌质淡,苔薄白,脉细弱。**

**99. 其诊断为**

A. 产后郁冒　B. 产后血晕
C. 产后身痛　D. 产后发热
E. 产后腹痛

**100. 其治法为**

A. 清热解毒,凉血化瘀
B. 活血祛瘀,和营除热
C. 养血祛风,散寒解表
D. 养血益气,和营退热
E. 养阴清热止血

**101. 治疗应首选**

A. 保阴煎　B. 荆穗四物汤
C. 八珍汤　D. 生化汤
E. 解毒活血汤

**(102～104 题共用题干)**

**患者,女,25 岁。分娩后,小腹隐隐作痛,数天不止,喜按喜揉,恶露量少,色淡红,质稀无块,面色苍白,头晕眼花,心悸怔忡,大便干结,舌质淡,苔薄白,脉细弱。**

**102. 其诊断是**

A. 产后发热　B. 产后小便不通
C. 产后血晕　D. 产后身痛
E. 产后腹痛

**103. 其辨证是**

A. 血虚证　B. 血瘀证
C. 感染邪毒证　D. 外感证
E. 热结证

**104. 治疗应首选**

A. 生化汤　B. 散结定痛汤
C. 独活寄生汤　D. 肠宁汤
E. 身痛逐瘀汤

**(105～107 题共用题干)**

**患者,女,32 岁。产后恶露过期不止,淋漓量少,色暗有块,伴小腹疼痛拒按,块下痛减;舌紫暗,有瘀点,苔薄,脉弦涩。**

105. **其证候为**
A. 气虚证　B. 血瘀证
C. 血热证　D. 肾阴虚证
E. 外感证

106. **其治法为**
A. 养阴清热，凉血止血
B. 活血化瘀止血
C. 益气摄血固冲
D. 疏肝清热止血
E. 活血化瘀，理血归经

107. **其选用最佳方剂为**
A. 生化汤　B. 补中益气汤
C. 加味四物汤　D. 保阴煎
E. 黄芪桂枝五物汤

**（108～110 题共用题干）**

**患者，女，30 岁。结婚 3 年未孕，平素月经规则，量可。近 1 年来月经量少，色红质稠，月经先期，腰膝酸软，形体消瘦，五心烦热，失眠多梦，舌质淡少苔，脉细。**

108. **其诊断为**
A. 肾阳虚　B. 肾气虚
C. 肾阴虚　D. 气滞血瘀
E. 痰湿内阻

109. **其治法为**
A. 滋肾养血，调补冲任
B. 温肾助阳，调补冲任
C. 活血化瘀，止痛调经
D. 燥湿化痰，理气调经
E. 疏肝解郁，理血调经

110. **治疗首选**
A. 养精种玉汤　B. 开郁种玉汤
C. 毓麟珠　D. 温胞饮
E. 百灵调肝汤

**（111～113 题共用题干）**

**患者，女，40 岁，已婚。近半年来，下腹部有结块，触之不坚，月经后期，经质黏稠、夹血块，带下量多，色白质黏稠，胸脘痞闷，舌体胖大，紫暗，苔白腻，脉沉滑。**

111. **其诊断是**
A. 盆腔炎　B. 阴疮
C. 癥瘕　D. 不孕症
E. 异位妊娠

112. **其治法是**
A. 化痰除湿，活血消癥
B. 清热利湿，化瘀消癥
C. 养血活血，祛瘀利尿
D. 行气活血，化瘀消癥
E. 补肾活血，消癥散结

113. **治疗应首选**
A. 香棱丸　B. 大黄䗪虫丸
C. 肾气丸　D. 大黄牡丹汤
E. 苍附导痰丸

**（114～116 题共用题干）**

**患者，女，28 岁。顺产后 20 天，仍有少量出血，色淡红，小腹坠痛明显，子宫下移，咳嗽、用力可加重，但未脱出阴道口外，伴腰膝酸软，小便频数，头晕耳鸣，舌淡，苔薄，脉沉弱。**

114. **其辨证为**
A. 肾虚　B. 气虚
C. 脾虚　D. 血虚
E. 气陷

115. **其治法为**
A. 补气摄血　B. 补肺升提
C. 补中益气　D. 补肾固脱
E. 泻肝清热

116. **首选方剂为**
A. 大补元煎　B. 归脾丸
C. 补中益气汤　D. 举元煎
E. 右归丸

**（117～119 题共用题干）**

**患者，女，35 岁。阴部瘙痒，如虫行状，奇痒难忍，灼热疼痛，带下量多，色黄臭秽，心烦少寐，**

**胸闷呃逆,小便短赤,舌红,苔黄腻,脉滑数。**

117. **其临床诊断为**
    A. 阴疮　B. 阴痛
    C. 阴痒　D. 带下病
    E. 阴吹

118. **其治法为**
    A. 清热利湿,解毒杀虫
    B. 滋阴补肾,清肝止痒
    C. 泻肝清热,除湿止痒
    D. 清热利湿止带
    E. 滋阴降火

119. **临床常用方剂为**
    A. 知柏地黄汤　B. 六味地黄丸
    C. 龙胆泻肝汤　D. 五味消毒饮
    E. 萆薢渗湿汤

**(120~122 题共用题干)**

**患者,女,25 岁。阴部生疮,红肿热痛,伴有口苦咽干,大便干结,舌质红,苔薄黄,脉滑数。**

120. **其病机为**
    A. 湿热内侵,蕴结成毒
    B. 前阴局部感染
    C. 肝肾阴虚
    D. 正气虚弱,寒湿凝结
    E. 感染邪毒所致

121. **治法为**
    A. 清热利湿杀虫
    B. 清热解毒杀虫
    C. 滋阴降火杀虫
    D. 调补肝肾
    E. 清热利湿,解毒消疮

122. **临床常用方剂为**
    A. 阳和汤　B. 托里消毒散
    C. 五味消毒饮　D. 龙胆泻肝汤
    E. 仙方活命饮

**(123~125 题共用题干)**

**患者,女,26 岁。人工流产术后 1 周,发热,下腹痛 3 天,查体:T39.2℃,P105 次/分,BP105/70mmHG。妇科检查:子宫颈脓性分泌物,子宫颈举痛(+),子宫正常大小,压痛明显,双附件稍增厚,压痛(+)。血 WBC11 ×$10^9$/L,N0.90。**

123. **该患者最可能的诊断为**
    A. 急性膀胱炎　B. 急性盆腔炎
    C. 急性阑尾炎　D. 异位妊娠破裂
    E. 流产不全

124. **对治疗最有价值的辅助检查是**
    A. 尿妊娠试验　B. 病原体检查
    C. 血常规　D. 盆腔 B 超
    E. 尿常规

125. **该患者目前选用的中医治法宜以**
    A. 化瘀为主　B. 散结为主
    C. 化湿为主　D. 疏肝为主
    E. 清热解毒为主

**(126~128 题共用题干)**

**患者,女,40 岁。近 3 天白带多,伴外阴痒就诊,查外阴黏膜充血,阴道壁充血,分泌物黄绿色,有臭味,中等量,呈泡沫状,宫颈充血。**

126. **该患者最可能的诊断为**
    A. 真菌性阴道炎　B. 滴虫阴道炎
    C. 萎缩性阴道炎　D. 阿米巴性阴道炎
    E. 外阴瘙痒

127. **该患者首选的辅助检查是**
    A. 血常规
    B. 尿常规
    C. 阴道分泌物细菌培养及药敏试验
    D. 悬滴法阴道分泌物查滴虫
    E. 阴道细胞学检查

128. **对该患者进行检查时,不正确的操作是**
    A. 取分泌物前先行碱性液体冲洗
    B. 取分泌物行悬滴法检查
    C. 检查标本应注意保暖
    D. 取分泌物前不能做双合诊
    E. 可疑患者多次悬滴法阴性时做培养

（129～131 题共用题干）

**患者，女，70 岁。外阴瘙痒、阴道灼热感 4 天，妇科检查：阴道黏膜有散在出血点，阴道内少许分泌物，呈淡黄色。**

**129. 该患者首先的诊断为**

A. 萎缩性阴道炎
B. 淋菌性阴道炎
C. 细菌性阴道病
D. 外阴阴道念珠菌病
E. 滴虫阴道炎

**130. 其最可能的病因是**

A. 雌激素水平低下　B. 淋菌感染
C. 阴道菌群失调　D. 念珠菌感染
E. 滴虫感染

**131. 该患者首选的外用药物是**

A. 制霉菌素　B. 万古霉素
C. 孕激素　D. 雌激素
E. 甲硝唑

（132～134 题共用题干）

**患者，女，29 岁。结婚 2 年未孕，现停经 8 周，感下腹隐痛伴阴道少许流血 3 天。妇科检查：阴道少许血液，宫颈口未扩张，子宫约孕 50 天大，软，双附件正常。**

**132. 最可能的诊断是**

A. 慢性盆腔炎
B. 先兆流产
C. 异位妊娠
D. 子宫肌瘤
E. 功能失调性月经紊乱

**133. 最佳治疗方案是**

A. 药物人工周期治疗
B. 抗感染治疗
C. 腹探查术
D. 诊断性刮宫
E. 保胎治疗

**134. 本病与下列哪项中医疾病临床关系最密切**

A. 堕胎　B. 小产
C. 胎动不安　D. 激经
E. 胎死不下

（135～137 题共用题干）

**患者，女，20 岁。突发下腹疼痛 1 天急诊来院。否认性生活史，月经规律。直肠－腹部诊扪及下腹肿物如拳头大小，触痛明显。急诊行剖腹探查术，术中见左侧卵巢肿大为囊实性包块，包膜完整。右侧附件及子宫外观无异常。行患侧附件切除术，快速病理示左卵巢未成熟畸胎瘤，分化Ⅱ级，腹腔冲洗液未查见癌细胞。**

**135. 该患者应选择的手术方式是**

A. 患侧附件切除术
B. 双侧附件切除术
C. 患侧附件切除术＋保留生育功能的分期手术
D. 患侧附件切除术＋阑尾切除术
E. 子宫＋双附件切除术

**136. 患者术后病理诊断为左侧卵巢未成熟畸胎瘤Ⅱ级，病理分期为Ⅰa 期，下一步处理方案为**

A. 随诊　B. 放疗
C. 化疗　D. 内分泌治疗
E. 化疗＋放疗

**137. 若选择化疗，应选择的化疗方案是**

A. 顺铂
B. 顺铂＋环磷酰胺
C. 顺铂＋环磷酰胺＋阿霉素
D. 顺铂＋依托泊苷
E. 顺铂＋依托泊苷＋博来霉素

（138～140 题共用题干）

**患者，女，30 岁。结婚 4 年不孕，近 3 年，痛经且逐渐加重。查子宫后壁有 2 个触痛性硬韧结节，右侧附件区扪及鸭卵大、活动不良囊性肿物，压痛不明显。**

**138. 本例右侧附件区囊性肿物最可能是**

A. 卵巢滤泡囊肿

B. 卵巢黄体囊肿
C. 卵巢子宫内膜异位囊肿
D. 输卵管卵巢囊肿
E. 皮样囊肿

139. **为进一步确诊,最有价值的辅助检查是**
A. 血清 CA125 值测定
B. 盆腔 B 型超声检查
C. 诊断性刮宫活组织检查
D. 子宫输卵管碘油造影
E. 腹腔镜检查

140. **本病的中医治疗总则为**
A. 活血化瘀　B. 调经助孕
C. 祛邪为主　D. 扶正为主
E. 扶正祛邪并用

**(141～143 题共用题干)**

**患者,女,26 岁。孕 10 周,因频繁恶心呕吐、不能进食入院;查体:面色苍白、皮肤干燥,脉搏细数,血压 90/60mmHg,体重较起病前减轻至少 5%。**

141. **考虑初步诊断为**
A. 妊娠剧吐　B. 早孕反应
C. 食物中毒　D. 葡萄胎
E. 胃肠炎

142. **入院后 1 周,患者突然出现眼球震颤,反应迟钝、嗜睡等症,考虑并发**
A. 酮症酸中毒　B. 代谢性碱中毒
C. 急性肾功能衰竭　D. Wernicke 综合征
E. 维生素 K 缺乏

143. **此时的处理是**
A. 终止妊娠　B. 给予维生素 K
C. 纠酸　D. 纠正低血容量
E. 强心、利尿

## A4 型题

以下提供若干个案例,每个案例下设 5 道考题。请根据题干所提供的信息,在每一道考题下面的 A、B、C、D、E 五个备选答案中选择一个最佳答案。

**(144～148 题共用题干)**

**患者,女,28 岁。嗜食辛辣,经来量多,为常人两倍,4 个月来周期尚准,经期 5～7 天,色深红,质黏稠,心烦口渴,大便秘结,舌红苔黄,脉滑数。**

144. **中医诊断为**
A. 月经过多气滞证　B. 月经过多血热证
C. 月经过多血瘀证　D. 崩漏血热证
E. 崩漏血瘀证

145. **治宜**
A. 补血活血固冲　B. 活血化瘀止血
C. 行气活血调经　D. 补气摄血固冲
E. 清热凉血固冲

146. **方选**
A. 保阴煎　B. 清经汤
C. 安冲汤　D. 四生丸
E. 固阴煎

147. **(假设信息)若患者兼见气短懒言,肢倦乏力,宜酌加**
A. 阿胶、首乌
B. 黄芪、当归
C. 黄芪、党参、白术
D. 杜仲、续断
E. 三七、茜草

148. **(假设消息)如患者经行有血块,宜酌加**
A. 川楝子、延胡索
B. 麻黄、桂枝
C. 艾叶、乌药
D. 蒲黄、五灵脂、三七
E. 黄芪、麦冬

**(149～153 题共用题干)**

**患者,女,30 岁。经血非时而下,量多如注,**

**色淡，质稀，神疲体倦，面色淡黄，舌淡，苔薄白，脉弱。**

149. **其诊断为**
    A. 崩中　　B. 漏下
    C. 月经过多　　D. 经间期出血
    E. 月经后期
150. **其证型为**
    A. 肾阳虚证　　B. 肾气虚证
    C. 脾虚证　　D. 气阴两虚证
    E. 血寒证
151. **治疗宜选**
    A. 大补元煎　　B. 安冲汤
    C. 左归丸　　D. 右归丸
    E. 归脾汤
152. **若久崩不止，症见头昏、乏力、心悸失眠者，可加用**
    A. 补骨脂、巴戟天
    B. 熟地黄、阿胶
    C. 人参、附子
    D. 当归、三七
    E. 制何首乌、五味子
153. **若突然晕倒，不省人事，面唇苍白，四肢厥冷，大汗淋漓，脉微欲绝，其治疗宜选**
    A. 参附注射液　　B. 清开灵注射液
    C. 醒脑静注射液　　D. 安宫牛黄丸
    E. 三七注射液

**（154～158 题共用题干）**

**患者，女，26 岁，已婚。近半年来，月经周期延后，量少，色淡红，渐至 6 个月未行经，小腹冷痛拒按，得热则痛缓，形寒肢冷，面色青白，舌紫暗，苔白，脉沉紧。**

154. **此病诊断为**
    A. 虚劳　　B. 早孕
    C. 月经后期　　D. 闭经
    E. 痛经
155. **此病治法是**
    A. 补肾益气，调理冲任
    B. 温经散寒，活血通经
    C. 养阴清热调经
    D. 益气养血，补肾通经
    E. 理气活血，化瘀通经
156. **此病常用方剂是**
    A. 圣愈汤　　B. 归肾丸
    C. 膈下逐瘀汤　　D. 八珍汤
    E. 温经汤
157. **（假设信息）若患者小腹冷痛重，可加用**
    A. 牛膝、地黄　　B. 益母草、泽泻
    C. 艾叶、香附　　D. 瓜蒌、枳壳
    E. 桃仁、红花
158. **该疾病的治疗原则错误的是**
    A. 虚者补而通之　　B. 实者泻而通之
    C. 峻补之　　D. 他病、调经并治
    E. 先治他病

**（159～163 题共用题干）**

**患者，女，32 岁。经行面浮肢肿，按之没指，晨起头面肿甚，月经推迟，经行量多、色淡，腹胀纳减，大便溏薄，舌淡，苔白腻，脉沉缓。**

159. **其辨证为**
    A. 气滞血瘀证　　B. 脾肾阳虚证
    C. 肝经郁火证　　D. 肺肾阴虚证
    E. 血虚证
160. **其治法为**
    A. 温肾化气，健脾利水
    B. 理气行滞，化湿消肿
    C. 清肝泻火，调经止衄
    D. 滋阴养肺
    E. 养血益气，柔筋止痛
161. **治疗应首选**
    A. 知柏地黄汤
    B. 当归补血汤加白芍、鸡血藤、丹参、玉竹
    C. 清肝引经汤
    D. 肾气丸合苓桂术甘汤
    E. 八物汤加泽兰、茯苓皮
162. **（假设信息）若服上方后浮肿明显减轻，还应**

**适当加入哪些活血调经之品,以达气、血、水同治,使经调肿消**

A. 桃仁、红花、川芎

B. 当归、赤芍、生地黄

C. 三棱、莪术、刘寄奴

D. 当归、丹参、益母草

E. 乳香、没药、茜草

163. **该疾病的临证要点错误的是**

A. 与脾、肾相关　B. 气、血、水同病

C. 临证重在辨虚实　D. 临证重在辨寒热

E. 与月经周期相关

(164～168 题共用题干)

**患者,女,47 岁。近 1 年来月经周期紊乱,时而提前,时而错后,有时半月一潮,经来量多,时感头晕耳鸣,失眠多梦,颈面烘热汗出,舌红少苔,脉细数。**

164. **此病应诊断为**

A. 月经过少　B. 月经先期

C. 闭经　D. 绝经前后诸证

E. 经行抑郁

165. **此病证型为**

A. 肾阳虚证　B. 肾阴虚证

C. 肾阴阳俱虚证　D. 脾虚证

E. 脾肾阳虚证

166. **所选最佳方剂为**

A. 顺经汤　B. 清经汤

C. 右归丸　D. 六味地黄丸

E. 一贯煎

167. **(假设信息)若头痛眩晕较甚者,可酌加**

A. 天麻、钩藤　B. 陈皮、半夏

C. 枸杞子、菊花　D. 僵蚕、白附子

E. 桃仁、红花

168. **(假设信息)若患者出现头晕目眩,耳鸣严重,可酌加**

A. 枸杞子、菊花

B. 知母、黄柏

C. 何首乌、黄精、肉苁蓉

D. 生地黄、丹皮

E. 陈皮、半夏

(169～173 题共用题干)

**患者,女,38 岁。带下量多色黄,黏稠,有臭味,伴小便黄少,大便黏滞难解,舌红,苔黄腻,脉滑数。**

169. **中医诊断为**

A. 带下过多热毒蕴结证

B. 带下过多湿热下注证

C. 带下过多阴虚夹湿证

D. 带下过多脾湿化热证

E. 带下过多肾阳虚证

170. **治宜**

A. 清热解毒,利湿止带

B. 清热利湿止带

C. 滋阴益肾,清热祛湿

D. 疏风化浊,除湿杀虫

E. 健脾渗湿,清热除湿

171. **方宜首选**

A. 龙胆泻肝汤　B. 萆薢渗湿汤

C. 易黄汤　D. 八正散

E. 止带方

172. **(假设信息)若此患者症见带下色黄绿如脓,呈泡沫状;烦躁易怒,口苦咽干,目赤头痛;舌红,苔黄腻,脉弦滑。则治宜**

A. 清热解毒,利湿止带

B. 清热利湿,解毒杀虫

C. 清肝火,祛湿热

D. 清热利湿,化浊止带

E. 健脾渗湿止带

173. **方宜首选**

A. 萆薢渗湿汤　B. 龙胆泻肝汤

C. 五味消毒饮　D. 止带方

E. 易黄汤

(174～178 题共用题干)

**患者,女,40 岁。带下量少,阴部干涩,瘙**

**痒，伴腰酸耳鸣，烘热汗出，心烦，小便黄，大便干结，舌红少苔，脉沉细。**

174. **中医诊断为**
   A. 带下过少肝肾亏损证
   B. 带下过少肾阳虚证
   C. 带下过少肾阴虚证
   D. 带下过少血枯瘀阻证
   E. 绝经前后诸证阴虚火旺证

175. **治法为**
   A. 滋阴清热，养血润燥
   B. 滋阴降火
   C. 滋补肝肾，益精养血
   D. 补血益精，活血化瘀
   E. 滋肾益阴

176. **方选**
   A. 左归丸　B. 右归丸
   C. 内补丸　D. 知柏地黄丸
   E. 小营煎

177. **（假设信息）若患者阴虚阳亢，头痛甚，宜加用**
   A. 白芷、蔓荆子　B. 防风、荆芥
   C. 川芎、僵蚕　D. 钩藤、石决明
   E. 郁金、延胡索

178. **（假设信息）若患者出现心火偏盛，宜加用**
   A. 生地黄、玄参　B. 川芎、僵蚕
   C. 防风、蝉蜕　D. 天麻、钩藤
   E. 黄连、龙骨

（179～183 **题共用题干**）

**患者，女，28 岁。妊娠 2 个月，呕吐痰涎，不思饮食，口中淡腻，头晕目眩，心悸气短，舌淡胖，苔白腻，脉滑。**

179. **其证候是**
   A. 肝热证　B. 肾阳虚
   C. 气虚证　D. 胃虚证
   E. 痰滞证

180. **其治法是**
   A. 健胃和中，降逆止呕
   B. 清肝和胃，降逆止呕
   C. 调和冲任
   D. 温补肾阳
   E. 化痰除湿，降逆止呕

181. **治疗方药是**
   A. 香砂六君子汤　B. 橘皮竹茹汤
   C. 苏叶黄连汤　D. 平胃散
   E. 青竹茹汤

182. **若患者兼有寒，症见呕吐清水，形寒肢冷，面色苍白，宜加**
   A. 人参、五味子　B. 玄参、麦冬
   C. 丁香、豆蔻　D. 藕节、乌贼骨
   E. 黄芩、黄连

183. **若患者呕吐不止，不能进食，出现呕吐带血样物，发热口渴，尿少便秘，唇舌干燥，舌红，苔薄黄，脉细滑数无力，此时应选**
   A. 生脉散合增液汤　B. 青竹茹汤
   C. 香砂六君子汤　D. 加味温胆汤
   E. 平胃散

（184～188 **题共用题干**）

**患者，女，24 岁。孕 20 周，因起居不慎而跌仆，继而腰酸，腹痛下坠，阴道出血，脉滑无力。**

184. **其诊断为**
   A. 胎漏　B. 胎动不安
   C. 妊娠腹痛　D. 堕胎
   E. 异位妊娠

185. **其治疗宜选**
   A. 举元煎　B. 寿胎丸
   C. 加味圣愈汤　D. 保阴煎
   E. 桂枝茯苓丸

186. **若阴道流血较多，可加用**
   A. 阿胶、艾叶炭　B. 人参、升麻
   C. 黄芪、白术　D. 杜仲、续断
   E. 菟丝子、寄生

187. **若阴道大量出血，腹痛阵作，妊娠物部分排出，部分残留宫腔内，患者面色苍白，头晕眼花，治宜**

A. 脱花煎
B. 静脉滴注当归注射液、三七注射液
C. 清宫术,可配合使用独参汤
D. 泰山磐石散
E. 人参黄芪汤

**188. 该病的病因病机不包括**
A. 肾虚　B. 气虚
C. 血虚　D. 癥瘕伤胎
E. 血瘀

**(189～193 题共用题干)**

**患者,女,24 岁。妊娠 18 周,胎堕不全,阴道大量下血不止,腹痛加剧,面色苍白,四肢厥冷,大汗淋漓,唇舌淡白,脉微欲绝。**

**189. 其诊断为**
A. 堕胎　B. 小产
C. 胎漏　D. 异位妊娠
E. 胎动不安

**190. 其证候为**
A. 肾气虚弱　B. 气血不足
C. 跌仆伤胎　D. 热病伤胎
E. 气随血脱

**191. 其治法为**
A. 活血化瘀
B. 补脾益气
C. 补气养血
D. 益气固脱,回阳救逆
E. 调补冲任固脱

**192. 其治疗方药为**
A. 四逆汤　B. 寿胎丸
C. 参附汤　D. 脱花煎
E. 肾气丸

**193. 关于该疾病,错误的是**
A. 多由胎漏、胎动不安发展而来
B. 本病以自然殒堕、势有难留为特点
C. 以下胎益母为治疗原则
D. 确诊后可继续妊娠
E. 可行钳刮术

**(194～198 题共用题干)**

**患者,女,30 岁。妊娠 26 周,孕妇自觉胎动停滞,腹部不再增大,小腹刺痛,阴道流血,紫暗有块,舌紫暗,舌苔厚腻,脉沉涩。**

**194. 其诊断是**
A. 胎萎不长　B. 妊娠胎萎
C. 胎死不下　D. 堕胎
E. 小产

**195. 其治法是**
A. 活血祛瘀,燥湿行气
B. 调理冲任,活血下胎
C. 运脾燥湿,活血下胎
D. 益气养血,活血下胎
E. 温肾补脾,活血下胎

**196. 其治疗主方是**
A. 脱花煎合平胃散　B. 补肾固冲丸
C. 救母丹　D. 肾气丸
E. 保阴煎

**197. 其治疗主方出自**
A.《傅青主女科》　B.《经效产宝》
C.《景岳全书》　D.《千金要方》
E.《伤寒论》

**198. 该病当与下列哪项疾病相鉴别**
A. 胎萎不长　B. 滑胎
C. 子肿　D. 小产
E. 异位妊娠

**(199～203 题共用题干)**

**患者,女,28 岁。妊娠 4 个月,曾有 3 次堕胎史,表现为头晕眼花,神倦乏力,心悸气短,面色苍白,舌质淡,苔薄,脉细弱。**

**199. 其证候是**
A. 气血虚弱　B. 血瘀
C. 肾精亏虚　D. 肾阳亏虚
E. 脾肾阳虚

**200. 其治法是**
A. 补肾益气固冲
B. 温补肾阳,固冲安胎

C. 补气养血,固冲安胎
D. 益气养血固冲
E. 祛瘀消癥固冲

**201. 其治疗方药是**
A. 泰山磐石散　B. 寿胎丸
C. 补肾固冲丸　D. 保阴煎
E. 桂枝茯苓丸

**202. 其方出自**
A.《景岳全书》　B.《百灵妇科》
C.《伤寒论》　D.《中医学新编》
E.《傅青主女科》

**203. 该疾病的治疗原则不包括**
A. 预防为主,防治结合
B. 以补肾健脾、益气养血、调理冲任为主
C. 胎殒后,可立即再次受孕
D. 因他病而致滑胎者,先治他病
E. 经不调者,当先调经

**(204～208 题共用题干)**

**患者,女,28 岁。妊娠 7 个月,面浮肢肿,下肢尤甚,按之如泥,腰酸乏力,下肢逆冷,小便不利,舌淡苔白,脉沉迟。**

**204. 其诊断是**
A. 子肿　B. 子满
C. 子气　D. 子悬
E. 子嗽

**205. 其治法是**
A. 补气健脾,利水消肿
B. 补肾温阳,化气行水
C. 理气行滞,除湿消肿
D. 宣肺降气,利水消肿
E. 活血化瘀,利水消肿

**206. 其治疗方药是**
A. 济生肾气丸　B. 平胃散
C. 右归丸　D. 当归散
E. 白术散

**207. 若腰痛甚,可加**
A. 乌药、陈皮　B. 续断、桑寄生
C. 香附、川芎　D. 柴胡、香附
E. 川芎、红花

**208. 若患者妊娠期间,出现肢体肿胀,始肿两足,渐及于腿,皮色不变,压痕不显;头晕胀痛,胸胁胀满,饮食减少;舌暗红,苔白滑,脉弦。选方为**
A. 正气天香散　B. 济生肾气丸
C. 白术散　D. 杞菊地黄丸
E. 半夏白术天麻汤

**(209～213 题共用题干)**

**患者,女,27 岁。妊娠 5 个月,腹大异常,腹部皮肤发亮,下肢及阴部水肿,食少腹胀,神疲肢软,面色淡黄,舌淡,苔白,脉沉缓。**

**209. 诊断为**
A. 子肿　B. 子气
C. 子悬　D. 子满
E. 子晕

**210. 其证候为**
A. 气滞　B. 肾虚
C. 脾肾阳虚　D. 气滞血瘀
E. 脾气虚弱

**211. 其治法是**
A. 健脾燥湿行水
B. 温阳补气利水
C. 健脾渗湿,养血安胎
D. 补肾温阳,化气行水
E. 理气行滞,利水除湿

**212. 其治疗主方是**
A. 五苓散　B. 八正散
C. 平胃散　D. 鲤鱼汤
E. 真武汤

**213. 若患者选用上述治疗主方,该方出自**
A.《伤寒论》　B.《备急千金要方》
C.《经效产宝》　D.《和剂局方》
E.《金匮要略》

**(214~218题共用题干)**

**患者,女,32岁。妊娠8个月,小便频数不畅,继则闭而不通,腰膝酸软,畏寒肢冷,舌淡苔薄润,脉沉细无力。**

**214. 其诊断是**

A. 子淋　　B. 转胞
C. 妊娠咳嗽　　D. 子满
E. 胎漏

**215. 其治法是**

A. 健脾益气,化气行水
B. 温肾助阳,化气行水
C. 补益健脾,化气行水
D. 滋阴清热,温阳化气
E. 补中益气,升降举胎

**216. 其治疗方药是**

A. 补中益气汤　　B. 肾气丸
C. 人参升麻饮　　D. 右归丸
E. 左归丸

**217. 该病当与下列哪项疾病相鉴别**

A. 胎水肿满　　B. 胎气上逆
C. 妊娠恶阻　　D. 妊娠小便淋痛
E. 子肿

**218. 关于本病,下列说法错误的是**

A. 以急则治其标,缓则治其本为治疗原则
B. 若小便胀痛难忍时,可采用导尿术快速排出尿液以缓解病情
C. 不可妄用通利之品
D. 孕后小便不通者,可取仰卧高臀位
E. 以补气升提助膀胱气化为主

**(219~223题共用题干)**

**患者,女,33岁。妊娠7个月,小便频数,尿少色黄,艰涩刺痛,面赤心烦,渴喜冷饮,口舌生疮,舌红苔薄黄,脉滑数。**

**219. 其证候为**

A. 阴虚阳亢　　B. 阴阳两虚
C. 阴津亏虚　　D. 湿热下注
E. 心火偏亢

**220. 其治法为**

A. 清肝利胆,利水通淋
B. 清热解毒,利水通淋
C. 清心泻火,润燥通淋
D. 清心泻火,止痛安胎
E. 滋阴清热,润燥通淋

**221. 其治疗主方为**

A. 五苓散　　B. 猪苓汤
C. 清营汤　　D. 加味五淋散
E. 导赤散

**222. 若小便热痛甚者,可加**

A. 木通、黄芩　　B. 黄连、竹叶
C. 麦冬、黄芩　　D. 黄芩、黄柏
E. 栀子、黄芩

**223. 若小便带血者,可加**

A. 生地黄、川芎　　B. 阿胶、甘草
C. 滑石、当归　　D. 地榆、大小蓟
E. 车前子、淡竹叶

**(224~228题共用题干)**

**患者,女,28岁。妊娠期间,咳嗽痰多,喘不得卧,神疲纳呆,舌淡胖,苔白腻,脉濡滑。**

**224. 其证候为**

A. 肾虚证　　B. 外感证
C. 血虚证　　D. 痰饮证
E. 阴虚证

**225. 其治法是**

A. 养阴润肺,止咳安胎
B. 健脾除湿,化痰止咳
C. 滋阴补肺,化痰止咳
D. 燥湿化痰,理气止咳
E. 清热降火,化痰止咳

**226. 其治疗用**

A. 清气化痰丸　　B. 茯苓丸
C. 二陈汤　　D. 补中益气汤
E. 六君子汤

**227. 如果患者出现咳嗽不爽,痰涎黄稠,面红口干,舌红苔黄腻,脉弦滑而数。应首选的治**

疗方药是

A. 清金化痰汤　B. 百合固金汤
C. 六君子汤　D. 补中益气汤
E. 归脾汤

228. 本病在治疗用药上遵循的原则是

A. 治病与安胎　B. 阴阳双补
C. 气血双补　D. 治病为主
E. 安胎为主

(229～233 题共用题干)

患者,女,24 岁。产后头项强痛,发热恶寒,牙关紧闭,口角抽动,继而项背强直,角弓反张,舌淡红,苔薄白,脉浮大而弦。

229. 其诊断为

A. 癫痫产后发作　B. 产后子痫
C. 产后郁冒　D. 产后痉证
E. 产后抑郁

230. 其证候为

A. 外感风寒证　B. 阴血亏虚证
C. 邪毒感染证　D. 肝阳上亢证
E. 外感风热证

231. 其治法为

A. 解毒镇痉,理血祛风
B. 清热解毒,理血祛风
C. 滋阴养血,柔肝息风
D. 清热解毒,息风镇痉
E. 养血祛风,散寒解表

232. 其方剂为

A. 牵正散　B. 玉真散
C. 镇肝熄风汤　D. 天麻钩藤汤
E. 三甲复脉汤

233. 若邪毒内传攻心,病情急重,伴高热不退,抽搐频繁发作,应当

A. 大发汗
B. 大补元气
C. 气血双补
D. 中西医结合抢救,控制抽搐
E. 服用三甲复脉汤

(234～238 题共用题干)

患者,女,28 岁。分娩一女婴后,寒热时作,恶露下甚少,色紫暗有块,无臭秽气味,小腹部疼痛拒按,舌质暗,有瘀点,苔薄,脉弦涩有力。

234. 其诊断为

A. 产后血晕　B. 产后郁冒
C. 产后发热　D. 产后血劳
E. 产后痉证

235. 其证候为

A. 血虚证　B. 血瘀证
C. 外感证　D. 感染邪毒证
E. 血热证

236. 其治法为

A. 补血益气,和营退热
B. 养血祛风,散寒解表
C. 清热解毒,凉血化瘀
D. 养血益气,和营退热
E. 活血祛瘀,和营除热

237. 其治疗方剂为

A. 五味消毒饮　B. 荆穗四物汤
C. 补中益气汤　D. 生化汤
E. 八珍汤

238. 该病的预防和调护不包括

A. 加强孕期保健
B. 产程中应严格无菌操作
C. 产褥期可外出散步,吹风
D. 可给予抗生素,预防病邪入侵
E. 产后可取半卧位

(239～243 题共用题干)

患者,女,25 岁。产后小腹刺痛,拒按,得热痛缓,恶露量少,涩滞不畅,色紫暗有块,面色青白,形寒肢冷,舌质紫暗,脉弦涩。

239. 其诊断为

A. 产后伤食腹痛　B. 产后身痛
C. 产后血晕　D. 产后郁冒
E. 产后腹痛

240. 其证候为

A. 血虚证　　B. 血瘀证
C. 感染邪毒证　　D. 外感证
E. 热结证

241. **其最佳治法为**
A. 活血化瘀,温经止痛
B. 补血益气,缓急止痛
C. 清热解毒,活血止痛
D. 补血益气,温经止痛
E. 泄热逐瘀,活血止痛

242. **其首选方剂为**
A. 生化汤　　B. 散结定痛汤
C. 归脾汤　　D. 肠宁汤
E. 大黄牡丹汤

243. **若小腹胀痛,可加**
A. 小茴香、吴茱萸　　B. 五灵脂、蒲黄
C. 香附、枳壳　　D. 郁金、柴胡
E. 黄芪、党参

(244～248 **题共用题干**)

**患者,女,25 岁。恶露已经持续 20 天,量多,色淡,质稀,无臭气,面色㿠白,神疲懒言,四肢无力,小腹空坠,舌淡,苔薄白,脉缓弱。**

244. **其诊断为**
A. 产后血劳　　B. 产后血晕
C. 产后恶露不绝　　D. 崩漏
E. 产后腹痛

245. **其证候为**
A. 气虚证　　B. 血瘀证
C. 血热证　　D. 肝肾亏虚证
E. 外感邪毒证

246. **其治法为**
A. 养阴清热,凉血止血
B. 活血化瘀,理血归经
C. 益气摄血固冲
D. 滋补肝肾止血
E. 清热解毒止血

247. **其首选方剂为**
A. 归脾汤　　B. 补中益气汤
C. 生化汤　　D. 保阴煎
E. 大黄牡丹汤

248. **若症见恶露过期不止,腰膝酸软,头晕耳鸣,可加**
A. 马齿苋、蒲公英　　B. 三七、蒲黄
C. 生地黄、茜草　　D. 牡蛎、地榆
E. 菟丝子、枸杞子

(249～253 **题共用题干**)

**患者,女,27 岁。产后腰膝、足跟疼痛,艰于俯仰,头晕耳鸣,夜尿多,舌淡暗,脉沉细弱。**

249. **其诊断为**
A. 产后血劳　　B. 产后身痛
C. 痹证　　D. 痿证
E. 产后恶露不绝

250. **其证候为**
A. 肾虚证　　B. 血瘀证
C. 风寒证　　D. 血虚证
E. 气虚证

251. **其治法为**
A. 养血益气,温经通络
B. 养血祛风,散寒除湿
C. 养血活络,行瘀止痛
D. 补肾填精,强腰壮骨
E. 补血益气,通络止痛

252. **其首选方剂为**
A. 身痛逐瘀汤　　B. 黄芪桂枝五物汤
C. 独活寄生汤　　D. 养荣壮肾汤
E. 生脉散

253. **该病的病因病机不包括**
A. 血虚　　B. 血瘀
C. 外感　　D. 肾虚
E. 气滞

(254～258 **题共用题干**)

**患者,女,24 岁。产后睡中汗出,有时湿透衣衫,醒后即止,面色潮红,头晕耳鸣,口燥咽干,渴不思饮,舌质红,苔少,脉细数。**

254. **其诊断为**

A. 产后血劳　　B. 产后自汗
C. 产后盗汗　　D. 产后郁冒
E. 产后腹痛

**255. 其证候为**

A. 气虚证　　B. 血热证
C. 外感证　　D. 阴虚证
E. 血虚证

**256. 其治法为**

A. 益气养阴，生津敛汗
B. 益气固表，和营止汗
C. 清暑益气，止汗
D. 补气生津，和营止汗
E. 益气养阴，和营止汗

**257. 其首选方剂为**

A. 知柏地黄汤　　B. 生脉散加味
C. 黄芪汤　　D. 补中益气汤
E. 四物汤

**258. 若患者兼见口干咽燥甚，可加用何药以生津滋液**

A. 黄柏、地黄　　B. 白薇、栀子
C. 生地黄、知母　　D. 石斛、玉竹
E. 党参、阿胶

**（259～263 题共用题干）**

**患者，女，32 岁。产一女婴，产时不顺，损伤膀胱，产后小便不通，尿色略混浊带血丝，小腹胀满刺痛，舌质暗，苔薄白，脉沉涩。**

**259. 其诊断为**

A. 尿血　　B. 产后小便淋痛
C. 尿浊　　D. 产后小便不通
E. 妊娠小便不通

**260. 其证候为**

A. 气虚证　　B. 肾虚证
C. 血瘀证　　D. 湿热下注证
E. 肝经郁热证

**261. 其治法为**

A. 益气生津，宣肺行水
B. 补肾温阳，化气利水
C. 养血活血，祛瘀利尿
D. 清热利湿，通淋
E. 疏肝理气，行水利尿

**262. 其首选方剂为**

A. 加味五淋散　　B. 加味四物汤
C. 济生肾气丸　　D. 补气通脬饮
E. 沉香散

**263. 该疾病的病因病机不包括**

A. 气虚　　B. 肾虚
C. 气滞　　D. 血瘀
E. 血虚

**（264～268 题共用题干）**

**患者，女，30 岁。产后乳汁分泌少，质稠，乳房胀痛，伴情志抑郁，舌质淡红，苔薄黄，脉弦。**

**264. 其诊断为**

A. 乳痈　　B. 产后身痛
C. 缺乳　　D. 产后郁冒
E. 产后情志异常

**265. 其证候为**

A. 外感风寒　　B. 气滞血瘀
C. 痰浊阻滞　　D. 肝郁气滞
E. 气血虚弱

**266. 其治法为**

A. 补气养血，佐以通乳
B. 活血化瘀，佐以通乳
C. 疏肝解郁，通络下乳
D. 健脾化痰，通乳
E. 补气养血，佐以固摄

**267. 其首选方剂是**

A. 通乳丹　　B. 下乳涌泉散
C. 苍附导痰丸　　D. 漏芦散
E. 补中益气汤

**268. 若患者乳房胀痛甚，可酌加**

A. 橘络、丝瓜络、香附
B. 白术、茯苓
C. 阿胶、白芍
D. 蒲公英、夏枯草
E. 黄芪、人参

(269～273 题共用题干)

**患者,女,28 岁。产后心情抑郁,心神不安,惊恐易醒,恶露量多,色紫暗有块,胸闷纳呆,善太息,舌淡,苔薄白,脉弦。**

269. **其诊断为**
A. 产后血劳　B. 产后情志异常
C. 产后恶露不绝　D. 产后郁冒
E. 产后血晕

270. **其证候为**
A. 肝气郁结　B. 肝经郁热
C. 瘀血内阻　D. 心脾两虚
E. 心血不足

271. **其治法为**
A. 益气养血,镇静安神
B. 健脾益气,养心安神
C. 活血化瘀,镇静安神
D. 疏肝解郁,镇静安神
E. 养血滋阴,补心安神

272. **其首选方剂为**
A. 归脾汤加味　B. 调经散加味
C. 逍遥散加味　D. 丹栀逍遥散
E. 癫狂梦醒汤

273. **关于该疾病错误的是**
A. 治疗以调和气血,安神定志为主
B. 不需要干预,可自行好转
C. 需配合心理治疗
D. 需辨虚实
E. 需辨在气在血

(274～278 题共用题干)

**患者,女,27 岁。结婚 3 年,曾流产 1 次,近 2 年未孕,月经周期先后不定,腹痛,经前乳房胀痛,烦躁易怒,精神抑郁,舌淡红,苔薄白,脉弦。**

274. **应诊断为**
A. 继发性不孕　B. 原发性不孕
C. 习惯性流产　D. 无子
E. 全不产

275. **应辨证为**
A. 血瘀不孕　B. 肾阳虚不孕
C. 肝气郁结不孕　D. 肾阴虚不孕
E. 痰湿不孕

276. **治疗法则为**
A. 疏肝解郁　B. 逐瘀调经
C. 滋肾养血　D. 疏肝清热
E. 养血补气

277. **治疗选方为**
A. 启宫丸　B. 丹栀逍遥散
C. 毓麟珠　D. 养精种玉汤
E. 开郁种玉汤

278. **若患者兼有胸闷纳少,宜加**
A. 延胡索、山楂　B. 栀子、夏枯草
C. 青皮、玫瑰花　D. 陈皮、砂仁
E. 地骨皮、牡丹皮

(279～283 题共用题干)

**患者,女,37 岁。下腹包块质硬,腹胀,经量多,经色暗夹血块,经行小腹疼痛,精神抑郁,善太息,乳房胀痛,面色晦暗,肌肤不润,舌质暗,边见瘀点,苔薄白,脉弦涩。**

279. **其诊断为**
A. 癥瘕　B. 阴挺
C. 痛经　D. 产后腹痛
E. 妇人腹痛

280. **其辨证属于**
A. 痰湿　B. 气虚
C. 气滞血瘀　D. 湿热
E. 肾虚

281. **其临床最常用的方剂为**
A. 开郁种玉汤　B. 少腹逐瘀汤
C. 香棱丸　D. 桂枝茯苓丸
E. 二陈汤

282. **若患者经行腹痛甚,可加**
A. 血余炭、花蕊石　B. 丹参、香附
C. 泽兰、牛膝　D. 乌药、延胡索
E. 五灵脂、蒲黄

283. **该疾病的病因病机不包括**

A. 气滞血瘀　B. 寒凝血瘀
C. 痰湿瘀结　D. 肾虚血瘀
E. 感染邪毒

（284～288 题共用题干）

**患者，女，32 岁。阴部瘙痒灼痛，带下量多，色黄如脓，味臭，头晕目眩，口苦咽干，心烦不宁，便秘溲赤，舌红，苔黄腻，脉弦滑而数。**

284. **应诊断为**
A. 湿热下注证阴痒　B. 肝肾阴虚证阴痒
C. 肾气虚证阴痒　D. 血虚证阴痒
E. 热毒炽盛证阴痒

285. **治法为**
A. 滋阴补肾
B. 清热解毒
C. 调补肝肾，滋阴降火
D. 泻肝清热，除湿止痒
E. 清热利湿，解毒杀虫

286. **首选方剂为**
A. 知柏地黄丸　B. 龙胆泻肝汤
C. 五味消毒饮　D. 普济消毒饮
E. 萆薢渗湿汤

287. **外洗方可选用**
A. 用香油调敷如意金黄散
B. 银翘散
C. 蛇床子、苦参、花椒等煎水坐浴
D. 珍珠散
E. 阳和汤

288. **关于该疾病的治疗原则，不正确的是**
A. 治疗以止痒为主
B. 实者宜清热利湿，杀虫止痒
C. 着重调理肝、肾、脾的功能
D. 虚者宜滋阴养血止痒
E. 治疗以消肿止痛为原则

（289～293 题共用题干）

**患者，女，40 岁。外阴一侧肿溃，触之坚硬，皮色不变，疼痛绵绵，稀水淋漓，日久不愈，神疲倦怠，食少纳呆。舌淡，苔白腻，脉细弱。**

289. **应诊断为**
A. 阴吹　B. 阴蚀
C. 阴痛　D. 阴挺
E. 阴痒

290. **治法为**
A. 清热利湿
B. 清热解毒
C. 清热解毒利湿
D. 散寒除湿，活血散结
E. 化痰祛湿

291. **治疗方首选**
A. 阳和汤　B. 透脓散
C. 五味消毒饮　D. 仙方活命饮
E. 龙胆泻肝汤

292. **若正虚邪盛，症见疮久不敛，心悸气短，宜选**
A. 阳和汤　B. 透脓散
C. 托里消毒散　D. 仙方活命饮
E. 龙胆泻肝汤

293. **下列关于该疾病的辨证要点，错误的是**
A. 先辨阴阳　B. 次辨善恶
C. 初期为阳证　D. 日久属阴证
E. 先辨虚实

**C 型题**

以下提供若干个案例，每个案例下设若干道考题。每个考题有多个备选答案，其中正确答案有 1 个或几个，请从中选择正确的答案。

（294～298 题共用题干）

**患者，女，30 岁，已婚。平素月经周期尚可，月经量少、色暗质稀，2 天即净，时常头晕眼花、耳鸣、精神不振，伴腰酸乏力，夜尿多，舌淡，脉**

沉弱。

**294. 此病应诊断为**

A. 月经过少气虚证　B. 月经过少肾虚证
C. 月经过少血瘀证　D. 月经过少血虚证
E. 月经过少痰湿证　F. 月经过少气滞证
G. 月经过少阴虚证　H. 月经过少湿热证
I. 月经过少脾虚证

**295. 此病的治法是**

A. 益气养阴调经
B. 活血化瘀调经
C. 化痰燥湿调经
D. 补肾益精,养血调经
E. 养血益气调经
F. 补气摄血调经
G. 清热祛湿调经
H. 养阴清热,凉血调经

**296. 该病应选用的方剂是**

A. 人参养荣汤　B. 滋血汤
C. 归肾丸　D. 桃红四物汤
E. 苍附导痰丸　F. 举元煎
G. 两地汤　H. 固经丸
I. 失笑散

**297. 该病应当与下列哪些疾病相鉴别**

A. 经间期出血　B. 经期延长
C. 激经　D. 崩漏
E. 胎漏　F. 闭经
G. 异位妊娠　H. 痛经
I. 胎动不安

**298. 若患者出现小腹凉,夜尿多,手足不温,此时可加用**

A. 益智仁、巴戟天　B. 女贞子、白芍
C. 枸杞子、山茱萸　D. 淫羊藿、肉苁蓉
E. 生地黄、玄参　F. 桃仁、红花
G. 丹参、香附　H. 补骨脂、锁阳
I. 黄芪、人参

**(299～303 题共用题干)**

**患者,女,25 岁,已婚。近半年经来无期,经量时多时少,经期延长,此次停经 2 个月后突然月经量多如泉涌,经色暗有血块,伴小腹疼痛,舌质紫暗,舌尖有瘀点,脉弦细。**

**299. 此病应诊断为**

A. 多囊卵巢综合征
B. 肾阳虚型崩漏
C. 脾虚型崩漏
D. 血瘀型崩漏
E. 实热型崩漏
F. 肾阴虚型崩漏
G. 虚热型崩漏
H. 无排卵性异常子宫出血
I. 子宫内膜异位症

**300. 此病的治法为**

A. 活血化瘀,止血调经
B. 清热凉血,止血调经
C. 补气摄血止崩
D. 温阳止崩
E. 滋阴固气止崩
F. 养阴清热,止血调经
G. 补肾益气,养血调经
H. 健脾益气,养血调经
I. 豁痰除湿,活血通经

**301. 此病应选的方剂是**

A. 左归丸合二至丸　B. 举元煎
C. 清热固经汤　D. 固本止崩汤
E. 参附汤　F. 四草汤
G. 上下相资汤　H. 右归丸
I. 安冲汤

**302. 在此方基础上可酌加**

A. 珍珠母、三七　B. 益母草、茜草
C. 当归、红花　D. 三七、蒲黄
E. 三七、女贞子　F. 五味子、酸枣仁
G. 木香、枳壳

**303. 对于该病的应急处理,正确的是**

A. 补气摄血,固摄冲任以止崩
B. 温阳止崩
C. 滋阴固气止崩

D. 针灸止血

E. 祛瘀止崩

F. B 超检查

G. 输液、输血以补充血容量

H. 用激素止血

I. 手术止血

**(304～308 题共用题干)**

**患者，女，14 岁，学生。经期腹痛 2 年余，小腹隐痛喜按，月经量少，色淡质稀，头晕心悸，面色苍白，舌质淡，苔薄，脉细弱。**

**304. 此病可诊断为**

A. 经量过少　　B. 痛经

C. 闭经　　D. 妇人腹痛

E. 胎动不安　　F. 经期延长

G. 经行腹痛　　H. 多囊卵巢综合征

I. 围排卵期出血

**305. 此病的治法是**

A. 清热除湿，化瘀止痛

B. 疏肝理气，散寒止痛

C. 益肾养肝，活血止痛

D. 温经散寒，化瘀止痛

E. 行气活血，化瘀止痛

F. 益气养血，调经止痛

G. 补养肝肾，调经止痛

H. 化痰散结，活血化瘀

I. 疏肝理气，通络止痛

**306. 治疗此病的代表方是**

A. 清热调血汤　　B. 少腹逐瘀汤

C. 膈下逐瘀汤　　D. 血府逐瘀汤

E. 益肾调经汤　　F. 圣愈汤

G. 柴胡疏肝散　　H. 一贯煎

I. 苍附导痰丸

**307.（假设信息）若患者伴失眠多梦，心脾虚，可酌加**

A. 茯苓　　B. 远志

C. 黄柏　　D. 吴茱萸

E. 黄芩　　F. 陈皮

G. 合欢皮　　H. 夏枯草

I. 夜交藤

**308. 该病在治疗中，可适当选加相应的止痛药，如**

A. 艾叶、小茴香　　B. 肉桂、吴茱萸

C. 香附、枳壳　　D. 血竭、莪术

E. 牡丹皮、黄芩　　F. 五灵脂、三七

G. 川楝子、蒲黄　　H. 杜仲、牛膝

I. 车前子、败酱草

**(309～313 题共用题干)**

**患者，女，20 岁。每次行经前 1～2 天鼻衄，已有半年多，衄血量较多，色深红伴头晕目眩，烦躁易怒，经量少，舌红，苔黄，脉弦数。**

**309. 该患者可诊断为**

A. 崩漏　　B. 经行吐衄

C. 经行身痛　　D. 经行泄泻

E. 经行头痛　　F. 经行浮肿

G. 倒经　　H. 衄血

I. 逆经

**310. 本病的证型是**

A. 肺阴虚证　　B. 肾阴虚证

C. 肝经郁火证　　D. 脾气虚证

E. 心脾两虚证　　F. 肾虚肝郁证

G. 血虚证　　H. 肝肾亏虚证

I. 脾虚肝旺证

**311. 本病的治法为**

A. 滋阴养肺

B. 滋阴补肾

C. 清肝泻火，调经止衄

D. 补益心脾

E. 益气健脾

F. 补肾疏肝，理气调经

G. 滋肾养肝，通络止痛

H. 清心降火，补肾调经

I. 补气养血，和营调经

**312. 治疗本病的最佳方剂是**

A. 清肝引经汤　　B. 顺经汤

C. 加味麦门冬汤　D. 归脾汤
E. 补中益气汤　F. 一贯煎
G. 当归饮子　H. 消风散
I. 六味地黄丸

**313. (假设信息)若患者兼小腹疼痛,经行不畅有血块,可酌加**

A. 当归　B. 生地黄
C. 莪术　D. 川芎
E. 桃仁　F. 白茅根
G. 丹皮　H. 红花
I. 浙贝母

**(314～318 题共用题干)**

**患者,女,30 岁。产后出现发热,汗出恶风,头痛,咳嗽,咽痛口干,口渴,恶露正常,无下腹痛,舌红,苔薄黄,脉浮数。**

**314. 其诊断为**

A. 蒸乳发热　B. 产后发热
C. 产后恶露不绝　D. 产后痉证
E. 产后身痛　F. 产后腹痛
G. 乳痈发热　H. 产后小便淋痛
I. 产后痛风

**315. 其证候为**

A. 外感风寒证　B. 外感风热证
C. 感染邪毒证　D. 血瘀证
E. 血虚证　F. 血热证
G. 热结证　H. 气虚证
I. 外感暑湿证

**316. 其治法为**

A. 养血祛风,散寒解表
B. 活血祛瘀,和营除热
C. 养血益气,和营退热
D. 清热解毒,凉血化瘀
E. 辛凉解表,疏风清热
F. 补血益气,缓急止痛
G. 养血祛风,散寒除湿
H. 补肾填精,强腰壮骨
I. 解毒镇痉,理血祛风

**317. 其首选方剂为**

A. 五味消毒饮合失笑散
B. 五味消毒饮合四物汤
C. 大黄牡丹皮汤合失笑散
D. 参苏饮
E. 银翘散
F. 生化汤
G. 解毒活血汤
H. 荆穗四物汤
I. 八珍汤

**318. 该病的病因病机可包括**

A. 感染邪毒　B. 痰阻气闭
C. 血虚　D. 外感风寒
E. 血瘀　F. 气滞血瘀
G. 外感风热　H. 气滞湿郁
I. 痰饮

**(319～323 题共用题干)**

**患者,女,32 岁。产后遍身疼痛,关节刺痛,屈伸不利,按之痛甚,恶露量少色暗,舌紫暗,苔薄白,脉弦涩。**

**319. 其诊断为**

A. 产后痹证　B. 痿证
C. 产后身痛　D. 产后郁冒
E. 产后血劳　F. 产后恶露不绝
G. 产后痛风　H. 产后关节痛
I. 产后风

**320. 其证候为**

A. 血虚证　B. 风寒证
C. 血瘀证　D. 肾虚证
E. 气虚证　F. 气滞证
G. 外感证　H. 阴虚证
I. 阳虚证

**321. 其治法为**

A. 补肾填精,强腰壮骨
B. 养血活络,行瘀止痛
C. 养血祛风,散寒除湿
D. 补血益气,通络止痛

E. 益气固表,和营止汗
F. 养阴清热,凉血止血
G. 养血活血,祛瘀利尿
H. 活血化瘀,理血归经
I. 活血化瘀,温经止痛

322. **其首选方剂为**
A. 养荣壮肾汤　B. 身痛逐瘀汤
C. 黄芪桂枝五物汤　D. 独活寄生汤
E. 九味羌活汤　F. 保阴煎
G. 大黄牡丹汤　H. 生脉散
I. 润燥汤

323. **若患者痛处不温,宜加**
A. 益母草　B. 羌活
C. 桑枝　D. 姜黄
E. 苍术　F. 煅牡蛎
G. 地榆　H. 木瓜
I. 桂枝

**(324～328 题共用题干)**

**患者,女,24 岁。新产后小便频数,淋沥不爽,尿道灼热疼痛,尿少,色深黄,伴有腰膝酸软,手足心热,舌质红,苔少,脉细数。**

324. **其诊断为**
A. 产后淋　B. 产后小便淋痛
C. 产后血劳　D. 产后发热
E. 产后腹痛　F. 产后身痛
G. 产后溺淋　H. 尿浊
I. 产后小便不通

325. **其证候为**
A. 湿热蕴结　B. 肝经郁热
C. 血瘀证　D. 肾阴亏虚
E. 肾阳不足　F. 气滞证
G. 气血虚弱　H. 心血不足
I. 痰湿内阻

326. **其治法为**
A. 清热利湿通淋　B. 疏肝清热通淋
C. 滋肾养阴通淋　D. 温补肾阳通淋
E. 活血化瘀通淋　F. 疏肝理气通淋
G. 补肾益气通淋　H. 燥湿化痰通淋
I. 补血养营通淋

327. **其首选方剂为**
A. 加味四物汤　B. 济生肾气丸
C. 加味五淋散　D. 知柏地黄丸
E. 沉香散　F. 木通散
G. 当归建中汤　H. 解毒活血汤
I. 温胞饮

328. **若患者虚火内盛,潮热明显,宜加**
A. 地骨皮　B. 酸枣仁
C. 白茅根　D. 玄参
E. 小蓟　F. 青皮
G. 生地黄　H. 柏子仁
I. 柴胡

**(329～333 题共用题干)**

**患者,女,26 岁。产后忧郁,心神不宁,常悲伤欲哭,健忘,神疲乏力,面色萎黄,舌质淡,苔薄白,脉细弱。**

329. **其诊断为**
A. 产后血晕　B. 产后腹痛
C. 产后恶露不绝　D. 产后血劳
E. 产后抑郁　F. 产后身痛
G. 产后神经衰弱　H. 产褥期抑郁症
I. 产后癫狂

330. **其证候为**
A. 肝气郁结　B. 瘀血内阻
C. 心脾两虚　D. 心血不足
E. 肾气虚　F. 痰湿内阻
G. 瘀滞胞宫　H. 感染邪毒
I. 寒湿凝滞

331. **其治法为**
A. 疏肝解郁,镇静安神
B. 活血化瘀,镇静安神
C. 健脾益气,养心安神
D. 益气养血,镇静安神
E. 养血滋阴,补心安神
F. 疏肝解郁,理血调经

G. 清热解毒,活血化瘀
H. 补血养营,和中止痛
I. 散寒除湿,化瘀止痛

**332. 其首选方剂为**

A. 补中益气汤　　B. 天王补心丹
C. 逍遥散　　D. 调经散
E. 朱砂安神丸　　F. 开郁种玉汤
G. 少腹逐瘀汤　　H. 牡丹散
I. 香棱丸

**333. 下列属于该疾病病因病机的是**

A. 产后多虚　　B. 心血不足
C. 肾虚　　D. 肝气郁结
E. 血瘀　　F. 情志所伤
G. 气虚失摄　　H. 湿热蕴结
I. 阳明腑实

**(334～338 题共用题干)**

**患者,女,30 岁。婚久不孕,月经不调,量少,伴有腰酸腿软,精神疲倦,小便清长,舌淡苔薄白,脉沉细。**

**334. 其证型为**

A. 痰湿内阻　　B. 肾阳虚
C. 肾阴虚　　D. 肾气虚
E. 肝气郁结　　F. 瘀滞胞宫
G. 感染邪毒　　H. 湿热瘀结
I. 寒湿凝滞

**335. 其治法是**

A. 温肾助阳　　B. 滋肾养血
C. 疏肝解郁　　D. 燥湿化痰
E. 补肾益气　　F. 活血化瘀
G. 补血养营　　H. 清热解毒
I. 散寒除湿

**336. 其治疗首选方剂是**

A. 毓麟珠　　B. 温胞饮
C. 右归丸　　D. 养精种玉汤
E. 育阴汤　　F. 开郁种玉汤
G. 少腹逐瘀汤　　H. 牡丹散
I. 当归建中汤

**337. 若患者出现心烦少寐,可加**

A. 续断　　B. 阿胶
C. 柏子仁　　D. 肉桂
E. 山药　　F. 枳壳
G. 夜交藤　　H. 桑寄生
I. 炒艾叶

**338. 该病的病因病机包括**

A. 肾虚　　B. 感染邪毒
C. 肝气郁结　　D. 痰湿内阻
E. 瘀滞胞宫　　F. 冲任气血失调
G. 心血不足　　H. 湿热蕴结
I. 阳明腑实

**(339～343 题共用题干)**

**患者,女,27 岁。2 天前阴户突然肿胀、疼痛、生疮,灼热结块,溃烂流脓,黏稠臭秽,伴有恶寒发热,心烦不宁,便秘尿黄,舌红,苔黄,脉滑数。**

**339. 该患者可诊断为**

A. 阴痛,湿热证
B. 阴肿,湿热下注证
C. 阴疮,热毒证
D. 阴痛,肝郁气滞证
E. 阴茧,肝肾阴虚证
F. 阴疮,寒湿证
G. 阴肿,肝经湿热证
H. 阴肿,外伤证
I. 阴肿,痰湿凝滞证

**340. 本病的治法为**

A. 清热利湿,解毒消疮
B. 清热解毒,化瘀敛疮
C. 清热养阴敛疮
D. 温经活血化瘀
E. 清热利湿敛疮
F. 散寒除湿,活血散结
G. 温经化痰,活血消肿
H. 活血化瘀,消肿止痛
I. 清肝利湿,消肿止痛

341. **若患者外阴红肿疼痛,灼热结块,酿脓未破,则应选用**

A. 龙胆泻肝汤　B. 仙方活命饮
C. 逍遥散　D. 托里消毒散
E. 小金丹　F. 阳和汤
G. 补中益气汤　H. 血府逐瘀汤
I. 萆薢渗湿汤

342. **该病应当与下列哪些疾病相鉴别**

A. 阴痒　B. 阴肿
C. 阴吹　D. 梅毒
E. 阴挺　F. 阴痛
G. 生殖器疱疹　H. 外阴溃疡
I. 阴道炎

343. **关于该疾病的外治法,不正确的是**

A. 局部外敷金黄膏
B. 大黄、玄明粉研末,外敷患处
C. 蒲公英、乳香、没药、黄连煎水,湿热敷
D. 用蛇床子、苦参、花椒等煎水趁热先熏后坐浴
E. 初肿期可用香油调敷如意金黄散
F. 中药保留灌肠
G. 脓成可切开引流排脓
H. 脓溃后可用生肌散外敷
I. 直肠用药

# 参考答案与解析

1. A　2. B　3. E　4. C　5. C　6. B　7. B　8. E　9. B　10. E
11. B　12. E　13. E　14. C　15. C　16. B　17. D　18. B　19. A　20. A
21. D　22. A　23. D　24. A　25. C　26. B　27. D　28. B　29. A　30. B
31. C　32. C　33. A　34. B　35. A　36. A　37. E　38. E　39. A　40. B
41. E　42. A　43. A　44. B　45. A　46. B　47. E　48. C　49. B　50. B
51. C　52. D　53. D　54. D　55. C　56. C　57. C　58. B　59. B　60. D
61. B　62. B　63. A　64. A　65. B　66. C　67. B　68. D　69. C　70. A
71. A　72. A　73. D　74. B　75. B　76. B　77. B　78. A　79. A　80. A
81. C　82. E　83. C　84. B　85. C　86. B　87. C　88. D　89. D　90. D
91. C　92. B　93. C　94. C　95. A　96. D　97. E　98. D　99. D　100. D
101. C　102. E　103. A　104. D　105. B　106. E　107. A　108. C　109. A　110. A
111. C　112. A　113. E　114. A　115. D　116. A　117. C　118. A　119. E　120. A
121. E　122. D　123. B　124. B　125. E　126. B　127. D　128. A　129. A　130. A
131. D　132. B　133. E　134. C　135. C　136. C　137. E　138. C　139. E　140. A
141. A　142. D　143. A　144. B　145. E　146. A　147. C　148. D　149. A　150. C
151. B　152. E　153. A　154. D　155. B　156. E　157. C　158. C　159. B　160. A
161. D　162. D　163. D　164. D　165. B　166. D　167. A　168. C　169. B　170. B
171. E　172. C　173. B　174. A　175. C　176. A　177. D　178. E　179. E　180. E
181. E　182. C　183. A　184. B　185. C　186. A　187. C　188. E　189. B　190. E
191. D　192. C　193. D　194. C　195. A　196. A　197. C　198. A　199. A　200. D
201. A　202. A　203. C　204. A　205. B　206. A　207. B　208. A　209. D　210. E
211. C　212. D　213. B　214. B　215. B　216. B　217. D　218. B　219. E　220. C
221. E　222. E　223. D　224. D　225. B　226. E　227. A　228. A　229. D　230. C
231. A　232. B　233. D　234. C　235. B　236. E　237. D　238. C　239. E　240. B
241. A　242. A　243. C　244. C　245. A　246. C　247. B　248. E　249. B　250. A
251. D　252. D　253. E　254. C　255. D　256. A　257. B　258. D　259. D　260. C
261. C　262. B　263. E　264. C　265. D　266. C　267. B　268. A　269. B　270. A
271. D　272. C　273. B　274. A　275. C　276. A　277. E　278. D　279. A　280. C
281. C　282. D　283. E　284. A　285. D　286. B　287. C　288. E　289. B　290. D
291. A　292. C　293. E　294. B　295. D
296. C　297. ACEG　298. ADH　299. DH　300. A
301. F　302. D　303. ABCDEGHI　304. BG　305. F
306. F　307. BGI　308. ABCDEFG　309. BGI　310. C
311. C　312. A　313. EH　314. B　315. B
316. E　317. E　318. ACDEG　319. ACGHI　320. C
321. B　322. B　323. DI　324. ABG　325. D

326. **C** 327. **D** 328. **ADG** 329. **EH** 330. **D**
331. **E** 332. **B** 333. **ABDEF** 334. **D** 335. **E**
336. **A** 337. **CG** 338. **ACDEF** 339. **C** 340. **A**
341. **B** 342. **DG** 343. **ABCDFI**

**1. A**。肝郁化热,热迫血行,则月经提前,经色紫红,质稠;肝疏泄失调,则经量或多或少,精神抑郁;气郁血滞,则时有瘀块;气滞肝经,则乳房、胸胁、少腹胀痛;舌红,苔薄黄,脉弦数,均为肝郁化热之象。辨病辨证为月经先期肝郁血热证,治以疏肝清热,凉血调经。治疗首选丹栀逍遥散。保阴煎主治阴虚内热动血证。清经散主治阳盛血热证。知柏地黄汤主治阴虚内热证。两地汤主治阴虚血热证。

**2. B**。由于情志抑郁或多怒伤肝,影响肝的疏泄和藏血功能,导致气血失调,血海蓄溢的功能失调,则月经先后无定期,经量时多时少;色暗有块,下行不畅,乳房胀痛,舌苔薄白,脉弦均为肝郁之象。肾虚证可见头晕耳鸣,腰酸腿软,小便频数,舌淡,苔薄,脉沉细。

**3. E**。月经过多的定义是月经量较正常明显增多,而周期、经期基本正常者。由题干经来量多半年,周期 23 天,经期 7 天,妇科检查无异常可辨病为月经过多。崩漏是指经血非时暴下不止或淋漓不尽。癥瘕是指妇女小腹内的结块,伴有或胀,或痛,或满,并常致月经或带下异常,甚至影响生育的疾病。

**4. C**。血热妄行,郁而化火,伤及冲任,遂见阴道出血色红质稠;尿黄便秘,舌红苔黄,脉洪数均为血热之象,故该患者可辨证为血热实热证,治以清热凉血,止血调经。方选清热固经汤。清经散治疗月经先期阳盛血热证。保阴煎治疗阴虚血热证。清热调血汤主治痛经湿热蕴结证。清肝止淋汤治疗经间期出血湿热证。

**5. C**。根据患者阴道出血40天,淋漓不净可辨病为崩漏,色紫黑有块,有小腹不适,舌质紫暗,苔薄白,脉涩均为血瘀之象,故该患者辨证为血瘀证。治宜活血化瘀,止血调经。方用四草汤加三七、蒲黄。归脾汤可益气补血,健脾养心。补中益气汤可升阳举陷。举元煎益气升提。大补元煎主治肾虚证。

**6. B**。患者月经紊乱 1 年,阴道出血月余,诊断为崩漏。肾阴亏虚,阴虚失守,封藏失司,冲任不固,故月经紊乱 1 年,阴道出血月余,量忽多忽少;阴虚生内热,热灼阴血,则血色鲜红,质稍稠;阴血不足,不能上荣于脑,故头晕耳鸣;阴精亏虚,外府不荣,作强无力,则腰膝酸软;舌红,少苔,脉细数为阴虚之征。辨证为肾阴虚证。治法为滋肾益阴,止血调经。代表方为左归丸去牛膝合二至丸。

**7. B**。根据患者停经 6 个月可辨病为闭经。形体日渐肥胖,伴神疲倦怠,肢体沉重,面浮足肿,为痰湿阻滞之表现。舌苔白腻,脉滑为痰湿阻滞之候,故患者可辨证为痰湿阻滞证。气滞血瘀证可见舌紫暗或有瘀点,脉沉弦或涩而有力。闭经肾阳虚证可见月经初潮来迟,或月经后期量少,渐至闭经;头晕耳鸣,腰痛如折,畏寒肢冷,小便清长,夜尿多,大便溏薄,面色晦暗,或目眶暗黑;舌淡,苔白,脉沉弱。

**8. E**。素体阴虚,或久病、失血伤阴,血海枯竭而致经闭。带下量少,盗汗失眠,口干欲饮,舌红少苔,脉细数,均为阴虚之象。故辨证属闭经之肾阴虚证。闭经脾虚证可见月经停闭数月;神疲肢倦,食少纳呆,脘腹胀满,大便溏薄,面色淡黄;舌淡胖有齿痕,苔白腻,脉缓弱。闭经肾阳虚证可见月经初潮来迟,或月经后期量少,渐至闭经;头晕耳鸣,腰痛如折,畏寒肢冷,小便清长,夜尿多,大便溏薄,面色晦暗,或目眶暗黑;舌淡,苔白,脉沉弱。

**9. B**。小腹冷痛,形寒肢冷,面色苍白,为寒凝之表现。经色紫暗、有块、块下痛减,舌紫暗有瘀点,为血瘀之表现,故该患者辨证属寒凝血瘀证。痛经气滞血瘀证可见经前或经期,小腹胀痛拒按,月经量少,经行不畅,色紫暗有块,块下痛减,胸胁、乳房胀痛;舌紫暗,或有瘀点,脉弦涩。

**10. E**。患者每于经期第一天小腹胀痛,诊断为痛经。肝失条达,冲任气血郁滞,经血不利,“不通则痛”,故经期小腹胀痛,拒按;肝郁气滞,经血不利,故乳房胀痛;冲任气滞血瘀,故经行不畅,色紫暗,有血块;块下气血暂通,故血块排出后腹痛减轻;舌紫暗,脉弦均为气滞血瘀之象,辨证为气滞血瘀证。

**11. B**。患者经前小腹疼痛拒按，诊断为痛经。湿热蕴结冲任，阻滞气血运行，经前、经期气血下注冲任，加重气血壅滞，故见小腹疼痛拒按，有灼热感，平素少腹时隐痛，经来时疼痛加剧；血为热灼，故色暗红，质黏；湿热下注，伤于带脉，带脉失约，故带下黄稠；湿热壅遏下焦，稽留难去，故低热，溲黄。舌红，苔黄腻，脉滑数，均为湿热蕴结之征。辨证为湿热蕴结证。治法为清热除湿，化瘀止痛。

**12. E**。肝失条达，冲任气血郁滞，经血不利，"不通则痛"，故经期小腹胀痛拒按；冲任气滞血瘀，故经量少，经行不畅，色暗有块；块下气血暂通，则疼痛减轻；肝郁气滞，经血不利，故胸胁、乳房胀痛。舌紫暗，或有瘀点，脉弦涩，均是气滞血瘀之征。治宜行气活血，化瘀止痛。

**13. E**。每值经行前后或经期，大便溏薄，甚或水泻，日解数次，经净自止者，称为"经行泄泻"。故根据患者每值经前1天出现大便溏泄可辨病为经行泄泻。脘腹胀满，面浮肢肿，神疲肢软，经净渐止，舌淡红，苔白，脉濡缓均为脾气虚之表现。可辨证为脾气虚证。治宜健脾益气，除湿止泻，方用参苓白术散。健固汤补脾渗湿，合四神丸治肾虚型经行泄泻。香砂六君子汤、补中益气汤、白术散无除湿止泻之功。

**14. C**。素有肝郁，气机本滞，经行气血下注，冲任气血壅盛，气机更加不畅，气滞则水湿宣泄不利，泛溢肌肤，故面浮肢肿；气机不利，肝气不舒，故脘闷胁胀，乳房胀痛，经前小腹胀满；气滞血瘀，故经色暗红，或有小血块。舌紫暗，苔白腻，脉弦滑，均为气滞湿阻之征。故辨证属经行浮肿之气滞血瘀证，治以理气行滞，化湿消肿，方选八物汤。肾气丸合苓桂术甘汤主治经行浮肿之脾肾阳虚证。参苓白术散主治脾虚湿盛证。丹栀逍遥散主治肝脾不和证。

**15. C**。根据近半年每于经期刚过，大便泄泻可辨病为经行泄泻。肾阳虚衰，命火不足，不能上温脾阳，水湿下注，是以泄泻；五更之时，阴寒较盛，故天亮前作泻；肾阳虚衰，不能温养脏腑，则畏寒肢冷；腰为肾之府，肾主骨、生髓，脑为髓海，肾虚则头晕耳鸣，腰膝酸软；肾阳虚衰，不能温养脏腑，影响血的生化，故经色淡，质清稀。舌淡，苔白，脉沉迟，均为肾虚之征。故该患者辨证为肾阳虚证。治宜温肾扶阳，暖土固肠。方用健固汤合四神丸。

**16. B**。由患者49岁月经紊乱1年可辨病为绝经前后诸证。烘热汗出，头晕耳鸣，失眠多梦，腰膝酸软，烦躁起急，舌红少苔，脉细数，皆属于肾阴虚之象。故该患者辨证属肾阴虚证，治以滋肾益阴，育阴潜阳，方用六味地黄丸加生龟甲、生牡蛎、石决明。二仙汤合二至丸主治绝经前后诸证之肾阴阳俱虚证。右归丸可治疗绝经前后诸证之肾阳虚证。甘麦大枣汤主治心神失养之脏躁。固阴煎可补益肾气，固冲调经，治疗月经先期肾气虚证。

**17. D**。经断前后，肾气渐衰，肾主骨生髓，腰为肾府，肾虚则髓海、外府失养，故头晕耳鸣，腰痛如折；肾阳虚下焦失于温煦，故腹冷阴坠；肾阳虚冲任失司，故月经不调，量多或少；血失阳气温化，故色淡质稀；肾阳虚惫，命门火衰，阳气不能外达，经脉失于温煦，故形寒肢冷，精神萎靡，面色晦暗。舌淡，苔白滑，脉沉细而迟，也为肾阳虚衰之征。故辨证属绝经前后诸证之肾阳虚证，治以温肾壮阳，填精养血。

**18. B**。该患者诊断为带下过多肾阳虚证，首选内补丸。完带汤是脾虚证的首选；知柏地黄汤是阴虚夹湿热证的首选；止带方是湿热下注证的首选；五味消毒饮加土茯苓、黄柏、茵陈、薏苡仁是湿毒蕴结证的首选。

**19. A**。该患者可诊断为带下过多湿热下注证，治法是清热利湿止带。健脾益气，升阳除湿用于治疗带下过多脾虚证；温肾助阳，涩精止带用于治疗带下过多肾阳虚证；滋阴益肾，清热祛湿用于治疗带下过多阴虚夹湿热证；清热解毒，利湿止带用于治疗带下过多湿毒蕴结证。

**20. A**。妊娠恶阻指妊娠早期，出现严重的恶心呕吐，头晕厌食，甚则食入即吐者。故根据该患者的临床表现可诊断为妊娠恶阻。由食入即吐，口淡无味，时时呕吐清涎，倦怠嗜卧，舌淡苔白润，脉缓滑无力，可辨证为胃虚证。孕后血聚于下以养胎元，冲气偏盛，胃气素虚，失于和降，冲气夹胃气上逆，则呕吐，或食入即吐；脾胃虚弱，运化失职，则脘腹胀闷，不思饮食；中阳不振，清阳不升，则头晕体倦，怠惰思睡。舌淡，苔白润，脉缓滑无力，均为脾胃虚弱之征。

**21. D**。异位妊娠是指孕卵在子宫体腔以外着床发育。临床症状可表现：①腹痛：早期可有一侧下腹隐痛；输卵管妊娠流产或破裂时，突感一侧下腹疼痛或撕裂样剧痛，持续或反复发作，常伴有恶心呕吐、肛门坠胀和排便感。②阴道流血：阴道有不规则流血，量少，亦有阴道流血量较多者，可同时排出蜕膜样组织。③晕厥与休克。④腹部包块。全身检查可见：输卵管妊娠破裂或流产，腹腔内出血较多时，出现面色苍白，脉数而细弱，血压下降等；下腹部有明显压痛及反跳痛，以患侧为甚，但腹肌紧张不明显；叩诊有移动性浊音。故根据患者的临床表现，应首先考虑异位妊娠。胎动不安指妊娠期间出现腰酸、腹痛、小腹下坠，或伴有阴道少量流血者。

**22. A**。异位妊娠之未破损期的治法为杀胚消癥，化瘀止痛。代表方为新宫外孕Ⅰ号方。化瘀止血，杀胚消癥为异位妊娠已破损期的治法；活血化瘀，消癥散结为异位妊娠包块期的治法。

**23. D**。胎漏指妊娠期阴道少量流血，时出时止，或淋漓不断，而无腰酸、腹痛、小腹坠胀者。胎动不安指妊娠期间出现腰酸、腹痛、小腹下坠，或伴有阴道少量流血者。气虚冲任不固，胎失摄载，故孕后腰酸腹痛，阴道少量出血。气虚不化，则出血色淡，质稀。气虚中阳不振，则神疲肢倦。清阳不升，则面色㿠白。脉细滑缓也为气虚之表现。故辨证属气虚证。

**24. A**。胎漏指妊娠期阴道少量流血，时出时止，或淋漓不断，而无腰酸、腹痛、小腹坠胀者。胎动不安指妊娠期间出现腰酸、腹痛、小腹下坠，或伴有阴道少量流血者。故根据患者临床表现可辨病为胎漏。妊娠胎漏气虚证见妊娠期间，阴道少量出血、色淡质稀，神疲乏力，少气懒言，面色㿠白；舌淡，苔薄白，脉滑无力。胎漏血热证见妊娠期间，阴道下血、色深红或鲜红、质稠，心烦少寐，口渴饮冷，溲黄便结，舌红，苔黄，脉滑数。胎动不安肾虚证可见妊娠期间，腰酸腹痛，胎动下坠，或伴阴道少量流血，色暗淡，头晕耳鸣，两膝酸软，小便频数，或曾屡有堕胎，舌淡，苔白，脉沉细而滑。

**25. C**。若胎堕不全，出血过多，或暴下不止，面色苍白，头晕眼花，甚则晕厥，不省人事，手足厥冷，唇舌淡白，脉芤或微细无力，为气随血脱之危候，应及时补液、输血、抗休克，并采用清宫术、钳刮术清除宫腔残留组织。可配合用独参汤或用加味参附汤益气固脱，回阳救逆。

**26. B**。胎死不下指胎死胞中，历时过久，不能自行产出者。根据孕妇自觉胎动停止，腹部不再继续增大可辨病为胎死不下。气虚运送无力，血虚失于濡润，故胎死腹中久不产下；死胎内阻，气血运行不畅，胞脉失于温养，故小腹隐痛，或有冷感；胎死已久，气血虚弱，冲任不固，是以阴道可见淡红色血水流出；气血不足，外不荣肌肤，上不荣清窍，故面色苍白，头晕眼花；内不荣脏腑，则精神倦怠，心悸气短。舌淡，苔白，脉细弱，也为气血虚弱之征。故该患者可辨证为气血虚弱证。治宜益气养血，活血下胎。

**27. D**。滑胎指凡堕胎或小产连续发生 3 次或以上者。故根据患者人工流产 2 次，自然流产 3 次，现停经 48 天，阴道少量下血可辨病为滑胎。肾气亏虚，冲任不固，胎元失养，胎失所系，故屡孕屡堕；肾主骨生髓，肾虚则腰酸膝软，髓海不足；清窍失养，故头晕耳鸣；膀胱失约，气化失职，则小便频数。舌质淡，苔白，脉沉弱，为肾虚之征。故该患者辨证为肾虚证。治宜补肾益气固冲。方选补肾固冲丸。

**28. B**。肾阳不足，不能化气行水，水湿内停，泛溢于肌肤，故面浮肢肿，按之没指，小便不利；

肾虚髓海不足，外府失荣，故头晕耳鸣，腰酸无力；命门火衰，不能温煦下元，故下肢逆冷。面色晦暗，舌淡，苔白润，脉沉迟，均为肾阳不足之征。故该患者可辨证为肾阳虚证。

**29. A**。患者妊娠5个月，肢体肿胀，可诊断为子肿。脾主肌肉、四肢，脾虚不运，水湿停聚，泛溢肌肤、四肢，故面浮肢肿，甚则遍身俱肿；水溢皮下，故皮薄光亮，按之凹陷；脾虚中阳不振，故脘腹胀满，气短懒言；脾虚不运，水湿内停，故口中淡腻，食欲不振；水湿流走肠间，故大便溏薄；脾气不足，不能运化水湿，水道不利，则小便短少。舌体胖嫩，边有齿痕，苔白润，脉沉缓，均为脾虚湿盛之征。故该患者可辨证为脾虚证。治宜健脾除湿，行水消肿。方选白术散。

**30. B**。妊娠子痫是指孕妇妊娠晚期或临产时及新产后，突然眩晕倒仆，昏不知人，两目上视，手足抽搐，腰背反张、少顷即醒，醒后复发，甚至昏迷不醒的疾病。故根据患者临床表现可辨病为子痫。子悬又称胎气上逆，指妊娠期，胸腹胀满，甚或喘急，烦躁不安者。《医宗金鉴·妇科心法要诀》中说："自膝至足肿，小水长者，属湿气为病，故名曰子气。"子晕，又称妊娠眩晕。常发生在妊娠中晚期，以眩晕为主症。轻者，除血压升高外无明显自觉症状。重者，头晕目眩伴血压升高、面浮肢肿等症。子满指妊娠5～6个月后出现胎水过多，腹大异常，胸膈胀满，甚或遍身浮肿，喘不得卧，又称为"胎水肿满"。

**31. C**。妊娠5～6个月后出现胎水过多，腹大异常，胸膈满闷，甚则遍身俱肿，喘不得卧者，称子满，又称胎水肿满。子肿指妊娠中晚期，孕妇肢体面目发生肿胀者。子晕，又称妊娠眩晕。常发生在妊娠中晚期，以眩晕为主症。轻者，除血压升高外无明显自觉症状。重者，头晕目眩伴血压升高、面浮肢肿等症。综上，该患者应辨病为子满。

**32. C**。患者妊娠时小便频数而急，艰涩不利，可诊为妊娠小便淋痛病。小便灼热刺痛，口干，舌红苔黄腻，脉滑数，均属湿热内盛之象。辨证属湿热下注证，治宜清热利湿，润燥通淋，首选方药为加味五淋散。

**33. A**。患者妊娠时尿频、尿急、尿道灼热刺痛，可诊为妊娠小便淋痛病。又伴有形体消瘦，手足心热，舌红苔薄黄，脉细数，均为阴虚内热之象，故辨证为阴虚津亏证。治宜滋阴清热，润燥通淋，首选方药为知柏地黄丸。

**34. B**。子嗽指妊娠期间，咳嗽或久咳不已，也称为"妊娠咳嗽"。根据患者妊娠5个月，咳嗽约1个月，可辨病为子嗽。抱儿痨孕前多有痨病史，临床表现为久咳不愈，形体消瘦，潮热盗汗，痰中带血。转胞又称妊娠小便不通。子悬又称"胎气上逆"，指妊娠期，胸腹胀满，甚或喘急，烦躁不安者。

**35. A**。产后血晕是指产妇分娩后突然头晕眼花，不能起坐，或心胸满闷，恶心呕吐，痰涌气急，心烦不安，甚则神昏口噤，不省人事。产妇于产后涔涔汗出，持续不止，动则益甚者，称为"产后自汗"；若寐中汗出湿衣，醒来自止者，为"产后盗汗"，统称为产后汗证。综上，根据患者分娩后突然头晕眼花，不能起坐可辨病为产后血晕。

**36. A**。产后痉证指产褥期内，产妇突然发生四肢抽搐，项背强直，甚则口噤不开，角弓反张。故根据患者临床表现可辨病为产后痉证。产后失血过多，亡血伤津，筋脉失养，经脉拘急，则见手足拘挛；血虚肝风内动，则头项强直，四肢抽搐；手三阳之筋皆结于颔颊，风若乘之入颔颊，则牙关紧闭；血虚不能上荣于面，故面色苍白。舌淡红，少苔，脉虚细无力，均为阴血亏虚之征。故该患者可辨证为阴血亏虚证。治宜滋阴养血，柔肝息风。

**37. E**。该患者在产褥期内出现高热，可诊断为产后发热。新产血室正开，百脉俱虚，邪毒乘虚内侵，损及胞宫、胞脉，正邪交争，致发热恶寒，高热寒战；邪毒与血相搏，结而成瘀，胞脉阻滞，则小腹疼痛拒按，恶露色紫暗；热迫血行则量多，热与血结则量少；热毒熏蒸，故恶露质如败酱，其气臭秽；热为阳邪，灼伤津液，则口渴喜饮，小便短赤,大便燥结。舌红,苔黄而干,脉数有力,为毒热内盛之征。故该患者可辨证为感染邪毒证。

**38. E**。根据患者产后24小时,恶寒发热可辨病为产后发热。又见患者鼻流清涕,头痛,肢体酸痛,无汗;舌苔薄白,脉浮紧,可辨证为外感风寒证,治宜养血祛风,散寒解表,首选方是荆穗四物汤加防风、苏叶。

**39. A**。该患者可诊断为产后腹痛血虚证,代表方为肠宁汤。生化汤主治产后腹痛血瘀证;黄芪桂枝五物汤加当归、秦艽、丹参、鸡血藤主治产后身痛血虚证;独活寄生汤主治产后身痛外感证;养荣壮肾汤加秦艽、熟地黄、山茱萸主治产后身痛肾虚证。

**40. B**。产后恶露不绝指产后血性恶露持续2周以上,仍淋漓不尽者。故根据患者产后恶露35天不止可辨病为产后恶露不绝。产后营阴耗损,虚热内生,或气郁化热,或感热邪,热扰冲任,迫血妄行,故恶露过期不止,量较多;阴虚热灼,则血色鲜红,质黏稠;阴液不足,则口燥咽干。舌红,苔少,脉细数无力,为阴虚内热之征。故患者辨证为血热证。治宜养阴清热,凉血止血。方用保阴煎加煅牡蛎、地榆。

**41. E**。患者产后恶露持续1月不止,可诊为产后恶露不绝病。产后气虚统摄无权,冲任不固,则恶露过期不止,血量较多;血失气化,则色淡,质稀,无臭味;气虚中阳不振,则精神倦怠,四肢无力,气短懒言;中气不足,则小腹空坠;气虚清阳不升,则面色㿠白。舌淡,苔薄白,脉缓弱,均为气虚之征。治宜益气摄血固冲,首选方药为补中益气汤加阿胶、艾叶、乌贼骨。生化汤主治产后恶露不绝血瘀证。

**42. A**。该患者可诊断为产后身痛外感证,治法是养血祛风,散寒除湿。产后身痛血虚证治宜补血益气,通络止痛;产后身痛血瘀证治宜养血活络,行瘀止痛;产后身痛肾虚证治宜补肾填精,强腰壮骨;产后腹痛血虚证治宜补血益气,缓急止痛。

**43. A**。根据患者临床表现可辨病辨证为产后身痛之血虚证。治宜补血益气,通络止痛,首选方药为黄芪桂枝五物汤加秦艽、当归、丹参、鸡血藤。养荣壮肾汤主治产后身痛肾虚证,独活寄生汤主治产后身痛外感证。

**44. B**。根据患者产后汗出过多,不能自止,动则加剧可辨病为产后自汗。产后伤血,气随血耗,腠理不密,卫阳不固,故自汗,恶风;动则耗气,故动则汗出加剧;气虚阳衰,故气短懒言,面色㿠白,倦怠乏力。舌质淡,苔薄白,脉细弱,均为气虚之征。故患者可辨证为气虚证。治宜益气固表,和营止汗。

**45. A**。产后小便不通是指新产后产妇发生排尿困难,小便点滴而下,甚则闭塞不通,小腹胀急疼痛者。故根据患者产后小便不通,小腹胀急疼痛可辨病为产后小便不通。肺脾气虚,不能通调水道,下输膀胱,膀胱气化不利,则产后小便不通;腹中尿液滞留而不得下行,则小腹胀急疼痛;气虚中阳不振,故精神萎靡,气短懒言;清阳不升,则面色少华。舌淡,苔薄白,脉缓弱,为气虚之征。故患者可辨证为气虚证。

**46. B**。根据患者产后乳少,甚或全无可辨病为缺乳。患者产后气血虚弱,乳汁化源不足,无乳可下,故乳少或全无,乳汁清稀;乳汁不充,乳腺空虚,故乳房柔软,无胀感;气虚血少,不能上荣头面、四肢,故面色少华,倦怠乏力;阳气不振,脾虚失运,故神疲食少。舌质淡,苔薄白,脉细弱,均为气血虚弱之征。故该患者可辨证为气血虚弱证。

**47. E**。患者婚后4年未孕,可诊为不孕症。素体脾虚,聚湿成痰,或肥胖之体,躯脂满溢,痰湿内盛,壅滞冲任,故婚久不孕;痰阻冲任、胞宫,气机不畅,故月经后期,甚或闭经;湿浊下注,则带下量多,质黏稠;痰浊内阻,饮停心下,清阳不升,则胸闷呕恶,头晕心悸。舌淡胖,苔白腻,脉滑,均为痰湿内停之征。故患者可辨证为痰湿内阻证。治宜燥湿化痰,理气调经,首选方药为苍附导痰丸。

**48. C**。女子未避孕,性生活正常,与配偶同居1年而未孕者，称为不孕症。故根据患者4年未孕可辨病为不孕症。肾阳不足，冲任虚寒，胞宫失煦，故婚久不孕；阳虚内寒，天癸迟至，冲任血海空虚，故月经后期；阳虚水泛，湿注任带，故带下量多，清稀如水；肾阳虚外府失煦，则腰膝酸冷，火衰则性欲淡漠；火不暖土，脾阳不足，则大便溏薄；膀胱失约，则小便清长；肾阳虚衰，血失温养，脉络拘急，血行不畅，则面色晦暗，经少色淡质稀。舌淡，苔白，脉沉迟，均为肾阳虚之征。故该患者可辨证为肾阳虚证。治宜温肾助阳，调补冲任。方选温胞饮。开郁种玉汤主治不孕症之肝气郁结证，少腹逐瘀汤主治不孕症之瘀滞胞宫证。

**49. B**。癥瘕是指妇女小腹内的结块，伴有或胀，或痛，或满，并常致月经或带下异常，甚至影响生育的疾病。根据患者下腹包块质硬可辨病为癥瘕。寒凝血瘀，结于冲任、胞宫、胞脉，日久聚以成癥。冲任气血运行不畅，故见月经后期，量少，经行腹痛，经色暗淡，有血块；寒邪内盛，郁遏阳气，故面色晦暗，形寒肢冷，手足不温。舌质淡暗，边见瘀点、瘀斑，苔白，脉弦紧，均为寒凝血瘀之征。故患者可辨证为寒凝血瘀证。方选少腹逐瘀汤。香棱丸主治癥瘕气滞血瘀证；大黄牡丹汤主治癥瘕湿热瘀阻证；肾气丸合桂枝茯苓丸可主治癥瘕肾虚血瘀证。

**50. B**。阴挺指妇女子宫下脱，甚则脱出阴户之外，或阴道壁膨出者。阴痒指女性外阴及阴道瘙痒，甚则痒痛难忍，坐卧不宁，或伴带下增多者。阴疮指妇人阴户生疮，结块红肿、热痛，或化脓腐烂，黄水淋漓，甚则溃疡如虫蚀，或者肿块位于阴道边侧，如有蚕茧。带下病是指带下量明显增多或减少，色、质、气味发生异常，或伴全身或局部症状者。故根据患者子宫脱出阴道可辨病为阴挺。

**51. C**。根据患者阴部干涩，灼热瘙痒可辨病为阴痒。肝肾阴虚，精血两亏，冲任血虚，血燥生风，风动则痒。肝脉过阴器，肾司二阴，故阴户干涩，奇痒难忍；阴虚内热，故五心烦热；肝阳偏亢，则烘热汗出；肾虚，则腰酸膝软。舌红苔少，脉弦细而数，为肝肾阴虚之征。故该患者辨证为肝肾阴虚证。治宜滋阴降火，调补肝肾。

**52. D**。阴疮指妇人阴户生疮，结块红肿、热痛，或化脓腐烂，黄水淋漓，甚则溃疡如虫蚀，或者肿块位于阴道边侧，如有蚕茧。故根据患者临床表现可辨病为阴疮。寒湿相结，痰瘀交阻，凝滞经脉，肌肤失养，故阴疮坚硬，皮色不变；寒湿凝滞，脾阳不振，故神疲倦怠，食少纳呆；舌淡，苔白腻，脉细弱，均为寒湿凝滞之征。故可辨证为寒湿证。治宜散寒除湿，活血散结。方选阳和汤。

**53. D**。输卵管妊娠流产或破裂，若长期反复内出血所形成的盆腔血肿不消散，血肿机化变硬并与周围组织粘连，临床上称陈旧性宫外孕。本例有停经史，所以应考虑与妊娠有关的疾病，因为题干中“下腹部隐痛半个月余”“韧性包块”，就表示时间已较长，考虑为陈旧性宫外孕可能性较大。

**54. D**。子宫腺肌病主要症状是经量过多、经期延长和逐渐加重的进行性痛经，子宫多均匀性增大，一般不超过12周妊娠子宫大小。弥漫增大的子宫和腺肌瘤的剖面可见明显增厚且质硬。子宫内膜异位症典型盆腔内异症双合诊检查时，可发现子宫后倾固定，直肠子宫陷凹、宫骶韧带或子宫后壁下方可扪及触痛性结节，一侧或双侧附件处触及囊实性包块，活动度差。根据该患者的表现，最可能的诊断是子宫腺肌病、子宫内膜异位症。

**55. C**。急性盆腔炎常见症状为下腹痛、发热，阴道分泌物增多且为脓性臭味，子宫颈举痛，宫体稍大，有压痛，活动受限，附件区有压痛。急性阑尾炎妇科检查无特殊异常。宫外孕有停经史。卵巢巧克力囊肿应有痛经史，破裂时可引起突发性剧烈腹痛。子宫腺肌病主要表现为经量过多、经期延长和逐渐加重的进行性痛经，疼痛多位于下腹正中。根据该患者的表现，考虑最可能的诊断为急性盆腔炎。

**56. C**。子宫内膜异位症常见痛经、慢性盆腔痛、性交痛、月经异常和不孕。体征为腹部囊性包块。盆腔检查可发现子宫多后倾固定,直肠子宫陷凹、宫骶韧带或子宫后壁下段有触痛结节,一侧或双侧附件有不活动囊性包块。累及直肠阴道隔时,可在阴道后穹隆触及隆起的小结节或包块,甚至有时可直接看到局部隆起的蓝色斑点或结节。根据患者的表现,考虑诊断为子宫内膜异位症。

**57. C**。卵巢肿瘤蒂扭转的典型症状是体位改变后突然发生一侧下腹剧痛,常伴恶心、呕吐甚至休克。双合诊检查可扪及压痛的肿块,以蒂部最明显。有时不全扭转可自然复位,腹痛随之缓解。该患者的表现符合卵巢肿瘤蒂扭转的临床特征。

**58. B**。卵巢肿瘤蒂扭转的典型症状是体位改变后突然发生一侧下腹剧痛,常伴恶心、呕吐甚至休克。双合诊检查可扪及压痛的肿块,以蒂部最明显。该患者的表现,结合诱因,考虑可能出现了卵巢肿瘤蒂扭转。

**59. B**。题干可知,该患者是妊娠期合并子宫肌瘤。妊娠期和产褥期肌瘤易发生红色变性。肌瘤红色变性时有急性下腹痛,伴呕吐、发热及肿瘤局部压痛。该患者的表现符合子宫肌瘤红色变性的临床特征。

**60. D**。卵巢固有韧带是连接子宫和卵巢的,行全子宫 + 双附件切除手术时不用切断此韧带。

**61. B**。滴虫阴道炎可通过性交传染。该患者患有滴虫阴道炎,应选用避孕套。

**62. B**。患者诊断为异位妊娠,阴道后穹隆穿刺抽出不凝血,提示腹腔内出血,结合下腹部剧痛以及休克表现,最可能是输卵管妊娠破裂,应立即进行抗休克治疗,同时进行手术治疗。

**63. A**。根据患者经期错后可辨病为月经后期。又根据月经量少、色淡暗、质清稀,腰酸腿软,头晕耳鸣,带下清稀,面色晦暗,面部暗斑,舌淡,苔薄白,脉沉细可辨证为肾虚证。血虚证可见经期错后、量少、色淡质稀,小腹空痛,头晕眼花,心悸失眠,皮肤不润,面色苍白或萎黄,舌淡,苔薄,脉细弱。月经后期血虚寒证可见月经周期延后,量少、色淡红、质清稀,小腹隐痛,喜暖喜按;腰酸无力,小便清长,大便稀溏;舌淡,苔白,脉沉迟或细弱。月经后期血实寒证见月经周期延后,量少、色暗有块,小腹冷痛拒按,得热痛减;畏寒肢冷,或面色青白;舌质淡暗,苔白,脉沉紧。月经后期气滞证见月经周期延后,量少或正常、色暗红,或有血块,小腹胀痛;或精神抑郁,胸胁、乳房胀痛;舌质正常或红,苔薄白或微黄,脉弦或弦数。

**64. A**。月经后期肾虚证治法为补肾养血调经,血虚证治法为补血益气调经,虚寒证为扶阳祛寒调经,实寒证治法为温经散寒调经,气滞证治法为理气行滞调经。

**65. B**。月经后期肾虚证首选当归地黄饮,血虚证首选大补元煎,虚寒证和实寒证均首选温经汤,气滞证首选乌药汤,痰湿证首选苍附导痰丸。

**66. C**。该患者月经持续 20 多天不止,可诊断为崩漏。经色淡、质稀,腰酸腿软,溲频清冷,舌淡苔白,脉沉细,可辨证为肾阳虚证。崩漏脾虚证见经血非时而下,或淋漓不断,色淡,质稀;神疲气短,或面浮肢肿,面色㿠白,舌淡胖,苔薄白,脉沉弱。崩漏肾阴虚证见经血非时而下,淋漓不断,色鲜红,质稠,头晕耳鸣,手足心热,舌红,苔少,脉细数。崩漏血瘀证见经血非时而下,淋漓不净,血色紫暗有块,小腹疼痛拒按;舌紫暗或有瘀点,脉涩或细弦。

**67. B**。崩漏肾阳虚证当温肾固冲,止血调经。补气升阳,止血调经治疗崩漏脾虚证;滋肾益阴,止血调经治疗崩漏肾阴虚证;养阴清热,止血调经治疗崩漏虚热证;活血化瘀,止血调经治疗崩漏血瘀证。

**68. D**。崩漏肾阳虚证首选右归丸去肉桂,加补骨脂、淫羊藿;肾阴虚证首选左归丸去牛膝合二至丸;虚热证首选上下相资汤;实热证首选清热固经汤。

**69. C**。女子年逾16周岁，月经尚未来潮，或月经来潮后又中断6个月以上或者月经停闭超过3个月经周期者，称为“闭经”。月经周期延后7天以上，甚至3～5个月一行者，称为“月经后期”。崩漏是指经血非时暴下不止或淋漓不尽，前者为崩中，后者为漏下。经期延长又称“月水不断”“经事延长”等，其主症为月经周期基本正常，行经时间超过7天以上，甚或淋漓半月方净。两次月经中间，即氤氲之时，出现周期性的少量阴道出血者，称为经间期出血。故根据患者停经6个月余可辨病为闭经。

**70. A**。营血亏虚，冲任气血衰少，血海不能满溢，故月经停闭；血虚上不能濡养脑髓清窍，故头晕目眩；血虚内不养心神，故心悸怔忡；血虚外不荣肌肤，故毛发脱落，皮肤干燥。舌淡，苔少，脉细，也为血虚之征。故患者辨证为血虚证。

**71. A**。闭经血虚证首选小营煎加鸡内金、鸡血藤。肾气亏损证首选大补元煎加丹参、牛膝。肾阴虚证首选左归丸。气滞血瘀证首选膈下逐瘀汤。寒凝血瘀证首选温经汤。

**72. A**。患者经期洗冷水浴后即出现经前或经行腹痛半年，辨病为痛经。寒凝血瘀，气血运行不畅，不通则痛，故见行经期间小腹冷痛，拒按，得热痛减；血行瘀滞，则月经量少；瘀血内阻，则经色暗，有血块；寒邪凝滞，则畏寒肢冷，面色青白；舌暗苔白，脉沉紧也为寒凝血瘀之象，故该患者诊断为寒凝血瘀型痛经。

**73. D**。寒凝血瘀证的治法是温经散寒，化瘀止痛。补养肝肾，调经止痛用于肝肾亏损证；清热除湿，化瘀止痛用于湿热蕴结证；行气活血，化瘀止痛用于气滞血瘀证；益气养血，调经止痛用于气血虚弱证。

**74. B**。治疗痛经寒凝血瘀证，首选少腹逐瘀汤。膈下逐瘀汤为痛经气滞血瘀证的首选方，圣愈汤为气血虚弱证的首选方，益肾调经汤为肝肾亏损证的首选方，清热调血汤是湿热蕴结证的首选方。

**75. B**。根据患者经行期间两乳房作痛可诊断为经行乳房胀痛。素体肝肾不足，阴血亏虚，乳头属肝，肾经入乳内，经行时阴血下注冲任，肝肾愈虚，乳络失于滋养，故经行期间两乳房作痛，乳房按之柔软无块；阴血虚，冲任血少，故月经量少，色淡；肝开窍于目，肝血不足，不能上荣于目，则两目干涩；阴虚液耗，津不上承，且有虚火，则咽干口燥，五心烦热；舌淡，脉细数均为阴虚之象，辨证为肝肾亏虚证。

**76. B**。经行乳房胀痛肝气郁结证治法为疏肝理气，通络止痛；肝肾亏虚证治法为滋肾养肝，通络止痛。温肾化气，健脾利水可治疗经行浮肿脾肾阳虚证；理气行滞，化湿消肿可治疗经行浮肿气滞湿阻证。清热平肝，息风止痛可治疗经行头痛肝火证。

**77. B**。经行乳房胀痛肝肾亏虚证首选一贯煎加麦芽、鸡内金。柴胡疏肝散加王不留行、川楝子主治肝气郁结证；肾气丸合苓桂术甘汤主治经行浮肿脾肾阳虚证；八物汤去熟地黄，加茯苓皮、泽兰主治经行浮肿气滞湿阻证。羚角钩藤汤主治经行头痛肝火证。

**78. A**。湿毒内侵，损伤任带二脉，故带下量多，色黄绿如脓，甚或五色杂下，秽臭难闻；湿毒蕴结，瘀阻胞脉，故小腹或腰骶胀痛。舌红，苔黄腻，脉滑数，也为湿毒蕴结之征。故该患者可诊断为带下过多之湿毒蕴结证。

**79. A**。湿毒蕴结证的治法是清热解毒，利湿止带。湿热下注证治宜清热利湿止带；阴虚夹湿热证治宜滋阴益肾，清热祛湿；肾阳虚证治宜温肾助阳，涩精止带；脾虚证治宜健脾益气，升阳除湿。

**80. A**。治疗湿毒蕴结证，首选五味消毒饮加土茯苓、黄柏、茵陈、薏苡仁。止带方为湿热下注证的首选，完带汤为脾虚证的首选，知柏地黄汤为阴虚夹湿热证的首选，内补丸为肾阳虚证的首选。

**81. C**。根据患者妊娠三个月，恶心呕吐酸水等临床表现可辨病为妊娠恶阻。肝胆相表里，孕后冲气夹肝火上逆犯胃，胆热随之溢泄，故呕吐酸水或苦水，肝郁气滞，气机不利，故胸胁满闷，胁痛；肝火上逆，故头晕目眩，口苦咽干。舌红，苔黄燥，脉弦滑数，为肝热内盛之征。故该患者可辨证为肝热证。

**82. E**。该患者辨病辨证为妊娠恶阻肝热证。治宜清肝和胃，降逆止呕。方用加味温胆汤。妊娠恶阻胃虚证治宜健胃和中，降逆止呕。妊娠恶阻痰滞证治宜化痰除湿，降逆止呕。

**83. C**。该患者辨病辨证为妊娠恶阻肝热证。治宜清肝和胃，降逆止呕。方用加味温胆汤。妊娠恶阻痰滞证宜用青竹茹汤加减。妊娠恶阻胃虚证宜用香砂六君子汤加减。

**84. B**。胎萎不长指妊娠腹形小于相应妊娠月份，胎儿存活而生长迟缓者，故根据患者腹形明显小于妊娠月份，胎儿存活可辨病为胎萎不长。脾肾不足，精血乏源，则胞脉失养，故胎不长养；肾虚则髓海不足，清窍失养，故头晕耳鸣；肾虚外府失养，故腰酸膝软；脾肾不足，故倦怠无力，纳少便溏；肾虚阳气不足，故形寒畏冷，手足不温。舌质淡，苔白，脉沉迟，均为脾肾不足之征。故该患者辨证为脾肾不足。

**85. C**。该患者辨病辨证为胎萎不长脾肾不足证。治宜补益脾肾养胎。方选寿胎丸合四君子汤。胎萎不长气血虚弱证治宜补益气血养胎。

**86. B**。该患者辨病辨证为胎萎不长脾肾不足证。治宜补益脾肾养胎。方选寿胎丸合四君子汤。胎萎不长气血虚弱证宜选胎元饮。胎萎不长血热证宜选保阴煎。

**87. C**。妊娠子痫是指孕妇妊娠晚期或临产时及新产后，突然眩晕倒仆，昏不知人，两目上视，手足抽搐，腰背反张、少顷即醒，醒后复发，甚至昏迷不醒的疾病。故根据患者临床表现可辨病为子痫。痰火内蕴，则胸闷；痰火上蒙清窍，则头痛，晕仆不知人；肝阳偏亢，火盛风动，则两目天吊，牙关紧闭，四肢抽搐，腰背反张；痰湿内盛，则口流涎沫，息粗痰鸣；湿浊泛溢肌肤，则面浮肢肿。舌红，苔黄腻，脉弦滑而数，为痰火内盛之征。故该患者可辨证为痰火上扰证。

**88. D**。该患者辨病辨证为子痫痰火上扰证。治以清热开窍，豁痰息风。方选半夏白术天麻汤送服安宫牛黄丸。子痫肝风内动证治宜养阴清热，平肝息风。

**89. D**。该患者辨病辨证为子痫痰火上扰证。治以清热开窍，豁痰息风。方选半夏白术天麻汤送服安宫牛黄丸。子痫肝风内动证治疗可选羚角钩藤汤。

**90. D**。根据患者妊娠期间，阴道有少量出血，而无腰酸、腹痛、小腹坠胀，可辨病为胎漏。半产即小产，指妊娠12～28周内，胎儿已成形而自然殒堕者。暗产指妊娠1个月不知其已受孕而殒堕者。

**91. C**。该患者辨病为胎漏。热伏冲任，迫血妄行，故阴道下血而色深红，质稠；热扰心神，故心烦不安；热伤阴津，故口燥咽干，手心烦热，潮热，小便短黄，大便秘结；舌红，苔黄干，脉滑数，也为阴虚血热之征。故该患者可辨证为血热证。治宜滋阴清热，养血安胎。

**92. B**。该患者辨病辨证为胎漏血热证。治宜滋阴清热，养血安胎。方用保阴煎。胎漏气虚证可选固下益气汤。

**93. C**。根据患者妊娠5个月，小便频数，淋沥涩痛可辨病为妊娠小便淋痛。素体阴虚，孕后阴血下注冲任养胎，阴血愈亏，阴虚火旺，津液亏耗，膀胱气化不利，故小便频数，淋沥涩痛，量少色黄；阴虚内热，故手足心热，午后潮热；阴虚津液不足，则大便干结。舌红，苔少，脉细数，均为阴虚津亏之征。故该患者可辨证为阴虚津亏证。治宜滋阴清热，润燥通淋。方选知柏地黄丸。

**94. C**。该患者辨病辨证为妊娠小便淋痛阴虚津亏证。治宜滋阴清热，润燥通淋。方选知柏地黄丸。妊娠小便淋痛心火偏亢证方选导赤散加减。妊娠小便淋痛湿热下注证方选加味五淋散。

**95. A**。该患者辨病为妊娠小便淋痛。本病最早见于《金匮要略》。《金匮要略·妇人妊娠病脉证并治》中提道："妊娠小便难，饮食如故，当归贝母苦参丸主之。”

**96. D**。子嗽指妊娠期间，咳嗽或久咳不已。子气指自膝至足肿，小水长者，属湿气为病。子满指妊娠5～6个月后出现胎水过多，腹大异常，胸膈满闷，甚则遍身俱肿，喘不得卧者，又称胎水肿满。子肿指妊娠中晚期，孕妇肢体面目发生肿胀者。抱儿痨孕前多有痨病史，临床表现为久咳不愈，形体消瘦，潮热盗汗，痰中带血。综上，根据患者妊娠5个月，咳嗽不已可辨病为子嗽。

**97. E**。该患者辨病为子嗽。本病病位在肺，关系到脾，主要病机是肺失濡润，清肃失职。常由阴虚、痰饮、痰火、外感所致。故与本病关系最密切的脏腑是肺、脾。

**98. D**。该患者辨病为子嗽。素体阴虚，孕后阴血下聚冲任养胎，因孕重虚，虚火内生，灼肺伤津，故干咳无痰或少痰，口干咽燥；肺络受损，则痰中带血；阴虚内热，则手足心热。舌红，苔少，脉细数，为阴虚内热之征。故该患者可辨证为阴虚证。治宜养阴润肺，止咳安胎。

**99. D**。患者生产后低热不退，可诊断为产后发热。产后郁冒指产妇分娩后因失血过多，气随血泄，汗出腠理不密，寒邪乘虚而入，正虚不能祛邪外达，反逆上冲，而出现头眩目瞀，昏蒙而神不清，郁闷不舒等症。产后血晕指产妇分娩后突然头晕眼花，不能起坐，或心胸满闷，恶心呕吐，痰壅气急，心烦不安，甚则神昏口噤，不省人事。产后身痛指产妇在产褥期内，出现肢体或关节酸楚、疼痛、麻木、重着者。产后腹痛指产妇在产褥期内，发生与分娩或产褥有关的小腹疼痛。

**100. D**。患者辨病为产后发热。产后亡血伤津，阴血骤虚，阳无所依，虚阳浮越于外，则身有微热；血虚不能上荣清窍，则头晕眼花；血虚冲任不足，则恶露量少；气血虚弱，则恶露色淡质稀；血虚不荣，则小腹绵绵作痛，喜按。舌淡红，苔薄白，脉细弱，为血虚之征。故该患者可辨证为血虚证，治宜养血益气，和营退热。清热解毒，凉血化瘀用于感染邪毒证；活血祛瘀，和营除热用于血瘀证；养血祛风，散寒解表用于外感风寒证。

**101. C**。治疗产后发热之血虚证，首选八珍汤加枸杞子、黄芪。荆穗四物汤为外感风寒证的首选，生化汤加牡丹皮、丹参、益母草为血瘀证的首选，解毒活血汤加金银花、黄芩为感染邪毒证的首选。

**102. E**。患者分娩后，小腹隐隐作痛，数天不止，诊断为产后腹痛。产后发热指产褥期内出现发热持续不退，或突然高热寒战，并伴有其他症状。产后血晕指分娩后突然头晕眼花，不能起坐，或心胸满闷，恶心呕吐，痰壅气急，心烦不安，甚则神昏口噤，不省人事。产后身痛指产妇在产褥期内出现肢体或关节酸楚、疼痛、麻木、重着。产后小便不通指新产后产妇发生排尿困难，小便点滴而下，甚则闭塞不通，小腹胀急疼痛。

**103. A**。产后营血亏虚，胞脉失养，气随血耗，血少气弱，运行无力，血行迟滞，故小腹隐痛，喜揉按；阴血亏虚，冲任血少，则恶露量少，色淡质稀无块。血虚上不荣清窍，则头晕眼花，面色无华；血少内不养心神，则心悸怔忡；血虚津亏，肠道失于濡润，故大便秘结；舌淡红，苔薄白，脉细弱均为血虚之征。故该患者辨证为血虚证。

**104. D**。根据患者症状，辨证为血虚证。产后腹痛血虚证的治法为补血益气，缓急止痛，方用肠宁汤。生化汤为血瘀证的首选。独活寄生汤为产后身痛外感证的首选，身痛逐瘀汤为产后身痛血瘀证的首选。

**105. B**。根据患者产后恶露过期不止可辨病为产后恶露不绝。瘀血阻滞冲任，新血不得归经，则恶露过期不止，淋漓量少，色暗有块；瘀血内阻，“不通则痛”，故小腹疼痛拒按；块下瘀滞稍通，故使痛减。舌紫暗，有瘀点，脉弦涩，苔薄，也为瘀血阻滞之征。故可辨证为血瘀证。

**106. E**。该患者辨病辨证为产后恶露不绝血瘀证。治宜活血化瘀，理血归经。方用生化汤加益母草、茜草、三七、蒲黄。产后恶露不绝血热证治宜养阴清热，凉血止血。产后恶露不绝气虚证治宜益气摄血固冲。

**107. A**。该患者辨病辨证为产后恶露不绝血瘀证。治宜活血化瘀,理血归经。方用生化汤加益母草、茜草、三七、蒲黄。恶露不绝血热证宜选保阴煎。恶露不绝气虚证宜选补中益气汤。

**108. C**。根据患者结婚3年未孕可辨病为不孕症。肾阴亏虚,冲任血海匮乏,胞宫失养,故致不孕;精血不足,则月经量少,阴虚内热,热迫血行,故月经先期;血少津亏,阴液不充,任带失养,阴窍失濡,故带下量少,阴中干涩;腰为肾之府,肾虚则腰膝酸软;阴虚血少,清窍失荣,血不养心,故头晕耳鸣,失眠多梦;阴虚火旺,故形体消瘦,五心烦热,经色红质稠。舌淡,少苔,脉细,均为肾阴虚之征。故该患者可辨证为肾阴虚证。

**109. A**。该患者辨病辨证为不孕症肾阴虚证,治以滋肾养血,调补冲任。不孕症肾阳虚证治宜温肾助阳,调补冲任。不孕症肝气郁结证治宜疏肝解郁,理血调经。不孕症痰湿内阻证治宜燥湿化痰,理气调经。不孕症瘀滞胞宫证治宜活血化瘀,止痛调经。

**110. A**。该患者辨病辨证为不孕症肾阴虚证,治以滋肾养血,调补冲任。方选养精种玉汤。不孕症肾气虚证宜选毓麟珠。不孕症肾阳虚证宜选温胞饮。不孕症肝气郁结证宜选开郁种玉汤。

**111. C**。患者下腹部有结块,触之不坚,固定难移,诊断为癥瘕。盆腔炎指女性内生殖器官及其周围结缔组织、盆腔腹膜发生的炎症。阴疮指妇人外阴部结块红肿,或溃烂成疮,黄水淋漓,局部肿痛,甚则溃疡如虫蚀。不孕症指女子婚后未避孕,有正常性生活,同居一年以上,而未受孕;或曾有过妊娠,而后未避孕,又连续一年以上未再受孕。异位妊娠指孕卵在子宫体腔以外着床发育。

**112. A**。该患者辨病为癥瘕。痰湿内结,阻于胞宫、胞脉、冲任,积久成块,痰湿内聚,故其包块不坚;痰湿蕴塞,冲任气血运行不畅,故见月经后期,经质黏稠、夹血块;痰湿下聚,任带失约,故见带下量多,色白质黏稠。舌暗淡,边见瘀点、瘀斑,苔白腻,脉沉滑,均为痰湿瘀阻之征。故患者可辨证为痰湿瘀结证,治宜化痰除湿,活血消癥。湿热瘀阻证治宜清热利湿,化瘀消癥。气滞血瘀证治宜行气活血,化瘀消癥。肾虚血瘀证治宜补肾活血,消癥散结。产后小便不通血瘀证治宜养血活血,祛瘀利尿。

**113. E**。该患者辨病辨证为癥瘕痰湿瘀结证。治宜化痰除湿,活血消癥。首选苍附导痰丸合桂枝茯苓丸。香棱丸为气滞血瘀证的首选,肾气丸合桂枝茯苓丸为肾虚血瘀证的首选,大黄牡丹汤为湿热瘀阻证的首选。

**114. A**。根据患者子宫下移,咳嗽或用力加重,但未脱出阴道口外可辨病为阴挺。胞络者系于肾,肾虚则冲任不固,胞络损伤,提摄无力,故子宫脱垂,腰膝酸软,小腹下坠;肾虚膀胱气化失司,故小便频数,夜间尤甚;肾精不足,髓海失养,故头晕耳鸣。舌淡,苔薄,脉沉弱,均为肾虚之征。故该患者可辨证为肾虚证。

**115. D**。该患者辨病辨证为阴挺肾虚证。治宜补肾固脱,益气升提。方选大补元煎加黄芪。阴挺气虚证治宜补中益气,升阳举陷。

**116. A**。该患者辨病辨证为阴挺肾虚证。治宜补肾固脱,益气升提。方选大补元煎加黄芪。阴挺气虚证宜选补中益气汤加金樱子、杜仲、续断。

**117. C**。阴痒指女性外阴及阴道瘙痒,甚则痒痛难忍,坐卧不宁,或伴带下增多者。故根据患者阴部瘙痒,奇痒难忍可辨病为阴痒。阴吹指妇人阴道中时时出气,或气出有声,状如矢气者。阴疮指妇人阴户生疮,结块红肿、热痛,或化脓腐烂,黄水淋漓,甚则溃疡如虫蚀,或者肿块位于阴道边侧,如有蚕茧。

**118. A**。该患者辨病为阴痒。湿热与病虫互相滋生,其虫作食,则阴部瘙痒,如虫行状,甚则奇痒难忍,灼热疼痛;湿热下注,秽液下流,则带下量多,色黄,呈泡沫状,臭秽;湿热与瘙痒共扰心神,则心烦少寐;湿热内蕴,则胸闷呃逆;湿热熏蒸,则口苦咽干;湿热伤津,则小便短赤。舌红，苔黄腻，脉滑数，为湿热、病虫互相滋生之征。故该患者可辨证为湿虫滋生证。治宜清热利湿，解毒杀虫。

**119. E**。该患者辨病辨证为阴痒湿虫滋生证。治宜清热利湿，解毒杀虫。方选萆薢渗湿汤加白头翁、苦参、防风。方中萆薢、泽泻、薏苡仁健脾祛湿利浊，牡丹皮凉血活血，黄柏、赤茯苓、通草、滑石清热解毒，利湿通淋，使邪从小便去。

**120. A**。根据患者阴部生疮，红肿热痛可辨病为阴疮。热毒侵入，凝滞气血，以致阴户突然肿胀、疼痛；热盛伤津，则口苦咽干，便秘尿黄；舌红，苔黄，脉滑数，均为湿热邪毒之征。故其基本病机为湿热内侵，蕴结成毒。

**121. E**。该患者可辨病辨证为阴疮热毒证。治宜清热利湿，解毒消疮。方选龙胆泻肝汤加土茯苓、蒲公英。

**122. D**。该患者可辨病辨证为阴疮热毒证。治宜清热利湿，解毒消疮。方选龙胆泻肝汤加土茯苓、蒲公英。阴疮寒湿证可选阳和汤。

**123. B**。急性盆腔炎表现为下腹部疼痛伴发热，腹部有压痛和反跳痛，一般压痛点比阑尾点偏内，偏下。阴道分泌物增多，直肠指检有宫颈举痛，后穹隆触痛，穿刺可抽得脓液，涂片镜检可见白细胞内有革兰阴性双球菌可确诊；急性膀胱炎有尿频、尿急、尿痛；急性阑尾炎表现为转移性右下腹痛；异位妊娠破裂有停经史，表现为腹痛、出血、血压下降；流产不全表现为阴道流血。该患者的表现符合急性盆腔炎的临床特征。

**124. B**。在做出盆腔炎性疾病诊断后，需要进一步明确病原体，以指导使用敏感抗生素。

**125. E**。急性盆腔炎临床上以实证为主，中医辨证以热毒炽盛、湿热瘀结为多见。本病属急性病，高热阶段以清热解毒为主；热减或热退后，则以消癥散结化湿为主。

**126. B**。滴虫阴道炎主要症状为白带增多，呈黄白稀薄泡沫状，有异味，若合并其他感染则呈黄绿色。伴有外阴瘙痒、灼热感，合并尿道感染时，可有尿频、尿痛甚至血尿。妇科检查见阴道及宫颈黏膜充血，常有散在红色斑点或草莓状突起，阴道后穹隆有多量稀薄黄白液性或脓性泡沫状分泌物。根据该患者的表现，考虑最可能的诊断为滴虫阴道炎。

**127. D**。滴虫阴道炎首选的辅助检查是悬滴法阴道分泌物查滴虫。

**128. A**。诊断滴虫阴道炎时，取分泌物前24～48小时应避免性交、阴道灌洗或局部用药。

**129. A**。萎缩性阴道炎，又称老年性阴道炎，临床表现为外阴灼热不适、瘙痒；阴道分泌物增多，稀薄，淡黄色；妇科检查见阴道黏膜皱襞消失，上皮菲薄，黏膜充血，表面有散在小出血点或点状出血斑。患者表现及查体符合萎缩性阴道炎的诊断。

**130. A**。萎缩性阴道炎是由于卵巢功能衰退，雌激素水平降低，阴道壁萎缩，阴道黏膜抵抗力降低，致病菌易于侵入而引起的阴道炎。

**131. D**。萎缩性阴道炎的处理原则是补充雌激素增强阴道抵抗力，应用抗生素抑制细菌生长。该患者首选的外用药物是雌激素。

**132. B**。先兆流产指妊娠28周前，先出现少量阴道流血，常为暗红色或血性白带，无妊娠物排出，相继出现阵发性下腹痛或腰背痛。妇科检查宫颈口未开，胎膜未破，子宫大小与停经周数相符。该患者的表现符合先兆流产的临床特征。

**133. E**。先兆流产的处理原则是卧床休息，禁忌性生活；减少刺激；必要时给予对胎儿危害小的镇静剂；对于黄体功能不足的孕妇，按医嘱每天肌内注射黄体酮20mg，以利于保胎；并注意及时进行超声检查，了解胚胎发育情况，避免盲目保胎。

**134. C**。胎动不安与西医先兆流产临床关系最密切。其发病与胚胎因素、母体因素、父亲因素和环境因素等有关。

**135. C**。该患者为20岁未婚女性，诊断为左卵巢未成熟畸胎瘤，腹腔无转移，应做患侧附件切除术+保留生育功能的分期手术。

**136. C**。患者左侧卵巢未成熟畸胎瘤Ⅱ级，病理分期Ⅰa期,需结合化疗,放疗会影响生育功能,故不选用。

**137. E**。根据该患者的病情,可选用BEP化疗方案,即顺铂+依托泊苷+博来霉素。

**138. C**。子宫内膜异位症以下腹痛和痛经、不孕、性交不适、月经异常为主要表现。典型盆腔内异症双合诊检查时,可发现子宫后倾固定,直肠子宫陷凹、宫骶韧带或子宫后壁下方可扪及触痛性结节,一侧或双侧附件处触及囊实性包块,活动度差。该患者的表现符合卵巢子宫内膜异位囊肿的临床特征。

**139. E**。腹腔镜检查是目前诊断子宫内膜异位症的最佳方法,在腹腔镜下见到大体病理所述典型病灶或对可疑病变进行活组织检查即可确诊。

**140. A**。子宫内膜异位症以活血化瘀为治疗总则,根据辨证结果,分别佐以理气行滞、温经散寒、清热除湿、补气养血、补肾、化痰、散结等治法。

**141. A**。大多数妊娠剧吐发生于妊娠10周以前。典型表现为妊娠6周左右出现恶心、呕吐并随妊娠进展逐渐加重,至妊娠8周左右发展为持续性呕吐,不能进食,导致孕妇脱水、电解质紊乱甚至酸中毒。极为严重者出现嗜睡、意识模糊、谵妄甚至昏迷、死亡。孕妇体重下降,下降幅度甚至超过发病前的5%,出现明显消瘦、极度疲乏、口唇干裂、皮肤干燥、眼球凹陷及尿量减少等症状。该患者的表现符合妊娠剧吐的临床特征。

**142. D**。Wernicke综合征因剧吐导致维生素$B_1$缺乏所致,临床表现眼球震颤、视力障碍、共济失调、急性期言语增多,以后逐渐精神迟钝、嗜睡,个别发生木僵或昏迷。

**143. A**。出现下列情况危及孕妇生命时,需考虑终止妊娠:①持续黄疸;②持续蛋白尿;③体温升高,持续在38℃以上;④心动过速(≥120次/分);⑤伴发Wernicke综合征。

**144. B**。月经过多指月经量较正常明显增多,而周期基本正常者。故根据患者经来量多,为常人两倍,4个月来周期尚准,经期5~7天可辨病为月经过多。阳热内盛,扰动冲任、血海,乘经行之际,迫血下行,故经行量多;血为热灼,则经色深红而质稠;热邪扰心,则心烦;热邪伤津,则口渴,尿黄便结。舌红,苔黄,脉滑数,均为热盛于里之征。故患者可诊断为月经过多血热证。

**145. E**。该患者辨病辨证为月经过多血热证。治宜清热凉血,固冲止血。月经过多气虚证治法为补气摄血固冲。月经过多血瘀证治法为活血化瘀止血。

**146. A**。该患者辨病辨证为月经过多血热证。治宜清热凉血,固冲止血。方选保阴煎加地榆、茜草、马齿苋。

**147. C**。该患者辨病辨证为月经过多血热证。若热盛津伤,口干而渴者,加天冬、麦冬、南沙参、北沙参等以生津止渴;若兼气短懒言,倦怠乏力,或心悸少寐者,乃失血伤气,气虚血热之象,酌加黄芪、党参、白术以健脾益气。

**148. D**。该患者辨病辨证为月经过多血热证。若热盛津伤,口干而渴者,加天冬、麦冬、南沙参、北沙参等以生津止渴;若兼气短懒言,倦怠乏力,或心悸少寐者,乃失血伤气,气虚血热之象,酌加黄芪、党参、白术以健脾益气;经行有块者,加蒲黄、五灵脂、三七祛瘀止血。

**149. A**。崩漏是指经血非时暴下不止或淋漓不尽,前者称为“崩中”,后者称为“漏下”。故根据患者经血非时而下,量多如注可辨病为崩中。

**150. C**。该患者辨病为崩漏,根据患者经色淡,质稀,神疲体倦,四肢不温,面色淡黄等表现可辨证为脾虚证,舌淡胖,苔薄白,脉沉细也是脾虚之象。崩漏肾阳虚证可见畏寒肢冷,面色晦暗,腰腿酸软,小便清长;舌质淡,苔薄白,脉沉细。

**151. B**。该患者辨病辨证为崩漏脾虚证。治宜补气升阳,止血调经。方用举元煎合安冲汤加炮姜炭。右归丸可用于治疗崩漏肾阳虚证。左归丸可用于治疗崩漏肾阴虚证。

**152. E**。对于崩漏脾虚证，久崩不止，症见头昏、乏力、心悸失眠者，酌加制何首乌、炒酸枣仁、五味子养心安神；脘腹胀闷者，加黑荆芥、煨木香、枳壳宽中行气；崩中量多者，加侧柏叶、仙鹤草、血余炭敛阴涩血止血。

**153. A**。崩证发作，暴下如注，血压下降，胸闷泛恶，四肢湿冷，脉芤或脉微欲绝，病情危急，需中西医结合抢救，中药可给予参附注射液静脉滴注。

**154. D**。女子年逾16周岁，月经尚未来潮，或月经来潮后又中断6个月以上者，称为"闭经"。故根据患者6个月未行经可辨病为闭经。虚劳又称虚损，是因脏腑亏损，气血阴阳虚衰，久虚不复成劳，以多种慢性虚弱表现为主症的疾病。

**155. B**。寒邪客于冲任，与血相搏，血为寒凝而瘀塞，冲任瘀阻，血海不能满溢，故经闭不行；寒客胞中，血脉不畅，"不通则痛"，故小腹冷痛拒按，得热后血脉暂通，故腹痛得以缓解；寒邪伤阳，阳气不达，故形寒肢冷，面色青白。舌紫暗，苔白，脉沉紧，也为寒凝血瘀之征。治宜温经散寒，活血通经。

**156. E**。该患者辨病辨证为闭经寒凝血瘀证。治宜温经散寒，活血通经。方用温经汤加减。闭经气滞血瘀证可选膈下逐瘀汤。

**157. C**。闭经寒凝血瘀证：若小腹冷痛重者，酌加艾叶、小茴香、香附温经暖宫止痛；四肢不温，畏寒者，酌加制附子、吴茱萸、肉桂温经助阳通经。

**158. C**。闭经的治疗原则应根据病证，虚者补而通之，或补肾滋肾，或补脾益气，或填精益阴，大补气血，以滋养精血之源；实者泻而通之，或理气活血，或温经通脉，或祛痰行滞，以疏通冲任经脉；虚实夹杂者当补中有通，攻中有养；皆以恢复月经周期为要。切不可一味滥用攻破或峻补之法，以犯虚虚实实之戒。若因其他疾病而致经闭者，又当先治他病，或他病、调经并治。

**159. B**。经行浮肿脾肾阳虚证见经行面浮肢肿，按之没指，晨起头面肿甚，月经推迟，经行量多、色淡、质薄；腹胀纳减，腰膝酸软，大便溏薄；舌淡，苔白腻，脉沉缓或濡细。经行浮肿气滞血瘀证见经行肢体肿胀，按之随手而起，经血色暗有块，脘闷胁胀，善太息；舌紫暗，苔薄白，脉弦涩。经行吐衄肝经郁火证见经前或经期吐血、衄血，量较多、色鲜红，心烦易怒，或两胁胀痛，口苦咽干，头晕耳鸣，尿黄便结；舌红，苔黄，脉弦数。经行吐衄肺肾阴虚证见经前或经期吐血、衄血，经量少、色鲜红，头晕耳鸣，手足心热，舌红或绛红，苔花剥或无苔，脉细数。经行身痛血虚证见经行时肢体疼痛麻木，肢软乏力，月经量少、色淡，面色无华，舌质淡红，苔白，脉细弱。故根据患者临床表现可辨病辨证为经行浮肿脾肾阳虚证。

**160. A**。经行浮肿脾肾阳虚证的治法为温肾化气，健脾利水。理气行滞，化湿消肿治疗经行浮肿气滞湿阻证；清肝泻火，调经止衄治疗经行吐衄肝经郁火证；滋阴养肺治疗经行吐衄肺肾阴虚证；养血益气，柔筋止痛治疗经行身痛血虚证。

**161. D**。治疗经行浮肿脾肾阳虚证首选肾气丸合苓桂术甘汤。八物汤去熟地黄，加茯苓皮、泽兰主治气滞湿阻证；清肝引经汤主治经行吐衄肝经郁火证；知柏地黄汤主治经行口糜阴虚火旺证。

**162. D**。患者辨病辨证为经行浮肿脾肾阳虚证，方选肾气丸合苓桂术甘汤。方中地黄、山茱萸滋阴补肾填精；泽泻、茯苓、牡丹皮、白术、甘草补脾益肾，运化水湿；附子、肉桂、桂枝补肾温阳以化气行水。两方合用，共奏温肾健脾、化气利水之功。临证时适当加活血调经之品，如当归、丹参、益母草，以达气、血、水同治，使经调肿消。

**163. D**。经行浮肿莫不与脾、肾两脏相干，气、血、水同病，临证重在辨其虚实，若经行面浮肢肿，按之没指，为脾肾阳虚之证；若经行浮肿，脘闷胁胀,则为气滞湿阻之证。注意其与月经周期的关系,经调则水行。

**164. D**。妇女在经断前后,出现烘热汗出,烦躁易怒,潮热面红,失眠健忘,精神倦怠,头晕目眩,耳鸣心悸,腰背酸痛,手足心热,或伴月经紊乱等与绝经有关的症状,称为"绝经前后诸证"。故根据患者临床表现可诊断为绝经前后诸证。月经先后无定期指月经周期时或提前、时或延后7天以上,交替不定且连续3个周期以上者。

**165. B**。经断前后,天癸渐竭,肾阴不足,精血衰少,髓海失养,故头晕耳鸣;腰为肾府,肾主骨,肾之精亏血少,故腰酸腿软;肾阴不足,阴不维阳,虚阳上越,故烘热汗出;水亏不能上制心火,心神不宁,故失眠多梦;肾阴不足,阴虚内热,津液不足,故五心烦热,口燥咽干;肾虚天癸渐竭,冲任失调,血海蓄溢失常,故月经周期紊乱,经量少或多,色鲜红。舌红,苔少,脉细数,为肾阴虚之征。故该患者可辨证为肾阴虚证。

**166. D**。该患者辨病辨证为绝经前后诸证之肾阴虚证。治宜滋肾益阴,育阴潜阳。方用六味地黄丸加生龟甲、生牡蛎、石决明。绝经前后诸证之肾阳虚证选用右归丸加减。

**167. A**。绝经前后诸证之肾阴虚证加减如下:①若出现双目干涩等肝肾阴虚证时,宜滋肾养肝,平肝潜阳,以杞菊地黄丸加减;②若头痛、眩晕较甚者,加天麻、钩藤、珍珠母以增平肝息风潜镇之效;③若肾阴亏,伴情志不遂,以致肝郁化热者,症见头晕目眩,口苦咽干,心胸烦闷,口渴饮冷,便秘溲赤,治宜滋阴疏肝,方用一贯煎;④若肾水不足,不能上济于心,而致心肾不交,症见心烦失眠,心悸易惊,甚至情志失常,宜滋阴补血,养心安神,方用天王补心丹;⑤若头晕目眩、耳鸣严重,加何首乌、黄精、肉苁蓉滋肾填精益髓。

**168. C**。绝经前后诸证之肾阴虚证加减如下:①若出现双目干涩等肝肾阴虚证时,宜滋肾养肝,平肝潜阳,以杞菊地黄丸加减;②若头痛、眩晕较甚者,加天麻、钩藤、珍珠母以增平肝息风潜镇之效;③若肾阴亏,伴情志不遂,以致肝郁化热者,症见头晕目眩,口苦咽干,心胸烦闷,口渴饮冷,便秘溲赤,治宜滋阴疏肝,方用一贯煎;④若肾水不足,不能上济于心,而致心肾不交,症见心烦失眠,心悸易惊,甚至情志失常,宜滋阴补血,养心安神,方用天王补心丹;⑤若头晕目眩、耳鸣严重,加何首乌、黄精、肉苁蓉滋肾填精益髓。

**169. B**。根据患者带下量多可辨病为带下过多。湿热蕴结于下,损伤任带二脉,故带下量多,色黄或呈脓性,气味臭秽;湿热熏蒸,则胸闷,口苦口腻;湿热内阻中焦,脾失运化,清阳不升,则纳呆,身体困重乏力;湿热下注膀胱,可见小便黄少;湿邪黏滞,阻滞肠腑,可见大便黏滞难解。舌红,苔黄腻,脉滑数,均为湿热之征。故该患者可诊断为带下过多湿热下注证。

**170. B**。该患者诊断为带下过多湿热下注证。治宜清热利湿止带。方选止带方。清热解毒,利湿止带是湿毒蕴结证的治法。滋阴益肾,清热祛湿是阴虚夹湿热证的治法。

**171. E**。该患者诊断为带下过多湿热下注证。治宜清热利湿止带。方选止带方。

**172. C**。带下过多湿热下注证加减如下:①若湿浊偏甚者,症见带下量多,色白,如豆渣状或凝乳状,阴部瘙痒,脘闷纳差,舌红,苔黄腻,脉滑数,治宜清热利湿,化浊止带,方用萆薢渗湿汤酌加苍术、藿香。②若带下量多,黄绿色或黄白色,稀薄,呈泡沫状,臭秽,外阴瘙痒,灼热疼痛,甚至尿频、尿痛,心烦易怒,苔黄腻,脉弦或滑,治宜清肝火,祛湿热,方用龙胆泻肝汤。

**173. B**。带下过多湿热下注证加减如下:①若湿浊偏甚者,症见带下量多,色白,如豆渣状或凝乳状,阴部瘙痒,脘闷纳差,舌红,苔黄腻,脉滑数,治宜清热利湿,化浊止带,方用萆薢渗湿汤酌加苍术、藿香。②若带下量多,黄绿色或黄白色,稀薄,呈泡沫状,臭秽,外阴瘙痒,灼热疼痛,甚至尿频、尿痛,心烦易怒,苔黄腻,脉弦或滑,治宜清肝火，祛湿热，方用龙胆泻肝汤。

**174. A**。肝肾亏损，阴液不充，任带失养，不能润泽阴道，发为带下过少；阴虚内热，灼津耗液，则带下更少，阴部萎缩、干涩灼痛或瘙痒；清窍失养，则头晕耳鸣；肾虚外府失养，则腰膝酸软；肝肾阴虚，虚热内生，则烘热汗出，夜寐不安，小便黄，大便干结。舌红，少苔，脉沉细，均为肝肾亏损之征。故该患者可诊断为带下过少肝肾亏损证。

**175. C**。该患者可诊断为带下过少肝肾亏损证。治宜滋补肝肾，益精养血。方用左归丸。带下过少血瘀津亏证治宜补血益精，活血化瘀。

**176. A**。该患者可诊断为带下过少肝肾亏损证。治宜滋补肝肾，益精养血。方用左归丸。小营煎加丹参、桃仁、川牛膝可治疗带下过少血瘀津亏证。

**177. D**。带下过少肝肾亏损证加减如下：①若阴虚阳亢，头痛甚者，加天麻、钩藤、石决明平肝息风止痛；②心火偏盛者，加黄连、炒酸枣仁、龙骨清泻心火；③皮肤瘙痒者，加蝉蜕、防风、白蒺藜祛风止痒；④大便干结者，加生地黄、玄参、何首乌润肠通便。

**178. E**。带下过少肝肾亏损证加减如下：①若阴虚阳亢，头痛甚者，加天麻、钩藤、石决明平肝息风止痛；②心火偏盛者，加黄连、炒酸枣仁、龙骨清泻心火；③皮肤瘙痒者，加蝉蜕、防风、白蒺藜祛风止痒；④大便干结者，加生地黄、玄参、何首乌润肠通便。

**179. E**。根据患者妊娠 2 个月，呕吐痰涎可辨病为妊娠恶阻。痰湿之体，孕后血壅气盛，冲气上逆，夹痰饮上泛，故呕吐痰涎；膈间有痰饮，中阳不运，故胸膈满闷，不思饮食，口中淡腻；痰饮中阻，清阳不升，故有头晕目眩；饮邪上凌心肺，则心悸气短。舌淡胖，苔白腻，脉滑，均为痰饮内停之征。故患者可辨病为痰滞证。

**180. E**。该患者辨病辨证为妊娠恶阻痰滞证。治宜化痰除湿，降逆止呕。方用青竹茹汤。妊娠恶阻肝热证治宜清肝和胃，降逆止呕。妊娠恶阻胃虚证治宜健胃和中，降逆止呕。

**181. E**。该患者辨病辨证为妊娠恶阻痰滞证。治宜化痰除湿，降逆止呕。方用青竹茹汤。妊娠恶阻胃虚证宜用香砂六君子汤加减。妊娠恶阻肝热证宜用加味温胆汤加减。

**182. C**。妊娠恶阻痰滞证加减如下：①若脾胃虚弱，痰湿内盛者，酌加苍术、白术健脾燥湿；②兼寒者，症见呕吐清水，形寒肢冷，面色苍白，宜加丁香、豆蔻以温中化痰，降逆止呕；③若夹热者，症见呕吐黄水，头晕心烦，喜食酸冷，酌加黄芩、知母、前胡。

**183. A**。妊娠恶阻患者因呕吐不止，不能进食，而导致阴液亏损，精气耗散，出现精神萎靡，形体消瘦，眼眶下陷，双目无神，四肢无力；严重者，出现呕吐带血样物，发热口渴，尿少便秘，唇舌干燥，舌红，苔薄黄或光剥，脉细滑数无力等气阴两亏的严重证候（查尿酮体常呈强阳性反应）。治宜益气养阴，和胃止呕。方用生脉散合增液汤加乌梅、竹茹、芦根。呕吐带血样物者，加藕节、乌贼骨、乌梅炭养阴清热，凉血止血。必要时，采用中西医结合治疗，给予输液、纠正酸中毒及电解质紊乱。若经治疗无好转，或体温超过 38℃ 以上，心率超过 120 次/分，或出现黄疸时，应考虑终止妊娠。

**184. B**。胎漏指妊娠期阴道少量流血，时出时止，或淋漓不断，而无腰酸、腹痛、小腹坠胀者。胎动不安指妊娠期间出现腰酸、腹痛、小腹下坠，或伴有阴道少量流血者。故根据患者临床表现可辨病为胎动不安。

**185. C**。该患者辨病为胎动不安。患者孕后跌仆闪挫，以致气血紊乱，气乱则胎失所载，血乱则胎失所养，是以胎元内失于摄养而不固，故腰腹疼痛，胎动下坠；气血紊乱，冲任不固，故阴道下血；气耗血伤，则精神倦怠，脉滑无力。故该患者可辨证为外伤证。治宜益气养血，固肾安胎。方选加味圣愈汤加减。

**186. A**。该患者辨病辨证为胎动不安外伤证。治宜益气养血，固肾安胎。方选加味圣愈汤加减。方中四物补血,人参、黄芪补气,使气充血足,胎元自固;杜仲、续断补肾安胎;砂仁理气安胎。全方有益气养血、固肾安胎之效。若阴道流血多者,去当归、川芎之辛窜动血,酌加阿胶、艾叶炭止血安胎。

**187. C**。患者因起居不慎而跌仆,继而腰酸,腹痛下坠,阴道出血,若阴道大量出血,腹痛阵作,妊娠物部分排出,部分残留宫腔内,患者面色苍白,头晕眼花,为胎堕不全。应尽快手术清除宫内残存物,以防大出血不止。宜行清宫术,可配合用独参汤或用加味参附汤益气固脱,回阳救逆。

**188. E**。胎动不安的主要发病机制是冲任气血失调,胎元不固。本病常由肾虚、气虚、血虚、血热、外伤和癥瘕伤胎所致。①肾虚:素禀肾气不足,或孕后房事不节,或因惊恐伤肾,损伤肾气,肾虚冲任不固,胎失所系,以致胎动不安。②气虚:孕妇素体虚弱,或饮食劳倦等损伤脾气,或大病久病损伤正气,气虚冲任不固,胎失所载,以致胎动不安。③血虚:素体阴血不足,或久病耗血伤阴,或孕后脾胃虚弱,恶阻较重,化源不足而血虚,血虚则冲任血少,胎失所养,而致胎动不安。④血热:孕妇素体阳盛,或孕后肝郁化热,或过食辛燥助阳之品,或阴虚生内热,或外感邪热,致令血热,热扰冲任,损伤胎气,以致胎动不安。⑤外伤:孕后起居不慎,跌仆闪挫,或登高持重,或劳力过度,使气血紊乱,冲任失调,不能载胎养胎,而致胎动不安。⑥癥瘕伤胎:孕妇宿有癥瘕之疾,瘀阻胞脉,孕后冲任气血失调,血不归经,胎失摄养,而致胎动不安。

**189. B**。凡妊娠 12 周内胚胎自然殒堕者称"堕胎",妊娠 12 ~ 28 周内胎儿已成形而自然殒堕者称"小产"或"半产",分别相近于西医学的早期流产和晚期流产。根据患者孕 18 周,胎堕不全,阴道大量下血不止可辨病为小产。

**190. E**。若胎堕不全,出血过多,或暴下不止,面色苍白,头晕眼花,甚则晕厥,不省人事,手足厥冷,唇舌淡白,脉芤或微细无力,为气随血脱之危候,应及时补液、输血、抗休克,并采用清宫术、钳刮术清除宫腔残留组织。可配合用独参汤或用加味参附汤益气固脱,回阳救逆。

**191. D**。该患者为胎堕不全,阴血暴亡,气随血脱之危候。应及时补液、输血、抗休克,并采用清宫术、钳刮术清除宫腔残留组织。可配合用独参汤或用加味参附汤益气固脱,回阳救逆。

**192. C**。该患者为胎堕不全,阴血暴亡,气随血脱之危候。应及时补液、输血、抗休克,并采用清宫术、钳刮术清除宫腔残留组织。可配合用独参汤或用加味参附汤益气固脱,回阳救逆。

**193. D**。堕胎、小产多由胎漏、胎动不安失治、误治发展而来,也有直接发生堕胎、小产者,均以自然殒堕、势有难留为特点。若胚胎或胎儿完全排出,出血量少,适当调养即可恢复。若胚胎或胎儿排出不全,出血量多,或发生晕厥,甚或阴血暴亡,出现阴阳离决之候,需紧急处理,多采用手术控制出血,同时输液、输血纠正休克,病可转安;若处理不当,可危及生命。本病的治疗原则以下胎益母为主。临证中一经确诊,应尽快终止妊娠,速去其胎。或行吸宫术或钳刮术;或于严密观察中辨证用药下胎;或中西医结合治疗。

**194. C**。胎死不下指胎死胞中,历时过久,不能自行产出者。本病可发生在妊娠中、晚期,或发生在临产时。如在妊娠中、晚期,则胎动停止,腹部不再继续增大,反而缩小,或伴有阴道下血,口出恶臭。如在临产时,往往先有临产征兆,之后胎心胎动突然停止,阵痛中断,久产不下。故根据患者的临床表现,可辨病为胎死不下。

**195. A**。该患者辨病为胎死不下。瘀血阻滞冲任,损及胎气,则胎死胞中;瘀血碍胎排出,则死而不下;瘀血阻滞冲任,"不通则痛",故小腹刺痛;瘀血内阻,血不归经而外溢,则阴道流血,色紫暗。舌紫暗,舌苔厚腻,脉沉涩,为瘀血内阻之征。故该患者辨证为瘀血阻滞证。治宜活血祛瘀,燥湿行气。

**196. A**。该患者辨病辨证为胎死不下瘀血阻滞证。治宜活血祛瘀,燥湿行气。方用脱花煎合平胃散加芒硝。胎死不下气血虚弱证可选用救母丹。

**197. C**。该患者辨病辨证为胎死不下瘀血阻滞证。治宜活血祛瘀,燥湿行气。方用脱花煎合平胃散加芒硝。脱花煎选自《景岳全书》。平胃散选自《太平惠民和剂局方》。

**198. A**。本病妊娠早期应与胎漏鉴别,妊娠中晚期应与胎萎不长相鉴别。胎死不下有早孕史,或胎漏、胎动不安史,孕中期不见小腹增大,未觉胎动,或已觉胎动者而后胎动消失。妇科检查子宫小于妊娠月份;妊娠试验阳性或阴性;超声检查无胎心、胎动,或胎动不规则,或妊娠囊变形。胎漏可有停经史或早孕反应,阴道出血量少;妇科检查子宫增大符合妊娠月份;妊娠试验阳性;超声检查提示宫内妊娠,可见完整妊娠囊,或有胎心音、胎动存在。胎萎不长则以胎儿依然存活,而生长迟缓为主要特征。超声检查可见胎心、胎动,双顶径小于妊娠月份。

**199. A**。凡堕胎或小产连续发生3次或3次以上者,称为"滑胎"。故该患者可辨病为滑胎。气血两虚,冲任不足,不能养胎载胎,故使屡孕屡堕;气血两虚,上不荣清窍,则头晕眼花;外不荣肌肤,则面色苍白;内不荣脏腑,则神倦乏力,心悸气短。舌质淡,苔薄,脉细弱,均为气血两虚之征。故该患者可辨证为气血虚弱证。

**200. D**。该患者辨病辨证为滑胎气血虚弱证。治宜益气养血固冲。方选泰山磐石散加减。滑胎肾虚证治宜补肾益气固冲。滑胎血瘀证治宜祛瘀消癥固冲。

**201. A**。该患者辨病辨证为滑胎气血虚弱证。治宜益气养血固冲。方选泰山磐石散加减。滑胎肾虚证宜选补肾固冲丸。滑胎血瘀证宜选桂枝茯苓丸。

**202. A**。该患者辨病辨证为滑胎气血虚弱证。治宜益气养血固冲。方选泰山磐石散加减。泰山磐石散选自《景岳全书》。

**203. C**。治疗应"预防为主,防治结合"。孕前需检查相关流产原因,治疗以补肾健脾、益气养血、调理冲任为主,预培其损。经不调者,当先调经;若因他病而致滑胎者,当先治他病。另外,再次受孕应距上次殒堕1年左右,以利于恢复健康。一旦妊娠或怀疑有孕,应按"胎动不安"治疗。

**204. A**。子肿指妊娠中晚期,孕妇肢体面目发生肿胀者。故根据患者妊娠7个月,面浮肢肿,下肢尤甚可辨病为子肿。《医宗金鉴·妇科心法要诀》中说:"自膝至足肿,小水长者,属湿气为病,名曰子气。"子满指妊娠5~6个月后出现胎水过多,腹大异常,胸膈胀满,甚或遍身浮肿,喘不得卧,又称为"胎水肿满"。子悬又称胎气上逆,指妊娠期,胸腹胀满,甚或喘急,烦躁不安者。子嗽指妊娠咳嗽。

**205. B**。该患者辨病为子肿。肾阳不足,不能化气行水,水湿内停,泛溢于肌肤,故面浮肢肿,按之没指,小便不利;湿性趋下,故下肢肿甚;肾虚髓海不足,外府失荣,故腰酸无力;命门火衰,不能温煦下元,故下肢逆冷。舌淡,苔白润,脉沉迟,也为肾阳不足之征。故该患者可辨证为子肿肾阳虚证。治以补肾温阳,化气行水。

**206. A**。该患者辨病辨证为子肿肾阳虚证。治以补肾温阳,化气行水。方选济生肾气丸。子肿脾虚证宜选白术散。

**207. B**。该患者辨病辨证为子肿肾阳虚证,若腰痛甚者酌加杜仲、续断、桑寄生固肾强腰安胎。

**208. A**。气机郁滞,升降失司,清阳不升,浊阴下滞,故始肿两足,渐及于腿;气滞而湿气内停,故皮色不变,压痕不显;湿气内停于头,故头晕胀痛;气滞不宜,影响脾胃枢机,故胸胁胀满,饮食减少。舌暗红,苔白滑或腻,脉弦或滑,均为气滞湿气内停之征。故患者可辨证为气滞证。治宜理气行滞,化湿消肿。方用正气天香散加减。

**209. D**。子满指妊娠5~6月后出现胎水过多,腹大异常,胸膈满闷,甚则遍身俱肿,喘不得卧者,又称胎水肿满。子肿指妊娠中晚期,孕妇肢体面目发生肿胀者。子晕,又称妊娠眩晕。常发生在妊娠中晚期,以眩晕为主症。轻者,除血压升高外无明显自觉症状。重者,头晕目眩伴血压升高、面浮肢肿等症。综上,该患者应辨病为子满。子悬又称胎气上逆,指妊娠期,胸腹胀满,甚或喘急,烦躁不安者。子气指自膝至足肿,小水长者,属湿气为病。综上,根据患者临床表现可辨病为子满。

**210. E**。该患者辨病为子满。脾虚失运,水湿留聚,浸淫胞中,发为胎水过多,腹大异常,腹皮发亮;水湿泛溢肌肤趋下,故下肢及阴部水肿,重者则遍身浮肿;脾虚中阳不振,则食少腹胀,神疲肢软,面色淡黄。舌淡,苔白,脉沉缓,均为脾虚湿困之征。故该患者可辨证为脾气虚弱证。

**211. C**。该患者辨病辨证为子满脾气虚弱证。治宜健脾渗湿,养血安胎。方选当归芍药散去川芎,或鲤鱼汤加减。子满气滞湿阻证治宜理气行滞,利水除湿。

**212. D**。该患者辨病辨证为子满脾气虚弱证。治宜健脾渗湿,养血安胎。方选当归芍药散去川芎,或鲤鱼汤加减。

**213. B**。该患者辨病辨证为子满脾气虚弱证。治宜健脾渗湿,养血安胎。方选当归芍药散去川芎,或鲤鱼汤加减。当归芍药散选自《金匮要略》。鲤鱼汤选自《备急千金要方》。

**214. B**。转胞指妊娠小便不通。表现为妊娠期间,小便不通,甚至小腹胀急疼痛,心烦不得卧。子淋指妊娠小便淋痛,表现为妊娠期间,尿频、尿急、淋沥涩痛。子满指妊娠5~6月后出现胎水过多,腹大异常,胸膈满闷,甚则遍身俱肿,喘不得卧者,又称胎水肿满。综上,根据患者妊娠八个月,小便频数不畅,继则闭而不通可辨病为转胞。

**215. B**。该患者辨病为转胞。肾虚系胞无力,胎压膀胱或命门火衰,不能温煦膀胱,化气行水,故小便不通或频数量少;溺蓄胞中,致小腹胀满疼痛,坐卧不安。腰膝酸软,舌淡,苔薄润,脉沉细无力,均为肾虚之征。故该患者辨证为肾虚证。治宜温肾助阳,化气行水。

**216. B**。该患者辨病辨证为转胞肾虚证。治宜温肾助阳,化气行水。方选肾气丸去牡丹皮、附子,加巴戟天、菟丝子。

**217. D**。本病应与妊娠小便淋痛相鉴别。妊娠小便淋痛以小便淋沥涩痛为主,尿常规见红细胞、白细胞及少量蛋白。妊娠小便不通以妊娠期间小腹拘急、尿液潴留为特征,无灼热疼痛,尿常规基本正常,超声显示有尿液潴留。

**218. B**。该患者辨病为转胞。治疗本着"急则治其标,缓则治其本"的原则,以补气升提助膀胱气化为主,不可妄用通利之品,以免影响胚胎。本病在临床较少见,属急证,通过对症处理可迅速缓解,但易反复。孕后勿强忍小便,孕后小便不通者,可取仰卧高臀位,缓解先露部对膀胱的压迫。若小便不通时间长,尿潴留过多,使用导尿法排出尿液时,应注意控制速度,不可过急,以免引起患者昏厥或出现血尿。

**219. E**。根据患者妊娠7个月,小便频数,艰涩刺痛可辨病为妊娠小便淋痛。素体阳盛,孕后阴血下注冲任养胎,心火偏亢,移热小肠,传入膀胱,故小便频数,艰涩刺痛,短赤;心火上炎,则面赤心烦,口舌生疮。舌红,苔薄黄,脉滑数,均为心火偏亢之征。故该患者可辨证为心火偏亢证。

**220. C**。该患者辨病辨证为妊娠小便淋痛心火偏亢证。治宜清心泻火,润燥通淋。方选导赤散加麦冬、玄参。妊娠小便淋痛阴虚津亏证治宜滋阴清热,润燥通淋。

**221. E**。该患者辨病辨证为妊娠小便淋痛心火偏亢证。治宜清心泻火,润燥通淋。方选导赤散加麦冬、玄参。妊娠小便淋痛湿热下注证方选加味五淋散。

**222. E**。该患者辨病辨证为妊娠小便淋痛心火偏亢证。方选导赤散加麦冬、玄参。小便热痛甚者,酌加黄芩、栀子以清热解毒;尿中带血者,酌加地榆、大蓟、小蓟以凉血止血。

**223. D**。该患者辨病辨证为妊娠小便淋痛心火偏亢证。方选导赤散加麦冬、玄参。小便热痛甚者，酌加黄芩、栀子以清热解毒；尿中带血者，酌加地榆、大蓟、小蓟以凉血止血。

**224. D**。子嗽是指妊娠期间，咳嗽或久咳不已者。故该患者可辨病为子嗽。素体脾虚，孕后气以载胎，脾虚益甚，运化失司，水湿内停，聚而成痰，痰饮犯肺，肺失肃降，故咳嗽痰多，胸闷气促，甚则喘不得卧；脾虚中阳不振，故神疲纳呆。舌质淡胖，苔白腻，脉濡滑，均为痰饮内停之征。故该患者可辨证为痰饮证。

**225. B**。该患者辨病辨证为子嗽痰饮证。治宜健脾除湿，化痰止咳。子嗽阴虚证治宜养阴润肺，止咳安胎。子嗽痰火证治宜清热降火，化痰止咳。

**226. E**。该患者辨病辨证为子嗽痰饮证。治宜健脾除湿，化痰止咳。方选六君子汤。方中四君子汤加生姜、大枣调和脾胃，脾胃健运，痰湿自除；陈皮、法半夏加强化痰止咳之功，标本同治，子嗽自愈。

**227. A**。患者辨病为子嗽。素有痰湿，郁久生热化火，加之孕后阴血下聚养胎，阳气偏亢，两因相感，痰火犯肺，灼肺伤津，故咳痰不爽，痰液黄稠；津液不能上承，故面红口干。舌质偏红，苔黄腻，脉弦滑而数，均为痰火内盛之征。此时患者辨证为痰火证。治宜清热降火，化痰止咳。方选清金化痰汤。

**228. A**。患者辨病为子嗽。本病治疗以清热润肺、化痰止咳为主，重在治肺，兼顾治脾。因本病发生在妊娠期间，须遵循治病与安胎并举的原则，治咳兼顾胎元，必要时加用安胎之药，慎用降气、豁痰、滑利之品。

**229. D**。产后痉证指产褥期内，产妇突然发生四肢抽搐，项背强直，甚则口噤不开，角弓反张。故根据患者临床表现可辨病为产后痉证。产后子痫者产前每有肢体、面目浮肿，头晕目眩，以及高血压、蛋白尿等病史可参，以抽搐、昏迷为主症。产后郁冒指产妇分娩后因失血过多，气随血泄，汗出腠理不密，寒邪乘虚而入，正虚不能祛邪外达，反逆上冲，而出现头眩目瞀，昏蒙而神不清，郁闷不舒等症。

**230. C**。该患者辨病为产后痉证。产后血气亏损，百脉空虚，易感外邪，加之接生、护理不慎，邪毒乘虚而入，初起邪在肌肤，正邪交争，故发热恶寒，头项强痛；继而邪窜经脉，致使牙关紧闭，口角抽动，面呈苦笑；进而邪毒入里，直犯筋脉，筋脉拘急，则项背强直，角弓反张。新感外邪，故舌未变，脉浮大而弦，为邪毒感染、风动之征。故该患者可辨证为邪毒感染证。

**231. A**。该患者辨病为产后痉证。产后血气亏损，百脉空虚，易感外邪，加之接生、护理不慎，邪毒乘虚而入，初起邪在肌肤，正邪交争，故发热恶寒，头项强痛；继而邪窜经脉，致使牙关紧闭，口角抽动，面呈苦笑；进而邪毒入里，直犯筋脉，筋脉拘急，则项背强直，角弓反张。新感外邪，故舌未变，脉浮大而弦，为邪毒感染、风动之征。故该患者可辨证为邪毒感染证。治宜解毒镇痉，理血祛风。

**232. B**。该患者辨病辨证为产后痉证之邪毒感染证。治宜解毒镇痉，理血祛风。方选玉真散加僵蚕、蜈蚣。方中白附子、天南星祛风化痰，定搐解痉；天麻息风解痉；羌活、防风、白芷疏散经络风邪，导邪外出；僵蚕、蜈蚣解毒镇痉，息风定搐。全方合用，共奏解毒化痰、息风镇痉、祛风定搐之效，使邪毒清、痰得化、抽搐止。

**233. D**。该患者辨病辨证为产后痉证之邪毒感染证。若邪毒内传攻心，病情急重，伴高热不退，抽搐频繁发作者，应当中西医结合抢救，控制抽搐。《备急千金要方·中风》中提道："凡产后角弓反张，及诸风病，不得用毒药，唯宜单行一两味。亦不得大发汗，特忌转泻吐利，必死无疑。"

**234. C**。产后发热是指产褥期内，出现发热持续不退，或突然高热寒战，并伴有其他症状者。故根据患者分娩一女婴后，寒热时作可辨病为产后发热。

**235. B**。该患者辨病为产后发热。产后瘀血内阻，营卫不通，阴阳失和，则乍寒乍热；瘀血内停,阻滞胞脉,则恶露不下,或下亦甚少,色紫暗有块;胞脉瘀阻不通,则腹痛拒按。舌紫暗,或有瘀点、瘀斑,苔薄,脉弦涩有力,为血瘀之征。故该患者可辨证为血瘀证。

**236. E**。该患者辨病辨证为产后发热血瘀证。治宜活血祛瘀,和营除热。方选生化汤加牡丹皮、丹参、益母草。清热解毒,凉血化瘀用于感染邪毒证;养血祛风,散寒解表用于外感风寒证。养血益气,和营退热用于血虚证。

**237. D**。该患者辨病辨证为产后发热血瘀证。治宜活血祛瘀,和营除热。方选生化汤加牡丹皮、丹参、益母草。外感风寒证可选荆穗四物汤。血虚证可选八珍汤。

**238. C**。产后发热是临床常见病,充分做好预防和产后调护工作很重要,以避免本病的发生:①加强孕期保健,注意均衡营养,增强体质,孕晚期应禁房事。②正确处理分娩,产程中严格无菌操作,尽量避免产道损伤和产后出血,及时仔细缝合。③产褥期应避风寒,慎起居,保持外阴清洁,严禁房事,以防外邪入侵。④产后取半卧位,有利于恶露排出。⑤防患于未然,凡有产道污染、产道手术、胎膜早破、产后出血等有感染可能者,给予抗生素或清热解毒之品,预防病邪入侵。

**239. E**。产后腹痛是指产妇在产褥期,发生与分娩或产褥有关的小腹疼痛。产后血晕指分娩后突然头晕眼花,不能起坐,或心胸满闷,恶心呕吐,痰壅气急,心烦不安,甚则神昏口噤,不省人事。产后身痛指产妇在产褥期内出现肢体或关节酸楚、疼痛、麻木、重着。产后郁冒指产妇分娩后因失血过多,气随血泄,汗出腠理不密,寒邪乘虚而入,正虚不能祛邪外达,反逆上冲,而出现头眩目瞀,昏蒙而神不清,郁闷不舒等症。综上,根据患者临床表现可辨病为产后腹痛。

**240. B**。该患者辨病为产后腹痛。产后百脉空虚,血室正开,寒邪乘虚入侵,血为寒凝,滞而成瘀,或胎衣残留,或情志不遂,气滞血瘀,瘀阻冲任,胞脉不通,故小腹刺痛或冷痛拒按,恶露量少,色紫暗有块;血得热则畅行,凝滞稍通,故得热痛减;寒邪内盛,阳气不达,故面色青白,形寒肢冷;肝郁气滞,故胸胁胀痛;舌质紫暗、脉沉紧或弦涩为气滞血瘀之征。故可辨证为血瘀证。

**241. A**。该患者辨病辨证为产后腹痛血瘀证。治宜活血化瘀,温经止痛。方用生化汤加乌药、延胡索、川楝子。产后腹痛血虚证治宜补血益气,缓急止痛。产后腹痛热结证治宜泄热逐瘀,活血止痛。

**242. A**。该患者辨病辨证为产后腹痛血瘀证。治宜活血化瘀,温经止痛。方用生化汤加乌药、延胡索、川楝子。产后腹痛血虚证选肠宁汤。产后腹痛热结证选大黄牡丹汤。

**243. C**。该患者辨病辨证为产后腹痛血瘀证。若小腹冷痛、绞痛较甚者,酌加小茴香、吴茱萸以增温经散寒之功;若瘀滞较甚,恶露血块多,块出痛减,加五灵脂、炒蒲黄、延胡索增强化瘀止痛之效;若小腹胀痛,加香附、乌药、枳壳理气行滞;若心烦抑郁,胸胁胀痛者,加郁金、柴胡疏肝理气;伴气短乏力、神疲肢倦者,加黄芪、党参益气补虚。

**244. C**。产后恶露不绝指产后血性恶露持续2周以上,仍淋漓不尽者。故根据患者恶露已经持续20天可辨病为产后恶露不绝。产后血晕指分娩后突然头晕眼花,不能起坐,或心胸满闷,恶心呕吐,痰壅气急,心烦不安,甚则神昏口噤,不省人事。产后腹痛是指产妇在产褥期,发生与分娩或产褥有关的小腹疼痛。

**245. A**。产后气虚统摄无权,冲任不固,则恶露过期不止,血量较多;血失气化,则色淡,质稀,无臭味;气虚中阳不振,则精神倦怠,四肢无力,气短懒言;中气不足,则小腹空坠;气虚清阳不升,则面色㿠白。舌淡,苔薄白,脉缓弱,为气虚之征。故该患者可辨证为气虚证。

**246. C**。该患者辨病辨证为产后恶露不绝气虚证,治宜益气摄血固冲。产后恶露不绝血热证,治宜养阴清热,凉血止血。产后恶露不绝血瘀证,治宜活血化瘀,理血归经。

**247. B**。该患者辨病辨证为产后恶露不绝气虚证，治宜益气摄血固冲，方选补中益气汤加阿胶、艾叶、乌贼骨。产后恶露不绝血热证宜选保阴煎。产后恶露不绝血瘀证宜选生化汤加益母草、茜草、三七、蒲黄。

**248. E**。该患者辨病辨证为产后恶露不绝气虚证。若症见恶露过期不止，腰膝酸软，头晕耳鸣者，此乃肝肾不足，酌加菟丝子、枸杞子、金樱子、续断、巴戟天等药以补肝肾，固冲任。

**249. B**。产后身痛指产褥期内，出现肢体、关节酸痛、麻木、重着者。故根据患者产后腰膝、足跟疼痛可辨病为产后身痛。产后血劳是指因产时或产后阴血暴亡，导致日后月经停闭，性欲丧失，生殖器官萎缩，伴表情淡漠、容颜憔悴、毛发枯黄脱落、形寒怕冷、乍起乍卧、虚乏劳倦等一系列虚羸证候者。

**250. A**。该患者辨病为产后身痛。腰为肾之外府，膝属肾，足跟为肾经所过，素体肾虚，因产伤肾气，耗伤精血，肾之精血亏虚，失于濡养，故腰膝、足跟疼痛；头晕耳鸣，夜尿多，舌淡暗，苔薄，脉沉细弦，均为肾虚之征。故患者可辨证为肾虚证。

**251. D**。该患者辨病辨证为产后身痛肾虚证，治宜补肾填精，强腰壮骨。产后身痛外感证治宜养血祛风，散寒除湿。产后身痛血瘀证治宜养血活络，行瘀止痛。产后身痛血虚证治宜补血益气，通络止痛。

**252. D**。该患者辨病辨证为产后身痛肾虚证，治宜补肾填精，强腰壮骨。方选养荣壮肾汤加秦艽、熟地黄、山茱萸。

**253. E**。产后百脉空虚，气血不足为其发病的重要内在因素，风、寒、湿之邪乘虚而入，为其外在因素。主要病机为产后气血虚弱，风、寒、湿之邪乘虚而入，经脉痹阻，“不通则痛”；或经脉失养，“不荣则痛”。①血虚：素体血虚，或产时、产后失血过多，阴血愈虚，四肢百骸、筋脉关节失之濡养，而致肢体酸楚、麻木、疼痛。②血瘀：产伤血瘀，或产后恶露去少，余血未净，瘀血留滞经络、筋骨之间，气血运行受阻，以致产后身痛。③外感：产后百节空虚，卫表不固，起居不慎，风、寒、湿邪乘虚而入，客于经络、关节、肌肉，凝滞气血，经脉痹阻，瘀滞作痛。④肾虚：素体肾虚，复因产伤动肾气，耗伤精血，胞脉失养，则腰腿疼痛，足跟作痛。

**254. C**。产妇于产后涔涔汗出，持续不止，动则益甚者，称为“产后自汗”；若寐中汗出湿衣，醒来自止者，为“产后盗汗”，统称为产后汗证。故根据患者产后睡中汗出，醒后即止可辨病为产后盗汗。

**255. D**。该患者辨病为产后盗汗。因产伤血，营阴耗损，阴虚生内热，热迫汗出，故产后睡中汗出，甚则湿透衣衫；醒后阳出于阴，卫表得固，故汗出可止；阴虚阳浮于上，故面色潮红，头晕耳鸣；虚热灼阴，津不上乘，故口燥咽干，渴不思饮；五心烦热，腰膝酸软为阴虚及肝肾所致。舌质红，苔少，脉细数，均为阴虚内热之征。故患者可辨证为阴虚证。

**256. A**。该患者辨病辨证为产后盗汗阴虚证。治宜益气养阴，生津敛汗。产后盗汗气虚证治宜益气固表，和营止汗。

**257. B**。该患者辨病辨证为产后盗汗阴虚证。治宜益气养阴，生津敛汗。其首选方剂为生脉散加煅牡蛎、浮小麦、山茱萸、糯稻根。产后盗汗气虚证宜选黄芪汤。

**258. D**。该患者辨病辨证为产后盗汗阴虚证。若兼见口燥咽干甚者，加石斛、玉竹生津滋液；五心烦热甚者，加白薇、地骨皮、生地黄、栀子滋阴清热除烦。

**259. D**。产后小便不通指新产后产妇发生排尿困难，小便点滴而下，甚则闭塞不通，小腹胀急疼痛者。故根据患者临床表现可辨病为产后小便不通。

**260. C**。该患者辨病为产后小便不通。因难产、产程过长，膀胱受压，气血循行受阻，瘀血阻滞，气机不畅，则膀胱气化不利，小便不通；尿潴留于膀胱不得出，则令小腹胀满刺痛。舌暗，苔薄白,脉沉涩,均为血瘀之征。故该患者可辨证为血瘀证。

**261. C**。该患者辨病辨证为产后小便不通血瘀证。治宜养血活血,祛瘀利尿。方选加味四物汤。产后小便不通气虚证治宜益气生津,宣肺行水。产后小便不通肾虚证治宜补肾温阳,化气利水。产后小便不通气滞证疏肝理气,行水利尿。

**262. B**。该患者辨病辨证为产后小便不通血瘀证。治宜养血活血,祛瘀利尿。方选加味四物汤。产后小便不通肾虚证宜选济生肾气丸。产后小便不通气虚证宜选补气通脬饮。

**263. E**。小便的正常排出,有赖于膀胱的气化调节。肺气的通调、脾气的转输和肾气的开阖失调,影响膀胱气化功能,而致小便不通为其主要病机。①气虚:素体虚弱,肺脾气虚,或产时耗气伤血,或新产后忧思劳累过度,脾肺之气亦虚,不能通调水道,膀胱气化不利,而致小便不通。②肾虚:素禀薄弱,元气不足,复因产时劳伤肾气,以致肾阳不振,失于温煦,气化失司,膀胱气化不利,致小便不通。或素体肾阴虚,产时耗血伤津,阴虚更甚,虚热移于膀胱,州都气化失常,溺不得出。③气滞:素性抑郁,或产后情志不遂,肝失疏泄,气机阻滞,膀胱气化不利,而致小便不通。④血瘀:多因滞产,膀胱受压过久,血瘀内伤,或产后恶露不下,败血停滞,气血运行不畅,膀胱气化不利,而致小便不通。瘀久化热,瘀热互结,影响膀胱气化功能,亦可导致小便不通。

**264. C**。缺乳指哺乳期内,产妇乳汁甚少,或无乳可下。故根据患者产后乳汁分泌少可辨病为缺乳。产后郁冒指产妇分娩后因失血过多,气随血泄,汗出腠理不密,寒邪乘虚而入,正虚不能祛邪外达,反逆上冲,而出现头眩目瞀,昏蒙而神不清,郁闷不舒等症。产后情志异常指产妇在产褥期出现精神抑郁,沉默寡言,情绪低落,或心烦不安,失眠多梦,或神志错乱,狂言妄语等症者,通常在产后2周内出现症状。

**265. D**。该患者辨病为缺乳。情志不舒,肝气郁结,气机不畅,乳络受阻,故乳汁少或全无;乳汁壅滞,运行受阻,故乳房胀满而痛,乳汁浓稠;肝经布胁肋,肝气郁结,疏泄不利,故胸胁胀满;肝气不疏,故情志抑郁;肝气犯胃,脾胃受累,故食欲不振。舌质正常,苔薄黄,脉弦或弦数,均为肝郁气滞之征。故该患者辨证为肝郁气滞证。

**266. C**。该患者辨病辨证为缺乳肝郁气滞证。治宜疏肝解郁,通络下乳。缺乳气血虚弱证治宜补气养血,佐以通乳。

**267. B**。该患者辨病辨证为缺乳肝郁气滞证。治宜疏肝解郁,通络下乳。方用下乳涌泉散。缺乳气血虚弱证宜选通乳丹。

**268. A**。若乳房胀痛甚者,酌加橘络、丝瓜络、香附以增理气通络、行气止痛之效;乳房胀硬疼痛,局部有热感,触之有块者,加蒲公英、夏枯草、赤芍、路路通以清热散结通络;若乳房红肿掣痛,伴高热恶寒,或乳房结块有波动感者,应按"乳痈"诊治。

**269. B**。产妇在产褥期出现精神抑郁,沉默寡言,情绪低落,或心烦不安,失眠多梦,或神志错乱,狂言妄语等症者,称为"产后情志异常"。故根据患者产后心情抑郁可辨病为产后情志异常。

**270. A**。该患者辨病为产后情志异常。素性忧郁,产后复因情志所伤,肝郁胆虚,魂不归藏,故心神不安,夜不入寐,或噩梦多而易惊醒;肝郁气滞,气机失畅,故胸胁、乳房胀痛,善太息;肝郁化火,则心烦易怒;肝气郁结,疏泄失调,故恶露量或多或少,色紫暗,有血块。舌淡红,苔薄,脉弦,均为肝郁之征。故该患者辨证为肝气郁结证。

**271. D**。该患者辨病辨证为产后情志异常肝气郁结证。治宜疏肝解郁,镇静安神。产后情志异常心血不足证治宜养血滋阴,补心安神。产后情志异常血瘀证治宜活血化瘀,镇静安神。

**272. C**。该患者辨病辨证为产后情志异常肝气郁结证。治宜疏肝解郁,镇静安神。方选逍遥散加夜交藤、合欢皮、磁石、柏子仁。产后情志异常血瘀证宜选癫狂梦醒汤加龙骨、牡蛎、酸枣仁。

**273. B**。该患者辨病辨证为产后情志异常肝气郁结证。治疗以调和气血，安神定志为主。同时配合心理治疗。临证还需注意观察，及时发现情志异常程度的变化，尽量早给予干预，防止不良事件的发生。应重视产后多虚多瘀及气血变化的特点，根据产后全身症状及舌脉，辨明虚实及在气在血，分而治之。

**274. A**。女子未避孕，性生活正常，与配偶同居 1 年而未孕者，称为不孕症。从未妊娠者为原发性不孕，《备急千金要方》称为“全不产”；曾经有过妊娠继而未避孕 1 年以上未孕者为继发性不孕，《备急千金要方》称为“断绪”。故根据患者曾流产 1 次，近 2 年未孕可辨病为继发性不孕。

**275. C**。患者辨病为不孕症。肝气郁结，疏泄失常，冲任失和，故婚久不孕；气机不畅，血海蓄溢失常，故月经周期先后不定，量或多或少；足厥阴肝经循少腹布胁肋，肝失条达，经脉不利，故经前胸胁、乳房胀痛；肝郁气滞，血行不畅，“不通则痛”，故经行腹痛；情怀不畅，郁久化火，故情志抑郁，烦躁易怒。舌淡红，苔薄白，脉弦，均为肝郁之征。故该患者可辨证为肝气郁结不孕。

**276. A**。该患者辨病辨证为不孕症肝气郁结证。治宜疏肝解郁，理血调经。方选开郁种玉汤。

**277. E**。该患者辨病辨证为不孕症肝气郁结证。治宜疏肝解郁，理血调经。方选开郁种玉汤。不孕症肾阴虚证方选养精种玉汤。不孕症肾气虚证宜选毓麟珠。

**278. D**。若痛经较重者，加延胡索、生蒲黄、山楂化瘀止痛；心烦口苦者，加栀子、夏枯草清泄肝热；胸闷纳少者，加陈皮、砂仁健脾和胃；经前乳房胀痛明显者，加橘核、青皮、玫瑰花理气行滞。

**279. A**。癥瘕是指妇女小腹内的结块，伴有或胀，或痛，或满，并常致月经或带下异常，甚至影响生育的疾病。故根据患者下腹有结块，疼痛拒按可辨病为癥瘕。阴挺指妇女子宫下脱，甚则脱出阴户之外，或阴道壁膨出。妇人腹痛指妇女不在行经、妊娠及产褥期间发生小腹或少腹疼痛，甚则痛连腰骶者。

**280. C**。该患者辨病为癥瘕。气血瘀结，滞于冲任、胞宫、胞脉，积结日久，结为癥块；冲任气血瘀阻，故见经量多，经血色暗夹血块，经行小腹疼痛；精神抑郁，善太息，胸胁胀闷，乳房胀痛，面色晦暗，肌肤不润，舌质暗，边见瘀点，苔薄白，脉弦涩，均为气血瘀阻之征。故患者可辨证为气滞血瘀证。

**281. C**。该患者辨病辨证为癥瘕气滞血瘀证。治宜行气活血，化瘀消癥。方用香棱丸。方中木香、丁香、小茴香温经理气；青皮疏肝解郁，消积行滞；川楝子、枳壳除下焦之郁结，行气止痛；三棱、莪术行气破血，消癥散结。

**282. D**。该患者辨病辨证为癥瘕气滞血瘀证。若经行量多或经漏淋漓不止者，加炒蒲黄、五灵脂、三七；月经后期量少者，加丹参、香附；经行腹痛甚者，加乌药、延胡索。

**283. E**。该患者辨病为癥瘕。本病的发生主要是机体正气不足，风寒湿热之邪内侵或七情、房事、饮食所伤，脏腑功能失调，致体内气滞、瘀血、痰湿、湿热等病理产物聚结于冲任、胞宫、胞脉，久而聚以成癥瘕。①气滞血瘀：七情内伤，肝气郁结，阻滞经脉，血行不畅，气滞血瘀，积而成块，日久成癥。②寒凝血瘀：寒邪客于冲任、胞宫、胞脉，血脉凝涩不行，瘀血乃生，积而成块，日久则成癥瘕。③痰湿瘀结：素体脾虚，或饮食所伤，脾失健运，水湿不化，凝而为痰，痰湿与瘀血相搏，痰瘀互结，积聚成块，久而成癥瘕。④气虚血瘀：素体脾虚，或积劳成疾，气虚行血无力，血行不畅，瘀血内停，积而成块，日久成癥瘕。⑤肾虚血瘀：肾藏精，主生殖，为人体阴阳之根本。若先天肾气不足或后天伤肾，肾虚则脏腑之气失于资助，故血行无力，停滞为瘀，积而成块，日久为癥瘕。⑥湿热瘀阻：经行产后，胞脉空虚，湿热之邪入侵,与气血相搏,或痰湿蕴结日久化热,结于冲任胞宫胞脉,日久成癥瘕。

**284. A**。根据患者阴部瘙痒灼痛可辨病为阴痒。肝经湿热下注,损伤任带,故使带下量多,色黄如脓,稠黏臭秽;湿热浸渍,则阴部瘙痒,甚则灼痛;湿热熏蒸,则头晕目眩,口苦咽干;热扰心神,则心烦不宁;湿热伤津,则便秘溲赤。舌红,苔黄腻,脉弦滑而数,为肝经湿热之征。故该患者可辨证为湿热下注证。

**285. D**。该患者辨病辨证为阴痒湿热下注证。治宜泻肝清热,除湿止痒。方选龙胆泻肝汤酌加虎杖、苦参。阴痒湿虫滋生证治宜清热利湿,解毒杀虫。阴痒肝肾阴虚证治宜调补肝肾,滋阴降火。

**286. B**。该患者辨病辨证为阴痒湿热下注证。治宜泻肝清热,除湿止痒。方选龙胆泻肝汤酌加虎杖、苦参。阴痒肝肾阴虚证可选知柏地黄丸。阴痒湿虫滋生证可选萆薢渗湿汤加白头翁、苦参、防风。

**287. C**。该患者辨病辨证为阴痒湿热下注证。外治法宜选用蛇床子、苦参、花椒等煎水趁热先熏后坐浴,每天1次,每次20分钟,10次为1疗程。若阴痒破溃者,则去花椒。

**288. E**。该患者辨病辨证为阴痒湿热下注证。治疗以止痒为主,实者宜清热利湿,杀虫止痒;虚者宜滋阴养血止痒。要着重调理肝、肾、脾的功能,遵循"治外必本诸内"的原则,将内服与外治、整体与局部相结合进行施治。

**289. B**。阴蚀又称为阴疮,指妇人阴户生疮,结块红肿、热痛,或化脓腐烂,黄水淋漓,甚则溃疡如虫蚀,或者肿块位于阴道边侧,如有蚕茧。故根据患者外阴一侧肿溃,触之坚硬可辨病为阴蚀。

**290. D**。该患者辨病为阴蚀。寒湿相结,痰瘀交阻,凝滞经脉,肌肤失养,故阴疮坚硬,皮色不变;寒湿凝滞,脾阳不振,故神疲倦怠,食少纳呆;舌淡,苔白腻,脉细弱,均为寒湿凝滞之征。故可辨证为寒湿证。治宜散寒除湿,活血散结。

**291. A**。该患者辨病辨证为阴蚀寒湿证。治宜散寒除湿,活血散结。方选阳和汤加减。阴蚀热毒证宜选龙胆泻肝汤加减。

**292. C**。该患者辨病辨证为阴蚀寒湿证。若正虚邪盛者,症见疮久不敛,心悸气短,治宜托里消毒,方用托里消毒散。

**293. E**。该患者辨病为阴蚀。首先,辨别阴阳、寒热。初期为阳证,日久属阴证。一般而言,红肿热痛,发病急骤,脓稠臭秽,或伴全身发热者,为实为热;肿块坚硬,皮色不变,日久不消,形体虚羸者,为虚为寒。其次,要辨善恶,若疮疡溃腐,久不收敛,脓水淋漓,恶臭难闻,多为气血衰败之恶候。

**294. B**。月经过少指月经周期正常,月经量明显减少,或行经时间不足2天,甚或点滴即净者。根据患者平素月经量少、色暗质稀,2天即净,可辨病为月经过少;患者时常头晕眼花、耳鸣、精神不振,伴腰酸乏力,夜尿多,舌淡,脉沉弱,可辨证为月经过少肾虚证。血虚证可见舌淡红,脉细。血瘀证可见舌紫暗,或有瘀斑、瘀点,脉沉弦或沉涩。

**295. D**。该患者辨病辨证为月经过少肾虚证。治宜补肾益精,养血调经。血虚证治宜养血益气调经。血瘀证治宜活血化瘀调经。痰湿证治宜化痰燥湿调经。

**296. C**。该患者辨病辨证为月经过少肾虚证,治宜补肾益精,养血调经,方选归肾丸。月经过少血虚证可选滋血汤;血瘀证可选桃红四物汤;痰湿证可选苍附导痰丸。经期延长气虚证可选举元煎;阴虚血热证可选两地汤合二至丸;湿热蕴结证可选固经丸;血瘀证可选桃红四物汤合失笑散。

**297. ACEG**。本病应与经间期出血、激经、胎漏、异位妊娠等相鉴别。本病月经周期正常,经量明显少于平时正常经量的1/2,或少于20mL,甚或点滴即净。①经间期出血:发生在两次月经之间,出血量明显少于一次月经量,出血时间较短,持续数小时至2~7天自行停止,或为带下中夹有血丝；生殖器官无明显器质性病变；BBT双相，高、低温相转变时出血。②激经：妊娠早期每月仍按时少量行经；妊娠试验阳性；超声检查见宫内孕囊。③胎漏：月经过期未至，阴道少量出血，或伴轻微腹痛；妊娠试验阳性；子宫增大符合妊娠月份；超声检查见宫内孕囊。④异位妊娠：月经过期未至，阴道少量出血，或突然出现一侧下腹部撕裂样剧痛，甚至出现昏厥或休克；妊娠试验阳性；超声检查宫内未见孕囊，或于一侧附件区见有混合性包块或异常低回声区。

**298. ADH**。该患者辨病辨证为月经过少肾虚证，若出现小腹凉，夜尿多，手足不温，此为肾阳虚衰，宜加益智仁、巴戟天、淫羊藿、肉苁蓉、补骨脂、锁阳等温补肾阳。若五心烦热，颧红，可加女贞子、白芍、龟甲等滋补阴血。

**299. DH**。患者突然月经量多如泉涌，可辨病为崩漏；经色暗有血块，伴小腹疼痛或胀痛，舌质紫暗，舌尖有瘀点，脉弦细或涩，最可能为血瘀型崩漏。实热型崩漏可见唇红目赤，烦热口渴，或大便干结，小便黄，舌红苔黄，脉滑数。肾阳虚型崩漏可见畏寒肢冷，面色晦暗，腰腿酸软，小便清长；舌质淡，苔薄白，脉沉细。脾虚型崩漏可见气短神疲，面色㿠白，或面浮肢肿，四肢不温；舌质淡，苔薄白，脉弱或沉细。肾阴虚型崩漏可见头晕耳鸣，腰膝酸软，或心烦，舌质偏红，苔少，脉细数。崩漏相当于西医学的无排卵性异常子宫出血。

**300. A**。该患者辨病辨证为崩漏血瘀证，治宜活血化瘀，止血调经，方用四草汤加三七、蒲黄。血实热证的治法为清热凉血，止血调经。肾阴虚证的治法为养阴清热，止血调经。

**301. F**。该患者辨病辨证为崩漏血瘀证，治宜活血化瘀，止血调经，方用四草汤加三七、蒲黄。左归丸合二至丸可治疗崩漏肾阴虚证。举元煎可治疗崩漏脾虚证。

**302. D**。该患者辨病辨证为崩漏血瘀证，治宜活血化瘀，止血调经，方用四草汤加三七、蒲黄。方中鹿衔草、马鞭草清热利湿，化瘀止血，为君药；益母草活血调经，祛瘀生新，合三七、蒲黄、茜草炭则活血化瘀、固冲止血之力增。诸药配伍，共奏活血化瘀、止血调经之功。

**303. ABCDEGHI**。暴崩之际，出血量多势急，急当"塞流"止崩，以防厥脱，视病情和患者体质选择下列方法紧急止血。①补气摄血，固摄冲任以止崩：补气摄血止崩之法常用西洋参10g或独参汤水煎服。②温阳止崩：崩证发作，暴下如注，血压下降，胸闷泛恶，四肢湿冷，脉芤或脉微欲绝，病情危急，需中西医结合抢救，中药可给予参附注射液静脉滴注。③滋阴固气止崩：急用生脉注射液或参麦注射液20mL加入5%葡萄糖液250mL静脉滴注。④祛瘀止崩：瘀去则血止，用于下血如注，夹有瘀血者。常用方法有三七末3～6g，温开水冲服；或者云南白药1支，温开水冲服；或者宫血宁胶囊，每次2粒，每天3次，温开水送服。⑤针灸止血：艾灸百会，针刺大敦、隐白穴。⑥西药或手术止血：主要是输液、输血补充血容量以抗休克，或激素止血。对于反复发生崩漏者，务必行诊刮并送病理检查，及早排除子宫内膜癌的可能，以免贻误病情。

**304. BG**。痛经亦称"经行腹痛"，是指女性正值经期或经行前后，出现周期性小腹疼痛，或伴腰骶酸痛，甚至剧痛晕厥，影响正常工作及生活的疾病。根据患者经期腹痛2年余，可辨病为痛经。

**305. F**。该患者辨病为痛经。气血不足，冲任亦虚，经行之后，血海更虚，胞宫、冲任失于濡养，故经期或经后小腹隐隐作痛，喜按；气血两虚，血海未满而溢，故经量少，色淡质稀；气虚中阳不振，故神疲乏力；血虚则无以养心神，荣头面，故见头晕心悸，失眠多梦，面色苍白。舌淡，苔薄，脉细弱，均是气血两虚之征。患者可辨证为气血虚弱证，治宜益气养血，调经止痛。

**306. F**。该患者辨病辨证为痛经气血虚弱证。治宜益气养血，调经止痛。方选圣愈汤。痛经寒凝血瘀证宜选方少腹逐瘀汤。痛经气滞血瘀证宜选方膈下逐瘀汤。痛经湿热蕴结证宜选清热调血汤。痛经肝肾亏损证宜选益肾调经汤。

**307. BGI**。若月经夹有血块者,酌加蒲黄、五灵脂以活血止痛;若伴有经行便溏,腹痛严重者,可去当归,加茯苓、炒白术以健脾止泻;失眠多梦,心脾虚者,酌加远志、合欢皮、夜交藤,以养心安神;若伴畏寒肢冷,腰腹冷痛,可加肉桂、小茴香、艾叶散寒止痛。

**308. ABCDEFG**。痛经在辨证治疗中,应适当选加相应的止痛药以加强止痛之功。如寒者选加艾叶、小茴香、肉桂、吴茱萸、桂枝;气滞者选加香附、枳壳、川楝子;血瘀者选加三七粉、血竭、莪术、失笑散;热者选加牡丹皮、黄芩等。

**309. BGI**。每逢经期或经行前后发生周期性吐血或衄血者,称为"经行吐衄",亦称"倒经""逆经"。故根据患者每次行经前1~2天鼻衄半年余可辨病为经行吐衄。

**310. C**。患者辨病为经行吐衄。肝司血海,冲脉隶属于肝,经行血海气盛,血海之血随冲气夹肝气上逆而致经行吐衄;火盛则血色鲜红;肝郁化火,则心烦易怒,口苦咽干;肝气郁结,则两胁胀痛;肝火上扰清窍,则头晕耳鸣;热盛伤津,则尿黄便结。舌红苔黄,脉弦数,皆为肝热内盛之征。故该患者可辨证为肝经郁火证。

**311. C**。该患者辨病辨证为经行吐衄肝经郁火证。治宜清肝泻火,调经止衄。经行吐衄肺肾阴虚证治宜滋阴养肺。

**312. A**。该患者辨病辨证为经行吐衄肝经郁火证。治宜清肝泻火,调经止衄。方选清肝引经汤。经行吐衄肺肾阴虚证可选用顺经汤加牛膝治疗。

**313. EH**。经行吐衄肝经郁火证若兼有小腹疼痛拒按,经行不畅有血块者,可加用桃仁、红花以活血祛瘀止痛。

**314. B**。产后发热是指产褥期内,出现发热持续不退,或突然高热寒战,并伴有其他症状者。产后1~2天内,由于产妇阴血骤虚,营卫暂时失于调和,常有轻微的发热,不兼有其他症状者,属生理性发热,一般能在短时间内自退。亦有在产后3~4天伴随泌乳出现低热,俗称"蒸乳",亦非病态。根据患者产后出现发热可辨病为产后发热。

**315. B**。该患者辨病为产后发热。产后气血俱虚,卫外之阳不固,风热之邪袭表,热郁肌腠,卫表失和,故发热;风性开泄,卫表不固,则微汗或汗出恶风;风热上扰清窍,则头痛;肺失肃降,则咳嗽;风热之邪熏蒸清道,故咽痛口干;热邪伤津,则口渴;邪尚在表,未伤及胞宫气血,故恶露正常,无下腹痛。舌红,苔薄黄,脉浮数,为风热侵于肺卫之征。故患者辨证为外感风热证。

**316. E**。患者辨病辨证为产后发热外感风热证。治宜辛凉解表,疏风清热。清热解毒,凉血化瘀用于感染邪毒证;养血祛风,散寒解表用于外感风寒证。养血益气,和营退热用于血虚证。活血祛瘀,和营除热用于血瘀证。

**317. E**。该患者辨病辨证为产后发热外感风热证。治宜辛凉解表,疏风清热。方用银翘散加减。方中金银花、连翘清热解毒,轻宣透表;荆芥穗、薄荷、淡豆豉辛散表邪,透热外出;牛蒡子、桔梗、甘草合用,解毒利咽散结,宣肺祛痰;竹叶、芦根甘凉轻清,清热生津止渴。全方共奏辛凉解表、疏风清热之功。若外邪客于少阳之半表半里,症见往来寒热,胸胁痞满,口苦,咽干作呕,舌苔薄白,脉弦,治宜和解表里,方用小柴胡汤;若外感暑热者,症见身热多汗,口渴心烦,倦怠乏力,舌红少津,脉虚数,治宜清暑益气,养阴生津,方用清暑益气汤,并迅速改善居处环境,降温通风。

**318. ACDEG**。该患者辨病辨证为产后发热外感风热证。引起产妇发热的原因很多,而与本病关系密切的主要病因病机有感染邪毒,正邪交争;外邪袭表,营卫不和;阴血骤虚,阳气外散;败血停滞,营卫不通。①感染邪毒:产后气血耗伤,血室正开,若产时接生不慎,或产后护理不洁,或不禁房事,致使邪毒乘虚而入,稽留于冲任、胞脉,正邪交争,因而发热。②外感:产后耗伤气血,百脉空虚,腠理不密,卫阳不固,以致风寒暑热之邪,乘虚而入,正邪相争,营卫不和,因而发热。③血虚:素体血虚,因产伤血,血虚愈甚;或产时产后血去过多,阴血暴虚,阳无所附,虚阳浮越于外,而令发热。④血瘀:产后情志不遂,或为寒邪所客,瘀阻冲任,恶露不下,败血停滞,阻碍气机,营卫不通,而致发热。

**319. ACGHI**。产后身痛指产褥期内,出现肢体、关节酸痛、麻木、重着者。故根据患者产后遍身疼痛可辨病为产后身痛,亦称"产后关节痛""产后痹证""产后痛风""产后风"。产后血劳是指因产时或产后阴血暴亡,导致日后月经停闭,性欲丧失,生殖器官萎缩,伴表情淡漠、容颜憔悴、毛发枯黄脱落、形寒怕冷、乍起乍卧、虚乏劳倦等一系列虚羸证候者。产后郁冒指产妇分娩后因失血过多,气随血泄,汗出腠理不密,寒邪乘虚而入,正虚不能祛邪外达,反逆上冲,而出现头眩目瞀,昏蒙而神不清,郁闷不舒等症。

**320. C**。该患者辨病为产后身痛。产后多瘀,恶露不畅,瘀血稽留肌肤、经络、骨节之间,脉络瘀阻,气血运行不畅,则产后遍身疼痛,关节刺痛,按之痛甚;瘀血留滞,胞脉不利,则恶露量少色暗,或小腹疼痛拒按。舌紫暗,苔薄白,脉弦涩,均为瘀血内阻之征。故可辨证为血瘀证。

**321. B**。该患者辨病辨证为产后身痛血瘀证。治宜养血活络,行瘀止痛。方选身痛逐瘀汤加益母草、木瓜。产后身痛肾虚证治宜补肾填精,强腰壮骨。产后身痛外感证治宜养血祛风,散寒除湿。产后身痛血虚证治宜补血益气,通络止痛。

**322. B**。该患者辨病辨证为产后身痛血瘀证。治宜养血活络,行瘀止痛。方选身痛逐瘀汤加益母草、木瓜。产后身痛血虚证方选黄芪桂枝五物汤。产后身痛外感证方选独活寄生汤。产后身痛肾虚证方选养荣壮肾汤。

**323. DI**。该患者辨病辨证为产后身痛血瘀证。若痛处不温,可加姜黄、桂枝以温经散寒止痛;若小腹疼痛拒按者,可加炮姜、益母草以温经通络,化瘀止痛。

**324. ABG**。产后小便淋痛是指产后出现尿频、尿急、淋沥涩痛等症状。故根据患者新产后小便频数,淋沥不爽,尿道灼热疼痛等临床表现可辨病为产后小便淋痛,亦称为"产后淋""产后溺淋"。产后小便不通指新产后产妇发生排尿困难,小便点滴而下,甚则闭塞不通,小腹胀急疼痛者。产后血劳是指因产时或产后阴血暴亡,导致日后月经停闭,性欲丧失,生殖器官萎缩,伴表情淡漠、容颜憔悴、毛发枯黄脱落、形寒怕冷、乍起乍卧、虚乏劳倦等一系列虚羸证候者。

**325. D**。该患者辨病为产后小便淋痛。素体肾阴不足,复因分娩失血伤阴,肾阴愈亏,阴虚火旺,移热膀胱,气化失常,致小便频数;热灼津液,水道不利,故小便淋沥不爽,尿道灼热疼痛;腰酸膝软,头晕耳鸣,五心烦热,为肾阴亏虚,阴虚火旺之症;舌红,少苔,脉细数,均为肾阴亏虚之征。故患者辨证为肾阴亏虚证。

**326. C**。该患者辨病辨证为产后小便淋痛肾阴亏虚证。治宜滋肾养阴通淋。产后小便淋痛湿热蕴结证治宜清热利湿通淋。产后小便淋痛肝经郁热证治宜疏肝清热通淋。

**327. D**。该患者辨病辨证为产后小便淋痛肾阴亏虚证。治宜滋肾养阴通淋。方选知柏地黄丸加猪苓、川牛膝。产后小便淋痛湿热蕴结证宜选加味五淋散。产后小便淋痛肝经郁热证宜选沉香散。

**328. ADG**。产后小便淋痛肾阴亏虚证的临证加减:①若虚火内盛,潮热明显者,加地骨皮、生地黄、玄参以滋阴清热;②心烦少寐者,加酸枣仁、柏子仁以滋阴安神,交通心肾;③尿中带血者,加白茅根、小蓟等以清热凉血止血。

**329. EH**。根据患者产后忧郁,常悲伤欲哭可辨病为产后抑郁,相当于西医学的产褥期抑郁症。产后血劳是指因产时或产后阴血暴亡,导致日后月经停闭,性欲丧失,生殖器官萎缩,伴表情淡漠、容颜憔悴、毛发枯黄脱落、形寒怕冷、乍起乍卧、虚乏劳倦等一系列虚羸证候者。产后恶露不绝指产后血性恶露持续 2 周以上,仍淋漓不尽者。产后血晕指分娩后突然头晕眼花,不能起坐,或心胸满闷,恶心呕吐,痰壅气急,心烦不安,甚则神昏口噤,不省人事。产后腹痛是指产妇在产褥期,发生与分娩或产褥有关的小腹疼痛。产后身痛指产妇在产褥期间,出现肢体、关节酸痛、麻木、重着。产后神经衰弱主要表现为失眠、多梦、记忆力下降及乏力等,经充分休息,可较快恢复。产后癫狂指产妇在产褥期出现神智错乱、狂言狂语等症。

**330. D**。该患者辨病为产后抑郁。产后失血过多,或思虑太过,所思不遂,心血暗耗,心失所养,神明不守,血虚不能养神,神不足则悲,故产后精神抑郁,沉默寡言,情绪低落,悲伤欲哭,心神不宁,失眠多梦,健忘心悸;血虚气弱,肌肤失养,故神疲乏力,面色苍白或萎黄。舌质淡,苔薄白,脉细弱,均为血虚之征。故该患者可辨证为心血不足证。

**331. E**。该患者辨病辨证为产后抑郁心血不足证。治宜养血滋阴,补心安神。产后抑郁肝气郁结证治宜疏肝解郁,镇静安神。产后抑郁血瘀证治宜活血化瘀,镇静安神。

**332. B**。该患者辨病辨证为产后抑郁心血不足证。治宜养血滋阴,补心安神。方用天王补心丹。产后抑郁肝气郁结证宜选逍遥散。

**333. ABDEF**。该患者辨病辨证为产后抑郁心血不足证。本病主要发病机制为产后多虚,心血不足,心神失养;或情志所伤,肝气郁结,肝血不足,魂失潜藏;或产后多瘀,瘀血停滞,上攻于心。①心血不足:素体血虚,或产后失血过多,或产后思虑太过,所思不遂,心血暗耗,血不养心,心神失养,故致产后情志异常。②肝气郁结:素性忧郁,胆怯心虚,气机不畅,复因产后情志所伤或突受惊恐,加之产后血虚,肝血不足,肝不藏魂,魂不守舍,而致产后情志异常。③血瘀:产后元气亏虚,复因劳倦耗气,气虚无力运血,血滞成瘀,或产时、产后感寒,寒凝血瘀,或产后胞宫瘀血停滞,败血上攻,扰乱心神,神明失常,而致产后情志异常。

**334. D**。根据患者婚久不孕可辨病为不孕症。肾气不足,冲任虚衰,不能摄精成孕,而致不孕;冲任不调,血海失司,故月经不调,量少;肾主骨生髓,腰为肾之府,肾虚则腰酸膝软,精神疲倦;肾开窍于耳,脑为髓海,髓海不足,则头晕耳鸣;气化失常,则小便清长。舌淡,苔薄白,脉沉细,均为肾气虚之征。故病因病机为肾气虚。

**335. E**。该患者可辨病辨证为不孕症肾气虚证。治宜补肾益气,调补冲任。不孕症肾阴虚证,治以滋肾养血,调补冲任。不孕症肾阳虚证治宜温肾助阳,调补冲任。不孕症肝气郁结证治宜疏肝解郁,理血调经。不孕症痰湿内阻证治宜燥湿化痰,理气调经。不孕症瘀滞胞宫证治宜活血化瘀,止痛调经。

**336. A**。该患者可辨病辨证为不孕症肾气虚证。治宜补肾益气,调补冲任。方选毓麟珠。不孕症肾阴虚证方选养精种玉汤。不孕症肾阳虚证宜选温胞饮。不孕症肝气郁结证宜选开郁种玉汤。

**337. CG**。若经来量多者,加阿胶、炒艾叶固冲止血;若经来量少不畅者,加丹参、鸡血藤活血调经;若心烦少寐者,加柏子仁、夜交藤养心安神;腰酸腿软甚者,加续断、桑寄生补肾强腰。

**338. ACDEF**。该患者辨病辨证为不孕症肾气虚证。本病主要病机为肾气不足,冲任气血失调。①肾虚:先天不足,或房劳多产,或久病大病,或年逾五七,肾气亏虚,精不化血,则冲任虚衰,难以受孕;素体阳虚或寒湿伤肾,肾阳不足,胞宫失煦,则冲任虚寒,不能成孕;肾阴素虚,或久病耗损真阴,天癸乏源,胞宫失养,冲任血海空虚,或阴虚内热,热扰冲任,乃致不孕。②肝气郁结:情志不畅,或盼子心切,肝郁气滞,疏泄失常,气血失调,冲任失和,胎孕不受。③痰湿内阻:思虑劳倦,或肝木犯脾,伤及脾阳,健运失司,水湿内停,湿聚成痰,冲任壅滞,而致不孕;或素体肥胖,嗜食肥甘,躯脂满溢,痰湿内盛,胞脉受阻,致令不孕。④瘀滞胞宫:经行产后,摄生不慎,邪入胞宫致瘀;或寒凝血瘀,或热灼血瘀,或气虚运血无力致瘀,瘀滞冲任、胞宫,以致不孕。

**339. C**。阴疮指妇人阴户生疮,结块红肿、热痛,或化脓腐烂,黄水淋漓,甚则溃疡如虫蚀,或者肿块位于阴道边侧,如有蚕茧。本病又称为"阴茧"。阴肿指妇人外阴部及外阴一侧或两侧,肿胀疼痛者。故根据患者阴部生疮2天可辨病为阴疮。热毒侵入,凝滞气血,以致阴户突然肿胀、疼痛;热毒蕴结,腐肉成脓,故阴部生疮,溃腐流脓,黏稠臭秽;邪正相争,故恶寒发热;热盛伤津,则便秘尿黄;热扰心神,则心烦不宁;舌红,苔黄,脉滑数,为湿热邪毒之征。故该患者可诊断为阴疮,热毒证。

**340. A**。该患者辨病辨证为阴疮热毒证。治宜清热利湿,解毒消疮。方选龙胆泻肝汤加土茯苓、蒲公英。

**341. B**。该患者辨病辨证为阴疮热毒证。若热毒壅盛者,症见会阴局部红肿结块,灼热疼痛,发热不退,渴喜冷饮,治宜清热解毒,消肿止痛,方用仙方活命饮以清热解毒,消肿溃坚,活血止痛。阴疮寒湿证,若正虚邪盛者,症见疮久不敛,心悸气短,治宜托里消毒,方用托里消毒散。

**342. DG**。该患者辨病为阴疮。需要与以下疾病相鉴别:①梅毒。因梅毒引起的外阴溃烂,其初疮是典型的硬下疳,患者有性生活不洁或感染史。梅毒血清试验阳性,活组织检查可查到梅毒螺旋体。②生殖器疱疹。生殖器及肛周皮肤散在或簇集小水泡,破溃后形成糜烂或溃疡,自觉疼痛,检测病毒抗原,病毒培养可检测到单纯疱疹病毒呈阳性。

**343. ABCDFI**。①初肿期:如意金黄散用香油调敷,可清热除湿,散瘀解毒,止痛消肿。②脓成期:若不能自溃者,宜切开引流排脓,溃后用生肌散撒敷疮面,可祛腐生肌。

# 中医儿科学

## A2 型题

每一道试题下面都有 A、B、C、D、E 五个备选答案。请从中选择一个最佳答案。

**1. 患儿,男,9 个月。发热,微汗,鼻塞流涕,咽红,夜间体温升高,又见惊惕啼叫,夜卧不安,舌质红,苔薄白,指纹泛紫。其诊断是**

A. 夜啼　　B. 感冒夹痰
C. 感冒夹惊　　D. 急惊风
E. 小儿暑温

**2. 患儿,男,7 岁。发热 1 天,恶寒,无汗,头痛,鼻塞流清涕,喷嚏咳嗽,口不渴,咽不红,舌苔薄白,脉浮紧。其证候是**

A. 风寒感冒　　B. 风热感冒
C. 暑邪感冒　　D. 感冒夹滞
E. 感冒夹痰

**3. 患儿,男,9 岁。咳嗽气促,喉间痰鸣,痰多,面白少华,食少脘痞,大便不实,倦怠乏力,舌淡,苔白,脉缓无力。治疗应首选**

A. 玉屏风散
B. 六君子汤
C. 金匮肾气丸
D. 射干麻黄汤合都气丸
E. 小青龙汤合三子养亲汤

**4. 患儿,女,2 岁。咳嗽 2 天,咳声不爽,痰黄黏稠,口渴咽痛,鼻流浊涕,伴发热、恶心、头痛、微汗出,舌红苔薄黄,脉浮数。其证候是**

A. 风寒咳嗽　　B. 风热咳嗽
C. 痰热咳嗽　　D. 痰湿咳嗽
E. 阴虚燥咳

**5. 患儿,男,3 岁。壮热不退,气急鼻扇,张口抬肩,摇身撷肚,口唇紫绀,胸闷腹胀,大便秘结。苔黄腻,脉洪数,指纹紫滞。治疗应首选**

A. 华盖散
B. 麻杏石甘汤合葶苈大枣泻肺汤
C. 人参五味子汤
D. 黄连解毒汤合麻杏石甘汤
E. 沙参麦冬汤

**6. 患儿,女,2 岁。高热、咳喘 9 天后,潮热盗汗,面色潮红,干咳无痰,舌质红而干,苔光剥。其治法是**

A. 养阴清肺,润肺止咳
B. 宣肺止咳
C. 止咳化痰
D. 养阴益胃
E. 益气健脾

**7. 患儿,男,8 岁。起病 2 天,发热 39℃,微恶风,微汗出,咳嗽渐加剧,咳剧喘促,咳痰黄稠,咽红,舌质红,苔薄黄,听诊两肺闻及干啰音、右下肺少许细湿啰音。其诊断是**

A. 感冒,风热感冒证,夹痰兼证
B. 百日咳,痰火阻肺证
C. 咳嗽,痰热咳嗽证
D. 哮喘,热性哮喘证
E. 肺炎喘嗽,风热闭肺证

**8. 患儿,男,7 岁。曾咳喘反复发作。现面色白,**

气短懒言，倦怠乏力，自汗怕冷，舌淡苔薄，脉细无力。治疗应首选

A. 人参五味子汤合玉屏风散

B. 六君子汤

C. 金匮肾气丸

D. 二陈汤

E. 参苓白术散

9. 患儿，女，12 岁。反复喘促 5 年余。症见咳嗽痰多，喘促胸满，动则喘甚，畏寒肢冷，面色欠华，神疲纳少，舌淡苔白，脉弱。其治法是

A. 清肺涤痰，止咳平喘

B. 泻肺祛痰，补肾纳气

C. 健脾温肾，固摄纳气

D. 温肺散寒，化痰定喘

E. 健脾益气，补肺固表

10. 患儿，男，2 岁。起病 1 天，口颊、齿龈见多个溃疡点，周围焮红，口臭流涎，小便短黄，大便干结，舌红，苔黄，脉浮数。其辨证是

A. 心火上炎证　　B. 风热乘脾证

C. 风热犯咽证　　D. 虚火上浮证

E. 肺胃阴虚证

11. 患儿，女，3 岁。口腔舌面满布溃疡，烦躁不宁，啼哭叫扰，口臭涎多，大便干结，舌红苔黄。其证候是

A. 肺热壅盛　　B. 心火上炎

C. 脾胃积热　　D. 肝胆火旺

E. 虚火上浮

12. 患儿，男，1 岁。昨起舌上溃破，色红疼痛，进食哭闹，心烦不安，口干欲饮，小便短赤。治疗应首选

A. 凉膈散　　B. 泻心导赤散

C. 清胃散　　D. 泻心汤

E. 六味地黄丸

13. 患儿，女，4 岁。不思进食半年，形体略瘦，面色欠华，但精神良好，舌淡苔白。其治法是

A. 调和脾胃，运脾开胃

B. 健脾益气

C. 温运脾阳

D. 养胃育阴

E. 消食导滞

14. 患儿，男，4 岁。平素喜食煎炸食品，近 2 个月来不思进食，食少饮多，皮肤欠润，大便干结，舌质红，苔花剥。治疗应首选

A. 沙参麦冬汤　　B. 增液汤

C. 养胃增液汤　　D. 养阴清肺汤

E. 增液承气汤

15. 患儿，男，2 岁。形体极度消瘦，面呈老人貌，皮包骨头，腹凹如舟，精神萎靡，大便溏薄，舌淡，苔花剥。其证候是

A. 疳肿胀　　B. 疳气

C. 疳积　　D. 干疳

E. 心疳

16. 患儿，女，1 岁。久泻后形体羸瘦，食欲尚可，手足心热，两目干涩，时常眨眼，畏光羞明，夜晚视物不清。治疗宜选

A. 知柏地黄丸　　B. 沙参麦冬汤

C. 八珍汤　　D. 石斛夜光丸

E. 金匮肾气丸

17. 患儿，女，4 岁。2 天前出现腹痛，症见脘腹胀满，疼痛拒按，不思乳食，矢气频作，腹痛欲泻，泻后痛减，粪便秽臭，夜卧不安，舌质淡红，苔厚腻，脉象沉滑。其证型是

A. 脾胃虚寒　　B. 气滞血瘀

C. 乳食积滞　　D. 腹部中寒

E. 胃肠积热

18. 患儿，男，5 岁。近 2 天来腹痛绵绵，时作时止，痛时喜按，面白少华，神疲乏力，手足不温，食后腹胀，大便偏稀。唇舌较淡，脉沉缓。治疗应首选

A. 养脏汤

B. 香砂平胃散

C. 大承气汤

D. 小建中汤合理中丸

E. 少腹逐瘀汤

19. 患儿，女，11 个月。早产，生后一直人工喂养，经常泄泻。近 4 个月来食欲不振，面色㿠白，

**唇舌爪甲苍白,毛发稀黄,精神萎靡,手足欠温,舌淡苔白,指纹淡。检查:血红蛋白60g/L。治疗应首选**

A. 金匮肾气丸
B. 六味地黄丸
C. 附子理中汤合四神丸
D. 理中丸
E. 小建中汤

20. **患儿,男,2岁。半年来经常泄泻,形神疲惫,面色萎黄,大便稀薄,四肢不温,时有抽搐。其证候是**

A. 外感惊风　B. 痰食惊风
C. 脾肾阳虚　D. 土虚木亢
E. 阴虚风动

21. **患儿,女,2岁。面色苍白,唇淡甲白,发黄稀疏,神疲乏力,形体消瘦3个月,诊断为"缺铁性贫血"。西药选用铁剂治疗后,正确的停药时间为**

A. 血红蛋白开始升高时
B. 血红蛋白达正常时
C. 血红蛋白达正常后2个月左右
D. 血红蛋白达正常后4个月左右
E. 血红蛋白达正常后6个月左右

22. **患儿,男,10岁。感冒病后,神疲乏力,心悸怔忡,渐至面色苍白,畏寒肢冷,自汗,舌质淡暗,脉细数。其病机是**

A. 气阴亏虚　B. 心阳虚衰
C. 邪毒犯心　D. 脾阳不振
E. 心脉瘀阻

23. **患儿,女,4岁。患心肌炎5个月,面黄少华,形瘦倦怠,气短乏力,动则汗出,烦热口渴,夜寐不安,纳差便溏,舌光红少苔。治疗应首选**

A. 葛根黄芩黄连汤
B. 失笑散
C. 瓜蒌薤白半夏汤
D. 生脉散
E. 桂枝甘草龙骨牡蛎汤

24. **患儿,男,9岁。平时注意力不集中,学习成绩低下,多动难静,急躁易怒,冲动任性,难以自控,夜间盗汗,遗尿,腰酸乏力,大便秘结,舌质红,舌苔薄,脉细弦。其治法是**

A. 养心安神,健脾益气
B. 滋养肝肾,平肝潜阳
C. 清热泻火,化痰宁心
D. 温补脾肾,升提固摄
E. 清热利湿,通利膀胱

25. **患儿,男,6岁。皱眉眨眼,摇头耸肩,嘴角抽动,时伴异常发声,病情时轻时重。抽动时能受意志遏制,可暂时不发作。查脑电图未见异常。其诊断是**

A. 习惯性抽搐
B. 多发性抽搐
C. 癫痫
D. 注意力缺陷多动症
E. 风湿性舞蹈病

26. **患儿,女,7岁。癫痫发作时突然仆倒,神志不清,颈项强直,四肢抽搐,两目上视,牙关紧闭,口吐白沫,口唇及面部色青,舌苔白,脉弦滑。治疗应首选**

A. 镇惊丸　B. 涤痰汤
C. 定痫丸　D. 通窍活血汤
E. 六君子汤

27. **患儿,男,7岁。浮肿不著,仅见面目浮肿,面色少华,倦怠乏力,纳少便溏,小便略少,汗自出,易感冒,舌质淡,苔薄白,脉缓弱。治疗应首选**

A. 麻黄连翘赤小豆汤
B. 五味消毒饮合五皮饮
C. 真武汤
D. 参苓白术散合玉屏风散
E. 六味地黄丸

28. **患儿,男,8岁。头面肢体浮肿,小便短赤,头身困重,脘闷纳呆,口苦口黏,大便干结,舌红,苔黄腻,脉滑数。治疗应首选**

A. 麻黄连翘赤小豆汤
B. 三妙丸合导赤散

C. 参苓白术散合玉屏风散

D. 真武汤

E. 玉屏风散合六味地黄丸

29. 患儿，女，5 岁。稍有浮肿 1 个月，小便黄赤短少，甚至血尿，舌偏红，苔黄腻，脉偏数。应考虑证属

A. 风水相搏　　B. 肺脾气虚

C. 湿热内侵　　D. 脾肾两虚

E. 水毒内闭

30. 患儿，男，6 岁。睡中经常遗尿，醒后方觉，神疲乏力，面色苍白，肢凉畏寒，腰腿酸软，小便清长，舌淡苔白。下列治疗应首选

A. 理中汤

B. 补中益气汤

C. 菟丝子散合桑螵蛸散

D. 五苓散

E. 缩泉丸

31. 患儿，男，6 岁。睡中经常遗尿，一夜 1 ~ 2 次，甚则数次，醒后方觉。伴面色苍白，神疲乏力，肢凉怕冷，腰腿酸软，下肢无力，小便清长，舌质较淡。其治法是

A. 益气固摄　　B. 补肺健脾

C. 温肾固摄　　D. 健脾益气

E. 固涩小便

32. 患儿，女，2 岁。持续壮热 5 天，起伏如潮，肤有微汗，烦躁不安，目赤眵多，皮疹布发，疹点由细小稀少而逐渐稠密，疹色先红后暗，皮疹凸起，触之碍手，压之退色，大便干结，小便短少，舌质红赤，舌苔黄腻，脉数有力。治疗应首选

A. 宣毒发表汤　　B. 清解透表汤

C. 沙参麦冬汤　　D. 麻杏石甘汤

E. 羚角钩藤汤

33. 患儿，男，4 岁 2 个月。素体虚弱，经常感冒。正值冬春交界，发热 2 天，咳嗽有痰，鼻塞流涕，面色潮红，怕光流泪，烦躁啼哭，耳后、面部有玫瑰色斑丘疹，口腔两颊近臼齿处出现多个 0.8mm 大小白色斑点，周围有红晕。诊断考虑为麻疹。其最主要的诊断依据是

A. 发热咳嗽　　B. 虚弱易感

C. 冬春交界　　D. 麻疹黏膜斑

E. 烦躁啼哭

34. 患儿，男，3 岁。麻疹见疹已 6 天，高热不退，咳嗽气急，鼻翼扇动，口渴烦躁，舌红苔黄，脉数。其证型是

A. 顺证，见形期　　B. 顺证，初热期

C. 逆证，热毒攻喉　　D. 逆证，邪毒闭肺

E. 逆证，邪陷心肝

35. 患儿，男，2 岁 4 个月。发热恶风，喷嚏流涕，轻微咳嗽，皮疹分布均匀，疹点稀疏细小，疹色淡红，肌肤轻度瘙痒，耳后及枕部臖核肿大触痛，舌质偏红，舌苔薄黄，指纹浮紫。治疗应首选

A. 银翘散　　B. 透疹凉解汤

C. 解肌透痧汤　　D. 沙参麦冬汤

E. 麻杏石甘汤

36. 患儿，男，1 岁。发热 1 天，全身见散在细小淡红色皮疹，喷嚏，流涕，偶有咳嗽，精神不振，胃纳欠佳，耳后臖核肿大，咽红，舌苔薄白。其诊断是

A. 麻疹　　B. 奶麻

C. 风痧　　D. 丹痧

E. 水痘

37. 患儿，男，4 岁。发热骤起，头痛畏寒，无汗，咽喉肿痛，皮肤潮红，痧疹隐隐，舌质红，苔薄白，脉浮数有力。治疗应首选

A. 解肌透痧汤　　B. 凉营清气汤

C. 沙参麦冬汤　　D. 银翘散

E. 犀角地黄汤

38. 患儿，男，4 岁。丹痧布齐，低热不退，唇赤口干，伴有干咳，食欲不振，舌红少津，舌苔剥脱，脉细数。其证候是

A. 邪侵肺脾　　B. 邪侵肺卫

C. 邪陷心肝　　D. 肺胃阴伤

E. 毒炽气营

39. 患儿，男，8 岁。发热 2 天，左侧腮部肿胀、疼

痛,边缘不清,触之痛甚,咀嚼不便。伴头痛,咽痛,纳少,舌红苔薄黄,脉浮数。其治法是

A. 清热解毒,散结软坚

B. 疏风清热,消肿散结

C. 疏肝理气,软坚散结

D. 清肝泻火,活血止痛

E. 滋阴降火,活血消肿

40. 患儿,男,10 岁。患痄腮,腮部肿胀渐消退,右侧睾丸肿胀疼痛,舌红苔黄,脉数。治疗应首选

A. 银翘散　　B. 小柴胡汤

C. 知柏地黄丸　　D. 龙胆泻肝汤

E. 普济消毒饮

41. 患儿,女,5 岁。发热 2 天,咳嗽,鼻塞,流涕,皮肤出疹,见有丘疹、水疱,疱浆清亮,分布稀疏,以躯干为多,舌苔薄白,脉浮数。治疗应首选

A. 柴葛解肌汤　　B. 透疹凉解汤

C. 清胃解毒汤　　D. 银翘散

E. 桑菊饮

42. 患儿,女,5 岁。壮热不退,烦躁不安,口渴欲饮,面红目赤,皮疹稠密,疹色紫暗,疱浆混浊,可见出血性皮疹、紫癜,大便干结,小便短赤,舌质红绛,苔黄而干,脉数有力。其病机是

A. 邪入心脾　　B. 邪入心肝

C. 邪入肺卫　　D. 邪入肺胃

E. 邪炽气营

43. 患儿,女,3 岁。发热 2 天。流涕,咳嗽,不欲进食,便稀。查体:T37.6℃,口腔黏膜散在疱疹、溃疡,手足散在斑丘疹,偶见疱疹,疹色红润,疱液清亮,舌质红,苔薄黄略腻,脉浮数。其治法是

A. 疏风清热,利湿解毒

B. 清气凉营,解毒化湿

C. 清热解毒,软坚散结

D. 宣肺解表,清热化湿

E. 清热凉营,解毒化湿

44. 患儿,男,5 岁。臀部及下肢紫癜 1 天,呈对称性,色鲜红,瘙痒,发热,舌红,苔薄黄,脉浮数。治疗应首选

A. 犀角地黄汤　　B. 银翘散

C. 归脾汤　　D. 化斑汤

E. 大补阴丸

45. 患儿,男,3 岁。平时易患感冒,自汗,偶有盗汗,汗出以头部、肩背部汗出明显,动则尤甚,神疲乏力,面色少华,舌淡,苔薄白,脉细弱。治疗应首选

A. 泻黄散

B. 黄芪桂枝五物汤

C. 当归六黄汤

D. 玉屏风散合牡蛎散

E. 生脉散

46. 患儿,女,4 岁。易出汗,以额、心胸为甚,汗出肤热,汗渍色黄,口臭,口渴不欲饮,小便色黄,舌质红,苔黄腻,脉滑数。治疗应首选

A. 生脉散　　B. 黄芪桂枝五物汤

C. 导赤散合泻黄散　　D. 牡蛎散

E. 玉屏风散

47. 患儿,女,3 岁。自汗明显,伴盗汗,汗出以头部、肩背明显,动则益甚。面色少华,少气乏力,平时容易感冒,舌淡苔少,脉细弱。其证候是

A. 表虚不固　　B. 营卫不和

C. 气阴亏虚　　D. 心脾两虚

E. 肝肾阴虚

48. 患儿,男,4 个月。头部多汗,发稀枕秃,囟门迟闭,坐立行走无力,易惊多惕,面色少华,神疲纳呆,舌质淡,苔薄,脉细弦。其辨证是

A. 肾精亏损证　　B. 脾虚肝旺证

C. 肺脾气虚证　　D. 气不摄血证

E. 阴虚火旺证

49. 患儿,女,2 岁。发热 7 天,壮热,体温 40℃,昼轻夜重,唇干赤裂,烦躁不宁,肌肤斑疹,诊断为皮肤黏膜淋巴结综合征。其病机是

A. 气营两燔　　B. 邪在肺胃

C. 邪在少阴　　D. 邪在太阳

E. 卫气同病

**50. 患儿,男,10 岁。持续高热 2 周,口唇潮红、皲裂,眼睛发红,草莓舌,发热 4 天后出现皮疹,外周血示白细胞总数及中性粒细胞比例增高,淋巴细胞计数减少,血小板计数增多,心电图示 ST 段、T 波异常,曾使用多种抗生素治疗无效。其诊断是**

A. 上呼吸道感染

B. 猩红热

C. 皮肤黏膜淋巴结综合征

D. 传染性单核细胞增多症

E. 病毒性心肌炎

**51. 患儿,男,3 岁,发热 8 天,皮肤出现红色斑丘疹,结膜充血,口唇潮红,草莓舌,手足硬肿,颈淋巴结肿大。其诊断是**

A. 手足口病　　B. 川崎病

C. 幼年类风湿病　　D. 多形性红斑

E. 猩红热

**52. 患儿,男,3 岁。出生后人工喂养,近来常表现夜间多汗。检查:方颅,胸骨下部显著前突,胸廓呈鸡胸,肋骨与肋软骨交界处变厚增大。应首先考虑的是**

A. 结核病

B. 风湿热

C. 维生素 D 缺乏性佝偻病

D. 脑积水

E. 气胸

**53. 患儿,男,8 岁。2 天前因感冒诱发咳嗽,口服糖皮质激素无缓解。3 岁至 8 岁类似喘息发作 10 余次,曾查肺功能明显降低,支气管舒张试验阳性。查体:呼吸困难,大汗淋漓,不能平卧,面色青灰,三凹征,双肺呼吸音降低,无哮鸣音,心音低钝。此时不合适的治疗方式是**

A. 使用吸入型速效 $\beta_2$受体激动剂

B. 必要时辅以机械通气

C. 使用吸入型糖皮质激素

D. 氧疗

E. 补液,纠正酸中毒

**54. 患儿,男,6 个月。腹泻 20 余天,每天 10 余次稀水样便,体重 5.3kg,精神萎靡,皮肤弹性极差,前囟及眼窝明显凹陷,四肢凉,血压偏低,尿量极少,血钠 125mmol/L。考虑诊断为**

A. 中度等渗性脱水　　B. 重度等渗性脱水

C. 中度低渗性脱水　　D. 重度低渗性脱水

E. 重度高渗性脱水

**55. 患儿,男,8 个月。腹泻 4 天,水样便,每天 10 余次。12 小时无尿,呼吸深大,前囟、眼窝明显凹陷,四肢凉,血钠 127mmol/L,血钾 4mmol/L,血钙 2.25mmol/L,二氧化碳结合力 11.2mmol/L,首批应输入下述哪种混合液**

A. 4:3:2 液(2/3 张)

B. 3:2:1 液(1/2 张)

C. 2:1 等张含钠液

D. 1:2 液(1/3)

E. 1:1 液(1/2 张)

**56. 患儿,男,1 岁。体重 10kg。腹泻后精神萎靡,皮肤弹性差,四肢稍凉,尿量明显减少,$CO_2CP$ 为 11.2mmol/L,选用以下哪种混合液最恰当**

A. 3:3:1 液　　B. 2:3:1 液

C. 4:3:2 液　　D. 2:2:1 液

E. 2:6:1 液

**57. 患儿,男,8 个月。呕吐、腹泻 3 天,无尿 12 小时,检查:T37.8℃,P160 次/分,R60 次/分。嗜睡与烦躁交替,双眼深陷,口唇干燥,皮肤弹性差并可见花纹,四肢冷,脉细弱,心音低,呼吸深长,腹部肠鸣音亢进。血常规:Hb150g/L,WBC13.0×$10^9$/L,L0.60。初步诊断为儿童腹泻伴**

A. 重度脱水,代谢性酸中毒

B. 中度低渗性脱水,代谢性酸中毒

C. 重度脱水,代谢性碱中毒

D. 败血症休克,代谢性碱中毒

E. 重度高渗性脱水,呼吸性碱中毒

58. 患儿,女,10 个月。近 1 周先吐后泻,大便呈蛋花汤样,腥臭黏液但无脓血,精神萎靡,皮肤弹性较差,眼窝凹陷,唇樱红,呼气深快、有丙酮味,尿量明显减少,四肢稍凉。关于其静脉补液,下列正确的是

A. 第 1 天总量 120 ~ 150mL/kg

B. 第 1 天用等张含钠液

C. 开始的 30 ~ 60 分钟用 2:1 等张含钠液 60mL

D. 补充累积损失量按 20mL/(kg · h)

E. 立即补充浓度为 0.4% 的氯化钾溶液

59. 患儿,男,1 岁。发热、咳嗽、畏光,第 4 天起从耳后开始出现红色斑丘疹,发疹 5 天热仍不退,咳嗽加重,伴喘咳,肺部有中小水泡音。最可能的诊断为

A. 麻疹并发脑炎　　B. 风疹并发脑炎

C. 麻疹并发肺炎　　D. 风疹并发肺炎

E. 猩红热并发肺炎

60. 患儿,男,10 个月。4 天前发热、流涕、干咳。体温逐渐增高,面、颈部见少许红色斑丘疹,今晨开始出现四肢厥冷、嗜睡、气促、皮疹消退。查体:T40℃,P169 次/分,皮肤呈花斑状,结膜充血,颊黏膜充血、粗糙,隐约可见白色膜状物,心音较弱。双肺散在细湿啰音,肝肋下 2.5cm,脑膜刺激征(-)。最可能的诊断是

A. 病毒性肺炎并休克

B. 支气管肺炎并休克

C. 麻疹并肺炎、心力衰竭

D. 金黄色葡萄球菌肺炎、败血症

E. 肺炎链球菌肺炎、败血症

61. 患儿,男,11 个月。生后反复患肺炎。2 天前开始发热、咳嗽、气促、烦躁不安。查体:口唇发绀,R48 次/分,P198 次/分,心音低钝,胸骨左缘第 3 ~ 4 肋间可闻及 3/6 级收缩期杂音,双肺中、小水泡音,肝肋下 3.0cm,双足背轻度水肿。该患儿最可能的诊断是

A. 房间隔缺损

B. 房间隔缺损合并肺炎

C. 室间隔缺损合并肺炎和心力衰竭

D. 房间隔缺损合并亚急性细菌性心内膜炎

E. 房间隔缺损合并心力衰竭

## A3 型题

以下提供若干个案例,每个案例下设 3 道考题。请根据题干所提供的信息,在每一道考题下面的 A、B、C、D、E 五个备选答案中选择一个最佳答案。

(62 ~ 64 题共用题干)

患儿,男,5 岁。起病急骤,高热恶寒,无汗,头痛,心烦,目赤咽红,全身肌肉酸痛,腹痛,恶心,呕吐,舌红苔黄,脉数。

62. 其辨证为

A. 风寒感冒　　B. 风热感冒

C. 暑邪感冒　　D. 时邪感冒

E. 感冒夹痰

63. 其治法为

A. 辛温解表,宣肺化痰

B. 清瘟解毒

C. 清暑解表,化湿和中

D. 辛凉解表,疏风清热

E. 辛温解表,疏风散寒

64. 治疗应首选

A. 荆防败毒散

B. 新加香薷饮

C. 银翘散合普济消毒饮

D. 三拗汤

E. 银翘散

(65 ~ 67 题共用题干)

患儿,男,6 岁。咳嗽痰多色黄,黏稠难咳,气息粗促,喉中痰鸣,发热口渴,烦躁不宁,小便

短赤，大便干结，舌红苔黄，脉滑数。

65. 其辨证为

A. 风寒咳嗽 B. 风热咳嗽

C. 风燥咳嗽 D. 痰热咳嗽

E. 痰湿咳嗽

66. 其治法为

A. 清热泻肺，宣肃肺气

B. 疏风散寒，宣肃肺气

C. 疏风清肺，润燥止咳

D. 疏风清热，宣肃肺气

E. 燥湿化痰，宣肃肺气

67. 治疗应首选

A. 二陈汤 B. 清金化痰汤

C. 桑菊饮 D. 金沸草散

E. 清燥救肺汤

（68～70 题共用题干）

患儿，男，4 岁。恶寒发热，喘咳，呼吸气急，痰白质稀，咽部不红，舌淡红苔薄白，脉浮紧。肺部闻及中细湿啰音，胸部 X 线片见炎性阴影。

68. 其诊断为

A. 感冒 B. 哮证

C. 喘证 D. 肺炎喘嗽

E. 反复呼吸道感染

69. 其辨证为

A. 风寒闭肺证 B. 风热闭肺证

C. 毒热闭肺证 D. 痰热闭肺证

E. 阴虚肺热证

70. 治疗应首选

A. 麻杏石甘汤

B. 华盖散

C. 黄连解毒汤合麻杏石甘汤

D. 麻杏石甘汤合葶苈大枣泻肺汤

E. 沙参麦冬汤

（71～73 题共用题干）

患儿，男，9 岁。反复发作哮喘 3 年。近 2 天身热，咳喘痰鸣，咳嗽痰壅，声高息涌，胸闷，呼吸困难，鼻塞，流涕黄稠，夜卧不安，大便秘结，2 天未行，小便黄赤，舌红，苔薄黄，脉滑数，指纹紫。

71. 其辨证是

A. 毒热闭肺证 B. 风热郁肺证

C. 阴虚肺热证 D. 热性哮喘证

E. 外寒内热证

72. 其治法是

A. 清肺涤痰，止咳平喘

B. 解表清里，止咳平喘

C. 辛凉宣肺，化痰止咳

D. 养阴清肺，润肺止咳

E. 清热解毒，泻肺开闭

73. 治疗应首选

A. 大青龙汤

B. 沙参麦冬汤

C. 麻杏石甘汤合苏葶丸

D. 黄连解毒汤合麻杏石甘汤

E. 苏子降气汤

（74～76 题共用题干）

患儿，男，4 岁。口干多饮，不喜进食，皮肤干燥，缺乏润泽，舌红少津，大便干。

74. 此患儿之厌食所属证型为

A. 脾运失健 B. 脾胃阴虚

C. 脾胃气虚 D. 脾虚肝旺

E. 心脾两虚

75. 此患儿之厌食的治法是

A. 调脾助运

B. 滋脾养胃，佐以助运

C. 健脾益气

D. 调和脾胃

E. 疏肝健脾

76. 此患儿之厌食治疗首选方剂是

A. 曲麦枳术丸 B. 参苓白术散

C. 养胃增液汤 D. 保和丸

E. 异功散

**(77～79 题共用题干)**

**患儿,男,3 岁。全身虚弱羸瘦,面黄发枯,精神萎靡,饮食异常,足踝水肿,面色无华,四肢欠温,小便不利,大便溏薄,舌淡红,苔薄白。**

**77.其诊断为**

A.疳气证　　B.疳积证

C.干疳证　　D.疳肿胀证

E.眼疳证

**78.其治法为**

A.调和脾胃,益气助运

B.补脾益气,养血活血

C.消积理脾,和中清热

D.健脾温阳,利水消肿

E.养血柔肝,滋阴明目

**79.治疗的首选方剂是**

A.资生健脾丸

B.八珍汤

C.肥儿丸

D.防己黄芪汤合五苓散

E.石斛夜光丸

**(80～82 题共用题干)**

**患儿,男,5 岁。因“呕吐 2 天,嗳腐吞酸”来诊。患儿呕吐酸水,精神烦躁,易怒易啼,舌质红、苔薄腻,脉弦。**

**80.患儿中医证候诊断是**

A.寒邪犯胃呕吐　　B.肝气犯胃呕吐

C.胃热气逆呕吐　　D.肝火犯胃呕吐

E.乳食积滞呕吐

**81.其治法是**

A.祛邪和胃降逆

B.清热泻火,和胃降逆

C.安神镇惊,降逆止呕

D.疏肝理气,和胃降逆

E.温中散寒,和胃止呕

**82.其治疗代表方剂是**

A.解肝煎　　B.左金丸

C.清胃散　　D.定吐丸

E.丹栀逍遥散

**(83～85 题共用题干)**

**患儿,女,8 岁。久泻不止,食入即泻,便质清稀,完谷不化,精神萎靡,形寒肢冷,面色㿠白,睡时露睛,舌淡,脉细弱。**

**83.其辨证为**

A.伤食泻　　B.湿热泻

C.脾虚泻　　D.脾肾阳虚泻

E.风寒泻

**84.其治法为**

A.消食化滞,运脾和胃

B.清肠泄热,化湿止泻

C.健脾益气,助运止泻

D.温补脾肾,固涩止泻

E.疏风散寒,化湿和中

**85.治疗应首选**

A.保和丸

B.藿香正气散

C.葛根黄芩黄连汤

D.参苓白术散

E.附子理中丸合四神丸

**(86～88 题共用题干)**

**患儿,男,10 岁。平素嗜食肥甘厚味,多动多语,烦躁不宁,冲动任性,难以制约,注意力不集中,懊恼不眠,纳少口苦,便秘尿赤,舌红,苔黄腻,脉滑数。查体:翻手试验、指鼻试验阳性。**

**86.其诊断是**

A.狂证

B.痫证

C.急惊风

D.抽动障碍

E.注意力缺陷多动障碍

**87.其辨证是**

A.心脾两虚证　　B.气郁化火证

C.阴虚风动证　　D.痰火内扰证

E.肝肾阴虚证

88. 治疗应首选
A. 黄连温胆汤　B. 甘麦大枣汤
C. 杞菊地黄丸　D. 清肝达郁汤
E. 大定风珠

(89～91 题共用题干)

患儿,男,8 岁。因浮肿半个月入院,查体:全身浮肿,尿少,头晕,头痛,恶心,呕吐,舌苔腻,脉沉弦。

89. 根据患儿水肿的临床表现,考虑是何变证
A. 邪陷心肝　B. 水毒内闭
C. 水气上凌心肺　D. 心阳衰弱
E. 肝阳上亢

90. 患儿的治则是
A. 疏风利水
B. 清热利湿
C. 健脾益气
D. 温肾健脾
E. 辛开苦降,辟秽解毒

91. 治疗患儿首选的方剂是
A. 己椒苈黄丸合玉枢丹
B. 己椒苈黄丸合参附汤
C. 温胆汤合附子泻心汤
D. 真武汤合小半夏汤
E. 三妙丸合导赤散

(92～94 题共用题干)

患儿,女,7 岁。因“乳房肿大”来诊。近 2 周患儿家长给患儿洗澡时发现乳房稍有突起,乳晕颜色深,触之疼痛,心烦易怒,脾气急躁,舌红苔黄,脉弦细数。诊断为女童性早熟。

92. 其证候是
A. 肺脾气虚　B. 阴虚火旺
C. 营卫不和　D. 肝郁化火
E. 痰湿壅滞

93. 其治法是
A. 益气健脾,化痰化湿
B. 滋补肾阴,清泻相火
C. 疏肝解郁,清心泻火
D. 健脾燥湿,化痰通络
E. 柔肝理气,调和营卫

94. 治疗应首选
A. 杞菊地黄丸加减　B. 六味地黄丸加减
C. 知柏地黄丸加减　D. 丹栀逍遥散加减
E. 二陈汤加减

(95～97 题共用题干)

患儿,男,4 岁。先有发热恶风,喷嚏,流涕,伴有轻微咳嗽,精神倦怠,胃纳欠佳,2 天后身出皮疹。疹色浅红,先起于头面、躯干,随即遍及四肢,分布均匀,稀疏细小,2～3 天消退,有瘙痒感,舌苔薄黄,质偏红。

95. 辨证分型为
A. 风痧邪郁肺卫型　B. 风痧邪热炽热型
C. 麻疹温毒在表型　D. 丹痧邪侵肺卫型
E. 丹痧毒在气营型

96. 其治法为
A. 疏风解热透邪
B. 清气凉营解毒
C. 辛凉宣透,清热利咽
D. 清气凉营,泻火解毒
E. 养阴生津,清热润喉

97. 治疗选方为
A. 桑菊饮　B. 银翘散
C. 解肌透痧汤　D. 透疹凉解汤
E. 清解透表汤

(98～100 题共用题干)

患儿,男,7 岁。证见高热 1 天,躯干及四肢可见红色丘疹,细小鲜红,色红如丹,口渴烦躁,咽部红伴有肿烂,舌红起刺,脉数有力。

98. 该患儿的诊断为
A. 麻疹　B. 丹痧
C. 风痧　D. 奶麻
E. 水痘

99. 该患儿的治疗选用

中医儿科学

A. 清营汤　　B. 银翘散
C. 白虎汤　　D. 凉营清气汤
E. 犀角地黄汤

**100. 本病何处不见皮疹**
A. 颜面部　　B. 颈部
C. 胸部　　D. 腋下
E. 四肢

**(101～103 题共用题干)**

**患儿,女,9 个月。生后一直牛奶喂养,未添加辅食。近 1 周来,患儿每天腹泻 5～6 次,为黄绿色稀水样大便,伴睡眠不安,爱哭闹,出汗多。未出牙,尚不能扶站。**

**101. 患儿的诊断最可能为**
A. 营养不良
B. 贫血
C. 维生素 D 缺乏性佝偻病
D. 生理性腹泻
E. 甲状腺功能亢进症

**102. 体检时最可能存在的体征是**
A. 方颅　　B. 鸡胸
C. 颅骨软化　　D. 肌张力正常
E. "O"形腿

**103. 若化验检查示血钙 2mmol/L(8mg/dL),钙磷乘积为 25,X 线长骨检查示骨骺软骨明显增宽,干骺端临时钙化带消失,呈毛刷状及杯口样改变,则患儿所处的分期是**
A. 初期　　B. 激期
C. 恢复期　　D. 后遗症期
E. 潜伏期

**(104～106 题共用题干)**

**患儿,男,6 个月。呕吐,腹泻 3 天,排便每天 10 余次,呈蛋花汤样,有腥臭味,无尿,皮肤弹性极差,前囟、眼窝明显凹陷,四肢厥冷。粪便镜检白细胞偶见。血清钠 135mmol/L。**

**104. 病原学诊断最可能是**
A. 金黄色葡萄球菌肠炎
B. 难辨梭状芽孢杆菌肠炎
C. 空肠弯曲菌肠炎
D. 产毒性大肠埃希菌肠炎
E. 白色念珠菌肠炎

**105. 该患儿的脱水程度和性质为**
A. 中度等渗性脱水　　B. 中度低渗性脱水
C. 重度等渗性脱水　　D. 重度低渗性脱水
E. 重度高渗性脱水

**106. 该患儿首先应如何补液**
A. 2:1 等张含钠液 20mL/kg
B. 2:1 等张含钠液 100～120mL/kg
C. 1/2 张含钠液 100～200mL/kg
D. 2/3 张含钠液 50～100mL/kg
E. 1/2 张含钠液 50～100mL/kg

**(107～109 题共用题干)**

**患儿,女,8 个月。突发高热 39.8℃,抽搐 1 次急诊就医。查体:精神可,神清,身上有少许皮疹,前囟平。咽部充血,扁桃体Ⅱ度肿大,心、肺、腹(－),无病理反射。**

**107. 抽搐最可能的原因是**
A. 低血糖
B. 高热惊厥
C. 中毒性脑病
D. 婴儿手足搐搦症
E. 中枢神经系统感染

**108. 下列与诊断无关的表现是**
A. 身上有皮疹　　B. 年龄 8 个月
C. 突发高热　　D. 无脑膜刺激征
E. 抽风后意识清楚

**109. 入院后 6 小时,又发生惊厥,体温上升到 40℃,抢救措施中,暂时不需要的是**
A. 吸氧
B. 气管插管
C. 保持呼吸道通畅
D. 肌内注射或静脉滴注地西泮
E. 采取降温措施

## A4 型题

以下提供若干个案例，每个案例下设5道考题。请根据题干所提供的信息，在每一道考题下面的A、B、C、D、E五个备选答案中选择一个最佳答案。

（110～114题共用题干）

患儿，男，4岁。因“口颊、齿龈、嘴角等处出现溃疡3天”来诊。患儿疼痛拒食，烦躁不宁，口气臭秽，流涎，喜冷饮，大便秘结，小便短赤，伴发热，鼻塞流涕，舌质红、苔薄黄、脉浮数。

110. 该患儿的诊断是
   A. 口疮　B. 鹅口疮
   C. 白喉　D. 手足口病
   E. 残留奶块

111. 该患儿的中医证候诊断是
   A. 虚火上炎　B. 心脾积热证
   C. 心火上炎　D. 脾虚湿困
   E. 风热乘脾

112. 其治疗原则应为
   A. 清心泻脾　B. 培土抑木
   C. 滋阴降火　D. 健脾化湿
   E. 疏风散火，清热解毒

113. 治疗应首选的方剂是
   A. 银翘散　B. 五味消毒饮
   C. 沙参麦冬汤　D. 知柏地黄丸
   E. 清热泻脾散

114. 若患儿的溃疡处色黄糜烂，可酌加
   A. 大黄、厚朴
   B. 广藿香、佩兰、槟榔
   C. 柴胡、黄芩
   D. 车前子、滑石
   E. 栀子、天花粉

（115～119题共用题干）

患儿，男，3岁。冬季发病，发热2天，体温持续在39℃左右，流涕，轻微咳嗽，无痰，睡眠不宁，时有惊惕，饮食尚可，二便正常。心肺（－），腹部正常，神经系统无异常。

115. 本病应诊断应为
   A. 肺炎喘嗽　B. 咳嗽
   C. 感冒夹惊　D. 哮喘
   E. 惊风

116. 如上述诊断成立，则与该诊断最不容易混淆的是
   A. 咳嗽　B. 哮喘
   C. 肺炎喘嗽　D. 急惊风
   E. 小儿夜啼

117. 如上述诊断成立，考虑患儿为风热所致，则最合理的选方是
   A. 葱豉汤合荆防败毒散
   B. 杏苏散
   C. 银翘散加蝉蜕、钩藤等
   D. 羚羊角钩藤汤
   E. 白虎汤

118. 关于该疾病的说法，错误的是
   A. 冬春季节易发生
   B. 易夹痰、夹滞、夹惊
   C. 一般预后良好
   D. 本病可转变为肺炎喘嗽
   E. 情志失调可致此病

119. “小儿肌肤最柔脆，偶触风寒病荣卫，轻为感冒病易痊，重为伤寒证难退，夹食夹热或夹惊”，源自
   A.《医宗金鉴》
   B.《备急千金要方》
   C.《小儿药证直诀》
   D.《小儿病源方论》
   E.《麻科活人全书》

（120～124题共用题干）

患儿，男，2岁。咳嗽伴喘发热1天，证见体温39℃，面色红赤，鼻扇气急，喉中痰鸣，声如拽锯，烦躁，口渴，大便2天未行，小便黄少，舌红，

**苔黄,指纹紫滞,脉滑数。**

120. **此患儿证属**
    A. 肺炎喘嗽之风寒闭肺
    B. 肺炎喘嗽之风热闭肺
    C. 肺炎喘嗽之痰热闭肺
    D. 肺炎喘嗽之心阳虚衰
    E. 肺炎喘嗽之肺脾气虚

121. **此患儿首选方剂是**
    A. 五虎汤合葶苈大枣泻肺汤
    B. 麻杏石甘汤
    C. 小青龙汤
    D. 华盖散
    E. 大青龙汤

122. **当此患儿出现心阳虚衰时,临床上可见**
    A. 壮热神昏　B. 四肢抽搐
    C. 呕吐痰涎　D. 右胁下痞块
    E. 面色㿠白

123. **如不能确切诊断,下列最有临床价值的体检是**
    A. 腹部切诊　B. 肺部闻诊
    C. 面部望诊　D. 进一步问诊
    E. 颈部切诊

124. **本病 X 线检查少见**
    A. 肺纹理模糊
    B. 点状阴影
    C. 斑片状阴影
    D. 肺纹理增多
    E. 肺门区结节状阴影

**(125～129 题共用题干)**

**患儿,女,8 岁。哮喘病史 4 年。现无明显喘息,但咳嗽无力,反复感冒,气短自汗,面黄欠华,倦怠乏力,纳差便溏,舌淡苔白,脉细软。**

125. **患儿所属哮喘的分期、分型是**
    A. 发作期热性哮喘　B. 发作期寒性哮喘
    C. 缓解期肺气虚弱　D. 缓解期肺脾气虚
    E. 缓解期肾虚不纳

126. **其治法是**
    A. 健脾益气,补肺固表
    B. 健脾温肾,固摄纳气
    C. 补肾敛肺,养阴纳气
    D. 泻肺祛痰,补肾纳气
    E. 消风化痰,补益肺脾

127. **此时治疗首选方应为**
    A. 人参五味子汤合玉屏风散
    B. 参苓白术散
    C. 四君子汤
    D. 补中益气汤
    E. 理中汤

128. **如常伴喷嚏流涕,宜加**
    A. 辛夷、乌梅、白芍
    B. 浙贝母
    C. 煅龙骨、煅牡蛎
    D. 山药、白扁豆
    E. 蝉蜕、僵蚕

129. **本病与肺炎喘嗽的主要区别是**
    A. 咳嗽气喘　B. 痰壅
    C. 气急　D. 鼻扇
    E. 哮鸣,呼气延长

**(130～134 题共用题干)**

**患儿,女,5 岁。面色少华,不思饮食,自述食而无味,拒进饮食,进食后有恶心、呕吐,脘腹作胀,形体略偏瘦,精神状态一般正常,大小便正常,舌苔白。**

130. **此患儿之厌食证型为**
    A. 脾失健运　B. 胃阴不足
    C. 脾胃气虚　D. 脾胃不和
    E. 肝脾不和

131. **此患儿的治法是**
    A. 调和脾胃,运脾开胃
    B. 养胃育阴
    C. 健脾益气
    D. 滋脾养胃,佐以助运
    E. 疏肝健脾

132. **此患儿的治疗首选方剂是**

A. 参苓白术散　B. 不换金正气散
C. 养胃增液汤　D. 保和丸
E. 枳实导滞丸

**133. 若之后患儿出现大便偏稀的情况，可加**

A. 山药、薏苡仁　B. 枳实、莱菔子
C. 荷叶、扁豆花　D. 木香、莱菔子
E. 麦芽、山楂

**134. 本病治疗可服用汤剂和选用其他疗法，除外**

A. 中成药　B. 香佩疗法
C. 推拿疗法　D. 针灸疗法
E. 手术疗法

**（135～139 题共用题干）**

**患儿，女，11 个月。因"极度消瘦，面呈老人貌，时有低热"来诊。患儿毛发干枯，哭时无泪，口唇干燥，大便稀溏，舌淡嫩苔花剥。查体：体重 4.8kg，心肺（－），腹凹如舟，腹壁皮下脂肪消失，肌张力低下。**

**135. 其所患疾病最有可能是**

A. 厌食　B. 积滞
C. 疳证　D. 泄泻
E. 腹痛

**136. 该患儿的中医证候是**

A. 眼疳　B. 疳积
C. 疳气　D. 干疳
E. 口疳

**137. 其治疗原则应为**

A. 补益心脾，调和气血
B. 健脾助运，化湿和中
C. 健脾益胃，行气导滞
D. 消积理脾，消食导滞
E. 补脾益气，养血活血

**138. 治疗首选的方剂是**

A. 八珍汤　B. 资生健脾丸
C. 小建中汤　D. 肥儿丸
E. 四君子汤

**139. 若患儿夜寐不安，可加**

A. 五味子、夜交藤　B. 石斛、乌梅
C. 党参、黄芪　D. 地黄、当归
E. 肉桂、炮姜

**（140～144 题共用题干）**

**患儿，男，5 岁。因"反复腹痛，时作时止 2 个月"来诊。痛时喜温喜按，面色㿠白，纳呆食少，四肢欠温，大便溏，舌淡苔白，脉沉细。**

**140. 该患儿的诊断是**

A. 腹痛　B. 泄泻
C. 厌食　D. 积滞
E. 贫血

**141. 该患儿的中医证候诊断是**

A. 乳食积滞　B. 脾胃虚寒
C. 腹部中寒　D. 气滞血瘀
E. 胃肠积热

**142. 其治疗原则应为**

A. 温中散寒，理气止痛
B. 温中理脾，缓急止痛
C. 活血化瘀，行气止痛
D. 通腑泄热，行气止痛
E. 消食导滞，行气止痛

**143. 治疗应首选的方剂是**

A. 养脏汤
B. 香砂平胃散
C. 小建中汤合理中丸
D. 大承气汤
E. 少腹逐瘀汤

**144. 若患儿兼有气滞，纳差腹胀，治宜**

A. 加黄芪、当归
B. 加附子、肉桂
C. 加玄参、麦冬
D. 用大柴胡汤加减
E. 用厚朴温中汤加减

**（145～149 题共用题干）**

**患儿，女，1 岁。患儿因腹泻 2 天来诊，泻下清稀多沫，臭气不甚，肠鸣腹痛，伴有恶寒发热，舌苔白腻。**

145. **此患儿辨为泄泻何证**

A. 风寒泻　B. 脾肾阳虚泻
C. 湿热泻　D. 伤食泻
E. 脾虚泻

146. **下列哪项不符合患儿粪便的证候**

A. 臭味不甚　B. 大便色清
C. 大便内有黏液　D. 泄泻质稀
E. 大便中有泡沫

147. **此患儿的治法是**

A. 运脾消导　B. 温中扶脾
C. 醒脾化湿　D. 健脾消导
E. 疏风散寒

148. **此患儿的首选方剂是**

A. 木香肉桂逐寒方　B. 荆防败毒散
C. 温中定痛散　D. 理中汤
E. 藿香正气散

149. **若患儿出现腹痛较前更甚、里寒重的症状,可加**

A. 干姜、木香、砂仁
B. 泽泻、车前子
C. 荆芥、防风
D. 厚朴、车前子
E. 附子、补骨脂

**(150~154 题共用题干)**

**患儿,男,7 岁。因"多动不宁,冲动任性,不能按时完成作业 6 个月"来诊。刻下症:多动难安,多语喧闹,注意力不集中,平素夜寐不安,面红多汗,喜冷饮,便秘尿赤,舌红,苔厚腻,脉滑数。**

150. **该患儿的诊断为**

A. 多发性抽动症
B. 慢惊风
C. 癔症
D. 注意力缺陷多动障碍
E. 百合病

151. **该患儿的中医证候诊断为**

A. 肝肾阴虚证　B. 痰瘀阻窍证
C. 痰火内扰证　D. 心脾两虚证
E. 湿热侵心证

152. **其治疗原则应为**

A. 滋养肝肾　B. 清热化痰
C. 活血通窍　D. 益气养阴
E. 补益心脾

153. **治疗应首选的方剂是**

A. 黄连温胆汤　B. 杞菊地黄丸
C. 大补阴丸　D. 归脾汤
E. 血府逐瘀汤

154. **若患儿平常烦躁易怒,可酌加**

A. 火麻仁、桑椹　B. 浮小麦、煅龙骨
C. 酸枣仁、五味子　D. 大黄、玄明粉
E. 钩藤、龙胆

**(155~159 题共用题干)**

**患儿,男,6 岁。睡中经常遗尿,醒后方觉。平素神疲乏力,少气懒言,面色苍黄,食欲不振,大便溏薄,常自汗出,苔薄嫩,脉少力。**

155. **此患儿的中医证候诊断是**

A. 下元虚寒　B. 心肾失交
C. 肺脾气虚　D. 肝经湿热
E. 肝肾不足

156. **患儿出现上述证候是由于**

A. 下元虚寒,肾气不足
B. 游戏过度,精神疲劳
C. 脾肺气虚,膀胱失约
D. 年龄幼小,不能控制
E. 经脉未盛,气血未充

157. **此患儿的治疗原则为**

A. 温补肾阳,固摄止遗
B. 清心滋肾,安神固脬
C. 补肺健脾,固摄小便
D. 清利湿热,泻肝止遗
E. 滋养肝肾,填精补髓

158. **此患儿治疗的首选方为**

A. 补中益气汤合缩泉丸
B. 桑螵蛸散合生脉散

C. 参苓白术丸

D. 金匮肾气丸

E. 菟丝子散

**159. 若患儿寐深难以唤醒,可加**

A. 麻黄、石菖蒲

B. 鸡内金、山楂、六神曲

C. 煅龙骨、煅牡蛎

D. 苍术、炮姜

E. 地黄、淡竹叶

**(160～164 题共用题干)**

**患儿,女,4 岁。患麻疹已 6 天,热退身凉,皮疹渐消,胃纳欠佳,舌红少津,苔少,脉细。**

**160. 其证候是**

A. 邪犯肺卫(疹前期)

B. 邪炽肺脾(出疹期)

C. 肺胃阴伤(疹回期)

D. 邪毒闭肺

E. 邪毒攻喉

**161. 其治法是**

A. 养阴益气,清解余邪

B. 辛凉透表,清宣肺卫

C. 清热解毒,透疹达邪

D. 清热解毒,宣肺开闭

E. 清热解毒,利咽消肿

**162. 治疗时首选的方剂是**

A. 生脉散　　B. 沙参麦冬汤

C. 竹叶石膏汤　　D. 益胃汤

E. 泻白散

**163. 麻疹恢复期皮肤可见**

A. 无色素斑痕及脱屑

B. 无色素斑痕,可见脱屑

C. 有色素斑痕,可见大块脱屑

D. 有色素斑痕,无脱屑

E. 有色素斑痕,并有糠麸状细微脱屑

**164. 麻疹无合并症,应隔离的时间是出疹后**

A. 3 天　　B. 5 天

C. 7 天　　D. 10 天

E. 12 天

**(165～169 题共用题干)**

**患儿,男,4 岁。发热 2 天,咳嗽流涕,目赤喷嚏,精神倦怠,胃纳欠佳。从昨夜开始自头面起逐渐向躯干发出淡红色斑丘疹,分布均匀,稀疏细小,苔薄黄,脉浮数。**

**165. 本病的诊断是**

A. 麻疹　　B. 风痧

C. 奶麻　　D. 丹痧

E. 水痘

**166. 对诊断本病最不重要的方法是**

A. 问病史　　B. 望皮疹

C. 查大便　　D. 查血

E. 查体

**167. 下列属于本病特殊体征的是**

A. 杨梅舌

B. 线状疹

C. 耳后、枕后臖核肿大

D. 口腔黏膜斑

E. 丘疹、疱疹、结痂同见

**168. 本病的证型诊断是**

A. 风痧邪郁肺卫型

B. 风痧邪热炽热型

C. 丹痧毒在气营型

D. 丹痧邪侵肺卫型

E. 麻疹温毒在表型

**169. 此证型的治法为**

A. 疏风解热透邪

B. 养阴生津,清热润喉

C. 辛凉宣透,清热利咽

D. 清气凉营,泻火解毒

E. 清气凉营解毒

**(170～174 题共用题干)**

**患儿,女,2 岁。突然高热,壮热不解,烦躁口渴,咽喉肿痛,伴有糜烂白腐,皮疹密布,色红如丹,紫如瘀点。疹由颈、胸开始,继而弥漫全**

中医儿科学

**身,压之退色,舌红起刺,舌苔黄糙,3～4天后舌苔剥脱,舌面光红起刺,状如草莓,脉数有力。**

170. **其诊断是**
    A. 丹痧　B. 奶麻
    C. 麻疹　D. 风痧
    E. 水痘

171. **其证型诊断为**
    A. 邪侵肺卫　B. 毒炽气营
    C. 肺胃阴伤　D. 邪侵肺脾
    E. 邪陷心肝

172. **其治法是**
    A. 辛凉宣透,清热利咽
    B. 清气凉营,泻火解毒
    C. 养阴生津,清热润喉
    D. 清凉解毒,透疹达邪
    E. 宣肺开闭,清热解毒

173. **治疗应首选**
    A. 沙参麦冬汤　B. 银翘散
    C. 凉营清气汤　D. 清解透表汤
    E. 麻杏石甘汤

174. **若邪毒内陷心肝,出现神昏、抽搐等症状,可选加**
    A. 大黄、玄明粉
    B. 淡豆豉、浮萍
    C. 重楼、板蓝根
    D. 栀子、黄连
    E. 紫雪散、安宫牛黄丸

**(175～180题共用题干)**

**患儿,男,6岁。发热2天,耳下肿痛1天,于12月5日就诊。就诊时,壮热烦躁,双耳下腮部漫肿疼痛,咀嚼疼痛,局部皮肤不红,按之作痛,口渴饮水,胃纳减少,大便秘结,尿短赤,舌质红,舌苔黄,脉数有力。查体:体温39.3℃,脉搏109次/分,呼吸27次/分,咽部红,颌下肿块触痛,双耳下腮部肿痛。坚硬拒按,腮腺管口红肿,无脓。外周血细胞分析:白细胞6.9×$10^9$/L,中性粒细胞0.41,淋巴细胞0.57。**

175. **该患儿主要考虑的诊断是**
    A. 急性淋巴结炎　B. 流行性腮腺炎
    C. 化脓性腮腺炎　D. 急性咽炎
    E. 急性扁桃体炎

176. **本病以下列哪项辨证方法为主**
    A. 阴阳　B. 经络
    C. 表里　D. 常证变证
    E. 寒热

177. **下列不属于本病腮肿特点的是**
    A. 触之有压痛及弹性感
    B. 皮肤发红
    C. 以耳垂为中心的漫肿
    D. 不破不溃
    E. 边缘不清楚

178. **该患儿中医辨证为**
    A. 邪陷心肝证　B. 温毒外袭证
    C. 热毒蕴结证　D. 邪犯少阳证
    E. 痰热闭肺证

179. **该患儿的主要治法是**
    A. 清热解毒,息风开窍
    B. 清热解毒,活血止痛
    C. 疏风清热,散结消肿
    D. 清热解毒,散结软坚
    E. 疏风清热,软坚止痛

180. **该患儿的首选治疗是**
    A. 普济消毒饮　B. 五味消毒饮
    C. 龙胆泻肝汤　D. 柴胡葛根汤
    E. 荆防败毒散

**(181～185题共用题干)**

**患儿,女,4岁。因“低热2天,皮疹1天”来诊。患儿病初低热,流涕咳嗽,纳差恶心,1天后出现口腔内疱疹,破溃后形成小的溃疡,疼痛流涎,拒食,手足部也见到疱疹,分布稀疏,疹色红润,疱浆清亮,舌质红,苔薄黄腻,脉浮数。**

181. **该患儿的诊断是**
    A. 疱疹性咽峡炎　B. 手足口病
    C. 猩红热　D. 风疹

E. 水痘

**182. 该患儿中医证候诊断是**

A. 邪炽气营证　B. 湿热蒸盛证
C. 风热外侵证　D. 邪侵肺卫证
E. 热毒壅盛证

**183. 其治疗原则应为**

A. 宣肺解表，清热化湿
B. 清热凉营，解毒祛湿
C. 疏风清热，利湿解毒
D. 清气凉营，解毒化湿
E. 疏风解表，清热解毒

**184. 其首选方剂为**

A. 甘露消毒丹　B. 透疹凉解汤
C. 清胃解毒汤　D. 银翘散
E. 清瘟败毒饮

**185. 若患儿发热不退，伴恶心呕吐、泄泻，应合用的方剂是**

A. 甘露消毒丹　B. 清瘟败毒饮
C. 葛根芩连汤　D. 清胃解毒汤
E. 透疹凉解汤

**（186～190 题共用题干）**

**患儿，男，12 岁。紫癜反复出现 2 年余。现症见皮肤散在瘀点，瘀斑，色淡紫，时有鼻衄，齿衄，伴面色苍黄，神疲纳呆，头晕心悸，口唇色淡，舌质胖淡。**

**186. 此患儿的中医辨证为**

A. 气不摄血证　B. 血热妄行证
C. 阴虚火旺证　D. 风热伤络证
E. 气营两燔证

**187. 此时患儿脉象应为**

A. 脉细数　B. 脉洪大
C. 脉沉　D. 脉细无力
E. 脉细滑

**188. 患儿症见头晕心悸，是由于**

A. 痰湿阻滞
B. 心阴受损
C. 心血瘀阻
D. 肝气郁结
E. 气血亏虚不能养心

**189. 此时应采用的治疗方法为**

A. 补气活血
B. 健脾益气，养血摄血
C. 燥湿化痰
D. 调和营卫
E. 滋补肝肾

**190. 治疗应首选方剂为**

A. 人参健脾丸　B. 八珍汤
C. 补中益气汤　D. 小建中汤
E. 归脾汤

**（191～195 题共用题干）**

**患儿，男，2 岁半。因“常自汗，时有盗汗”来诊。患儿出汗以头部、手足心为多，汗出肤热，汗渍色黄，口气秽臭，口渴不欲饮，小便黄赤，大便干、较臭秽、量少，夜寐不宁，时诉腹痛，舌质红、苔黄腻，脉滑数。**

**191. 该患儿的诊断是**

A. 汗证　B. 积滞
C. 寐不宁　D. 腹痛
E. 腹泻

**192. 该患儿中医证候诊断是**

A. 营卫不和　B. 脾胃积热
C. 心火上炎　D. 脾虚湿困
E. 气阴两虚

**193. 其治疗原则应为**

A. 调和营卫　B. 培土抑木
C. 清热泻脾　D. 益气固表
E. 清热解毒

**194. 治疗应首选的方剂是**

A. 银翘散　B. 玉屏风散
C. 异功散　D. 泻黄散
E. 牡蛎散

**195. 若出现自汗、盗汗较甚，加**

A. 知母、地骨皮、浮小麦、糯稻根
B. 槟榔、枳实、胡黄连

C. 滑石、车前草

D. 茵陈、佩兰、龙胆草

E. 首乌藤、酸枣仁

(196～200 题共用题干)

**患儿,男,2 岁。因"高热 6 天"来诊。患儿目赤咽红,烦躁不宁,手掌足底硬肿,肌肤斑疹,颈部臖核肿大,舌质红,状如草莓,苔薄黄。**

**196. 其诊断是**

A. 麻疹

B. 风疹

C. 猩红热

D. 水痘

E. 皮肤黏膜淋巴结综合征

**197. 其证候是**

A. 邪在肺卫　B. 卫气同病

C. 气营两燔　D. 热入血络

E. 邪犯少阳

**198. 其治法是**

A. 清热解毒,辛凉透表

B. 辛凉透表,宣肺利咽

C. 清热凉血,活血通络

D. 清气凉营,解毒化瘀

E. 疏风清热,散结消肿

**199. 治疗应首选**

A. 犀角地黄汤　B. 柴胡葛根汤

C. 普济消毒饮　D. 清瘟败毒饮

E. 解肌退痧汤

**200. 若经治热退,指趾端膜状脱皮,倦怠乏力,咽干唇裂,口渴喜饮,心悸,舌红苔少。治疗应首选**

A. 沙参麦冬汤　B. 人参五味子汤

C. 玉屏风散　D. 六味地黄丸

E. 大补阴丸

(201～205 题共用题干)

**患儿,女,18 个月。因"多汗,枕秃,囟门闭合延迟"来诊。患儿乳牙萌出 10 颗,多汗,睡眠不宁,囟门开大,头发稀疏而见枕秃,面色少华,肌肉松弛,纳呆,大便不调,反复感冒,舌质淡,苔薄白,指纹淡。**

**201. 诊断可能性最大的是**

A. 维生素 D 缺乏性佝偻病

B. 龋齿

C. 解颅

D. 肥胖症

E. 脑发育不良

**202. 该患儿中医证候诊断是**

A. 肺脾气虚　B. 脾虚肝旺

C. 脾肾亏损　D. 阴虚火旺

E. 脾肾阳虚

**203. 其治疗原则应为**

A. 健脾平肝　B. 健脾补肺

C. 补肾益精　D. 平肝潜阳

E. 健脾益气

**204. 治疗应首选的方剂是**

A. 补天大造丸　B. 益脾镇惊散加减

C. 六君子汤　D. 人参五味子汤

E. 六味地黄丸

**205. 若患者睡眠不安,夜惊,可酌加**

A. 龙骨、牡蛎

B. 山药、白扁豆、莲子

C. 苍术、佩兰

D. 远志、首乌藤、合欢皮

E. 全蝎、蜈蚣

(206～210 题共用题干)

**患儿,男,1 岁。腹泻 2 天,加重 1 天。黄色水样便每天 10 余次,量多,无霉臭味和腥臭味,伴低热、呕吐,尿量明显减少 1 天。查体:嗜睡,方颅、枕秃,前囟 2.0cm,前囟、眼窝明显凹陷,皮肤弹性差,可见花纹,手脚凉,脉搏弱,心音较低钝,双肺(-),腹较胀,肠鸣音正常,肝、脾不大。粪常规:白细胞 1～2 个/HP。血钠 125mmol/L,血钾 3.5mmol/L。**

**206. 该患儿最可能的诊断是**

A. 细菌性痢疾
B. 大肠埃希菌肠炎
C. 金黄色葡萄球菌肠炎
D. 轮状病毒肠炎
E. 埃可病毒肠炎

**207. 施行液体疗法,第1天补液的总量应是每千克体重**
A. 30~60mL　B. 70~100mL
C. 110~140mL　D. 150~180mL
E. 190~220mL

**208. 第2天如需静脉补充生理需要量,液体应选择**
A. 10%葡萄糖
B. 0.9%氯化钠
C. 口服补液盐(ORS)
D. 1:4含钠液
E. 1:1含钠液

**209. 若患儿经有效的补液、纠正酸中毒治疗后,突然出现惊厥,最可能是**
A. 低钠血症　B. 低钾血症
C. 低钙血症　D. 颅内感染
E. 中毒性脑病

**210. 若患儿上题诊断成立,首要的处理是**
A. 静脉补充氯化钾
B. 静脉补充葡萄糖酸钙
C. 补充镁剂
D. 补充维生素D
E. 口服抗生素

**(211~215题共用题干)**
**患儿,女,10个月。腹泻3天,加重2天。为暗绿色水样便,每天10余次,量多,腥臭味,伴高热、呕吐、尿少1天。查体:精神烦躁,前囟、眼窝明显凹陷,皮肤弹性差,四肢末梢稍凉,尿量明显减少,心音较低钝,双肺(-),腹较胀,肠鸣音正常,肝脾不大。粪检:有大量脓细胞。血钠135mmol/L,血钾3.5mmol/L。**

**211. 该患儿最可能的诊断是**
A. 细菌性痢疾
B. 大肠埃希菌肠炎
C. 金黄色葡萄球菌肠炎
D. 轮状病毒肠炎
E. 真菌性肠炎

**212. 该患儿腹泻脱水的程度与性质应是**
A. 中度高渗性　B. 中度等渗性
C. 中度低渗性　D. 重度等渗性
E. 重度低渗性

**213. 施行液体疗法时,第1天补液的总量应是**
A. 30~60mL/kg　B. 70~110mL/kg
C. 120~150mL/kg　D. 160~180mL/kg
E. 190~220mL/kg

**214. 所采用液体的成分宜为**
A. 1/5张含钠液　B. 1/3张含钠液
C. 1/2张含钠液　D. 2/3张含钠液
E. 等张含钠液

**215. 对该患儿最不适合的处理方式是**
A. 使用肠黏膜保护剂
B. 选用有效的抗生素
C. 针对病原体用药
D. 使用止泻剂
E. 继续饮食

中医儿科学

## C型题

以下提供若干个案例,每个案例下设若干道考题。每个考题有多个备选答案,其中正确答案有1个或几个,请从中选择正确的答案。

**(216~220题共用题干)**
**患儿,女,4岁。因"咳嗽1个月余"来诊。患儿于1个月前开始咳嗽,以夜间及晨起咳嗽多,白天活动后咳嗽加重,曾在当地医院诊断为**

"支气管炎",曾用多种抗生素治疗无效。咳嗽夜重,晨起痰多致咳,咳嗽甚时伴呕吐痰涎,无发热,无盗汗,无明显消瘦,纳食减少,二便尚调,寐欠佳。既往有婴儿湿疹病史,家中父亲有过敏性鼻炎病史,否认有药物过敏史。查体:神清、精神好,呼吸平稳,口周无发绀,咽稍红,舌质淡红,苔白厚腻,浅表淋巴结无异常肿大,心肺听诊未发现异常。胸部X线片示两肺纹理稍粗,未见实变阴影。

216. 小儿咳嗽的发病机制是

A. 肺脾肾不足　B. 肺脾两虚
C. 肺失宣降　D. 肺气闭塞
E. 痰壅气道　F. 肺气上逆
G. 热毒壅结咽喉　H. 肌膜灼伤受损
I. 肺经伏热

217. 本例患儿的中医证候诊断是

A. 风热咳嗽　B. 风寒咳嗽
C. 痰热咳嗽　D. 痰湿咳嗽
E. 气虚咳嗽　F. 阴虚燥咳
G. 暑湿咳嗽

218. 治疗可以选用的方剂是

A. 止嗽散　B. 杏苏散
C. 桑菊饮　D. 二陈汤
E. 沙参麦冬汤　F. 小青龙汤
G. 清金化痰汤　H. 六君子汤
I. 华盖散

219. 结合病史,对进一步明确疾病诊断有意义的检查有

A. 肺功能　B. 变应原试验
C. 痰培养　D. 结核抗体
E. 血气分析　F. 幽门螺杆菌检测

220. 针对本例患儿,在病程中应注意观察的表现有

A. 患儿咳嗽发生或加重的影响因素
B. 咳痰情况
C. 体温变化情况
D. 气息情况
E. 饮食情况
F. 汗出情况

(221~225题共用题干)

患儿,男,14个月。因"发热、咳喘3天"来诊。症见高热,咳嗽剧烈,喉间痰鸣,口周略发绀。查体:体温39.0℃,呼吸56次/分,烦躁,哭闹不安,气急鼻扇,出现三凹征。既往无喘促发作病史。舌红,苔黄腻,咽充血,扁桃体不大,双肺呼吸音粗,肺底部可闻固定湿啰音和喘鸣音,心率170次/分,心音尚有力,节律齐,腹软,肝、脾肋下1cm,指纹紫于风关。血常规:白细胞$8.5\times10^9$/L,中性粒细胞0.22,淋巴细胞0.66。

221. 此患儿中医证候诊断是

A. 风寒闭肺　B. 风热闭肺
C. 痰热闭肺　D. 毒热闭肺
E. 心阳虚衰　F. 邪陷厥阴
G. 阴虚肺热　H. 肺脾气虚
I. 心阳虚衰

222. 治疗可以选用的方剂是

A. 银翘散　B. 麻杏石甘汤
C. 五虎汤　D. 黄连解毒汤
E. 葶苈大枣泻肺汤　F. 桑菊饮
G. 华盖散　H. 沙参麦冬汤
I. 人参五味子汤

223. 伴热盛,可加用的药物是

A. 浙贝母　B. 玄参
C. 大黄　D. 虎杖
E. 丹参　F. 瓜蒌
G. 蒲公英　H. 败酱草
I. 款冬花

224. 小儿本病的多发季节是

A. 冬春季节　B. 春夏季节
C. 夏秋季节　D. 秋冬季节
E. 一年四季　F. 长夏季节

225. 小儿本病最易合并

A. 肺脾气虚　B. 肝肾阴虚
C. 阴虚肺热　D. 心肝火旺
E. 心阳虚衰　F. 脾肾阳虚

G. 肺肾两虚

(226～230 题共用题干)

患儿,男,4 岁 6 个月。因"1 年内患感冒 8 次,肺炎 2 次"来诊。患儿为早产儿,气候稍变则易感,平素纳呆食少,挑食,神疲肢倦,自汗、盗汗,手足心热,大便稍干。无其他不适主诉。查体:精神倦怠,面色少华,咽不红,舌质淡,苔花剥,脉细数无力,心肺听诊未闻及异常。

226. 此患儿中医证候诊断是

A. 营卫失调证　B. 气阴两虚证
C. 肺脾气虚证　D. 肝肾阴虚证
E. 脾肾阳虚证　F. 肾虚骨弱证
G. 肺胃实热证　H. 心脾积热证
I. 风热乘脾证

227. 本证的治法为

A. 益气养阴　B. 健脾补肺
C. 清泻肺胃　D. 补肾敛肺
E. 健脾温肾　F. 补肾纳气
G. 疏风散火　H. 滋阴降火
I. 散寒清热

228. 治疗可以选用的方剂是

A. 黄芪桂枝五物汤　B. 生脉散
C. 人参五味子汤　D. 玉屏风散
E. 参苓白术散　F. 补肾地黄丸
G. 凉膈散　H. 清热泻脾散
I. 知柏地黄丸

229. 若患儿汗多显著,可加用的药物有

A. 煅龙骨　B. 煅牡蛎
C. 麻黄根　D. 糯稻根
E. 浮小麦　F. 当归
G. 黄芪　H. 火麻仁
I. 天花粉

230. 本病发病率最高的年龄阶段是

A. 新生儿期　B. 婴儿期
C. 幼儿期　D. 学龄前期
E. 学龄期　F. 青春期
G. 胎儿期

(231～235 题共用题干)

患儿,男,3 岁 5 个月。因"形体消瘦 4 个月"来诊。该患儿平素嗜食油腻食物及肉类。近 4 个月来,形体日渐消瘦,食欲不振、困倦喜卧,易发脾气,腹胀,大便呈糊状,日行 1 次。查体:意识清,精神欠佳,形体略瘦,体重 12kg,面色萎黄少华,毛发稍稀,舌质淡,舌苔薄,指纹色淡。心肺听诊正常,腹部胀大,无压痛,无包块,腹部皮下脂肪厚度 0.5cm。

231. 此患儿的中医诊断是

A. 厌食　B. 积滞
C. 疳证　D. 泄泻
E. 虚劳　F. 腹痛
G. 缺铁性贫血　H. 营养不良

232. 该患儿的中医证候是

A. 眼疳　B. 疳积
C. 疳气　D. 干疳
E. 口疳　F. 疳肿胀

233. 其治疗原则应为

A. 调和脾胃,益气助运
B. 消积理脾,和中清热
C. 补脾益气,养血活血
D. 养血柔肝,滋阴明目
E. 清心泻火,滋阴生津
F. 健脾温阳,利水消肿
G. 补脾养心,益气生血
H. 滋养肝肾,调补精血
I. 温脾散寒,理气止痛

234. 治疗首选的方剂是

A. 资生健脾丸　B. 肥儿丸
C. 八珍汤　D. 石斛夜光丸
E. 泻心导赤散　F. 防己黄芪汤
G. 乌药散　H. 远志丸
I. 左归丸

235. 若患儿性情急躁,伴夜卧不宁,可加

A. 鸡内金　B. 苍术
C. 麻仁　D. 栀子
E. 钩藤　F. 肉豆蔻

G. 决明子　　H. 黄连

I. 厚朴

(236～240 题共用题干)

**患儿,男,2 岁。因"常发呕吐,今起又作"来诊。患儿暮食朝吐,吐物清稀痰水,伴面色苍白,精神疲倦,四肢欠温,腹痛便溏,舌淡苔白,脉迟缓无力,指纹淡。**

**236. 该病的病因病机包括**

A. 外邪犯胃　　B. 风热乘脾

C. 乳食积滞　　D. 脾胃虚寒

E. 胃中积热　　F. 心火上炎

G. 肝气犯胃　　H. 虚火上浮

**237. 患儿的中医诊断是**

A. 呕吐胃热气逆证　　B. 呕吐脾胃虚寒证

C. 呕吐寒邪犯胃证　　D. 呕吐乳食积滞证

E. 呕吐肝火犯胃证　　F. 呕吐气滞血瘀证

G. 呕吐腹部中寒证

**238. 其治法是**

A. 清热泻火,和胃降逆

B. 健脾益气,和胃降逆

C. 扶土抑木,和胃降逆

D. 健脾助运,和胃降逆

E. 温中散寒,和胃降逆

F. 滋阴益胃,降逆止呕

G. 安神镇惊,降逆止呕

**239. 其治疗常用药包括**

A. 党参　　B. 白术

C. 甘草　　D. 干姜

E. 丁香　　F. 吴茱萸

G. 灯心草　　H. 黄连

**240. 若发现患儿依偎母怀、蜷缩而卧,鼻流清涕。该患儿复感之邪为**

A. 风寒　　B. 风热

C. 暑热　　D. 湿热

E. 时邪　　F. 燥邪

G. 暑湿

(241～245 题共用题干)

**患儿,男,1 岁 8 个月。因"流涕、轻咳,呕吐胃内容物,伴有发热 3 天,腹泻 2 天"来诊。曾在当地治疗后热退,呕吐止,近 2 天腹泻,排蛋花水样便,每天 8～10 次,每次量较多,纳呆口渴,小便少,精神疲乏,皮肤弹性较差,前囟已闭,双眼眶稍凹陷,哭时少泪,腹软不胀,肠鸣亢进,肛周潮红,舌质红,苔黄而干,指纹紫滞达气关。**

**241. 患儿的中医诊断是**

A. 呕吐　　B. 咳嗽

C. 痢疾　　D. 泄泻

E. 感冒　　F. 积滞

G. 疳证　　H. 便秘

**242. 患儿的中医证候诊断是**

A. 湿热证　　B. 风寒证

C. 伤食证　　D. 脾虚证

E. 脾肾阳虚证　　F. 气阴两伤证

G. 阴竭阳脱证　　H. 肝郁脾虚证

**243. 此患儿的治法是**

A. 清肠泄热,化湿止泻

B. 疏风散寒,化湿和中

C. 健脾益气,酸甘化阴

D. 消食化滞,运脾和胃

E. 健脾益气,助运止泻

F. 温补脾肾,固涩止泻

G. 挽阴回阳,救逆固脱

H. 疏肝健脾,理气助运

**244. 治疗可选用的方剂是**

A. 保和丸　　B. 葛根黄芩黄连汤

C. 参附龙牡救逆汤　　D. 附子理中汤

E. 四神丸　　F. 藿香正气散

G. 人参乌梅汤　　H. 痛泻要方

**245. 推拿疗法治疗小儿湿热泻的处方是**

A. 清脾经,清大肠,清小肠

B. 补脾经,推三关,补大肠

C. 揉一窝风、拿肚角

D. 运板门,运内八卦,补脾经,清大肠

E. 补脾经,补大肠,推三关,摩腹,揉脐,推

上七节骨

F. 掐揉五指节、清肝经、开天门

G. 退六腑,揉天枢,推上七节骨,揉龟尾

H. 揉外劳宫,揉脐,推上七节骨,揉龟尾,按揉足三里

I. 揉中脘,摩腹,揉天枢,揉龟尾

**(246～250 题共用题干)**

**患儿,女,6 岁。因“面色苍白、头晕、目眩 3 个月”来诊。患儿长期偏食,纳食不馨,近 3 个月来面色逐渐苍白,唇甲淡白,发黄枯燥,自觉心悸、气促,头晕目眩,夜寐欠安,注意力不集中,舌淡红,苔薄白,脉细弱。血常规:红细胞 3.38 × $10^{12}$/L,血红蛋白 93g/L,网织红细胞 0.01。红细胞平均体积(MCV)76fl,红细胞平均血红蛋白量(MCH)26pg,红细胞平均血红蛋白浓度(MCHC)300g/L。**

**246. 此患儿的诊断是**

A. 白血病

B. 再生障碍性贫血

C. 营养性混合性贫血

D. 维生素 $B_{12}$ 缺乏性贫血

E. 眩晕症

F. 缺铁性贫血

G. 溶血性贫血

**247. 此患儿还需要进一步进行的检查有**

A. 骨髓穿刺

B. 铁代谢

C. 外周血涂片

D. 血清维生素 $B_{12}$ 测定

E. 胸部 X 线片

F. 血清叶酸测定

G. 血培养

**248. 该患儿所属的中医诊断证型为**

A. 脾胃虚弱　B. 心脾两虚

C. 肝肾阴虚　D. 脾肾阳虚

E. 心经积热　F. 脾寒气滞

G. 暴受惊恐　H. 气阴亏虚

I. 营卫不和

**249. 该患儿的治法为**

A. 补脾养心,益气生血

B. 健运脾胃,益气养血

C. 滋养肝肾,调补精血

D. 温补脾肾,填精养血

E. 清心导赤,泻火除烦

F. 温脾散寒,理气止痛

G. 益气生津,养阴敛汗

H. 清心泻脾,清利湿热

**250. 治疗可以选用的方剂是**

A. 六君子汤　B. 归脾汤

C. 左归丸　D. 右归丸

E. 当归补血汤　F. 导赤散

G. 生脉散　H. 黄芪桂枝五物汤

I. 泻黄散

**(251～255 题共用题干)**

**患儿,女,9 岁。因“多动不宁,注意力不集中,学习成绩较差,不能按时完成作业近 2 年”来诊。刻下见多动少静,动作不剧烈,脾气略急,面色不华,纳差,形体较瘦,寐少,二便正常,舌质淡,苔薄,脉细。注意力测试水平较差,智力测试正常,脑电图检查无异常。**

**251. 此患儿中医证候诊断是**

A. 肝亢风动证　B. 痰火内扰证

C. 心脾两虚证　D. 痰瘀阻窍证

E. 阴虚风动证　F. 心肾不交证

G. 外风引动证　H. 脾虚肝旺证

I. 脾肾阳虚证

**252. 其治疗原则应为**

A. 养心健脾　B. 清热泻火

C. 滋养肝肾　D. 活血通络

E. 平肝息风　F. 补益心肾

G. 缓肝理脾　H. 温补脾肾

I. 益气回阳

**253. 治疗首选的方剂是**

A. 黄连温胆汤　B. 归脾汤

C. 甘麦大枣汤　D. 杞菊地黄丸
E. 血府逐瘀汤　F. 交泰丸
G. 安神定志丸　H. 天麻钩藤饮
I. 银翘散

**254. 若患儿伴有睡眠不熟,可加用的药味是**

A. 五味子　B. 石菖蒲
C. 当归　D. 夜交藤
E. 何首乌　F. 青礞石
G. 益智仁　H. 半夏
I. 龙骨

**255. 平素应注意的调护措施为**

A. 多食新鲜果蔬
B. 避免食用刺激性食物
C. 加强心理疏导
D. 培养学习兴趣
E. 切忌打骂体罚
F. 避免和外人接触
G. 防止小儿脑外伤
H. 养成良好的生活习惯
I. 不需要特殊护理

**(256～260 题共用题干)**

**患儿,男,12 岁。因"近 2 年来反复不自主出现眨眼、搐鼻、噘嘴、清嗓,时而摇头耸肩"来诊。患儿平素注意力不集中,学习成绩偏差。刻下见头面部肌肉抽动频繁,伴清嗓,喉中痰鸣,夜眠多梦,舌红,苔黄腻,脉滑数。脑电图检查无异常。患儿为早产儿,形体偏瘦,平素易患外感。**

**256. 此患儿中医证候诊断是**

A. 肝亢风动证　B. 痰热扰神证
C. 脾虚肝旺证　D. 痰瘀阻窍证
E. 肝肾阴虚证　F. 痰蒙神窍证
G. 外风引动证　H. 温热疫毒证
I. 暑热疫毒证

**257. 其治疗原则是**

A. 健脾平肝　B. 滋阴柔肝
C. 平肝息风　D. 养血补肝
E. 活血通窍　F. 清热化痰
G. 清热祛暑　H. 息风止动

**258. 治疗应首选的方剂有**

A. 黄连温胆汤　B. 定痫丸
C. 归脾汤　D. 千金龙胆汤
E. 礞石滚痰丸　F. 菖蒲郁金汤
G. 羚角钩藤汤　H. 银翘散

**259. 经治疗好转后,仍需**

A. 健脾　B. 补肺
C. 温肾　D. 养血
E. 益智　F. 安神
G. 填髓

**260. 平素应注意的调护措施有**

A. 减轻课业负担　B. 避免过度疲劳
C. 进行感统训练　D. 高蛋白饮食
E. 积极预防外感　F. 清淡饮食
G. 少看电视、电脑　H. 避免家庭暴力
I. 规律生活

**(261～265 题共用题干)**

**患儿,男,6 岁。因"6 个月内发作性神昏伴抽搐 3 次"来诊。患儿近 1 年内无明显诱因抽搐 3 次,均于刚入睡时发作,表现为突然喊叫,随即双目上视,牙关紧闭,四肢强直阵挛,呼之不应,持续约 2 分钟缓解,缓解后如常人。发作间隔时间为 1～3 个月,症状基本相似。患儿生产史正常,生长发育可,既往有高热惊厥史(3 次),无惊吓、外伤、中毒、脑病病史及家族史。神经系统查体未见异常。舌淡红,苔薄白,脉弦。**

**261. 此患儿可能的疾病诊断是**

A. 睡眠障碍　B. 癔症
C. 抽动障碍　D. 癫痫
E. 发作性睡病　F. 复杂性热惊厥
G. 注意力缺陷障碍　H. 惊风

**262. 对进一步明确诊断有重要参考价值的检查是**

A. 普通脑电图　B. 动态脑电图
C. 肌电图　D. 脑 MRI
E. 脑 CT　F. 血生化检测

G. DSA 检查　　H. 心电图

I. 血常规

**263. 若使用西医药物治疗，治疗期间应注意观察的主要不良反应有**

A. 食欲是否增加　　B. 胃肠道反应

C. 肥胖　　D. 皮疹

E. 白细胞减少　　F. 肝损害

G. 牙龈增生　　H. 嗜睡

**264. 若患儿发病由急惊风反复发作变化而来，其治疗原则为**

A. 息风止痉　　B. 镇惊安神

C. 豁痰开窍　　D. 活血通窍

E. 益肾填精　　F. 健脾平肝

G. 辛温宣肺祛风　　H. 辛凉宣肺祛风

**265. 根据上题诊断及治疗原则，治疗的首选方剂为**

A. 镇惊丸　　B. 定痫丸

C. 涤痰汤　　D. 通窍活血汤

E. 黄芪桂枝五物汤　　F. 河车八味丸

G. 荆防败毒散　　H. 银翘散

**（266～270 题共用题干）**

**患儿，男，5 岁。因“反复感冒，白天小便次数较多，夜间尿床”来诊。患儿每晚尿床 2 次以上，呼之可醒，纳呆便溏，舌淡红，苔薄白，脉沉无力。尿常规检查无异常，血常规示轻度贫血。**

**266. 此患儿的中医证候是**

A. 肝经湿热证　　B. 气阴两虚证

C. 肺脾气虚证　　D. 肾气不足证

E. 脾虚湿困证　　F. 脾肾气虚证

G. 下元虚寒证　　H. 心肾失交证

I. 肝肾不足证

**267. 为了解病情，应进一步做的检查是**

A. 腰骶椎 X 线片　　B. 脑脊液检测

C. 肝、肾功能　　D. 心电图

E. 胸部 X 线片　　F. 脑电图

G. B 超　　H. 腰骶部核磁共振

**268. 此患儿的治疗原则为**

A. 补肺健脾，固摄小便

B. 清心滋肾，安神固脬

C. 温补肾阳，固摄止遗

D. 清利湿热，泻肝止遗

E. 温补脾肾，升提固摄

F. 滋阴补肾，清热降火

G. 滋养肝肾，填精补髓

H. 养心健脾，开窍益智

**269. 治疗应选用的方剂是**

A. 补中益气汤　　B. 真武汤

C. 实脾饮　　D. 缩泉丸

E. 龙胆泻肝汤　　F. 导赤散

G. 菟丝子散　　H. 桑螵蛸散

I. 交泰丸

**270. 若患儿出现多汗，可加**

A. 煅龙骨　　B. 鸡内金

C. 麻黄　　D. 苍术

E. 地黄　　F. 白术

G. 煅牡蛎　　H. 石菖蒲

I. 六神曲

**（271～275 题共用题干）**

**患儿，女，3 岁。因“发热伴咳嗽 4 天”来诊。第 4 天出皮疹，在当地医院诊为“药物疹”，口服氯雷他定，回家后病情变化，咳嗽加剧。查体：体温 39℃，气促，鼻扇，唇周青紫，双目结膜红，口腔黏膜粗糙。心率 140 次/分，心音有力，两肺背部可闻及细湿啰音，腹软，肝肋下 2cm，面部和躯干可见红色斑丘疹。**

**271. 询问病史时应特别关注的是**

A. 流行病学史　　B. 预防接种史

C. 家族史　　D. 药物过敏史

E. 母亲妊娠史　　F. 喂养史

**272. 查体时应重点检查的体征是**

A. 扁桃体体征　　B. 淋巴结体征

C. 皮疹特点　　D. 口腔黏膜斑

E. 心肺体征　　F. 神经系统体征

G. 肠鸣音　　H. 呼气有无异味

**273. 若附近地区有类似出疹患儿，该患儿的诊断应考虑是**

A. 猩红热　B. 药物疹
C. 麻疹　D. 肺炎
E. 心力衰竭　F. 风疹
G. 幼儿急疹　H. 水痘

**274. 患儿舌质红赤，苔黄腻，脉数有力，其中医诊断和证候是**

A. 麻疹　B. 风痧
C. 丹痧　D. 瘾疹
E. 邪犯肺卫　F. 邪入肺胃
G. 邪毒闭肺　H. 邪陷心肝

**275. 该患儿家中有一妹妹，平时体质很差，经常伤风咳嗽，消瘦。为防止其出疹，应采取的最佳防护措施是**

A. 立即隔离，每天测体温，检疫 7 天
B. 每天口服板蓝根颗粒
C. 注射转移因子
D. 同时注射麻疹疫苗和丙种球蛋白
E. 立即注射人血丙种球蛋白
F. 口服抗生素
G. 口服解热镇痛药

**(276～280 题共用题干)**

**患儿，男，6 岁。因“发热，两侧腮腺肿胀 3 天”来诊。患儿高热不退，耳下腮部漫肿疼痛，坚硬拒按，张口咀嚼困难，烦躁，头痛呕吐，面赤唇红，口渴欲饮，纳少，尿少而黄，大便秘结，舌质红，舌苔黄，脉滑数。**

**276. 本病证候是**

A. 邪犯少阳证　B. 热毒蕴结证
C. 邪陷心肝证　D. 毒窜睾腹证
E. 毒结阳明证　F. 湿热蒸盛证
G. 温毒外袭证　H. 邪炽气营证

**277. 其治法为**

A. 清热解毒，息风开窍
B. 清热解毒，活血止痛
C. 疏风清热，散结消肿
D. 清热解毒，软坚散结
E. 疏风清热，软坚止痛
F. 清肝泻火，活血止痛
G. 清气凉营，涤痰镇惊
H. 辛凉透表，清热解毒

**278. 治疗应选用的方剂是**

A. 紫雪丹　B. 止痉散
C. 黄连解毒汤　D. 龙胆泻肝汤
E. 清瘟败毒饮　F. 普济消毒饮
G. 柴胡葛根汤

**279. 提示：经治疗患儿腮部及睾丸肿痛渐消，脘腹痛甚，胀满拒按，呕吐频繁，大便秘结，痛时拒按。治疗应首选的方剂是**

A. 大柴胡汤　B. 小承气汤
C. 黄连解毒汤　D. 龙胆泻肝汤
E. 清瘟败毒饮　F. 普济消毒饮
G. 青蒿鳖甲汤　H. 犀角地黄汤

**280. 此病可选用的外治法有**

A. 中药外敷　B. 针刺法
C. 激光疗法　D. 灯火燋法
E. 推拿疗法　F. 拔罐疗法

**(281～285 题共用题干)**

**患儿，女，4 岁。因“发热伴手足部疱疹 2 天”来诊。发热，最高体温 39℃，手足心部发现疱疹，口腔疼痛，口臭、流涎，精神好，小便黄，大便秘结。查体：咽部、口腔黏膜可见散在疱疹、溃疡，手足心部及臀部见红色疱疹，色泽紫暗，疱液混浊，舌质红绛，苔黄厚腻，脉滑数。**

**281. 本病的诊断是**

A. 水痘　B. 手足口病
C. 邪犯肺脾证　D. 邪炽气营证
E. 湿热蒸盛证　F. 邪犯心肺证

**282. 其治疗原则应为**

A. 宣肺解表，清热化湿
B. 清热凉营，解毒祛湿
C. 疏风清热，利湿解毒
D. 清气凉营，解毒化湿

E. 疏风解表,清热解毒
F. 清肝泻火,活血止痛
G. 解毒清热,息风开窍
H. 泻肺逐水,温阳扶正

**283. 治疗应首选的方剂是**
A. 甘露消毒丹 B. 清瘟败毒饮
C. 凉营清气汤 D. 清胃解毒汤
E. 透疹凉解汤 F. 银翘散
G. 己椒苈黄丸 H. 安宫牛黄丸

**284. 若出现疱疹溃烂不愈者,加**
A. 大黄 B. 儿茶
C. 天花粉 D. 淡豆豉
E. 柴胡 F. 滑石
G. 五倍子 H. 玄明粉

**285. 需要进行鉴别诊断的疾病有**
A. 水痘
B. 疱疹性咽峡炎
C. 传染性单核细胞增多症
D. 风疹
E. 麻疹
F. 猩红热
G. 流行性腮腺炎
H. 病毒性脑炎

**(286～290 题共用题干)**

**患儿,女,10 岁。因“双下肢皮肤瘀点、瘀斑 1 个月”来诊。症见双下肢皮肤瘀点、瘀斑,色鲜红、暗红,触之碍手,压之不退色,对称分布,尿色深红,咽干口渴,心烦喜冷饮,无关节肿痛,无腹痛、黑便,无发热,舌质红、苔黄,脉数。血常规:白细胞 $11.6 \times 10^9$/L,血小板 $275 \times 10^9$/L。尿常规:镜检红细胞 20～30 个/HP,尿蛋白(+++),隐血试验(+++)。**

**286. 患儿的诊断是**
A. 水痘
B. 猩红热
C. 过敏性紫癜
D. 免疫性血小板减少症
E. 风疹
F. 败血症
G. 麻疹
H. 湿疹
I. 百日咳

**287. 患儿的辨证分型属于**
A. 风热伤络 B. 血热妄行
C. 气不摄血 D. 阴虚火旺
E. 脾肾阳虚 F. 气滞血瘀
G. 湿热痹阻 H. 脾虚湿蕴
I. 血虚风燥

**288. 其治法为**
A. 祛风清热,凉血安络
B. 清热解毒,凉血止血
C. 健脾益气,养血摄血
D. 温补脾肾,益血生髓
E. 滋阴清热,凉血化瘀
F. 扶土抑木,理脾平肝
G. 清热利湿,通络止痛
H. 清热利湿,祛风止痒
I. 养血润燥,祛风止痒

**289. 应选用的方药是**
A. 银翘散
B. 大补元煎合茜根散
C. 犀角地黄汤
D. 右归丸
E. 归脾汤
F. 血府逐瘀汤
G. 四妙丸
H. 大补阴丸
I. 知柏地黄丸

**290. 此病的西医治疗可采取**
A. 寻找和避免接触变应原
B. 口服维生素
C. 控制感染
D. 给予泼尼松
E. 应用解痉药
F. 应用其他免疫抑制剂

(291～295 题共用题干)

**患儿,男,3 岁。因"多汗"来诊。患儿运动时较同龄儿童出汗多,夜间寐时伴盗汗,常以头部、肩背部汗出明显,动则尤甚,神疲乏力,面色少华,平时易患感冒,舌质淡红,苔白,脉细弱。血常规:白细胞 $5.8\times10^9/L$,中性粒细胞 0.52,淋巴细胞 0.46,血红蛋白 112g/L。微量元素检测提示锌、钙偏低。**

**291. 患儿的中医证候诊断是**

A. 湿热迫蒸　B. 气阴两虚
C. 营卫不和　D. 脾虚湿困
E. 表虚不固　F. 肝肾阴虚
G. 脾胃积热

**292. 其治疗原则为**

A. 益气扶正,固表敛汗
B. 清心泻脾,清利湿热
C. 健脾养心,益气摄血
D. 疏风清热,凉血安络
E. 滋阴清热,凉血化瘀
F. 调和营卫,补气止汗
G. 益气生津,养阴敛汗
H. 清热化湿,宁心通脉

**293. 治疗可选用的方剂是**

A. 牡蛎散　B. 黄芪桂枝五物汤
C. 生脉散　D. 玉屏风散
E. 泻黄散　F. 六味地黄丸
G. 导赤散　H. 银翘散
I. 失笑散

**294. 如患儿出现脾胃虚弱,纳呆便溏。则在益气固表的同时,可加用健脾化湿的药物有**

A. 炒扁豆　B. 炒薏苡仁
C. 陈皮　D. 苍术
E. 蒲公英　F. 白术
G. 芡实

**295. 推拿疗法治疗盗汗者,基本处方为**

A. 补脾经,清大肠,揉中脘,摩腹
B. 补肾经,揉肾顶,补脾经
C. 补脾经,揉肾顶,揉二人上马
D. 推补肾经,揉二人上马,清板门
E. 补脾经,清大肠,清小肠
F. 补脾经,补大肠,推三关
G. 补肺经,推三关,分阴阳,揉小天心
H. 摩腹,揉脐,推上七节骨,揉龟尾
I. 退六腑,揉天枢,推上七节骨,揉龟尾

(296～300 题共用题干)

**患儿,女,3 岁。因"发热 4 天"来诊。患儿微恶风,咽部肿痛,口唇黏膜肿胀,颈部左侧见 2.0cm×1.5cm 肿块,口渴喜饮,皮肤散在红疹,舌质红。临床考虑"川崎病"。**

**296. 为明确诊断,必须完善的检查有**

A. 血常规　B. C 反应蛋白
C. 肝功能　D. 肾功能
E. MP 抗体　F. 心电图
G. 超声心动图　H. 胸部 X 线片

**297. 其证候是**

A. 邪在肺卫　B. 邪在卫气
C. 气营两燔　D. 热入血络
E. 邪犯少阳　F. 热毒炽盛
G. 气阴两虚　H. 肺脾气虚

**298. 其治法是**

A. 清热解毒,辛凉透表
B. 辛凉透表,宣肺利咽
C. 清热凉血,活血通络
D. 清气凉营,解毒化瘀
E. 疏风清热,散结消肿
F. 清热解毒,泻火散瘀
G. 益气养阴,养血活血
H. 益气健脾,活血化瘀

**299. 治疗应首选**

A. 荆防败毒散加减
B. 银翘散加减
C. 白虎汤加减
D. 清瘟败毒饮加减
E. 解肌退痧汤加减
F. 犀角地黄汤加减

G. 血府逐瘀汤加减

**300. 若关节肿痛，加**

A. 桑枝　　B. 石膏

C. 浙贝母　　D. 地黄

E. 天花粉　　F. 栀子

G. 知母　　H. 虎杖

I. 麦冬

**（301～305 题共用题干）**

**患儿，男，8 个月。因"睡眠欠佳伴易惊 2 个月余"来诊。患儿近 2 个月来睡眠不安，哭闹，易激惹，有惊跳，多汗，大小便正常，食欲正常，5 个月前间断服用维生素 D 制剂，户外活动少。在社区医院检查，血常规：白细胞 $10.8\times10^9$/L，中性粒细胞 0.30，淋巴细胞 0.69，血红蛋白 128g/L；血生化：肝、肾功能正常，血电解质：血钙 1.98mmol/L，血磷 1.0mmol/L，碱性磷酸酶 97U/L，血钾 3.9mmol/L，血钠 140mmol/L，血氯 101mmol/L。上肢 X 线片：腕骨骨化中心 1 枚，尺桡骨远端呈毛刷样及杯口样改变，干骺端骨皮质疏松，临时钙化带消失，软骨间隙增宽。来诊时症见面色少华，多汗，发稀枕秃，夜惊啼哭，甚至抽搐，神疲纳呆，坐立行走无力，舌质淡，苔薄，指纹淡。既往史：无黄疸史及特殊服药史。足月顺产，出生体重 3.2kg，母乳与牛奶混合喂养，5 个月后添加蛋黄米粉等，现每天喂少量蔬菜汁、果汁，母孕期无疾病史，无下肢抽搐史。查体：意识清，生长发育正常，体态匀称，皮肤不粗糙；前囟 2.5cm×2.5cm，枕秃明显，方颅，无特殊面容，未出牙；胸廓无畸形，无赫氏沟，心肺检查未见异常；腹部膨隆柔软，肝肋下 1.5cm，质软，脾肋下未及；无手镯及脚镯征。**

**301. 患儿中医证候诊断是**

A. 肺脾气虚　　B. 脾虚肝旺

C. 脾肾亏损　　D. 阴虚火旺

E. 脾虚湿蕴　　F. 肝肾亏虚

G. 血虚风燥

**302. 理脾平肝的同时因多汗者可加用**

A. 五味子　　B. 朱砂

C. 煅龙骨　　D. 煅牡蛎

E. 钩藤　　F. 代赭石

G. 全蝎　　H. 珍珠母

I. 远志

**303. 为治疗本病，每天需补充维生素 D 的量是**

A. 500IU　　B. 800IU

C. 1000IU　　D. 1500IU

E. 2000IU　　F. 5000IU

G. 10000IU

**304. 诊疗计划是**

A. 采取综合措施，加强保健预防

B. 日光照射，合理膳食

C. 早期诊断和药物预防

D. 合理使用维生素 D 控制佝偻病的活动

E. 防止骨骼畸形

F. 长期补充钙剂

G. 帮患儿做俯卧抬头动作

**305. 需要进行鉴别诊断的疾病有**

A. 脑积水

B. 软骨营养不良

C. 家族性低磷血症

D. 维生素 D 依赖性佝偻病

E. 远端肾小管酸中毒

F. 肾性佝偻病

G. 黏多糖病

**（306～310 题共用题干）**

**患儿，女，7 岁。因"乳房肿大，乳晕颜色变深 1 个月"来诊。近 1 个月患儿家长发现患儿乳房肿大，乳晕加深，触之疼痛，伴颧红潮热，盗汗，五心烦热，舌红苔少，脉细数，考虑性早熟。**

**306. 为明确诊断，需做的检查有**

A. 血清性激素水平测定

B. 手腕骨 X 线正位片测骨龄

C. 腹部 CT

D. 血常规

E. 尿常规

中医儿科学

F. 子宫、卵巢 B 超

G. 颅脑磁共振成像

307. **血清性激素水平测定的相关检查包括**

A. 促性腺素释放激素(GnRH)刺激试验

B. 卵泡刺激素

C. 黄体生成素

D. 雌二醇

E. 甲状腺激素

F. 睾酮

308. **其证候是**

A. 肺脾气虚　　B. 阴虚火旺

C. 营卫不和　　D. 肝郁化火

E. 痰湿壅滞　　F. 肾气不足

G. 气滞血瘀

309. **其治法是**

A. 益气健脾　　B. 疏肝泻火

C. 滋阴降火　　D. 健脾燥湿

E. 柔肝理气　　F. 填精补髓

310. **治疗可选用**

A. 杞菊地黄丸加减　　B. 六味地黄丸加减

C. 知柏地黄丸加减　　D. 丹栀逍遥散加减

E. 二陈汤加减　　F. 大补阴丸加减

# 参考答案与解析

| | | | | | | | | | |
|---|---|---|---|---|---|---|---|---|---|
| 1. **C** | 2. **A** | 3. **B** | 4. **B** | 5. **D** | 6. **A** | 7. **E** | 8. **A** | 9. **B** | 10. **B** |
| 11. **C** | 12. **B** | 13. **A** | 14. **C** | 15. **D** | 16. **D** | 17. **C** | 18. **D** | 19. **C** | 20. **D** |
| 21. **C** | 22. **B** | 23. **D** | 24. **B** | 25. **B** | 26. **C** | 27. **D** | 28. **B** | 29. **C** | 30. **C** |
| 31. **C** | 32. **B** | 33. **D** | 34. **D** | 35. **A** | 36. **C** | 37. **D** | 38. **D** | 39. **B** | 40. **D** |
| 41. **D** | 42. **E** | 43. **D** | 44. **B** | 45. **D** | 46. **C** | 47. **A** | 48. **B** | 49. **A** | 50. **C** |
| 51. **B** | 52. **C** | 53. **C** | 54. **D** | 55. **C** | 56. **B** | 57. **A** | 58. **A** | 59. **C** | 60. **C** |
| 61. **C** | 62. **D** | 63. **B** | 64. **C** | 65. **D** | 66. **A** | 67. **B** | 68. **D** | 69. **A** | 70. **B** |
| 71. **D** | 72. **A** | 73. **C** | 74. **B** | 75. **B** | 76. **C** | 77. **D** | 78. **D** | 79. **D** | 80. **B** |
| 81. **D** | 82. **A** | 83. **D** | 84. **D** | 85. **E** | 86. **E** | 87. **D** | 88. **A** | 89. **B** | 90. **E** |
| 91. **C** | 92. **D** | 93. **C** | 94. **D** | 95. **A** | 96. **A** | 97. **B** | 98. **B** | 99. **D** | 100. **A** |
| 101. **C** | 102. **A** | 103. **B** | 104. **D** | 105. **C** | 106. **A** | 107. **B** | 108. **A** | 109. **B** | 110. **A** |
| 111. **E** | 112. **E** | 113. **A** | 114. **B** | 115. **C** | 116. **E** | 117. **C** | 118. **E** | 119. **A** | 120. **C** |
| 121. **A** | 122. **D** | 123. **B** | 124. **E** | 125. **D** | 126. **A** | 127. **A** | 128. **A** | 129. **E** | 130. **A** |
| 131. **A** | 132. **B** | 133. **A** | 134. **E** | 135. **C** | 136. **D** | 137. **E** | 138. **A** | 139. **A** | 140. **A** |
| 141. **B** | 142. **B** | 143. **C** | 144. **E** | 145. **A** | 146. **C** | 147. **E** | 148. **E** | 149. **A** | 150. **D** |
| 151. **C** | 152. **B** | 153. **A** | 154. **E** | 155. **C** | 156. **C** | 157. **C** | 158. **A** | 159. **A** | 160. **C** |
| 161. **A** | 162. **B** | 163. **E** | 164. **B** | 165. **B** | 166. **C** | 167. **C** | 168. **A** | 169. **A** | 170. **A** |
| 171. **B** | 172. **B** | 173. **C** | 174. **E** | 175. **B** | 176. **B** | 177. **B** | 178. **C** | 179. **D** | 180. **A** |
| 181. **B** | 182. **C** | 183. **A** | 184. **A** | 185. **C** | 186. **A** | 187. **D** | 188. **E** | 189. **B** | 190. **E** |
| 191. **A** | 192. **B** | 193. **C** | 194. **D** | 195. **A** | 196. **E** | 197. **C** | 198. **D** | 199. **D** | 200. **A** |
| 201. **A** | 202. **A** | 203. **B** | 204. **D** | 205. **D** | 206. **D** | 207. **D** | 208. **D** | 209. **C** | 210. **B** |

| | | | | |
|---|---|---|---|---|
| 211. **C** | 212. **B** | 213. **C** | 214. **C** | 215. **D** |
| 216. **CF** | 217. **D** | 218. **D** | 219. **BC** | 220. **ABCDEF** |
| 221. **C** | 222. **CE** | 223. **DGH** | 224. **A** | 225. **E** |
| 226. **B** | 227. **A** | 228. **B** | 229. **DE** | 230. **C** |
| 231. **C** | 232. **C** | 233. **A** | 234. **A** | 235. **EH** |
| 236. **ACDEG** | 237. **B** | 238. **E** | 239. **ABCDEF** | 240. **A** |
| 241. **D** | 242. **AF** | 243. **AC** | 244. **BG** | 245. **AG** |
| 246. **F** | 247. **ABC** | 248. **B** | 249. **A** | 250. **B** |
| 251. **C** | 252. **A** | 253. **BC** | 254. **AD** | 255. **ABCDEGH** |
| 256. **B** | 257. **FH** | 258. **A** | 259. **ABEG** | 260. **ABCEFGHI** |
| 261. **D** | 262. **BDE** | 263. **BDEFGH** | 264. **A** | 265. **B** |
| 266. **C** | 267. **AGH** | 268. **A** | 269. **AD** | 270. **AG** |
| 271. **AB** | 272. **CDE** | 273. **CD** | 274. **AG** | 275. **E** |
| 276. **B** | 277. **D** | 278. **F** | 279. **A** | 280. **ABD** |
| 281. **BE** | 282. **B** | 283. **B** | 284. **BG** | 285. **AB** |

| | | | | |
|---|---|---|---|---|
| 286. **C** | 287. **B** | 288. **B** | 289. **C** | 290. **ABCDEF** |
| 291. **E** | 292. **A** | 293. **AD** | 294. **ABCDFG** | 295. **BG** |
| 296. **ABFGH** | 297. **B** | 298. **A** | 299. **B** | 300. **AH** |
| 301. **B** | 302. **ACD** | 303. **E** | 304. **ABCDEG** | 305. **ABCDEFG** |
| 306. **ABCFG** | 307. **ABCDF** | 308. **B** | 309. **C** | 310. **C** |

**1. C**。患儿有发热症状，排除 A。B 多无精神方面的症状。D 多见壮热神昏，手足抽搐，唇口撮动，牙关紧闭，两眼直视，颈项强直，甚至角弓反张等，本患儿无此病证的临床表现。E 多有烦躁或萎靡、虚烦等症状。感冒是以发热、恶寒、鼻塞、流涕、喷嚏、咳嗽、头痛、全身酸痛等肺卫表证为主要临床表现的肺系外感疾病。感冒夹惊表现为感冒兼见惊惕，哭闹不安，睡卧不宁，甚至骤然抽搐，舌质红，脉浮弦，指纹青滞。患儿可见感冒的症状及体征，且伴有惊惕啼叫，夜卧不安等表现，故此患儿可诊断为感冒夹惊。

**2. A**。感冒是以发热、恶寒、鼻塞、流涕、喷嚏、咳嗽、头痛、全身酸痛等肺卫表证为主要临床表现的肺系外感疾病。根据患儿的临床表现可辨病为感冒。"恶寒，无汗，头痛，口不渴，脉浮紧"，是风寒束表证的典型表现。寒之邪，由皮毛而入，束于肌表，郁于腠理。寒主收引，致使肌肤郁闭，卫阳不得宣发，导致恶寒、发热、无汗；寒邪束肺，肺气失宣，则鼻塞、流涕、咳嗽；寒邪郁于太阳经脉，经脉拘急收引，气血流通不畅，则致头痛、身痛、肢节酸痛等症。

**3. B**。主症见咳嗽，兼见食少脘痞，大便不实，怠倦乏力，此为气虚咳嗽。气虚咳嗽可见咳嗽无力，痰白清稀，面色㿠白，气短乏力，胃纳不振，自汗畏寒，舌淡嫩，边有齿痕，脉细无力，指纹淡。治宜益气健脾，化痰止咳，方用六君子汤。

**4. B**。"舌红苔薄黄，脉浮数"为关键词，表明为外感咳嗽，证属风热。风热咳嗽证见咳嗽不爽，咳声高亢或声浊，痰黄黏稠、不易咯出，口渴咽痛，鼻流浊涕，或伴发热恶风，头痛，微汗出，舌质红，苔薄黄，脉浮数，指纹浮紫；治宜疏风清热，宣肃肺气；方用桑菊饮。痰热、痰湿、阴虚等咳嗽，皆为内伤咳嗽，不会见到浮脉。

**5. D**。从患儿的临床表现可辨证为肺炎喘嗽之毒热闭肺证；可见高热持续，咳嗽剧烈，气急鼻扇，喘憋，涕泪俱无，鼻孔干燥，面赤唇红，烦躁口渴，小便短黄，大便秘结，舌红而干，舌苔黄燥，脉洪数，指纹紫滞；方选黄连解毒汤合麻杏石甘汤。华盖散主治肺炎喘嗽风寒闭肺证；五虎汤合葶苈大枣泻肺汤主治肺炎喘嗽痰热闭肺证；人参五味子汤主治肺炎喘嗽肺脾气虚证；沙参麦冬汤主治肺炎喘嗽阴虚肺热证。

**6. A**。从临床表现可辨证患儿属肺炎喘嗽之阴虚肺热证。其证候表现为病程较长，干咳少痰，低热盗汗，面色潮红，五心烦热，舌质红乏津，舌苔花剥、少苔或无苔，脉细数，指纹淡红。治以养阴清肺，润肺止咳；方用沙参麦冬汤。

**7. E**。肺炎喘嗽以发热、咳嗽、气促、痰鸣等为主要临床特征。患儿有发热、咳嗽、咳剧喘促等症，听诊两肺闻及干啰音、右下肺少许细湿啰音，故诊为肺炎喘嗽；同时兼有外感风热症状，故为风热闭肺证。咳嗽是小儿常见的肺系病证，临床以咳嗽为主症；感冒是以发热、恶寒、鼻塞、流涕、喷嚏、咳嗽、头痛、全身酸痛等肺卫表证为主要临床表现的肺系外感疾病；百日咳临床以阵发性痉挛性咳嗽，咳毕伴有特殊的鸡鸣样吸气性吼声为主要特征；哮喘临床以反复发作的喘促气急，喉间哮鸣，呼气延长，严重者不能平卧，张口抬肩，摇身撷肚，唇口青紫为特征。

**8. A**。结合患儿临床表现，诊断患儿为哮喘缓解期的肺脾气虚证，其可见咳嗽无力，反复感冒，气短自汗，神疲懒言，形瘦纳差，面白少华或萎黄，便溏，舌质淡胖，舌苔薄白，脉细软，指纹淡。治宜健脾益气，补肺固表；方用人参五味子汤合玉屏风散。

**9. B**。本例辨证为哮喘之肾虚痰恋证，证可见喘息气促、喉间哮鸣久作未止，动则喘甚，咳嗽胸满，痰质多稀、色白，易咯，面色欠华，畏寒肢冷，神疲纳呆，小便清长，舌质淡，苔薄白或白腻，脉细弱或沉迟，指纹淡。治宜泻肺祛痰，补肾纳气。主方：偏于上实者用苏子降气汤加减；偏于下虚者用都气丸合射干麻黄汤。

**10. B**。根据患儿临床表现，可辨为口疮之风热乘脾证。口疮风热乘脾证见唇、舌、口颊、上腭、齿龈溃烂，也可先见疱疹，继则破溃形成溃烂，周围焮红，灼热疼痛，流涎拒食，伴发热，咽喉

中医儿科学

红肿疼痛,小便短赤,大便秘结,舌质红,苔薄黄,脉浮数,指纹浮紫。乳蛾风热犯咽证见发热,恶风,咽喉疼痛逐渐加重,吞咽不利,单侧或双侧喉核赤肿,咽痒不适,鼻塞流涕,头痛身痛,舌质红,苔薄白或黄,脉浮数,指纹青紫。乳蛾肺胃阴虚证见喉核暗红肿大或有少许脓液附着,咽干灼热,咽痒微痛,有异物感,日久不愈,手足心热,神疲乏力,或午后低热,颧红,腰膝酸软,虚烦失眠,耳鸣,大便干燥,舌红少苔,脉细数,指纹青紫。

**11. C**。根据患儿临床表现,可辨为口疮之脾胃积热证。口疮之脾胃积热证见唇、口颊、上腭、齿龈溃疡糜烂,色白或黄,溃疡较深,大小不一,有的融合成片,甚则满口糜烂,边缘鲜红,疼痛拒食,口臭流涎,或伴发热,面赤口渴,大便秘结,小便短赤,舌红,苔黄,脉数,指纹紫滞。口疮心火上炎证见疱疹、溃疡以舌面、舌边尖为多,红肿灼热,疼痛明显,进食困难,面赤唇红,心烦尿赤,舌边尖红,苔薄黄,脉细数,指纹紫滞。口疮虚火上浮证见口腔溃烂点少,表面黄白色,周围色不红或微红,疼痛不甚,反复发作或迁延不愈,神疲颧红,手足心热,口干不渴,舌红少苔或花剥,脉细数,指纹淡紫。

**12. B**。根据题干信息,可辨病辨证为口疮之心火上炎证。口疮心火上炎证见疱疹、溃疡以舌面、舌边尖为多,红肿灼热,疼痛明显,进食困难,面赤唇红,心烦尿赤,舌边尖红,苔薄黄,脉细数,指纹紫滞。治宜清心凉血,泻火解毒。方用泻心导赤散加减。口疮之脾胃积热证方用凉膈散。

**13. A**。根据患儿的临床表现,可辨为厌食中的"脾失健运证"。症见食欲不振,厌恶进食,食而乏味,食量减少,或伴胸脘痞闷,嗳气泛恶,大便不调,偶尔多食后则脘腹饱胀,形体尚可,精神正常,舌淡红,苔薄白或薄腻,脉尚有力。治宜调和脾胃,运脾开胃。

**14. C**。根据题干信息,可辨病辨证为厌食脾胃阴虚证。症见不思进食,食少饮多,皮肤失润,大便偏干,小便短黄,甚或烦躁少寐,手足心热,舌红少津,苔少或花剥,脉细数。治宜滋脾养胃,佐以助运;方用养胃增液汤。

**15. D**。疳气症状轻,干疳消瘦症状明显;疳积有肚腹膨胀等积滞表现;疳肿胀有明显的浮肿及水湿停滞见症。根据患儿临床表现,可诊断为疳证的干疳。症见形体极度消瘦,皮肤干瘪起皱,大肉已脱,皮包骨头,貌似老人,毛发干枯,面色白,精神萎靡,懒言少动,啼哭无力,表情冷漠呆滞,夜寐不安,腹凹如舟,杳不思食,大便稀溏或便秘,舌质淡嫩,苔花剥或无,脉沉细弱,指纹色淡隐伏。

**16. D**。根据患儿临床表现,可辨为疳证兼证中的眼疳证。症见两目干涩,畏光羞明,眼角赤烂,甚则黑睛混浊,白翳遮睛或有夜盲眼痒,舌质红,苔薄白,脉细。治疗当养血柔肝,滋阴明目,方用石斛夜光丸。

**17. C**。根据患儿的临床表现,可诊断为腹痛之乳食积滞证。症见脘腹胀满,按之痛甚,嗳腐吞酸,不思乳食,矢气频作或腹痛欲泻,泻后痛减,或有呕吐,吐物酸馊,矢气频作,大便秽臭,夜卧不安,时时啼哭,舌红,苔厚腻,脉沉滑,指纹紫滞。胃肠积热型也可见脘腹胀满,疼痛拒按,但多大便秘结,舌苔黄燥。脾胃虚寒、腹部中寒均为寒象,与本题不符。

**18. D**。据患儿临床表现,可辨为腹痛之脾胃虚寒证。症可见腹痛绵绵,时作时止,痛时喜按,面白少华,神疲乏力,手足不温,食后腹胀,大便偏稀,唇舌较淡,脉沉缓,首选小建中汤合理中丸。养脏汤主要用于腹部中寒型,此证以腹痛,得温则舒,遇寒痛甚,痛处喜暖,面色苍白,痛甚者额冷汗出,唇色紫暗,肢冷不温,或兼吐泻,小便清长,舌淡,苔白滑,脉沉弦紧为特点。

**19. C**。根据患儿临床表现,可诊断为泄泻。"唇舌爪甲苍白,毛发稀黄,精神萎靡,手足欠温,舌淡苔白,指纹淡"为脾肾阳虚之表现,辨证属脾肾阳虚证;治以温补脾肾,方用附子理中汤合四神丸。A 项温补肾阳,化气行水,用于肾虚水肿,腰膝酸软,小便不利,畏寒肢冷。B 项治疗肾阴虚证。D 项温中祛寒,补气健脾,常用于急慢性胃肠炎、胃及十二指肠溃疡、胃痉挛、胃下垂、胃扩张、慢性结肠炎等属脾胃虚寒者。E项温中补虚,和里缓急,主治中焦虚寒,肝脾不和证。

**20. D**。脾虚则泄泻,形神疲惫,面色萎黄,大便稀薄,四肢不温。肝旺则时有抽搐。辨证属泄泻土虚木亢证。

**21. C**。缺铁性贫血是体内铁缺乏导致血红蛋白合成减少,临床以小细胞低色素性贫血、血清铁蛋白减少和铁剂治疗有效为特点的贫血症。铁剂是治疗缺铁性贫血的有效制剂,若无特殊原因,应采用口服法给药,二价铁盐较易吸收,为首选,可同时服维生素C,有助于铁剂的吸收。服用时间为血红蛋白达到正常水平后2个月左右再停药。

**22. B**。病毒性心肌炎是由病毒侵犯心脏,引起局限性或弥漫性心肌炎性病变为主的疾病,有的可累及心包或心内膜。临床可见心悸、胸闷、乏力、气短、面色苍白、肢冷、多汗等症。根据患儿临床表现,可辨为病毒性心肌炎之心阳虚衰证。此证的证候表现:心悸怔忡,胸闷不舒,面色苍白,四肢不温,头晕自汗,甚则大汗淋漓,四肢厥冷,口唇及指(趾)发紫,呼吸浅促,舌质淡暗,舌苔薄白,脉细数或脉微欲绝。

**23. D**。患儿有心肌炎病史,结合其临床表现,可辨为病毒性心肌炎之气阴两虚证。症见心悸怔忡,胸闷气短,少气懒言,神疲倦怠,头晕目眩,烦热口渴,自汗盗汗,失眠乏力,舌红少津,脉细数或结代。治宜益气养阴、宁心安神,故选用生脉散加减。

**24. B**。注意力缺陷多动障碍,是一种较常见的儿童时期行为障碍性疾病。临床以与年龄不相应的注意缺陷、多动冲动为主要特征。结合患儿临床表现,可诊断为注意力缺陷多动障碍之肝肾阴虚证。症见多动难静,急躁易怒,冲动任性,难于自控,神思涣散,注意力不集中,难以静坐,或有记忆力欠佳、学习成绩低下,或有遗尿、腰酸乏力,或有五心烦热、盗汗、大便秘结,舌质红,苔少,脉弦细。治法是滋养肝肾,平肝潜阳。注意力缺陷多动障碍心脾两虚证宜养心安神,健脾益气。注意力缺陷多动障碍痰火内扰证宜清热泻火,化痰凝心。尿频脾肾两虚证宜温补脾肾,升提固摄;尿频湿热下注宜清热利湿,通利膀胱。

**25. B**。习惯性抽搐多无意志改变。多发性抽搐是一种以运动、言语和抽搐为特点的综合征或行为障碍,起病在2~12岁,男童发病较女童多。抽动为一种不自主、突发、快速、反复发生、无节律、方式固定的运动或发声。癫痫以突然仆倒,昏不识人,口吐涎沫,两目上视,肢体抽搐,惊掣啼叫,喉中异声,片刻即醒,醒后如常人为特征。注意力缺陷多动症以与年龄不相称的活动过多、注意力不集中、任性、易冲动为主要特征,其智力基本正常。风湿性舞蹈病具有不规则舞蹈样动作及肌张力减低等风湿热体征,无发声抽动或秽语等表现。

**26. C**。癫痫发作期以病因辨证为主,常见的病因有惊、风、痰、瘀等。惊痫发病前常有惊吓史,发作时多伴有惊叫、恐惧等精神症状;风痫见发作时突然仆倒,频繁抽搐,颈项强直,牙关紧闭等症;痰痫发作以神识异常为主,可见发作时意识丧失,瞪目直视,喉间痰鸣,四肢抽搐,舌苔白腻等;瘀痫通常有明显的颅脑外伤史,可见反复抽搐,头痛有定处,舌质紫暗等。根据患儿临床表现,可辨证为风痫,治宜息风止痉,用定痫丸。A项用于惊痫;B项用于痰痫;D项用于瘀痫。

**27. D**。根据题干信息,该患儿可辨证为水肿肺脾气虚证,症见浮肿明显或者不著,面色少华而苍白,体倦乏力,纳差,易出汗,易感冒,大便溏,舌苔白、质偏淡,脉缓弱;首选参苓白术散合玉屏风散。麻黄连翘赤小豆汤治疗水肿风水相搏证,真武汤治疗水肿脾肾阳虚证偏肾阳虚者。

**28. B**。根据该患儿临床表现,可诊断为水肿湿热内侵证,症见稍有浮肿,或水肿不显,烦热口渴或见口苦口黏,小便黄赤短少,甚至尿血,舌质红,舌苔黄或黄腻,脉滑数。或近期有疮毒史;首选三妙丸合导赤散。麻黄连翘赤小豆汤是水肿风水相搏证首选,参苓白术散合玉屏风散是水肿肺脾气虚证首选,真武汤是水肿脾肾阳虚证偏肾阳虚者首选,玉屏风散合六味地黄丸是水肿气阴两虚证首选。

**29. C**。根据患儿"浮肿1个月,小便黄赤短少,甚至血尿,舌偏红,苔黄腻,脉偏数"的临床表现,可诊断为水肿湿热内侵证。湿热内侵证见稍有浮肿,或水肿不显,烦热口渴或见口苦口黏,小便黄赤短少,甚至尿血,舌质红,舌苔黄或黄腻,脉滑数;或近期有疮毒史。

**30. C**。根据患儿临床表现,可诊断为遗尿之下元虚寒证。症见睡中经常遗尿,醒后方觉,天气寒冷时加重,小便清长,神疲乏力,面色少华,形寒肢冷,腰膝酸软,舌淡苔薄白或白滑,脉沉细或沉弱。治法为温补肾阳,固摄止遗。方用菟丝子散合桑螵蛸散加减,或桑螵蛸散合缩泉丸。

**31. C**。根据患儿临床表现,可诊断为遗尿之下元虚寒证。症见睡中经常遗尿,醒后方觉,天气寒冷时加重,小便清长,神疲乏力,面色少华,形寒肢冷,腰膝酸软,舌淡苔薄白或白滑,脉沉细或沉弱。治法为温补肾阳,固摄止遗。方用菟丝子散合桑螵蛸散加减,或桑螵蛸散合缩泉丸。

**32. B**。根据患儿临床表现,可诊断为麻疹之邪炽肺脾(出疹期)证。证候表现为发热,3～4天后于耳后、发际、头面、颈项、胸腹、四肢顺序出现红色斑丘疹、稠密、紫红,伴壮热、烦躁、咽红肿痛,咳嗽加重,目赤眵多,纳差,口渴欲饮,大便秘结,小便短赤,舌质红绛,苔黄腻,脉洪数,指纹紫。治法为清热解毒,透疹达邪;方用清解透表汤。

**33. D**。根据患儿临床表现,可诊断患儿为麻疹之邪犯肺卫(疹前期)证。麻毒时邪由口鼻侵入,肺卫失宣,故见发热、咳嗽、鼻塞流涕;麻毒上熏苗窍,则见目赤畏光、泪水汪汪、麻疹黏膜斑。口腔内两颊黏膜近臼齿处可见多个0.5～1mm大小白色斑点,周围有红晕,为麻疹黏膜斑,是麻疹早期诊断的依据。如接种过麻疹减毒活疫苗而发病者,其症状多较轻而不典型,病程亦较短。

**34. D**。根据患儿临床表现,可诊断为麻疹逆证之邪毒闭肺证。逆证邪毒闭肺证候:壮热持续,烦躁,精神萎靡,咳嗽气喘、憋闷,鼻翼扇动,呼吸困难,喉间痰鸣,口唇紫绀,面色青灰,不思进食,皮疹融合、稠密、紫暗或见瘀斑,乍出乍没,大便秘结,小便短赤,舌质红绛,苔黄腻,脉滑数,指纹紫滞。顺证麻疹见疹3天后体温逐渐下降,咳嗽减少。逆证中邪毒攻喉以咽喉肿痛,声音嘶哑,咳声重浊,声如犬吠,吸气困难,疹稠紫暗为特点。邪陷心肝以高热,烦躁,神昏抽搐,皮疹稠密紫暗,舌质红绛为特点。

**35. A**。根据题干信息,该患儿可诊断为风痧邪犯肺卫证,其证候表现为发热恶风,喷嚏流涕,轻微咳嗽,精神疲倦,饮食欠佳,皮疹先起于头面、躯干,随即遍及四肢,分布均匀,疹点稀疏细小,疹色淡红,一般2～3天逐渐消退,肌肤轻度瘙痒,耳后及枕部臖核肿大触痛,舌质偏红,舌苔薄白,或薄黄,脉象浮数;首选银翘散。透疹凉解汤是风痧邪炽气营证首选,凉营清气汤是丹痧毒炽气营证首选,沙参麦冬汤是丹痧肺胃阴伤证首选。

**36. C**。患儿表现符合风痧(风疹)的诊断。风疹是由感受风疹病毒时邪引起的急性出疹性时行疾病,临床以轻度发热,咳嗽,全身皮肤出现淡红色细小斑丘疹,耳后及枕部臖核肿大为特征。麻疹、奶麻为发热3～4天出疹,排除A、B。丹痧见发热,咽喉红肿化脓疼痛,环口苍白圈,草莓舌等特殊表现,排除D。水痘表现为发热、皮肤黏膜分批出现皮疹,丘疹、疱疹、结痂同时存在,排除E。

**37. D**。猩红热是感受A族乙型溶血性链球菌时邪引起的急性出疹性时行疾病,临床以发热,咽喉肿痛或伴腐烂,全身布发猩红色皮疹,疹后脱屑蜕皮为特征。本病属于中医学温病范围,因具有强烈的传染性,故称为"疫痧""疫疹",又因咽喉肿痛腐烂,皮疹颜色猩红,赤若涂丹、疹点细小如沙，故又称“烂喉痧”“烂喉丹痧”。此患儿见“发热骤起，头痛畏寒，肌肤无汗，咽喉肿痛，皮肤潮红，痧疹隐隐，舌质红，苔薄白，脉浮数有力”，辨证为丹痧邪侵肺卫证，治宜辛凉宣透，清热利咽，方用银翘散。B 项凉营清气汤治疗丹痧毒炽气营证，C 项沙参麦冬汤治疗丹痧肺胃阴伤证。

**38. D**。根据患儿临床表现，可诊断患儿为丹痧肺胃阴伤证。其证候表现为丹痧布齐后 1 ~2 天，身热渐退，咽部糜烂疼痛减轻，或见低热，唇干口燥，或伴有干咳，食欲不振，舌红少津，苔剥脱，脉细数；约 2 周后可见皮肤脱屑、蜕皮。

**39. B**。流行性腮腺炎是由腮腺炎病毒所引起的一种急性呼吸道传染病，临床以发热、耳下腮部漫肿疼痛为主要特征。根据题干信息，可诊断患儿为痄腮温毒外袭证；治以疏风清热，消肿散结。A 项为痄腮热毒蕴结证之治法；D 项为痄腮毒窜睾腹证之治法。

**40. D**。流行性腮腺炎，是由腮腺炎时邪（流行性腮腺炎病毒）引起的一种时行疾病，临床以发热、耳下腮部肿胀、疼痛为主要临床特征，中医称为痄腮。患儿痄腮伴右侧睾丸肿胀疼痛，为流行性腮腺炎毒窜睾腹之变证；治以清肝泻火，活血止痛，方用龙胆泻肝汤加减。A 项疏散风热；B 项治疗往来寒热证；C 项滋阴降火，治疗阴虚火热证；E 项清热解毒，疏风散邪。

**41. D**。根据患儿临床表现，可辨为水痘之邪伤肺卫证。邪伤肺卫证的证候表现为发热恶寒，或无发热，鼻塞流涕，喷嚏，咳嗽，1 ~2 天后分批出现皮疹，初为斑疹、丘疹，继而疱疹、结痂，疹色红润，疱疹呈椭圆形，疱浆清亮，根盘红晕，分布稀疏，此起彼伏，以躯干为中心，呈向心性分布，伴有痒感，舌苔薄白，脉浮数，或指纹紫；治以疏风清热、利湿解毒，方用银翘散。C 项为水痘之邪炽气营选方。

**42. E**。根据患儿临床表现，可辨为水痘之邪炽气营证。本证以壮热烦躁，面红目赤，皮疹分布密集，疱浆混浊，疹点密布为特征。时邪重，正胜邪实，邪毒炽盛，内传气营。气分热盛，致壮热，烦躁，口渴，面红目赤；毒传营分，与内湿相搏外透肌表，则致水痘密集，疹色暗紫，疱浆混浊。

**43. D**。根据患儿临床表现，可辨证为手足口病风热外侵证，治法是宣肺解表、清热化湿。风热外侵证的证候表现为发热轻微，或无发热，或流涕咳嗽、纳差恶心、呕吐泄泻，口腔、手掌、足跖部疱疹，分布稀疏，疹色红润，根盘红晕不著，疱液清亮，舌质红，苔薄黄腻，脉浮数。手足口病湿热蒸盛证宜清热凉营，解毒祛湿；水痘邪伤肺卫证宜疏风清热，利湿解毒；水痘邪炽气营证宜清热凉营，解毒化湿；痄腮热毒壅盛证的治法为清热解毒，散结软坚。

**44. B**。患儿紫癜色鲜红、瘙痒为风热之邪伤及络脉，发热、舌红、脉浮数都符合风热伤络证。A 项主治紫癜之血热妄行证。B 项主治紫癜之风热伤络证；症见起病较急，全身皮肤紫癜散发，尤以下肢及臀部居多，呈对称分布，色泽鲜红，大小不一，或伴痒感，可有发热、腹痛、关节肿痛、尿血等，舌质红，苔薄黄，脉浮数；治当祛风清热，凉血安络。C 项主治紫癜之气不摄血。E 项主治紫癜之阴虚火旺。

**45. D**。根据题干信息，该患儿可诊断为汗证表虚不固证，首选玉屏风散合牡蛎散。黄芪桂枝五物汤是营卫不和证首选；生脉散是气阴亏虚证首选；导赤散合泻黄散是脾胃积热证首选。

**46. C**。根据题干信息，该患儿可辨证为汗证脾胃积热证，首选导赤散合泻黄散。玉屏风散合牡蛎散治疗汗证表虚不固证，黄芪桂枝五物汤治疗汗证营卫不和证，生脉散治疗汗证气阴亏虚证。

**47. A**。汗证表虚不固证的证候表现为以自汗为主，或伴盗汗，汗出部位以头部、肩背明显，动则益甚，伴神疲乏力，面色少华，平素易患伤风感冒，舌质淡，苔薄白，脉虚无力，指纹淡。营卫不和辨证要点为汗出遍身，或半身或局部出汗，轻微怕风。气阴亏虚辨证要点为盗汗为主，或兼见自汗，神疲，手足心热，舌质淡红，苔少或剥苔。

根据患儿临床表现,可诊断为汗证之表虚不固证。

**48. B**。维生素D缺乏性佝偻病脾虚肝旺证见面色少华,多汗,夜惊啼哭,甚至抽搐,神疲纳呆,坐立行走无力,舌质淡,苔薄,指纹淡,脉细弦。维生素D缺乏性佝偻病肺脾气虚证见多汗夜惊,烦躁不安,发稀枕秃,囟门增大,伴有轻度骨骼改变,形体虚胖,肌肉松软,食欲不振,易反复感冒,舌淡苔薄白,脉虚无力。紫癜气不摄血证见起病缓慢,病程迁延,紫癜反复出现,瘀斑、瘀点颜色淡紫,常有鼻衄、齿衄,面色苍黄,神疲乏力,食欲不振,头晕心慌,舌淡苔薄,脉细无力。紫癜阴虚火旺证见紫癜时发时止,鼻衄齿衄,血色鲜红,低热盗汗,心烦少寐,大便干燥,小便黄赤,舌光红,苔少,脉细数。

**49. A**。根据患儿临床表现,可诊断为皮肤黏膜淋巴结综合征之气营两燔证。本证的辨证要点为壮热不退,身热夜甚,烦躁口渴,肌肤斑疹红紫,手足硬肿,草莓舌。

**50. C**。皮肤黏膜淋巴结综合征又名川崎病,是一种以全身血管炎性病变为主要病理改变的急性发热性出疹性疾病,临床以发热、皮疹、球结膜充血、草莓舌、颈淋巴结肿大、手足硬肿为特征,属于中医学温病范畴。且抗生素治疗无效,可与猩红热鉴别。根据患儿临床表现及实验室检查,支持皮肤黏膜淋巴结综合征。

**51. B**。根据患儿临床表现,可诊断为皮肤黏膜淋巴结综合征。皮肤黏膜淋巴结综合征又名川崎病,是一种以全身血管炎性病变为主要病理改变的急性发热性出疹性疾病,临床以发热、皮疹、球结膜充血、草莓舌、颈淋巴结肿大、手足硬肿为特征,属于中医学温病范畴。

**52. C**。维生素D缺乏性佝偻病简称佝偻病,胸骨下部显著前突,两侧肋骨凹陷,形似鸡胸,为佝偻病所致的特征性胸部病变,多见于儿童。有时肋骨与肋软骨交接处增厚隆起,在胸骨两侧排列成串珠状,称为佝偻病串珠。

**53. C**。支气管哮喘时咳嗽和喘息呈阵发性发作,以夜间和清晨为重。发作前可有流涕、打喷嚏和胸闷,发作时呼吸困难,呼气相延长伴有喘鸣声。严重病例呈端坐呼吸,恐惧不安,大汗淋漓,面色青灰。根据该患儿表现,考虑为哮喘危重状态。全身应用糖皮质激素作为儿童危重哮喘治疗的一线药物,应尽早使用。病情严重时不能以吸入治疗替代全身型糖皮质激素治疗,以免延误病情。

**54. D**。重度脱水患儿表现为精神极度萎靡,呈淡漠、嗜睡或昏迷,哭时无泪,尿量极少或无尿。前囟、眼窝深度凹陷,皮肤、黏膜极干燥,弹性极差,休克症状。低渗性脱水时血清钠小于130mmol/L;等渗性脱水时血清钠130~150mmol/L;高渗脱水时血清钠大于150mmol/L。结合题干信息,该患儿表现符合重度低渗性脱水的临床特征。

**55. C**。根据该患儿表现,考虑为重度低渗性脱水,此时首先要扩容;用2:1等张含钠液20mL/kg,30~60分钟内快速滴注。

**56. B**。中度脱水患儿表现为精神萎靡或烦躁不安,口唇黏膜干燥,眼窝和前囟明显凹陷,哭时泪少,皮肤弹性较差,尿量明显减少,四肢稍凉。根据该患儿表现,考虑为中度脱水。因题干未给出血钠值,暂无法判断脱水性质。在临床上针对无法判断的脱水情况,多先按等渗性脱水处理,一般用1/2张含钠液;故此时应选用2:3:1液(1/2张含钠液)。

**57. A**。患儿有呕吐、腹泻的病史,提示有脱水的诱因,精神状态为嗜睡、烦躁,双眼深陷、口唇干燥、无尿、皮肤弹性差并可见花纹,四肢冷,符合重度脱水的临床特点。重度脱水可伴随电解质、酸碱平衡紊乱等,代谢性酸中毒主要表现为精神萎靡、呼吸深长、唇周灰暗或口唇樱桃红色等。综上,考虑该患儿为重度脱水伴代谢性酸中毒。

**58. A**。中度脱水患儿表现为精神萎靡或烦躁不安,口唇黏膜干燥,眼窝和前囟明显凹陷,哭时泪少,皮肤弹性较差,尿量明显减少,四肢稍凉。代谢性酸中毒可见精神萎靡、呼吸深长、唇周灰暗或口唇樱桃红色等。根据题干，考虑该患儿为中度脱水伴代谢性酸中毒。补液总量 = 补充累积损失量 + 继续损失量 + 生理需要量，一般中度脱水的补液总量为 120 ~ 150mL/kg。重度脱水有明显周围循环障碍者，应先快速扩容，20mL/kg 等张含钠液，30 ~ 60 分钟内快速输入；累积损失量（扣除扩容液量）一般在 8 ~ 12 小时内补完，每小时 8 ~ 10mL/kg。见尿后（有尿或来院前 6 小时内有尿）应及时补钾，氯化钾静脉滴注浓度不得超过 0.3%（40mmol/L）。

**59. C**。典型麻疹表现为急性发热，上呼吸道卡他症状，结膜充血、畏光、口腔麻疹黏膜斑，皮疹常在发热 3 ~ 4 天后出现，多于始于耳后。根据该患儿表现，考虑为麻疹。肺炎是麻疹最常见的并发症，多见于 5 岁以下小儿，可发生于麻疹的各期。患儿伴喘咳，肺部有中小水泡音，提示并发肺炎。

**60. C**。麻疹前驱期常有上呼吸道感染、结膜炎表现及特征性口腔麻疹黏膜斑（即 Koplik 斑，可见口腔黏膜粗糙）；多在发热 3 ~ 4 天后出疹，出疹顺序为耳后→发际→额面部→颈部→躯干和四肢→手掌和足底；最常见的并发症是肺炎。患者发热 4 天后，出现皮疹，体温逐渐增高，面、颈部有红色斑丘疹，提示麻疹的可能性较大。双肺散在细湿啰音，考虑合并肺炎。心音较弱，肝肋下 2.5cm，考虑合并心力衰竭。

**61. C**。患儿生后即反复发生肺部感染，胸骨左缘 3 ~ 4 肋间可闻及 3/6 级收缩期杂音，考虑室间隔缺损可能性大。发热、咳嗽、气促 2 天，呼吸偏快、双肺中、小水泡音，考虑并发肺炎；心率偏快，肝大，双足背水肿，提示合并心力衰竭。综上，该患儿最可能的诊断是室间隔缺损合并肺炎和心力衰竭。

**62. D**。时邪感冒症见起病急骤，高热恶寒，无汗或汗出不解，头痛，心烦，目赤咽红，全身肌肉酸痛，腹痛，或伴恶心、呕吐、大便稀薄，舌红苔黄，脉数，指纹紫。故根据题干信息，可辨为时邪感冒。风寒感冒症见恶寒，发热，无汗，头痛，身痛，鼻流清涕，喷嚏，咳嗽，口不渴，咽无红肿及疼痛，舌淡红，苔薄白，脉浮紧，指纹浮红。风热感冒症见发热重，恶风，有汗或少汗，头痛，鼻塞，流浊涕，喷嚏，咳嗽，痰稠色白或黄，咽红肿痛，口干渴，舌质红，苔薄黄，脉浮数，指纹浮紫。暑邪感冒症见发热，无汗或汗出热不解，头晕，头痛，鼻塞，身重困倦，胸闷泛恶，口渴心烦，食欲不振，或有呕吐、泄泻，小便短黄，舌质红，苔黄腻，脉滑数，指纹紫滞。

**63. B**。小儿风寒感冒证的治法为辛温解表；风热感冒证的治法为辛凉解表；暑邪感冒证的治法为清暑解表；时邪感冒证的治法为清瘟解毒；风寒夹痰证的治法为辛温解表，宣肺化痰。

**64. C**。风寒感冒证首选方为荆芥败毒散；风热感冒证首选方为银翘散；暑邪感冒证首选方为新加香薷饮；时邪感冒证首选方为银翘散合普济消毒饮；风寒夹痰证在疏风解表的基础上，加三拗汤、二陈汤。

**65. D**。咳嗽痰多色黄，黏稠难咳，甚则气息粗促，喉中痰鸣，伴发热口渴，烦躁不宁，小便短赤，大便干结，舌红苔黄，脉滑数，辨证为痰热咳嗽证。风寒咳嗽证见咳嗽频作，咽痒声重，痰白清稀，鼻塞流清涕，恶寒无汗，发热头痛，全身酸痛，舌苔薄白，脉浮紧，指纹浮红。风热咳嗽证见咳嗽不爽，咳声高亢或声浊，痰黄黏稠，不易咯出，口渴咽痛，伴有发热，恶风，头痛，微汗出，舌质红，苔薄黄，脉浮数，指纹浮紫。风燥咳嗽证见咳嗽痰少，或痰黏难咯，或干咳无痰，鼻燥咽干，口干欲饮，咽痒咽痛，皮肤干燥，或伴发热、鼻塞、咽痛等表证，大便干，舌质红，苔少乏津，脉浮数。痰湿咳嗽证见咳声重浊，痰多壅盛，色白质稀，喉间痰声辘辘，胸闷纳呆，神乏困倦，形体虚胖，舌淡红，苔白腻，脉滑，指纹沉滞。

**66. A**。痰热咳嗽证的治法为清热泻肺，宣肃肺气。风寒咳嗽证的治法为疏风散寒，宣肃肺气；风热咳嗽证的治法为疏风清热，宣肃肺气；痰湿咳嗽证的治法为燥湿化痰，宣肃肺气。

**67. B**。痰热咳嗽证首选清金化痰汤;痰湿咳嗽首选二陈汤;风寒咳嗽证首选杏苏散;风热咳嗽证首选桑菊饮。

**68. D**。肺炎喘嗽是小儿时期常见的一种肺系疾病,临床以发热、咳嗽、痰壅、气喘,肺部闻及中细湿啰音,胸部 X 线片见炎性阴影为主要表现,重者可见张口抬肩、呼吸困难、面色苍白、口唇青紫等症。根据患儿临床表现及相关检查,可诊断为肺炎喘嗽。感冒是以发热、恶寒、鼻塞、流涕、喷嚏、咳嗽、头痛、全身酸痛等肺卫表证为主要临床表现的肺系外感疾病。哮指声响言,喘指气息言,哮必兼喘,故通称哮喘;临床以反复发作的喘促气急,喉间哮鸣,呼气延长,严重者不能平卧,张口抬肩,摇身撷肚,唇口青紫为特征。反复呼吸道感染是指一年内发生呼吸道感染次数过于频繁,超过一定的范围。根据部位可分为反复上呼吸道感染(鼻炎、咽炎、扁桃体炎)和反复下呼吸道感染(支气管炎、毛细支气管炎及肺炎等)。

**69. A**。风寒闭肺证见恶寒发热,无汗,呛咳气急,痰白而稀,口不渴,咽不红,舌质不红,舌苔薄白或白腻,脉浮紧,指纹浮红。根据题干信息,可诊断患儿为肺炎喘嗽之风寒闭肺证。风热闭肺证见发热恶风,微有汗出,咳嗽气急,痰多,痰黏稠或黄,口渴咽红,舌红,苔薄白或黄,脉浮数,指纹浮紫或紫滞。毒热闭肺证见高热持续,咳嗽剧烈,面赤唇红,气急鼻扇,喘憋,涕泪俱无,鼻孔干燥,面赤唇红,烦躁口渴,小便短黄,大便秘结,舌红而干,舌苔黄燥,脉洪数,指纹紫滞。痰热闭肺证见发热烦躁,咳嗽喘促,气急鼻扇,喉间痰鸣,口唇青紫,面赤口渴,胸闷胀满,泛吐痰涎,舌质红,舌苔黄腻,脉滑数,指纹紫滞。阴虚肺热证见病程较长,干咳少痰,低热盗汗,面色潮红,五心烦热,舌质红乏津,舌苔花剥、少苔或无苔,脉细数,指纹淡红。

**70. B**。肺炎喘嗽之风寒闭肺证治宜辛温宣肺,化痰降逆;首选华盖散。银翘散合麻杏石甘汤主治风热闭肺证;黄连解毒汤合麻杏石甘汤主治毒热闭肺证;五虎汤合葶苈大枣泻肺汤主治痰热闭肺证;沙参麦冬汤主治阴虚肺热证。

**71. D**。根据题干信息,患儿辨证为哮喘发作期的热性哮喘证,症可见咳嗽喘息,声高息涌,喉间哮吼痰鸣,痰稠黄难咳,胸膈满闷,身热,面赤,鼻塞流黄稠涕,口干,咽红,尿黄,便秘,舌质红,舌苔黄,脉滑数,指纹紫。

**72. A**。此患儿辨证为哮喘发作期的热性哮喘证,本证多为外感风热,或风寒化热,引动伏痰,痰热相结,阻于气道,故咳喘哮鸣、痰黄黏稠,胸膈满闷,鼻塞流黄稠涕。痰热壅盛是本证的关键,外感风热之象,可轻可重。治法是清肺涤痰,止咳平喘。

**73. C**。治疗哮喘发作期的热性哮喘证,治宜清肺涤痰,止咳平喘;首选麻杏石甘汤合苏葶丸。大青龙汤为哮喘外寒内热证首选,苏子降气汤为哮喘肾虚痰恋证偏于上实者首选。沙参麦冬汤为肺炎喘嗽之阴虚肺热证首选,黄连解毒汤合麻杏石甘汤为肺炎喘嗽之毒热闭肺证首选。

**74. B**。根据患儿的临床表现,可诊断为厌食的脾胃阴虚证。症见不思进食,食少饮多,皮肤失润,大便偏干,小便短黄,甚或烦躁少寐,手足心热,舌红少津,苔少或花剥,脉细数。

**75. B**。患儿诊断为厌食的脾胃阴虚证;其辨证要点为食少饮多,大便偏干,舌红少苔。治宜滋脾养胃,佐以助运。

**76. C**。患儿诊断为厌食的脾胃阴虚证;症见不思进食,食少饮多,皮肤失润,大便偏干,小便短黄,甚或烦躁少寐,手足心热,舌红少津,苔少或花剥,脉细数。治宜滋脾养胃,佐以助运;方选养胃增液汤。

**77. D**。全身虚弱羸瘦,面黄发枯,精神萎靡,饮食异常,可诊断为疳证。足踝水肿,面色无华,四肢欠温,小便不利,大便溏薄,舌淡红,苔薄白,可辨证为疳肿胀证。疳气症见体重不增,面色萎黄少华,毛发稀疏,不思饮食,腹胀,精神欠佳,性急易怒,大便干稀不调,舌质略淡,苔薄微腻,脉细有力,指纹淡。疳积症见形体明显消瘦,面色萎黄少华或面白无华，肚腹膨胀，甚则青筋暴露，毛发稀疏结穗，精神烦躁，夜卧不宁，或见揉眉挖鼻，吮指磨牙，动作异常，食欲不振，或善食易饥，或嗜食异物，舌质淡，苔白腻，脉沉细而滑，指纹紫滞。干疳症见极度消瘦，皮肤干瘪起皱，大肉已脱，毛发干枯，皮包骨头，貌似老人，毛发干枯，面色白，精神萎靡，懒言少动，啼哭无力，表情冷漠呆滞，夜寐不安，腹凹如舟，杳不思食，大便稀溏或便秘，舌质淡嫩，苔花剥或无，脉沉细弱，指纹色淡隐伏。眼疳症见两目干涩，畏光羞明，眼角赤烂，甚则黑睛混浊，白翳遮睛等。

**78. D**。疳肿胀证治法为健脾温阳，利水消肿。疳气证治法为调和脾胃，益气助运；疳积证治法为消积理脾，和中清热；干疳证治法为补脾益气，养血活血；眼疳证治法为养血柔肝，滋阴明目。

**79. D**。治疗疳肿胀证的首选方为防己黄芪汤合五苓散。资生健脾丸主治疳气证；肥儿丸主治疳积证；八珍汤主治干疳证；石斛夜光丸主治眼疳证。

**80. B**。患儿因“呕吐 2 天，嗳腐吞酸”来诊，可辨其为呕吐。根据其临床表现，可诊断患儿为呕吐之肝气犯胃证。症见呕吐吞酸，或嗳气频作，每因情志刺激加重，胸胁胀痛，精神郁闷，易怒易哭，舌边红，苔薄腻，脉弦，指纹紫。

**81. D**。呕吐之肝气犯胃证治法为疏肝理气，和胃降逆；脾胃虚寒证治法为温中散寒，和胃降逆；胃热气逆证治法为清热泻火，和胃降逆。

**82. A**。患儿为呕吐之肝气犯胃证，治法为疏肝理气，和胃降逆；方用解肝煎。若肝火内亢，烦躁面赤者，加栀子、黄连；呕吐频急，加旋覆花、代赭石；呕吐黄苦水者，加柴胡、黄芩；火郁伤阴，口干舌燥者，加北沙参、石斛。

**83. D**。根据患儿临床表现，可诊断为泄泻之脾肾阳虚证。症见久泻不止，食入即泻，便质清稀，完谷不化，或见脱肛，或有五更作泻，精神萎靡，形寒肢冷，面色㿠白，睡时露睛，舌淡，脉细弱。伤食泻可见脘腹胀满疼痛，痛则欲泻，泻后痛减，大便酸臭，不思乳食，舌质红，舌苔厚腻或微黄，脉滑数。湿热泻可见泻下稀薄，或如水注，大便深黄臭秽，或见少许黏液，食欲不振，肢体倦怠，舌质红，苔黄腻，脉滑数。脾虚泻可见大便稀溏，色淡不臭，时轻时重，面色萎黄，神疲倦怠，舌淡苔白，脉沉缓。风寒泻可见泄泻清稀，夹有泡沫，臭气不甚，肠鸣腹痛，或伴恶寒发热，舌苔薄白或白腻，脉浮紧。

**84. D**。伤食泻治法为消食化滞，运脾和胃；风寒泻治法为疏风散寒，化湿和中；湿热泻治法为清肠泄热，化湿止泻；脾虚泻治法为健脾益气，助运止泻；脾肾阳虚泻治法为温补脾肾，固涩止泻。

**85. E**。伤食泻首选保和丸；风寒泻首选藿香正气散；湿热泻首选葛根黄芩黄连汤；脾虚泻首选参苓白术散；脾肾阳虚泻首选附子理中丸合四神丸。

**86. E**。根据患儿“平素嗜食肥甘厚味，多动多语，烦躁不宁，冲动任性，难以制约，注意力不集中，懊恼不眠”“翻手试验、指鼻试验阳性”，诊断为注意力缺陷多动障碍。狂证以精神亢奋，狂躁不安，喧扰不宁，骂詈毁物，动而多怒为特征。痫病以突然意识丧失，甚则仆倒，不省人事，强直抽搐，口吐涎沫，两目上视或口中怪叫为特征，移时苏醒，一如常人为特征。急惊风以高热、抽风、神昏为主要表现。多发性抽动症表现为多发性抽动、发声抽动、秽语症等。

**87. D**。根据患儿临床表现及查体，可诊断为注意力缺陷多动障碍之痰火内扰证。症见多动多语，烦躁不安，冲动任性，难以制约，兴趣多变，注意力不集中，胸中烦热，懊恼不眠，纳少口苦，便秘尿赤，舌质红，苔黄腻，脉滑数。

**88. A**。治疗注意力缺陷多动障碍之痰火内扰证，治宜清热泻火，化痰宁心；首选黄连温胆汤。归脾汤合甘麦大枣汤为心脾两虚证首选，杞菊地黄丸为肝肾阴虚证首选。

**89. B**。患儿“因浮肿半个月入院”，查体见“全身浮肿，尿少，头晕，头痛，恶心，呕吐，舌苔

中医儿科学

腻,脉沉弦”,患儿可辨为水肿变证之水毒内闭证。此证可见全身浮肿,尿少或尿闭,头晕,头痛,恶心呕吐,甚或昏迷,舌苔腻,脉弦。

**90. E**。根据患儿临床表现,可辨为水肿变证之水毒内闭证;其治则为辛开苦降,辟秽解毒。疏风利水为水肿风水相搏证治则;清热利湿为水肿湿热内侵证治则;健脾益气为水肿肺脾气虚证治则;温肾健脾为水肿脾肾两虚证治则。

**91. C**。根据患儿临床表现,可辨为水肿变证之水毒内闭证;其治则为辛开苦降,辟秽解毒;首选方剂是温胆汤合附子泻心汤。水肿变证之水凌心肺证首选方剂是己椒苈黄丸合参附汤;水肿湿热内侵证首选方剂是三妙丸合导赤散。

**92. D**。患儿因“乳房肿大”来诊。根据患儿“乳房稍有突起,乳晕颜色深,触之疼痛,心烦易怒,脾气急躁,舌红苔黄,脉弦细数”等临床表现,可诊断患儿为性早熟的肝郁化火证。症见女孩乳房及内外生殖器发育,或有月经来潮;男孩阴茎及睾丸增大,声音变低沉,面部痤疮,或有阴茎勃起和射精;伴胸闷不舒或乳房胀痛,心烦易怒,嗳气叹息,舌质红,苔黄或黄腻,脉弦数。

**93. C**。患儿辨为性早熟的肝郁化火证,辨证要点为第二性征提前出现,乳房胀痛,心烦易怒,脉弦数。其治法是疏肝解郁,清心泻火。

**94. D**。根据患儿临床表现,可诊断患儿为性早熟的肝郁化火证;其治法是疏肝解郁,清心泻火;首选方剂为丹栀逍遥散加减。性早熟的阴虚火旺证治法是滋阴降火,首选方剂为知柏地黄丸加减。

**95. A**。根据患儿临床表现,可诊断患儿为风痧之邪郁肺卫证。邪郁肺卫证的证候表现为发热恶风,喷嚏流涕,轻微咳嗽,精神疲倦,饮食欠佳,皮疹先起于头面、躯干,随即遍及四肢,分布均匀,疹点稀疏细小,疹色淡红,一般2~3天逐渐消退,肌肤轻度瘙痒,耳后及枕部臖核肿大触痛,舌质偏红,舌苔薄白,或薄黄,脉象浮数。

**96. A**。患儿辨为风痧之邪郁肺卫证,治法为疏风解热透邪。风痧之邪炽气营证的治法为清气凉营解毒;丹痧之邪侵肺卫证的治法为辛凉宣透,清热利咽;丹痧之毒炽气营证的治法为清气凉营,泻火解毒;丹痧之肺胃阴伤证的治法为养阴生津,清热润喉。

**97. B**。患儿辨为风痧之邪郁肺卫证,治法为疏风解热透邪,选方为银翘散。风痧之邪炽气营证的选方为透疹凉解汤;麻疹之邪炽肺脾(出疹期)的选方为清解透表汤。

**98. B**。根据患儿“高热1天,躯干及四肢可见红色丘疹,细小鲜红,色红如丹,口渴烦躁,咽部红伴有肿烂”等临床表现,可诊断为丹痧。猩红热是感受A族乙型溶血性链球菌时邪引起的急性出疹性时行疾病,临床以发热,咽喉肿痛或伴腐烂,全身布发猩红色皮疹,疹后脱屑蜕皮为特征。本病属于中医学温病范围,因具有强烈的传染性,故称为“疫痧”“疫疹”,又因咽喉肿痛腐烂,皮疹颜色猩红,赤若涂丹、疹点细小如沙,故又称“烂喉痧”“烂喉丹痧”。

**99. D**。根据患儿临床表现,可辨证为丹痧毒炽气营证。毒炽气营证的证候表现为壮热不解,烦躁口渴,咽喉肿痛,伴有糜烂白腐,皮疹密布,色红如丹,甚则色紫如瘀点。疹由颈、胸开始,继而弥漫全身,压之退色,见疹后1~2天舌苔黄糙,舌质起红刺,3~4天后舌苔剥脱,舌面光红起刺,状如草莓,脉数有力。方选凉营清气汤。

**100. A**。丹痧多在发热24小时内出疹,皮疹最早见于耳后、颈部、上胸部、腋下,然后迅速由上而下波及全身。皮疹特点是全身皮肤弥漫性发红,其上有红色细小丘疹,呈鸡皮样,抚摸时似砂纸感,压之退色。皮疹密集,疹间皮肤红晕,偶可见正常皮肤,用手指按压皮疹,皮疹色退,暂呈苍白,10余秒后恢复原状,称“贫血性皮肤划痕”。皮肤皱褶处如腋窝、肘窝、腹股沟等处,皮疹密集成线状排列,可夹有出血点,形成明显的横纹线,称为“帕氏线”。起病4~5天时,白苔脱落,舌面光滑鲜红,舌乳头红肿突起,称“红草莓舌”。面部潮红,无皮疹分布,口唇周围苍白,形成“环口苍白圈”。颈及颌下淋巴结肿大压痛。

**101. C**。维生素D缺乏性佝偻病简称佝偻病，是由于儿童体内维生素D不足，致使钙磷代谢失常的一种慢性营养缺乏性疾病，以正在生长的骨骺端软骨板不能正常钙化，造成骨骼病变为特征，以多汗，夜啼，烦躁，枕秃，肌肉松弛，囟门迟闭，甚至鸡胸肋翻、下肢弯曲等为主要临床表现。根据患儿生后未添加辅食，有腹泻，“睡眠不安，爱哭闹，出汗多，未出牙，尚不能扶站”等临床表现，可诊断患儿为维生素D缺乏性佝偻病。

**102. A**。维生素D缺乏性佝偻病患儿激期多汗、夜惊、易激惹等症状更加明显。体征方面主要是骨骼的改变，表现部位与该年龄骨骼生长速度较快的部位相一致。6月龄以内婴儿以颅骨改变为主，如颅骨软化；6月龄以后可出现方颅、佝偻病串珠、佝偻病手镯或脚镯样改变；1岁左右的小儿可见鸡胸、郝氏沟；小儿开始站立与行走后可出现股骨、胫骨、腓骨弯曲，形成“O”形或“X”形腿，有时有“K”形样下肢畸形；患儿会坐与站立后可出现脊柱畸形。严重低血磷使肌肉糖代谢障碍，出现全身肌肉松弛、肌张力降低和肌力减弱。

**103. B**。临床上按活动程度将维生素D缺乏性佝偻病分为四期，即初期、激期、恢复期、后遗症期。初期血液生化改变轻微，一过性血钙下降，血磷降低，碱性磷酸酶正常或稍高，常无骨骼病变，骨骼X线片可正常或钙化带稍模糊。激期多汗、夜惊、易激惹等症状更加明显；体征方面主要是骨骼的改变，表现部位与该年龄骨骼生长速度较快的部位相一致；血生化除血钙稍低外，其余指标改变更加显著，25-(OH)$D_3$<8ng/mL；X线片有明显改变。恢复期患儿经治疗或日光照射后，临床症状和体征逐渐减轻或消失，X线片示临时钙化带重现，血生化恢复正常。后遗症期临床症状消失，血生化正常，骨骼X线摄片干骺端病变消失。根据题干信息，考虑患儿为激期。

**104. D**。产毒性大肠埃希菌肠炎潜伏期1～2天，起病较急，病情轻重不一。患儿腹泻，大便呈蛋花汤样，有腥臭味，大便镜检白细胞偶见，符合产毒性大肠埃希菌肠炎的临床特征。金黄色葡萄球菌肠炎的典型大便为暗绿色，量多，带黏液。难辨梭状芽胞杆菌肠炎为草绿色水样便，可有伪膜排出。空肠弯曲菌肠炎常有高热、惊厥，大便呈黏液状，带脓血。白色念珠菌肠炎常伴鹅口疮，大便泡沫较多，带黏液。

**105. C**。腹泻患儿皮肤弹性差，前囟、眼窝深度凹陷，四肢厥冷，尿量极少，应诊断为重度脱水而不是中度脱水。小儿血钠正常值为130～150mmol/L。本例血清钠135mmol/L，应诊断为等渗性脱水。综上，该患儿为重度等渗性脱水。

**106. A**。患儿考虑为重度等渗性脱水，首先应行扩容治疗以纠正休克，首先应用2:1等张含钠液20mL/kg，于30～60分钟内快速滴注。

**107. B**。高热惊厥是指小儿在呼吸道感染或其他感染性疾病早期，体温升高大于等于39℃时发生的惊厥，并排除颅内感染及其他导致惊厥的器质性或代谢性疾病。主要表现为突然发生的全身或局部肌群的强直性或阵挛性抽搐，双眼球凝视、斜视、发直或上翻，伴意识丧失。该患儿的表现符合高热惊厥的临床特征。

**108. A**。一般热性惊厥多见于6个月～5岁儿童，6岁后罕见；患儿发作前后一般情况良好；惊厥多发生在病初体温骤升时，常见于上呼吸道感染；惊厥多为全身强直或阵挛性发作，少数为局灶性或一侧性发作，发作次数少、持续时间短、恢复快速，无任何神经系统异常表现，一般预后好；发作期脑电图可见慢波活动增多或轻度不对称。

**109. B**。惊厥发作时的治疗措施：①一般治疗，保持呼吸道通畅，常规给氧，禁止不必要的刺激；②迅速控制惊厥发作，首选苯二氮䓬类快速止惊药物，如地西泮，缓慢静脉滴注。静脉注射困难时，用同样剂量经直肠灌入；③对症治疗，主要为降温治疗等。注意原发疾病治疗，并预防复发。

**110. A**。口疮是小儿较为常见的口腔疾患，以口腔黏膜、舌体及齿龈等处出现大小不等淡黄色或灰白色溃疡,局部灼热疼痛,或伴发热、流涎为特征。本例患儿因"口颊、齿龈、嘴角等处出现溃疡3天"来诊,可诊断为口疮。鹅口疮是以口腔黏膜、舌上散在或满布白屑为主要临床特征的一种口腔疾病。白喉咽部、扁桃体可见白色假膜,不易擦去,强行擦去则易出血。手足口病临床表现为手掌、足跖、口腔、臀部等部位可见斑丘疹、疱疹等。残留奶块与鹅口疮表现相似,但以棉签蘸温开水轻拭,即可除去奶块。

**111. E**。根据患儿的临床表现,可辨病辨证为口疮之风热乘脾证。口疮风热乘脾证见唇、舌、口颊、上腭、齿龈溃烂,也可先见疱疹,继则破溃形成溃烂,周围焮红,灼热疼痛,流涎拒食,伴发热,咽喉红肿疼痛,小便短赤,大便秘结,舌质红,苔薄黄,脉浮数,指纹浮紫。外感风热邪毒,内应脾胃,上熏口舌,发为口疮;火热熏灼,故灼热疼痛,拒食;热灼肠胃,津液耗伤,故小便短赤,大便秘结。

**112. E**。根据患儿的临床表现,可辨病辨证为口疮之风热乘脾证。治宜疏风散火,清热解毒。口疮之虚火上浮证治宜滋阴降火,引火归原。

**113. A**。患儿辨病辨证为口疮之风热乘脾证。治宜疏风散火,清热解毒;方用银翘散。

**114. B**。口疮之风热乘脾证的临证加减如下:①发热不退者,加柴胡、石膏、黄芩;②大便秘结者,加大黄、玄明粉;③疮面色黄糜烂者,加广藿香、佩兰、槟榔。

**115. C**。肺炎喘嗽是小儿时期常见的肺系疾病之一,以发热、咳嗽、气促、痰鸣等为主要临床特征。咳以声言、嗽以痰名,有声有痰谓之咳嗽。哮喘临床以反复发作的喘促气急,喉间哮鸣,呼气延长,严重者不能平卧,张口抬肩,摇身撷肚,唇口青紫为特征。惊风是小儿常见的一种急重病证,临床以抽搐、昏迷为主要症状;其证候可概括为四证八候,四证即痰、热、惊、风;八候指搐、搦、掣、颤、反、引、窜、视。感冒是以发热、恶寒、鼻塞、流涕、喷嚏、咳嗽、头痛、全身酸痛等肺卫表证为主要临床表现的肺系外感疾病;夹惊可见感冒兼见惊惕,哭闹不安,睡卧不宁,甚至骤然抽搐,舌质红,脉浮弦,指纹青滞。患儿有感冒的临床表现,伴睡眠不宁,时有惊惕,故为感冒夹惊。

**116. E**。肺炎喘嗽是小儿时期常见的肺系疾病之一,以发热、咳嗽、气促、痰鸣等为主要临床特征。咳以声言、嗽以痰名,有声有痰谓之咳嗽。哮喘临床以反复发作的喘促气急,喉间哮鸣,呼气延长,严重者不能平卧,张口抬肩,摇身撷肚,唇口青紫为特征。急惊风来势急骤,以高热、抽风、昏迷为主要表现,痰、热、惊、风四证俱备。肺炎喘嗽、咳嗽、哮喘均有肺系病变的表现,急惊风有高热表现。夜啼是指婴儿入夜啼哭不安,时哭时止,或每夜定时啼哭,甚则通宵达旦,但白天如常的一种病证。小儿夜啼无发热及咳嗽等肺系病变,较好鉴别。

**117. C**。风热感冒夹惊可见发热重,恶风,有汗或少汗,头痛,鼻塞流浊涕,喷嚏,咳嗽,痰稠色白或黄,咽红肿痛,口干渴,舌质红,苔薄黄,脉浮数,指纹浮紫;兼见惊惕,哭闹不安,睡卧不宁,甚至骤然抽搐,舌质红,脉浮弦,指纹青滞。风热感冒主方为银翘散,夹惊常加用钩藤、僵蚕、蝉蜕、珍珠母。

**118. E**。感冒一年四季均可发生,冬春季节及气候骤变时发病率较高,任何年龄均可发病。小儿肺常不足,卫外不固,寒温不知自调,易感受外邪;且易出现夹痰、夹滞、夹惊的兼证。本病一般预后良好,如表邪不解,内传入里,可发展为咳嗽、肺炎喘嗽,或邪毒内传,发生邪毒侵心等变证。小儿感冒发生的病因,以感受风邪为主,风为百病之长,常夹寒、热、暑、湿、燥邪及时邪疫毒等致病。

**119. A**。《医宗金鉴·感冒风寒总括》记载:"小儿肌肤最柔脆,偶触风寒病荣卫,轻为感冒病易痊,重为伤寒证难退,夹食夹热或夹惊,疏散和解宜体会。"

**120. C**。根据题干信息，诊断患儿为肺炎喘嗽之痰热闭肺证。痰热闭肺证可见发热，烦躁，咳嗽喘促，气急鼻扇，喉间痰鸣，口唇青紫，面赤口渴，胸闷胀满，泛吐痰涎，舌质红，舌苔黄腻，脉滑数，指纹紫滞。

**121. A**。肺炎喘嗽之痰热闭肺证治宜清热涤痰，开肺定喘；方用五虎汤合葶苈大枣泻肺汤。华盖散主治肺炎喘嗽风寒闭肺证；银翘散合麻杏石甘汤主治肺炎喘嗽风热闭肺证；黄连解毒汤合麻杏石甘汤主治毒热闭肺证。

**122. D**。当此患儿出现心阳虚衰时，可见突然面色苍白，口唇青紫，呼吸困难，或呼吸浅促，额汗不温，四肢厥冷，烦躁不安，或神萎淡漠，肝脏迅速增大，舌质略紫，苔薄白，脉细弱而数，指纹青紫，可达命关。肝为藏血之脏，右胁为肝脏之位，肝血瘀阻，故右胁下出现痞块。

**123. B**。肺炎喘嗽是小儿时期常见的肺系疾病之一，起病较急，常见发热、咳嗽、气急、鼻扇、痰鸣等症；新生儿常以不乳、精神萎靡、口吐白沫等症状为主，而无上述典型表现。肺部听诊可闻及较固定的中细湿啰音，常伴干性啰音，如病灶融合，可闻及支气管呼吸音。

**124. E**。小儿肺炎喘嗽胸部 X 线可见肺纹理增多模糊，可见点状、小片状、斑片状阴影，或见不均匀的大片阴影。

**125. D**。从患儿临床表现可辨证为哮喘的缓解期肺脾气虚证，症见咳嗽无力，反复感冒，气短自汗，神疲懒言，形瘦纳差，面白少华或萎黄，便溏，舌质淡胖，舌苔薄白，脉细软，指纹淡。

**126. A**。患儿辨证为哮喘的缓解期肺脾气虚证，症见咳嗽无力，反复感冒，气短自汗，神疲懒言，形瘦纳差，面白少华或萎黄，便溏，舌质淡胖，舌苔薄白，脉细软，指纹淡；治宜健脾益气，补肺固表。脾肾阳虚证治宜健脾温肾，固摄纳气；肺肾阴虚证治宜补肾敛肺，养阴纳气；肾虚痰恋证治宜泻肺祛痰，补肾纳气；气虚痰恋证治宜消风化痰，补益肺脾。

**127. A**。患儿辨证为哮喘的缓解期肺脾气虚证，治宜健脾益气，补肺固表；方用人参五味子汤合玉屏风散。

**128. A**。哮喘的缓解期肺脾气虚证，汗出甚者，加煅龙骨、煅牡蛎；常有喷嚏流涕者，加辛夷、乌梅、白芍；咽痒者，加蝉蜕、僵蚕；痰多者，加浙贝母；纳谷不香者，加六神曲、谷芽、山楂；腹胀者，加莱菔子、枳壳、槟榔；便溏者，加山药、白扁豆。

**129. E**。哮喘是小儿时期常见的一种反复发作的哮鸣气喘性肺系疾病。临床以反复发作的喘促气急，喉间哮鸣，呼气延长，严重者不能平卧，张口抬肩，摇身撷肚，唇口青紫为特征。常在凌晨和/或夜间发作或加剧。选项 A、B、C、D 四个症状在肺炎喘嗽病中均可见到，唯有 E 项是哮喘独特的症状表现，也是这种疾病得以命名的缘由。

**130. A**。根据患儿的临床表现，可诊断为厌食之脾失健运证。症见食欲不振，厌恶进食，食而乏味，食量减少，或伴胸脘痞闷，嗳气泛恶，大便不调，偶尔多食后则脘腹饱胀，形体尚可，精神正常，舌淡红，苔薄白或薄腻，脉尚有力。

**131. A**。患儿诊断为厌食之脾失健运证；本证的辨证要点为除厌恶进食症状外，其他症状不著，精神、形体如常。治宜调和脾胃，运脾开胃。

**132. B**。患儿可辨病辨证为厌食之脾失健运证；治宜调和脾胃，运脾开胃；方用不换金正气散。

**133. A**。治疗厌食之脾失健运证，在选用不换金正气散的基础上，脘腹胀满者，加木香、莱菔子；暑湿困阻者，加荷叶、扁豆花；大便偏干者，加枳实、莱菔子；大便偏稀者，加山药、薏苡仁。

**134. E**。厌食的其他疗法：①保和片（丸）、山麦健脾口服液、健胃消食口服液、醒脾养儿颗粒、逍遥颗粒等中成药治疗；②香佩疗法：将中药研成细末装入香囊中，日间将香囊固定于胸前（近膻中穴），夜间不佩戴时置于枕边；③推拿疗法；④针灸疗法：体针、耳针。

**135. C**。疳证是由喂养不当或多种疾病影响，导致脾胃受损，气液耗伤，不能濡养脏腑、经脉、筋骨、肌肤而形成的一种慢性消耗性疾病，临床以形体消瘦，面色无华，毛发干枯，精神萎靡或烦躁，饮食异常，大便不调为特征。患儿因“极度消瘦，面呈老人貌，时有低热”来诊，可辨为疳证。

**136. D**。根据患儿的临床表现，可诊断为疳证之干疳证。症见形体极度消瘦，皮肤干瘪起皱，大肉已脱，皮包骨头，貌似老人，毛发枯，面色白，精神萎靡，懒言少动，啼哭无力，表情冷漠呆滞，夜寐不安，腹凹如舟，杳不思食，大便稀溏或便秘，舌质淡嫩，苔花剥或无，脉沉细弱，指纹色淡隐伏。

**137. E**。患儿诊断为疳证之干疳证。其辨证要点为形体极度消瘦，精神萎靡，杳不思食。治则为补脾益气，养血活血。

**138. A**。患儿诊断为疳证之干疳证；治则为补脾益气，养血活血；方用八珍汤。资生健脾丸主治疳气证；肥儿丸主治疳积证。

**139. A**。疳证之干疳证，方用八珍汤。若出现四肢欠温，大便稀溏者，去地黄、当归，加肉桂、炮姜；夜寐不安者，加五味子、夜交藤；舌红口干者，加石斛、乌梅。若出现面色苍白，呼吸微弱，四肢厥冷，脉细欲绝，应急施独参汤或参附龙牡救逆汤，并配合西药抢救。

**140. A**。因“反复腹痛，时作时止 2 个月”来诊，患儿可辨为腹痛。腹痛为小儿常见的脾胃系疾病之一，是指胃脘以下、脐之两旁及耻骨以上部位的疼痛。其中，发生在胃脘以下，脐部以上部位的疼痛称为大腹痛；发生在脐周部位的疼痛，称为脐腹痛；发生在小腹两侧或一侧部位的疼痛，称为少腹痛；发生在下腹部正中部位的疼痛，称为小腹痛。

**141. B**。根据“痛时喜温喜按，面色少华，纳呆食少，四肢欠温，大便溏，舌淡苔白，脉沉缓”等临床表现，患儿可辨为腹痛之脾胃虚寒证。因脾胃虚弱，中阳不足，失于温养，则面色㿠白，腹痛绵绵，时作时止，喜温喜按；脾阳不振运化不力，则纳食减少，食后作胀，大便稀溏；舌淡苔白、脉沉细也为脾胃虚寒，中阳不足之候。

**142. B**。患儿辨为腹痛之脾胃虚寒证，治疗原则为温中理脾，缓急止痛；气滞血瘀证治则为活血化瘀，行气止痛；胃肠积热证治则为通腑泄热，行气止痛；乳食积滞证治则为消食导滞，行气止痛；腹部中寒证治则为温中散寒，理气止痛。

**143. C**。辨患儿为腹痛之脾胃虚寒证，治则为温中理脾，缓急止痛；方用小建中汤合理中丸。气滞血瘀证方用少腹逐瘀汤；胃肠积热证方用大承气汤；乳食积滞证方用香砂平胃散；腹部中寒证方用养脏汤。

**144. E**。腹痛之脾胃虚寒证的临证加减如下：①面白唇淡者，去干姜，加黄芪、当归；②手足逆冷者，加附子、肉桂；③脾虚而兼气滞，纳差腹胀者，用厚朴温中汤加减。

**145. A**。根据患儿临床表现，患儿可辨为泄泻之风寒泻证。风寒泻证证候表现为大便清稀，夹有泡沫，臭味不甚，肠鸣腹痛，或伴恶寒发热，鼻流清涕，咳嗽，舌质淡，苔薄白，脉浮紧，指纹淡红。

**146. C**。泄泻之风寒泻证见大便清稀，夹有泡沫，臭味不甚，肠鸣腹痛，或伴恶寒发热，鼻流清涕，咳嗽，舌质淡，苔薄白，脉浮紧，指纹淡红。湿热泻证见大便水样，或如蛋花汤样，泻下急迫，量多次频，气味秽臭，或见少许黏液，肛门红赤，腹痛时作，或伴恶心呕吐，或发热烦哭，口渴尿黄，舌质红，苔黄腻，脉滑数，指纹紫。

**147. E**。患儿辨为泄泻之风寒泻证。其辨证要点为大便清稀有泡沫，臭味不甚，肠鸣腹痛。治宜疏风散寒，化湿和中。

**148. E**。患儿辨为泄泻之风寒泻证；治宜疏风散寒，化湿和中；方用藿香正气散。风寒感冒方用荆防败毒散；脾肾阳虚泻方用附子理中丸合四神丸。

**149. A**。在泄泻之风寒泻证的基础上，若出现大便质稀色淡，泡沫多者，加防风；腹痛甚，里寒重者，加干姜、木香、砂仁；夹有食滞者，加山楂、鸡内金；小便短少者，加泽泻、车前子；恶寒鼻塞声重者，加荆芥、防风。

**150. D**。患儿因“多动不宁，冲动任性，不能按时完成作业6个月”来诊，结合其“多动难安，多语喧闹，注意力不集中”等临床表现，可诊断为注意力缺陷多动障碍。注意力缺陷多动障碍，是一种较常见的儿童时期行为障碍性疾病，临床以与年龄不相应的注意缺陷、多动冲动为主要特征。惊风是小儿常见的一种急重病证，临床以抽搐、昏迷为主要症状。起病缓，病久中虚，八候表现迟缓无力，病性属虚属阴属寒者，为慢惊风。百合病是以神志恍惚、精神不定为主要表现的情志病。多发性抽动症指身体某部位肌肉或某些肌群突然、快速、不自主、反复地收缩或运动。

**151. C**。根据其“多动难安，多语喧闹，注意力不集中，平素夜寐不实，面红多汗，喜冷饮，便干尿赤，舌红，苔厚腻，脉滑数”等临床表现，可诊断患儿为注意力缺陷多动障碍之痰火内扰证。痰火内扰，心神不宁，故多动多语，烦躁不安；痰邪困脾，脾不藏意，故纳少、兴趣多变；痰火灼津则便秘尿赤；舌质红、苔黄腻、脉滑数均为痰火之象。

**152. B**。注意力缺陷多动障碍之痰火内扰证的治疗原则为清热泻火，化痰宁心。肝肾阴虚证的治疗原则为滋养肝肾，平肝潜阳；心脾两虚证的治疗原则为养心安神，健脾益气。

**153. A**。注意力缺陷多动障碍之痰火内扰证的治则为清热泻火，化痰宁心；首选方剂为黄连温胆汤。肝肾阴虚证的首选方剂为杞菊地黄丸；心脾两虚证的首选方剂为归脾汤合甘麦大枣汤。

**154. E**。注意力缺陷多动障碍之痰火内扰证的临证加减如下：①烦躁易怒者，加钩藤、龙胆；②大便秘结者，加大黄、玄明粉。

**155. C**。根据患儿“遗尿”“平素神疲”“乏力，少气懒言，面色苍黄，食欲不振，大便溏薄，常自汗出，苔薄嫩，脉少力”等临床表现，可诊断为遗尿之肺脾气虚证。肺脾气虚证的证候表现为睡中遗尿，日间尿频而量多，面色少华或萎黄，神疲乏力，纳少便溏，自汗、动则多汗，易感冒，舌淡苔薄白，脉弱无力。

**156. C**。患儿辨为遗尿之肺脾气虚证。肺脾气虚证的证候表现为睡中遗尿，日间尿频而量多，面色少华或萎黄，神疲乏力，纳少便溏，自汗、动则多汗，易感冒，舌淡苔薄白，脉弱无力。脾肺气虚，中气下陷，膀胱失约，故小便自遗；气虚不能固表，故自汗出，动则多汗，易感冒；脾肺气虚，输化无权，气血不足，故面色少华，神疲乏力，食少便溏等。

**157. C**。患儿辨为遗尿之肺脾气虚证，治法为补肺健脾，固摄小便。遗尿之下元虚寒证的治法为温补肾阳，固摄止遗；遗尿之心肾失交证的治则为清心滋肾，安神固脬；遗尿之肝经湿热证的治则为清利湿热，泻肝止遗。五迟、五软之肝肾不足证的治则为滋养肝肾，填精补髓。

**158. A**。患儿辨为遗尿之肺脾气虚证，治法为补肺健脾，固摄小便；首选方剂为补中益气汤合缩泉丸。遗尿之下元虚寒证的首选方剂为菟丝子散合桑螵蛸散加减，或桑螵蛸散合缩泉丸。

**159. A**。遗尿之肺脾气虚证，首选方剂为补中益气汤合缩泉丸。若患儿寐深难以唤醒，加麻黄、石菖蒲；纳呆者，加鸡内金、山楂、六神曲；多汗者，加煅龙骨、煅牡蛎；大便溏薄者，加苍术、炮姜。

**160. C**。根据患儿临床表现，可诊断为麻疹之肺胃阴伤（疹回期）证。肺胃阴伤证的证候表现为出疹后3～4天，皮疹按出疹顺序开始消退，皮肤有糠麸样脱屑和色素沉着，发热减退，神宁疲倦，纳食增加，口干少饮，咳嗽减轻，或声音嘶哑，大便干结，舌红少津，苔薄，脉细数，指纹淡紫。

**161. A**。患儿诊断为麻疹之肺胃阴伤（疹回期）证，其治法是养阴益气，清解余邪。麻疹之邪犯肺卫（疹前期）证的治法为辛凉透表，清宣肺卫；麻疹之邪炽肺脾（出疹期）证的治法为清热解毒，透疹达邪；麻疹之邪毒闭肺证的治法为清热解毒，宣肺开闭；麻疹之邪毒攻喉证的治法为清热解毒,利咽消肿。

**162. B**。患儿辨为麻疹之肺胃阴伤(疹回期)证,其辨证要点为发热渐退,皮疹渐回,糠麸样脱屑和色素沉着。其治法是养阴益气,清解余邪;首选方剂是沙参麦冬汤。

**163. E**。典型麻疹临床分三期。疹前期:2~4天,表现为发热,咳嗽,喷嚏,鼻塞流涕,泪水汪汪,畏光羞明,口腔内两颊黏膜近臼齿处可见多个0.5~1mm大小白色斑点,周围有红晕,为麻疹黏膜斑,同时可伴有腹泻、呕吐等症。出疹期:3~5天,表现为热盛出疹,皮疹按序透发,一般多起于耳后发际,沿头面颈项、躯干四肢、手足心、鼻准部透发,3~4天出齐;皮疹初为淡红色斑丘疹,后转为暗红色,疹间皮肤颜色正常。邪毒深重者,皮疹稠密,融合成片,疹色紫暗;邪毒内陷者,可见皮疹骤没,或疹稀色淡。疹回期:3~5天,皮疹透齐后身热渐平,皮疹渐退,皮肤留下糠麸样脱屑和棕色色素沉着斑。

**164. B**。麻疹的预防调护,尽早发现麻疹患儿,隔离至出疹后5天,合并肺炎者延长隔离至出疹后10天。

**165. B**。根据患儿“发热2天,咳嗽流涕,目赤喷嚏”“自头面起逐渐向躯干发出淡红色斑丘疹,分布均匀,稀疏细小”的临床表现,可诊断患儿为风痧。风疹是由感受风疹病毒时邪引起的急性出疹性时行疾病,临床以轻度发热,咳嗽,全身皮肤出现淡红色细小斑丘疹,耳后及枕部臖核肿大为特征。

**166. C**。根据患儿临床表现,怀疑患儿为风痧。风痧的诊断要点:①病史,患儿有风疹接触史。②临床表现:初期类似感冒,发热1天左右,皮肤出现淡红色细小斑丘疹,再1天后皮疹布满全身,出疹1~2天后,发热渐退,皮疹逐渐隐没,皮疹消退后,可有皮肤脱屑,但无色素沉着。一般全身症状较轻,但常伴耳后及枕部臖核肿大、左胁下痞块(脾脏)轻度肿大。③辅助检查:血常规示白细胞总数减少,分类计数淋巴细胞相对增多;直接免疫荧光试验法在咽部分泌物中可查见病毒抗原;血清学检测风疹病毒抗体,新生儿血清特异性IgM抗体阳性可诊断为先天性风疹。

**167. C**。风疹是由感受风疹病毒时邪引起的急性出疹性时行疾病,临床以轻度发热,咳嗽,全身皮肤出现淡红色细小斑丘疹,耳后及枕部臖核肿大为特征。丹痧见发热,咽喉红肿化脓疼痛,环口苍白圈,草莓舌等特殊表现;丹痧出疹期可见皮肤皱褶处如腋窝、肘窝、腹股沟等处,皮疹密集成线状排列,可夹有出血点,形成明显的横纹线,称为帕氏线。水痘表现为发热、皮肤黏膜分批出现皮疹,丘疹、疱疹、结痂同时存在。

**168. A**。根据患儿临床表现,可辨为风痧之邪郁肺卫证。邪郁肺卫证的证候表现为发热恶风,喷嚏流涕,轻微咳嗽,精神疲倦,饮食欠佳,皮疹先起于头面、躯干,随即遍及四肢,分布均匀,疹点稀疏细小,疹色淡红,一般2~3天逐渐消退,肌肤轻度瘙痒,耳后及枕部臖核肿大触痛,舌质偏红,舌苔薄白,或薄黄,脉象浮数。

**169. A**。患儿辨为风痧之邪郁肺卫证,治法为疏风解热透邪。风痧之邪炽气营证的治法为清气凉营解毒;丹痧之邪侵肺卫证的治法为辛凉宣透,清热利咽;丹痧之毒炽气营证的治法为清气凉营,泻火解毒;丹痧之肺胃阴伤证的治法为养阴生津,清热润喉。

**170. A**。根据患儿临床表现,可诊断为丹痧。猩红热是感受A族乙型溶血性链球菌时邪引起的急性出疹性时行疾病,临床以发热,咽喉肿痛或伴腐烂,全身布发猩红色皮疹,疹后脱屑蜕皮为特征。本病属于中医学温病范围,因具有强烈的传染性,故称为“疫痧”“疫疹”,又因咽喉肿痛腐烂,皮疹颜色猩红,赤若涂丹、疹点细小如沙,故又称“烂喉痧”“烂喉丹痧”。

**171. B**。根据患儿临床表现,可诊断为丹痧毒炽气营证。毒炽气营证的证候表现为壮热不解,烦躁口渴,咽喉肿痛,伴有糜烂白腐,皮疹密布,色红如丹,甚则色紫如瘀点。皮疹由颈、胸开始,继而弥漫全身,压之退色,见疹后1~2天舌苔黄糙,舌质起红刺,3~4天后舌苔剥脱,舌面光红起刺，状如草莓，脉数有力。

**172. B**。患儿为丹痧毒炽气营证，其治法为清气凉营，泻火解毒。丹痧邪侵肺卫证的治法为辛凉宣透，清热利咽；丹痧肺胃阴伤证的治法为养阴生津，清热润喉。

**173. C**。丹痧毒炽气营证治宜清气凉营，泻火解毒；方用凉营清气汤。丹痧邪侵肺卫证，治宜辛凉宣透，清热利咽，方用银翘散；沙参麦冬汤用治丹痧肺胃阴伤证。

**174. E**。在本证的基础上，若出现咽喉红肿腐烂明显者，加重楼、板蓝根、僵蚕、蝉蜕；丹痧布而不透，壮热无汗者，加淡豆豉、浮萍；苔糙便秘，咽喉腐烂者，加大黄、玄明粉；若邪毒内陷心肝，出现神昏、抽搐等症者，可选加紫雪散、安宫牛黄丸。

**175. B**。流行性腮腺炎的诊断要点如下：①好发于冬春季，发病前2～3周有流行性腮腺炎患者接触史。②病初可有发热、头痛、呕吐等症状。腮腺肿胀常先起于一侧，2～3天后对侧可肿大，少数患儿可见颌下肿胀疼痛，张口、咀嚼时加重。严重者可并发脑膜脑炎、睾丸炎、卵巢炎、胰腺炎等。③腮腺肿胀范围以耳垂为中心，向前、后、下扩展，边缘不清。表皮不红，触之有弹性感及压痛。腮腺管口可见红肿，可有颌下腺、舌下腺肿大。④辅助检查：血常规示白细胞总数正常或偏低，淋巴细胞数值相对较高。继发细菌感染者血白细胞总数及中性粒细胞可增高；发病早期血清及尿淀粉酶增高，2周左右恢复至正常；从患儿唾液、脑脊液、尿或血中可分离出腮腺炎病毒。检测抗V和抗S两种抗体，有助于诊断。根据患儿临床表现，考虑为流行性腮腺炎。

**176. B**。痄腮辨证当以经络辨证为主，辨其病变部位，同时需辨常证、变证之轻重。根据全身及局部症状，凡发热、耳下腮肿，但无神志障碍、抽搐、睾丸肿痛、腹痛者为常证，病在少阳经为主。若高热不退、神志不清、反复抽搐，为邪陷心肝之变证；若恶心、呕吐、泄泻、睾丸肿痛、腹胀、脘腹或少腹疼痛，为毒窜睾腹之变证，病在少阳、厥阴二经。

**177. B**。痄腺肿胀范围以耳垂为中心，向前、后、下扩展，边缘不清。表皮不红，触之有弹性感及压痛。腮腺管口可见红肿，挤压无脓液溢出，可有颌下腺、舌下腺肿大。

**178. C**。根据患儿临床表现，诊断患儿为痄腮热毒蕴结证。其证候表现为高热，一侧或两侧耳下腮部肿胀疼痛，坚硬拒按，张口咀嚼困难，或有烦躁不安，口渴欲饮，头痛，咽红肿痛，颌下肿块胀痛，纳少，大便秘结，尿少而黄，舌红苔黄，脉滑数。

**179. D**。痄腮热毒壅盛证的主要治法是清热解毒，散结软坚。痄腮温毒外袭证的主要治法是疏风清热，消肿散结；痄腮变证邪陷心肝证的主要治法是清热解毒，息风开窍。

**180. A**。痄腮热毒壅盛证的主要治法是清热解毒，散结软坚；首选方剂是普济消毒饮。痄腮温毒外袭证的首选方剂是柴胡葛根汤；痄腮变证毒窜睾腹证的首选方剂是龙胆泻肝汤。

**181. B**。手足口病是由感受手足口病时邪（肠道柯萨奇病毒A组、B组及新肠道病毒71型）引起的急性发疹性传染病，以手掌、足跖、口腔及臀等部位斑丘疹、疱疹，或伴发热为特征。根据患儿表现，可诊断为手足口病。

**182. C**。患儿因“低热2天，皮疹1天”来诊，根据其“低热，流涕咳嗽，纳差恶心，1天后出现口腔内疱疹，手足部也见到疱疹，分布稀疏，疹色红润，疱浆清亮，舌质红，苔薄黄腻，脉浮数”等临床表现，可诊断为手足口病风热外侵证。本证的辨证要点为手掌、足跖、口腔疱疹，伴风热外侵表现。

**183. A**。患儿辨为手足口病风热外侵证，治疗原则为宣肺解表，清热化湿。手足口病湿热蒸盛证的治疗原则为清热凉营，解毒祛湿。水痘邪伤肺卫证须疏风清热，利湿解毒；水痘邪炽气营证须清热凉营，解毒化湿。

**184. A**。患儿辨为手足口病风热外侵证，治疗原则为宣肺解表，清热化湿；首选方剂为甘露消毒丹。手足口病湿热蒸盛证首选方剂为清瘟败毒饮;水痘之邪伤肺卫证方用银翘散;清胃解毒汤为水痘之邪炽气营选方。

**185. C**。若患儿发热不退,伴恶心呕吐、泄泻,应合用的方剂是葛根芩连汤。葛根芩连汤主治表证未解,邪热入里证;身热,下利臭秽,胸脘烦热,口干作渴,或喘而汗出,舌红苔黄,脉数或促。

**186. A**。根据患儿"皮肤散在瘀点,瘀斑,色淡紫,时有鼻衄,齿衄""面色苍黄,神疲纳呆,头晕心悸,口唇色淡,舌质胖淡"等临床表现,可诊断患儿为紫癜之气不摄血证。气虚统摄无权,血即离经而外溢,则见皮肤散在瘀点、瘀斑;血溢于上,则鼻衄,齿衄;气虚失血,气血双亏,则面色苍黄;气血亏虚不能滋养心神,则头晕心悸;脾胃气虚,运化失职,则神疲纳呆;口唇色淡,舌质胖淡为气虚之象,故辨证为气不摄血证。

**187. D**。根据患儿临床表现,可辨为紫癜之气不摄血证。气不摄血证的证候表现为起病缓慢,病程迁延,紫癜反复出现,瘀斑、瘀点颜色淡紫,常有鼻衄、齿衄,面色苍黄,神疲乏力,食欲不振,头晕心慌,舌淡苔薄,脉细无力。

**188. E**。气虚统摄无权,血即离经而外溢,则见皮肤散在瘀点、瘀斑;血溢于上,则鼻衄,齿衄;气虚失血,气血双亏,则面色苍黄;气血亏虚不能滋养心神,则头晕心悸;脾胃气虚,运化失职,则神疲纳呆;舌淡苔薄,脉细无力为气虚之象。

**189. B**。气不摄血证的辨证要点:皮肤黏膜瘀斑瘀点反复出现,色青紫而暗淡,伴脾气虚弱证候。患儿可辨为紫癜之气不摄血证,治疗方法为健脾益气,养血摄血。

**190. E**。患儿为紫癜之气不摄血证,治疗方法为健脾益气,养血摄血;首选方剂为归脾汤。疳证之干疳首选方剂为八珍汤;肺脾气虚用补中益气汤;腹痛脾胃虚寒证用小建中汤合理中丸。

**191. A**。汗证是指不正常出汗的一种病证。主要表现为患儿在安静状态下依然出汗过多,清醒时可湿贴身衣物,睡眠时可湿枕巾。多发生于5岁以内的小儿。患儿因"常自汗,时有盗汗"来诊,根据患儿"汗以头部、手足心为多,汗出肤热,汗渍色黄"等临床表现,可诊断为汗证。

**192. B**。汗证脾胃积热的辩证要点是头部四肢多汗、汗出肤热,汗渍色黄,同时伴有湿热内蕴或心脾积热征象。根据患儿"汗以头部、手足心为多,汗出肤热,汗渍色黄""口气秽臭,口渴不欲饮,小便黄赤,大便干、较臭秽、量少,夜寐不宁,时诉腹痛,舌质红、苔黄腻,脉滑数"等临床表现,可辨患儿为汗证之脾胃积热证。

**193. C**。患儿可辨为汗证之脾胃积热证,其治疗原则为清心泻脾,清利湿热。汗证之营卫不和证的治疗原则为调和营卫,补气止汗;汗证之表虚不固证的治疗原则为益气扶正,固表敛汗。

**194. D**。汗证之脾胃积热证,其治疗原则为清心泻脾,清利湿热;首选的方剂是导赤散合泻黄散。汗证之表虚不固证的治疗原则为益气扶正,固表敛汗;首选的方剂是玉屏风散合牡蛎散。

**195. A**。若出现自汗、盗汗较甚者,加知母、地骨皮、浮小麦、糯稻根;口臭、舌苔黄腻者,加槟榔、枳实、胡黄连;小便短赤者,加滑石、车前草;汗渍色黄酸臭者,加茵陈、佩兰、龙胆,或合用龙胆泻肝汤;烦躁少寐者,加首乌藤、酸枣仁。

**196. E**。皮肤黏膜淋巴结综合征又名川崎病,是一种以全身血管炎性病变为主要病理改变的急性发热性出疹性疾病,临床以发热、皮疹、球结膜充血、草莓舌、颈淋巴结肿大、手足硬肿为特征,属于中医学温病范畴。根据患儿临床表现,可诊断为皮肤黏膜淋巴结综合征。

**197. C**。根据患儿临床表现,可诊断为皮肤黏膜淋巴结综合征之气营两燔证。证候表现为壮热不退,昼轻夜重,斑疹遍布,斑疹多形色红,唇赤干裂,口腔黏膜弥漫充血,双目红赤,手足硬肿潮红,肛周皮肤发红或蜕皮,颈部臖核肿痛,口干渴,或伴烦躁不宁,舌质红绛,状如草莓,苔黄,脉数,指纹紫滞。

**198. D**。患儿诊断为皮肤黏膜淋巴结综合征之气营两燔证,其治法是清气凉营,解毒化瘀。

皮肤黏膜淋巴结综合征之邪在卫气证，其治法是清热解毒，辛凉透表。

**199. D**。皮肤黏膜淋巴结综合征之气营两燔证，其治法是清气凉营，解毒化瘀；首选清瘟败毒饮。流行性腮腺炎之热毒壅盛证方用普济消毒饮；紫癜之血热妄行证方用犀角地黄汤加减。

**200. A**。患儿此时辨证为气阴两伤证，本证的证候表现为低热留恋或身热已退，指、趾端蜕皮或脱屑，斑疹消退，倦怠乏力，动辄汗出，手足心发热，咽干口燥，口渴欲饮，或伴心悸，纳少，盗汗，舌红少津，苔少，脉细弱不整，指纹淡。治宜益气养阴，清解余热；治疗首选沙参麦冬汤。

**201. A**。患儿因"多汗，枕秃，囟门闭合延迟"来诊，结合其临床表现，可诊断为维生素D缺乏性佝偻病（简称佝偻病）。本病是由于儿童体内维生素D不足，致使钙磷代谢失常的一种疾病，以多汗，夜啼，烦躁，枕秃，肌肉松弛，囟门迟闭，甚至鸡胸肋翻、下肢弯曲等为主要临床表现。

**202. A**。根据患儿"多汗，枕秃，囟门闭合延迟""睡眠不宁，囟门开大，枕秃，面色少华，肌肉松弛，纳呆，大便不调，反复感冒，舌质淡，苔薄白，指纹淡"等临床表现，可诊断患儿为佝偻病之肺脾气虚证。肺脾气虚证的证候表现为多汗，睡眠不宁，囟门开大，头发稀疏而见枕秃，面色少华，肌肉松弛，纳呆，大便不调，反复感冒，舌质淡，苔薄白，指纹淡，脉虚无力。

**203. B**。患儿诊断为佝偻病之肺脾气虚证，其治疗原则为健脾补肺，益气固表。佝偻病之脾虚肝旺证治疗原则为扶土抑木，理脾平肝。佝偻病之脾肾亏损证治疗原则为补肾填精，佐以健脾。

**204. D**。患儿辨为佝偻病之肺脾气虚证，其治疗原则为健脾补肺，益气固表；首选方剂是人参五味子汤。佝偻病之脾虚肝旺证的首选方剂是益脾镇惊散；佝偻病之脾肾亏损证的首选方剂是补天大造丸合补肾地黄丸。

**205. D**。佝偻病之肺脾气虚证的临证加减：①汗多者，加龙骨、牡蛎；②大便不实者，加山药、白扁豆、莲子；③湿重苔腻者，加苍术、佩兰；④睡眠不安、夜惊者，加远志、首乌藤、合欢皮。

**206. D**。轮状病毒肠炎大便次数多，量多，水分多，黄色水样或蛋花汤样便带少量黏液，无腥臭味。细菌性痢疾的典型大便是黏液脓血便。大肠埃希菌肠炎为大便次数增多，开始为黄色水样便，后转为血水便，有特殊臭味。金黄色葡萄球菌肠炎典型大便为暗绿色，量多带黏液，少数为血便。该患儿表现符合轮状病毒肠炎的临床特征。

**207. D**。患儿有腹泻病史，目前精神嗜睡，前囟、眼窝明显凹陷，皮肤弹性差，可见花纹，手脚凉，脉搏弱，心音低钝，应考虑为重度脱水。血清钠小于150mmol/L时，为低渗性脱水。故综合考虑为重度低渗性脱水。第一天的补液量总量包括补充累积损失量、继续损失量和生理需要量，重度脱水应为150～180mL/kg。

**208. D**。10%葡萄糖为高渗液。0.9%氯化钠为等渗等张溶液。口服补液盐（ORS）为2/3张。1:4含钠液为1/5张。1:1含钠液为1/2张。腹泻患儿第2天生理需要量用1/3～1/5张含钠液补充。

**209. C**。在酸中毒纠正的同时，游离钙也会随之减少，可导致低钙血症，出现惊厥，故本例应考虑为低钙血症。

**210. B**。患儿考虑低钙血症可能。腹泻患儿补液过程中出现抽搐，可静脉给予10%葡萄糖酸钙，稀释后缓慢静脉注射或静脉滴注，必要时重复使用。

**211. C**。金黄色葡萄球菌肠炎典型大便为暗绿色，量多，带黏液，少数为血便。大便镜检有大量脓细胞和成簇的革兰阳性球菌，培养有葡萄球菌生长，凝固酶阳性。细菌性痢疾常引起黏液脓血便。大肠埃希菌肠炎大便呈黏液状，带脓血，有腥臭味。轮状病毒肠炎为黄色水样便或蛋花汤样便带少量黏液，无腥臭味。真菌性肠炎大便次数多，黄色稀便，泡沫较多带黏液，有时可见豆腐渣样细块。该患儿的表现符合金黄色葡萄球菌肠炎的临床特征。

**212. B**。中度脱水患儿表现为精神萎靡或烦躁不安,口唇黏膜干燥,眼窝和前囟明显凹陷,哭时泪少,皮肤弹性较差,尿量明显减少,四肢稍凉。等渗性脱水时血清钠为 130 ~ 150mmol/L。根据该患儿表现,考虑为中度等渗性脱水。

**213. C**。第 1 天的补液量总量包括补充累积损失量、继续损失量和生理需要量,一般轻度脱水为 90 ~ 120mL/kg,中度脱水为 120 ~ 150mL/kg,重度脱水为 150 ~ 180mL/kg。该患儿考虑为中度等渗性脱水,故第 1 天的液体量为 120 ~ 150mL/kg。

**214. C**。溶液中电解质溶液与非电解质溶液的比例应根据脱水的性质选用,一般等渗性脱水用 1/2 张含钠液,低渗性脱水用 2/3 张含钠液,高渗性脱水用 1/3 张含钠液,该患儿是等渗性脱水,故宜选用 1/2 张含钠液。

**215. D**。腹泻应强调继续饮食,满足生理需要;黏液、脓血便患者多为侵袭性细菌感染,选用针对病原的抗生素,再根据大便细菌培养和药敏试验结果进行调整;肠黏膜保护剂能吸附病原体和毒素,维持肠细胞的吸收和分泌功能。但应避免应用止泻剂,因为它有抑制胃肠动力的作用,增加细菌繁殖和毒素的吸收,对于感染性腹泻是很危险的。

**216. CF**。咳嗽是小儿常见的肺系病证,临床以咳嗽为主症。咳以声言、嗽以痰名,有声有痰谓之咳嗽。咳嗽的病因分外感与内伤,常见病因有外邪犯肺、痰浊内生、脏腑失调等。小儿因肺脏娇嫩,卫外不固,易为外邪所侵,故以外感咳嗽为多见。病位在肺,常涉及脾,病机为肺失宣肃,肺气上逆。

**217. D**。患儿咳嗽痰多,病因在痰,未见发热、舌质淡红,苔白厚腻,为痰湿之征,故辨为痰湿咳嗽。痰湿咳嗽可见咳嗽重浊,痰多壅盛,色白而稀,喉间痰声辘辘,胸闷纳呆,神乏困倦,形体虚胖,舌淡红,苔白腻,脉滑,指纹沉滞;治宜燥湿化痰,宣肃肺气;方用二陈汤。

**218. D**。根据患儿的临床表现,可诊断患儿为痰湿咳嗽。治法:燥湿化痰,宣肃肺气。主方:二陈汤加减。

**219. BC**。病原学检查:取鼻咽或气管分泌物标本做病毒分离或桥联酶标法检测,有助于病毒学的诊断。血肺炎支原体抗体 IgG、IgM 检测用于肺炎支原体感染诊断。痰细菌培养,可作为细菌学诊断。患者有湿疹病史,可做变应原试验。

**220. ABCDEF**。A 选项可协助诊断病因,咳痰、体温、气息的变化都是患者病情加重或改善的重要依据;饮食及汗出可同时作为病情观察依据和正邪变化的观察依据,故全选。

**221. C**。痰热闭肺证见发热烦躁,咳嗽喘促,气急鼻扇,喉间痰鸣,口唇青紫,面赤口渴,胸闷胀满,泛吐痰涎,舌质红,舌苔黄腻,脉滑数,指纹紫滞。根据患儿临床表现及相关检查,可诊断为肺炎喘嗽之痰热闭肺证。风寒闭肺证见恶寒发热,无汗,呛咳气急,痰白而稀,口不渴,咽不红,舌质不红,舌苔薄白或白腻,脉浮紧,指纹浮红。风热闭肺证见发热恶风,微有汗出,咳嗽气急,痰多,痰黏稠或黄,口渴咽红,舌红,苔薄白或黄,脉浮数,指纹浮紫或紫滞。毒热闭肺证见高热持续,咳嗽剧烈,面赤唇红,气急鼻扇,喘憋,涕泪俱无,鼻孔干燥,面赤唇红,烦躁口渴,小便短黄,大便秘结,舌红而干,舌苔黄燥,脉洪数,指纹紫滞。心阳虚衰证见突然面色苍白,口唇青紫,呼吸困难,或呼吸浅促,额汗不温,四肢厥冷,烦躁不安,或神萎淡漠,肝脏迅速增大,舌质略紫,苔薄白,脉细弱而数,指纹青紫,可达命关。邪陷厥阴证见壮热烦躁,神昏谵语,四肢抽搐,口噤项强,两目窜视,舌质红绛,指纹青紫,可达命关,或透关射甲。

**222. CE**。痰热闭肺证治宜清热涤痰,开肺定喘;方用五虎汤合葶苈大枣泻肺汤。银翘散合麻杏石甘汤主治肺炎喘嗽风热闭肺证;黄连解毒汤合麻杏石甘汤主治毒热闭肺证。

**223. DGH**。痰热闭肺证治宜清热涤痰,开肺定喘;方用五虎汤合葶苈大枣泻肺汤。热重者，加虎杖、蒲公英、败酱草；腹胀大便秘结者，加大黄、玄明粉；口干鼻燥，涕泪俱无者，加地黄、玄参、麦冬；咳嗽重者，加前胡、款冬花；烦躁不宁者，加白芍、钩藤。

**224. A**。肺炎喘嗽是小儿时期常见的肺系疾病之一，起病较急，常见发热、咳嗽、气急、鼻扇、痰鸣等症；新生儿常以不乳、精神萎靡、口吐白沫等症状为主，而无上述典型表现。本病一年四季均可发生，但多见于冬春季节；任何年龄均可患病，年龄越小，发病率越高，病情越重。

**225. E**。小儿肺炎喘嗽变证易合并心阳虚衰，可见突然面色苍白，口唇青紫，呼吸困难，或呼吸浅促，额汗不温，四肢厥冷，烦躁不安，或神萎淡漠，肝脏迅速增大，舌质略紫，苔薄白，脉细弱而数，指纹青紫，可达命关。治宜温补心阳，救逆固脱；方用参附龙牡救逆汤加减。

**226. B**。反复呼吸道感染是指一年内发生呼吸道感染次数过于频繁，超过一定的范围的疾病。根据部位可分为反复上呼吸道感染（鼻炎、咽炎、扁桃体炎）和反复下呼吸道感染。气阴两虚证的证候表现为反复外感，手足心热，或低热，盗汗，口干，神疲乏力，纳呆食少，大便偏干，舌质红，苔少或花剥，脉细无力，指纹淡红。患儿1年内患感冒8次，肺炎2次，故可辨为反复呼吸道感染。根据患儿的症状及查体，辨为气阴两虚证。

**227. A**。患儿可辨为反复呼吸道感染气阴两虚证，症见反复外感，手足心热，或低热，盗汗，口干，神疲乏力，纳呆食少，大便偏干，舌质红，苔少或花剥，脉细无力，指纹淡红。治宜益气养阴。

**228. B**。患儿可辨为反复呼吸道感染气阴两虚证，症见反复外感，手足心热，或低热，盗汗，口干，神疲乏力，纳呆食少，大便偏干，舌质红，苔少或花剥，脉细无力，指纹淡红。治宜益气养阴，方用生脉散。

**229. DE**。反复呼吸道感染气阴两虚证，在本证的基础上，偏气虚者，加黄芪；纳呆加山楂、麦芽；汗多者，加浮小麦、糯稻根；口干者，加天花粉、石斛；手足心热或低热者，加地骨皮、牡丹皮；大便偏干者，加柏子仁、火麻仁。

**230. C**。反复呼吸道感染是指一年内发生呼吸道感染次数过于频繁，超过一定的范围。根据部位可分为反复上呼吸道感染（鼻炎、咽炎、扁桃体炎）和反复下呼吸道感染（支气管炎、毛细支气管炎及肺炎等）。古代医籍中所述的“自汗易感”“与本病接近，此类患儿亦被称为“易感儿”或“复感儿”。本病多见于6个月～6岁的小儿，其中1～3岁（幼儿期）的幼儿发病率最高，学龄期前后发病次数明显减少。

**231. C**。疳证是由喂养不当或多种疾病影响，导致脾胃受损，气液耗伤，不能濡养脏腑、经脉、筋骨、肌肤而形成的一种慢性消耗性疾病，临床以形体消瘦，面色无华，毛发干枯，精神萎靡或烦躁，饮食异常，大便不调为特征。患儿形体日渐消瘦，食欲不振，困倦喜卧，易发脾气，腹胀，精神欠佳，面色萎黄少华，毛发稍稀，故辨为疳证。

**232. C**。根据患儿临床表现，可诊断为疳证之疳气证。症见形体略瘦，或体重不增，面色萎黄少华，毛发稀疏，不思饮食，腹胀，精神欠佳，性急易怒，大便干稀不调，舌质略淡，苔薄微腻，脉细有力，指纹淡。脾虚健运失司则不思饮食，大便干稀不调；气机不畅则腹胀，性急易怒；脾虚失于濡养则精神欠佳，形体略瘦，或体重不增，面色萎黄少华，毛发稀疏；舌质略淡，苔薄微腻，脉细有力，指纹淡均为疳气之征。疳积则以形体明显消瘦，四肢枯细，肚腹膨胀，烦躁不宁为辨证要点。干疳则见形体极度消瘦，皮包骨头，貌似老人，精神萎靡，杳不思食。眼疳以形体消瘦，两目干涩，畏光羞明，眼角赤烂为辨证要点。口疳以形体消瘦，伴口舌生疮为辨证要点。

**233. A**。疳气证治则为调和脾胃，益气助运；疳积证治则为消积理脾，和中清热；干疳证治则为补脾益气，养血活血；眼疳证治则为养血柔肝，滋阴明目；口疳证治则为清心泻火，滋阴生津；疳肿胀证治则为健脾温阳，利水消肿。

**234. A**。疳气证治则为调和脾胃，益气助运;方用资生健脾丸。肥儿丸主治疳积证;八珍汤主治干疳证;石斛夜光丸主治眼疳证;泻心导赤散主治口疳证;防己黄芪汤主治疳肿胀证。

**235. EH**。疳气证方用资生健脾丸。食欲不振,腹胀,苔厚腻者,去党参、白术,加苍术、鸡内金、厚朴;性情急躁,夜卧不宁者,加钩藤、黄连;大便稀溏者,加炮姜、肉豆蔻;大便秘结者,加火麻仁、决明子。

**236. ACDEG**。根据患儿“常发呕吐,今起又作”可辨病为呕吐。小儿呕吐的病因:①外邪犯胃:小儿脏腑娇嫩,肌肤薄弱,若调护失宜,感受风、寒、暑、湿、燥、火六淫邪气,客于胃肠,扰动气机,胃失和降,胃气上逆而呕吐;②乳食积滞:小儿乳食不知自节,若喂养不当,乳食过多,或进食过急,或恣食肥甘厚味、生冷难化食物,使乳食停留,蓄积中焦,脾胃失健,气机升降失调,胃气上逆则生呕吐;③胃中积热:胃为阳土,性喜清凉,如乳母喜食辛辣炙煿之品,乳汁蕴热,儿食母乳,致热积于胃;或小儿过食辛热、膏粱厚味,或乳食积滞化热,热积胃中;或感受暑热、湿热之邪,邪热蕴结,热积胃中,胃热气逆而呕吐;④脾胃虚寒:先天禀赋不足,脾胃素虚,中阳不振;或乳母平时喜食寒凉生冷之品,乳汁寒薄,儿食其乳,脾胃受寒;或小儿恣食生冷瓜果,寒积于胃;或患病后寒凉克伐太过,损伤脾胃,皆可致脾胃虚寒,中阳不运,胃气失于和降而呕吐;⑤肝气犯胃:较大儿童情志失和,如环境不适、所欲不遂,或被打骂,均可致情志怫郁,肝气不舒,横逆犯胃,气机上逆而呕吐。

**237. B**。朝食暮吐,暮食朝吐是脾胃虚寒的典型症状,结合患儿其他表现,可诊断为呕吐之脾胃虚寒证。症见食后良久方吐,或朝食暮吐,暮食朝吐,吐出多为清稀痰水,或不消化残余乳食,酸臭味不大,伴面色苍白,精神疲倦,四肢欠温,食少不化,腹痛便溏,舌淡苔白,脉迟缓无力,指纹淡。

**238. E**。患儿为呕吐之脾胃虚寒证,治法是温中散寒,和胃降逆。胃热气逆证治法是清热泻火,和胃降逆。

**239. ABCDEF**。患儿为呕吐之脾胃虚寒证,治法是温中散寒,和胃降逆,方用丁萸理中汤。常用药包括党参、白术、甘草、干姜、丁香、吴茱萸。

**240. A**。患儿依偎母怀、蜷缩而卧,鼻流清涕,提示感受表寒。鼻为肺之窍,肺开窍于鼻而司呼吸;鼻塞流清涕,为感风寒之邪。

**241. D**。患儿因“流涕、轻咳,呕吐胃内容物,伴有发热3天,腹泻2天”来诊。结合其“近2天腹泻,排蛋花水样便,每天8~10次,每次量较多”等临床表现,可辨为泄泻。

**242. AF**。根据患儿“排蛋花水样便,每天8~10次,每次量较多”“肠鸣亢进,肛周潮红,舌质红”“指纹紫滞达气关”可辨为泄泻之湿热证;腹泻日久,水液耗损,则可见“纳呆口渴,小便少,精神疲乏,皮肤弹性较差,前囟已闭,双眼眶稍凹陷,哭时少泪”,为气阴两伤证。

**243. AC**。患儿辨为泄泻之湿热证、气阴两伤证。湿热证治法为清肠泄热,化湿止泻;气阴两伤证治法为健脾益气,酸甘化阴。风寒泻治法为疏风散寒,化湿和中;伤食泻治法为消食化滞,运脾和胃;脾虚泻治法为健脾益气,助运止泻;脾肾阳虚泻治法为温补脾肾,固涩止泻。

**244. BG**。患儿辨为泄泻之湿热证、气阴两伤证。湿热证用葛根黄芩黄连汤,气阴两虚用人参乌梅汤。风寒泻用藿香正气散;伤食泻用保和丸;脾肾阳虚泻用附子理中汤合四神丸;阴竭阳脱证用生脉散合参附龙牡救逆汤。

**245. AG**。湿热泻的推拿疗法:清脾经,清大肠,清小肠,退六腑,揉天枢,推上七节骨,揉龟尾。用于伤食泻:运板门,运内八卦,补脾经,清大肠,揉中脘,摩腹,揉天枢,揉龟尾。用于风寒泻:补脾经,推三关,补大肠,揉外劳宫,揉脐,推上七节骨,揉龟尾,按揉足三里;若肠鸣腹痛者,加揉一窝风、拿肚角;体虚,加捏脊;惊惕不安,加掐揉五指节、清肝经、开天门等。用于脾虚泻:补脾经,补大肠,推三关,摩腹,揉脐,推上七节骨,揉龟尾，捏脊；久泻不止者，加按揉百会；腹胀，加运内八卦；肾阳虚者，加补肾经、揉外劳宫。

**246. F**。患儿因“面色苍白、头晕、目眩 3 个月”来诊，结合其“面色逐渐苍白，唇甲淡白”，红细胞、血红蛋白测定值均降低，红细胞平均体积小于 80fl，红细胞平均血红蛋白量小于 28pg，红细胞平均血红蛋白浓度小于 320g/L”，可诊断患儿为缺铁性贫血。

**247. ABC**。患儿考虑缺铁性贫血，可进一步进行的检查如下。血液分析：血涂片见红细胞大小不等，以小细胞居多，中央淡染区扩大。骨髓象：红细胞系增生活跃，以中、晚幼红细胞为主，各期红细胞体积均较小，胞质少，染色偏蓝；粒细胞及巨核细胞系一般正常。铁代谢：血清铁蛋白 $<15\mu g/L$，红细胞游离原卟啉 $>0.9\mu mol/L$，血清铁 $<10.7\mu molL$，总铁结合力 $>62.7\mu mol/L$，转铁蛋白饱和度 $<15\%$。骨髓可染色铁显著减少甚至消失，骨髓细胞外铁明显减少，铁粒幼细胞比例 $<15\%$ 认为是诊断的金标准，一般用于诊断困难，或诊断后铁剂治疗效果不理想的患儿，以明确或排除诊断。

**248. B**。根据患儿主诉、临床表现及查体，可诊断患儿为缺铁性贫血心脾两虚证。缺铁性贫血是体内铁缺乏导致血红蛋白合成减少，临床以小细胞低色素性贫血、血清铁蛋白减少和铁剂治疗有效为特点的贫血症；属于中医学“血虚”“虚劳”范畴。心脾两虚证见面色萎黄或苍白，唇甲色淡，发黄稀疏，心悸怔忡，头晕目眩，夜寐不安，气短懒言，注意力涣散，体倦乏力，食欲不振，舌质淡红，脉细弱，指纹淡红。

**249. A**。心脾两虚证的治法为补脾养心，益气生血；脾胃虚弱证的治法为健运脾胃，益气养血；肝肾阴虚证的治法为滋养肝肾，调补精血；脾肾阳虚证的治法为温补脾肾，填精养血。清心导赤，泻火除烦为夜啼之心经积热证的治法；温脾散寒，理气止痛为夜啼之脾寒气滞证的治法。

**250. B**。患儿诊断为缺铁性贫血心脾两虚证，方用归脾汤；脾胃虚弱证用六君子汤合当归补血汤；肝肾阴虚证用左归丸；脾肾阳虚证用右归丸。夜啼之心经积热证方用导赤散。

**251. C**。患儿因“多动不宁，注意力不集中，学习成绩较差，不能按时完成作业近 2 年”来诊，结合其“多动少静，动作不剧烈，脾气略急”“面色不华，纳差，形体较瘦，寐少”等临床表现，患儿可辨为注意力缺陷多动障碍之心脾两虚证。

**252. A**。注意力缺陷多动障碍之心脾两虚证的治则为养心安神，健脾益气；痰火内扰证的治疗原则为清热泻火，化痰宁心；肝肾阴虚证的治疗原则为滋养肝肾，平肝潜阳。

**253. BC**。注意力缺陷多动障碍之心脾两虚证的治则为养心安神，健脾益气；首选方剂为归脾汤合甘麦大枣汤。痰火内扰证的首选方剂为黄连温胆汤。肝肾阴虚证的首选方剂为杞菊地黄丸。

**254. AD**。注意力缺陷多动障碍之心脾两虚证，其临证加减：思想不集中者，加益智仁、龙骨；睡眠不熟者，加五味子、夜交藤；记忆力差，动作笨拙，苔厚腻者，加半夏、陈皮、石菖蒲。

**255. ABCDEGH**。平素应注意的调护措施：①防止小儿脑外伤、中毒及中枢神经系统感染。②保证儿童有规律性的生活，培养良好的生活习惯。③注意早期发现小儿的异常表现，及早进行疏导及治疗，防止攻击性、破坏性及危险性行为发生。④关心体谅患儿，对其行为及学习进行耐心的帮助与训练，要循序渐进，不责骂不体罚，有进步给予表扬和鼓励，培养学习兴趣。⑤保证患儿营养，补充蛋白质、水果及新鲜蔬菜，避免食用有兴奋性和刺激性的饮料和食物。

**256. B**。抽动障碍是起病于儿童或青少年时期的一种神经精神障碍性疾病；以不自主、反复、突发、快速的，重复、无节律性的一个或多个部位运动抽动（或）发声抽动为主要特征。患儿因“近 2 年来反复不自主出现眨眼、搐鼻、噘嘴、清嗓，时而摇头耸肩”来诊，患儿可辨为抽动障碍。“喉中痰鸣，夜眠多梦，舌红，苔黄腻，脉滑数”均为痰火内扰之征，故患儿辨证为痰热扰神证。

中医儿科学

**257. FH**。抽动障碍之痰火内扰证的治疗原则是清热化痰,息风止动,肝亢风动证的治疗原则是平肝潜阳,息风止动;脾虚肝旺证的治疗原则是扶土抑木,调和肝脾;阴虚风动证的治疗原则是滋水涵木,柔肝息风。

**258. A**。抽动障碍之痰火内扰证的治疗原则是清热化痰,息风止动;首选方剂为黄连温胆汤。癫痫之风痫证的首选方剂为定痫丸;心脾两虚证或气不摄血证用归脾汤。

**259. ABEG**。本病以息风止动为基本治疗原则。应根据疾病的不同阶段,分清正虚、邪实。实证以平肝息风、豁痰顺气为主;虚证以滋肾补脾,柔肝息风为主;虚实夹杂治当标本兼顾,攻补兼施。患儿为早产儿,形体偏瘦,平素易患外感,说明患者先天不足,肺脾气虚。故本病治好后尚需健脾、补肺、益智、填髓。

**260. ABCEFGHI**。预防调护:①多做能分散注意力的游戏;不看或少看电视、电脑,不看惊险刺激类节目及书籍;②不过分在精神上施压,少责罚多安慰、鼓励;家长不要有攀比心理及期望值过高的思想;减轻课业负担,避免过度疲劳;避免家庭纷争、家庭暴力等;③饮食清淡,忌食辛辣刺激、兴奋性食物,不吃或少吃含铅高的食物,少食方便食品及含有防腐剂、添加剂食品;④进行感统训练;⑤增强体质,维持规律的生活,预防感冒。

**261. D**。癫痫是以突然仆倒,昏不识人,口吐涎沫,两目上视,肢体抽搐,惊掣啼叫,喉中异声,片刻即醒,醒后如常人为特征的病证。患儿因"6个月内发作性神昏伴抽搐3次"来诊,结合其"无明显诱因抽搐3次,均于刚入睡时发作,表现为突然喊叫,随即双目上视,牙关紧闭,四肢强直阵挛,呼之不应。持续约2分钟缓解,缓解后如常人"等临床表现,可诊断患儿为癫痫。

**262. BDE**。脑电图尤其长程视频脑电监测或24小时动态脑电图中出现痫性放电对诊断具有重要价值,但脑电图正常亦不能除外癫痫,必须结合临床是否有癫痫反复发作方可诊断;头颅CT或头颅MRI可协助明确癫痫病因;单光子发射断层扫描和正电子发射断层扫描(PET)有利于癫痫灶的定位。

**263. BDEFGH**。抗癫痫药物可致:①过敏反应;②一般反应:嗜睡、皮疹、消化道症状;③慢性毒性作用:血液方面,在长期用药的过程中出现头晕、疲乏、全身不适甚或有晕倒现象时,立即检查血液,如发现白细胞减少,血红蛋白下降则表示出现慢性贫血;脑功能受损症状:长期应用苯妥英钠等药物治疗的患者,如果渐渐出现了运动方面不协调、情绪不稳定、急躁易怒、举止行为不正常或者肢体无力、性格改变、孤僻、哭笑无常等精神症状;一般抗癫痫药物对肝脏的损害轻微;假性淋巴瘤;骨骼方面的影响,抗癫痫药物可引起小儿佝偻病;齿龈增生和毛发过多。

**264. A**。风痫多由急惊风反复发作变化而来。若患儿为癫痫之风痫证,其治疗原则为息风止痉。惊痫证的治疗原则为镇惊安神;痰痫证的治疗原则为豁痰开窍;瘀痫证的治疗原则为活血通窍;虚痫证的治疗原则为益肾填精。

**265. B**。若患儿为癫痫之风痫证,其治疗原则为息风止痉;首选方剂为定痫丸。惊痫证的首选方剂为镇惊丸;痰痫证的首选方剂为涤痰汤;瘀痫证的首选方剂为通窍活血汤;虚痫证的首选方剂为河车八味丸。

**266. C**。患儿因"反复感冒,白天小便次数较多,夜间尿床"来诊。根据患儿"每晚尿床2次以上,呼之可醒,纳呆便溏,舌淡红,苔薄白,脉沉无力"等临床表现,可诊断为遗尿之肺脾气虚证。肺脾气虚证的证候表现为睡中遗尿,日间尿频而量多,面色少华或萎黄,神疲乏力,纳少便溏,自汗、动则多汗,易感冒,舌淡苔薄白,脉弱无力。

**267. AGH**。遗尿的诊断要点:①病史多有睡前多饮史;②临床表现不能从睡眠中醒来而反复发生无意识排尿行为;睡眠较深,不易唤醒。发作频率;3~5岁,每周至少有5次遗尿,症状持续3个月;5周岁以上,每周至少有2次遗尿,症状持续3个月,或者自出生后持续尿床,没有连续6个月以上的不尿床期；③辅助检查尿常规、尿细菌培养未见异常，泌尿系统B超或可见膀胱容量小，腰骶部核磁共振检查或X线检查或可见隐性脊柱裂。

**268. A**。患儿诊断为遗尿之肺脾气虚证，治法为补肺健脾，固摄小便。遗尿之下元虚寒证的治则为温补肾阳，固摄止遗；遗尿之心肾失交证的治则为清心滋肾，安神固脬；遗尿之肝经湿热证的治则为清利湿热，泻肝止遗。尿频之脾肾两虚证的治则为温补脾肾，升提固摄；尿频之阴虚内热证的治则为滋阴补肾，清热降火。

**269. AD**。患儿辨为遗尿之肺脾气虚证，治疗原则为补肺健脾，固摄小便；首选方剂为补中益气汤合缩泉丸。遗尿之下元虚寒证的首选方剂为菟丝子散合桑螵蛸散加减，或桑螵蛸散合缩泉丸。遗尿之心肾失交证的首选方剂为交泰丸合导赤散加减，或交泰丸合肾气丸；遗尿之肝经湿热证的首选方剂为龙胆泻肝汤。水肿之脾肾两虚证，偏肾阳虚者用真武汤，偏脾阳虚者用实脾饮。

**270. AG**。遗尿之肺脾气虚证，在本证的基础上，若患儿出现多汗，加煅龙骨、煅牡蛎；寐深难以唤醒者，加麻黄、石菖蒲；纳呆者，加鸡内金、山楂、六神曲；大便溏薄者，加苍术、炮姜。

**271. AB**。根据患儿临床表现及查体，怀疑患儿为麻疹。麻疹的传染性较强，常可引起流行。麻疹的易感儿童常见于未接种麻疹疫苗，有麻疹接触史者。

**272. CDE**。麻疹是感受麻疹病毒时邪引起的急性出疹性时行疾病，临床以发热，咳嗽，鼻塞流涕，泪水汪汪，口腔两颊黏膜可见麻疹黏膜斑，周身皮肤按序布发红色斑丘疹，疹退时皮肤有糠麸样脱屑和棕色色素沉着斑为特征。皮疹一般多起于耳后发际，沿头面颈项、躯干四肢、手足心、鼻准部透发，3～4天出齐；皮疹初为淡红色斑丘疹，后转为暗红色，疹间皮肤颜色正常。邪毒深重者，皮疹稠密，融合成片，疹色紫暗；邪毒内陷者，可见皮疹骤没，或疹稀色淡。病情严重者可在病程中合并邪毒闭肺、邪毒攻喉、邪陷心肝等逆证。

**273. CD**。附近地区有类似出疹患儿，提示有流行病学史；根据患儿“出皮疹”“气促，鼻扇，唇周青紫，双目结膜红，口腔黏膜粗糙”及“两肺背部可闻及细湿啰音”等临床表现及查体，可考虑为麻疹合并肺炎。

**274. AG**。邪毒闭肺属麻疹过程中逆变重证之一，为合并肺炎喘嗽。根据患儿“出皮疹”“气促，鼻扇，唇周青紫，双目结膜红，口腔黏膜粗糙”及“两肺背部可闻及细湿啰音”等临床表现及查体，可诊断患儿为麻疹逆证之邪毒闭肺证。其证候表现为壮热持续，烦躁，精神萎靡，咳嗽气喘、憋闷，鼻翼扇动，呼吸困难，喉间痰鸣，口唇紫绀，面色青灰，不思进食，皮疹融合、稠密、紫暗或见瘀斑，乍出乍没，大便秘结，小便短赤，舌质红绛，苔黄腻，脉滑数，指纹紫滞。

**275. E**。麻疹的预防调护：①按计划接种麻疹减毒活疫苗。在流行期间有麻疹接触史者，可及时注射丙种球蛋白以预防麻疹的发病。②麻疹流行期间，勿带小儿去公共场所和流行区域，减少感染机会。③尽早发现麻疹患儿，隔离至出疹后5天，合并肺炎者延长隔离至出疹后10天。④卧室空气流通，温度、湿度适宜，避免直接吹风受寒和过强阳光刺激。⑤注意补足水分，饮食应清淡、易消化，出疹期间忌油腻辛辣之品。⑥保持眼睛、鼻腔、口腔、皮肤的清洁卫生。对于重证患儿要密切观察病情变化，早期发现合并症。

**276. B**。流行性腮腺炎以发热、耳下腮部肿胀、疼痛为主要临床特征，烦躁，头痛呕吐，面赤唇红，口渴欲饮，纳少，尿少而黄，大便秘结，舌质红，舌苔黄，脉滑数为热毒蕴结之征。根据患儿临床表现，可辨为流行性腮腺炎之热毒蕴结证。热毒蕴结证症见高热，一侧或两侧耳下腮部肿胀疼痛，坚硬拒按，张口咀嚼困难，或有烦躁不安，口渴欲饮，头痛，咽红肿痛，颌下肿块胀痛，纳少，大便秘结，尿少而黄，舌红苔黄，脉滑数。本病当与化脓性腮腺炎相鉴别，后者多一侧疼痛，少见全身症状。

**277. D**。痄腮热毒蕴结证的主要治法是清热解毒，散结软坚。痄腮温毒外袭证的主要治法是疏风清热，消肿散结；痄腮变证邪陷心肝证的主要治法是清热解毒，息风开窍；痄腮变证毒窜睾腹证的主要治法是清肝泻火，活血止痛。

**278. F**。患儿辨为流行性腮腺炎之热毒蕴结证，治宜清热解毒，散结软坚；方用普济消毒饮。流行性腮腺炎变证邪陷心肝证方用清瘟败毒饮，流行性腮腺炎变证毒窜睾腹证方用龙胆泻肝汤。

**279. A**。脘腹痛甚，胀满拒按，呕吐频繁，大便秘结，痛时拒按，为典型少阳阳明合证，用大柴胡汤和解少阳，内泻热结。

**280. ABD**。流行性腮腺炎可选用的外治法：①药物外治：如意金黄散适量，以醋或茶水调，外敷患处，1天1～2次；或玉枢丹每次0.5～1.5g，以醋或水调匀，外敷患处，1天1～2次；或新鲜仙人掌每次取一块，去刺，洗净后捣泥或切成薄片，贴敷患处，1天1～2次；②针灸疗法：针刺法、灯火燋法。

**281. BE**。手足口病是由感受手足口病时邪(肠道柯萨奇病毒A组、B组及新肠道病毒71型)引起的急性发疹性传染病，以手掌、足跖、口腔及臀等部位斑丘疹、疱疹，或伴发热为特征。患儿因“发热伴手足部疱疹2天”来诊，根据患儿“发热，手足心部发现疱疹，咽部、口腔黏膜可见散在疱疹、溃疡，手足心部及臀部见红色疱疹，色泽紫暗，疱液混浊”“口臭、流涎，小便黄，大便秘结，舌质红绛，苔黄厚腻，脉滑数”等临床表现，可辨为手足口病湿热蒸盛证。

**282. B**。患儿辨为手足口病湿热蒸盛证，治疗原则为清热凉营，解毒祛湿。手足口病风热外侵证的治疗原则为宣肺解表，清热化湿。水痘邪伤肺卫证须疏风清热，利湿解毒；水痘邪炽气营证须清气凉营，解毒化湿。

**283. B**。患儿辨为手足口病湿热蒸盛证，治则为清热凉营，解毒祛湿；首选方剂是清瘟败毒饮。手足口病风热外侵证首先方剂为甘露消毒丹；水痘之邪伤肺卫证方用银翘散；清胃解毒汤为水痘之邪炽气营选方；丹痧毒炽气营证方用凉营清气汤。

**284. BG**。手足口病湿热蒸盛证，在本证的基础上，若出现疱疹溃烂不愈者，加儿茶、五倍子；大便秘结者，加大黄、玄明粉；口渴喜饮者，加天花粉、麦冬、芦根；烦躁不安者，加淡豆豉、莲子心；高热者，加柴胡、葛根；湿重者，去知母、地黄，加广藿香、滑石、淡竹叶。病之后期，热退疹消，气阴耗伤，症见纳呆神疲、唇干口燥者，以生脉散加减。

**285. AB**。手足口病需与水痘、疱疹性咽峡炎相鉴别。①手足口病，为柯萨奇病毒及肠道病毒EV71多见；四季均发，夏秋多见；好发于学龄儿童，3岁以下多见；口腔疱疹以硬腭、颊部、齿龈、舌部为多，破溃后形成小溃疡，1～2天后皮四肤出现斑丘疹，很快变为疱疹，疱疹为圆形或椭圆形，如米粒至豌豆大小不等，壁厚较硬，不易破溃，疱浆少而混浊，周围有红晕、疱疹手足部多见，呈离心性分布，躯干及颜面部极少；②水痘，为水痘－带状疱疹病毒感染；四季均发，冬春较多；6～9岁多见；疱疹呈向心性分布，躯干、头面多，肢少，疱疹呈椭圆形，较手足口病疹大，且壁薄易破瘙痒，疱浆清亮，且在同一时期、同一皮损区斑丘疹、疱疹、结痂并见；③疱疹性咽峡炎，为柯萨奇病毒感染多见。四季均发，夏秋多见。5岁以下多见。口腔以软腭、悬雍垂、舌腭弓、扁桃体、咽后壁等部位出现灰白色小疱疹多见，1～2天内疱疹破溃形成溃疡，很少累及颊黏膜、舌、眼、手足以及口腔以外部位皮肤。

**286. C**。①过敏性紫癜：发病前可有上呼吸道感染或服食某些食物、药物等诱因。紫癜多见于下肢伸侧及臀部、关节周围。为高出皮肤的鲜红色至深红色丘疹、红斑或荨麻疹，大小不一，多呈对称性，分批出现，压之不退色。可伴有腹痛、呕吐、血便等消化道症状，游走性大关节肿痛及血尿、蛋白尿等。血小板计数，出血、凝血时间，血块收缩时间均正常。肾脏受累者尿常规可有镜下血尿、蛋白尿等肾脏损伤表现。肾组织活检可确定肾脏病变性质。有消化道症状者大便隐血试验多为阳性。②免疫性血小板减少症：皮肤黏膜见瘀点、瘀斑。瘀点多为针尖样大小，一般不高出皮面，多不对称，可遍及全身，但以四肢及头面部多见。可伴有鼻衄、齿衄、尿血、便血等，严重者可并发颅内出血。血小板计数显著减少，出血时间延长，骨髓中成熟巨核细胞减少，血块收缩不良，束臂试验阳性。本患儿皮疹对称分布、触之碍手，肾脏受损均符合过敏性紫癜的辨证要点。

**287. B**。患儿因“双下肢皮肤瘀点、瘀斑1个月”来诊；色鲜红、暗红，触之碍手，压之不退色，对称分布，尿色深红，咽干口渴，心烦喜冷饮，舌质红、苔黄，脉数，为内热炽盛之征，故辨为血热妄行证。

**288. B**。患儿辨为紫癜之血热妄行证，其治法为清热解毒，凉血止血。紫癜之风热伤络证治法为祛风清热，凉血安络；紫癜之气不摄血证治法为健脾益气，养血摄血；紫癜之阴虚火旺证治法为滋阴清热，凉血化瘀。

**289. C**。患儿辨为紫癜之血热妄行证，其治法为清热解毒，凉血止血；方用犀角地黄汤加减。紫癜之风热伤络证方用银翘散加减；紫癜之气不摄血证方用归脾汤加减。

**290. ABCDEF**。过敏性紫癜的西医治疗，应积极寻找和去除致病因素，如控制感染，补充维生素。有腹痛时应用解痉药物。如出现消化道出血、血管性水肿、严重关节炎等，可应用泼尼松或地塞米松等，症状缓解后即可停用。严重过敏性紫癜肾炎可在激素使用基础上加用免疫抑制剂。

**291. E**。患儿因“多汗”来诊，根据患儿“夜间寐时伴盗汗，常以头部、肩背部汗出明显，动则尤甚，神疲乏力，面色少华，平时易患感冒，舌质淡红，苔白，脉细弱”等临床表现及检查，患儿可辨为汗证之表虚不固证。

**292. A**。汗证之表虚不固证的治疗原则为益气扶正，固表敛汗；汗证之脾胃积热证，其治疗原则为清心泻脾，清利湿热。汗证之营卫不和证的治疗原则为调和营卫，补气止汗。紫癜之风热伤络证治法为疏风清热，凉血安络；紫癜之气不摄血证治法为健脾养心，益气摄血；紫癜之阴虚火旺证治法为滋阴清热，凉血化瘀。

**293. AD**。患儿辨为汗证之表虚不固证，首选玉屏风散合牡蛎散。黄芪桂枝五物汤是营卫不和证首选；生脉散是气阴亏虚证首选；导赤散合泻黄散是脾胃积热证首选。

**294. ABCDFG**。在益气固表的同时，可加用健脾化湿的药物有炒扁豆、炒薏苡仁、陈皮、苍术、白术、芡实。纳呆者，加山楂、麦芽、炒莱菔子。

**295. BG**。推拿疗法治疗汗证：自汗者，虚证，补脾经，揉肾顶，推补肾经，揉二人上马；实证，推补肾经，揉二人上马，清板门，清天河水，退六腑。盗汗者，补肾经，揉肾顶，补脾经，补肺经，推三关，分阴阳，揉小天心。

**296. ABFGH**。川崎病的辅助检查：①血液学检查，可见外周血白细胞增高，以中性粒细胞为主，伴核左移，轻度贫血，血小板于发病第2～3周时增多，血沉明显增快，C反应蛋白增高。②心电图，早期呈非特异性ST－T变化；心包炎时可有广泛ST段抬高和低电压；心肌梗死时ST段明显抬高、T波倒置及异常Q波。③胸部X线片，可见肺部纹理增多、模糊或有片状阴影，心影可扩大。④超声心动图，急性期可见心包积液，左室扩大，二尖瓣、主动脉瓣或三尖瓣反流；可有冠状动脉扩张、冠状动脉瘤、冠状动脉狭窄等异常表现。

**297. B**。根据患儿临床表现，可诊断为川崎病之邪在卫气证。其证候表现为持续高热，微恶风，唇红目赤，口腔黏膜潮红，咽红或痛，手足微肿稍硬，手掌、足底潮红，皮疹显现，颈部臖核肿大，肛周皮肤发红，口渴喜饮，或伴咳嗽，纳差，舌质红，苔薄黄，脉浮数，指纹紫红。

**298. A**。患儿辨为川崎病之邪在卫气证，其治法是清热解毒,辛凉透表。川崎病之气营两燔证的治法是清气凉营,解毒化瘀;川崎病之气阴两伤证的治法是益气养阴,清解余热。

**299. B**。患儿辨为川崎病之邪在卫气证,其治法是清热解毒,辛凉透表;治疗首选银翘散加减。皮肤黏膜淋巴结综合征之气营两燔证首选清瘟败毒饮加减;紫癜之血热妄行证方用犀角地黄汤加减。

**300. AH**。川崎病之邪在卫气证,若出现关节肿痛,加桑枝、虎杖;高热烦躁者,加石膏、知母;颈部臖核肿大者,加浙贝母、僵蚕;手掌足跖潮红者,加地黄、黄芩、牡丹皮;口渴唇干者,加天花粉、麦冬。

**301. B**。患儿因“睡眠欠佳伴易惊2个月余”来诊,结合患者“睡眠不安,哭闹,易激惹,有惊跳,多汗”“前囟2.5cm×2.5cm,枕秃明显,方颅,无特殊面容,未出牙”等临床表现及辅助检查,可诊断为佝偻病之脾虚肝旺证。脾虚肝旺证的证候表现为面色少华,多汗,夜惊啼哭,甚至抽搐,神疲纳呆,坐立行走无力,舌质淡,苔薄,指纹淡,脉细弦。

**302. ACD**。患儿诊断为佝偻病之脾虚肝旺证。在本证的基础上,出现汗出浸衣者,加碧桃干、五味子、煅龙骨、煅牡蛎;夜卧不安者,加远志、首乌藤;睡中惊惕者,加珍珠母、僵蚕;抽搐者,加全蝎、蜈蚣,或改用缓肝理脾汤。

**303. E**。西医治疗的目的在于控制活动期,防止畸形和复发,应早期发现,采取药物、日光、营养等综合治疗方法与措施。补充维生素D以口服为主,每日需补充维生素D2000~4000IU,同时给予多种维生素。治疗2个月后复查治疗效果。维生素D大量突击疗法仅适用于重症佝偻病,有并发症或不能口服者,通常同时补充钙剂。补充钙剂:主张以膳食中的牛奶、配方奶和豆制品补充钙和磷。仅在有低血钙表现、严重佝偻病和营养不足时需要补充钙剂。

**304. ABCDEG**。预防调护:①加强孕期保健,孕妇应有适当的户外活动,多晒太阳,增强体质,并积极防治慢性病。②加强户外活动,多晒太阳,增强小儿体质。婴儿于2个月开始多晒太阳,每天平均1小时以上。③提倡母乳喂养,及时添加辅食,多食富含维生素D及钙磷丰富的食物。④患儿衣带应宽松,不要久坐、久立,防止发生骨骼变形。不系裤带,穿背带裤,防止肋骨外翻。帮助患儿做俯卧抬头动作,每天2~3次,防止鸡胸形成。

**305. ABCDEFG**。佝偻病应与脑积水、软骨营养不良、黏多糖病相鉴别,还要注意与其他原因引起的佝偻病鉴别,如家族性低磷血症、远端肾小管酸中毒、维生素D依赖性佝偻病、肾性佝偻病、肝性佝偻病等。

**306. ABCFG**。性早熟的辅助检查:①血清激素水平测定,血清黄体生成素(LH)、卵泡刺激素(FSH)、雌二醇($E_2$)、泌乳素(PRL)、睾酮(T)等激素水平,随着性早熟的进程而明显增高。②骨龄(非优势手包括腕关节的X线摄片),真性性早熟患儿骨龄往往较实际年龄提前。③盆腔B超检查,女孩子宫、卵巢B超显示子宫、卵巢成熟度超过同年龄儿童。④磁共振成像(MRI)或CT,协助排除中枢神经系统或肾上腺器质性病变。

**307. ABCDF**。性早熟测定血清激素水平,血清黄体生成素(LH)、卵泡刺激素(FSH)、雌二醇($E_2$)、泌乳素(PRL)、睾酮(T)等激素水平,随着性早熟的进程而明显增高。特发性性早熟患儿血FSH、LH基础值可能正常,需借助于GnRH刺激试验诊断。

**308. B**。根据患儿“乳房肿大,乳晕加深,触之疼痛,伴颧红潮热,盗汗,五心烦热,舌红苔少,脉细数”等表现,可诊断为性早熟阴虚火旺证。症见女孩乳房发育及内外生殖器发育,严重者月经提前来潮;男孩生殖器增大,声音变低沉,或有阴茎勃起,严重者出现遗精;伴颧红潮热,盗汗,头晕,五心烦热,舌质红,苔少,脉细数。

**309. C**。患儿辨为性早熟阴虚火旺证,本证是临床最常见的证候,系各种因素导致小儿肾阴不足，相火偏旺，第二性征提前出现。阴虚火旺则颧红潮热，盗汗，头晕，五心烦热，舌质红，苔少，脉细数。其治法是滋阴降火。

**310. C**。患儿辨为性早熟阴虚火旺证，治法是滋阴降火，首选方剂为知柏地黄丸加减。性早熟肝郁化火证的治法是疏肝泻火；首选方剂为丹栀逍遥散加减。

# 中医骨伤科学

**A2 型题**

每一道试题下面都有 A、B、C、D、E 五个备选答案。请从中选择一个最佳答案。

1. **患者,男,45 岁。伤后面色苍白,头晕目眩,失眠多梦,心悸气短,舌淡苔白,脉虚细无力。辨证为**

   A. 气虚　B. 血虚
   C. 气脱　D. 血脱
   E. 气闭

2. **患者,女,65 岁。头晕目眩,胸胁隐痛,耳鸣,失眠多梦,腰膝酸软,低热颧红,舌红少苔,脉细数。辨证为**

   A. 风寒湿阻　B. 气滞血瘀
   C. 痰湿阻络　D. 气血亏虚
   E. 肝肾阴虚

3. **患者,女,76 岁。因久坐出现腰背疼痛,驼背弯腰,身高变矮,畏寒喜暖,小便频多且夜尿多。骨密度检查提示骨质疏松。此病例应辨证为**

   A. 肾阳虚型　B. 脾肾气虚型
   C. 瘀血阻络型　D. 肝肾两虚型
   E. 心脾两虚型

4. **患者,男,61 岁。头晕目眩,头重如裹,四肢麻木不仁,纳呆,舌暗红,苔厚腻,脉弦滑。辨证为**

   A. 风寒湿阻　B. 气滞血瘀
   C. 痰湿阻络　D. 气血亏虚
   E. 肝肾不足

5. **患者,男,40 岁。损伤后期,气血运行不畅,瘀血未尽,以致风寒湿邪入络,遇气候变化则局部症状加重,应使用的治疗方法为**

   A. 补气养血法　B. 补益肝肾法
   C. 补养脾胃法　D. 舒筋活络法
   E. 祛痰散结法

6. **患者,男,30 岁。坠堕,不省人事,气塞不通,宜用的药粉是**

   A. 九一丹　B. 桃花散
   C. 丁桂散　D. 通关散
   E. 桂麝散

7. **患者,男,35 岁。骨折整复后,位置良好,肿痛消退中期宜用**

   A. 消瘀止痛药膏　B. 接骨续筋药膏
   C. 温经通络药膏　D. 生肌象皮膏
   E. 金黄膏

8. **患者,男,28 岁。在损伤初期出现气滞血瘀,需消肿镇痛,应采取**

   A. 开法　B. 和法
   C. 补法　D. 温法
   E. 消法

9. **患者,男,32 岁。以血虚为主。损伤后期用补气养血法,应选**

   A. 八珍汤　B. 十全大补汤
   C. 四物汤　D. 四君子汤
   E. 参附汤

10. **患者,男,30 岁。头部损伤,重症昏迷,恢复**

**期见心神不宁、眩晕、头痛，方用**

A. 苏气汤

B. 复苏汤

C. 镇肝熄风汤合吴茱萸汤

D. 紫雪丹

E. 苏合香丸

11. **患者，男，35 岁。腰背疼痛，腿膝酸软，受轻微外力可出现胸、腰椎压缩骨折。驼背弯腰，身高变矮。畏寒喜暖，小便频多且夜尿多，辨证为**

A. 肾阳虚　B. 肾阴虚

C. 正虚邪侵　D. 先天不足

E. 气血不足

12. **患者，女，24 岁。肩部酸痛日久，肌肉萎缩，关节活动受限，劳累后疼痛加重，伴头晕目眩、气短懒言、心悸失眠、四肢乏力。舌质淡，苔少，脉细弱。治疗适宜的选方为**

A. 三痹汤　B. 黄芪桂枝五物汤

C. 身痛逐瘀汤　D. 蠲痹汤

E. 海桐皮汤

13. **患者，女，32 岁。肩部窜痛，畏风恶寒，肩部有沉重感，肩关节活动不利，复感风寒之邪痛增，得温痛减。舌质淡，苔薄白，脉弦滑。辨证为**

A. 痰湿阻滞　B. 气血瘀滞

C. 气血亏虚　D. 风寒湿阻

E. 肝肾亏虚

14. **患者，男，34 岁。颈项强痛，痛引肩臂，颈肩部麻木不仁，伴淅淅恶风，微发热，头痛身重，时有汗出，时而无汗。舌质淡，苔薄白，脉浮紧。其证型是**

A. 气滞血瘀证　B. 瘀血阻滞证

C. 风寒浸淫证　D. 风邪犯表证

E. 气血亏虚证

15. **患者，男，22 岁。4 小时前从 4 米高处坠下，继而出现恶心，呕吐，剧烈腹痛，被抬入诊室，体检：患者腹肌紧张，压痛、反跳痛均阳性，此时最适宜的辅助检查是**

A. 呕吐物涂片检查

B. 大便潜血试验

C. 诊断性腹腔穿刺

D. 腹腔断层摄片

E. 腹部磁共振检查

16. **患者，男，50 岁。右下肢跛行 15 年，查体：胫前肌只有轻度收缩，但不产生运动。其肌力为**

A. 0 级　B. 1 级

C. 2 级　D. 3 级

E. 4 级

17. **患者，女，70 岁。跌倒后感右髋部疼痛 1 小时来诊。X 线片示右股骨颈头下型骨折，Pauwels 角为 60°。最适宜的治疗方法是**

A. 手术治疗　B. 右下肢皮牵引

C. 石膏固定　D. 休息制动

E. 手法复位

18. **患者，男，25 岁。高空坠地。现场见患者清醒，第 10 ~ 11 胸椎压痛，剑突以下感觉运动障碍，最恰当的急救搬运是**

A. 二人扶架而走

B. 一人搂抱

C. 一人背运

D. 一人抬头，一人抬足

E. 患者平卧木板搬运

19. **患者，男，45 岁。确诊为新鲜移位股骨颈骨折，首选的治疗方法是**

A. 长期骨牵引　B. 手术复位内固定

C. 下肢皮肤牵引　D. 人工关节置换

E. 内服药物治疗

20. **患者，男，36 岁。骑自行车摔倒，右肩着地，右肩疼痛，右上肢不能抬举。来院就诊时，左手托右肘，下颌左偏。其诊断首先考虑**

A. 锁骨骨折　B. 肩关节脱位

C. 肱骨外科颈骨折　D. 肱骨干骨折

E. 肩胛骨骨折

21. **患儿，男，4 岁。摔倒后肩锁部疼痛，检查：患肩下沉，患肢活动障碍，头向患侧偏斜，杜加**

**(Dugas)征阴性。最可能的诊断是**

A. 肩关节脱位　B. 臂丛神经损伤

C. 锁骨骨折　D. 肱骨外科颈骨折

E. 桡骨头半脱位

**22. 患者,男,30岁。右肩着地受伤1小时,右肩肿胀、疼痛、功能障碍,X线摄片明确诊断为肱骨外科颈骨折。整复后固定的时间是**

A. 10周　B. 8周

C. 1周　D. 6周

E. 4周

**23. 患儿,女,5岁。跑动中跌倒致右肘部肿胀、疼痛1小时来诊。临床诊断为右肱骨髁上骨折,伸直型。拟采用非手术治疗,应注意**

A. 为尽早发现神经损伤,应及时进行手术探查

B. 轻度的桡偏必须整复,甚至可矫枉过正

C. 轻度的尺偏可不矫正

D. 注意 Volkmann 缺血性肌挛缩

E. 注意预防肘外翻

**24. 患者,男,29岁。右肱骨中段骨折已10个月,局部有异常活动,X线片示对位对线良好,但仍有骨折线,骨痂极少,骨端有硬化现象,最恰当的治疗方法是**

A. 继续小夹板固定

B. 胸肩肱石膏外固定

C. 内固定

D. 植骨+内固定

E. 植骨+石膏外固定

**25. 患者,女,26岁。3小时前摔伤左前臂,来院检查发现前臂肿胀,瘀斑,剧痛,并有短缩成角畸形,诊断首先考虑**

A. 前臂软组织挫伤　B. 尺神经损伤

C. 尺桡骨干双骨折　D. 桡骨骨折

E. 尺骨骨折

**26. 患者,男,24岁。因"被砍伤右前臂致桡骨小头骨折3小时"来诊。最可能伤及的神经是**

A. 桡神经深支

B. 正中神经

C. 尺神经

D. 桡神经和尺神经

E. 桡神经和正中神经

**27. 患者,女,26岁。前臂骨折,经手法复位,小夹板固定5小时后,感觉剧痛,手指麻木、肿胀、活动不灵。其主要原因是**

A. 静脉断裂　B. 神经损伤

C. 动脉和静脉受压　D. 神经和静脉受压

E. 动脉撕裂

**28. 患者,女,32岁。右前臂尺桡骨开放性骨折,清创复位,石膏外固定后36小时,出现高热,脉快,白细胞计数明显增高,伤口剧痛,有大量恶臭渗出液,X线片显示皮下有气体,触诊有握雪感。诊断应首先考虑**

A. 血肿吸收

B. 组织坏死

C. 伤口严重化脓感染

D. 气性坏疽

E. 骨筋膜室综合征

**29. 患者,男,30岁。摔倒时右手撑地致右拇指肿胀、疼痛、活动受限3小时,X线片示末节指骨基底背侧撕脱骨折。最恰当的治疗是**

A. 指骨缩短后缝合

B. 切开复位,内固定

C. 植骨,内固定

D. 手法复位,夹板固定

E. 包扎后待其自然愈合

**30. 患者,男,65岁。3年前右股骨颈骨折,三翼钉内固定,1年前右髋关节疼痛,近来加重,X线片可见右股骨头明显变形。可诊断为**

A. 骨折畸形愈合

B. 创伤性关节炎

C. 继发髋关节结核

D. 股骨头缺血性坏死

E. 髋关节退行性变

**31. 患者,男,40岁。因"外伤性股骨干骨折"来诊。入院次日突然出现呼吸困难,继发昏迷,皮下出血,血压80/60mmHg。最可能的诊**

断是

A. 继发感染

B. 大血管破裂

C. 脂肪栓塞综合征

D. 骨筋膜室综合征

E. 骨折断端严重再移位

32. **患者，男，35 岁。右股骨干骨折已 1 年半，目前仍有短缩畸形和反常活动。X 线片示两骨折端已被硬化骨封闭。目前应采取的治疗是**

A. 手法复位，牵引固定

B. 手法复位，石膏外固定

C. 加强营养，促进骨愈合

D. 加强功能锻炼

E. 手术复位，给予内固定

33. **患者，男，34 岁。股骨干骨折，出现面色苍白，口干口渴，呼吸急促，出冷汗、脉细、血压降低。诊断上首先考虑**

A. 股骨干骨折伴神经损伤

B. 股骨干骨折伴创伤性休克

C. 脂肪栓塞综合征

D. 粉碎性骨折

E. 严重骨折伴内脏损伤

34. **患者，男，60 岁。走路跌倒后感髋部疼痛，诊断为股骨颈骨折，无移位。患者卧床时，患肢应保持于**

A. 内收内旋　　B. 外展外旋

C. 内收中立　　D. 外展中立

E. 内收外旋

35. **患者，男，16 岁。右胫骨闭合横折，手法复位外固定后，X 线检查：骨折对线良好，断端对位 2/3。其父母指责治疗失败。要求再次复位，正确的处理是**

A. 请上级医生协助解决

B. 以和蔼的态度尽量满足他的要求

C. 安排手术再次复位

D. 解释功能复位标准

E. 请医疗行政部门处理

36. **患者，男，42 岁。2 小时前撞车，当时患者足踩刹车，现右踝部肿痛、活动受限，不能站立行走。X 线片：右距骨颈骨折。关于距骨的主要血液供应，叙述正确的是**

A. 从距骨头进入

B. 从距骨颈进入

C. 从距骨体进入

D. 从距骨的后方进入

E. 从距骨的内侧进入

37. **患者，女，25 岁。被自行车撞伤右胸，因胸痛不能深呼吸，1 天后来门诊。体检发现右锁骨中线第 5 肋压痛。为明确有无肋骨骨折，在病史或体检方面最需补充**

A. 受伤后有无呕吐

B. 是否有痰血

C. 受伤时意识是否清楚

D. 局部是否有血肿

E. 双手挤压前后胸，是否引起局部疼痛

38. **患者，男，30 岁。胸部外伤 1 小时，呼吸困难，发绀。查体：右前胸可见反常呼吸运动。“反常呼吸征”的胸廓改变是**

A. 吸气时受伤胸廓塌陷

B. 呼气时受伤胸廓塌陷

C. 吸气时受伤胸廓隆起

D. 呼气时受伤胸廓无改变

E. 吸气时受伤胸廓无改变

39. **患者，男，50 岁。高空坠落伤。查体：呼吸困难，颈部压痛，双肺闻及痰鸣音，四肢瘫痪。X 线片显示 $C_{4\sim5}$ 骨折脱位。首先采取的处理措施是**

A. 应用呼吸兴奋剂　　B. 气管切开

C. 颌枕带牵引　　D. 手术复位固定

E. 颈托制动

40. **患者，男，28 岁。颈椎外伤后出现截瘫，查体：双上肢屈肘位，屈肘动作存在，伸肘功能丧失。损伤部位是**

A. 第 2 ~ 3 颈椎之间

B. 第 3 ~ 4 颈椎之间

C. 第 4 ~ 5 颈椎之间

D. 第 5 ~ 6 颈椎之间
E. 第 6 ~ 7 颈椎之间

41. **患者,男,26 岁。从马上摔下,头后枕部着地,颈部活动受限,下颈椎压痛明显,四肢弛缓性瘫,躯干感觉平面在胸骨柄以下,痛温觉消失,不能自行排尿,诊断首先考虑**
A. 颈椎间盘突出症
B. 颈椎骨折脱位并颈髓损伤
C. 颈部软组织损伤
D. 颈椎骨折脱位并臂丛神经与腰骶丛神经损伤
E. 胸椎骨折并脊髓损伤

42. **患者,女,23 岁。自高处坠落,臀部着地,发生胸腰椎压缩性骨折,造成损伤的病因是**
A. 直接暴力
B. 间接暴力
C. 肌肉过度强烈收缩
D. 持续劳损
E. 拼力岔气

43. **患者,男,30 岁。高处坠落伤及腹部,查体:耻骨联合处压痛,挤压试验阳性,膀胱胀满,橡皮导尿管插入一定深度未引出尿液,导尿管尖端见血迹。此时应考虑**
A. 导尿管插入深度不足
B. 导尿管插入方法不对
C. 导尿管阻塞
D. 骨盆骨折合并尿道断裂
E. 骨盆骨折合并膀胱损伤

44. **患儿,男,3 岁。因"被上提手上台阶,右肘疼痛,不思活动"来诊。查体:右肘关节无明显肿胀,未见明显畸形。X 线片未见明显异常征象。首先考虑的治疗手法是**
A. 单纯手法复位
B. 全身麻醉下行手法复位
C. 切开复位并内固定
D. 手法复位后患肘外固定 2 周
E. 手术松解卡压的神经

45. **患儿,男,5 岁。左髋部疼痛,活动受限,伴全身高热、寒战半个月,关节穿刺抽出黄稠脓液,X 线提示髋关节脱位。诊断应为**
A. 先天性脱位　B. 病理性脱位
C. 习惯性脱位　D. 混合性脱位
E. 外伤性脱位

46. **患儿,女,1 岁。无诱因出现右下肢短缩、跛行,X 线提示髋关节脱位,诊断应为**
A. 病理性脱位　B. 先天性脱位
C. 混合性脱位　D. 习惯性脱位
E. 外伤性脱位

47. **患者,女,56 岁。主诉上午打呵欠后双侧面部疼痛,下颌不能活动,无法吃饭与讲话。检查:两下颌骨下垂,口张开不能闭合,流涎不止,酸痛难受。诊断为颞下颌关节双侧脱位。造成颞下颌关节脱位的病因病机不包括**
A. 张口过大　B. 过度咬合
C. 外力打击　D. 杠杆力作用
E. 肾虚劳损

48. **患者,男,45 岁。因"右上肢放射痛伴手指麻木,动作不灵活 2 年"来诊。查体:颈肩部压痛,神经牵拉试验及压头试验阳性,右上肢桡侧皮肤感觉减退,握力减弱,肌张力减低。最可能的诊断是**
A. 交感神经型颈椎病
B. 脊髓型颈椎病
C. 椎动脉型颈椎病
D. 神经根型颈椎病
E. 混合型颈椎病

49. **患者,男,58 岁。腰痛,腰部活动受限。检查:脊柱叩击痛,坐骨神经刺激征阳性。应首先考虑**
A. 腰肌劳损　B. 脑膜炎
C. 蛛网膜下腔出血　D. 腰椎间盘突出症
E. 肾下垂

50. **患者,女,40 岁。腰腿痛 3 个月。查体:下腰椎旁压痛,左下肢直腿抬高试验 50°,加强试验阳性,外踝及足背外侧皮肤感觉减弱,跟腱反射消失,考虑为腰椎间盘突出症。最可能**

突出的间隙是

A. 腰 5、骶 1　　B. 腰 4、腰 5
C. 腰 3、腰 4　　D. 腰 2、腰 3
E. 腰 1、腰 2

51. 患者，男，41 岁。2 周前搬重物时出现腰部疼痛，排便时加重，并向左下肢放射，逐渐出现左小腿皮肤感觉减退。查体：腰部活动受限，左侧直腿抬高 40°出现左下肢放射性疼痛。腰椎 X 线片未见异常。最可能的诊断是

A. 腰椎间盘突出症　　B. 腰椎肿瘤
C. 腰椎管狭窄症　　D. 强直性脊柱炎
E. 腰扭伤

52. 患者，女，32 岁。腰椎间盘突出急性发作，腰痛伴左下肢放射痛且腰椎出现右侧弯，应考虑突出的髓核位于

A. 神经根的内侧　　B. 神经根的外侧
C. 神经根的前侧　　D. 神经根的后侧
E. 神经根的后外侧

53. 患者，男，40 岁，工人。抬重物时突发腰部剧痛，并放射在左下肢后外侧，卧床时减轻，经对症治疗半个月，疗效不显，后经 CT 检查诊断为腰 5、骶 1 椎间盘膨出。此时不宜采用的治疗是

A. 完全卧床休息
B. 醋酸强的松龙硬膜外注射
C. 推拿按摩
D. 骨盆牵引
E. 椎间盘摘除术

54. 患者，男，26 岁。因“左膝关节受伤 2 个月”来诊。患者 2 个月前踢足球时不慎伤及左膝关节，当时肿胀明显，不敢活动，自行包扎固定 14 天后，肿胀明显减轻，但走路时有交锁现象，活动后可行走。查体：左膝关节外侧关节间隙压痛，麦氏征阳性。左膝关节活动度：屈 100°，伸 0°。最正确的处理方法是

A. 关节镜检查　　B. 切开手术探查
C. 中药外用　　D. 手法治疗
E. 针灸、按摩

55. 患者，男，35 岁。右手中指近节指骨肿胀，疼痛。查体：右手中指近节指骨膨隆，皮肤颜色正常，轻微压痛，关节运动不受限。最可能的诊断是

A. 骨囊肿　　B. 内生软骨瘤
C. 骨巨细胞瘤　　D. 骨软骨瘤
E. 骨结核

56. 患者，男，16 岁。1 年前因右股骨下端骨肉瘤行截肢手术，半个月前出现右胸痛、咳嗽，X 线片示右肺上叶转移性肿瘤。其转移途径可能是

A. 直接蔓延扩散　　B. 经动脉传播
C. 经淋巴扩散　　D. 经静脉传播
E. 沿神经蔓延

57. 患者，男，14 岁。8 个月前开始上臂肿胀疼痛，入院诊断为左肱骨上端骨肉瘤，优选治疗方案是

A. 左肩关节离断术
B. 肿瘤刮除术
C. 术前化疗→根治性切除→手术后化疗
D. 化疗
E. 化疗加放疗

58. 患者，男，68 岁。腰痛 1 周，无明显外伤史，X 线片示第三腰椎椎体破坏，压缩楔形变，椎间隙正常。最可能的诊断是

A. 脊柱结核　　B. 脊柱肿瘤
C. 脊柱骨折　　D. 强直性脊柱炎
E. 化脓性脊椎炎

59. 患儿，男，11 岁。右胫骨上端疼痛，肿胀，压痛，关节活动受限。X 线片示右胫骨上端偏右骨密度增高，边界不清，骨膜出现“日光照射”现象。治疗应选择

A. 理疗　　B. 牵引制动
C. 大量抗生素　　D. 手术刮除植骨
E. 截肢术 + 化疗

60. 患者，男，35 岁。右膝关节内侧疼痛，肿胀半年，曾在外院摄 X 线片，见右胫骨上端内侧有一 5cm × 4cm 大小透光区，中间有肥皂泡沫

**阴影,骨端膨大。近1个月来肿胀明显加重,夜间疼痛难忍,右膝关节活动受限。入院后X线摄片示胫骨上端病变扩大,肥皂泡沫阴影消失,呈云雾状阴影,病变侵入软组织。下列治疗措施最合适的是**

A. 病灶刮除+植骨
B. 病灶刮除+骨水泥填充
C. 广泛切除+大块骨或假体植入
D. 截肢术
E. 放射治疗或化疗

61. **患儿,男,15岁。平素健康。踢球时扭伤右膝,局部疼痛。X线检查示右胫骨上端膨胀变粗,密质骨变薄,髓腔扩大呈磨砂玻璃样,界限清楚,无骨膜反应。首先考虑的诊断是**

A. 骨结核　B. 骨纤维发育不良
C. 骨肉瘤　D. 骨软骨瘤
E. 骨巨细胞瘤

62. **患儿,女,14岁。右小腿酸痛2个月,进行性加重近1周,疼痛难忍,夜间尤其明显,伴发热38℃。体格检查:右胫骨中段膨隆,压痛,局部皮温增高。X线片显示胫骨中段骨质破坏,骨膜呈葱皮样改变。对诊断、鉴别诊断最有价值的检查是**

A. X线片
B. 核素骨扫描
C. CT
D. 血白细胞计数及分类
E. 组织活检,病理检查

63. **患者,女,16岁。左小腿上段肿胀、疼痛半年,近1个月来肿胀明显,夜间痛明显。查体:左胫骨上端肿胀严重,压痛明显,浅静脉怒张,扪及一6cm×7cm硬性肿块,固定,边界不清。X线片示左胫骨上段呈虫蚀状溶骨性破坏,骨膜反应明显,可见Codman三角。在住院行手术治疗前,应常规进行**

A. 淋巴结活检　B. 头颅CT
C. 胃肠道钡餐检查　D. 胸部X线摄片
E. 骨髓穿刺

64. **患者,女,25岁。左膝外上方逐渐隆起包块伴酸痛半年,X线片提示左股骨下端外侧有一病灶,边缘膨胀,中央有肥皂泡样改变,无明显的骨膜反应。其诊断考虑为**

A. 骨纤维异样增殖症
B. 骨髓瘤
C. 骨肉瘤
D. 骨巨细胞瘤
E. 骨囊肿

65. **患者,男,17岁。诊断为右股骨下端内侧长蒂状骨软骨瘤,3天前跌倒后出现局部疼痛,伴膝关节活动轻微受限。其原因是**

A. 骨软骨瘤恶变
B. 骨软骨瘤基底部折断
C. 骨软骨瘤周围出现滑囊炎
D. 局部软组织挫伤
E. 骨软骨瘤外层软骨帽损伤

66. **患者,男,19岁。右股骨下端疼痛3个月,夜间尤甚。查体:右股骨下端偏内侧局限性隆起,皮温略高,皮肤浅静脉怒张,明显压痛,膝关节运动受限。X线片:股骨下端溶骨性骨破坏,可见Codman三角。诊断为**

A. 软骨肉瘤　B. 纤维肉瘤
C. 骨肉瘤　D. 骨巨细胞瘤
E. 尤因肉瘤

67. **患者,男,30岁。右手中、环指肿胀、疼痛,X线片显示中、环指近节指骨膨胀性骨吸收,夹杂钙化斑。诊断为内生软骨瘤,首选的治疗是**

A. 肿瘤段切除
B. 肿瘤段切除人工关节置换术
C. 刮除植骨术
D. 化学治疗
E. 放射治疗

68. **患者,男,40岁。股骨下端疼痛,膝关节活动轻微受限。查体:股骨下端偏外侧局限性隆起,压痛,皮温略高。X线片:股骨外侧髁可见偏心性生长的骨吸收病灶,皮质向外膨隆,**

变薄，无骨膜反应。最可能诊断为

A. 骨纤维异样增殖症

B. 骨巨细胞瘤

C. 嗜酸性肉芽肿

D. 内生软骨瘤

E. 骨囊肿

69. 患者，女，54 岁。确诊为骨巨细胞瘤，局部皮肤表浅静脉怒张，肿胀与压痛均显著，触诊有乒乓球样感觉。X 线片：骨皮质已破坏，断裂。病理报告：骨巨细胞瘤Ⅲ级。治疗应选择

A. 截肢术

B. 刮除植骨术

C. 刮除骨水泥充填术

D. 刮除灭活植骨术

E. 刮除灭活骨水泥充填术

70. 患者，男，16 岁。洗浴时无意中触及右大腿下端内侧硬性突起，无疼痛，膝关节运动良好。最可能的诊断是

A. 软骨瘤　　B. 骨软骨瘤

C. 骨巨细胞瘤　　D. 骨囊肿

E. 骨化性肌炎

71. 患者，女，36 岁。右股骨上端疼痛 20 天，查体：右股骨上端肿胀，压痛，右髋关节活动受限。X 线片：右股骨颈及转子下溶骨性骨破坏。3 年前患乳腺癌，行乳腺癌根治术。局部无复发。拟检查其他部位的骨骼是否有并存的病灶，最重要的检查项目是

A. CT　　B. ECT

C. MRI　　D. X 线断层摄影

E. 骨髓穿刺

72. 患者，男，22 岁。患处持续性剧痛，夜间加重，止痛剂不能奏效，并见精神萎靡，食欲不振，消瘦，贫血等，最可能是

A. 退行性骨关节病

B. 良性骨肿瘤

C. 先天性骨关节畸形

D. 化脓性关节炎

E. 恶性骨肿瘤



## A3 型题

以下提供若干个案例，每个案例下设 3 道考题。请根据题干所提供的信息，在每一道考题下面的 A、B、C、D、E 五个备选答案中选择一个最佳答案。

（73 ~ 75 题共用题干）

患者，女，63 岁。双膝关节疼痛 1 年余，疼痛剧烈，痛如刀割，痛有定处，夜间痛甚，关节活动不利，舌质紫暗有瘀点，脉细涩。

73. 此病例属于

A. 瘀血阻络　　B. 肝肾亏虚

C. 气阴两虚　　D. 中气下陷

E. 外感寒湿

74. 此病例治法宜

A. 祛风通络　　B. 补益肝肾

C. 活血化瘀　　D. 理气止痛

E. 开窍活血

75. 此病例最适宜的方剂为

A. 复苏汤　　B. 补中益气汤

C. 左归丸　　D. 五味消毒饮

E. 桃红四物汤

（76 ~ 78 题共用题干）

练功又称功能锻炼，是通过自身运动防治疾病、促进肢体功能恢复的一种疗法。不同部位采用不同的练功疗法。

76. 肩关节练功宜采用

A. 手拉滑车　　B. 搓滚舒筋

C. 蹬车活动　　D. 手滚圆球

E. 足踝旋转

77. 手拉滑车属于

A. 有器械锻炼　B. 局部有器械锻炼
C. 无器械锻炼　D. 局部无器械锻炼
E. 全身有器械锻炼

78. 八段锦属于
A. 有器械锻炼　B. 局部有器械锻炼
C. 无器械锻炼　D. 局部无器械锻炼
E. 全身有器械锻炼

(79～81 题共用题干)

患者,男,41 岁。因"18 小时前跌伤,昏迷 10 分钟,后头枕部肿痛、头昏、头痛,心神不宁"来诊。查体:体温 37.3℃,脉搏 100 次/分,呼吸 24 次/分,血压 85/50mmHg。头枕部头皮肿胀、压痛;颅骨无凹陷;双侧瞳孔等大等圆,直径 3mm,对光反射存在;耳听力正常,耳鼻无流血;口唇红,牙无折断。舌红,苔白,脉弦数。CT:未见外伤性改变。

79. 宜选用的内治法是
A. 攻下逐瘀法　B. 行气消瘀法
C. 清热凉血法　D. 开窍活血法
E. 和营止痛法

80. 宜选用的中药内服方剂是
A. 复元活血汤　B. 五味消毒饮
C. 桃核承气汤　D. 苏合香丸
E. 复元通气散

81. 宜选用的外敷中药药膏是
A. 金黄膏　B. 定痛膏
C. 生肌象皮膏　D. 狗皮膏
E. 生肌玉红膏

(82～84 题共用题干)

患者,男,7 岁。因"左膝部肿痛伴发热 4 天"来诊。患者 6 天前自觉咽部疼痛,4 天前出现左膝部肿胀、疼痛、活动受限,伴发热、纳差。查体:体温 39.8℃,左膝部肿胀、色红且皮温灼手,膝关节呈屈曲位,不能伸直。舌红,苔黄,脉弦数。血常规:白细胞计数 $19.8 \times 10^9/L$,中性粒细胞 0.79。红细胞沉降率 34mm/h。X 线片:左膝关节间隙增宽,关节囊肿胀。关节穿刺:关节液呈黄色混浊样。

82. 宜选用的内治法是
A. 攻下逐瘀去　B. 行气消瘀法
C. 清热解毒法　D. 祛痰散结法
E. 和营止痛法

83. 宜选用的中药内服方剂是
A. 复元活血汤　B. 五味消毒饮
C. 桃核承气汤　D. 紫雪丹
E. 复元通气散

84. 若患者治疗 3 个月后,膝部肿胀疼痛消失,但因过用寒凉之药,出现不思饮食,四肢无力等症,应选用的方剂是
A. 归脾汤　B. 六味地黄汤
C. 左归丸　D. 舒筋汤
E. 当归补血汤

(85～87 题共用题干)

患者,女,43 岁。因"左足肿胀"来诊。患者 4 周前摔伤致左小腿中下段螺旋形骨折,行手法复位,石膏固定。查体:体温 36.6℃,脉搏 80 次/分,呼吸 24 次/分,血压 110/70mmHg,左足肿胀,血液循环尚可,骨折部无疼痛,尚存环形压痛,纵轴叩击痛。舌红,苔白,脉弦细。X 线片:左胫骨螺旋形骨折,骨折部可见连续性骨痂,骨折线模糊,对位对线可。

85. 宜选用的内治法是
A. 行气消瘀法　B. 攻下逐瘀法
C. 清热凉血法　D. 开窍活血法
E. 接骨续筋法

86. 宜选用的中药内服方剂是
A. 复元活血汤　B. 五味消毒饮
C. 续骨活血汤　D. 健步虎潜丸
E. 和营止气散

87. 患者经治疗 2 个月后,医师建议改为外用膏药,可选择的膏药是
A. 双柏散　B. 驳骨散
C. 定痛膏　D. 碎骨丹

E. 万应宝珍膏

(88 ~ 90 题共用题干)

患者,女,35 岁。因“右踝轻度肿胀,右外踝下及前疼痛”来诊。患者 3 周前右踝关节扭伤,行石膏固定 2 周,1 周前拆除石膏。查体:体温 36.5℃,脉搏 75 次/分,呼吸 24 次/分,血压 105/65mmHg,右外踝下及前压痛,右足活动不利。舌红,苔白,脉弦细。X 线片无明显异常。

88. 宜选用的内治法是

A. 攻下逐瘀法　B. 行气消瘀法
C. 清热凉血法　D. 祛邪通络法
E. 和营止痛法

89. 宜选用的中药内服方剂是

A. 复元活血汤　B. 五味消毒饮
C. 桃核承气汤　D. 和营止痛汤
E. 新伤续断汤

90. 患者 8 周后仍出现筋骨痿软、疲乏衰弱,应选用的方剂是

A. 壮筋养血汤　B. 左归丸
C. 右归丸　D. 健步虎潜丸
E. 金匮肾气丸

(91 ~ 93 题共用题干)

患者,女,68 岁。1 个月前因摔伤致右肩关节脱位,予以手法复位。现仍感四肢疲乏无力,形体虚弱,肌肉酸软,纳差食少,面色萎黄,舌质淡,苔薄白,脉细弱。

91. 本病为损伤后的何种证型

A. 气血亏虚　B. 脾胃虚弱
C. 肝肾不足　D. 肾阳亏虚
E. 血虚寒凝

92. 本病例最适合的治疗是

A. 补肝益肾　B. 健脾养胃
C. 补气养血　D. 温阳补血
E. 养血散寒

93. 最恰当的代表方是

A. 人参养荣汤　B. 归脾汤
C. 补肾壮筋汤　D. 金匮肾气丸
E. 八珍汤

(94 ~ 96 题共用题干)

患者,男,30 岁。因“3 周前打篮球时摔伤膝部,膝前痛、肿胀,于劳累、上下楼、下蹲膝关节屈曲时加重”来诊。查体:体温 36.8℃,脉搏 80 次/分,呼吸 24 次/分,血压 115/70mmHg,髌骨内外侧及髌下压痛、饱满,膝关节伸直活动受限。舌红,苔白,脉弦细。X 线片:无异常发现。MRI:髌下脂肪垫损伤。

94. 宜选用的内治法是

A. 补气养血法　B. 攻下逐瘀法
C. 清热凉血法　D. 开窍活血法
E. 和营止痛法

95. 宜选用的中药内服方剂是

A. 复元活血汤　B. 五味消毒饮
C. 桃核承气汤　D. 和营止痛汤
E. 复苏汤

96. 若患者后期复感风寒湿邪,关节酸痛,屈伸不利,可采用的治法是

A. 和营止痛法　B. 开窍活血法
C. 清热凉血法　D. 行气消瘀法
E. 舒筋活络法

(97 ~ 99 题共用题干)

患者,男,43 岁。因“左小腿无力、跛行、行走困难”来诊。患者 2 年前车祸致左胫骨平台骨折,行手术切开内固定。查体:体温 36.5℃,脉搏 80 次/分,呼吸 24 次/分,血压 105/65mmHg。言语音低,头晕,目眩,脱发,面色苍白,爪甲不华,肌肤干燥枯裂,形体消瘦,神疲肢倦,左小腿三头肌萎缩(左小腿最大周径 40cm,右小腿最大周径 49cm),肌力 4 级。舌淡,苔薄白,脉细。

97. 宜选用的内治法是

A. 温阳祛寒法　B. 攻下逐瘀法
C. 祛痰散结法　D. 清热凉血法
E. 补气养血法

98. 宜选用的中药内服方剂是

A. 复元活血汤　　B. 五味消毒饮
C. 八珍汤　　D. 阳和汤
E. 和营通气散

99. 该患者若因长期卧床缺少活动,而导致饮食不消,四肢疲乏无力,肌肉萎缩等,可选用的方剂是
A. 归脾汤　　B. 金匮肾气丸
C. 健步虎潜丸　　D. 小活络丹
E. 独活寄生汤

(100~102 题共用题干)

患者,男,44 岁。因"右小腿疼痛"来诊。患者 6 个月前因车祸致右胫骨中下 1/3 骨折,行手法复位石膏外固定。3 个月前石膏已拆除。查体:体温 36.6℃,脉搏 80 次/分,呼吸 24 次/分,血压 125/75mmHg。头晕、目干、容易疲劳、口燥咽干、失眠多梦。右小腿纵轴叩击痛,肢端血液循环尚可。舌红,苔薄,脉细数。X 线片:右胫骨中下 1/3 陈旧性骨折,对位良好,骨折线尚存,骨痂较少,断端无硬化。

100. 宜选用的内治法是
A. 行气消瘀法　　B. 攻下逐瘀法
C. 祛痰散结法　　D. 补益肝肾法
E. 清热解毒法

101. 宜选用的中药内服方剂是
A. 六味地黄汤　　B. 五味消毒饮
C. 八珍汤　　D. 生血补髓汤
E. 和营通气散

102. 为使药力作用于损伤部位,加强治疗效果,可加入的引经药是
A. 牛膝　　B. 羌活
C. 桔梗　　D. 杜仲
E. 大黄

(103~105 题共用题干)

患者,女,77 岁。因"腰背部刺痛 1 周"来诊。患者 3 个月前在家不慎摔倒,出现腰部疼痛,不能直立行走;次日出现便秘、腹胀,自行口服泻药缓解,未做正规治疗;1 周前因弯腰不当导致症状加重,腰背部刺痛,大声说话、咳嗽、深呼吸时疼痛加重,翻身时疼痛剧烈。脘腹胀满,食后为甚,不思饮食,大便溏薄。查体:体温 36.5℃,脉搏 80 次/分,呼吸24 次/分,血压 135/80mmHg。面色晦暗,舌紫暗,脉细涩。腰椎后凸畸形,第 1、4 腰椎椎体棘突压痛和叩痛明显。其他查体未见异常。X 线片:第 1、4 腰椎椎体变扁,椎体高度减低(不超过 1/3),上缘不同程度凹陷;腰椎生理曲度变直,所示腰椎椎体骨质疏松。

103. 宜选用的内治法是
A. 行气消瘀法　　B. 攻下逐瘀法
C. 补养脾胃法　　D. 补益肝肾法
E. 清热解毒法

104. 宜选用的中药内服方剂是
A. 补中益气汤　　B. 五味消毒饮
C. 顺气活血汤　　D. 生血补髓汤
E. 参苓白术散

105. 患者经治疗后,肿痛减轻,未完全消失,但患者年高,恐伤正气,宜采用的治法是
A. 和营止痛法　　B. 清热凉血法
C. 接骨续筋法　　D. 补气养血法
E. 补益肝肾法

(106~108 题共用题干)

患者,女,52 岁。因"右肩疼痛并逐渐加重、活动度受限 2 个月"来诊。患者 1 年前因车祸致右肱骨近端骨折,经保守治疗治愈,后每逢天气变化或劳累后右肩酸痛不适。2 个月前无明显诱因发生右肩疼痛并逐渐加重,活动度受限,右手不能梳头,不能上举、后旋、外展,轻触剧痛难忍,夜间剧痛影响睡眠。查体:痛苦面容,右肩活动受限,上举 15°,外展 20°,右肱二头肌长头肌附着处压痛明显,喙突下压痛明显,斜方肌有压痛。舌苔薄白,脉沉弦。X 线片:右肱骨近端骨折愈后,对位对线可,右肩关节间隙变窄。

106. 宜选用的内治法是
A. 攻下逐瘀法　　B. 行气消瘀法

C. 舒筋活络法　　D. 补益肝肾法
E. 清热解毒法

**107. 宜选用的中药内服方剂是**

A. 补中益气汤　　B. 五味消毒饮
C. 麻桂温经汤　　D. 生血补髓汤
E. 参苓白术散

**108. 宜选用的外敷中药药膏是**

A. 定痛膏　　B. 金黄膏
C. 生肌玉红膏　　D. 消肿散
E. 温经通络药膏

**（109～111 题共用题干）**

**患者，男，65 岁。因“24 小时前被汽车撞倒，左髋部剧痛、肿胀，不能站立”来诊。患者未经任何处理，由他人送入院，既往体健。查体：体温 37.8℃，面色红润，痛苦表情，呻吟不止。大便不通，尿少黄赤，舌红，有瘀斑，苔黄，脉洪大而数。左下肢呈短缩、内收、外旋畸形，经测量，左下肢比右下肢短缩 3cm。左髋部肿胀，髋外侧部皮下青紫、瘀斑，约 12cm×10cm，左股骨大粗隆处压痛明显，被动活动左下肢时，髋部疼痛加剧。X 线片：左股骨粗隆间骨折，顺粗隆间型，远端向上移位约 3cm。诊断：左股骨粗隆间骨折。入院后按屈髋屈膝法整复。复位后查双下肢等长，置左下肢于外展 30°中立位，行皮肤牵引，X 线复查对位对线良好。**

**109. 宜选用的内治法是**

A. 攻下逐瘀法　　B. 补益肝肾法
C. 清热凉血法　　D. 行气消瘀法
E. 和营止痛法

**110. 宜选用的中药内服方剂是**

A. 复元活血汤　　B. 柴胡疏肝散
C. 桃核承气汤　　D. 桃红四物汤
E. 复元通气散

**111. 患者经治疗后，断骨已接但未坚实，可选用的方药是**

A. 定痛和血汤　　B. 接骨丹
C. 当归补血汤　　D. 左归丸
E. 补中益气汤

**（112～114 题共用题干）**

**患者，女，30 岁。晨起后颈部疼痛，逐渐加重，至午后颈痛不得转动，痛至肩背，行走时因颈痛加剧需以手扶头。查体：两侧颈肌痉挛强硬，颈部活动明显受限。**

**112. 该患者应诊断为**

A. 颈椎病　　B. 前斜角肌综合征
C. 落枕　　D. 颈肋综合征
E. 肋锁综合征

**113. 该病的治疗原则为**

A. 疏风祛寒，宣痹通络
B. 舒筋活血，松解粘连
C. 温经通络，滑利关节
D. 松解粘连，温经通络
E. 松解粘连，消肿止痛

**114. 关于该疾病，错误的是**

A. 睡眠时不宜贪凉
B. 枕头不宜过高
C. 1 周多可痊愈
D. 宜用硬枕头
E. 外治可贴伤湿止痛膏

**（115～117 题共用题干）**

**患者，男，55 岁。因“右髋部痛 1 年”来诊。患者髋关节活动时有不适感，长时间走路、站立时疼痛明显。有髋关节脱位史。查体：精神尚可，体温 36.5℃，脉搏 80 次/分，腹股沟处压痛，大转子叩击痛，“4”字试验阳性，髋旋转时轻度受限伴不适感，舌暗有瘀点，脉弦。**

**115. 最可能的诊断为**

A. 急性风湿性关节炎
B. 右髋关节骨关节炎
C. 右股骨头缺血性坏死
D. 右股骨近端恶性肿瘤
E. 右髋创伤性滑膜炎

**116. 下列应采用的检查是**

A. 血常规　B. MRI
C. X 线片　D. CT
E. 穿刺活检

**117. 现阶段治疗,应选用的方剂是**

A. 桃红四物汤加减　B. 右归丸
C. 逐痹汤加减　D. 桂附八味丸
E. 加味二陈汤

**(118～120 题共用题干)**

**患者,男,60 岁。右膝肿痛,活动受限 1 周。查体:右膝肿胀明显,压痛,浮髌试验阳性,局部皮肤色红,肤温升高,时感口渴多饮,舌红,苔黄,脉数。**

**118. 本病为膝关节骨关节炎何证型**

A. 风寒湿痹　B. 风湿热痹
C. 瘀血留滞　D. 气血亏虚
E. 肝肾阴虚

**119. 最佳代表方是**

A. 通痹汤　B. 化瘀通痹汤
C. 六味地黄汤　D. 真武汤
E. 黄芪桂枝青藤汤

**120. 膝关节骨关节炎风寒湿痹的最佳代表方是**

A. 五味消毒饮　B. 白虎汤
C. 真武汤　D. 青龙汤
E. 通痹汤

**(121～123 题共用题干)**

**患者,男,40 岁。右肩部着地受伤,X 线片显示右肩关节脱位,复位、固定后 3 天仍感肩部疼痛,肿胀,便秘,腹胀,苔黄,脉弦数。**

**121. 本病为损伤后的何证型**

A. 气滞血瘀　B. 瘀血停积
C. 瘀热凝滞　D. 寒瘀蕴结
E. 脾胃虚寒

**122. 本病例最适合的治法是**

A. 行气活血　B. 攻下逐瘀
C. 清热凉血　D. 温经通络
E. 健脾益胃

**123. 最恰当的代表方是**

A. 活血止痛汤　B. 桃核承气汤
C. 和营止痛汤　D. 乌头汤
E. 健脾益胃汤

**(124～126 题共用题干)**

**患者,女,51 岁。右肩部疼痛 2 个月,近 1 周疼痛加重。关节功能明显障碍,梳头和穿衣等动作受限,肩关节周围有多处压痛点。**

**124. 最可能的诊断是**

A. 肩周炎　B. 类风湿关节炎
C. 神经根型颈椎病　D. 冈上肌损伤
E. 肩部扭挫伤

**125. 本病患者肩臂部肌肉萎缩时,最明显的是**

A. 冈上肌　B. 胸大肌
C. 背阔肌　D. 三角肌
E. 肱二头肌

**126. 下列不属于本病别称的是**

A. 漏肩风　B. 露肩风
C. 肩凝风　D. 肩胛骨出
E. 肩凝症

**(127～129 题共用题干)**

**患者,男,36 岁。翻车致肩部外伤,半小时后来院就诊,查体:左锁骨中外 1/3 处明显畸形,局部肿胀明显,瘀血,桡动脉搏动触不到,手部发凉,皮色苍白,血压 80/40mmHg。**

**127. 患者最不可能出现**

A. 左肩部活动受限
B. 右手托住左侧肘部
C. 头偏向右侧
D. 局部有压痛
E. 有骨擦感

**128. 该患者首先应做的处置是**

A. 立即拍照 X 线片
B. 立即做血常规、血生化
C. 做血管造影
D. 立即补液,输血

E. 整复骨折，固定

129. **该患者正确的治疗方法是**

A. 手法复位，横 8 字绷带固定

B. 手法复位，石膏固定

C. 牵引治疗

D. 手术切开复位，内固定，探查臂丛神经

E. 立即手术探查受损血管并修复血管，骨折复位内固定

**（130～132 题共用题干）**

**患者，男，35 岁。因"掰手腕时突然感觉右上臂剧痛"来诊。查体：右上臂肿胀、畸形。急诊 X 线片示右肱骨干骨折。**

130. **关于肱骨干骨折，叙述错误的是**

A. 肱骨干中 1/3 骨折易导致骨折不愈合

B. 可损伤肱动脉

C. 可采用夹板治疗

D. 可采用髓内钉治疗

E. 不易并发神经损伤

131. **肱骨干骨折最易并发的神经损伤是**

A. 尺神经损伤　　B. 桡神经损伤

C. 正中神经损伤　　D. 腋神经损伤

E. 肌皮神经损伤

132. **肱骨干骨折如并发神经损伤，不易出现的症状是**

A. 拇指不能外展

B. 垂腕

C. 虎口区感觉障碍

D. 掌指关节不能伸直

E. 拇指不能对掌

**（133～135 题共用题干）**

**患者，男，30 岁。操作机器时不慎被机器将右前臂卷入而受伤。当地医院处理后，因局部疼痛不断加重，30 小时后转上级医院治疗。就诊时诉前臂疼痛，不能活动，手指有麻木感、无力。检查：右前臂皮肤完整无破损，广泛皮下瘀斑，肿胀较甚，多处张力性水泡，广泛压痛，前臂外下方及内上方可有明显骨擦音，异常活动明显，肘、腕关节被动活动正常。桡尺动脉搏动较对侧略弱，手指活动尚可，感觉欠灵敏。**

133. **最恰当的初步诊断为**

A. 尺骨干骨折并下桡尺关节脱位

B. 桡尺骨干双骨折

C. 桡骨干骨折并上桡尺关节脱位

D. 桡尺骨干双骨折并软组织绞轧伤

E. 尺骨干骨折并桡骨远端骨折

134. **经处理后，患者诉患肢疼痛未减轻，手指麻痹感加重，检查发现患肢肿胀加重，手指发凉，桡尺动脉搏动明显减弱，被动牵拉手指患肢疼痛加剧。最可能发生了**

A. 骨筋膜室综合征

B. 肢体动脉供血障碍

C. 肢体静脉回流障碍

D. 严重感染

E. 继发性神经损伤

135. **患者目前情况的主要发生机制是**

A. 骨筋膜室内压高　　B. 细菌繁殖过盛

C. 肌肉痉挛　　D. 主要神经损伤

E. 血管内膜损伤

**（136～138 题共用题干）**

**患者，男，28 岁。因"左胫腓骨骨折后行手法复位、夹板外固定 24 小时，出现患肢持续性剧烈疼痛"来诊。**

136. **此时应最先采取的措施是**

A. 给予有效的镇痛药治疗

B. 立即解除夹板外固定

C. 抬高患肢减轻痛苦

D. 改为石膏外固定或改用其他外固定方法

E. 局部硫酸镁湿敷

137. **若患肢由疼痛转为无痛，出现苍白，大理石花纹，感觉异常，肌力减退，足背动脉搏动微弱。最可能的诊断是**

A. 骨筋膜室综合征

B. 下肢静脉血栓

C. 弥散性血管内凝血
D. 脂肪栓塞
E. 血栓闭塞性脉管炎

138. **首选的处理方法是**
A. 改善微循环药物治疗
B. 立即行神经阻滞或给予血管扩张剂,以改善血管痉挛
C. 立即切开骨筋膜室减压
D. 立即行截肢手术
E. 对症处理后继续观察

**(139～141 题共用题干)**

**患者,男,38 岁。因"摔伤左足跟部,肿痛、畸形、活动受限 1 天"来诊。患者 1 天前干活时从约 3 米高处摔下,致伤左足跟部,当时意识清,无昏迷、呕吐史,左足跟部肿痛,活动受限,未做治疗,疼痛不减。**

139. **由跟骨外侧沟底向前结节最高点连线与后关节面线之夹角是**
A. 跟骨结节关节角　B. Bohler 角
C. 跟骨交叉角　D. 跟骨关节角
E. 提携角

140. **可能的诊断是**
A. 内踝骨折　B. 外踝骨折
C. 距骨骨折　D. 三踝骨折
E. 跟骨骨折

141. **确诊首先应行的检查是**
A. B 超
B. MRI
C. CT
D. X 线片
E. 诊断明确,无须检查

**(142～144 题共用题干)**

**患者,男,25 岁。创伤后右髋部疼痛,不能活动。查体:右下肢短缩、屈曲、内收、内旋畸形,右大腿后侧及右小腿后外侧有麻木感,膝以下感觉迟钝,小腿和足部肌力 3 级。X 线片示右髋臼后上缘有 1cm×2cm 骨块,无移位。**

142. **最可能的诊断是**
A. 髋关节前脱位并髋臼骨折
B. 髋关节后脱位并髋臼骨折
C. 髋关节前脱位、髋臼骨折、坐骨神经损伤
D. 髋关节后脱位、髋臼骨折、坐骨神经损伤
E. 髋关节中心性脱位并坐骨神经损伤

143. **最恰当的处理是**
A. 闭合复位 + 骨牵引 2 个月
B. 闭合复位 + 皮牵引 3 个月
C. 闭合复位 + 髋人字石膏固定 3 个月
D. 闭合复位 + 严格卧床休息 1 个月,进行功能练习
E. 开放复位,内固定及坐骨神经探查

144. **经上述处理后,神经损伤无修复,应进行下列哪项处理**
A. 继续观察 3 个月,无好转再予处理
B. 手术探查神经
C. 手术切除骨折块
D. 理疗、按摩及针灸治疗
E. 药物治疗及功能练习

**(145～147 题共用题干)**

**患者,男,45 岁。颈痛不适 3 个月,伴右上肢痛麻,握力减弱,颈 5、6 棘突间压痛。**

145. **首先考虑的诊断是**
A. 落枕　B. 神经根型颈椎病
C. 肩周炎　D. 颈肩部肌筋膜炎
E. 胸廓出口综合征

146. **下列检查中哪项可无异常**
A. 臂丛神经牵拉试验
B. 椎间孔压缩试验
C. 深呼吸试验
D. 头顶叩击试验
E. 肱二、三头肌腱反射

147. **暂不宜施行的治疗方法是**
A. 手法治疗　B. 手术治疗
C. 颈椎牵引　D. 药物治疗

E. 针灸治疗

(148 ~ 150 题共用题干)

**患者，男，48 岁，干部。半年前无明显原因出现右侧肩、臂疼痛，颈部后伸、咳嗽时症状加重。检查：颈部活动受限，右手食指、中指的感觉减退。**

148. **最可能的诊断为**
A. 神经根型颈椎病
B. 椎动脉型颈椎病
C. 肩周炎
D. 脊髓型颈椎病
E. 交感神经型颈椎病

149. **患者受损的神经根是**
A. $C_6$　　B. $C_7$
C. $C_5$　　D. $C_4$
E. $C_3$

150. **首选的治疗方法为**
A. 颈围制动
B. 颈椎牵引和推拿
C. 针灸治疗
D. 手术
E. 口服非甾体类药物

(151 ~ 153 题共用题干)

**患者，女，33 岁。1 周前不慎扭伤腰部，当即腰痛剧烈，不能活动，后逐渐出现左下肢的放射痛，咳嗽和大小便用力时疼痛加剧。**

151. **最可能的诊断是**
A. 急性腰扭伤
B. 腰椎管狭窄症
C. 腰椎滑脱症
D. 第三腰椎横突综合征
E. 腰椎间盘突出症

152. **如果患者跟腱反射减弱，考虑病变的节段是**
A. $L_{1\sim2}$　　B. $L_{2\sim3}$
C. $L_{3\sim4}$　　D. $L_{4\sim5}$
E. $L_5 \sim S_1$

153. **首选的治疗方法为**
A. 针灸
B. 口服非甾体类药物
C. 腰椎牵引、推拿和卧床休息
D. 腰围制动
E. 手术

(154 ~ 156 题共用题干)

**患者，女，45 岁。慢性腰痛伴间歇性跛行 3 年。**

154. **最可能的诊断是**
A. 慢性腰肌劳损
B. 腰椎间盘突出症
C. 梨状肌综合征
D. 腰椎管狭窄症
E. 第三腰椎横突综合征

155. **如果考虑有腰椎滑脱，下列何种检查方法最佳**
A. 腰椎正侧位和双斜位 X 线片
B. MRI
C. 椎管造影
D. CT
E. 肌电图

156. **下列不属于本病症状和体征的是**
A. 长期反复的腰腿痛
B. 间歇性跛行
C. 骑自行车无妨碍
D. 直腿抬高试验阴性
E. 尿急或排尿困难

(157 ~ 159 题共用题干)

**患者，女，63 岁。因"左拇指掌指关节掌侧疼痛 2 个月"来诊，患者晨起左拇指屈伸不利，有扳机现象。日间活动稍改善，近 3 天来，屈伸活动明显受限，伸直时难于自行屈曲。时有上臂部麻木、胀痛，考虑为拇指指屈肌腱腱鞘炎。**

157. **指屈肌腱腱鞘炎最常发生的部位是**
A. 拇指　　B. 食指

C. 中指　　D. 小指
E. 环指

**158. 在检查中,不会出现的症状、体征是**
A. 患指疼痛　　B. 患指有弹响
C. 外展受限　　D. 掌侧可触及硬结
E. 掌侧面压痛

**159. 在鉴别诊断中,不易与拇指屈指肌腱腱鞘炎相混淆的是**
A. 拇指指间关节炎
B. 拇指指间滑膜炎
C. 桡骨茎突狭窄性腱鞘炎
D. 类风湿关节炎
E. 肱骨外上髁炎

**(160 ~ 162 题共用题干)**

**患者,男,34 岁。因“膝关节隐痛 1 年”来诊。患者 1 年前打篮球受伤后经常出现膝关节隐痛。查体:右膝前内侧关节间隙处有压痛,研磨试验阳性,McMurray 试验有响声。**

**160. 最可能的诊断是**
A. 内侧半月板损伤　　B. 内侧副韧带损伤
C. 创伤性关节炎　　D. 前十字韧带损伤
E. 髌骨软化症

**161. 为排除内侧副韧带损伤,需行的检查是**
A. 抽屉试验　　B. 回旋挤压试验
C. 研磨试验　　D. 侧方挤压试验
E. 下蹲试验

**162. 为确定诊断,进一步应行的检查是**
A. 膝关节 X 线片　　B. 膝关节超声
C. 膝关节空气造影　　D. 膝关节 MRI
E. 膝关节 CT

**(163 ~ 165 题共用题干)**

**患者,女,63 岁。因“左肩关节疼痛,夜间加剧 4 个月,疼痛加重伴活动受限 7 天”来诊。患者夜间疼痛严重影响睡眠,口服布洛芬后疼痛缓解,近 1 周来,疼痛加重伴有活动受限,时有上臂部麻木、胀痛,梳头、后伸时疼痛加重。初步考虑为肩周炎。**

**163. 肩袖的组成结构不包括**
A. 冈上肌肌腱　　B. 冈下肌肌腱
C. 大圆肌肌腱　　D. 小圆肌肌腱
E. 肩胛下肌肌腱

**164. 在检查中,不会出现的症状、体征是**
A. 三角肌萎缩　　B. 肩关节肿胀
C. 肩关节后伸受限
D. 肩关节外展受限
E. 肱二头肌肌腱处压痛

**165. 在鉴别诊断中,不易与肩周炎相混淆的是**
A. 颈椎病　　B. 肩袖损伤
C. 冈上肌肌腱炎　　D. 肱骨外科颈骨折
E. 风湿性关节炎

**(166 ~ 168 题共用题干)**

**患者,男,45 岁。体力劳动者。右肘关节外侧部疼痛 1 个月余。特别是做扭毛巾、提开水瓶等动作时吃力,肱骨外上髁部压痛明显。**

**166. 最可能的诊断为**
A. 肘部扭挫伤
B. 肱骨外上髁炎
C. 肱骨内上髁炎
D. 桡骨茎突狭窄性腱鞘炎
E. 类风湿关节炎

**167. 关于本病的论述,下列哪项是错误的**
A. 基本病理变化是慢性损伤性炎症
B. 主要是伸肌总腱的损伤
C. 病变都发生在网球运动员
D. 又称为网球肘
E. Mills 征阳性

**168. 本病患者作抗阻力检查时,什么动作可引起患处的疼痛**
A. 腕关节掌屈　　B. 腕关节背伸
C. 屈肘　　D. 腕关节侧倾
E. 前臂旋前

**A4 型题**

以下提供若干个案例，每个案例下设5道考题。请根据题干所提供的信息，在每一道考题下面的A、B、C、D、E五个备选答案中选择一个最佳答案。

（169～173题共用题干）

**患者，男，20岁。在2楼擦窗时不慎坠落地面，2小时后送至医院。诉腰背部疼痛剧烈，双下肢活动良好。**

**169. 诊断时应首先考虑的可能是**

A. 脑损伤　B. 脊柱损伤
C. 双下肢骨折　D. 骨盆骨折
E. 闭合性腹部损伤

**170. 为明确患者有无脊髓损伤，最准确的检查是**

A. 腰椎穿刺　B. 肌力检测
C. 脑电图　D. MRI检查
E. X线平片

**171. 我国最早记载应用“通木”治疗脊柱骨折的著作是**

A.《刘涓子鬼遗方》
B.《肘后方》
C.《仙授理伤续断秘方》
D.《证治准绳》
E.《医宗金鉴·正骨心法要旨》

**172. 患者术后3天未解大便，舌红苔黄，脉数，此时应选用的中医辨证治疗原则是**

A. 舒筋活络　B. 补气养血
C. 温经通络　D. 行气活血
E. 攻下逐瘀

**173. 应选用的内服方剂是**

A. 四生丸　B. 桃核承气汤
C. 犀角地黄汤　D. 和营止痛汤
E. 小活络丹

（174～178题共用题干）

**患者，男，16岁。因“运动时不慎跌倒1小时”来诊。患者跌倒时手掌触地。查体：右前臂外观肿胀、畸形，有反常活动及骨擦感，右前臂压痛。X线片示右尺、桡骨骨折。**

**174. 传达暴力导致的桡尺骨干双骨折，桡骨与尺骨骨折线形态及骨折线的走行为**

A. 骨折线低，桡骨为横形或锯齿状骨折，尺骨为短斜形骨折
B. 骨折线常在同一水平，骨折多为横形、蝶形或粉碎形
C. 尺骨斜向内上、桡骨斜向外下，骨折线方向一致，尺骨骨折线在上、桡骨骨折线在下
D. 尺骨骨折在中上段，骨折线横形；桡骨骨折在中下段，骨折线从内上斜行到外下方
E. 桡骨骨折在中上段，尺骨骨折在中下段，骨折线走行一致，方向从内上斜到外下方

**175. 桡尺骨干双骨折行手法复位，错误的操作是**

A. 发生在上1/3的不稳定型骨折，先复位尺骨
B. 发生在下1/3的不稳定型骨折，先复位尺骨
C. 发生在中段的骨折，先复位尺骨
D. 一骨折干稳定，另一骨折干不稳定，先复位稳定的骨折
E. 斜形骨折有背向侧方移位者，用回旋手法进行复位

**176. 对于肌肉力量较发达的桡尺骨干双骨折，当骨折重叠明显，其重叠单用拔伸牵引不能完全矫正时，应该用**

A. 端提法　B. 分骨法
C. 折顶法　D. 回旋法
E. 拔伸法

**177. 整复前臂骨折的重要手法是**

A. 端提法　B. 分骨法
C. 折顶法　D. 回旋法

E. 拔伸法

178. **桡尺骨干双骨折行手术治疗的指征不包括**

A. 手法复位失败　B. 合并神经损伤
C. 合并血管损伤　D. 多段骨折
E. 骨折有重叠移位

(179 ~ 183 **题共用题干**)

**患者,女,25 岁。自 8 米高处坠落 2 小时后送至医院。诉胸背部疼痛,双下肢不能活动。**

179. **诊断时应首先考虑**

A. 颅脑损伤　B. 脊柱损伤
C. 双下肢骨折　D. 骨盆骨折
E. 闭合性腹部损伤

180. **此时首先应做的检查是**

A. 心电图　B. 肌电图
C. 体表诱发电位　D. X 线平片
E. 脑脊液检查

181. **CT 显示 $T_{11}$ 椎体爆裂骨折,$T_{11}$ 椎体压缩 1/2,椎管内有较大骨折块,同时伴关节突交锁,最佳的治疗方案应是**

A. 手术切开复位,椎管减压,脊柱内固定术
B. 高低两点法过伸复位,石膏背心固定
C. 手术切除椎板使脊髓得以减压
D. 颅骨牵引并使用激素及脱水药物
E. 手法复位并行推拿治疗

182. **经正确的治疗处理后 5 天,截瘫恢复不太理想,此时应需要注意的并发症是**

A. 椎管内进行性活动性出血
B. 腹主动脉损伤
C. 压疮
D. 硬膜外粘连
E. 内固定器材断裂

183. **若该患者手术半个月后病情明显改善,双下肢肌力已恢复至 3 级以上,此时应采用的治疗方法是**

A. 再次手术减压并扩大神经根管
B. 积极防治可能出现的并发症
C. 练功活动
D. 鼓励患者尽早下床活动
E. 延长脱水药物及激素的使用时间

(184 ~ 188 **题共用题干**)

**患者,男,51 岁,干部。1 年前无明显诱因出现左侧肩、臂、手的麻木疼痛,以麻木为主,颈部后伸、咳嗽,甚至增加腹压时症状加重。**

184. **最可能的诊断为**

A. 肩周炎
B. 神经根型颈椎病
C. 脊髓型颈椎病
D. 交感神经型颈椎病
E. 冈上肌腱炎

185. **如患侧拇指、食指感觉减退,常提示何部位有病变**

A. $C_{3\sim4}$　B. $C_{4\sim5}$
C. $C_{5\sim6}$　D. $C_{6\sim7}$
E. $C_7 \sim T_1$

186. **如患者食、中指感觉减退,常提示何部位有病变**

A. $C_{3\sim4}$　B. $C_{4\sim5}$
C. $C_{5\sim6}$　D. $C_{6\sim7}$
E. $C_7 \sim T_1$

187. **本病的主要治法是**

A. 外用敷药　B. 内服药
C. 针灸治疗　D. 理筋手法
E. 手术治疗

188. **如用枕颌牵引法治疗本病,每次牵引的时间为**

A. 15 分钟　B. 30 分钟
C. 45 分钟　D. 60 分钟
E. 90 分钟

(189 ~ 193 **题共用题干**)

**患者,男,31 岁。2 周前无明显原因出现左腕部疼痛,活动时疼痛加重。按压左侧桡骨茎突时压痛明显。**

189. **最可能的诊断为**

A. 左桡骨茎突狭窄性腱鞘炎
B. 腕部扭挫伤
C. 腱鞘囊肿
D. 腕管综合征
E. 舟状骨骨折

**190. 受累的肌腱为**
A. 拇长展肌腱和拇长伸肌腱
B. 桡侧腕长伸肌腱和桡侧腕短伸肌腱
C. 拇长展肌腱和拇短伸肌腱
D. 拇长伸肌腱和拇长屈肌腱
E. 指伸肌腱

**191. 本病的典型体征是**
A. Froment 征阳性　B. 对掌功能障碍
C. 拇指感觉异常　D. 垂腕
E. Finkelstein 试验阳性

**192. 首选的治疗方法为**
A. 手法治疗　B. 口服非甾体抗炎药
C. 针灸治疗　D. 针刀治疗
E. 手术治疗

**193. 患者辅以针灸治疗,所取主穴是**
A. 阳溪　B. 曲泽
C. 内关　D. 少府
E. 少海

**(194 ~ 198 题共用题干)**

**患者,男,45 岁。右髋关节疼痛 2 年余,加重 1 个月,伴跛行,酗酒史 15 年。查体:直腿抬高试验阳性,右"4"字征阳性。**

**194. 初步诊断是**
A. 强直性脊柱炎并髋关节强直
B. 髋关节化脓性关节炎
C. 右髋关节结核
D. 右股骨头缺血性坏死
E. 右髋关节创伤性滑膜炎

**195. 该患者首先应做的检查是**
A. 查血常规
B. 摄双侧髋关节正位片
C. 髋关节穿刺 + 细菌培养
D. 髋关节造影
E. 摄腰椎正侧位片

**196. X 线片显示右股骨头内有散在小囊区,髋臼与股骨头软骨面完整。为进一步明确诊断,最有价值的检查是**
A. 髋关节 B 超
B. 选择性髋关节血管造影
C. 查空腹血糖
D. 髋关节 MRI 检查
E. 肌电图检查

**197. 若上述诊断成立,一般首选下列哪种治疗方法**
A. 外敷活血化瘀膏药
B. 口服活血化瘀中药
C. 高压氧治疗
D. 人工全髋关节置换术
E. 带旋髂深血管髂骨移植

**198. 最有利的康复措施是**
A. 术后早期下地活动
B. 术后 3 个月下地活动
C. 采用膝关节功能康复器
D. 术后活血化瘀中药治疗
E. 术后石膏固定 3 个月

**(199 ~ 203 题共用题干)**

**患者,男,40 岁。起床后感颈部疼痛,并连及右肩部疼痛,头部歪向左侧,头部活动受限,左侧斜方肌处压痛,按之有紧张感。**

**199. 本症应考虑的诊断是**
A. 颈椎病　B. 颈部扭伤
C. 项背部筋膜炎　D. 落枕
E. 肩周炎

**200. 本症的常见病因是**
A. 瘀血阻滞
B. 湿热内结
C. 睡姿不良、颈部感冷受凉
D. 直接暴力打击
E. 飞鞭损伤

201. **检查时常见的压痛点在**
A. 骶棘肌　B. 背阔肌
C. 斜方肌　D. 冈上肌
E. 冈下肌

202. **目前不宜行下列哪种治疗**
A. 手法治疗　B. 药物治疗
C. 局部封闭　D. 针灸治疗
E. 理疗

203. **本症往往起病较快,病程较短,几周内多能痊愈**
A. 5 周　B. 1 周
C. 2 周　D. 3 周
E. 4 周

**(204 ~ 208 题共用题干)**

**患者,男,22 岁。1 小时前从高处坠下,左足先着地,左膝关节过度内翻。伤后左膝关节剧烈疼痛、肿胀和皮下瘀肿。膝关节无法活动,不能行走,膝外翻畸形。**

204. **本患者最可能的诊断是**
A. 半月板损伤　B. 交叉韧带损伤
C. 髌骨骨折　D. 股骨骨折
E. 胫骨平台骨折

205. **本骨折多是由何种暴力形式所致**
A. 直接暴力　B. 间接暴力
C. 撞击暴力　D. 冲击暴力
E. 压缩暴力

206. **胫骨平台多是由何种骨质构成**
A. 松质骨　B. 密质骨
C. 软骨　D. 骨板
E. 板障

207. **怀疑有侧副韧带损伤时,还应在被动外(内)翻位拍摄膝关节 X 线片,具体是**
A. 患膝关节的正位 X 线片
B. 双膝关节的正位 X 线片
C. 患膝关节的侧位 X 线片
D. 双膝关节的斜位 X 线片
E. 双膝关节的侧位 X 线片

208. **如果同时伴有侧副韧带损伤,下列何种检查为阳性**
A. 回旋挤压试验阳性
B. 浮髌试验阳性
C. 研磨试验阳性
D. 抽屉试验阳性
E. 侧方挤压试验阳性

**(209 ~ 213 题共用题干)**

**患者,男,25 岁。因"摔倒后左肩关节疼痛、异常活动 2 小时"来诊。查体:患者以右手托左侧前臂,紧贴于胸壁,以防肩部活动引起疼痛,左肩峰显著突出,形成"方肩"畸形。X 线片未见骨折征象。**

209. **首先考虑的诊断是**
A. 肱骨外科颈骨折
B. 肩锁关节脱位
C. 锁骨中外 1/3 骨折
D. 肩关节脱位
E. 肩关节周围炎

210. **首先应该采取的治疗措施是**
A. 局部麻醉后手法复位
B. 局部麻醉后切开复位
C. 全身麻醉后手法复位
D. 切开复位后同时修复关节囊
E. 骨牵引后行外展架固定

211. **复位不成功的标志是**
A. 疼痛减轻
B. 原肩胛盂处空虚感消失
C. 方肩畸形消失
D. Dugas 征阴性
E. 弹性固定

212. **复位成功后,应屈肘 90°用三角巾悬吊上肢的时间是**
A. 1 周　B. 2 周
C. 3 周　D. 4 周
E. 6 周

213. **解除外固定后,该患者左侧肩、肘关节活动**

受限，处理方法是

A. 单纯予以物理治疗

B. 行关节囊切开松解术

C. 在局部麻醉下行手法复位

D. 延长外固定 2 周

E. 进行关节各个活动方向的主动锻炼

(214～218 题共用题干)

患者，男，19 岁。1 天前打球时不慎摔倒，右手撑地，伤后肘部疼痛伴活动受限。查体：右肘"靴状"畸形，肘后三角关系改变，肘关节功能丧失。

214. 最可能的诊断为

A. 右肘关节前脱位

B. 右肘关节后脱位

C. 右肱骨髁下骨折

D. 右肱骨髁上骨折

E. 右尺骨鹰嘴骨折

215. 最能明确诊断的特殊体征检查是

A. 搭肩试验　　B. 抽屉试验

C. 牵拉试验　　D. 肘后三角关系

E. 握拳试验

216. 本病最合适的治疗方法是

A. 石膏托固定

B. 手法整复后固定

C. 肘关节成形术

D. 肘关节融合术

E. 切开松解复位加外固定

217. 经上述治疗后，在固定期间开始肌锻炼时应避免

A. 肱二头肌收缩动作

B. 活动手指与腕部

C. 进行一定的物理治疗与体疗

D. 麻醉下行肘关节手法松解

E. 中药熏洗浸泡肘关节

218. 经上述治疗后，一般进行肘关节主动活动的时间是

A. 1 周后　　B. 2 周后

C. 3 周后　　D. 4 周后

E. 6 周后

(219～223 题共用题干)

患儿，男，4 岁。半小时前因调皮而被其家长粗暴地牵拉右前臂，随即出现右臂剧烈疼痛，不敢活动，当触摸或活动其右上肢时，患儿即大声哭闹。

219. 最可能的诊断是

A. 锁骨青枝骨折　　B. 肘关节脱位

C. 桡骨骨折　　D. 桡骨头半脱位

E. 尺骨骨折

220. 本病多见于

A. 5 岁以下的儿童　　B. 5 岁以上的儿童

C. 12 岁以下的儿童　　D. 5～10 岁的儿童

E. 5～12 岁的儿童

221. 患儿的肘后三角关系无变化，肘后三角的组成为

A. 尺骨鹰嘴、肱骨内上髁和桡骨头

B. 尺骨鹰嘴、肱骨内上髁和肱骨外上髁

C. 尺骨冠突、肱骨内上髁和桡骨头

D. 尺骨冠突、肱骨内上髁和肱骨外上髁

E. 肱骨滑车、肱骨内上髁和桡骨头

222. 本病的主要治疗方法是

A. 手法复位　　B. 制动

C. 封闭　　D. 夹板固定

E. 固定和制动

223. 如果采用手法复位，下列表现均提示复位成功，除外

A. 患儿肘部疼痛立即消失，停止哭闹

B. 屈肘自如

C. X 线片显示肘关节正常

D. 复位时可听到或感到轻微的入臼声

E. 上举取物

(224～228 题共用题干)

患者，男，40 岁。乘车时左腿搁在右腿上，突然刹车时左膝受撞击致左髋关节疼痛，不能活

**动,6 小时后送来医院检查,查体见患肢缩短,左髋屈曲、内收、内旋畸形。**

**224. 首先考虑的诊断是**

A. 左髋关节中心性脱位并左膝损伤
B. 左髋关节后脱位
C. 左髋关节前脱位
D. 左髋关节前脱位并左膝损伤
E. 左髋关节中心性脱位

**225. 下列辅助检查首先应做的是**

A. 左髋关节 X 线侧位片
B. 左髋关节 X 线正位片
C. 双侧髋关节 X 线侧位片
D. 左髋关节 X 线正侧位片
E. MRI

**226. 若 X 线片未见明显的骨折征象,应选择的治疗方法是**

A. 骨牵引后卧床 4 周
B. 切开复位石膏托外固定
C. 单纯手法复位
D. 手法复位后卧床 4 周
E. 手法复位后患肢皮牵引 3 周

**227. 该患者复位固定 4 周后,扶双拐下地不负重活动,需多长时间才能完全承重**

A. 1 周后　B. 2 周后
C. 3 月后　D. 4 月后
E. 5 月后

**228. 复位后不负重行走,主要目的是预防**

A. 习惯性髋关节脱位
B. 股骨头缺血性坏死
C. 股骨颈骨折
D. 左髋关节化脓性关节炎
E. 左髋关节骨化性肌炎

## C 型题

以下提供若干个案例,每个案例下设若干道考题。每个考题有多个备选答案,其中正确答案有 1 个或几个,请从中选择正确的答案。

**(229 ~ 233 题共用题干)**

**患儿,男,7 岁。从约 2 米高的树上跌下,右手掌着地,立即感右肘部疼痛难忍,继之出现肘部肿胀及功能障碍。2 小时后由家人陪送来急诊。**

**229. 引起该患者骨折的主要外因是**

A. 打伤　B. 压伤
C. 传达暴力　D. 扭转暴力
E. 肌肉牵拉力　F. 劳损力
G. 直接暴力　H. 挫伤

**230. 按损伤发生过程及力的性质应是**

A. 急性损伤　B. 慢性损伤
C. 外伤性损伤　D. 病理性损伤
E. 擦伤　F. 刺伤
G. 挤压伤　H. 扭伤

**231. 要明确诊断,需行的检查是**

A. 询问受伤时姿势　B. 是否出现畸形
C. 找压痛部位　D. 环状压痛
E. 拍 X 线片　F. 瘀斑
G. 望神色　H. 望舌质
I. 询问有无先天性疾病

**232. X 线片有骨折征,肘部常见骨折类型有**

A. 肱骨外髁骨折　B. 肱骨外科颈骨折
C. 肱骨髁上骨折　D. 肱骨内上髁骨折
E. 桡骨头骨折　F. 尺骨鹰嘴骨折
G. 尺桡骨干双骨折　H. 肱骨干骨折
I. 桡骨远端骨折

**233. 整复固定后 1 周内,内服药物法则是**

A. 清热凉血法　B. 舒筋活络法
C. 活血化瘀法　D. 接骨续损法
E. 补益气血法　F. 温经通络法
G. 清热利湿法　H. 补益肝肾法
I. 祛风壮筋法

（234～238 题共用题干）

**患儿，男，10 岁。因“运动时跌伤左肘 2 小时”来诊。患者跌倒时左手掌着地，即感左肘部外侧疼痛难忍，继之出现左肘部外侧近端肿胀。急诊 X 线片：左肱骨外髁骨折。**

**234. 导致肱骨外髁骨折最常见的暴力是**

A. 直接暴力　　B. 间接暴力
C. 重复外力　　D. 累积性力
E. 扭转力　　F. 杠杆力
G. 撞击力　　H. 挤压力

**235. 肱骨外髁骨折中，可能损伤的神经是**

A. 尺神经　　B. 桡神经
C. 正中神经　　D. 臂丛神经
E. 腋神经　　F. 肩胛上神经
G. 肩胛下神经　　H. 肩胛背神经
I. 肋间神经

**236. 肱骨外髁骨折治疗方法正确的有**

A. 复位
B. 固定
C. 功能锻炼
D. 适当的药物治疗
E. 必要时手术治疗
F. 卧床休息
G. 完全制动
H. 尽早做强力的前臂旋转活动

**237. 影响骨折正常愈合过程的因素有**

A. 反复多次的手法复位
B. 复位不满意
C. 固定不牢固
D. 过早的和不恰当的功能锻炼
E. 骨折感染
F. 患者服药依从性差
G. 患者性别
H. 患者年龄

**238. 上肢损伤（骨折、伤筋）常选用的部位引经药为**

A. 桑枝　　B. 桂枝
C. 独活　　D. 羌活
E. 牛膝　　F. 黄芪
G. 千年健　　H. 防己
I. 泽泻

（239～243 题共用题干）

**患者，男，28 岁。因“不慎从 4 米高处跌落 30 分钟”急诊入院。查体：血压 70/55mmHg，意识清，呼吸急促，面色苍白，四肢发凉，脉细弱，左胸压痛明显、胸廓塌陷、有骨擦感及反常呼吸征，左胸有一 2.0cm×2.5cm 创口，可听到气体出入创口响声，左侧呼吸音消失，右侧呼吸音减低。**

**239. 根据病历摘要可以明确诊断的是**

A. 多发性肋骨骨折　　B. 开放性气胸
C. 血胸　　D. 张力性气胸
E. 外伤性膈疝　　F. 心脏压塞
G. 创伤性休克　　H. 颅脑损伤
I. 闭合性气胸

**240. 最紧急的处理应该是**

A. 快速输血、输液
B. 给氧
C. 气管切开
D. 开胸探查
E. 左胸闭式引流
F. “浮动胸壁”加压包扎
G. 半坐卧位
H. 左胸封闭开放性伤口
I. 胸腔镜手术

**241. 肋骨骨折的早期诊断最主要依靠**

A. 临床体征　　B. X 线片
C. CT　　D. MRI
E. 血常规　　F. 心电图
G. 超声　　H. 核素显像

**242. 患者因出现反常呼吸，考虑手术切开复位，可选择内固定的材料有**

A. 不锈钢丝　　B. 吸收肋骨钉
C. 记忆合金接骨板　　D. 钢板
E. 克氏针　　F. 螺纹钉
G. 斯氏针

**243. 患者经治疗8周后，胸胁仍隐隐作痛，可选择的方剂是**

A. 三棱和伤汤　B. 八珍汤
C. 复元活血汤　D. 接骨丹
E. 柴胡疏肝散　F. 黎洞丸
G. 阿胶鸡子黄汤　H. 小活络丹
I. 生血补髓汤

**(244～248题共用题干)**

**患儿，男，14岁。因"不慎摔倒，左手掌先着地，左肘部肿胀、疼痛1小时"来诊。查体：左肘部局部有压痛，活动受限，有明显畸形，肘后三角关系改变。**

**244. 可能的诊断有**

A. 肘关节脱位　B. 尺骨鹰嘴骨折
C. 桡骨头半脱位　D. 肱骨髁上骨折
E. 肱骨髁间骨折　F. 掌骨骨折
G. 指骨骨折　H. 肱骨干骨折
I. 桡骨头骨折

**245. 该患者应做的检查是**

A. 检查肘关节外观
B. 必要时做肘关节CT
C. 必要时做肘关节MRI
D. 肘关节正位X线片
E. 检查神经损伤情况
F. 检查肘关节压痛点
G. 肘关节侧位X线片

**246. 如X线片示肘关节后脱位，其常见的并发症有**

A. 创伤性关节炎　B. 关节僵硬
C. 尺神经损伤　D. 骨化性肌炎
E. 正中神经损伤　F. 脂肪栓塞综合征
G. 缺血性骨坏死　H. 压疮
I. 坠积性肺炎

**247. 如上题诊断成立，常用的整复手法有**

A. 拔伸屈肘法　B. 手牵足蹬法
C. 膝顶复位法　D. 背整复法
E. 拔伸托入法　F. 回旋法
G. 悬吊复位法　H. 反回旋法
I. 持续牵引复位法

**248. 按上述方法整复后行固定，其注意事项包括**

A. 一般做肘关节"8"字固定
B. 肘关节屈曲90°
C. 肘关节屈曲120°
D. 保持前臂中立位
E. 保持前臂旋后位
F. 注意活动肩、腕及掌指关节

**(249～253题共用题干)**

**患者，女，68岁。因"腰痛伴右下肢放射痛3个月"来诊。查体：腰椎曲度正常，腰部肌肉紧张，$L_{4\sim5}$、$L_5\sim S_1$棘突间压痛，右腿外侧或足背感觉减弱。腰椎前屈25°，后伸20°，左右侧屈各25°，左右旋转各35°。右侧直腿抬高试验阳性，双侧跟、膝腱反射对称引出。舌红、少苔，脉弦细数。**

**249. 为明确诊断，应进行的检查项目包括**

A. 腰椎CT
B. 腰椎正侧位X线片
C. 椎动脉彩超
D. 腰椎斜位X线片
E. 腰椎MRI
F. 胸部X线片
G. 脊髓造影
H. 肌电图
I. DSA检查

**250. 现阶段可采用的治疗为**

A. 手法治疗　B. 局部物理治疗
C. 卧床休息　D. 针刺治疗
E. 局部外敷中药　F. 口服药物
G. 抗感染　H. 补钙

**251. 其手法治疗为**

A. 俯卧扳肩法　B. 推腰拉腿法
C. 牵引按压法　D. 斜扳法
E. 侧卧扳腿法　F. 脊柱旋转复位法
G. 不适宜手法治疗

252. **其中医辨证为**

A. 气滞血瘀　　B. 寒凝筋脉
C. 湿热下注　　D. 肝肾亏虚
E. 脾胃阳虚　　F. 肝阳上亢
G. 痰瘀阻滞　　H. 痰热中阻
I. 心脾两虚

253. **可选用的中药汤剂为**

A. 血府逐瘀汤　　B. 加味二妙散
C. 甘姜苓术汤　　D. 六味地黄丸
E. 天麻钩藤饮　　F. 左归丸
G. 五神汤　　H. 五味消毒饮
I. 归脾汤

**(254～258 题共用题干)**

**患者,女,53 岁。因“左肩部疼痛伴活动受限 2 个月”来诊。查体:左肩关节功能明显障碍,梳头和穿衣等动作受限,肩关节周围有多处压痛点。舌质淡、苔少或白,脉细弱。**

254. **最可能的诊断是**

A. 肩周炎　　B. 类风湿关节炎
C. 神经根型颈椎病　　D. 冈上肌损伤
E. 肩部扭挫伤　　F. 肱骨外科颈骨折
G. 肩关节脱位　　H. 脊髓型颈椎病
I. 锁骨骨折

255. **本病的分期包括**

A. 急性瘀血期　　B. 急性疼痛期
C. 粘连僵硬期　　D. 粘连肿胀期
E. 瘀血粘连期　　F. 缓解恢复期
G. 急性进展期　　H. 慢性缓解期
I. 后遗症期

256. **本病功能障碍的主要表现可有**

A. 外展受限　　B. 外旋受限
C. 下按受限　　D. 内旋受限
E. 前伸受限　　F. 上举受限
G. 内收受限

257. **患者可选择的治疗方法包括**

A. 手法治疗　　B. 口服药物
C. 手术治疗　　D. 外用膏药
E. 局部物理治疗　　F. 针刺治疗
G. 封闭治疗　　H. 练功活动

258. **一般本病的药物治疗以下列哪些治疗方法为主**

A. 补气血　　B. 祛风湿
C. 软坚散结　　D. 益肝肾
E. 温经络　　F. 清热解毒
G. 强筋骨　　H. 祛腐生肌
I. 养脾胃

**(259～263 题共用题干)**

**患儿,女,11 岁。因“左膝关节红肿、疼痛 5 天”来诊。患者 5 天前不慎跌倒致左膝关节处皮肤破损,伤后 3 天,出现寒战、高热,体温达 38.9℃。查体:左膝关节疼痛,压痛,皮温增高,浮髌试验阳性,伴口干,舌红,苔黄,脉数。血常规:白细胞计数 $17\times10^9$/L,中性粒细胞 0.87。X 线片示左膝关节囊肿胀增厚,关节间隙增宽。**

259. **最可能的诊断为**

A. 急性化脓性骨髓炎
B. 慢性化脓性骨髓炎
C. 化脓性关节炎
D. 左股骨远端恶性肿瘤
E. 右膝软组织感染
F. 关节结核
G. 骨关节炎
H. 类风湿关节炎
I. 膝关节半月板损伤

260. **本病的病理分期包括**

A. 浆液性渗出期
B. 黏液性渗出期
C. 血性渗出期
D. 脓性渗出期
E. 浆液纤维素性渗出期
F. 高热期
G. 寒性脓肿期
H. 肉芽组织形成期

261. **本病最常见的致病菌是**

A. 金黄色葡萄球菌
B. 白色葡萄球菌
C. 大肠杆菌
D. 肺炎链球菌
E. 结核分枝杆菌
F. 淋球菌
G. 流感嗜血杆菌
H. 产气荚膜杆菌
I. 乙型溶血性链球菌

**262. 现阶段可选用的方剂有**
A. 仙方活命饮　B. 黄连解毒汤
C. 五味消毒饮　D. 人参养荣汤
E. 十全大补汤　F. 生肌玉红膏
G. 参附汤　H. 回阳玉龙膏
I. 四君子汤

**263. 治疗中制动的目的是**
A. 减轻患肢疼痛　B. 防止感染扩散
C. 防止关节挛缩畸形　D. 减轻关节面压力
E. 减轻关节软骨破坏　F. 防止病理性骨折
G. 防止病理性脱位

**(264 ~ 268 题共用题干)**

**患者,男,78 岁。因“外伤后出现左肩疼痛肿胀”来诊。查体:肩部活动障碍,肘关节及腕关节活动正常。**

**264. 急诊需要进行的初步检查是**
A. 肩关节正位、轴位及肩胛骨切线位 X 线片
B. 肩关节 CT 平扫
C. 肩关节 MRI
D. 肩关节造影
E. 肩关节核素扫描
F. 肘关节 X 线片
G. 腕关节 X 线片
H. 肘关节 CT 平扫
I. 肩关节穿刺

**265. 诊断为左肱骨外科颈骨折,临床上多见的是**
A. 裂缝型　B. 嵌插型
C. 内收型　D. 外展型
E. 粉碎型　F. 断裂型
G. 横型　H. 混合型

**266. 肱骨外科颈骨折外展型的移位特点包括**
A. 向前成角　B. 向后成角
C. 向外成角　D. 向内成角
E. 向前外成角　F. 向后外成角
G. 向后内成角

**267. 肱骨外科颈骨折内收型的移位特点包括**
A. 断端外侧嵌插　B. 断端内侧分离
C. 断端内侧嵌插　D. 断端外侧分离
E. 向外成角　F. 向内成角
G. 断端互相嵌插

**268. 造成肱骨外科颈骨折合并肩关节脱位的暴力为**
A. 外展暴力　B. 内收暴力
C. 外旋暴力　D. 内旋暴力
E. 传达暴力　F. 直接暴力
G. 撞击力　H. 肌肉牵拉力
I. 累积性力

**(269 ~ 273 题共用题干)**

**患者,男,30 岁。因“打篮球时不慎摔倒致头颈部疼痛 1 小时”来诊。查体:颈部压痛阳性,枕部压痛阳性,活动受限,强迫倾斜体位,颈部僵直,无神经障碍,舌质暗红,苔黄腻,脉弦略数。**

**269. 最可能的诊断是**
A. 颈椎骨折　B. 胸椎骨折
C. 颈部筋伤　D. 脑震荡
E. 脊髓损伤　F. 肋骨骨折
G. 锁骨骨折

**270. 最有助于确诊的依据是**
A. 心电图
B. 颈椎正、侧位 X 线片
C. 头颅 CT
D. 脑电图
E. 血常规
F. 颈椎 CT

G. 脑脊液检查
H. 头颅 MRI
I. 胸部 X 线片

**271. 下列检查中，可以显示出椎体的骨折情况，还可显示出有无碎片突出于椎管内，并可计算出椎管的前后径与横径损失了多少的是**
A. 心电图
B. 颈椎正、侧位 X 线片
C. 颈椎左、右斜位 X 线片
D. 血生化
E. 颈椎 MRI
F. 血常规
G. 颈椎 CT
H. 放射性核素扫描
I. 超声检查

**272. 下列描述正确的有**
A. 颈椎骨折合并脊髓损伤的比例较高
B. 脊髓及其他软组织的损伤范围和程度需借助 MRI 图像
C. 稳定型颈椎骨折轻度压缩者可采用颌枕带卧位牵引复位
D. 合并脊髓损伤者应早期行减压和稳定手术
E. 该患者在未明确诊断前为减轻患者疼痛可行局部按摩治疗
F. 脊髓损伤患者高压氧疗法要在伤后 24 小时后进行
G. 瘫痪发生率的高低与伤后运送工具无显著关系

**273. 关于该患者的练功活动，下列说法正确的是**
A. 是治疗的重要组成部分
B. 需选择适当的姿势
C. 动作要协调
D. 应循序渐进
E. 可逐步增加活动量
F. 一般贯穿于治疗过程

**（274～278 题共用题干）**

**患者，男，40 岁。因“车祸致骨盆和小腹部损伤”来诊。患者受损后出现髋部疼痛，瘀斑，痛苦面容，血尿，询问病史过程中可做简单反应。查体：患者双侧瞳孔等大同圆，直径 3mm，对光反射存在，骨盆挤压分离试验阳性。**

**274. 患者初步诊断为骨盆骨折，最支持该诊断的是**
A. 髋部疼痛
B. 骨盆挤压分离试验阳性
C. 痛苦面容
D. 车祸伤及骨盆
E. 血尿
F. 髋部瘀斑
G. 双侧瞳孔等大同圆
H. 询问病史过程中可做简单反应
I. 对光反射存在

**275. 入院的常规检查有**
A. 骨盆 X 线片，必要时做骨三维 CT 重建
B. 腹部 X 线片
C. 颅脑 CT
D. 肛门指诊
E. 尿道检查
F. 出血时间、凝血时间
G. 胸部 X 线片
H. 肝、胆、腹腔 B 超检查
I. 双肾 B 超检查

**276. X 线片：左侧耻骨上支骨折，同侧骶髂关节脱位。血压 120/80mmHg，心率 90 次/分。可能的诊断为**
A. 骨盆骨折
B. 尿道损伤
C. 休克
D. 神经损伤
E. 腹腔脏器损伤
F. 侧方挤压性骨折合并骶髂关节脱位
G. 直肠损伤
H. 脂肪栓塞
I. 缺血性肌挛缩

**277. 临床上可能出现的并发症有**

A. 失血性休克　　B. 尿道损伤
C. 直肠损伤　　D. 神经损伤
E. 膀胱破裂　　F. 腹腔脏器损伤
G. 肠梗阻

**278. 30 分钟后,患者烦躁,血压 80/50mmHg,心率 110 次/分。抢救措施有**

A. 迅速控制出血　　B. 快速补充血容量
C. 临时固定　　D. 手法复位
E. 手术治疗　　F. 牵引复位
G. 抗感染　　H. 机械通气

**(279~283 题共用题干)**

**患者,男,38 岁。车祸时左膝冲撞在前座椅背上,即感左髋疼痛,不敢活动,查体:左下肢缩短,左髋关节呈屈曲、内收、内旋畸形,伤后 3 小时入院。**

**279. 最可能的诊断是**

A. 股骨颈骨折
B. 股骨转子间骨折
C. 髋关节前脱位
D. 髋关节后脱位
E. 骨盆骨折
F. 股骨干骨折
G. 膝关节脱位
H. 髋关节中心性脱位

**280. 为明确诊断,应进行的辅助检查有**

A. X 线检查　　B. 肌电图检查
C. DSA 检查　　D. CT 检查
E. 心电图　　F. 血常规
G. 尿常规　　H. 超声检查
I. 研磨试验

**281. 经上述检查后诊断成立,患者可采用的治疗方式有**

A. 手法复位,石膏固定 4 周
B. 闭合复位,内固定
C. 手法复位,持续皮牵引 3 周
D. 持续骨牵引 12 周
E. 持续骨牵引 6 周
F. 持续骨牵引 8 周
G. 切开复位,外固定
H. 切开复位,内固定
I. 手法复位,持续皮牵引 1 周

**282. 患者复位的最佳时间是**

A. 最初 24~48 小时
B. 最初 36~48 小时
C. 最初 48~60 小时
D. 最初 2~3 天
E. 最初 3~4 天
F. 最初 1 周
G. 最初 2 周
H. 最初 3 周

**283. 若手法复位后发现有坐骨神经损伤,其治疗原则是**

A. 立即手术探查
B. 观察 2~3 个月,如无恢复则进行手术探查
C. 可应用神经营养药物
D. 观察期间应进行功能锻炼,防止肌肉萎缩
E. 持续皮牵引 2~3 周
F. 持续骨牵引 6 周
G. 持续骨牵引 8 周
H. 石膏固定 2 周
I. 持续皮牵引 6 周

**(284~288 题共用题干)**

**患者,男,30 岁。剧烈运动中急停后,突发膝关节剧痛,不能伸直,迅速出现肿胀,急诊就诊。初步诊断为膝关节半月板损伤。**

**284. 半月板损伤的主要临床表现有**

A. 膝关节疼痛　　B. 膝部弹响
C. 膝部交锁征　　D. 股四头肌萎缩
E. 挺髌试验阳性　　F. 寒性脓肿
G. 发热　　H. 间歇性跛行
I. 下肢放射痛

**285. 膝关节半月板损伤常用的检查方法有**

A. 侧向试验　B. 回旋挤压试验
C. 研磨试验　D. 挺髌试验
E. 抽屉试验　F. 直腿抬高试验
G. 下蹲试验　H. 轴移试验
I. 拾物试验

286. **膝关节半月板损伤患者，做膝关节屈伸旋转时听到的响声是**

A. 肌腱弹跳声　B. 关节弹响声
C. 入臼声　D. 骨擦音
E. 摩擦声　F. 捻发音
G. 骨传导音　H. 关节摩擦音

287. **诊断半月板损伤时，哪些检查有决定意义**

A. X 线平片　B. MRI
C. 膝关节镜检查　D. 膝关节 CT
E. 肌电图　F. 放射性核素扫描
G. 关节空气造影　H. DSA 检查
I. 超声检查

288. **关于本病的治疗，下列说法正确的是**

A. 以手法治疗为主
B. 可配合中药治疗
C. 急性损伤期膝关节功能位固定
D. 急性损伤期可做 1 次被动的伸屈活动
E. 肿痛稍减后，应行股四头肌舒缩锻炼
F. 必要时手术治疗

# 参考答案与解析

1. **B**　2. **E**　3. **A**　4. **C**　5. **D**　6. **D**　7. **B**　8. **E**　9. **C**　10. **C**
11. **A**　12. **B**　13. **D**　14. **C**　15. **C**　16. **B**　17. **A**　18. **E**　19. **B**　20. **A**
21. **C**　22. **E**　23. **D**　24. **D**　25. **C**　26. **A**　27. **C**　28. **D**　29. **D**　30. **D**
31. **C**　32. **E**　33. **B**　34. **D**　35. **D**　36. **B**　37. **E**　38. **A**　39. **B**　40. **E**
41. **B**　42. **B**　43. **D**　44. **A**　45. **B**　46. **B**　47. **B**　48. **D**　49. **D**　50. **A**
51. **A**　52. **B**　53. **E**　54. **A**　55. **B**　56. **D**　57. **C**　58. **B**　59. **E**　60. **D**
61. **B**　62. **E**　63. **D**　64. **D**　65. **B**　66. **C**　67. **C**　68. **B**　69. **A**　70. **B**
71. **B**　72. **E**　73. **A**　74. **C**　75. **E**　76. **A**　77. **A**　78. **C**　79. **C**　80. **B**
81. **A**　82. **C**　83. **B**　84. **A**　85. **E**　86. **C**　87. **E**　88. **E**　89. **D**　90. **D**
91. **A**　92. **C**　93. **E**　94. **E**　95. **D**　96. **E**　97. **E**　98. **C**　99. **A**　100. **D**
101. **A**　102. **A**　103. **A**　104. **C**　105. **A**　106. **C**　107. **C**　108. **E**　109. **A**　110. **C**
111. **B**　112. **C**　113. **A**　114. **D**　115. **C**　116. **B**　117. **A**　118. **B**　119. **B**　120. **E**
121. **C**　122. **B**　123. **B**　124. **A**　125. **D**　126. **D**　127. **C**　128. **D**　129. **E**　130. **E**
131. **B**　132. **E**　133. **D**　134. **A**　135. **A**　136. **B**　137. **A**　138. **C**　139. **C**　140. **E**
141. **D**　142. **D**　143. **A**　144. **B**　145. **B**　146. **C**　147. **B**　148. **A**　149. **B**　150. **B**
151. **E**　152. **E**　153. **C**　154. **D**　155. **A**　156. **D**　157. **A**　158. **C**　159. **E**　160. **A**
161. **D**　162. **D**　163. **C**　164. **B**　165. **D**　166. **B**　167. **C**　168. **B**　169. **B**　170. **D**
171. **E**　172. **E**　173. **B**　174. **A**　175. **B**　176. **C**　177. **B**　178. **E**　179. **B**　180. **D**
181. **A**　182. **C**　183. **C**　184. **B**　185. **C**　186. **D**　187. **D**　188. **B**　189. **A**　190. **C**
191. **E**　192. **A**　193. **A**　194. **D**　195. **B**　196. **D**　197. **E**　198. **D**　199. **D**　200. **C**
201. **C**　202. **C**　203. **B**　204. **E**　205. **B**　206. **A**　207. **B**　208. **E**　209. **D**　210. **A**
211. **E**　212. **C**　213. **E**　214. **B**　215. **D**　216. **B**　217. **D**　218. **B**　219. **D**　220. **A**
221. **B**　222. **A**　223. **C**　224. **B**　225. **C**
226. **E**　227. **C**　228. **B**　229. **C**　230. **AC**
231. **CDE**　232. **ACDEF**　233. **C**　234. **B**　235. **A**
236. **ABCDE**　237. **ABCDEH**　238. **ABD**　239. **ABG**　240. **ABFH**
241. **A**　242. **ABC**　243. **AF**　244. **ABE**　245. **ABCDEFG**
246. **ABCD**　247. **AC**　248. **ABDF**　249. **AE**　250. **ABCDEF**
251. **ABCDE**　252. **D**　253. **DF**　254. **A**　255. **BCF**
256. **ABD**　257. **ABDEFGH**　258. **ABDE**　259. **C**　260. **ADE**
261. **A**　262. **ABC**　263. **ABCDEG**　264. **A**　265. **D**
266. **AD**　267. **CDE**　268. **ACE**　269. **AC**　270. **BF**
271. **G**　272. **ABCD**　273. **ABCDEF**　274. **B**　275. **ABDEHI**
276. **ABF**　277. **ABCDE**　278. **ABC**　279. **D**　280. **AD**
281. **C**　282. **A**　283. **BCD**　284. **ABCD**　285. **BC**
286. **B**　287. **BC**　288. **ABCDEF**

1. B。血虚指血液亏虚，脏腑经络形体失养，以面色淡白或萎黄，唇舌爪甲色淡，头晕眼花，心悸多梦，手足发麻，妇女月经量少色淡或经闭，脉细无力等为常见证候。

2. E。肝肾阴虚是指肝肾两脏阴液亏虚，虚热内扰，以腰酸胁痛、两目干涩、眩晕、耳鸣、遗精及阴虚症状为主要表现的证候。其主要证候表现为头晕目眩，胸胁隐痛，两目干涩，耳鸣健忘，腰膝酸软，失眠多梦，口燥咽干，五心烦热，或低热颧红，男子遗精，女子月经量少，舌红少苔，脉细数。

3. A。骨质疏松症肾阳虚者腰背疼痛，腿膝酸软，受轻微外力或未觉明显外力可出现胸、腰椎压缩骨折。驼背弯腰，身高变矮，畏寒喜暖，小便频多且夜尿多。

4. C。痰浊中阻，胃失和降，可见脘痞、纳呆，痰蒙清窍，则头晕目眩。苔厚腻，脉弦滑，均为痰湿阻滞之象。故该患者可辨证为痰湿阻络证。

5. D。舒筋活络法属“舒法”，适用于损伤后期，气血运行不畅，瘀血未尽，腠理空虚，复感外邪，以致风寒湿邪入络，遇气候变化则局部症状加重的陈伤旧疾的治疗。

6. D。伤员气闭昏迷不醒，可采用通关散经管吹入伤员鼻孔，以招致伤员频频喷嚏，内引五脏之气，使阳气回升，从而达到回苏之效。

7. B。骨折中期以接骨续筋类药膏为主，如接骨续筋药膏、外敷接骨散、驳骨散、碎骨丹等。

8. E。损伤初期，一般在伤后1～2周内，由于气滞血瘀，需消肿止痛，以活血化瘀为主，即采用“下法”或“消法”；若瘀血积久不消，郁而化热，或邪毒入侵，或迫血妄行，可用“清法”；气闭昏厥或瘀血攻心，则用“开法”。

9. C。损伤后期为损伤7周以后，瘀肿已消，但筋骨尚未坚实，功能尚未恢复，应以补气养血、补益肝肾、补养脾胃为主，称为“补法”；而筋肌拘挛，风寒湿痹，关节屈伸不利者则予以温经散寒、舒筋活络，称为“舒法”。损伤气虚为主，用四君子汤；损伤血虚为主，用四物汤；气血两伤用八珍汤或十全大补汤。

10. C。损伤恢复期表现有心神不宁、眩晕头痛，宜养心安神、平肝息风，用镇肝熄风汤合吴茱萸汤加减。

11. A。肾阳虚可出现腰背疼痛，腿膝酸软，受轻微外力或未觉明显外力可出现胸、腰椎压缩骨折。驼背弯腰，身高变矮。畏寒喜暖，小便频多且夜尿多。

12. B。辨证为气血亏虚，治宜补气养血、舒筋通络，方选黄芪桂枝五物汤加鸡血藤、当归。

13. D。风寒湿阻证见关节肌肉疼痛，酸楚游走不定或关节疼痛遇寒加重，得热痛缓，或关节重着，肿胀漫散，肌肤麻木不仁，关节屈伸不利，舌质淡，舌苔薄白或白腻，脉弦紧或濡缓。痰湿阻滞无得温痛减表现，可伴头晕目眩、胸闷脘痞，苔腻，脉滑等。气血瘀滞可见肩部刺痛，痛处拒按，夜间痛甚，舌紫暗，有瘀点、瘀斑，脉涩等。气血亏虚证可见心悸怔忡、气短乏力、头晕、心烦失眠、面色苍白或萎黄、舌淡苔白、脉细弱等。肝肾亏虚可见头晕眼花、耳鸣耳聋、失眠多梦、肢体麻木、筋脉拘挛、足痿无力、舌红少苔、脉细数等。

14. C。风寒浸淫证表现为颈项强痛，痛引肩臂，或颈肩部麻木不仁，可伴有淅淅恶风，微发热，头痛身重，时有汗出，时而无汗。舌质淡，苔薄白，脉浮紧或浮缓。

15. C。患者从高处坠下，出现恶心，呕吐，剧烈腹痛，腹膜刺激征阳性，考虑腹内脏器损伤可能。诊断性腹腔穿刺对判断腹腔内脏有无损伤和哪类脏器损伤阳性率高，可作为首选检查。

16. B。肌力的记录采用0～5级的六级分级法：①0级，肌肉无收缩(完全瘫痪)。②1级，肌肉有轻微收缩，但不能够移动关节(接近完全瘫痪)。③2级，肌肉收缩可带动关节水平方向运动，但不能对抗地心吸引力(重度瘫痪)。④3级，能抗地心引力移动关节，但不能抵抗阻力(轻度瘫痪)。⑤4级，能抗地心引力运动肢体，且能抵抗一定强度的阻力(接近正常)。⑥5级，能抵抗强大的阻力运动肢体(正常)。

**17. A**。Pauwels 角是指远端骨折线与两侧髂嵴连线的夹角。Pauwels 角大于 50°为内收型骨折,稳定性最差。内收型骨折或有移位的股骨颈骨折均是手术治疗指征。

**18. E**。患者从高空坠地,第 10 ~ 11 胸椎压痛,说明可能出现了脊柱骨折,剑突以下感觉运动障碍,提示可能有脊髓损伤,对于疑似有脊柱骨折的患者,在搬运时应采用平卧木板搬运。二人扶架而走、一人搂抱、一人背运,或一人抬头、一人抬足方式均会使患者脊柱弯曲,可能会将碎骨片向后挤入椎管内,加重脊髓损伤。

**19. B**。股骨颈骨折应按照骨折的时间、类型和患者的全身情况等决定治疗方案。新鲜无移位骨折或嵌插骨折不需复位,但患肢应制动;移位骨折应尽早给予复位和固定。可采用股骨髁上骨牵引,如无特殊禁忌证,可用多根钢针或螺纹钉内固定治疗。

**20. A**。锁骨骨折多因肩部外侧或手掌先着地跌倒,外力经肩锁关节传至锁骨而发生。患者常以健手托着患侧肘部,以减轻上肢重量牵拉,头向患侧倾斜,下颌偏向健侧,使胸锁乳突肌松弛而减少疼痛。

**21. C**。患儿伤后锁骨部疼痛,肩部下沉,活动受限,头向患侧偏斜,杜加(Dugas)征阴性可排除肩关节脱位,首先考虑锁骨骨折可能。

**22. E**。肱骨外科颈骨折整复后,初期患者可做握拳,屈伸肘、腕关节,舒缩上肢肌肉等活动,3 周后循序渐进地练习肩关节各方向活动,4 周左右即可解除外固定。

**23. D**。除非确诊为神经断裂者,不须过早地进行手术探查。肘内翻是小儿肱骨髁上骨折最常见的并发症。因此,在手法复位时要彻底纠正尺偏、尺嵌、尺倾和内旋畸形,力求达到解剖对位。对不能达到解剖复位的患者,治疗的原则也是“宁桡毋尺”。Volkmann 缺血挛缩,是由于合并肱动脉损伤或受压所致,是肱骨髁上骨折严重的并发症,因此治疗时应特别注意。

**24. D**。患者右肱骨中段骨折已 10 个月,局部有异常活动,仍有骨折线,骨痂极少,骨端有硬化现象,提示骨折不愈合可能。最佳的治疗方式是植骨、内固定,必要时还需加用石膏绷带外固定予以治疗。

**25. C**。患者前臂出现短缩成角畸形,考虑骨折,可排除 A、B。尺桡骨干双骨折可发生侧方移位、重叠、旋转、成角畸形,治疗较为复杂。题干示前臂外伤引起局部肿胀,疼痛,短缩成角畸形,首先考虑尺桡骨干双骨折。

**26. A**。桡神经深支在肱桡肌深面斜向外下,从桡骨颈外侧穿过旋后肌纤维深浅二头之间,进入前臂的后方。桡骨小头骨折时,易损伤桡神经深支。

**27. C**。血管损伤程度可为受压、挫伤、撕裂或完全断裂。动脉损伤后伤肢剧痛,脉搏减弱或消失,肢体远端苍白、麻木、发凉;静脉损伤则伤肢明显肿胀、瘀血、紫绀。神经受压应是局部感觉受损。

**28. D**。气性坏疽常在伤后 1 ~ 4 天发病,病情急剧恶化,烦躁不安,大量出汗、脉搏快速、体温逐步上升,患者常诉伤肢沉重或疼痛,持续加重。伤口中有大量浆液性或浆液血性渗出物,皮下可有积气,可触及捻发音,或握雪感,因组织分解液化腐败和大量产气,伤口可有恶臭。X 线片常显示软组织间有积气。开放性骨折伴有血管损伤、石膏包扎过紧等情况继发此病概率较高。

**29. D**。末节指骨基底背侧撕脱骨折整复和固定较容易,可用手法复位、外固定,只要将近侧指间关节屈曲、远侧指间关节过伸,便可使指骨基底向被撕脱的骨片靠近,然后用塑料夹板或石膏固定。

**30. D**。患者 3 年前股骨颈骨折,1 年前出现髋关节疼痛,进行性加重,应怀疑股骨头缺血性坏死。X 线片见股骨头明显变形可确诊。

**31. C**。脂肪栓塞综合征是指人体严重创伤骨折或骨科手术后,骨髓腔游离脂肪滴进入血液循环,在肺血管床内形成栓塞,引起一系列呼吸、循环系统的改变，病变以肺部为主，表现为呼吸困难、意识障碍、皮下及内脏出血和进行性低氧血症为主要特征的一组症候群。与本病患者描述相符。

**32. E**。股骨干骨折畸形，若骨折已超过3个月，愈合坚强，手法折骨有困难者，应切开复位给予内固定。

**33. B**。成人股骨干骨折后，内出血可达500～1000mL，出血多者，可能出现失血性休克。患者面色苍白、口干口渴、呼吸急促，出冷汗、脉细、血压降低，均符合失血性休克的症状。

**34. D**。股骨颈骨折，无移位或外展嵌插骨折，患者卧床，将患肢置于外展、膝关节轻度屈曲、足中立位。

**35. D**。经复位后，两骨折端虽未恢复至正常的解剖关系，但骨折愈合后对肢体功能无明显影响者，称功能复位。对于长骨干骨折，对位至少应达1/3以上。该患者胫骨骨折断端对位2/3，达到功能复位标准，愈合后对肢体功能无明显影响，医师应向患者及其家属解释功能复位标准。

**36. B**。距骨无肌肉附着，全部骨质几乎为软骨关节面所包围，血液供应主要来自距骨颈前外侧进入的足背动脉关节支。

**37. E**。肋骨骨折时，伤后局部疼痛，说话、打喷嚏、咳嗽、深呼吸和躯干转动时疼痛加剧，呼吸较浅而快。局部有血肿或瘀斑，骨折处有剧烈压痛点，沿肋骨可触知骨骼连续性中断或骨擦感（音）。两手分别置于胸骨和胸椎，前后挤压胸部，可引起骨折处剧烈疼痛，称为胸廓挤压征阳性。

**38. A**。多根肋骨双处骨折时，或者胸侧方多根肋骨骨折，由于暴力大，往往同时有多根肋骨前端的肋软骨关节脱位或肋软骨骨折，使该部胸廓失去支持，产生浮动胸壁，吸气时因胸膜腔负压增加而向内凹陷，呼气时因胸膜腔负压减低而向外凸出，恰与正常呼吸活动相反，称为反常呼吸。

**39. B**。患者伤后颈椎骨折脱位，颈部压痛，四肢瘫痪，考虑颈髓损伤可能。目前出现呼吸困难，可威胁患者生命，应首先进行处理，尽早气管切开。

**40. E**。患者屈肘动作存在，伸肘功能丧失，损伤部位是第6、7颈椎之间，如屈肘动作消失，伸肘功能存在，则损伤部位是第5、6颈椎之间。

**41. B**。患者颈部活动受限，下颈椎压痛明显，考虑颈椎骨折脱位可能。四肢弛缓性瘫，躯干感觉平面在胸骨柄以下，痛温觉消失，不能自行排尿，为下颈髓损伤的表现。

**42. B**。该患者臀部受力，传导到胸椎，出现胸腰椎压缩性骨折，其病因应为间接暴力。

**43. D**。患者有外伤史，耻骨联合处压痛，挤压试验阳性，考虑骨盆骨折可能，本病易并发尿道损伤；患者膀胱胀满，排尿困难，导尿管插入一定深度未引出尿液，尿道有出血，应考虑尿道断裂可能。

**44. A**。3岁患儿有被牵拉史，右肘疼痛，不愿活动，右肘关节无明显肿胀，未见明显畸形，X线片未见明显异常征象，首先考虑桡骨头半脱位可能。首选单纯手法复位。

**45. B**。病理性脱位是关节本身的病变（如脓毒或结核）导致关节结构改变或破坏而引起的脱位。患儿有寒战、高热等全身症状，关节穿刺抽出黄稠脓液，有明显的病理因素，无外伤史，最可能是病理性脱位。

**46. B**。先天性脱位是由于胚胎发育异常或胎儿在母体内受外界因素影响而引起的脱位。患儿1岁，无明显诱因，首先考虑先天性脱位可能。

**47. B**。颞下颌关节脱位的病因病机：①过度张口如大笑、打呵欠、拔牙等动作时，髁状突越过关节结节，形成颞下颌关节前脱位。②下颌部遭受到侧方暴力打击，关节囊的侧壁韧带不能抗御打击的暴力，可发生一侧或双侧的颞下颌关节脱位。③上下臼齿咬硬物时，硬物作为杠杆的支点，使髁状突向前下滑动，越过关节结节，形成单侧颞下颌关节前脱位。年老体弱,肝肾亏虚,筋肉失养,或脱位后未进行合理固定,造成关节囊、韧带松弛,是发生习惯性脱位的病理基础。

**48. D**。神经根型颈椎病患者多逐渐感到颈部单侧局限性疼痛,颈根部呈电击样向肩、上臂、前臂乃至手指放射疼痛,且有麻木感。颈部活动受限、僵硬,颈椎横突尖前侧有放射性压痛,受压神经根皮肤节段分布区感觉减退,腱反射异常,肌力减弱。臂丛神经牵拉试验及压头试验阳性。根据患者表现,最可能是神经根型颈椎病。

**49. D**。腰椎间盘突出症的主要症状是腰痛和下肢坐骨神经放射痛,突出的椎间隙棘突旁有压痛和叩击痛,腰部活动受限。根据患者表现,首先考虑腰椎间盘突出症可能。

**50. A**。腰 5、骶 1 椎间盘突出,压迫骶 1 神经根,引起小腿后外侧、足背外侧皮肤感觉异常,足跖屈肌力减弱,跟腱反射减弱或消失。

**51. A**。腰椎间盘突出症的主要症状是腰痛、坐骨神经痛、马尾神经受压及神经系统表现(感觉异常、肌力下降和反射异常),体征包括腰椎侧弯、腰部活动受限、压痛及骶棘肌痉挛、直腿抬高试验及加强试验阳性。部分患者腰椎 X 线平片完全正常。

**52. B**。腰椎间盘突出症患者为躲离突出物对神经根的压迫,突出物压迫神经根内下方时(腋下型),脊柱向患侧弯曲;突出物压迫神经根外上方时(肩上型),则脊柱向健侧弯曲。患者左下肢放射痛,提示左侧神经根受压,腰椎弯向健侧,提示突出的髓核位于神经根的外上侧。

**53. E**。患者诊断为膨出型腰椎间盘突出症,以非手术治疗为主。病程时间长、反复发作、症状严重者,中央型突出压迫马尾神经者,合并椎管狭窄、神经根管狭窄且经保守治疗无效者,可手术治疗,如行椎板切除及髓核摘除术。

**54. A**。患者左膝关节受伤后,肿胀明显,不敢活动,之后肿胀减轻,有关节交锁现象,左膝关节活动受限,外侧关节间隙压痛,麦氏征阳性,最可能是左膝关节半月板损伤。宜选择关节镜检查,不仅可用于诊断,还可以进行手术操作,如活组织检查和半月板修复及部分切除术。

**55. B**。骨囊肿好发于长管状骨干骺端,多无明显症状,有时局部有隐痛或肢体局部肿胀。内生软骨瘤好发于手和足的管状骨,以无痛性肿胀和畸形为主。骨巨细胞瘤好发于长骨干骺端和椎体,主要症状为疼痛和肿胀,局部包块压之有乒乓球样感觉和压痛,病变的关节活动受限。骨软骨瘤多见于长骨干骺端,可长期无症状。骨结核好发于负重大、活动多、易发生损伤的部位,可有全身中毒症状。根据患者表现,最可能是内生软骨瘤。

**56. D**。骨肉瘤主要通过血行转移至肺部,导致多个圆形肺结节,出现咳嗽、咳血、胸痛、气急、胸闷等症状。骨肉瘤生长迅速而血运丰富,肿瘤组织含有极多的扩张血管,可顺着静脉毛细血管转移到肺。

**57. C**。骨肉瘤是最常见的恶性骨肿瘤,应采取综合治疗。术前大剂量化疗,然后根据肿瘤浸润范围做根治性切除瘤段、植入假体的保肢手术或截肢术,术后继续大剂量化疗。

**58. B**。脊柱肿瘤多见于老年人,疼痛逐渐加重,影像学检查可见骨破坏,而椎间盘很少受累。脊柱结核可有全身中毒症状,X 线片表现以骨质破坏和椎间隙狭窄为主。脊柱骨折患者常有外伤史。强直性脊柱炎 X 线检查可见"竹节样"改变,无骨破坏、死骨、冷脓肿。化脓性脊椎炎发病急,有高热及明显疼痛,X 线表现进展快,出现骨质破坏,可见椎间隙气球样改变。

**59. E**。骨肉瘤好发于青少年,好发部位为股骨远端、胫骨近端和肱骨近端的干骺端。主要症状为局部疼痛,多为持续性,逐渐加重,夜间尤重。可伴有局部肿块,附近关节活动受限。X 线可表现为不同形态,密质骨和髓腔有成骨性、溶骨性和混合性骨质破坏,骨膜反应明显,呈侵袭性发展,可见 Codman 三角或呈"日光射线"形态。患者最可能是骨肉瘤,应采取综合治疗,选择截肢术加化疗。

**60. D**。患者右胫骨上端内侧疼痛、肿胀，X线片见肥皂泡沫阴影，骨端膨大，最可能是骨巨细胞瘤；近期肿胀明显加重，夜间疼痛难忍，关节活动受限，X线片示胫骨上端病变扩大，肥皂泡沫阴影消失，呈云雾状阴影，病变侵入软组织，提示骨巨细胞瘤恶变。患者病变侵入周围软组织，宜选择截肢术。

**61. B**。骨纤维发育不良好发于青少年和中年，多发生在10～25岁骨骼生长阶段。病损进展较慢，通常无自觉症状。X线表现为受累骨骼膨胀变粗，密质骨变薄，典型特征是髓腔扩大，呈磨砂玻璃样，界限清楚。根据患者表现及典型X线表现，首先考虑骨纤维发育不良可能。

**62. E**。14岁患者右小腿疼痛进行性加重，伴发热，右胫骨中段膨隆，压痛，局部皮温增高，X线片显示胫骨中段骨质破坏，骨膜呈葱皮样改变，首先考虑尤因肉瘤可能。对诊断最有价值的检查是组织活检、病理检查，若见含糖原的小圆细胞可确诊。

**63. D**。患者左胫骨上端肿胀严重，压痛明显，浅静脉怒张，可扪及硬性肿块，固定，边界不清，结合X线片表现，最可能是骨肉瘤。骨肉瘤最常发生肺转移，术前应行胸部X线摄片，排除肺转移可能。

**64. D**。骨纤维异样增殖症X线表现为受累骨骼膨胀变粗，密质骨变薄，呈磨砂玻璃样改变，界限清楚。骨髓瘤X线主要表现为多个溶骨性破坏和广泛的骨质疏松。骨肉瘤X线可见骨膜反应明显，呈侵袭性发展，可见Codman三角。骨囊肿X线表现为干骺端圆形或椭圆形界限清楚的溶骨性病灶。骨巨细胞瘤主要症状为疼痛和肿胀，典型的X线特征为骨端偏心位、溶骨性、囊性破坏而无骨膜反应，病灶膨胀生长、骨皮质变薄，呈肥皂泡样改变。

**65. B**。骨软骨瘤X线检查，在干骺端可见从皮质突向软组织的骨性突起，其皮质和松质骨以窄小或宽广的蒂与正常骨相连，彼此髓腔相通，皮质相连续，突起表面为软骨帽。患者有跌倒病史，骨软骨瘤基底部易发生折断，压迫肌肉、神经，导致膝关节活动受限。其他选项均不会导致膝关节活动受限。

**66. C**。骨肉瘤好发于青少年，好发部位为股骨远端、胫骨近端和肱骨近端的干骺端。主要症状为局部疼痛，多为持续性，逐渐加重，夜间尤重。可伴有局部肿块，附近关节活动受限。局部表面皮温升高，静脉怒张。可伴有全身恶病质表现。X线可表现为不同形态，密质骨和髓腔有成骨性、溶骨性和混合性骨质破坏，骨膜反应明显，呈侵袭性发展，可见Codman三角。根据患者表现，最可能是骨肉瘤。

**67. C**。内生软骨瘤是良性肿瘤，以无痛性肿胀和畸形为主。治疗以手术为主，首选病灶刮除并植骨术，预后好。

**68. B**。骨巨细胞瘤的好发部位为长骨干骺端和椎体，特别是股骨远端和胫骨近端。主要症状为疼痛和肿胀，与病情发展相关。局部包块压之有乒乓球样感觉和压痛，病变的关节活动受限。典型的X线特征为骨端偏心位、溶骨性、囊性破坏而无骨膜反应，病灶膨胀生长、骨皮质变薄，呈肥皂泡样改变。根据患者表现，最可能是骨巨细胞瘤。

**69. A**。患者诊断为骨巨细胞瘤，X线片示骨皮质已破坏，病理报告示骨巨细胞瘤Ⅲ级，提示恶性，应采用广泛切除或根治切除，治疗宜选择截肢术。

**70. B**。骨软骨瘤多发生于青少年，多见于长骨干骺端，如股骨远端、胫骨近端和肱骨近端。可长期无症状，多因无意中发现骨性包块而就诊。若肿瘤压迫周围组织或其表面的滑囊发生炎症，可产生疼痛。根据患者情况，最可能是骨软骨瘤。

**71. B**。患者有乳腺癌病史，近期出现右股骨上端肿胀、压痛，右髋关节活动受限，X线片见溶骨性骨破坏，首先考虑转移性骨肿瘤可能。ECT检查是检测转移性骨肿瘤敏感的方法，可明确病损范围，显示骨转移瘤的发生，还能早期发现可疑的骨转移灶,防止漏诊。

**72. E**。疼痛是肿瘤生长迅速的最显著症状。良性肿瘤多无疼痛,恶性肿瘤几乎均有局部疼痛,开始时为间歇性、轻度疼痛,以后发展为持续性剧痛、夜间痛,并可有压痛。晚期恶性骨肿瘤可出现贫血、消瘦、食欲缺乏、体重下降、低热等全身症状。

**73. A**。瘀血阻络证疼痛特点为痛如针刺、刀割、痛处拒按、固定不移,常在夜间痛甚。舌质紫暗、瘀斑、瘀点,或舌下络脉曲张,脉涩或结、代等。

**74. C**。患者经辨证属于瘀血阻络证,因瘀血阻滞经脉而痛,通则不痛,故应以活血化瘀,散去瘀血,经脉通畅而止痛。

**75. E**。患者经辨证属于瘀血阻络证,治法采用活血化瘀,故采用消瘀活血为主的桃红四物汤。复苏汤可开窍活血,主治跌仆损伤后气血逆乱、气滞血瘀、瘀血攻心;补中益气汤以补养脾胃为主,适用于损伤后期,耗伤正气,或长期卧床缺少活动,而导致饮食不消,四肢疲乏无力,肌肉萎缩等脾胃气虚者。左归丸可补益肝肾,适用于肾阴虚患者。五味消毒饮以清热解毒为主,适用于跌仆后损伤后积瘀化热、热毒蕴结于内证。

**76. A**。肩肘部练功方法包括:前伸后屈、内外运旋、叉手托上、手指爬墙、弓步云手、肘部屈伸、手拉滑车。搓滚舒筋、蹬车活动、足踝旋转属于下肢练功方法,手滚圆球属于前臂腕手部练功方法。

**77. A**。手拉滑车是安装滑车装置,患者在滑车下,坐位或站立,两手持绳两端,以健肢带动患肢,徐徐来回拉动绳子,反复多次。属于采用器械进行锻炼,故为有器械锻炼。

**78. C**。无器械锻炼为不应用任何器械,依靠自身机体做练功活动,这种方法锻炼方便,随时可用,简单有效,常用太极拳、八段锦等。

**79. C**。患者因跌伤而昏迷 10 分钟,但其已醒来,故不需要再用开窍之法。因其后头枕部肿痛,可知其因跌伤而出现局部瘀血,体温 37. 3℃,说明瘀血已经化热,故需采用清热凉血法。

**80. B**。患者需采用的治法为清热凉血法,故可采用的方剂为五味消毒饮或黄连解毒汤等。复元活血汤、复元通气散为以消瘀活血为主的方剂,可用于治疗损伤后气滞血瘀,但无里实热证的情形。桃核承气汤临床多用于胸、腰、腹部损伤蓄瘀而致的阳明腑实证。苏合香丸主要用于跌仆损伤后神昏窍闭等危重症。

**81. A**。药膏又称敷药或软膏,将药碾成细末,然后选加饴糖、蜜、油、水、鲜草药汁、酒、醋或医用凡士林等,调匀如厚糊状,涂敷伤处。定痛膏用于骨折、筋伤初期肿胀疼痛者。金黄膏清热解毒,适用于伤后感染邪毒,局部红、肿、热、痛者。生肌象皮膏可用于局部红肿已消,但创口未愈者。狗皮膏可祛风散寒、活血止痛。

**82. C**。该患者正处于损伤初期,舌红、苔黄,脉弦数,提示为里实热证,应清热解毒。

**83. B**。清热解毒适用于跌仆损伤后积瘀化热、热毒蕴结内。常用清热解毒方剂有五味消毒饮、黄连解毒汤。

**84. A**。补养脾胃法适用于损伤后期,耗伤正气,或长期卧床缺少活动,而导致饮食不消,四肢疲乏无力,肌肉萎缩等脾胃气虚者。补益脾胃可促进气血生化,充养四肢百骸,本法即通过助生化之源而加速损伤筋骨的修复,为损伤后期常用之调理方法。常用方剂有补中益气汤、参苓白术散、归脾汤、健脾养胃汤等。

**85. E**。患者 4 周前骨折,目前正处于损伤中期,筋骨已有连接但尚未坚实,应选择接骨续筋法。

**86. C**。接骨续筋法常用的方剂有续骨活血汤、新伤续断汤、接骨丹、接骨紫金丹等。

**87. E**。患者 2 个月后处于损伤后期,可选择舒筋活络类膏药外贴,如万应宝珍膏、损伤风湿膏、坚骨壮筋膏、金不换膏、跌打膏等。

**88. E**。患者 3 周前右踝关节扭伤,目前正处于损伤中期,肿痛尚未尽除,而继续运用攻下之法又恐伤正气,故可选择和营止痛法。

**89. D**。和营止痛法常用的方剂有和营止痛汤、橘术四物汤、定痛和血汤、和营通气散等。

**90. D**。患者8周后处于损伤后期，可选择补益肝肾法。肾阴虚用六味地黄汤或左归丸；肾阳虚用金匮肾气丸或右归丸；筋骨痿软、疲乏衰弱者用健步虎潜丸、壮筋续骨丹等。在补益肝肾法中参以补气养血药，可增强养肝益肾的功效，加速损伤筋骨的康复。

**91. A**。气血亏虚证多由久病不愈，气虚不能生血，或血虚无以化气所致，故见四肢疲乏无力，形体虚弱，肌肉酸软，纳差食少，面色萎黄，舌质淡，苔薄白，脉细弱。

**92. C**。气血互根互化，血虚则脏腑组织失养，气虚则功能活动减退，气血亏虚则需补气养血。

**93. E**。八珍汤主治气血两虚，症见面色苍白或萎黄，头晕眼花，四肢倦怠，气短懒言，心悸怔忡，食欲减退，舌质淡，苔薄白，脉虚细。归脾汤亦益气补血，但偏于健脾养心。

**94. E**。患者摔伤膝部已有3周，属于损伤中期。气滞瘀凝，肿痛尚未尽除，而继续运用攻下之法又恐伤正气，故宜采用和营止痛法。

**95. D**。和营止痛法常用的方剂有和营止痛汤、橘术四物汤、定痛和血汤、七厘散等。

**96. E**。由于损伤日久，瘀血凝结，肌筋粘连挛缩，复感风寒湿邪，关节酸痛、屈伸不利颇为多见，故后期治疗除补养法外，舒筋活络法也较为常用。

**97. E**。患者属于损伤后期，“久伤多虚”，损伤日久，正气必虚，出现气血亏虚证候，气血不足，则言语音低，头晕，目眩，脱发，面色苍白，爪甲不华，肌肤干燥枯裂，形体消瘦，神疲肢倦。治宜补气养血。

**98. C**。该患者属于气血亏虚，故应补气养血，可选择八珍汤或十全大补汤。

**99. A**。损伤后期，耗伤正气，或长期卧床缺少活动，而导致饮食不消，四肢疲乏无力，肌肉萎缩等脾胃气虚者，可选用补养脾胃法，方用补中益气汤、参苓白术汤、归脾汤、健脾养胃汤等。

**100. D**。肝肾阴虚，水不涵木，肝阳偏亢，上扰清窍，故头晕目眩；肝肾阴虚，不能上达，目失濡养，则两目干涩；虚火上扰，心神不安，故失眠多梦；口燥咽干，舌红苔薄，脉细数等，皆为阴虚失濡，虚热内炽之征。治宜补益肝肾法。

**101. A**。肾阴虚患者可选用六味地黄汤或左归丸。

**102. A**。腿部受伤，可加牛膝；头上可加羌活；腕部受伤可加桔梗，腰痛可加杜仲；大便不通加大黄。

**103. A**。患者伤后1周，属于损伤初期；局部肿痛，说明有血瘀之证；脘腹胀满，食后为甚，不思饮食，大便溏薄，患者有气滞之证而无阳明腑实之证，且患者年高，不耐苦寒攻下，故可采取行气消瘀法，以消散瘀血。

**104. C**。行气消瘀法常用方剂有以消瘀活血为主的桃红四物汤、复元活血汤、活血止痛汤，以行气为主的柴胡疏肝散、复元通气散、金铃子散，以及活血祛瘀、行气止痛并重的血府逐瘀汤、膈下逐瘀汤、顺气活血汤等。临证可根据损伤的不同，或重于活血化瘀，或重于行气止痛，或活血行气并重。

**105. A**。和营止痛法用于损伤后，虽经消、下等法治疗，但仍气滞瘀凝，肿痛尚未尽除，而继续运用攻下之法又恐伤正气。常用方剂有和营止痛汤、橘术四物汤、定痛和血汤、和营通气散等。

**106. C**。患者属损伤后期，后期因气血运行不畅，瘀血未尽，腠理空虚，复感外邪，以致风寒湿邪入络，遇气候变化则局部症状加重，应给予舒筋活络。

**107. C**。患者属陈伤旧患，寒湿入络，可选用小活络丹、大活络丹、麻桂温经汤等。

**108. E**。药膏又称敷药或软膏，将药碾成细末，然后选加饴糖、蜜、油、水、鲜草药汁、酒、醋或医用凡士林等，调匀如厚糊状，涂敷伤处。①消瘀退肿止痛类：适用于骨折、筋伤初期肿胀疼痛剧烈者,可选用定痛膏等外敷。②温经通络类:适用于损伤日久,复感风寒湿外邪者。发作时肿痛加剧,可用温经通络药膏外敷;或在舒筋活络类药膏内酌加温散风寒、利湿的药物外敷。③清热解毒类:适用于伤后感染邪毒,局部红、肿、热、痛者。可选用金黄膏、四黄膏。④生肌拔毒长肉类:适用于局部红肿已消,但创口尚未愈合者。可选用生肌象皮膏、生肌玉红膏等。患者属陈伤旧患,寒湿入络,故宜选温经通络药膏温散风寒。

**109. A**。患者处于骨折初期,大便不通,发热,尿少黄赤,为阳明腑实证,故可选用攻下逐瘀法。

**110. C**。攻下逐瘀法适用于损伤早期蓄瘀,大便不通,腹胀拒按,舌苔黄,脉洪大而数的体实患者。临床多应用于胸、腰、腹部损伤蓄瘀而致的阳明腑实证,常用方剂有大成汤、桃核承气汤、鸡鸣散加减等。

**111. B**。接骨续筋法属"续法",适用于损伤中期,筋骨已有连接但未坚实者。瘀血不去则新血不生,新血不生则骨不能合,筋不能续,所以使用接骨续筋药,佐活血祛瘀之药,以活血化瘀、接骨续筋。常用方剂有续骨活血汤、新伤续断汤、接骨丹、接骨紫金丹等。

**112. C**。落枕是颈部肌肉因睡眠姿势不良或感受风寒而引起紧张、痉挛,产生颈部疼痛、功能活动受限的一种疾患,又称失枕。成人发病较多,男性多于女性,冬春两季多发。胸廓出口综合征为锁骨下动、静脉和臂丛神经在胸廓上口受压迫而产生的一系列神经及血管的症状,包括前斜角肌综合征、颈肋综合征、胸小肌综合征、肋锁综合征、过度外展综合征等。检查时可触及条索状的前斜角肌或颈肋,拇指向深部加压时可诱发或加剧症状。

**113. A**。该患者诊断为落枕,治宜疏风祛寒,宣痹通络,内服葛根汤、桂枝汤,或内服独活寄生丸。有头痛形寒等表证者,可用羌活胜湿汤加减。

**114. D**。该患者诊断为落枕。本病预后良好,1 周多可痊愈,但应避免反复发作,反复发作可能出现颈椎侧弯、刺激神经根等症状。所以痊愈后应嘱患者避免不良的睡眠姿势,枕头不宜过高、过低或过硬;睡眠时不要贪凉,以免受风寒侵袭;落枕后尽量保持头部于正常位置,以松弛颈部的肌肉。外治可贴伤湿止痛膏等。

**115. C**。右股骨头缺血性坏死常有髋部创伤史,主要表现为髋部、臀部或腹股沟区疼痛,偶有膝关节痛、髋关节内旋活动受限,随着病情的进展,可出现髋关节不同程度的活动限制;腹股沟中部或髋关节周围压痛,髋关节功能受限,或出现"4"字试验、托马斯(Thomas)征阳性。MRI 和核素骨扫描检查可早期诊断。

**116. B**。磁共振成像(MRI)是一种有效的非创伤性的早期诊断方法。股骨头缺血性坏死大多表现为股骨头前上部异常信号:$T_1$WI 为条带状低信号;$T_2$WI 为低信号或内高外低两条并行信号影,即双线征。双线征中外侧低信号带为增生硬化骨质,内侧高信号带为肉芽纤维组织修复所致。邻近的头颈部可见骨髓水肿,关节囊内可有积液。

**117. A**。根据题干,该患者舌暗有瘀点,脉弦,为瘀血内阻,治以活血化瘀,通经止痛,方用桃红四物汤加减。

**118. B**。膝关节骨关节炎可见关节疼痛、关节肿胀、压痛,浮髌试验阳性。风湿热痹型可见恶寒发热,关节红肿热痛不剧烈,舌质暗红,苔黄腻,脉滑数。

**119. B**。膝关节骨关节炎风湿热痹型方用化瘀通痹汤,方中乳香活血,没药散瘀,相得益彰,为治本要药;延胡索行血中气滞,气中血滞;香附理气解郁,为血中之气药,气行则血行,加强活血祛瘀之功;当归、丹参、鸡血藤活血,祛病而不伤正;透骨草祛风、除湿、通络以治标。诸药相合,共同达到活血化瘀、行气通络之目的。

**120. E**。通痹汤主治遍身疼痛、畏寒恶风、多汗症属周痹者,即全身性、游走性的痹症。方中生芪益气扶正;当归、桂枝、白芍、木通、附片、白术、防己、秦艽温阳通痹，化湿祛寒；炙甘草、北细辛、煨姜温阳通痹止痛。全方共奏温阳通痹、祛寒化湿之功。

**121. C**。气血瘀滞逆于肉理，则因营气不从，郁而化热，以致瘀热为毒，故感肩部疼痛，肿胀，便秘，腹胀，苔黄，脉弦数。

**122. B**。根据题意诊断为瘀热凝滞证，宜逐瘀泄热。患者在疾病初期有"腹胀，便秘"的表现，宜用攻下法，故治疗最宜攻下逐瘀；方选桃核承气汤。

**123. B**。患者诊断为瘀热凝滞证，宜逐瘀泄热。患者在疾病初期有"腹胀，便秘"的表现，宜用攻下法，故治疗最宜攻下逐瘀，方选桃核承气汤，此方因势利导，逐瘀泄热，可祛除下焦之蓄血。

**124. A**。肩周炎可有肩各方向主动、被动活动不同程度受限，以外旋、外展和内旋后伸最重。逐渐出现肩部某一处局限性疼痛，与动作、姿势有明显关系。严重时患肢不能梳头和反手触摸背部。患者肩部疼痛加重，关节功能明显障碍，梳头和穿衣等动作受限，肩关节周围有多处压痛点，最可能是肩周炎。

**125. D**。肩周炎患者检查肩部无明显肿胀，肩周肌肉痉挛，病程长者可见肩臂肌肉萎缩，尤以三角肌为明显。

**126. D**。肩周炎病名较多，因睡眠时肩部受凉引起的称"漏肩风"或"露肩风"；因肩部活动明显受限，形同冻结而称"冻结肩"；因该病多发于50岁左右患者又称"五十肩"；还有称"肩凝风""肩凝症"。

**127. C**。患者外伤后左锁骨中外1/3处明显畸形，局部肿胀明显，首先考虑左侧锁骨骨折可能。患者局部肌肉痉挛、肿胀、畸形、疼痛、压痛、活动受限均较明显。患肩向内、下、前倾斜，常以健手托着患侧肘部，头向患侧倾斜，下颌偏向健侧。检查时，可扪及骨折端，有局限性压痛，骨摩擦感。

**128. D**。患者外伤后，桡动脉搏动触不到，手部发凉，皮色苍白，血压下降，提示休克，应立即行抗休克治疗，给予补液，输血。

**129. E**。患者外伤后左锁骨中外1/3处明显畸形，局部肿胀明显，首先考虑锁骨骨折可能，结合休克表现，提示存在血管损伤，可考虑切开复位内固定，同时修复受损血管。

**130. E**。肱骨干中下1/3段后外侧有桡神经沟，有由臂丛神经后束发出的桡神经自内后方紧贴骨面斜向外前方进入前臂，此处骨折容易发生桡神经损伤。

**131. B**。肱骨干骨折是指肱骨外科颈以下至肱骨髁上2cm处的骨折。本病多见于青壮年，好发于肱骨干中部和中下1/3交界处，最易并发桡神经损伤。

**132. E**。肱骨干骨折易合并桡神经损伤，可出现垂腕、拇指不能外展、掌指关节不能伸直、虎口背侧区域感觉减退或消失。

**133. D**。患者外伤后出现前臂广泛压痛，前臂外下方及内上方明显骨擦音，异常活动明显，考虑桡尺骨干双骨折可能；右前臂皮肤完整无破损，广泛皮下瘀斑，肿胀较甚，多处张力性水泡，考虑软组织绞轧伤可能。

**134. A**。骨筋膜室综合征患者有肢体骨折脱位或较严重的软组织损伤史，因伤后处理不当或延误治疗所致，好发于前臂掌侧和小腿。本病主要表现为疼痛及活动障碍，肿胀、压痛及肌肉被动牵拉痛，感觉异常，患肢远端脉搏减弱，甚至无脉。前臂骨折后患肢疼痛剧烈、肿胀严重，手指麻木发凉，皮肤发绀，被动活动手指疼痛加重，应考虑前臂骨筋膜室综合征。

**135. A**。骨筋膜室综合征多由创伤骨折后血肿和组织水肿引起骨筋膜室内内容物体积增加，或外包扎过紧、局部压迫使骨筋膜室容积减小而导致骨筋膜室内压力增高所致。当压力达到一定程度可使供应肌肉的小动脉关闭，形成缺血－水肿－缺血的恶性循环。

**136. B**。夹板固定后应密切观察伤肢的血运情况。如发现肢端肿胀、疼痛、温度下降、颜色紫暗、麻木、伸屈活动障碍并剧烈疼痛者,应及时处理,切勿认为是骨折引起的疼痛,否则有发生缺血坏死之危险。如患者持续疼痛,应解除夹板进行检查。

**137. A**。骨筋膜室综合征的症状体征为由疼痛转为无痛;苍白或发绀,大理石花纹,感觉异常;肌肉瘫痪;无脉。

**138. C**。确诊骨筋膜室综合征后,最有效的办法是立即将所有的间隔区全长切开,解除间隔区内高压,打断缺血－水肿恶性循环链,促进静脉淋巴回流,加大动静脉的压差,恢复动脉的血运,让组织重新获得血供,消除缺血状态。

**139. C**。跟骨交叉角是由跟骨外侧沟底向前结节最高点连线与后关节面之夹角,正常为120°～145°。

**140. E**。内踝骨折、外踝骨折与三踝骨折均属于踝部骨折,多出现内翻、外翻畸形等。距骨骨折多由踝背伸外翻暴力所致,如机动车驾驶员足踩刹车时撞车可造成距骨骨折。跟骨骨折多由传达暴力造成。从高处坠下或跳下时,足跟部先着地,身体重力从距骨下传至跟骨,地面的反作用力从跟骨负重点上传至跟骨体,使跟骨被压缩或劈开,亦有少数因跟腱牵拉而致撕脱骨折。伤后跟部疼痛、肿胀、瘀斑、压痛明显,足跟部横径增宽,严重者足弓变平。

**141. D**。跟骨骨折根据受伤史、临床表现和X线检查可做出诊断。

**142. D**。患者创伤后右髋疼痛、活动受限,右下肢短缩、屈曲、内旋、内收畸形,最可能是髋关节后脱位;X线显示右髋臼后上缘有1cm×2cm骨块,无移位,最可能合并髋臼骨折;右大腿后侧及右小腿后外侧麻木感,膝以下感觉迟钝,小腿和足部肌力3级,最可能有坐骨神经损伤。

**143. A**。患者存在髋关节后脱位,伴髋臼后上缘小骨块,无移位,首选手法复位。因合并髋臼骨折,复位后主要采用骨牵引固定,待髋臼骨折愈合后才考虑解除牵引,至少牵引2个月。坐骨神经损伤一般可于伤后逐渐恢复,不考虑手术探查。

**144. B**。髋关节后脱位可合并坐骨神经损伤,多为神经受牵拉引起的暂时性功能障碍,或受到股骨头、髋臼骨折块的轻度捻挫所致,大多数患者可于伤后逐渐恢复,经2～3个月仍无恢复迹象者,再考虑手术探查。患者经复位、固定后神经损伤无修复,应行手术探查。

**145. B**。神经根型颈椎病开始多为颈肩痛,短期内加重,并向上肢放射。皮肤可有麻木、过敏等异常,同时可有上肢肌力下降、手指动作不灵活。检查可见病侧颈部肌肉痉挛,颈肩部肌肉可有压痛,患肢活动有不同程度受限。根据患者表现,最可能是神经根型颈椎病。

**146. C**。神经根型颈椎病患者可有臂丛神经牵拉试验阳性,颈椎间孔挤压试验阳性,头顶叩击试验阳性,腱反射异常,肌力减弱。深呼吸试验主要用于检查有无颈肋和前斜角肌综合征。

**147. B**。神经根型颈椎病以手法治疗为主,配合药物、牵引、练功等治疗。神经根性疼痛剧烈,保守治疗无效;脊髓或神经根明显受压,伴有神经功能障碍;症状虽然不甚严重但保守治疗半年无效,或影响正常生活和工作者,应采取手术治疗。

**148. A**。神经根型颈椎病患者多有肩、上臂、前臂乃至手指放射疼痛,且有麻木感,颈部后伸、咳嗽时疼痛可加重,颈部活动受限,受压神经根皮肤节段分布区感觉减退。椎动脉型颈椎病主要见单侧颈枕部或枕顶部发作性头痛,可有猝倒发作。肩周炎表现为肩各方向主动、被动活动均不同程度受限,逐渐出现肩部某一处局限性疼痛,与动作、姿势有明显关系。脊髓型颈椎病表现为缓慢进行性双下肢麻木、发冷、疼痛,走路欠灵、无力,打软腿、易绊倒,不能跨越障碍物。交感神经型颈椎病主要见头痛或偏头痛,颈肩部酸困疼痛,眼部视物模糊等。根据患者表现,最可能是神经根型颈椎病。

**149. B**。神经根型颈椎病患者颈5～6椎间病变时,刺激颈6神经根引起患侧拇指或拇、食指感觉减退;颈6~7椎间病变时,则刺激颈7神经根而引起食、中指感觉减退。患者右手食指、中指的感觉减退,提示颈7神经根受损。

**150. B**。颈椎病以手法治疗为主,配合药物、牵引、练功等治疗。理筋手法是治疗颈椎病的主要方法,能使部分患者较快缓解症状。

**151. E**。腰椎间盘突出症好发于青壮年,多有不同程度的腰部外伤史。本病主要症状是腰痛和下肢坐骨神经放射痛。腰腿疼痛可在咳嗽、打喷嚏、用力排便等腹腔内压升高时加剧。急性腰扭伤、腰椎管狭窄症一般无放射痛。腰椎滑脱症多见于中老年人,早期无明显症状与体征。第三腰椎横突综合征呈慢性病程,多因急性腰部损伤未及时处理或长期慢性劳损所致。根据患者表现,最可能是腰椎间盘突出症。

**152. E**。腰椎间盘突出症患者腰4神经根受压,引起膝反射减弱或消失;骶1神经根受压,引起跟腱反射减弱或消失。

**153. C**。腰椎间盘突出症以手法治疗为主,配合牵引、药物、卧床及练功等治疗,必要时行手术治疗。

**154. D**。腰椎椎管狭窄症多发于40岁以上的中年人,主要症状为缓发性、持续性的下腰痛和腿痛,间歇性跛行,症状和体征不一致。腰肌劳损以无明显诱因的慢性疼痛为主要症状,休息后可缓解。腰椎间盘突出症多见于青壮年,起病较急,有反复发作病史,腰痛和放射性腿痛,体征上多有脊柱侧弯、平腰畸形,下腰部棘突旁压痛,并向一侧下肢放射,直腿抬高试验和加强试验阳性。梨状肌综合征主要表现为臀部和下肢疼痛。第三腰椎横突综合征主要表现为腰痛,下肢无神经受累表现。45岁患者出现慢性腰痛伴间歇性跛行,最可能是腰椎管狭窄症。

**155. A**。X线平片是诊断腰椎滑脱最基本的方法。一般采用腰椎正侧位、双斜位及动力位片。

**156. D**。腰椎管狭窄症的主要症状是缓发性、持续性的下腰痛和腿痛,间歇性跛行,腰部过伸行动受限。当站立和行走时,出现腰腿痛或麻木无力,跛行逐渐加重,甚至不能继续行走,下蹲休息后缓解,若继续行走其症状又出现,骑自行车无妨碍。可见腰部后伸受限,背伸试验阳性。直腿抬高试验可出现阳性。病情严重者,可出现尿频尿急或排尿困难,两下肢不完全瘫痪,马鞍区麻木,肛门括约肌松弛、无力或阳痿。

**157. A**。指屈肌腱腱鞘炎又称“弹响指”“扳机指”。本病好发于拇指,亦有单发于食指和中指,少数患者为多个手指同时发病。

**158. C**。指屈肌腱腱鞘炎初起为患指不能伸屈,用力伸屈时疼痛,并出现弹跳动作,以晨起、劳动后和用凉水后症状较重,活动或热敷后症状减轻。掌骨头的掌侧面明显压痛,并可触到米粒大的结节。压住此结节,再嘱患者做充分的屈伸活动时,有明显疼痛,并感到弹响由此发出。

**159. E**。肱骨外上髁炎是以肱骨外上髁部局限性疼痛,并影响伸腕和前臂旋转功能为特征的慢性劳损性疾病,一般不累及手指,不易与拇指屈指肌腱腱鞘炎相混淆。

**160. A**。患者有运动受伤史,慢性病程,膝关节隐痛,右膝前内侧关节间隙处有压痛,研磨试验、McMurray试验阳性,最可能是膝关节内侧半月板损伤。

**161. D**。侧方挤压试验(膝关节分离试验)对诊断膝关节侧副韧带损伤有重要的临床意义。内侧副韧带部分撕裂时,在膝伸直位做膝内侧分离试验时,膝关节无明显的外翻活动,但膝内侧疼痛加剧;完全断裂者,可有异常的外翻活动并能在韧带伤处摸到失去联系的裂隙。

**162. D**。患者考虑膝关节内侧半月板损伤,做膝关节镜检查和MRI检查可明确诊断。MRI可显示半月板有无变性、撕裂,还可察觉有无关节积液与韧带的损伤。

**163. C**。肩胛下肌、冈上肌、冈下肌和小圆肌的肌腱在经过肩关节囊前面、上面和后面时,与关节囊紧贴,且有许多腱纤维编入关节囊内,形成“肌腱袖”,又称肩袖,对肩关节的稳定起重要作用。

**164. B**。肩周炎多见于中老年人。病症初发时轻微,以后逐渐加重,疼痛一般以肩关节的前、外侧部为重,多为酸痛、钝痛或呈刀割样痛,夜间尤甚,影响睡眠;肩关节各方向运动受限,以外展、外旋、后伸障碍为著。检查肩部无明显肿胀,肩周肌肉痉挛,病程长者可见肩臂肌肉萎缩,尤以三角肌为明显;压痛部位多在肩峰下滑囊、结节间沟、喙突、大结节等处,亦常见广泛性压痛而无局限性压痛点;肩关节外展试验阳性。

**165. D**。肩周炎需与神经根型颈椎病、风湿性关节炎、冈上肌肌腱炎、肩袖损伤等疾病相鉴别。肱骨外科颈骨折多因跌倒时手掌或肘部先着地,传达暴力所引起,不易与肩周炎相混淆。

**166. B**。肱骨外上髁炎起病缓慢,初起时在劳累或做某一动作时偶感肘外侧酸胀疼痛,休息后缓解;随着病情加重,做拧毛巾、扫地、端壶倒水等动作时疼痛加剧,前臂无力,甚至持物落地。日久转为持续性疼痛,可向上臂及前臂放射,影响肢体活动。肱骨外上髁及肱桡关节间隙处有明显的压痛点。根据患者表现,最可能是肱骨外上髁炎。

**167. C**。肱骨外上髁炎是伸肌总腱起点处的一种慢性损伤性炎症,因早年发现网球运动员易患此病,故又称"网球肘"。凡需反复用力活动腕部的职业和生活动作均可导致这种损伤,如网球、羽毛球、乒乓球运动员、钳工、厨师和家庭妇女等。少数情况下,平时不做文体活动的中、老年文职人员,因肌肉软弱无力,即便是短期提重物也可发生肱骨外上髁炎。

**168. B**。嘱患者屈腕屈指,检查者将手压于各指的背侧做对抗,再嘱患者抗阻力伸指及背伸腕关节,如出现肱骨外上髁部疼痛即为阳性,多见于肱骨外上髁炎。

**169. B**。任何高处坠下、重物落砸、车祸撞击、坍塌事故等均有发生脊柱损伤的可能,应详细了解暴力作用的过程和部位、受伤时的姿势及搬运情况。在颅脑外伤、醉酒意识不清时,应特别注意排除颈椎损伤。

**170. D**。MRI 检查能清楚地三维显示脊椎及脊髓改变和其相互关系,尤其对软组织如椎间盘突出移位,脊髓受压部位、原因、程度和病理变化的判断十分准确。

**171. E**。清代吴谦等著的《医宗金鉴·正骨心法要旨》,较系统地总结了清代以前的骨伤科经验,对人体各部的骨度、损伤的治法记录周详,既有理论,亦重实践,图文并茂。该书将正骨手法归纳为摸、接、端、提、推、拿、按、摩八法,并介绍了腰腿痛等疾患的手法治疗,以及运用攀索叠砖法、腰部垫枕法整复腰椎骨折脱位等。在固定方面,主张"爰因身体上下正侧之象,制器以正之,用辅手法之所不逮,以冀分者复合,欹者复正,高者就其平,陷者升其位",并改进了多种固定器具,如脊柱中段损伤采用通木固定,下腰损伤采用腰柱固定,四肢长骨干骨折采用竹帘、杉篱固定,髌骨骨折采用抱膝圈固定等。

**172. E**。患者大便不通,舌红苔黄,脉数,可诊断为阳明腑实证,故应选用攻下逐瘀法。

**173. B**。若局部持续疼痛、腹满胀痛、大便秘结、苔黄厚腻、脉弦有力,证属血瘀气滞,腑气不通,治宜攻下逐瘀,方用桃核承气汤或大成汤加减。

**174. A**。因患者倒地时手掌着地,暴力向上传导,造成桡骨干骨折,参与暴力通过骨间膜转移到尺骨造成尺骨干骨折,所以骨折线低,桡骨为横形或锯齿状骨折,尺骨为短斜形骨折。

**175. B**。在双骨折中,若其中一骨干骨折线为横形稳定骨折,另一骨干为不稳定的斜形或螺旋形骨折时,应先复位稳定的骨折。若尺、桡骨骨折均为不稳定型,发生在上 1/3 的骨折,先复位尺骨;发生在下 1/3 的骨折先复位桡骨。发生在中段的骨折,一般先复位尺骨。若斜形骨折或锯齿形骨折有背向侧方移位者,应用回旋手法进行复位。

**176. C**。桡尺骨干双骨折,若牵引后仍存留一部分重叠,可在分骨的情况下采用折顶的手法。

**177. B**。夹挤分骨是整复前臂骨折的重要手法。医者两手拇指及示、中、环三指分置骨折部的掌背侧，沿前臂纵轴方向夹挤骨间隙，将骨间隙分到最大限度，使骨间膜恢复其紧张度，使向中间靠拢的尺、桡骨断端向尺、桡侧各自分离。

**178. E**。桡尺骨干双骨折手法复位失败，或多段骨折、斜形骨折或螺旋形、粉碎严重的骨折等不稳定骨折，或骨折合并神经、血管、肌腱损伤者，应切开复位内固定。

**179. B**。任何高处坠下、重物落砸、车祸撞击、坍塌事故等均有发生脊柱损伤的可能。脊柱损伤以伤后脊柱疼痛及活动障碍为主要症状。

**180. D**。脊柱正侧（斜）位 X 线片可确定脊柱损伤的部位、类型和程度。X 线检查对指导治疗具有极为重要的价值。

**181. A**。骨折脱位移位明显，闭合复位失败，或骨折块突入椎管压迫脊髓者应选择手术切开复位，恢复椎管管径，解除脊髓压迫，重建脊柱稳定性，利于患者尽早康复训练，并且可减轻护理难度，预防并发症的发生。

**182. C**。压疮是截瘫患者的常见并发症，严重者可深达骨部，引起骨髓炎，面积较大、坏死较深的压疮，可使患者丢失大量蛋白质，造成营养不良、贫血、低蛋白血症，还可继发感染引起高热，食欲缺乏、毒血症，甚至发生败血症，导致患者死亡。

**183. C**。脊柱骨折患者一旦病情稳定，患者有力，即可开始练功活动。轻者 8～12 周可下地活动，但应避免弯腰动作，12 周后即可进行脊柱的全面锻炼。

**184. B**。神经根型颈椎病多无明显外伤史。大多数患者逐渐感到颈部单侧局限性疼痛，颈根部呈电击样向肩、上臂、前臂乃至手指放射疼痛，且有麻木感，或以疼痛为主，或以麻木为主。疼痛呈酸痛、灼痛或电击样痛，颈部后伸、咳嗽、甚至增加腹压时疼痛可加重。上肢沉重，酸软无力，持物易坠落。

**185. C**。神经根型颈椎病患者颈 5～6 椎间病变时，刺激颈 6 神经根引起患侧拇指或拇、食指感觉减退。

**186. D**。神经根型颈椎病患者颈 6～7 椎间病变时，刺激颈 7 神经根而引起食、中指感觉减退。

**187. D**。理筋手法是治疗颈椎病的主要方法，能使部分患者较快缓解症状。须在颈部肌肉充分放松、始终保持头部的上提力量下旋扳，不可用暴力。

**188. B**。颈椎病牵引治疗常用枕颌布带牵引法。患者可取坐位或仰卧位牵引，牵引姿势以头部略向前倾为宜，牵引重量可逐渐增大到 6～8kg，隔天或每天 1 次，每次 30 分钟。枕颌牵引可缓解肌肉痉挛，扩大椎间隙，流畅气血，减轻压迫刺激症状。

**189. A**。桡骨茎突狭窄性腱鞘炎表现为腕关节桡侧疼痛，逐渐加重，无力提物。检查时皮肤无炎症表现，在桡骨茎突表面或其远侧有局限性压痛，有时可触及痛性结节。根据患者表现，首先考虑左桡骨茎突狭窄性腱鞘炎可能。

**190. C**。桡骨茎突腱鞘为拇长展肌腱和拇短伸肌腱的共同腱鞘。在日常的劳作中，拇指的对掌和伸屈动作较多，使拇指的外展肌和伸肌不断收缩，以致该部位发生无菌性炎症，造成狭窄性腱鞘炎。

**191. E**。桡骨茎突狭窄性腱鞘炎时，握拳尺偏腕关节时，桡骨茎突处出现疼痛，称为 Finkelstein 试验阳性。

**192. A**。桡骨茎突狭窄性腱鞘炎以手法治疗为主，配合针灸、针刀、药物等疗法，必要时行手术治疗松解腱鞘。

**193. A**。桡骨茎突狭窄性腱鞘炎行针灸治疗，取阳溪为主穴，配合谷、曲池、手三里、列缺、外关等，得气后留针 15 分钟，隔天 1 次。

**194. D**。股骨头缺血性坏死与酗酒密切相关，主要症状为患侧髋部疼痛，急性发作可出现剧痛，疼痛部位在腹股沟区，站立或行走久时疼痛明显,出现轻度跛行。晚期可因劳累而疼痛加重,跛行,髋关节屈曲、外旋功能明显障碍。早期髋关节活动正常或轻度受限,患髋“4”字试验阳性,髋关节屈曲挛缩试验阳性。根据患者表现,首先考虑右股骨头缺血性坏死可能。

**195. B**。X 线片检查是怀疑股骨头坏死时的首选检查手段。早期无明显异常,当 X 线片上股骨头出现囊性变或斑点状硬化时,应疑本病。后期可出现股骨头负重区塌陷、股骨头扁平、髋关节间隙狭窄、髋臼边缘增生等影像。患者考虑右股骨头缺血性坏死,首先应做双侧髋关节 X 线片。

**196. D**。MRI 是一种有效的非创伤性的股骨头缺血性坏死早期诊断方法。患者 X 线检查符合股骨头缺血性坏死征象,髋关节 MRI 检查对进一步明确诊断最有价值。

**197. E**。根据患者表现与 X 线征象,提示右股骨头缺血性坏死Ⅱ期。带肌蒂或血管蒂植骨术适用于Ⅱ、Ⅲ期患者,根据病情,可选择缝匠肌蒂骨块植骨术或旋髂深血管蒂骨块植骨术,既减低股骨头骨内压,又通过植骨块对股骨头血管渗透以改善血供。

**198. D**。股骨头缺血性坏死患者应减轻负重,少站、少走,以减轻股骨头受压。早期患者可于患髋处应用活血化瘀中药湿热敷,并做推拿按摩手法,以促进局部血液循环,缓解关节周围肌肉痉挛,防止肌肉萎缩。

**199. D**。落枕表现为晨起突感颈部疼痛不适,出现疼痛,头常歪向患侧,活动欠利,不能自由旋转后顾,如向后看时,须整个躯干向后转动。颈项部肌肉痉挛压痛,触及条索状硬结,斜方肌及大小菱形肌部位亦常有压痛。

**200. C**。落枕,又称失枕。睡眠时姿势不良,头颈过度偏转,或睡眠时枕头过高、过低或过硬,使局部肌肉处于长时间紧张状态,持续牵拉而发生的静力性损伤。颈背部遭受风寒侵袭也是常见因素,如严冬受寒,盛夏贪凉,风寒外邪使颈背部某些肌肉气血凝滞,经络痹阻,导致颈部僵凝疼痛、功能障碍。

**201. C**。落枕以颈部、肩部及枕部突然发生疼痛、活动受限为主要症状,常在早晨起床时发病。一般是出现在颈项部的肌肉,如胸锁乳突肌、斜方肌等肌肉出现疼痛。检查时常见的压痛点在斜方肌。

**202. C**。落枕以手法治疗为主,配合药物、理疗治疗。不宜行局部封闭。

**203. B**。落枕又称失枕,往往起病较快,病程较短,两三天内即能缓解,1 周内多能痊愈。如痊愈不彻底,易于复发。

**204. E**。半月板损伤主要症状为膝关节活动痛,部分患者可出现跛行,伸屈膝关节时,膝部有弹响。交叉韧带损伤,膝关节呈半屈曲状态,功能活动障碍。髌骨骨折多由于膝关节在半屈曲位时跌倒,造成可出现膝关节不能自主伸直。股骨骨折不会出现膝关节疼痛,功能障碍。胫骨平台骨折也叫胫骨髁骨折,伤后膝部明显瘀肿、疼痛、功能障碍,可有膝外、内翻畸形。

**205. B**。胫骨平台骨折多由高处跌下,足底触地产生传达暴力,即间接暴力所致。

**206. A**。胫骨上端的扩大部分为内侧髁和外侧髁,其平坦的关节面称胫骨平台,位于骺端。短骨和长骨的骨骺,外周是薄层的骨密质,内部为大量的骨松质。

**207. B**。X 线检查对诊断膝内侧副韧带断裂有重要价值,撕脱骨折者可以显出有骨折片存在。加压下外展位、双膝正位 X 线片,对本病更有诊断意义。

**208. E**。膝关节侧副韧带损伤时膝关节侧方挤压试验阳性,其具有重要的临床意义。内侧副韧带部分撕裂时,在膝伸直位做膝内侧分离试验时,膝关节无明显的外翻活动,但膝内侧疼痛加剧;完全断裂者,可有异常的外翻活动并能在韧带伤处摸到失去联系的裂隙。反之,外侧副韧带部分撕裂时,在膝伸直位做膝外侧分离试验时,膝关节无明显的内翻活动,但膝外侧疼痛加剧;完全断裂者,可有异常的内翻活动。

**209. D**。肩关节脱位后患者局部疼痛、肿胀，肩部活动障碍。前脱位者常以健侧手托患侧前臂，肩部失去正常圆钝平滑的曲线轮廓，形成“方肩”畸形。根据患者表现，首先考虑肩关节脱位可能。

**210. A**。患者X线片排除骨折可能，单纯肩关节脱位首选手法复位加适当固定。手法复位一般采用局部浸润麻醉。

**211. E**。肩关节脱位患者可有肩部疼痛，检查可发现患肩呈方肩畸形，肩胛盂处有空虚感，上肢有弹性固定，Dugas征阳性。弹性固定存在提示复位不成功。

**212. C**。单纯性肩关节脱位复位后可用三角巾悬吊上肢，肘关节屈曲90°，腋窝处垫棉垫固定3周，合并大结节骨折者应延长1~2周。

**213. E**。复位固定后即可开始手指、腕关节的功能锻炼。1周后将固定上臂的绷带去除，并开始练习肩关节屈伸活动。2~3周后解除外固定，逐渐开始主动锻炼肩关节各方向的运动。但应禁止强力被动牵拉患肢，以防损伤软组织及并发骨折等。

**214. B**。肘关节后脱位时，肘部疼痛、肿胀、活动障碍，肘关节呈弹性固定于45°左右的半屈曲位，呈靴状畸形，肘后可触及移位的尺骨鹰嘴，肘前可触及移位的肱骨下端，关节的前后径增宽，左右径正常。肘后三角关系发生改变。根据患者表现，最可能是右肘关节后脱位。

**215. D**。肱骨内、外上髁和尺骨鹰嘴都易在体表扪及，当肘关节完全伸直时，此三点位于一条直线上；当屈肘90°时，此三点的连线构成一尖端朝下的等腰三角形，称为“肘后三角”，是鉴别肱骨髁上骨折和肘关节脱位的重要体征。肘关节后脱位时，肘后三角关系发生改变。

**216. B**。新鲜性肘关节后脱位应以手法整复为主，宜早期复位及固定。

**217. D**。复位治疗后，患者应尽量限制肘关节部位的频繁活动，不能做麻醉下肘关节手法松解。

**218. B**。肘关节后脱位复位后，一般用绷带做肘关节“8”字固定，肘关节屈曲90°，前臂中立位，三角巾悬吊前臂于胸前，2周后去除固定。去除固定后，积极进行肘关节主动活动，以屈肘为主。

**219. D**。桡骨头半脱位患儿有被牵拉史，伤后因疼痛而啼哭，并拒绝使用患肢，亦怕别人触动。肘关节呈半屈曲位，不肯屈肘、举臂；前臂旋前，不敢旋后。触及伤肢肘部和前臂时，患儿哭叫疼痛，桡骨头处有压痛，局部无明显肿胀，X线检查无异常发现。根据患儿表现，最可能是桡骨头半脱位。

**220. A**。桡骨头半脱位多发生在5岁以下的儿童。

**221. B**。肱骨内、外上髁和尺骨鹰嘴都易在体表扪及，当肘关节完全伸直时，此三点位于一条直线上；当屈肘90°时，此三点的连线构成一尖端朝下的等腰三角形，称为“肘后三角”，是鉴别肱骨髁上骨折和肘关节脱位的重要体征。

**222. A**。儿童桡骨头半脱位一般手法复位即可成功。复位后，一般不需要制动。

**223. C**。桡骨头半脱位患儿X线检查无异常发现。X线片显示肘关节正常不能帮助判断是否复位成功。患儿行手法复位，常可听到轻微的入臼声，使其手触及伤侧肩部，复位即告成功，疼痛立即消失，患儿即能屈伸伤肢。

**224. B**。患者左髋关节疼痛，不能活动，患肢缩短，左髋屈曲、内收、内旋畸形，首先考虑左髋关节后脱位可能。患者无左膝损伤指征。

**225. C**。髋关节正位或正侧位X线片可明确脱位的类型、移位的程度，以及是否合并骨折等。必要时进一步行CT或MRI检查。患者首先应做双侧髋关节X线片，以免漏诊。

**226. E**。患者髋关节后脱位，无明显骨折征象，首选手法复位。复位后，可采用皮肤牵引或骨牵引固定，患肢两侧置沙袋，防止内、外旋，牵引重量为5~7kg。通常牵引3~4周。

**227. C**。髋关节脱位解除固定后，可先在床上做屈髋、屈膝及内收、外展及内、外旋锻炼。以后逐步做扶拐不负重锻炼。3 个月后,做 X 线摄片检查,见股骨头血供良好,方能下地做下蹲、行走等负重锻炼。

**228. B**。股骨头缺血性坏死是髋关节脱位常见的晚期并发症。早期复位可缩短股骨头血液循环受损时间,是预防股骨头坏死的最有效方法。髋关节脱位患者一般 3 个月内患肢不允许完全负重,以免缺血的股骨头受压而塌陷。

**229. C**。该患者从高处跌下,右手掌着地,使得右肘部疼痛难忍,继之出现肘部肿胀及功能障碍,为手掌受力传达到肘部,骨折发生在远离于外来暴力作用的部位,属于传达暴力。

**230. AC**。患儿突然从高处跌下后出现损伤,发生时间急骤,属于急性损伤、外伤性损伤;既往健康,骨折处原无病变,不存在病理性损伤;从损伤的外力形式和临床症状看,不属于擦伤、刺伤、挤压伤、扭伤。

**231. CDE**。需要找压痛部位、环形压痛、拍 X 线片以明确诊断,找到骨折部位,观察骨折情况。询问受伤时姿势、有无先天性疾病,属问诊内容。畸形虽是骨折的特征之一,但不是诊断骨折的绝对依据。找压痛点,可落实骨折发生部位,如呈环形压痛,是检查骨折的重要依据。X 线片是最可靠的诊断依据,可确诊。瘀斑不是骨折的特殊表现。骨折时的神色、舌质变化无特殊性。

**232. ACDEF**。肱骨外科颈骨折发生于肱骨近端,是肩部常见骨折之一。肱骨外髁骨折、肱骨髁上骨折、肱骨内上髁骨折、桡骨头骨折、尺骨鹰嘴骨折均是常见的肘部损伤。

**233. C**。1 周内该患者正处于骨折初期,由于筋骨脉络的损伤,血离经脉,瘀积不散,气血凝滞,经络受阻,宜以活血化瘀、消肿止痛为主。

**234. B**。肱骨外髁骨折多由间接暴力所致,跌倒时手部先着地,肘关节处于外展位或内收位均可引起肱骨外髁骨折。一般多由外力从手部传达至桡骨头撞及肱骨外髁而引起,或因附着肱骨外髁的前臂伸肌群强烈收缩而将肱骨外髁拉脱。

**235. A**。肱骨外髁骨折晚期可出现骨不连接、进行性肘外翻和牵拉性尺神经麻痹。

**236. ABCDE**。复位、固定、功能锻炼是骨折的一般治疗方法,对患者进行宣教,取得其配合,可减少患者的痛苦,促进愈合。肱骨外髁骨折的患者以儿童占大多数,内服药治疗早期重在活血祛瘀、消肿止痛。必要时应手术治疗。有移位骨折在复位 1 周内,可做手指轻微活动,不宜做强力前臂旋转、握拳、腕关节屈伸活动。

**237. ABCDEH**。不恰当的治疗方法影响骨折愈合,如反复多次的手法复位、复位不满意、固定不牢固、过早的和不恰当的功能锻炼。感染引起局部长期充血、组织破坏、脓液和代谢产物的堆积,均不利于骨折的修复,迟缓愈合和不愈合率大为增高。骨折愈合速度与年龄关系密切。儿童骨折愈合较快,老年人则需要更长时间。

**238. ABD**。上肢损伤加桑枝、桂枝、羌活、防风;下肢损伤加牛膝、木瓜、独活、千年健、防己、泽泻。

**239. ABG**。多根肋骨双处骨折时,该部胸廓可因失去支持而出现反常呼吸。故可确诊多发性肋骨骨折。呼吸急促,面色苍白,四肢发凉,脉细弱,可确诊创伤性休克。左胸出现创口,可听到气体出入创口响声,可确诊开放性气胸。

**240. ABFH**。患者有休克表现,应立即抗休克治疗,快速输血、输液,给氧;处理多发性肋骨骨折,加压包扎浮动胸壁,降低反常运动;处理开放性气胸,立即封闭左胸伤口,变为闭合性气胸。

**241. A**。胸部正侧位 X 线片可显示骨折部位。少数肋骨无移位骨折,早期 X 线可呈“阴性”,需待伤后 3 ~ 4 周,出现骨痂时,才能证实为骨折。X 线检查亦不能发现肋软骨关节脱位或肋软骨骨折,因此肋骨骨折的早期诊断最主要依靠临床体征。X 线透视或摄片可以确定血气胸及其程度。根据受伤史、临床表现和 X 线检查可做出诊断。

**242. ABC**。多根多处肋骨骨折引起浮动胸壁，出现反常呼吸，且患者不能充分换气，不能有效咳嗽排痰时，可考虑手术切开复位，选择不锈钢丝、吸收肋骨钉或记忆合金接骨板等进行内固定。

**243. AF**。患者 8 周后处于骨折后期，如出现胸肋隐隐作痛或陈伤者，宜化瘀和伤，行气止痛，可选用三棱和伤汤、黎洞丸。

**244. ABE**。患儿外伤后肘部局部有压痛，明显畸形，肘后三角关系改变，可能为肘关节脱位、肱骨髁间骨折、尺骨鹰嘴骨折。

**245. ABCDEFG**。结合临床表现，患儿有肘部损伤可能。肘关节的特殊检查方法，主要包括体格检查、影像学检查、关节镜检查、神经电生理检查等，可明确肘关节部位是否存在病变。

**246. ABCD**。肘关节脱位的早期并发症包括骨折、尺神经损伤、血管损伤、感染等；晚期并发症包括关节僵硬、骨化性肌炎、创伤性关节炎等。

**247. AC**。新鲜性肘关节后脱位常用拔伸屈肘法、膝顶复位法和推肘尖复位法。

**248. ABDF**。肘关节后脱位复位后，一般用绷带做肘关节“8”字固定，肘关节屈曲 90°，前臂中立位，三角巾悬吊前臂于胸前，2 周后去除固定。固定期间可做肩、腕及掌指关节活动。解除固定后，行肘关节的主动活动锻炼。

**249. AE**。根据症状及体征，多考虑为腰椎间盘突出症，行腰椎 CT 或 MRI 可明确诊断。

**250. ABCDEF**。腰椎间盘突出症以手法治疗为主，配合牵引、药物、卧床及练功等治疗，必要时行手术治疗。急性期应严格卧硬板床 3 周，手法治疗后亦应卧床休息。物理疗法可选用红外线、超短波、频谱仪或中药离子导入等。针灸疗法以循经取穴与局部取穴为主。患者无抗感染、补钙指征。

**251. ABCDE**。腰椎扳法可调理关节间隙，松解神经根粘连或使突出的椎间盘回纳。可适当选用俯卧扳肩法、推腰拉腿法、牵引按压法、斜扳法和侧卧扳腿法。

**252. D**。腰椎间盘突出症主要是由于肝肾亏虚劳损久伤所致，应当补益肝肾。

**253. DF**。慢性期或病程久者，体质多虚，治宜补养肝肾，宣痹活络。可选六味地黄丸、左归丸。

**254. A**。肩周炎又称肩关节周围炎，是以肩部逐渐产生疼痛，夜间为甚，逐渐加重，肩关节活动功能受限而且日益加重，达到某种程度后逐渐缓解，直至最后完全复原为主要表现的肩关节囊及其周围韧带肌腱和滑囊的慢性特异性炎症。

**255. BCF**。肩关节周围炎根据不同病理过程和病情状况，可分为急性疼痛期、粘连僵硬期和缓解恢复期。

**256. ABD**。肩关节周围炎检查时肩前、肩后、肩峰下等处均有压痛，多以肩胛外侧端（肱二头肌长头肌腱部位）压痛明显。早期肩关节活动仅对内旋、外旋有影响，晚期上臂处于内旋位，各个方向活动均受限，但以外展、内旋、外旋、后伸受限明显，前后方向的活动多尚可。

**257. ABDEFGH**。肩周炎治疗主要以手法治疗为主，配合药物、针灸、理疗、封闭及练功等治疗。

**258. ABDE**。肩关节周围炎行药物治疗，风寒湿阻型治宜祛风散寒、舒筋通络，可内服独活寄生汤或三痹汤等；瘀滞型治宜活血化瘀、行气止痛，方用身痛逐瘀汤加减；气血亏虚型治宜益气养血、舒筋通络，可用当归鸡血藤汤加减。急性期疼痛、触痛敏感，肩关节活动障碍者，可选用海桐皮汤热敷熏洗或寒痛乐热熨，外贴伤湿止痛膏等。总体而言，以补气血、祛风湿、益肝肾、温经络为主。

**259. C**。化脓性关节炎多见于儿童，好发于髋、膝关节。一般都有外伤诱发病史，起病急骤，有寒战高热等症状，体温可达 39℃ 以上。病变关节迅速出现疼痛与功能障碍，浅表关节局部红、肿、热、痛明显。关节内有积液，浮髌试验可为阳性。白细胞总数及中性粒细胞计数增多，红细胞沉降率增快。X 线检查早期可见关节周围软组织肿胀阴影及关节囊膨肿,关节间隙增宽,关节附近骨质疏松。根据患儿表现,最可能为化脓性关节炎。

**260. ADE**。化脓性关节炎的病理过程大致分为 3 个阶段,即浆液性渗出期、浆液纤维素性渗出期、脓性渗出期。

**261. A**。化脓性关节炎最常见的致病菌为金黄色葡萄球菌,其次为白色葡萄球菌、大肠杆菌、副大肠杆菌、肺炎链球菌等。

**262. ABC**。根据患者症状及体征为余毒流注,治疗原则为清热解毒、凉血祛瘀,方选仙方活命饮、黄连解毒汤、五味消毒饮。

**263. ABCDEG**。患者局部制动,早期应用石膏、夹板或牵引等限制患肢活动,可防止感染扩散,减轻肌肉痉挛及疼痛,防止畸形及病理性脱位,减轻对关节软骨面的压力及软骨破坏。化脓性关节炎不易引起病理性骨折。

**264. A**。患者外伤后出现左肩疼痛肿胀,肩部活动障碍,考虑肩部存在骨折可能。应进行肩部 X 线检查。CT 平扫一般用于脊柱、骨盆、四肢关节较复杂的解剖部位和病变。MRI 在骨折应用时,皮质骨显示能力不如 X 线和 CT。放射性核素扫描不用于骨折。

**265. D**。肱骨外科颈骨折多因跌倒时手掌或肘部先着地,传达暴力所引起,若上臂在外展位则为外展型骨折,若上臂在内收位则为内收型骨折。内收型骨折较少见。

**266. AD**。肱骨外科颈骨折外展型骨折受外展传达暴力所致。断端外侧嵌插而内侧分离,多向前、内侧突起成角。有时远端向内侧移位,常伴有肱骨大结节撕脱骨折。

**267. CDE**。肱骨外科颈骨折内收型骨折受内收传达暴力所致。断端外侧分离而内侧嵌插,向外侧突起。

**268. ACE**。肱骨外科颈骨折合并肩关节脱位受外展外旋传达暴力所致。若暴力继续作用于肱骨头,可引起前下方脱位,有时肱骨头受喙突、肩盂或关节囊的阻滞得不到整复,关节面向内下,骨折面向外上,位于远端的内侧。

**269. AC**。患者摔倒导致头颈部疼痛应首先排查脊柱骨折,颈部压痛、枕部压痛阳性可诊断颈椎骨折,排除胸椎骨折;颈部活动受限,强迫倾斜体位,颈部僵直,可诊断颈部筋伤;无意识障碍,无头晕头痛、目眩、耳鸣等症状,可排除脑震荡;无神经障碍,可排除脊髓损伤;胸部、肩部无疼痛,可排除肋骨骨折、锁骨骨折。

**270. BF**。脊柱正侧(斜)位 X 线片可确定脊柱损伤的部位、类型和程度。X 线检查对指导治疗具有极为重要的价值,阅读 X 线片时应明确以下内容:骨折或脱位的部位和类型;椎体压缩、前后左右移位、成角和旋转畸形及其程度;椎管管径改变;棘突间距增大及椎板、关节突、横突、棘突骨折及其程度;判断陈旧性损伤有无不稳定,应拍摄损伤节段的前屈、后伸侧位片。CT 检查能提供椎体椎管矢状径的情况,脊髓受压程度和血肿大小。

**271. G**。X 线检查有局限性,它不能显示出椎管内受压情况,凡有中柱损伤或有神经症状者均须做 CT 检查。CT 检查可以显示出椎体的骨折情况,还可显示出有无碎片突出于椎管内,并可计算出椎管的前后径与横径损失了多少。

**272. ABCD**。颈椎骨折及脱位是脊柱损伤中常见的疾病,因其常伴有脊髓的损伤而造成不同程度的瘫痪,重者可危及生命,故引起的死亡率及致残率较高。CT 片不能显示出脊髓损伤情况,为此必要时应做 MRI 检查。稳定型颈椎骨折轻度压缩者可采用颌枕带卧位牵引复位,牵引重量 3kg。骨折块突入椎管压迫脊髓者应选择手术切开复位,恢复椎管管径,解除脊髓压迫,重建脊柱稳定性。未明确诊断前不可行局部按摩治疗,以免加重损伤。脊髓损伤患者高压氧疗法要在伤后 6 ~ 12 小时进行。必须采用防止脊柱、脊髓损伤加重的搬运方法和器具,瘫痪发生率的高低与有无急救训练及运送工具有显著关系,应加强宣传教育,提高全民急救防瘫的意识和能力。

**273. ABCDEF**。练功活动是骨折、筋伤治疗的重要组成部分。练功活动应选择适当的姿势，在医护人员指导下进行。练功动作要协调，循序渐进，逐步加大活动量，一般贯穿于整个治疗过程中。

**274. B**。检查者双手交叉撑开两髂嵴，使骨盆前环产生分离，出现疼痛即为骨盆分离试验阳性。检查者用双手挤压患者的两髂嵴，伤处出现疼痛为骨盆挤压试验阳性。骨盆分离试验与挤压试验阳性是骨盆骨折的最常见体征之一，最能支持骨盆骨折的诊断。

**275. ABDEHI**。骨盆骨折的辅助检查有X线检查（骨盆X线片），CT三维重建，肛门指诊，同时还须做尿道检查。因车祸伤及小腹部，还需做腹部X线片，肝、胆、腹腔、双肾B超检查，以检查脏器受伤情况。

**276. ABF**。患者X线片示左侧耻骨上支骨折，同侧骶髂关节脱位，结合临床表现，提示骨盆骨折合并骶髂关节脱位。外力作用于骨盆侧面，使伤侧骨盆向中线旋转，造成单侧或双侧耻骨支骨折，应考虑侧方挤压性骨折可能。骨盆骨折并发尿道损伤，多由耻骨支或耻骨联合分离对其挤压、牵拉和穿刺引起，患者出现血尿，应考虑尿道损伤可能。患者血压、心率正常，不考虑休克。患者无神经损伤、腹腔脏器损伤等指征。

**277. ABCDE**。骨盆骨折的并发症有失血性休克、泌尿道损伤（主要是后尿道损伤和膀胱破裂）、直肠损伤、女性生殖道损伤、神经损伤。

**278. ABC**。患者烦躁，血压下降，心率上升，提示出现失血性休克。失血性休克应迅速控制出血、快速补充血容量。临时外固定骨盆，可稳定骨盆，缓解疼痛，有利于纠正休克。

**279. D**。髋关节后脱位有明显外伤史，通常暴力很大。疼痛明显，髋关节不能主动活动。患肢短缩，髋关节呈屈曲、内收、内旋畸形。髋关节前脱位患肢呈外展、外旋和屈曲畸形。髋关节中心性脱位时，患髋疼痛剧烈，下肢功能障碍，大腿上段外侧方常有大血肿，常伴休克。膝关节脱位时，膝关节剧烈疼痛、肿胀、功能丧失。股骨颈骨折可有外旋畸形。股骨转子间骨折可有转子间压痛，下肢外旋畸形明显。骨盆骨折可有骨盆分离试验与挤压试验阳性。股骨干骨折有股骨干的疼痛、畸形、异常活动。患者伤后左髋关节呈屈曲、内收、内旋畸形，最可能是髋关节后脱位。

**280. AD**。患者考虑髋关节后脱位，髋关节正位或正侧位X线片可明确脱位的类型、移位的程度，以及是否合并骨折等。必要时进一步行CT检查。

**281. C**。新鲜髋关节后脱位，一般以手法复位为主。复位后，可采用皮肤牵引或骨牵引固定，患肢两侧置沙袋，防止内、外旋，牵引重量为5～7kg。通常牵引3～4周。

**282. A**。髋关节脱位复位宜早，最初24～48小时是复位的黄金时期，应尽可能在24小时内复位完毕，48～72小时后再行复位十分困难，并发症增多。

**283. BCD**。髋关节后脱位可合并坐骨神经损伤，多为神经受牵拉引起的暂时性功能障碍，或受到股骨头、髋臼骨折块的轻度捻挫所致，大多数患者可于伤后逐渐恢复，经2～3个月仍无恢复迹象者，再考虑手术探查。应用神经营养药物，可保护神经功能而改善症状。髋关节脱位复位后应逐步开始功能锻炼，防止肌肉萎缩。

**284. ABCD**。半月板损伤患者多有明确的膝部外伤或劳损史，特别是膝关节突然旋转的损伤，以及长期蹲位、跪位工作等职业的慢性损伤史。急性发病者，伤后膝关节疼痛剧烈，局部肿胀；慢性期主要症状是膝关节活动痛，行走中及膝关节伸屈活动时有弹响、交锁和关节滑落感。检查时可发现膝关节间隙有压痛点，屈伸功能障碍，后期出现股四头肌萎缩。

**285. BC**。膝关节半月板损伤做回旋挤压试验及研磨试验是诊断的关键步骤，而侧向试验及抽屉试验等检查则可鉴别侧副韧带及交叉韧带是否损伤。

**286. B**。部分伤筋在检查时可有特殊的摩擦音或弹响声,最常见的有关节摩擦音,摩擦音柔和者多为慢性劳损,声音粗糙者多为骨关节炎或关节内游离体形成,若清脆的弹响声多为关节内软骨损伤,如半月板损伤或盘状半月板。膝关节半月板损伤患者主要症状是膝关节活动痛,以行走和上下坡时明显,部分患者可出现跛行。屈伸膝关节时,膝部有弹响,或出现交锁征。

**287. BC**。影像学检查中,X 线平片对半月板损伤诊断意义不大,但有鉴别诊断意义,可以排除骨折、骨关节退行性改变、关节内游离体等其他病变。MRI 或膝关节镜检查,对确定诊断、排除其他合并损伤具有决定意义。

**288. ABCDEF**。膝关节半月板损伤以手法治疗为主,配合药物、固定和练功治疗,必要时手术治疗。采用理筋手法:急性损伤期,可做 1 次被动的伸屈活动;慢性损伤期,每日或隔日做 1 次局部推拿。急性损伤期行膝关节功能位固定,以限制膝部活动,并禁止下床负重。

# 针灸推拿康复学



## A2 型题

每一道试题下面都有 A、B、C、D、E 五个备选答案。请从中选择一个最佳答案。

1. 患者，男，42 岁。哮喘反复发作 5 年，本次发作喘促不能平卧，咳痰清稀，无汗，头痛，脉浮紧。治疗应首选
   A. 膻中、太渊、太溪、肾俞
   B. 合谷、列缺、肺俞、尺泽
   C. 肺俞、风门、丰隆、太渊
   D. 气海、定喘、尺泽、膻中
   E. 膏肓、肾俞、太溪、丰隆
2. 患者，女，30 岁。晨起后颈部疼痛，逐渐加重，至午后颈痛不得转动，痛至肩背，行走时因颈痛加剧需以手扶头。查体：两侧颈肌痉挛强硬，颈部活动明显受限。该患者应诊断为
   A. 颈椎病　B. 斜角肌综合征
   C. 落枕　D. 颈肋综合征
   E. 肋锁综合征
3. 患者，男，43 岁，会计。双手拇、食指麻木 1 个月余，伴肩颈疼痛，压痛明显，易疲劳，夜寐不安，腰膝酸软，舌淡红，少苔，脉细。MRI 检查发现 $C_{6\sim7}$ 椎间盘突出。治疗应选取的主要经脉是
   A. 阿是穴和手、足厥阴经穴
   B. 阿是穴和督脉穴
   C. 阿是穴和手、足三阳经穴
   D. 阿是穴和手、足少阴经穴
   E. 阿是穴和手、足太阴经穴
4. 患者，女，28 岁。产后 20 天，右侧乳房红肿，疼痛，排乳不畅，时有畏寒发热，恶心烦渴，舌苔薄黄，脉弦。治疗除取足三里、内关、肩井穴外，还应取
   A. 合谷、太冲　B. 丰隆、太冲
   C. 内庭、行间　D. 梁丘、期门
   E. 曲池、大椎
5. 患儿，女，2 岁。咳嗽、发热伴咳痰，查体：T37.9℃，两肺听诊布满大、小水泡音，诊断为支气管肺炎，经治疗后热退，但仍咳嗽咳痰。下列哪项物理治疗较适宜
   A. 短波治疗
   B. 微波治疗
   C. 超短波治疗
   D. 直流电抗生素导入
   E. 紫外线照射
6. 患者，男，60 岁。喉中哮鸣为水鸡声，痰多，色白，稀薄，伴风寒表证，苔薄白，脉浮紧，除主穴外，还应取
   A. 丰隆、曲池　B. 风门、合谷
   C. 天突　D. 气海
   E. 关元
7. 患者，女，50 岁。因恼怒致胃脘胀痛，嗳气，呕酸，舌苔薄白，脉弦。依据“近部取穴”的原则，治疗应首选
   A. 足三里　B. 膻中
   C. 太冲　D. 天枢

E. 中脘

8. 患儿,男,3 岁。面色萎黄,形体消瘦,时有口干腹胀,不思饮食,烦躁啼哭,毛发稀疏,大便如米泔,舌苔黄腻,脉细。在取相应经穴治疗的同时应加用的腧穴是

A. 四缝　B. 二白
C. 八邪　D. 八风
E. 十宣

9. 患儿,男,3 岁。睡中遗尿,量少色黄,腥臭,夜梦纷纭,龂齿,急躁易怒,面赤唇红,口干,舌红、苔黄,脉多弦数者,可在基本处方的基础上再加

A. 曲骨、承扶　B. 内关、阴陵泉
C. 肺俞、脾俞　D. 外关、大肠俞
E. 蠡沟、太冲

10. 患儿,女,3 岁。纳差 2 个月,腹泻 1 周。平素食欲不振,挑食偏食,近日大便日行 3 ~4 次,食后作泻,面色萎黄,舌淡苔白,指纹淡红。治疗应首选

A. 熏洗法　B. 擦拭法
C. 割治疗法　D. 推拿疗法
E. 拔罐疗法

11. 患者,女,40 岁。呕吐清水,胃部不适,食久乃吐,喜热畏寒,身倦,便溏,小便可,舌苔白,脉迟。治疗除取主穴外,还应加取

A. 上脘、胃俞
B. 合谷、金津、玉液
C. 梁门、天枢
D. 期门、太冲
E. 丰隆、公孙

12. 患者,男,55 岁。1 年来每天黎明之前腹微痛,痛即泄泻,腹部和下肢畏寒,舌淡苔白,脉沉细,治疗除取主穴外,还应加

A. 胃俞、合谷　B. 肝俞、内关
C. 三焦俞、公孙　D. 命门、关元
E. 关元俞、三阴交

13. 患者,男,45 岁。大便秘结不通,排便艰难,伴腹胀痛,身热,口干口臭,喜冷饮,舌红,苔黄,脉滑数。治疗除取主穴外,还应选用的穴位是

A. 足三里、三阴交　B. 中脘、太冲
C. 神阙、关元　D. 合谷、内庭
E. 气海、脾俞

14. 患者,男,54 岁。排尿困难,尿量极少而短赤灼热,舌质红,苔黄腻,脉滑数。除主穴外,应加取

A. 尺泽　B. 委阳
C. 太冲　D. 次髎、血海
E. 气海、足三里

15. 患者,男,66 岁。小便滴沥不爽,排出无力,甚则点滴不通,精神疲惫,兼见面色白,腰膝酸软,畏寒乏力,舌质淡,脉沉细而弱。治疗除取主穴外,还应选用的是

A. 肾俞、命门　B. 脾俞、足三里
C. 太冲、大敦　D. 委中、行间
E. 血海、三阴交

16. 患者,女,36 岁。1 周来头晕目眩,伴胸胁胀闷,舌红,脉弦。治疗应首选

A. 脾俞、足三里、气海、百会
B. 丰隆、中脘、内关、头维
C. 胃俞、丰隆、太冲、期门
D. 风池、肝俞、行间、侠溪
E. 百会、胆俞、外关、侠溪

17. 患者,男,30 岁。口角歪向右侧,左眼不能闭合 2 天,左侧额纹消失,治疗应选取何经穴为主

A. 手、足少阳经　B. 手、足太阴经
C. 手、足太阳经　D. 手、足厥阴经
E. 手、足阳明经

18. 患者,男,28 岁。面部突发疼痛,发作次数不定,持续数秒到数分钟,遇寒则甚,得温则轻,鼻流清涕,苔白,脉浮。本案例除主穴外,还应配伍的穴位是

A. 曲池、尺泽　B. 三阴交
C. 阴陵泉　D. 风池、列缺
E. 行间、阳陵泉

19. 患者，女，68 岁。素有高血压病史，晨 5 时起床小便，突然左侧肢体麻木，活动不利，并伴有头晕目眩，苔白腻，脉弦滑。治疗应选取

A. 曲池、外关、合谷、尺泽
B. 阳陵泉、曲泉、大敦、太溪
C. 廉泉、太阳、支沟、劳宫
D. 足三里、三阴交、阴陵泉、风池
E. 内关、水沟、三阴交、极泉、尺泽、委中

20. 患者，女，59 岁。两膝关节红肿热痛，尤以右膝部为重，痛不可触，关节活动不利，并见身热，口渴，舌苔黄燥，脉滑数。治疗除选用犊鼻、梁丘、阳陵泉、膝阳关外，还应加

A. 大椎、曲池　　B. 肾俞、关元
C. 脾俞、气海　　D. 脾俞、胃俞
E. 肾俞、合谷

21. 患者，男，47 岁。下肢弛缓无力 1 年余，肌肉明显萎缩，功能严重受限，并感麻木，发凉，腰酸，头晕，舌红少苔，脉细数。治疗应首选

A. 阳明经穴　　B. 太阳经穴
C. 督脉经穴　　D. 少阳经穴
E. 厥阴经穴

22. 患者，女，18 岁。头痛 1 天，以后头部为重，痛如锥刺，舌淡。治疗除用阿是穴外，应选取

A. 天柱、后溪、风池
B. 上星、头维、合谷
C. 百会、通天、行间
D. 率谷、太阳、悬钟
E. 血海、合谷、申脉

23. 患者，女，41 岁。3 天来头痛如裹，痛无休止，肢体困重，苔白腻，脉濡。针灸治疗除主穴外，还应加取

A. 风门、列缺　　B. 曲池、大椎
C. 丰隆、中脘　　D. 阴陵泉、偏历
E. 太溪、太冲

24. 患者，男，70 岁。家属代诉：患者今晨起床后半小时，突然昏仆，不省人事，目合口张，遗溺，手撒，四肢厥冷，脉细弱。治疗用隔盐灸，应首选

A. 肾俞、太溪　　B. 关元、神阙
C. 脾俞、足三里　　D. 肾俞、三阴交
E. 三焦俞、内关

25. 患者，男，30 岁。腰痛 2 周，伴左下肢后外侧放射痛 1 天，腿痛出现后自觉腰痛减轻。查体：平腰，腰椎右侧凸，$L_5 \sim S_1$ 棘间左侧压痛，并放射至左下肢，直腿抬高试验左 40°，右 60°，左侧直腿抬高加强试验（+），屈颈试验（+），仰卧挺腹试验（+）。腰椎 X 线片：$L_5 \sim S_1$ 间隙变窄。该患者应诊断为

A. 急性腰骶关节扭伤
B. 退行性脊柱炎
C. 腰椎间盘突出症
D. 腰肌劳损
E. 强直性脊柱炎

26. 患者，男，48 岁。腰部冷痛，起病缓慢，隐隐作痛，绵绵不已，腰腿酸软乏力，脉细。治疗除取主穴外，还应加取

A. 命门、腰阳关　　B. 肾俞、太溪
C. 膈俞、次髎　　D. 后溪
E. 申脉

27. 患者，男，32 岁。2 年前因从高处跌落致腰痛，至今未愈，腰部僵硬，刺痛明显。治疗除选取主穴外，应加用

A. 志室、太溪　　B. 次髎、膈俞
C. 风池、腰阳关　　D. 命门、太冲
E. 太溪、肝俞

28. 患者，女，51 岁。右肩关节广泛性疼痛 4 个月，入夜加重。查体：右侧喙突、结节间沟、大小结节压痛广泛，右肩关节主动、被动活动均受限。该患者应诊断为

A. 冈上肌肌腱炎
B. 肱二头肌长头腱腱鞘炎
C. 肱二头肌短头腱腱鞘炎
D. 漏肩风
E. 冈上肌断裂

29. 患者，女，46 岁。因“右肘外侧疼痛 10 个月”来诊。近 10 个月来，因劳累而引起肘外侧疼

痛加重,拧毛巾及前臂做伸腕旋前活动时疼痛加重。检查:右肱骨外上髁压痛明显,Mill 试验(+),右肘关节正侧位 X 线片无异常。最可能的诊断是

A. 肱二头肌肌腱炎

B. 肱骨外上髁炎

C. 旋后肌综合征

D. 肘关节骨化性肌炎

E. 尺骨鹰嘴滑囊炎

30. 患者,男,23 岁。因车祸于肩峰下 24cm 截肢术后 6 个月,拟安装假肢应选择

A. 前臂假肢　B. 上臂假肢

C. 肘离断假肢　D. 肩离断假肢

E. 腕离断假肢

31. 患者,女,53 岁。右上齿痛半年,隐隐作痛,牙痛隐作,时作时止,牙龈微红肿,齿浮动,舌红,少苔,脉细数。针灸治疗在合谷、颊车、下关的基础上,应加取

A. 外关、风池　B. 内庭、二间

C. 太溪、行间　D. 风池、侠溪

E. 风池、太冲

32. 患者,男,36 岁。上齿剧痛 3 天,伴口臭,口渴,便秘,舌苔黄,脉洪。治疗应首选

A. 风池　B. 外关

C. 足三里　D. 内庭

E. 地仓

33. 患者,男,41 岁。在 2 周内,送了两个患尿毒症的同事到医院后出现尿频,伴腰酸痛,睡眠不安,乏力,舌红,苔腻微黄,脉数。其治法应为

A. 心理疏导合清心安神利小便

B. 心理疏导合疏肝清热

C. 心理疏导合益肾清热祛湿

D. 心理疏导合健脾利湿清热

E. 心理疏导合补肺行水

34. 患者,男,50 岁。右颊面部束带状刺痛 5 天,局部皮肤潮红,皮疹呈簇状水疱,排列如带状,溲黄便干,舌红苔薄黄,脉弦。治疗除取血海、三阴交、太冲外,还应加

A. 曲池、合谷、大椎

B. 外关、合谷、侠溪

C. 尺泽、合谷、大椎

D. 风池、合谷、膈俞

E. 曲池、合谷、支沟

35. 患者,男,43 岁。两耳轰鸣,按之不减,听力减退,兼见烦躁易怒,咽干,便秘,脉弦。治疗应首选

A. 手、足太阴经穴　B. 手、足少阴经穴

C. 手、足少阳经穴　D. 手阳明经穴

E. 足太阳经穴

36. 患者,女,64 岁。耳中如蝉鸣 4 年,时作时止,劳累则加剧,按之鸣声减弱。治疗应首选

A. 太阳、听会、角孙

B. 丘墟、足窍阴、外关

C. 太阳、听会、合谷

D. 听会、侠溪、中渚

E. 太溪、照海、听宫

37. 患者,女,32 岁。行经后小腹部绵绵作痛,喜按,月经色淡,量少。治疗应首选

A. 三阴交、中极、次髎

B. 足三里、太冲、中极

C. 丰隆、天枢、气穴

D. 阴陵泉、中极、阳陵泉

E. 三阴交、足三里、气海

38. 患者,男,65 岁。左膝关节疼痛 2 年,活动后加重。查:左膝关节粗大,股四头肌萎缩,髌周及胫、腓侧副韧带压痛,浮髌试验(-)。X 线片可见关节边缘部及胫骨髁间嵴增生,关节内侧间隙变窄,股骨髁有小的囊性改变。该患者应该诊断为

A. 左膝关节骨关节炎

B. 左膝关节副韧带损伤

C. 左膝关节肿瘤

D. 左膝脂肪垫劳损

E. 左膝慢性滑膜炎

39. 患者,男,42 岁。因"胃脘胀痛"来诊。患者

**胃脘胀痛，攻痛连胁，嗳气频作，并呕逆酸苦，二便如常，舌苔薄白，脉沉弦。治疗应首选**

A. 足阳明、足厥阴经穴

B. 足阳明经穴

C. 手、足少阳经穴

D. 任脉、足太阴经穴

E. 足太阳、督脉经穴

**40. 患者头痛眩晕，心烦易怒，睡眠不安，面红口干，舌红脉弦，推拿治则应为**

A. 活血化瘀

B. 解表清热

C. 养阴补肾

D. 平肝潜阳，清火息风

E. 清热利湿

**41. 患者，女，35 岁。因“胃脘胀痛”来诊。推拿治疗胃脘痛时，如果加用按揉章门、期门的操作，主要目的是针对**

A. 脾胃虚弱　　B. 寒邪客胃

C. 肝气犯胃　　D. 肝阳上亢

E. 肝肾不足

**42. 推拿治疗腹泻，重点按揉中脘、板门、天枢、龟尾，并摩腹、补脾经、清大肠、运内八卦。该腹泻证型属于**

A. 脾胃虚弱　　B. 肾虚泄泻

C. 肝气郁结　　D. 湿邪侵袭

E. 伤食泄泻

**43. 患者，男，45 岁。因“便秘 3 年，伴腹胀痛 3 天”来诊。患者平日喜食辛辣肥甘厚味，大便干结难解，2 ~ 3 天 1 次，3 天未排大便，腹胀痛拒按，口干苦，口臭，烦热，小便短赤，舌红，苔黄燥，脉滑数。不宜选择的推拿操作是**

A. 在点按大横、天枢、脾俞、胃俞等穴用一指禅推法

B. 顺时针摩腹约 5 分钟

C. 直擦督脉，横擦腰椎两侧，以脾俞、胃俞、肾俞节段为主

D. 按揉八髎，以透热为度

E. 点按曲池、支沟

**44. 患儿，女，2 岁。口角流涎清稀，面色萎黄，肌肉消瘦，懒言乏力，饮食减少，大便稀薄，舌质淡红，苔薄白，脉虚弱，指纹淡红。最适合的治疗手法是**

A. 清心经、清脾经、揉小天心、清板门、按揉小横纹、掐揉四横纹、揉总筋、清天河水、退六腑、推下七节骨、摩腹(泻法)

B. 清脾经、清胃经、清大肠、清天河水、掐揉四横纹、掐揉小横纹、揉总筋、摩腹(泻法)

C. 补脾经、补肺经、补肾经、运内八卦、推三关、摩腹(补法)、揉足三里、揉百会、捏脊

D. 揉二马、补肾经、掐揉小横纹、掐揉四横纹、清天河水、水底捞月清虚热、揉涌泉

E. 清补脾经(先清后补)、清大肠、摩腹、揉中脘、揉天枢、揉脐、推下七节骨

**45. 患者，女，35 岁。左膝关节疼痛 3 个月，下楼及膝关节完全伸直时疼痛加重。查体：左髌韧带两侧肿胀压痛，关节活动范围正常。X 线片膝关节未见异常。治疗时应采取以下哪种方法**

A. 患者坐位，双下肢垂于床边，行盘膝法治疗

B. 患者仰卧位，患肢伸直并外旋，于膝周行按、揉、摩、擦法

C. 患者仰卧位，患肢伸直并内旋，于膝周行按、揉、摩、擦法

D. 患者仰卧位，患肢自然伸直，于髌骨下方行一指禅推法或揉法

E. 患者健侧卧位，行屈膝屈髋点揉法

**46. 患者头痛为主，伴头晕，神疲乏力，面色少华，心悸气短，舌淡，脉细。除头痛的基本治疗外，辨证加减应为**

A. 按、揉、抹太阳、攒竹及前额

B. 按、揉两侧足三里、内关、丰隆

C. 摩腹 6 ~ 8 分钟，以中脘、气海、关元为重点

D. 推桥弓，自上而下，每侧各 20 余次

E. 拍击背部两侧膀胱经

**47. 患者头痛眩晕,心烦易怒,睡眠不安,面红口干,舌红脉弦,推拿治则是**

A. 活血化瘀　　B. 解表清热
C. 养阴补肾　　D. 平肝潜阳
E. 清热利湿

**48. 患者心烦失眠,头晕耳鸣,口干津少,五心烦热,心悸健忘,舌质红,脉细数。除治疗失眠的基本手法外,辨证加减应选**

A. 直擦督脉
B. 推桥弓穴,再擦涌泉
C. 横擦左侧背部
D. 摩腹时配合按揉中脘、气海、天枢
E. 按揉心俞、肝俞、胃俞、足三里

**49. 某患者口眼㖞斜,一侧面部肌肉板滞、麻木、瘫痪,额纹消失,眼裂变大,露眼流泪,鼻唇沟变浅,口角歪向健侧,患侧不能皱眉、蹙额、闭目、露齿、鼓颊,耳后疼痛,推拿操作面部时,应注意**

A. 采用重刺激手法
B. 以患侧为主,健侧做辅助治疗
C. 先健侧,后患侧
D. 早期应在翳风、颊车穴施术
E. 做单向手法

**50. 患者胃脘疼痛暴作,畏寒喜暖,口不渴,苔白,脉紧。除治疗胃脘痛的一般手法外,还应加用以下哪项手法**

A. 直擦督脉,以透热为度
B. 斜擦两胁
C. 擦左背 $T_{7\sim12}$处,以透热为度
D. 横擦肾俞、命门
E. 横擦肺俞、大椎

**51. 患者胃痛隐隐,绵绵不休,喜暖喜按,劳累或受凉后发作或加重,泛吐清水,纳食减少,手足不温,大便溏薄,舌淡,苔白,脉沉细。治疗可选用**

A. 推擦法在左侧背部
B. 顺时针方向摩腹
C. 按揉章门、期门
D. 按揉或一指禅推气海、关元、足三里
E. 按揉背部脾俞、胃俞附近压痛点

**52. 患者大便秘结,欲便不得,嗳气频作,胁腹痞满,腹中胀痛,纳食减少,舌苔薄腻,脉弦。除治疗便秘的基本手法外,还应注意**

A. 横擦八髎,以透热为度
B. 直擦督脉,以透热为度
C. 横擦肾俞、命门,以透热为度
D. 横擦胸上部,以透热为度,斜擦两胁,以微有热感为度
E. 横擦胸上部及左侧背部,以透热为度

**53. 患者经期小腹胀痛,行经量少,淋漓不畅,血色紫暗有瘀块,块下则痛减,乳房作胀,舌质暗,有瘀点,脉沉弦。除治疗痛经的基本手法外,辨证加减应选**

A. 按章门、期门、肝俞、膈俞
B. 按揉脾俞、胃俞、足三里
C. 按揉肾俞、命门
D. 按揉八髎
E. 按揉内关、中脘

**54. 患儿,男,3 岁。以形体消瘦,体重增长缓慢,纳差为主症前来就诊。患儿兼有腹部胀满,纳食不香,夜眠不安,精神不振,大便不调常有恶臭,舌苔厚腻。应采取以下哪组处方**

A. 清大肠,退六腑,运内八卦,按揉膊阳池,摩腹,按揉足三里,推上七节骨,搓摩胁肋,揉天枢
B. 补脾经,揉板门,推四横纹,运内八卦,揉中脘,分阴阳,揉天枢,按揉足三里
C. 补脾经,清大肠,推三关,揉上马,揉肾俞,捏脊,按揉足三里
D. 补脾经,补肺经,补大肠,推三关,按揉百会,揉中脘,揉脐,分腹阴阳
E. 揉天枢,推下七节骨,揉龟尾,揉脐,摩腹

**55. 患儿,男,5 岁。以形体消瘦,体重增长缓慢,纳差为主症前来就诊。患儿见面色萎黄,毛发枯黄稀疏,精神萎靡,睡卧不宁,五心烦热,**

**盗汗，舌红光剥。应采用哪组处方**

A. 补脾经，推三关，揉外劳宫，运内八卦，掐揉四横纹，按揉足三里，揉中脘，捏脊

B. 补脾经，推三关，揉外劳宫，运内八卦，掐揉四横纹，按揉足三里，揉中脘，推肺经，推揉膻中，肺俞

C. 补脾经，清大肠，按揉百会，掐揉五指节，掐揉小横纹，按揉百会，揉中脘

D. 补脾经，运内八卦，掐揉四横纹，按揉足三里，揉中脘，捏脊，清肝经，补肾经，揉上马，运内劳宫

E. 补脾经，补肾经，推三关，揉外劳宫，揉中脘，揉脐，按揉足三里

**56. 患者，男，60 岁。右足心疼痛 2 周，足底紧张感，不能久行，劳累后加重。查体：右跟骨结节前缘压痛(+)，右踝背屈时疼痛加重。X 线检查：未见异常。治疗方法应为**

A. 内翻位拔伸，外翻点揉法

B. 外翻位拔伸，内翻点揉法

C. 踝关节拔伸，摇法

D. 踝关节拔伸跖屈法

E. 局部按揉、弹拨、擦法

**57. 患者呃声洪亮，连续有力，冲逆而生，喜冷饮，舌苔黄，脉滑数。除治疗呃逆的基本手法，辨证加减应为**

A. 按揉丰隆、内关各半分钟

B. 按揉足三里、大肠俞以酸胀为度

C. 摩腹时加气海穴

D. 横擦胸上部

E. 直擦督脉

**58. 患者喘急胸闷，伴有咳嗽，咳痰稀薄，色白，初起兼恶寒、头痛、身痛，苔薄白，脉浮。除治疗哮喘的基本手法外，辨证加减应选**

A. 用三指拿法及按揉法于颈两侧操作 5～6遍

B. 按揉肺俞、膈俞，每穴约 2 分钟

C. 按、拿两侧尺泽、内关，每穴约 1 分钟

D. 横擦前胸上部

E. 横擦肾俞、命门

**59. 患者大便时溏时泄，完谷不化，反复发作，稍食油腻，则大便次数增多，食欲不振。舌淡苔白，脉缓弱。除治疗泄泻的一般手法，还应注意**

A. 斜擦两胁

B. 摩法为顺时针，并在腹部顺时针移动

C. 摩法以逆时针方向进行，往下至腹部时则按顺时针方向进行

D. 横擦肾俞、命门

E. 按揉章门、期门

**60. 患者，男，40 岁。突然眼前发黑，昏倒不省人事，伴牙关紧闭，面赤息粗，舌淡，苔白，脉沉弦。治疗以下列哪组腧穴为主**

A. 水沟、百会、中冲、关冲

B. 水沟、太冲、内关、涌泉

C. 水沟、百会、关元、足三里

D. 合谷、太冲、气海、关元

E. 中冲、水沟、百会、太冲

**61. 患者眩晕耳鸣，头目胀痛，烦躁易怒，面红目赤，舌红，苔黄，脉弦数。治疗除主穴外，应配用的腧穴是**

A. 太溪、悬钟、三阴交

B. 气海、脾俞、胃俞

C. 膏肓、膈俞

D. 内关、神门、三阴交

E. 行间、侠溪、太溪

**62. 患者，男，32 岁。左侧口眼㖞斜 1 天，诊断为周围性面神经麻痹。针灸治疗宜取攒竹、阳白、四白、颧髎、颊车、地仓、合谷等腧穴。对本方刺灸法的描述，正确的是**

A. 可在地仓、颊车加用电针

B. 可在阳白、四白加用隔姜灸

C. 可用皮肤针叩刺阳白、颧髎、地仓、颊车

D. 诸穴平补平泻，手法宜轻

E. 合谷宜行泻法，且手法宜重

**63. 患者，女，30 岁。2 天前受风后出现右侧面部麻木，额纹消失，眼裂变大，鼻唇沟变浅，口角**

**下垂,歪向左侧,舌淡,苔薄白。针刺面部穴位应采用**

A. 直刺深刺　　B. 多穴重刺

C. 轻刺浅刺　　D. 提插泻法

E. 电针强刺激

**64. 患者左侧面部闪电样剧痛,以下颌部疼痛为主,痛时面部肌肉抽搐。可配用的腧穴是**

A. 丝竹空、阳白、外关

B. 颧髎、迎香

C. 承浆、颊车

D. 风池、列缺

E. 行间、内庭

**65. 患者,女,45 岁。因“项背强急,四肢抽搐,直视口噤”来诊。患者头目昏眩,自汗,神疲气短,低热,舌红无苔,脉细数。针刺治疗最为适宜的穴位是**

A. 风池、头维、率谷、太阳、合谷、血海、三阴交

B. 风池、太阳、头维、率谷、太冲、阿是、血海、膈俞

C. 大椎、筋缩、合谷、太冲、阳陵泉、风府、风门

D. 水沟、内关、合谷、太冲、阳陵泉、足三里、血海

E. 大椎、筋缩、合谷、太冲、阳陵泉、劳宫、曲池、中冲

**66. 患者,女,40 岁。因“左腰部突发剧烈疼痛,向下腹部放射”来诊。患者口干欲饮,小便灼热刺痛,尿色黄赤,舌质红,苔黄腻,脉滑数。查体:左肾叩击痛,左下腹轻微压痛。尿常规:红细胞及白细胞计数显著增加。B 型超声:左肾积水、输尿管结石。针刺治疗最为适宜的组穴是**

A. 肾俞、三焦俞、关元、阴陵泉、三阴交、太冲、合谷

B. 肾俞、三焦俞、关元、阴陵泉、三阴交、命门、关元

C. 肾俞、中极、京门、膀胱俞、三阴交、阴陵泉、委阳

D. 肾俞、三焦俞、阳关、委中、三阴交、血海、太冲

E. 肾俞、三焦俞、阳关、腰俞、阴陵泉、阳陵泉、委阳

**67. 患者,女,15 岁。发热 1 天,体温 39.1℃。恶寒,头身疼痛,鼻塞咽痛,咳嗽痰稠,舌红,苔薄黄,脉浮数。下列不宜选用的治疗穴位是**

A. 大椎　　B. 十二井

C. 百会、水沟　　D. 曲池

E. 十宣穴

**68. 患者,男,37 岁。大便秘结不通,排便艰涩难解,兼见腹胀腹痛,身热,口干、口臭,舌红苔黄。针灸时宜选**

A. 足阳明经穴

B. 手阳明经穴

C. 足厥阴经穴

D. 足太阴经穴

E. 大肠的背俞穴、募穴及下合穴

**69. 患者,男,50 岁。腹泻 2 年。晨起即腹痛,泻后痛减,腹冷喜暖,精神疲乏,腰酸腿软,四肢发冷,舌淡,苔白,脉沉细。治疗除神阙、天枢、大肠俞、上巨虚、三阴交外,应加用**

A. 阴陵泉、命门　　B. 阴陵泉、脾俞

C. 脾俞、太白　　D. 肾俞、命门

E. 下脘、关元

**70. 患者,女,35 岁。胃脘部隐痛,痛处喜按,空腹痛甚,纳后痛减,伴胃脘灼热,似饥而不欲食,咽干口燥,大便干结,舌红少津,脉弦细。治疗应首选**

A. 内关、天枢、中脘、膈俞

B. 内关、足三里、中脘、胃俞

C. 内关、天枢、中脘、太冲

D. 内关、足三里、中脘、下脘、梁门

E. 足三里、中脘、内关、公孙、内庭、胃俞

**71. 患者,男,32 岁。因“胃下垂”就诊,就诊时上腹坠胀、疼痛不适,多在食后、久立及劳累后加重,平卧后症状减轻,常伴有胃脘饱胀、恶**

心。针灸可选穴位不包括

A. 内关　　B. 公孙

C. 足三里　　D. 百会

E. 四满

72. 患者，女，34 岁。因"小腹胀痛"就诊。患者小腹胀痛，尿频，尿急，尿时灼痛，逐渐加剧，就诊时尿色黄而混浊，每天约 20 次，排尿时自肚脐至尿道疼痛。查体：腹软，下腹部有明显压痛，肾区无叩击痛，舌质红、苔黄、脉滑数，88 次/分。尿液检查示色黄、混浊，蛋白少量，白细胞（++）。针灸治疗可选用的穴位不包括

A. 阴陵泉　　B. 行间

C. 脾俞、肾俞　　D. 三阴交

E. 中极、膀胱俞

73. 患者，女，48 岁，干部。因"排尿不爽 2 年"就诊。平素情志抑郁，胸胁胀闷。近 2 年经常排尿不爽，各种相关检查无异常所见，常能自行缓解。近日因情志不遂出现排尿不爽，点滴而下，两胁胀满，多烦善怒，大便不畅，舌苔薄，脉弦。在主方基础上可再加

A. 太冲　　B. 太溪

C. 血海　　D. 地机

E. 中极

74. 患者，男，28 岁。因"遗精 1 年，加重 3 个月"就诊。近 3 个月来，每周遗精 3 ~ 5 次，夜间无梦自遗。伴腰膝酸软、头晕、形体消瘦、神疲乏力、食欲不振、畏寒怕冷、记忆力减退，舌淡，苔薄白，脉沉细。患者不宜选用的治疗穴位是

A. 关元、肾俞　　B. 志室、太溪

C. 气海、关元　　D. 三阴交、复溜

E. 太冲、阴陵泉

75. 患者，男，25 岁。因"晨起面部水肿 1 年"来诊。患者长期偏食，晨起头面肿甚 1 年，甚则下肢肿胀，肿势以腰部以上为主，皮肤光泽，按之凹陷易复，胸中烦闷，甚则呼吸急促，小便短少而黄。苔白滑，脉浮滑。患者的最佳针灸选方为

A. 脾俞、列缺、三焦俞、风门、水分、阴陵泉

B. 复溜、肺俞、足三里、阴陵泉

C. 三焦俞、委阳、水分、水道、阴陵泉、肺俞、列缺

D. 水道、水分、复溜、肺俞

E. 关元、肾俞、命门、脾俞、列缺、三焦俞

76. 患者，女，40 岁。因"少寐多梦"来诊。患者头晕目眩，耳鸣口干，面颊烘热，舌质红，苔薄黄，脉细弦数。可选择的治疗穴位是

A. 照海、申脉、神门、三阴交、安眠、四神聪、行间

B. 神门、内关、通里、心俞、曲泽、膈俞、膻中、脾俞、足三里

C. 神门、内关、通里、心俞、百会、胆俞、膻中、脾俞、足三里

D. 神门、内关、巨阙、水分、阴陵泉、巨阙、膻中、脾俞、足三里

E. 神门、内关、通里、心俞、厥阴俞、巨阙、膻中、脾俞、足三里

77. 患者，男，65 岁。因"记忆力减退"来诊。患者终日不言不语，记忆力减退，面色淡白，气短乏力，舌淡，苔白，脉细弱无力。治疗选用的穴位是

A. 人中、内关、风池、完骨、天柱、四神聪

B. 人中、内关、风池、完骨、天柱、四神聪、太溪、太冲、肾俞

C. 百会、四神聪、风府、太溪、悬钟、足三里、脾俞、肾俞

D. 人中、内关、风池、完骨、天柱、四神聪、足三里、丰隆、中脘

E. 人中、内关、风池、完骨、天柱、四神聪、血海、膈俞

**A3 型题**

以下提供若干个案例,每个案例下设3道考题。请根据题干所提供的信息,在每一道考题下面的A、B、C、D、E五个备选答案中选择一个最佳答案。

(78~80题共用题干)

**《灵枢·九针十二原》说:"余欲勿使被毒药,无用( ),欲以微针通其经脉,调其血气……"。**

**78. 上文中( )处所指的针具是**

A. 金针　　B. 铜针
C. 骨针　　D. 磁针
E. 砭石

**79. 上文( )处的针具的起源,可远溯的年代是**

A. 新石器时代　　B. 春秋战国时代
C. 唐宋时代　　D. 金元时代
E. 明清时代

**80. 题干中( )处的针具,除了可用于针刺以外,还可用于**

A. 外敷治疗　　B. 割治排脓
C. 穴位注射　　D. 作为电针
E. 温针灸

(81~83题共用题干)

**患者,女,38岁,企业经理。素有胸胃胀满。近日外出衣着单薄,感受风寒。周身酸痛,恶寒发热。**

**81. 新病宜选**

A. 支沟　　B. 内关
C. 大椎　　D. 液门
E. 中渚

**82. 宿疾宜选**

A. 支沟　　B. 内关
C. 外关　　D. 阳池
E. 天井

**83. 治疗时选择足三阳经穴位。足三阳经主治具有相同点,又有异同点。下面哪项主治是相同点**

A. 前头病　　B. 耳病
C. 背腰病　　D. 胁肋病
E. 热病

(84~86题共用题干)

**十五络,是指经络系统中十五条较大的络脉。它是经络系统的重要组成部分。它们在组成、命名、临床应用方面具有重要意义。**

**84. 十五络是指十二经脉,再加上**

A. 任督二脉各自别出一络,加上脾之大络
B. 冲任二脉各自别出一络,加上脾之大络
C. 督带二脉各自别出一络,加上脾之大络
D. 阴阳维脉各自别出一络,加上脾之大络
E. 阴阳跷脉各自别出一络,加上脾之大络

**85. 十五络脉的命名是**

A. 与各自经脉同名
B. 以阴阳表里命名
C. 以上下左右命名
D. 以胸腹腰背命名
E. 以所发出的腧穴命名

**86. 下列关于络脉特点,描述正确的是**

A. 阳经络脉走向阳经
B. 阴经络脉走向阴经
C. 阳经络脉走向阴经
D. 任脉别络散布于头部
E. 督脉别络散布于腹部

(87~89题共用题干)

**《针灸甲乙经》对各科病证的针灸治疗进行了归纳和论述,是继《黄帝内经》之后对针灸学的又一次总结,在针灸学发展史上起到了承前启后的作用。**

**87.《针灸甲乙经》的作者是**

A. 杨继洲　　B. 皇甫谧
C. 徐凤　　D. 窦汉卿
E. 孙思邈

88.《针灸甲乙经》的成书年代是

A. 魏晋时期　B. 战国至秦汉
C. 春秋战国时期　D. 南北宋时期
E. 隋唐时期

89.《针灸甲乙经》收录了腧穴的名称、定位和刺灸法，腧穴共有

A. 365 个　B. 356 个
C. 341 个　D. 354 个
E. 349 个

(90~92 题共用题干)

手阳明大肠经共 20 穴。大肠手阳明之脉，起于大指次指之端，循指上廉，出合谷两骨之间，上入两筋之中，循臂上廉，入肘外廉，上臑外前廉，上肩，出髃骨之前廉，上出于柱骨之会上，下入缺盆，络肺，下膈，属大肠。

90. 本经治疗滞产的效穴是

A. 三间　B. 人中
C. 二间　D. 合谷
E. 阳溪

91. 本经孕妇不宜针刺的穴位是

A. 手三里　B. 臂臑
C. 合谷　D. 曲池
E. 阳溪

92. 以下哪项非合谷穴主治

A. 头面病　B. 肠胃病
C. 汗证　D. 妇科病
E. 热病

(93~95 题共用题干)

足少阴肾经从足走腹胸。本经腧穴主治咯血，气喘，舌干，咽喉肿痛，水肿，大便秘结，泄泻，腰痛，脊股内后侧痛，痿弱无力，足心热等症。

93. 下列均是本经腧穴主治，除外

A. 妇科病　B. 前阴病
C. 下肢厥冷　D. 头和五官病证
E. 肺系病证

94. 治疗慢性咽喉病，首选穴位是

A. 涌泉　B. 然谷
C. 太溪　D. 照海
E. 复溜

95. 本经腧穴数有多少个

A. 20　B. 23
C. 25　D. 27
E. 29

(96~98 题共用题干)

脾募在足厥阴肝经上。

96. 该募穴的名称是

A. 魂门　B. 期门
C. 京门　D. 章门
E. 金门

97. 其穴的定位在

A. 乳头直下，第 6 肋间隙
B. 乳头直下，第 7 肋间隙
C. 乳旁 1 寸
D. 第 11 肋端
E. 第 12 肋端

98. 本穴简便取穴方法是

A. 握拳垂手腕横纹处
B. 立正垂手中指端
C. 乳头直下平脐处
D. 反手背屈食指处
E. 垂肩屈肘肘尖处

(99~101 题共用题干)

当腓总神经分为腓浅及腓深神经处，正为经脉穴位所在。

99. 该穴位是

A. 阳交　B. 膝阳关
C. 阴陵泉　D. 阳陵泉
E. 外丘

100. 此处穴位多治疗

A. 筋病　B. 腑病
C. 脏病　D. 眼病
E. 口病

**101. 此处的解剖标志为**

A. 髂前上棘与股骨大转子高点连线的中点
B. 股骨外上髁上方的凹陷中
C. 腓骨小头前下方凹陷中
D. 外踝高点上7寸,腓骨前缘
E. 胫骨内侧髁下方的凹陷中

**(102～104题共用题干)**

**对于舌病,经常取舌系带两侧的静脉上的奇穴治疗。**

**102. 舌系带两侧的穴名是**

A. 舌系带
B. 舌系脉
C. 聚泉
D. 金津(左侧)玉液(右侧)
E. 金津(右侧)玉液(左侧)

**103. 其针刺方法一般是**

A. 不针不灸,只作定穴标志
B. 只针不灸,毫针刺法为主
C. 只灸不针,艾条悬提灸
D. 针灸结合,多以温针灸为主
E. 点刺出血

**104. 以下属于奇穴特性的是**

A. 以痛为腧
B. 是经验效穴
C. 主治病证较多
D. 归属于十四经脉
E. 是腧穴的主要组成部分

**(105～107题共用题干)**

**患者,男,55岁。1年前开始逐渐出现紧张、烦躁、憋气、心慌、肌肉跳动,尿频,每天30多次;晚上睡眠不佳,在房间来回走动。经多次到医院检查,医生诊断各脏器未见器质性病变。**

**105. 该患者的心理情绪状态是**

A. 焦虑反应　B. 恐惧反应
C. 抑郁反应　D. 失眠反应
E. 急性应激反应

**106. 该病例的临床治疗最佳选择是**

A. 抗焦虑药物
B. 镇静催眠药物
C. 抗抑郁药物
D. 抗精神病药物
E. 益智药物

**107. 辅助心理治疗最恰当的是**

A. 认知治疗　B. 支持性心理治疗
C. 厌恶疗法　D. 家庭疗法
E. 放松疗法

**(108～110题共用题干)**

**患者,男,28岁。首次接受针刺。在针刺的过程中,患者突然头昏,眼花,面色苍白,恶心欲吐,汗出,脉细弱。**

**108. 患者出现上述症状的最可能原因是**

A. 精神紧张
B. 疲劳、饥饿
C. 体位不当
D. 医生针刺手法过重
E. 吐、汗、下、出血过度

**109. 以下处理方法中,错误的是**

A. 立即停止针刺,将针全部起出
B. 使患者平卧,立即降温或冰敷大血管周围
C. 给饮糖水
D. 重者针刺人中、素髎、内关、足三里,灸百会、关元、气海等穴
E. 必要时可考虑其他治疗或急救措施

**110. 预防上述症状的措施不包括**

A. 针前做好解释工作
B. 选择舒适持久体位,最好采取卧位
C. 选穴宜少
D. 手法宜轻
E. 医者快速针刺治疗,无须顾及患者感觉

**(111～113题共用题干)**

**患者,男,35岁,企业高管。3天前饭后出现**

腹痛腹泻，恶心发热等症，未进行诊治，今晨症状未减轻，遂来我院接受耳针治疗，经检查，诊为急性胃肠炎。

111. 治疗胃肠炎处方中，不合适的穴位是

A. 胃　　B. 大肠

C. 交感　　D. 肾上腺

E. 肾

112. 根据耳穴治则，应取其与病变脏器相应的耳穴治疗。其与消化道相应部位在

A. 在耳甲艇

B. 在耳甲腔

C. 在对耳轮

D. 在对耳屏

E. 在耳轮脚周围环形排列

113. 治疗胃肠炎所取的大肠穴定位在

A. 在耳轮脚上方内 1/3 处

B. 在耳轮脚上方内 2/3 处

C. 在耳轮脚上方中 1/3 处

D. 在耳轮脚上方外 1/3 处

E. 在耳轮脚下方内 1/3 处

（114～116 题共用题干）

患者，男，59 岁。因“帕金森病 5 年，加重 3 天”来诊。患者近日肢体颤抖，程度较重，不能自制。伴有眩晕耳鸣，面赤烦躁，心情紧张时加重，语言不清，尿赤便干。舌质红，苔黄，脉弦。

114. 针刺治疗原则是

A. 柔肝息风

B. 清热化痰

C. 补益气血

D. 补肾助阳

E. 填精补髓

115. 针灸治疗处方是

A. 百会、四神聪、风池、太冲、合谷、阳陵泉、气海、血海

B. 百会、四神聪、风池、太冲、合谷、阳陵泉、大椎、关元

C. 百会、四神聪、风池、太冲、合谷、阳陵泉、肝俞、三阴交

D. 百会、四神聪、风池、太冲、合谷、阳陵泉、悬钟、肾俞

E. 百会、四神聪、风池、太冲、合谷、阳陵泉、丰隆、阴陵泉

116. 可辨证配用的头针穴区是

A. 顶中线、枕下旁线

B. 颞前斜线、额旁 1 线

C. 额旁 1 线、顶旁 1 线

D. 顶中线、顶旁 1 线、顶旁 2 线

E. 颞前斜线、枕下旁线

（117～119 题共用题干）

患儿，男，8 岁。跛行 2 天伴右下肢不适感，右膝痛，前来就诊。2 天前，跳马后出现此症状。

117. 查体时发现，患儿右膝活动度正常，膝周未见阳性体征，应重点检查

A. 右踝关节周围

B. 右髋关节周围

C. 血沉、抗链球菌溶血素 O、类风湿因子

D. 腰椎情况

E. 有无家族遗传病史

118. 如患儿右腹股沟肿胀，压痛（+），并沿股前放至膝部，右下肢假性长于左侧，X 线片正常，应诊断为

A. 小儿弹响髋

B. 扁平髋

C. 小儿髋关节滑囊炎

D. 儿童类风湿关节炎

E. 股骨头骨骺炎

119. 采用“仰卧屈髋法”治疗，轻摇髋关节后，再将患肢置于

A. 外旋　　B. 内旋

C. 中立　　D. 外展

E. 内收

（120～122 题共用题干）

患者，男，64 岁。于家中休息时突发肢体软

**弱无力,持物不能,偏身麻木,手足肿胀,面色淡白,气短乏力,舌暗苔白,脉细涩。**

120. **患者中医诊断为**

A. 中风中经络—风痰阻络

B. 中风中经络—痰热腑实

C. 中风中脏腑—闭证

D. 中风中脏腑—脱证

E. 中风中经络—气虚血瘀

121. **针灸治法为**

A. 醒脑开窍,启闭固脱

B. 平肝潜阳,调和气血

C. 益气活血,疏通经络

D. 祛风通络,疏调经筋

E. 醒脑开窍,息风豁痰

122. **针刺应选取的主穴是**

A. 太冲、合谷、素髎、水沟、内关、神庭

B. 内关、水沟、合谷、太冲、神庭、本神

C. 内关、水沟、素髎、涌泉、中极、中冲

D. 内关、水沟、三阴交、极泉、委中、尺泽

E. 百会、涌泉、太冲、水沟、印堂、神门

**(123~125 题共用题干)**

**患者,男,17 岁。因"四肢麻木无力 2 周"入院。患者 2 周前爬山后劳累,出现感冒,感觉皮肤干燥,心烦口渴,随后出现肢体软弱无力,提重物费力,上楼梯困难,无晨轻暮重,同时感四肢肌肉酸痛,以双侧腓肠肌为著,舌质红,舌苔黄,脉细数。**

123. **该患者可初步诊断为**

A. 感冒

B. 重症肌无力

C. 风湿性关节炎

D. 急性感染性多发性神经炎

E. 病毒性心肌炎

124. **针刺治疗除主穴外还可选用**

A. 阴陵泉、内庭、脾俞

B. 尺泽、肺俞、二间、血海

C. 血海、膈俞

D. 太白、中脘、关元

E. 肝俞、肾俞、悬钟、太溪

125. **最适宜的治疗方剂是**

A. 清燥救肺汤加减

B. 加味二妙散加减

C. 参苓白术散合补中益气汤加减

D. 圣愈汤合补阳还五汤加减

E. 虎潜丸加减

**(126~128 题共用题干)**

**患者,男,67 岁。头枕部疼痛下连于项,肩背不适,舌质淡红,苔薄白,脉弦。**

126. **其辨证是**

A. 太阳头痛　　B. 阳明头痛

C. 少阳头痛　　D. 厥阴头痛

E. 太阴头痛

127. **应选择的主穴是**

A. 率谷、阿是穴、风池、外关、足临泣、太冲

B. 攒竹、四白、下关、地仓、合谷、太冲、内庭

C. 百会、太阳、风池、阿是穴、合谷

D. 大肠俞、阿是穴、委中

E. 腰夹脊、环跳、阳陵泉、悬钟、丘墟

128. **应选择的配穴是**

A. 印堂、内庭

B. 风门、列缺

C. 天柱、后溪、昆仑

D. 头维、阴陵泉

E. 中脘、丰隆

**(129~131 题共用题干)**

**患者,男,65 岁。因"突发眩晕 1 小时"就诊。患者头重如裹,视物旋转,胸闷恶心,呕吐痰涎,口黏,纳差。舌淡,苔白腻,脉弦滑。**

129. **辨证当属的证型是**

A. 肝阳上亢证型　　B. 痰湿中阻证型

C. 瘀血阻窍证型　　D. 气血亏虚证型

E. 肾精不足证型

130. **针灸治疗组穴是**

A. 百会、风池、太冲、内关、丰隆
B. 百会、风池、肾俞、肝俞、足三里
C. 百会、风池、脾俞、气海、丰隆
D. 百会、风池、膈俞、阿是穴、足三里
E. 百会、风池、行间、率谷、丰隆

**131. 可辨证配用的穴位是**

A. 行间、率谷　B. 中脘、阴陵泉
C. 脾俞、气海　D. 膈俞、阿是穴
E. 悬钟、太溪

**(132～134 题共用题干)**

**患者，女，27 岁。2 天前受风后出现右侧面部麻木，额纹消失，眼裂变大，鼻唇沟变浅，口角下垂歪向左侧，舌淡，苔薄白。**

**132. 患者临床诊断为**

A. 中风—中经络风痰阻络
B. 中风—中经络气虚血瘀
C. 面瘫风寒证
D. 面瘫气血不足
E. 痿证脾胃虚弱

**133. 治疗主穴应选用**

A. 阳白、四白、颧髎、地仓、颊车、合谷
B. 阳白、鱼腰、水沟、迎香、承浆、合谷
C. 攒竹、丝竹空、四白、巨髎、地仓、风池
D. 攒竹、太阳、下关、颊车、地仓、翳风
E. 四白、下关、水沟、承浆、合谷、太冲

**134. 针刺面部穴位应采用**

A. 直刺深刺　B. 多穴重刺
C. 电针强刺激　D. 提插泻法
E. 轻刺浅刺

**(135～137 题共用题干)**

**患者，男，55 岁。因"恶寒发热伴头痛，鼻塞、流清涕 6 小时"来诊。患者无咳嗽、咳痰、咽喉疼痛及全身肌肉酸痛。体温 37.8℃。舌淡红，苔薄白，脉浮紧。**

**135. 患者可初步诊断为**

A. 普通感冒
B. 流行性感冒
C. 变应性鼻炎
D. 急性气管支气管炎
E. 细菌性肺炎

**136. 针刺治疗宜选用的组穴是**

A. 列缺、合谷、太阳、风门、尺泽、头维
B. 列缺、合谷、大椎、太阳、迎香、身柱
C. 大椎、太阳、风池、合谷、列缺、风门、肺俞
D. 曲池、尺泽、大椎、风门、迎香、鱼际、肺俞
E. 大椎、尺泽、风池、头维、肺俞、风门、太阳

**137. 关于患者的治疗及预防，叙述错误的是**

A. 必须使用抗菌药物
B. 患者预后较好
C. 应注意休息，饮食宜清淡
D. 可不应用抗病毒药物
E. 应注意加强锻炼，增强体质，重在预防

**(138～140 题共用题干)**

**患者，男，69 岁。喘促气短，动则加剧，喉中痰鸣，痰稀，神疲，汗出，舌淡，苔白，脉细弱。**

**138. 其辨证是**

A. 肺气虚　B. 肾气虚
C. 心气虚　D. 痰热阻肺
E. 风寒外袭

**139. 应选择的主穴为**

A. 百会、太阳、风池、阿是穴、合谷
B. 列缺、尺泽、肺俞、中府、定喘
C. 肺俞、膏肓、肾俞、太渊、太溪、足三里、定喘
D. 大肠俞、阿是穴、委中
E. 水沟、百会、后溪、内关、涌泉

**140. 应选择的配穴是**

A. 风门、合谷　B. 丰隆、曲池
C. 天突　D. 气海
E. 关元

**(141～143 题共用题干)**

**患者，男，35 岁。胃脘灼热隐痛 4 年余，似饥**

**而不欲食,咽干口燥,大便干结,舌红少津,脉弦数。**

141. **患者应诊断为**
   A. 胃痛气滞血瘀　B. 胃痛寒邪犯胃
   C. 胃痛胃阴不足　D. 腹痛气滞血瘀
   E. 腹痛寒邪内积
142. **下列治疗方面的说法,不正确的是**
   A. 治疗主在滋阴益气,和胃止痛
   B. 主要取足阳明、手厥阴经穴和相应募穴
   C. 耳穴可选胃、肝、脾、神门、交感、十二指肠
   D. 可以用穴位注射法
   E. 内关、中脘、足三里用常规刺法
143. **针灸治疗处方为**
   A. 中脘、内关、足三里、胃俞、三阴交
   B. 中脘、内关、足三里、三阴交、内庭
   C. 中脘、内关、足三里、膈俞、公孙
   D. 中脘、内关、足三里、关元、气海
   E. 中脘、足三里、血海、膈俞、公孙

**(144～146 题共用题干)**

**患者,男,45 岁。泄泻半年有余。泄泻肠鸣,腹痛攻窜,矢气频作,胸胁胀闷,嗳气食少,每因情志因素而发作,舌淡,脉弦。**

144. **其辨证是**
   A. 寒湿内盛　B. 肠腑湿热
   C. 脾气虚弱　D. 肾阳虚衰
   E. 肝气乘脾
145. **应选择的主穴为**
   A. 天枢、上巨虚、阴陵泉、水分
   B. 神阙、天枢、足三里、公孙
   C. 天枢、上巨虚、合谷、三阴交
   D. 天枢、大肠俞、上巨虚、支沟
   E. 中脘、足三里、内关
146. **应选择的配穴是**
   A. 内庭、曲池
   B. 曲池、三阴交、内庭
   C. 脾俞、太白
   D. 肾俞、关元
   E. 肝俞、太冲

**(147～149 题共用题干)**

**针灸临床确立八纲,方能决定针灸治疗原则。**

147. **阴阳二纲在针灸临床的应用中,以下不正确的是**
   A. 阴阳二纲是八纲中的总纲,分别概括里、寒、虚及表、热、实
   B. 证属阴阳两虚,多选用针法
   C. 阴证宜多用灸法,阳证宜多用针法
   D. 阴证宜留针
   E. 阳证多用疾刺法或刺出血
148. **表里二纲在针灸临床的应用中,以下不正确的是**
   A. 表里一般指疾病所在部位的深浅而言,它对针刺深浅有密切关系
   B. 里证是虚寒证,针用补法;表证是实热证,针用泻法
   C. 病在经络、在皮肉者,属表;病在脏,在腑,在筋骨者,为里
   D. 里证宜深刺留针
   E. 表证宜浅刺疾出
149. **虚实二纲在针灸临床应用中,以下不正确的是**
   A. 虚实是指邪正盛衰而言
   B. 虚则补之,针用补法;实则泻之,针用泻法
   C. 虚实夹杂者宜区分主次,针灸补泻兼施
   D. 虚实不明显时,用平补平泻法治之
   E. 虚实转化时,或先补后泻,或先泻后补

**(150～152 题共用题干)**

**患者,男,27 岁。近 2 个月来,忙于成人本科考试复习。3 天前右侧期门处赤热作痒,继而作痛,昨天痛增,难以入寐,烦躁口苦。检查:皮损局部见红疹、渗出、肥厚,皮肤焮红潮热。伴见伴**

**身热口渴，大便秘结，小便短赤，舌红，脉弦数。**

150. **可能的疾病是**
   A. 湿疹　B. 牛皮癣
   C. 丹毒　D. 蛇丹
   E. 风疹

151. **用归经理论进行经络诊察法，其病属**
   A. 胃经　B. 脾经
   C. 肝经　D. 肺经
   E. 肾经

152. **用本经子母补泻法，其穴应取**
   A. 太冲　B. 行间
   C. 曲泉　D. 大敦
   E. 中封

**（153～155 题共用题干）**

**李某，针灸科实习医生。为给某运动员治疗髋关节及踝关节扭伤，取 2 寸针针刺环跳。因考虑到患者肌肉肥厚、体质壮实，应尽可能深刺重刺以使之得气，故将针刺入至针根处。起针后，发现针身折断在患者体内，刚好与皮肤相平。**

153. **李某应该选择的针具长度是**
   A. 1.0 寸　B. 1.5 寸
   C. 2.0 寸　D. 2.5 寸
   E. 3.0 寸

154. **治疗踝部扭伤，除阿是穴外，宜选用**
   A. 申脉、丘墟、解溪
   B. 膝眼、梁丘、膝阳关
   C. 曲池、小海、天井
   D. 阳溪、阳池、阳谷
   E. 环跳、秩边、居髎

155. **对于断针，以下处理方法中错误的是**
   A. 医者必须从容镇静
   B. 嘱患者切勿更动原有体位，用左手拇、食二指垂直向下挤压针孔两旁，断针暴露体外；右手持镊子将针取出
   C. 立即在局部消毒后，将断针外皮肤切开，取出断针
   D. 当时不作处理，待 2～3 天以后再定；或用吸铁石吸出；或留置于患者体内
   E. 当断针深入皮肤或肌肉深层时，即在 X 线定位，手术取针

**（156～158 题共用题干）**

**患者，男，25 岁。因"搬重物时腰部扭伤，疼痛伴活动受限 2 小时"来诊。查体：腰后伸受限，腰部肌肉紧张，第 4～5 腰椎椎体处压痛。腰部 X 线片：骨质未见异常。舌红苔白，脉沉细。**

156. **最可能的诊断是**
   A. 腰部骨质增生　B. 椎管狭窄
   C. 腰部骨折　D. 急性腰扭伤
   E. 腰肌劳损

157. **确诊依据不包括**
   A. 腰部 X 线片
   B. 搬重物扭伤
   C. 腰部后伸受限
   D. 第 4～5 腰椎椎体压痛
   E. 舌红苔白，脉沉细

158. **关于腰部疼痛的治疗，叙述错误的是**
   A. 腰部正中疼痛，病在督脉者，取人中或龈交
   B. 腰部一侧或两侧疼痛，病在太阳者，取患侧或双侧攒竹或养老
   C. 督脉、太阳同病者，取人中或龈交
   D. 局部肌肉紧张痉挛者，取阿是穴
   E. 当远端部位行针时，应配合做扭伤部位的活动

**（159～161 题共用题干）**

**患者，男，30 岁。腰痛，医生决定用经外奇穴腰眼与腰痛点治之。**

159. **腰痛点定位在**
   A. 手背，第 2、第 3 掌骨间，指掌关节后约 0.5 寸
   B. 手背，指总伸肌腱的两侧，腕横纹下 1 寸，一手两穴
   C. 手背，指总伸肌腱的两侧，腕横纹下 2

寸,一手两穴

D. 第 3 腰椎棘突下,旁开 3 ~ 4 寸凹陷处

E. 第 4 腰椎棘突下,旁开 3 ~ 4 寸凹陷处

**160. 腰眼定位在**

A. 手背,第 2、第 3 掌骨间,指掌关节后约 0.5 寸

B. 手背,指总伸肌腱的两侧,腕横纹下 3 寸,一手两穴

C. 手背,指总伸肌腱的两侧,腕横纹下 2 寸,一手两穴

D. 第 3 腰椎棘突下,旁开 3 ~ 4 寸凹陷处

E. 第 4 腰椎棘突下,旁开 3 ~ 4 寸凹陷处

**161. 以下腧穴中,不可用于治疗腰疾的是**

A. 攒竹　　B. 委阳

C. 承山　　D. 天枢

E. 昆仑

**(162 ~ 164 题共用题干)**

**患者,女,35 岁。诉左侧拇、示、中指痛麻 1 周,入夜加重,查叩击腕掌侧正中引起上症加重,屈腕试验阳性。**

**162. 该患者应诊断为**

A. 肱骨外上髁炎

B. 肱骨内上髁炎

C. 桡骨茎突狭窄性腱鞘炎

D. 腕管综合征

E. 桡管综合征

**163. 该疾病的鉴别诊断除旋前圆肌综合征外,在临床常见患者最易混淆的是**

A. 肘管综合征

B. 腕尺管综合征

C. 桡管综合征

D. 骨间背侧神经麻痹

E. 神经根型颈椎病

**164. 本病的治疗手法为**

A. 按、揉、摇、拿、拔伸法

B. 一指禅推、按、揉、摇、擦及捏腕法

C. 叉指顿筋法及按、揉法

D. 一指禅推、按揉及环摇屈腕法

E. 捻摇拔伸法

**(165 ~ 167 题共用题干)**

**患者,男,40 岁。臀部疼痛无力。诊为梨状肌综合征,拟取环跳、环中二穴治之。**

**165. 环跳穴针刺得气较佳的感觉与征象不包括**

A. 酸

B. 胀

C. 麻

D. 凉

E. 触电样放射感,伴有患腿微微抽动,操作有针感即止

**166. 最佳体位是**

A. 仰靠坐位

B. 伏卧位

C. 侧卧位,病侧腿朝上,且腿略屈曲

D. 俯伏坐位

E. 侧伏坐位

**167. 针刺深度是**

A. 1.0 寸 ~ 1.5 寸　　B. 1.5 寸 ~ 2.0 寸

C. 2.0 寸 ~ 2.5 寸　　D. 2.0 寸 ~ 3.0 寸

E. 4.0 寸 ~ 6.0 寸

**(168 ~ 170 题共用题干)**

**患者,女,48 岁。因“月经量多,持续时间长”来诊。患者每次月经来时出血多,日久不止,色淡红,少腹冷痛,喜温喜按,形寒畏冷,大便溏薄,舌淡,苔白,脉沉细而迟。**

**168. 诊断应首先考虑**

A. 崩漏,血虚型　　B. 崩漏,脾虚型

C. 崩漏,肾阳虚型　　D. 崩漏,血瘀型

E. 崩漏,血热型

**169. 治法为**

A. 清热化湿,滋阴降火

B. 行气活血,化瘀通络

C. 调理冲任,固崩止漏

D. 益气健脾,摄精止遗

E. 温肾益精，固涩止遗

**170. 首选的治疗主方是**

A. 关元、足三里、地机、三阴交、肾俞、太溪

B. 气海、足三里、地机、三阴交、肾俞、命门

C. 关元、三阴交、隐白、肾俞、命门

D. 关元、三阴交、公孙、隐白、肾俞、脾俞

E. 气海、足三里、地机、三阴交、肾俞、太溪

**（171～173 题共用题干）**

**患者，女，47 岁。近 1 年来月经周期紊乱，时而提前，时而错后，有时半个月一潮或 3 个月一至，经来量多，时感头晕耳鸣，失眠多梦，腰酸腿软，口干咽燥，颈面烘热汗出，舌红少苔，脉细数。**

**171. 其诊断是**

A. 月经过多　　B. 月经先后无定期

C. 闭经　　D. 绝经前后诸证

E. 月经过少

**172. 针灸治疗应选取的主穴是**

A. 中极、次髎、地机、三阴交

B. 气海、三阴交、肾俞、足三里

C. 肝俞、肾俞、太溪、气海、三阴交

D. 带脉、中极、白环俞、三阴交

E. 关元、三阴交、肝俞

**173. 针灸治疗应选的配穴是**

A. 心俞、命门　　B. 中脘、丰隆

C. 风池、太冲　　D. 关元、命门

E. 照海、阴谷

**（174～176 题共用题干）**

**患者，女，30 岁。妊娠定期保健检查发现胎位不正，医生建议用艾灸治疗。**

**174. 首选穴位是**

A. 足通谷　　B. 昆仑

C. 太溪　　D. 至阴

E. 京骨

**175. 矫正胎位的最佳时机是**

A. 妊娠 6 个月　　B. 妊娠 7 个月

C. 妊娠 10 个月　　D. 妊娠 11 个月

E. 妊娠 12 个月

**176. 大肠经孕妇不宜针刺的穴位是**

A. 手三里　　B. 臂臑

C. 合谷　　D. 曲池

E. 阳溪

**（177～179 题共用题干）**

**患者，女，63 岁。因“咳嗽、咳痰”来诊。患者形体肥胖，嗜食肥甘，反复咳嗽，咳声重浊，痰多稠厚，胸闷纳呆，身重肢倦，苔白腻，脉滑。**

**177. 该患者可初步诊断为**

A. 喘证　　B. 哮证

C. 外感咳嗽　　D. 内伤咳嗽

E. 感冒

**178. 该患者的辨证分型为**

A. 风寒袭肺　　B. 痰湿阻肺

C. 风热犯肺　　D. 燥热伤肺

E. 痰热壅肺

**179. 针刺治疗宜选的组穴是**

A. 中府、列缺、太渊、鱼际、合谷、肺俞、足三里

B. 三阴交、肺俞、阴陵泉、中府、太渊、足三里、丰隆

C. 肺俞、膏肓、太溪、行间、鱼际、中府、列缺

D. 风门、合谷、足三里、孔最、阴郄、曲池、丰隆

E. 肺俞、膏肓、太溪、阳陵泉、孔最、太渊、鱼际

**（180～182 题共用题干）**

**患儿，女，7 岁。因“遗尿 2 年”来诊。患者尿多，尿色清，熟睡，不易叫醒，面色淡白，精神不振，形寒肢冷，舌质淡，苔白，脉沉迟无力。**

**180. 针刺治疗最适宜的组穴是**

A. 关元、中极、膀胱俞、三阴交、血海、膈俞

B. 关元、中极、膀胱俞、三阴交、肾俞、命门

C. 关元、中极、膀胱俞、三阴交、太冲、合谷

D. 水道、归来、膀胱俞、三阴交、肾俞、命门

E. 水道、归来、膀胱俞、三阴交、太冲、合谷

**181. 若患儿睡中遗尿，白天小便频而量少，劳累后遗尿加重，面白气短，食欲不振，大便易溏，舌淡苔白，脉细无力。治疗除取主穴外，还宜选用的是**

A. 神门、阴陵泉、胃俞
B. 气海、肺俞、足三里
C. 次髎、水道、三阴交
D. 百会、神门、内关
E. 关元俞、肾俞、关元

**182. 西医治疗首选药物是**

A. 去氨加压素
B. β 受体阻滞剂
C. 镇静剂及阿片类药物
D. 麦角胺类
E. 钙通道阻滞剂

**(183～185 题共用题干)**

**甲、乙、丙、丁 4 个患者，均为汗证患者。甲患者外感风寒而无汗；乙患者为慢性结核病盗汗；丙患者怔忡而汗；丁患者为中风脱证多汗。**

**183. 丁患者宜选**

A. 大椎　　B. 涌泉
C. 复溜　　D. 阴郄
E. 关元

**184. 乙患者宜选**

A. 曲池　　B. 太溪
C. 复溜　　D. 阴郄
E. 关元

**185. 甲患者宜选**

A. 合谷　　B. 太溪
C. 复溜　　D. 阴郄
E. 曲池

**(186～188 题共用题干)**

**患者，女，30 岁。前天跟人争吵后感眼部不适，来我院就诊，诊为麦粒肿。**

**186. 可治疗麦粒肿，位于耳垂正面中央部，即耳垂 5 区的耳穴是**

A. 舌　　B. 颌
C. 牙　　D. 眼
E. 内耳

**187. 不属于眼区(眼眶中)的腧穴是**

A. 睛明　　B. 承泣
C. 上睛明　　D. 球后
E. 四白

**188. 眼区(眼眶中)腧穴针刺要掌握好角度与方向等，以下注意事项中错误的是**

A. 睁目
B. 将眼球推向针刺侧相反的方向
C. 选用细直的毫针
D. 用压入进针法
E. 出针时按压针孔时间要长些，以防止出血

**(189～191 题共用题干)**

**患者，男，45 岁。主因右胁肋部皮肤疼痛、起疱 3 天来诊。局部皮肤灼热，刺痛剧烈，红赤，有簇集水疱，高出皮肤，疱壁紧张，呈带状分布。烦躁易怒，口苦咽干，渴喜冷饮，小便短赤，大便干结，舌质红。舌苔黄厚，脉弦滑数。**

**189. 本案例的诊断是**

A. 皮炎　　B. 瘾疹
C. 蛇串疮　　D. 风疹
E. 丹毒

**190. 本案例的治疗原则是**

A. 清热疏风，和营止痒
B. 疏肝解郁，行气活血
C. 清热解毒，凉血活血
D. 理气化痰，调理冲任
E. 疏肝利胆，泻火解毒

**191. 本案例针灸治疗，选取的主要经脉是**

A. 足厥阴经　　B. 足太阴经
C. 足阳明经　　D. 手少阳经
E. 督脉

**(192～194 题共用题干)**

**患者，男，26 岁。前几天感冒未愈，今晨发**

**觉耳中有胀感，耳鸣如潮，鸣声隆隆不断，按之不减，伴恶寒发热，舌红，苔薄，脉浮数。**

192. **其辨证是**

A. 肝胆火盛证　　B. 脾胃虚弱证
C. 外感风邪证　　D. 肾经亏损证
E. 痰火郁结证

193. **治疗应选取的经穴是**

A. 局部穴及手足少阳经穴为主
B. 局部穴及足少阴经穴为主
C. 手、足阳明经穴为主
D. 近部取穴及手阳明、足厥阴经穴为主
E. 手太阴、手阳明经穴为主

194. **以下关于针灸治疗操作错误的是**

A. 听会、翳风的针感宜向耳内或耳周传导
B. 合谷应为补法
C. 耳针选用心、肝、肾、内耳、皮质下
D. 暴聋者，毫针强刺激
E. 可使用耳穴埋针法

**（195～197 题共用题干）**

**患者，男，25 岁。近日感头痛、眼胀、视力模糊、眼球坚硬，经检查，诊为青光眼。**

195. **治疗青光眼，可选取的耳穴是**

A. 盆腔　　B. 内生殖器
C. 神门　　D. 胰胆
E. 肝

196. **“系目系”的经脉是**

A. 肝经　　B. 心经
C. 三焦经　　D. 胃经
E. 小肠经

197. **“连目系”的经脉是**

A. 肝经　　B. 胆经
C. 三焦经　　D. 胃经
E. 小肠经

## A4 型题

以下提供若干个案例，每个案例下设 5 道考题。请根据题干所提供的信息，在每一道考题下面的 A、B、C、D、E 五个备选答案中选择一个最佳答案。

**（198～202 题共用题干）**

**手少阴心经从胸走手，首穴极泉，末穴少冲。**

198. **本经循行起于**

A. 心中　　B. 心包
C. 极泉　　D. 肺
E. 天池

199. **心与其他脏器相连的部位称为**

A. 肺系　　B. 心系
C. 胆系　　D. 目系
E. 头系

200. **位于第 4、5 掌骨之间，握拳，当小指端与无名指端之间的穴位是**

A. 少海　　B. 少泽
C. 少府　　D. 少冲
E. 少商

201. **腕横纹上及向上 0.5 寸、1.0 寸、1.5 寸，尺侧腕屈肌腱的桡侧，其穴位分别是**

A. 通里、神门、灵道、阴郄
B. 神门、灵道、通里、阴郄
C. 神门、阴郄、通里、灵道
D. 灵道、通里、神门、阴郄
E. 阴郄、神门、通里、灵道

202. **常用于治疗吐血、衄血等血证的心经腧穴是**

A. 极泉　　B. 少海
C. 通里　　D. 阴郄
E. 少府

**（203～207 题共用题干）**

**手太阴肺经，是十二经气血流注的起始，共有 11 穴。**

203. **肺经起于**

A. 肺　　B. 胃

C. 上焦　　D. 中焦
E. 下焦

**204. 肺系是指**
A. 肺与胃相联系的部位
B. 肺与心相联系的部位
C. 肺与心包相联系的部位
D. 肺与大血管相联系的部位
E. 肺与喉咙相联系的部位

**205. 本经逆经方向从指端由远到近向心方向依次排列的 5 个穴位分别是**
A. 少商、鱼际、太渊、经渠、列缺
B. 鱼际、少商、经渠、太渊、列缺
C. 少商、鱼际、经渠、列缺、太渊
D. 少商、太渊、鱼际、经渠、列缺
E. 少商、鱼际、经渠、太渊、列缺

**206. 下面哪项非本经腧穴所主治病证**
A. 胸部病　　B. 腹部病
C. 喉病　　D. 肺病
E. 上臂内侧前缘病

**207. 本经上与任脉相通的穴位是**
A. 少商　　B. 鱼际
C. 太渊　　D. 列缺
E. 经渠

(208 ~ 212 题共用题干)

**患者,女,28 岁,初产妇。产后 1 周,乳汁缺少,经服猪蹄汤通乳,尚未见效。遂来针灸治疗。**

**208. 治疗缺乳,应首选**
A. 前谷　　B. 少泽
C. 肩贞　　D. 养老
E. 小海

**209. 以下哪穴不用于治疗乳少**
A. 膻中　　B. 乳根
C. 少泽　　D. 足三里
E. 太溪

**210. 此产妇今日又感受风寒,颈项脊背强痛不舒,尤以肩后及后正线为主,应选**
A. 腕骨　　B. 支正
C. 臑俞　　D. 肩外俞
E. 后溪

**211. 经检查,该产妇诊为乳痈,症见乳头破裂,结块,乳房肿胀疼痛,皮色微红,乳汁分泌不畅,皮温微热,全身症状不显,查体见腋窝淋巴结肿大。苔黄,脉数。可使用以下哪种拔罐法**
A. 闪罐法　　B. 留罐法
C. 走罐法　　D. 刺血拔罐法
E. 留针拔罐法

**212. 乳痈证为火毒甚者针刺治疗可在基本方的基础上加**
A. 大敦　　B. 太白
C. 太溪　　D. 太冲
E. 少泽

(213 ~ 217 题共用题干)

**患者,男,54 岁。下痢日久,前天因赴宴后,出现腹痛腹泻,大便每天 3 次,为黏液血便,纳食减少,倦怠怯冷,舌质淡,苔白腻,脉虚数。针灸治疗时选用长强穴,长强穴是临床治疗肠腑疾病的要穴。**

**213. 其定位在**
A. 尾骨后面正中
B. 尾骨与骶骨的连接处
C. 尾骨尖下 0.5 寸,约当尾骨尖与肛门的中点
D. 尾骨尖下,肛门边缘
E. 骶管裂孔处

**214. 其穴定取方法是**
A. 仰卧位取穴　　B. 俯卧位取穴
C. 立位取穴　　D. 侧卧抱膝取穴
E. 坐位取穴

**215. 其针灸操作方法是**
A. 沿皮刺 0.8 ~ 1.0 寸
B. 直刺 0.8 ~ 1.0 寸
C. 紧靠尾骨前面斜刺 0.8 ~ 1.0 寸
D. 只灸不针

E. 不针不灸，只作腧穴定位标志

**216. 其穴特定穴所属**

A. 膀胱经络穴　　B. 阳跷脉络穴

C. 阳维脉络穴　　D. 督脉络穴

E. 任脉络穴

**217. 现有一批临床脱肛患者，需研究出疗效最佳的针刺手法。针刺手法的实验研究主要目的是**

A. 针刺手法量化

B. 针刺手法的应用规律

C. 针刺手法效应

D. 研究不同针刺手法治疗效果的差异性

E. 针刺手法的源流

## C 型题

以下提供若干个案例，每个案例下设若干道考题。每个考题有多个备选答案，其中正确答案有 1 个或几个，请从中选择正确的答案。

**（218～222 题共用题干）**

**《灵枢》中论述了“标本、根结、气街、四海”的概念，标本中“标”原义指树梢，引申为上部，与人体头面胸背的位置相应；“本”原义指树根，引申为下部，与人体四肢下端相应。根结中“根”指根本、开始，即四肢末端井穴；“结”指结聚、归结，即头、胸、腹部。气街是指经气聚集通行的道路。四海即髓海、血海、气海、水谷之海的总称。**

**218. 关于气街的叙述，正确的是**

A. 头气有街　　B. 胸气有街

C. 腹气有街　　D. 胫气有街

E. 臂气有街　　F. 四街是气之径路

**219. 关于气街的意义，正确的是**

A. 气在头者，止之于脑

B. 气在胸者，止之膺与背俞

C. 气在腹者，止之背俞，与冲脉于脐左右之动脉者

D. 气在胫者，止之于气街

E. 气在臂者，止之于寸口

F. 气在胫者，踝上以下

**220. 根据标本根结理论，足太阳经“本”部位于**

A. 内踝上下 3 寸中　　B. 行间上 5 寸

C. 厉兑　　D. 足跟以上 5 寸中

E. 窍阴之间　　F. 大杼

**221. 十二经的标在**

A. 头面　　B. 胸腹

C. 背腰　　D. 臀

E. 四肢肘膝以下　　F. 颈项

**222. 根结标本的关系中，正确的是**

A. 根与本的位置相近或相同

B. 结与标的位置相近或相同

C. 根与本、结与标，它们的意义不相似

D. 根与本的部位在下

E. 结与标的部位在上

F. 根为开始，并非结束

**（223～227 题共用题干）**

**康复评定是收集评定对象的病史和相关资料，提出假设，实施检查和测量，对结果进行比较、综合、分析、解释，最后形成结论和障碍学诊断的过程。康复评定的对象包括所有需要接受康复治疗的功能或能力障碍者。**

**223. 患者，男，58 岁。因 2 个月前脑梗死后遗有偏瘫入住康复科治疗，入院时检查左上肢肌张力增高，肘关节大部分范围都紧张，坐位下可主动屈膝大于 100°，可抗阻独自站立，能独立行走。该患者左上肢肘屈肌群肌张力的改良 Ashworth 分级是**

A. 0　　B. 1

C. $1^+$　　D. 2

E. 3　　F. 4

G. 5

**224. 此患者站立平衡功能属于**

A. 0　　B. Ⅰ

C. Ⅱ　　D. Ⅲ

E. Ⅳ　　F. Ⅵ

**225. 此患者下肢按 Brunnstrom 分期为**

A. Ⅰ　　B. Ⅱ

C. Ⅲ　　D. Ⅳ

E. Ⅴ　　F. Ⅵ

**226. 一心肌梗死患者经治疗后病情稳定，准备出院。现考虑根据代谢当量(MET)对该患者进行日常生活活动与职业活动指导。1MET 是指每千克体重、从事 1 分钟活动消耗多少氧的活动强度**

A. 1mL　　B. 1.5mL

C. 2mL　　D. 2.5mL

E. 3mL　　F. 3.5mL

G. 4mL

**227. 确定患者的安全运动强度之后，下列对该患者的建议，正确的是**

A. 职业活动(每天 8 小时)的平均能量消耗水平不超过峰值 MET 的 30%

B. 职业活动(每天 8 小时)的平均能量消耗水平不超过峰值 MET 的 40%

C. 职业活动(每天 8 小时)的平均能量消耗水平不超过峰值 MET 的 50%

D. 日常活动峰值强度不超过峰值 MET 的 50% ~60%

E. 日常活动峰值强度不超过峰值 MET 的 70% ~80%

F. 日常活动峰值强度不超过峰值 MET 的 85% ~95%

(228 ~232 题共用题干)

**患者，女，40 岁。患多种疾病，但不愿意接受毫针治疗，其同事推荐其使用皮肤针治疗。故她欲对本疗法做较为详细的了解。**

**228. 本疗法使用主要是基于**

A. 经别理论　　B. 络脉理论

C. 皮部理论　　D. 经筋理论

E. 奇经理论　　F. 皮肤理论

**229. 本针又名**

A. 叩刺针　　B. 浅刺针

C. 梅花针　　D. 五星针

E. 桃花针　　F. 八角针

G. 七星针　　H. 丛针

**230. 有关皮肤针法的叙述，正确的是**

A. 叩刺部位一般分为循经叩刺、穴位叩刺、局部叩刺

B. 循经叩刺常取四肢末端部位腧穴

C. 穴位叩刺常取华佗夹脊穴、阿是穴等

D. 局部叩刺多用于局部瘀肿疼痛及顽癣等

E. 刺激的强度要根据刺激的部位而定

F. 一般由内向外叩刺

**231. 在弱刺激中，以下正确的是**

A. 老弱妇儿用弱刺激

B. 虚证用弱刺激

C. 头面、眼、耳、门、鼻处用弱刺激

D. 肌肉浅薄处用弱刺激

E. 外感发热用弱刺激

F. 老年人用弱刺激

**232. 在强刺激中，以下正确的是**

A. 年壮者用强刺激

B. 体强者用强刺激

C. 腕踝关节处用强刺激

D. 肩背、腰臀肌肉丰厚处用强刺激

E. 实证患者用强刺激

F. 局部压痛明显者用强刺激

(233 ~237 题共用题干)

**患者，女，34 岁。顽固性失眠、口舌生疮 1 年，昨天起又声音突然嘶哑。上下口唇有多个疱疹，或结痂，或渗出。舌质红，尖有芒刺，边尖并有多个米粒至绿豆大小的深浅不一的溃疡，溃疡面新旧不一，色多偏红，脉左寸滑数。**

**233. 其治疗应先治其**

A. 失眠

B. 口舌生疮

C. 失音

D. 失眠与口舌生疮

E. 口舌生疮与失音

F. 避免过早进行颈部活动

**234. 治疗失眠应首选**

A. 极泉　B. 通里

C. 少海　D. 神门

E. 阴郄　F. 大陵

**235. 治疗此女口舌生疮应首选**

A. 通里　B. 少海

C. 青灵　D. 少府

E. 神门　F. 内关

**236. 经治疗,患者口舌生疮症状已好转,若该患者夜寐不安 2 个月,伴见心悸,健忘,舌淡,脉弱。治疗应首选**

A. 太溪　B. 丘墟

C. 太冲　D. 神门

E. 胃俞　F. 肝俞

G. 三阴交　H. 足三里

I. 梁丘

**237. 若该患者因思虑过多,经常寐而易醒,伴心悸健忘,面色无华,易汗出,纳差倦怠,舌淡,脉细弱。针灸治疗除百会、安眠、神门、三阴交、照海、申脉外,应加取**

A. 太溪　B. 胆俞

C. 心俞　D. 行间

E. 内关　F. 昆仑

G. 脾俞　H. 侠溪

I. 足三里

**(238 ~ 242 题共用题干)**

**患者,女,57 岁。因与人吵架突患心绞痛来诊。医生给予如下处方:内关、神门透阴郄、郄门、膻中、至阳、心俞、太冲。分两组施针。先取一组,每穴持续捻转 1 分钟,留针 30 分钟。然后根据心电图情况及患者具体症状体征,在起针后,再续针第二组穴位,依前法施行手法。**

**238. 上述处方中,取穴法正确的是**

A. 取内关是表里配穴法

B. 取神门透阴郄属于本经配穴法

C. 取内关、太冲属于上下配穴法

D. 取膻中、心俞属于前后配穴法

E. 取心俞、膻中属于俞募配穴法

F. 取心俞、肝俞属于左右配穴法

**239. 取至阳治疗患者,其应用主要是基于**

A. 特定穴　B. 经验穴

C. 局部穴　D. 交会穴

E. 八会穴　F. 下合穴

G. 背俞穴

**240. 取内关治疗患者,主要是基于**

A. 又是八脉交会穴

B. 异经穴位,表里经穴相配,作用提高

C. 远道穴位,四肢部为根为本

D. 内关是手厥阴心包经之络穴

E. 是治疗胸痹心痛之要穴

F. 与阴维脉相通

**241. 如用俞募配穴法治疗患者,与心俞相配的穴位应取**

A. 中脘　B. 鸠尾

C. 和庭　D. 巨阙

E. 璇玑　F. 命门

**242. 若该患者 6 小时前曾出现剧烈胸痛,30 分钟后症状消失。自诉间断性心前区疼痛,有冠心病史,心电图示前壁心肌缺血,下壁 ST 段弓背抬高。为明确诊断,应立即进行的检查项目是**

A. 动态心电图监测

B. 冠状动脉造影

C. 血液心肌酶检查

D. 心脏超声

E. 胸部 CT

F. 踏车运动试验

G. 核素心肌显象

(243～248 题共用题干)

**患者,女,78 岁。深秋时节,衣着单薄,感觉风寒,1 周前初见发热恶寒、头痛身疼,今有咳嗽喘促,痰白质稀,胸闷胸痛。**

**243. 用经络学理论解释,现其病**

A. 舍于皮毛　B. 入舍于孙脉
C. 入舍于络脉　D. 入舍于经脉
E. 内连脏腑　F. 外舍于经别

**244. 其治疗选取的最佳经脉是**

A. 手太阳小肠经　B. 足太阳膀胱经
C. 手太阴肺经　D. 足太阴脾经
E. 手阳明大肠经　F. 足阳明胃经
G. 手少阳三焦经　H. 足少阳胆经
I. 足厥阴肝经

**245. 下面何种治法较宜**

A. 毫针泻法　B. 三棱针刺血
C. 艾灸补法　D. 皮肤针重叩
E. 刺络拔罐　F. 耳针
G. 穴位注射法　H. 电针法

**246. 如患者考虑有大叶性肺炎的可能,适宜的实验室检查有**

A. 红细胞计数　B. 血糖
C. 雌激素　D. 尿培养
E. 痰细菌培养　F. 抗链球菌溶血素 O
G. 痰涂片

**247. 如上题诊断成立,下列最常用且有临床意义的检查**

A. 气管镜　B. 胸部超声
C. 肺活量　D. 胸部 X 线片
E. 呼吸道活检　F. 胸部 CT

**248. 选择何种药物穴位注射更合适**

A. 生理盐水　B. 维生素 $B_{12}$
C. 复方丹参注射液　D. 鱼腥草注射液
E. 青霉素　F. 红参提取注射液
G. 复方当归注射液　H. 银黄注射液
I. 柴胡注射液

(249～253 题共用题干)

**患者,女,20 岁。因"月经期第 1 天小腹痛 2 年"来诊。患者每月月经期的第 1 天腹痛,疼痛为痉挛性,休息或热水袋局部热敷后好转,月经周期正常,色暗淡,量少,夹有少量血块,每次疼痛发作时伴有畏寒,大便溏薄,舌淡,苔白,脉涩。**

**249. 诊断应首先考虑**

A. 痛经,气滞血瘀型
B. 痛经,寒湿凝滞型
C. 痛经,气血不足型
D. 痛经,湿热蕴结型
E. 痛经,肝肾不足型
F. 痛经,寒邪外侵型
G. 痛经,气虚血瘀型
H. 痛经,痰瘀互结型

**250. 针刺治疗主要在哪些经脉上取穴**

A. 手少阴经　B. 督脉
C. 任脉　D. 手厥阴经
E. 足少阴经　F. 手少阳经
G. 足太阴经　H. 足厥阴经
I. 足少阳经

**251. 治疗处方是**

A. 三阴交、关元、气海、血海
B. 三阴交、关元、中极、次髎
C. 三阴交、关元、地机、太冲
D. 关元、三阴交、足三里、肾俞
E. 关元、气海、三阴交、脾俞
F. 关元、气海、足三里、肝俞
G. 关元、气海、三阴交、足三里
H. 十七椎、地机、归来

**252. 若时至深秋,痛经明显,得寒则剧,首选穴位是**

A. 中极、关元　B. 气海、膻中
C. 曲池、合谷　D. 商丘、照海
E. 阴陵泉、三阴交　F. 血海、神阙
G. 太冲、血海　H. 太溪、肾俞
I. 气海、脾俞

**253. 若月经期间,骤起风疹,此起彼伏,周身瘙**

痒。根据急则治其标的原则，首选穴位是

A. 外关　　B. 大椎
C. 合谷　　D. 曲池
E. 血海　　F. 风市

（254～258 题共用题干）

患者，男，68 岁。头发全脱 10 年。近因头痛来诊。王医师决定取其头部百会、上星等穴治疗。

254. 正常情况下，取头部穴位所依据的前发际正中至后发际正中的骨度分寸是

A. 8 寸　　B. 9 寸
C. 10 寸　　D. 11 寸
E. 12 寸　　F. 13 寸
G. 15 寸

255. 对于头发全脱的患者，医生定取头部穴位的方法是

A. 两耳尖距离 15 寸折算
B. 两耳后乳突间 9 寸折算
C. 大椎到胸椎的距离酌情折算
D. 眉心到大椎为 18 寸折算
E. 两颧骨间与两瞳孔间距离酌情折算
F. 两侧鬓角发际间距 12 寸折算

256. 百会后发际直上与上星入前发际的寸数分别是

A. 1.0 寸、5.0 寸　　B. 2.0 寸、6.0 寸
C. 7.0 寸、1.0 寸　　D. 1.5 寸、8.0 寸
E. 1.0 寸、9.0 寸　　F. 9.0 寸、1.0 寸
G. 7.0 寸、3.0 寸　　H. 1.0 寸、7.0 寸

257. 若患者一侧头痛反复发作，并常伴恶心、呕吐，对光及声音过敏者，针灸治疗除局部穴外，宜主取的是

A. 足太阳经穴　　B. 手少阴经穴
C. 督脉　　D. 手阳明经穴
E. 足厥阴经穴　　F. 任脉
G. 足阳明经穴　　H. 手少阳经穴
I. 足少阳经穴

258. 若该患者为脑血管痉挛引起的头痛，西药治疗宜选用

A. 地高辛　　B. 普萘洛尔
C. 维拉帕米　　D. 硝苯地平
E. 氟桂嗪　　F. 氟西汀
G. 地西泮

（259～263 题共用题干）

患者，女，45 岁。因“间断失眠 5 年”来诊。西医诊为睡眠障碍。患者失眠发作时入睡困难，时寐时醒，兼见头晕耳鸣，腰膝酸软，五心烦热，盗汗，舌质红，脉细数。

259. 该患者的初步诊断为

A. 腰痛　　B. 不寐
C. 眩晕　　D. 耳鸣
E. 郁证　　F. 头痛
G. 痴呆

260. 针刺治疗最为适宜的组穴是

A. 脾俞、足三里、三阴交、合谷、太溪
B. 神门、三阴交、安眠、肾俞、太溪
C. 安眠、肾俞、行间、风池、阳陵泉
D. 风池、肾俞、行间、风池、足三里
E. 脾俞、肾俞、足三里、太溪、安眠
F. 神门、心俞、三阴交、风池、阴陵泉
G. 百会、照海、申脉、心俞

261. 最适宜的治疗方剂是

A. 归脾汤　　B. 朱砂安神丸
C. 天王补心丹　　D. 保和散
E. 酸枣仁汤　　F. 甘麦大枣汤
G. 安神定志丸　　H. 龙胆泻肝汤
I. 黄连温胆汤

262. 可选用的耳穴是

A. 脑、皮质下、眼、肝、脾
B. 神门、枕、心、肺、肾
C. 心、肾、脑、皮质下
D. 心、肾、脑、脾、肝
E. 内分泌、神门、皮质下、肝
F. 心、肾、脑、内分泌、肝
G. 交感、神门、枕

H. 脾、肝、内分泌、神门

263. **若欲快速入睡,首选药物是**

A. 唑吡坦　B. 艾司唑仑
C. 氯硝西泮　D. 维生素 C
E. 维生素 E　F. 氟西汀

**(264~268 题共用题干)**

**患儿,男,3 岁。因“咳嗽 3 天,发热 1 天”来诊。患儿体温 39℃,咳声频繁,呼吸急促,面红口干,烦躁不安,脉浮数。曾服西药(小儿感冒片、阿莫西林、止咳糖浆等)治疗,症状未减轻。查体:咽充血,扁桃体稍有肿大,双肺呼吸音粗,可闻及细小湿啰音。X 线透视:肺纹理增粗,右下肺见小片状影。诊断:急性支气管肺炎。**

264. **该患儿可选用的推拿治疗手法包括**

A. 运内八卦　B. 运外八卦
C. 清天河水　D. 开天门
E. 推太阳　F. 揉小天心
G. 推上七节骨　H. 摩腹

265. **运八卦穴的作用是**

A. 理胸膈　B. 和五脏
C. 逆运治热　D. 降胃气
E. 消宿食　F. 平肝气
G. 利水通淋　H. 滋阴补肾
I. 开窍醒神

266. **开天门、推太阳的作用是**

A. 疏风解表　B. 舒筋活血
C. 调理脾胃　D. 活血化瘀
E. 清热除湿　F. 开窍醒神
G. 镇静安神　H. 降逆止呕

267. **清天河水的临床作用是**

A. 清热解表　B. 泻火除烦
C. 活血通络　D. 健脾和胃
E. 化痰止咳　F. 清热解毒
G. 利尿通淋　H. 补气行气
I. 温阳散寒

268. **经过一段时间治疗,该患儿查血常规示 MPV 为 9.0fl。关于 MPV 的临床应用价值和含义,正确的是**

A. MPV 伴随血小板增多而加大,表示造血功能衰竭
B. 不具备独立的临床意义
C. 可由血液分析仪自动计算得出
D. 表示平均血小板容积
E. MPV 伴随血小板减少而降低,表示造血功能恢复
F. 临床用于血小板减少症病因的诊断

**(269~273 题共用题干)**

**患者,女,49 岁。因“左踝关节扭伤 1 个月”来诊。患者 1 个月前下楼梯时左踝关节扭伤,红、肿、痛,左脚不能踏地,经手法复位后,疼痛明显缓解。刻下:与健侧比较,患踝未发现明显肿胀,外踝前下方压痛点,活动欠佳;踝关节活动时,有较明显的牵掣感;不能久行,有无力感。舌质淡,苔薄,脉弦。**

269. **本病的病因病机包括**

A. 外伤　B. 正气虚损
C. 气滞血瘀　D. 属经筋病变
E. 属经脉病变　F. 风寒侵袭
G. 风热阻滞经脉

270. **此时相应的治则是**

A. 活血化瘀,行气通络镇痛
B. 理筋整复
C. 温通经脉,消瘀散结
D. 局部冰敷
E. 制动休息,避免剧烈活动
F. 疏风散寒除湿

271. **适宜的治疗方案是**

A. 化脓灸　B. 温和灸
C. 灯火灸　D. 温针灸
E. 温灸器灸　F. 蒜泥灸
G. 白芥子灸　H. 细辛灸
I. 斑蝥灸

272. **与灸法疗效相关的作用要素有**

A. 灸温　B. 灸量

C. 灸时　　D. 灸质
E. 施灸手法　　F. 灸器

**273. 若灸法后形成脓疱，为无菌性炎症，常见的新型炎症标志物包括**

A. 降钙素原　　B. C 反应蛋白
C. 血清淀粉样蛋白 A　D. 白细胞介素 6
E. 纤维蛋白原　　F. 糖皮质激素

**（274 ~ 278 题共用题干）**

**患者，男，50 岁。骑车时摔伤，面部着地，当时即感颈部疼痛，双上肢无力，伴四肢麻木，行走不稳，无踩棉感，无胸腹束带感，二便正常。**

**274. 首选的检查方法是**

A. 头颅 CT
B. 脑电图
C. 头颅 X 线拍片
D. 腰椎穿刺
E. 颈部血管 B 超
F. 颈部 X 线拍片及 MRI

**275. 查体可见颈椎活动受限，四肢肌张力正常，双上肢肌力 3 ~ 4 级，腱反射活跃，双上肢皮肤针刺痛觉过敏，鞍区感觉正常，肛门括约肌收缩力正常。双侧 Babinski 征（-）。颈部 X 线拍片及颈部 MRI 提示“颈椎退变，无骨折脱位，颈髓内小条片状异常信号”，该患者最可能的诊断是**

A. 颈椎管狭窄
B. 脊髓空洞症
C. 急性脊髓炎
D. 颈椎间盘突出
E. 无骨折脱位性颈髓损伤
F. 颈椎退行性病变
G. 落枕

**276. 按脊髓损伤的 ASIA 分级，该患者判断为**

A. A 级　　B. B 级
C. C 级　　D. D 级
E. E 级　　F. F 级

**277. 目前处理首选**

A. 持续颅骨牵引
B. 椎管扩大成形术
C. 理疗及按摩改善颈部血液循环
D. 严密观察病情变化，卧床、颈部制动、脱水治疗
E. 枕额吊带卧位牵引，1 ~ 2 天后用头颈胸石膏固定
F. 手术治疗

**278. 该患者的康复治疗，正确的是**

A. 尽早行双上肢抗阻肌力训练
B. 卧位时经常更换体位，预防褥疮
C. 可行超短波等理疗减轻炎症反应
D. 颈托保护下尽早行坐起及站立训练
E. 发病 3 个月后颈托保护下行步行训练
F. 避免过早进行颈部活动

**（279 ~ 283 题共用题干）**

**患者，女，35 岁。因“右侧面部阵发性剧烈疼痛 2 天”来诊。患者 2 天前突感右侧面部剧烈疼痛，时发时止，上、下颌处疼痛较明显。患者平素心烦易怒，胃脘部不适，口干，大便秘结。刻下：右侧面痛，面红，舌红，苔黄，脉细数。**

**279. 首选的检查是**

A. 扁桃体检查
B. 面部感觉，角膜反射及听力检查
C. 颞颌关节活动检查
D. X 线片
E. CT
F. 放射性核素闪烁法

**280. 提示：三叉神经分布区感觉减退，角膜反射及听力减弱。为明确诊断，应进一步检查**

A. 颅脑 MR
B. 脑脊液（CSF）检测
C. 颅脑 CT
D. 经颅多普勒超声（TCD）
E. 颈椎 MR
F. MR 血管成像（MRA）

**281. 提示：颅脑 CT 示动脉瘤。患者可诊断为**

A. 脑梗死　B. 脑出血
C. 蛛网膜下腔出血　D. 颅内动脉瘤
E. 脑血管畸形　F. 脑血管痉挛

**282. 患者还需要做的进一步检查有**
A. CT 血管成像(CTA)
B. 脑血管造影(DSA)
C. MR 血管成像(MRA)
D. 颅脑 MRI
E. 经颅多普勒超声(TCD)
F. 血生化检测

**283. 结合该病例,叙述正确的是**
A. CT 检查是诊断继发性三叉神经痛的首选检查方法
B. 应重视 40 岁以下突然发生的、剧烈的面痛
C. 应仔细询问病史
D. 若患者有颅内动脉瘤,可应用抗纤溶药物治疗
E. 针刺治疗继发性三叉神经痛可选用四白、下关、地仓、合谷、太冲、内庭
F. 防治脑血管痉挛

**(284～288 题共用题干)**

**患者,女,59 岁。因"头、肢体震颤"来诊。患者持物不稳,腰膝酸软,失眠,心烦,头晕,耳鸣,善忘,痴呆,舌质红,苔薄白,脉细数。**

**284. 可以选用的检查有**
A. 血铜、尿铜检测
B. 心电图
C. 抗链球菌溶血素 O、红细胞沉降率
D. 尿、便常规
E. 甲状腺功能检测
F. 脑电图
G. 胆囊 B 超
H. 颅脑 CT/MRI

**285. 提示:血压 182/106mmHg,心电图正常。颅脑 CT/MRI:大脑腔隙性梗死,脑萎缩。依据上述情况,可选用的穴位主要有**
A. 百会　B. 风池
C. 行间　D. 悬钟
E. 合谷　F. 气海
G. 脾俞　H. 内关
I. 肾俞　J. 率谷
K. 太冲　L. 阳陵泉

**286. 患者在接受针灸治疗的同时,要求西医治疗。西医治疗控制症状可选用的药物有**
A. 给予镇静剂
B. 抗组胺药物
C. 抗胆碱能作用的药物
D. 止吐药物
E. 改善微循环的药物
F. 降低中枢神经系统兴奋性的药物
G. 多巴胺

**287. 老年帕金森患者最适当的治疗药物是**
A. 苯海索　B. 复方左旋多巴
C. 司来吉兰　D. 溴隐亭
E. 维生素 E　F. 柠檬酸钙
G. 维拉帕米

**288. 帕金森病僵直严重者治疗应在基础处方上加灸**
A. 大包　B. 肝俞
C. 足三里　D. 期门
E. 百会　F. 气海
G. 脾俞

**(289～293 题共用题干)**

**患者,男,26 岁。因"左脚脚趾间断疼痛 1 年"来诊。患者脚趾疼痛发作时红肿灼热,疼痛剧烈难忍,难以行走。**

**289. 需要做的检查有**
A. X 线片　B. 血尿酸检测
C. 类风湿因子检测　D. 关节液检测
E. C 反应蛋白　F. 风湿全项

**290. X 线片临床表现可能有**
A. 骨赘形成　B. 骨质破坏
C. 骨质疏松　D. 软骨缘破坏

E. 关节面不规则　F. 软组织肿胀

**291. 提示诊断为痛风性关节炎。痛风发作的诱发因素有**

A. 饱餐

B. 紧张

C. 过度疲劳

D. 关节局部损伤、手术

E. 受冷、受潮

F. 饮酒

**292. 可以应用的药物有**

A. 秋水仙碱　B. 非甾体抗炎药

C. 糖皮质激素　D. 生物制剂

E. 解热镇痛药　F. 抗风湿药

**293. 患者可采用的非药物治疗有**

A. 戒烟限酒

B. 减少高嘌呤食物摄入

C. 规律运动

D. 控制体重

E. 大量饮水

F. 增加新鲜蔬菜摄入

G. 增加肝、肾等动物内脏摄入

**(294～298 题共用题干)**

**患者,男,33 岁。因"发现右腕背侧肿物 2 天"来诊。患者为篮球教练,2 天前篮球比赛结束后发现,右手腕背部中央有一凸出于皮表肿物,突起半球形,时大时小,无压痛,按之有囊性感,柔软,基底可向左右移动,表面光滑。穿刺抽出呈无色透明的浓稠黏液。舌红,脉弦紧。**

**294. 最可能的诊断为**

A. 腱鞘炎　B. 腱鞘囊肿

C. 腕管综合征　D. 纤维瘤

E. 体表脂肪瘤　F. 表皮样囊肿

**295. 诊断本病的依据有**

A. 发生于腕部

B. 中年男性

C. 慢性腕部劳损史

D. 肿物凸出皮表呈半球形,按之有囊性感

E. 肿物皮色不变,表面光滑,基底可向左右移动

F. 穿刺抽出无色透明的浓稠黏液

**296. 本病的中医辨证类型为**

A. 气滞型　B. 瘀结型

C. 寒凝型　D. 阴虚型

E. 阳虚型　F. 阴阳两虚型

G. 血虚型　H. 气虚型

**297. 本病的中医治疗原则是**

A. 行气　B. 活血

C. 舒筋　D. 散结

E. 补阳　F. 滋阴

G. 散寒　H. 温经

**298. 对该患者进行针灸治疗时,要考虑经穴特异性,即经穴相对于他穴或非穴在某些方面所具有的相对特异性,其内容包括**

A. 形态结构　B. 生物物理

C. 反映疾病　D. 治疗效应

E. 操作要点　F. 留针时间

**(299～303 题共用题干)**

**患儿,男,1 岁。因"发热、鼻塞、流涕、咳嗽"来诊。患儿先出现鼻塞、流涕、咳嗽,继而出现发热,自测体温 38.9℃。候诊量体温时患儿突然出现四肢抽搐,牙关紧闭,双目上视,面唇发绀,呼之不应,经急救处理约 2 分钟后苏醒,体温 39.7℃,心肺听诊正常,生理反射存在,病理神经反射未引出,脑膜刺激征(－)。**

**299. 患儿发生抽搐的原因可能是**

A. 化脓性脑膜炎

B. 癫痫

C. 高热惊厥

D. 维生素 D 缺乏性手足搐搦症

E. 中毒性脑病

F. 痉挛症

**300. 结合该病例,有意义的诊断要点是**

A. 1 岁儿童

B. 急剧高热(T38.9℃)

C. 抽搐发作持续2分钟
D. 发作停止后患儿意识正常
E. 鼻塞、流涕
F. 四肢抽搐，牙关紧闭，双目上视，面唇发绀

**301. 刮痧法可辨证配用的组穴区是**
A. 四肢部　B. 颈项部
C. 腰骶部　D. 胸腹部
E. 脊柱两侧　F. 合穴
G. 原络穴　H. 郄穴
I. 腹募穴　J. 背俞穴

**302. 针对该患儿的病情，首选的止惊药物是**
A. 地西泮　B. 丙戊酸
C. 水合氯醛　D. 托吡酯
E. 20%甘露醇　F. 苯巴比妥

**303. 针对该患儿的调护措施主要有**
A. 及时抢救　B. 预防外伤
C. 观察病情　D. 用药护理
E. 对症护理　F. 饮食护理

**(304～308题共用题干)**

**患儿，男，2岁半。因"纳呆伴稀便，精神不佳"来诊。患儿平素体虚易感冒，食欲欠佳，大便时时溏烂，消瘦，腹部稍胀满，精神不佳，烦躁，喜咬玩具等异物。**

**304. 患儿的诊断为**
A. 惊风　B. 感冒
C. 疳积　D. 小儿腹泻
E. 胃炎　F. 消化性溃疡
G. 厌食　H. 泄泻

**305. 本病的诊断分为**
A. Ⅰ度　B. Ⅱ度
C. Ⅲ度　D. Ⅳ度
E. Ⅴ度　F. Ⅵ度

**306. 本病的西医治疗方法主要有**
A. 祛除病因
B. 饮食调养
C. 关心疗法
D. 强逼进食法
E. 支持疗法
F. 刺激疗法

**307. 本病的毫针治疗原则为**
A. 健脾益肺　B. 健脾益胃
C. 益气养阴　D. 健运脾胃
E. 补益气血　F. 消积导滞
G. 温补肾阳　H. 补益肝肾

**308. 针刺治疗本病的基本穴方为**
A. 百会　B. 四缝
C. 中脘　D. 大椎
E. 鱼际　F. 合谷
G. 三阴交　H. 照海
I. 关元

**(309～313题共用题干)**

**患儿，女，4岁。因"腹泻2天"来诊。患儿2天前吃羊肉串后出现腹泻，日行5～6次，色黄，水样，秽臭，伴恶心呕吐。时有腹痛，大便稀黄，小便黄少，口渴欲饮。查体：体温38.6℃，脉搏120次/分，呼吸23次/分，血压85/60mmHg。意识清醒，眼眶稍凹陷，面色偏黄，舌红，苔黄腻。腹稍胀气，左下腹轻压痛，肠鸣音活跃，余无阳性体征。血常规：白细胞$12.5\times10^9$/L，中性粒细胞0.7，淋巴细胞0.25。**

**309. 本病证的腹泻类型是**
A. 寒湿内盛　B. 湿热伤中
C. 食滞肠胃　D. 脾胃虚弱
E. 肾阳虚衰　F. 气虚不固
G. 外感风寒　H. 气阴两伤

**310. 本病除主穴外还应加用**
A. 阴陵泉　B. 脾俞
C. 太白　D. 内庭
E. 下脘　F. 神阙
G. 命门　H. 曲池
I. 关元

**311. 首选检查是**
A. 胃镜

B. 便常规

C. 尿常规

D. 腹部彩色超声多普勒

E. 结肠镜

F. 腹部 X 线片

G. 腹部 CT

I. 直肠指检

**312. 提示大便培养:致病性大肠杆菌等细菌培养(+)。患儿的诊断可能是**

A. 泄泻　B. 霍乱

C. 小儿感染性腹泻　D. 轻度脱水

E. 痢疾　F. 厌食

G. 疳积

**313. 若患儿中度脱水,首要的治疗方法可选择**

A. 口服补液盐　B. 暂禁食、水

C. 静脉补液　D. 口服药物

E. 饮食疗法　F. 控制感染

**(314~318 题共用题干)**

**患者,男,65 岁。1 周前突发脑出血。经综合抢救,现神志清楚,血压稳定。CT 检查未发现有新的脑出血现象。但患者右半身不遂,口角歪斜,语言丧失,有理解能力,检查尚能配合,大便干结,小便色黄,舌质偏红,苔黄腻,脉弦滑数。针灸科大夫决定以头针为主进行治疗。**

**314. 如何定取患者的运动区**

A. 上点在其头部前后正中线中点向前 1.5cm 处

B. 上点在其头部前后正中线中点向前 0.5cm 处

C. 上点在其头部前后正中线中点处

D. 上点在其头部前后正中线中点向后 0.5cm 处

E. 上点在其头部前后正中线中点向后 1.5cm 处

F. 上点在其头部前后正中线中点向后 1cm 处

G. 下点在眉枕线与鬓角发际前缘相交处

H. 下点在眉枕线与鬓角发际后缘相交处

**315. 治疗该患者的运动性失语,应取**

A. 运动区上 1/5　B. 运动区中 1/5

C. 运动区下 1/5　D. 运动区中 2/5

E. 运动区下 2/5　F. 运动区上 2/5

**316. 治疗该患者的下肢瘫痪,其足运感区定位是**

A. 在前后正中线的中点旁开左右各 0.5cm

B. 在前后正中线的中点旁开左右各 2.0cm

C. 在前后正中线的中点旁开左右各 1.5cm

D. 在前后正中线的中点旁开左右各 1.0cm

E. 向后引 2cm 长

F. 平行于正中线

G. 垂直于正中线

**317. 治疗患者时,以下操作方法中错误的是**

A. 头部消毒后,快速进针

B. 进针时以推进式进针法为主,不捻转

C. 快速捻转,每分钟使针体来回快速旋转 200 次左右

D. 静留针后每隔数分钟,依照快速捻转法作捻转行针

E. 因患者脑出血或半身不遂,为防再出血或使患者不便,针刺期间不要求其配合肢体活动

F. 治疗中可配合肢体活动

**318. 治疗患者时,以下注意事项中错误的是**

A. 因头部有头发,要严密消毒

B. 用推进式进针法进针时,如其感觉疼痛,应停止进针,适当退针后改变角度再进针

C. 因针刺可调节血压,如患者血压不稳定,也可以继续应用头针,以稳定血压

D. 头针刺激较强,刺激时间又较长,要防止晕针

E. 如并发有高热、心力衰竭等,则不宜用头针

F. 空腹不宜针刺

# 参考答案与解析

1. **B**　2. **C**　3. **C**　4. **D**　5. **C**　6. **B**　7. **E**　8. **A**　9. **E**　10. **D**
11. **A**　12. **D**　13. **D**　14. **B**　15. **A**　16. **D**　17. **E**　18. **D**　19. **E**　20. **A**
21. **A**　22. **A**　23. **D**　24. **B**　25. **C**　26. **B**　27. **B**　28. **D**　29. **B**　30. **B**
31. **C**　32. **D**　33. **C**　34. **E**　35. **C**　36. **E**　37. **E**　38. **A**　39. **A**　40. **D**
41. **C**　42. **E**　43. **C**　44. **C**　45. **D**　46. **C**　47. **D**　48. **B**　49. **B**　50. **C**
51. **D**　52. **D**　53. **A**　54. **B**　55. **D**　56. **E**　57. **B**　58. **B**　59. **C**　60. **B**
61. **E**　62. **E**　63. **C**　64. **C**　65. **D**　66. **C**　67. **C**　68. **E**　69. **D**　70. **E**
71. **E**　72. **C**　73. **A**　74. **E**　75. **C**　76. **A**　77. **C**　78. **E**　79. **A**　80. **B**
81. **C**　82. **B**　83. **E**　84. **A**　85. **E**　86. **C**　87. **B**　88. **A**　89. **E**　90. **D**
91. **C**　92. **B**　93. **E**　94. **D**　95. **D**　96. **D**　97. **D**　98. **E**　99. **D**　100. **A**
101. **C**　102. **D**　103. **E**　104. **B**　105. **A**　106. **A**　107. **E**　108. **A**　109. **B**　110. **E**
111. **E**　112. **E**　113. **A**　114. **A**　115. **C**　116. **D**　117. **B**　118. **C**　119. **B**　120. **E**
121. **C**　122. **D**　123. **D**　124. **B**　125. **A**　126. **A**　127. **C**　128. **C**　129. **B**　130. **A**
131. **B**　132. **C**　133. **A**　134. **E**　135. **A**　136. **C**　137. **A**　138. **A**　139. **C**　140. **D**
141. **C**　142. **E**　143. **A**　144. **E**　145. **B**　146. **E**　147. **B**　148. **B**　149. **D**　150. **A**
151. **C**　152. **B**　153. **E**　154. **A**　155. **D**　156. **D**　157. **E**　158. **C**　159. **B**　160. **E**
161. **D**　162. **D**　163. **E**　164. **B**　165. **D**　166. **C**　167. **D**　168. **C**　169. **C**　170. **C**
171. **D**　172. **C**　173. **E**　174. **D**　175. **B**　176. **C**　177. **D**　178. **B**　179. **B**　180. **B**
181. **E**　182. **A**　183. **E**　184. **C**　185. **A**　186. **D**　187. **E**　188. **A**　189. **C**　190. **E**
191. **A**　192. **C**　193. **A**　194. **B**　195. **E**　196. **B**　197. **A**　198. **A**　199. **B**　200. **C**
201. **C**　202. **D**　203. **D**　204. **E**　205. **A**　206. **B**　207. **D**　208. **B**　209. **E**　210. **E**
211. **D**　212. **A**　213. **C**　214. **D**　215. **C**
216. **D**　217. **D**　218. **ABCDF**　219. **ABCDF**　220. **D**
221. **ABC**　222. **ABDEF**　223. **D**　224. **D**　225. **D**
226. **F**　227. **BE**　228. **C**　229. **CGH**　230. **ACDEF**
231. **ABCDF**　232. **ABDEF**　233. **C**　234. **D**　235. **D**
236. **DG**　237. **CG**　238. **ABCDF**　239. **B**　240. **ADEF**
241. **D**　242. **C**　243. **E**　244. **C**　245. **C**
246. **EG**　247. **D**　248. **E**　249. **B**　250. **CG**
251. **BH**　252. **A**　253. **E**　254. **E**　255. **D**
256. **C**　257. **EHI**　258. **E**　259. **B**　260. **BG**
261. **C**　262. **CG**　263. **A**　264. **ACDEF**　265. **ABCDEF**
266. **A**　267. **AB**　268. **BCDF**　269. **ACD**　270. **AC**
271. **BDE**　272. **ABCDE**　273. **ABCDE**　274. **F**　275. **E**
276. **D**　277. **D**　278. **ABCDF**　279. **B**　280. **C**
281. **D**　282. **ABC**　283. **ABCDE**　284. **ABEFH**　285. **ABDEIKL**

| | | | | |
|---|---|---|---|---|
| 286. **ACG** | 287. **B** | 288. **AD** | 289. **ABD** | 290. **DEF** |
| 291. **ABCDEF** | 292. **ABC** | 293. **ABCDEF** | 294. **B** | 295. **ACDEF** |
| 296. **A** | 297. **ABCD** | 298. **ABCD** | 299. **C** | 300. **ABCDF** |
| 301. **EJ** | 302. **A** | 303. **ABCDEF** | 304. **C** | 305. **ABC** |
| 306. **ABCE** | 307. **BF** | 308. **BCE** | 309. **B** | 310. **DH** |
| 311. **B** | 312. **ACD** | 313. **AC** | 314. **DG** | 315. **E** |
| 316. **DF** | 317. **E** | 318. **C** | | |

**1. B**。本次发作,头痛、脉浮紧,为哮喘实证风寒外袭。哮喘实证主穴:列缺、尺泽、肺俞、中府、定喘。配穴:风寒外袭配风门、合谷;痰热阻肺配丰隆、曲池。喘甚者配天突。哮喘虚证:肺气虚配气海、膻中;肾气虚配阴谷、关元。

**2. C**。落枕主要表现为颈项强痛,活动受限,项背部或颈肩部压痛明显。患者晨起突感颈部疼痛不适,出现疼痛,头常歪向患侧,活动欠利,不能自由旋转后顾,如向后看时,须整个躯干向后转动。颈项部肌肉痉挛压痛,触及条索状硬结,斜方肌及大小菱形肌部位亦常有压痛。根据患者表现,最可能是落枕。

**3. C**。颈椎病是以头颈部疼痛,活动不利,甚至肩背疼痛,或肢体一侧或两侧麻木疼痛,或头晕目眩,或下肢无力,步态不稳,甚至肌肉萎缩等为主症的病证。治法为舒筋骨,通经络。治疗以阿是穴及手、足三阳经穴为主。主穴:颈夹脊、阿是穴、天柱、后溪、申脉。

**4. D**。A 合谷镇静止痛,通经活络,清热解表;太冲主治肝经风热病证。B 丰隆和胃气,化痰湿,清神志。C 内庭主治胃热诸证;行间主治肝经风热病证、头目疾患。E 曲池泄热,治疗五官热性病证;大椎主治急性热病。D 梁丘为胃经郄穴,可清泻胃热;期门为肝之募穴,与内关远近配穴,可疏肝解郁。本题为产后乳痈,肝郁气滞,治疗应以疏肝和胃,清热散结为主。

**5. C**。支气管肺炎可选超短波治疗以消炎。

**6. B**。该患者可诊断为哮喘风寒外袭证,主穴为列缺、尺泽、肺俞、中府、定喘,配穴选风门、合谷。痰热阻肺配丰隆、曲池;喘甚者配天突。哮喘虚证主穴为肺俞、膏肓、肾俞、太渊、太溪、足三里、定喘。肺气虚配气海;肾气虚配关元。

**7. E**。嗳腐吞酸,主要病位在胃。选用其下合穴足三里或者募穴中脘均可,但题干提示近部取穴,首选中脘。

**8. A**。四缝为奇穴,是治疗疳积的经验穴。操作:四缝用三棱针点刺,出针后轻轻挤出液体,并用无菌干棉球擦干。一般采取速刺不留针。

**9. E**。患儿为遗尿之肝经郁热证。肾气不足可配肾俞、太溪;肺脾气虚可配肺俞、脾俞;心肾失交可配通里、大钟;肝经郁热可配蠡沟、太冲。

**10. D**。患儿属脾胃虚弱之腹泻,推拿治疗效果极好,且小儿易于配合,因此治疗首选小儿推拿。

**11. A**。呕吐清水或稀涎,食久乃吐,舌淡,苔薄白,脉迟者为寒邪客胃,配上脘、胃俞;呕吐酸苦热臭,食入即吐,舌红,苔薄黄,脉数者为热邪内蕴,配合谷、金津、玉液;因暴饮暴食而呕吐酸腐,脘腹胀满,嗳气厌食,苔厚腻,脉滑实者为饮食停滞,配梁门、天枢;呕吐多因情志不畅而发作,嗳气吞酸,胸胁胀满,脉弦者为肝气犯胃,配期门、太冲;呕吐清水痰涎,脘痞纳呆,头眩心悸,苔白腻,脉滑者为痰饮内停,配丰隆、公孙。

**12. D**。A 项胃俞功效为健脾养胃;合谷功效为镇静止痛,通经活络,清热解表。B 项肝俞功效为疏肝利胆,理气明目。内关主治心痛胃疼、反胃呕吐、心悸怔忡、失眠、胸闷等症。C 项三焦俞可通调三焦水道;公孙可健脾益胃。E 项关元俞可治腰腿痛、腹泻;三阴交功用为健脾和胃,调理气血,通经活络。D 项命门可滋补肾阳,培元固本;关元功用为培补元气。本题患者为泄泻肾阳虚衰,配穴取肾俞、命门、关元。

**13. D**。患者为热秘;除选用主穴外,还应加用合谷、内庭。血虚者,加用足三里、三阴交,排除 A;气秘者,用中脘、太冲,排除 B;阳虚者,用神阙、关元,排除 C;气虚者,用气海、脾俞,排除 E。

**14. B**。根据患者临床表现可诊断为癃闭之膀胱湿热证,主穴为中极、膀胱俞、秩边、阴陵泉、三阴交。膀胱湿热配委阳;肺热壅盛配尺泽;肝郁气滞配太冲;浊瘀阻塞配次髎、血海;脾虚气弱配气海、足三里。

**15. A**。由患者的主症和兼症可知,本病为肾阳亏虚型癃闭,治以调理膀胱,行气通闭。除选用主穴外,膀胱湿热配委中、行间;肝郁气滞配蠡沟、太冲;瘀血阻滞配膈俞、血海;脾气虚弱配脾俞、足三里;肾阳亏虚配肾俞、命门。

**16. D**。此患者为肝阳上亢型眩晕。主穴：百会、风池、内关、太冲。配穴：肝阳上亢配行间、侠溪、太溪；痰湿中阻配中脘、丰隆、阴陵泉。风池为近部取穴，配肝胆之荥穴行间、侠溪又有息风平抑肝阳的作用，肝俞滋补肝阴，此四穴均为对症治疗。

**17. E**。男性患者出现面瘫症状，应选择主要循行于面部的经脉进行针刺治疗。首选手足阳明经。

**18. D**。患者面部突发疼痛，发作次数不定，持续数秒到数分钟，遇寒则甚，得温则轻，鼻流清涕，苔白，脉浮，符合面痛的诊断。此属于外感寒邪所致面痛。寒邪阻滞经络，导致气血运行不畅，引起面部疼痛。所选主穴为下关、风池、合谷、内庭、太冲。风寒证配风池、列缺；风热证配曲池、尺泽；气血瘀滞配太冲、三阴交；肝胃火盛配行间、阳陵泉。

**19. E**。本题是中风中经络的风痰阻络型，治宜醒脑开窍、滋补肝肾、疏通经络。以手厥阴、督脉、足太阴经穴为主。主穴：内关、水沟、三阴交、极泉、尺泽、委中。心主血脉，内关为心包经络穴，可调理心气，疏通气血。脑为元神之府，督脉入络脑，水沟为督脉穴，可醒脑开窍、调神导气。三阴交为足三阴经交会穴，可滋补肝肾。极泉、尺泽、委中，可疏通肢体经络。

**20. A**。本证为热痹，取大椎、曲池清热解表以治热痹。行痹可配膈俞、血海；痛痹可配肾俞、关元；着痹可配阴陵泉、足三里。

**21. A**。A 项为多气多血之经脉，可疏通经络，调理气血。B 项治疗头面五官病、神志病等。C 项治疗神志病、热病、腰骶、背部等病证。D 项伴湿热证时选用。E 项伴眩晕肌肉萎缩严重时选取。本题为痿证，治疗以祛邪通络，濡养筋脉为主。以手足阳明经穴和相应夹脊穴为主。

**22. A**。头痛根据病位可分为前头痛、后头痛、侧头痛、巅顶痛、全头痛几种。其中，前头痛与阳明经有关，后头痛与太阳经有关，巅顶痛与厥阴经有关，侧头痛与少阳经有关，全头痛与少阴经有关。本症中的后头痛与太阳经有关，太阳头痛取穴：天柱、后顶、风池、阿是穴、后溪、申脉。

**23. D**。该患者为风湿头痛，主穴为百会、太阳、风池、阿是穴、合谷，配穴选偏历、阴陵泉。风门、列缺为治疗风寒头痛的主穴；曲池、大椎为治疗风热头痛的主穴；丰隆、中脘为治疗痰浊头痛的主穴；太溪、太冲为治疗肝阳上亢头痛的主穴。

**24. B**。A 项肾俞，主治耳聋、耳鸣等肾虚病证、妇科病证；太溪，功效为滋补下焦，调理冲任。C 项脾俞，健脾和胃，利湿升清；足三里，主治脾胃肠腑病证、下肢痿痹证等，且为保健要穴。D 项三阴交，治疗腹胀、腹泻等脾胃虚弱证。E 项内关，主为调理心气，疏导气血；三焦俞，多治疗脾胃肠腑病证。B 项关元，功用为温补肾阳，回阳固脱；神阙有回阳救逆之功效，在操作上一般多用艾炷隔盐灸。本题患者为中风中脏腑脱证，症见突然昏仆，手撒、四肢厥冷为阳气暴脱，应灸关元、神阙以回阳固脱。

**25. C**。腰椎间盘突出症的主要症状是腰痛和下肢坐骨神经放射痛，主要体征有腰部畸形、腰部压痛和叩痛、腰部活动受限、皮肤感觉障碍、肌力减退或肌萎缩、腱反射减弱或消失等，可有直腿抬高试验阳性、屈颈试验阳性、仰卧挺腹试验与颈静脉压迫试验阳性、股神经牵拉试验阳性等。X 线正位片可显示腰椎侧凸，椎间隙变窄或左右不等，患侧间隙较宽。根据患者表现，最可能是腰椎间盘突出症。

**26. B**。根据腰冷痛，起病缓慢，隐隐作痛，绵绵不已，腰腿酸软乏力，脉细等症，可辨证为肾虚腰痛。治法应为活血通经。以局部阿是穴及足太阳经穴为主，主穴为大肠俞、阿是穴、委中，配加肾俞、太溪。督脉病证配后溪；足太阳经证配申脉；腰椎病变配腰夹脊。寒湿腰痛配命门、腰阳关；瘀血腰痛配膈俞、次髎。

**27. B**。患者有腰部外伤史，腰部僵硬，刺痛明显，最可能为瘀血腰痛。配穴当取膈俞（血会）、次髎。

**28. D**。漏肩风主症：肩部疼痛、酸重，呈静止痛,有时可向颈部和整个上肢放射,常因感受风寒、天气变化及劳累而诱发或加重,日轻夜重,肩前、后及外侧均有压痛;主动和被动外展、后伸、上举等功能明显受限。病变早期以肩部疼痛为主,后期以肩关节活动受限为主。病情迁延日久,可出现肩部肌肉萎缩。

**29. B**。肱骨外上髁炎又称网球肘,是常见的肘部慢性损伤性疾病。Mill 试验又称为前臂伸肌牵拉试验,主要用于网球肘的诊断。检查方法是嘱患者将肘关节伸直,并且握拳屈腕,前臂向前旋,如果发生肘外侧疼痛则为阳性,可诊断为肱骨外上髁炎。患者右肱骨外上髁压痛明显,Mill 试验(+),右肘关节正侧位 X 线片无异常,最可能是肱骨外上髁炎。

**30. B**。肩峰下 24cm 截肢为肘上截肢,故选择上臂假肢。

**31. C**。根据患者临床表现诊断为牙痛之虚火牙痛,治疗除主穴外,应配太溪、行间。风火牙痛配外关、风池,胃火牙痛配内庭、二间。风池、侠溪和风池、太冲非牙痛配穴。

**32. D**。内庭为胃经荥穴,主祛胃经热邪,可治齿痛、咽喉肿痛、鼻衄等五官热性病证。本题为胃火亢盛之牙痛。治疗应清胃泻火止痛,取穴首选内庭。

**33. C**。该患者为心理原因导致的尿频症状,故需心理疏导。根据患者兼证,应为肾虚湿热内生所致,故应益肾清热祛湿。

**34. E**。大椎主治急性热病,外关主治目赤肿痛。尺泽主治肺结核,咯血,肺炎等,故可排除 ABC。D 项可治疗项强、头晕、癫痫等。E 选项正确,“面口合谷收”;曲池泄热,可用于治疗五官热性病证;支沟可治疗热病且为本经穴位。题干表示疱疹部位为三焦经所循行,且为热性病证。在选本经治疗热病穴位的同时,配以其他具有泄热作用的穴位。

**35. C**。该患者辨为耳鸣耳聋肝胆火旺证,属于耳鸣耳聋实证,其治法为疏风泻火,通络开窍,取局部穴及手足少阳经穴为主。

**36. E**。由患者症状可诊断为耳鸣虚证。选穴以足少阴、手太阳经穴为主。太溪、照海可补益肾精、肾气。听宫为局部选穴,可疏通耳部经络气血。

**37. E**。患者为痛经虚证,治疗应调补气血,温养冲任,取穴应以足太阴、足阳明经为主,主要选取三阴交、足三里、气海。气海为任脉穴,可暖下焦,温养冲任;足三里补益气血;三阴交为肝脾肾三经之交会穴,可以健脾益气,调补肝肾。肝脾肾精血充盈,胞脉得养,冲任自调。若为实证,则选用三阴交、中极、次髎。

**38. A**。骨关节炎多见于中老年人,好发于负重较大的膝关节、髋关节等部位,主要症状是关节疼痛,初期为轻度或中度间断性隐痛,休息时好转,活动后加重,晚期可出现持续性疼痛或夜间痛。关节局部有压痛,伴有关节肿胀时尤为明显。关节可肿大。关节疼痛、活动度下降、肌肉萎缩、软组织挛缩可引起关节无力,行走时腿软或关节交锁,不能完全伸直或活动障碍。X 线检查可见非对称性关节间隙变窄,软骨下骨硬化和囊性变,关节边缘增生和骨赘形成或伴有不同程度的关节积液。根据患者表现,最可能是左膝关节骨关节炎。

**39. A**。胃痛是以上腹胃脘部发生疼痛为主症的病证,患者胃脘胀痛可辨病为胃痛。根据患者胃脘胀痛,攻痛连胁,嗳气频作,呕逆酸苦,舌苔薄白,脉沉弦等表现,可辨证为肝气犯胃证,本证是由于肝气郁滞,横逆犯胃,胃气阻滞所致,不通则痛。治疗应首选足阳明胃经穴和足厥阴肝经穴。

**40. D**。根据患者表现,可辨证为肝阳上亢证,本证是由于肝阳风火,上扰清窍所致,治宜平肝潜阳,清火息风。

**41. C**。揉中脘、章门、期门,搓胁肋可和肝胃,故治疗胃脘痛时加用按揉章门、期门的操作,主要目的是针对肝气犯胃证。

**42. E**。补脾经、揉中脘、揉板门、运内八卦、摩腹以健胃和脾,行滞消食;清大肠、揉天枢疏调肠腑积滞;配揉龟尾以理肠止泻。故该腹泻的证型属于伤食泄泻,治宜消食导滞,和中助运。

**43. C**。根据题干信息,患者为便秘。胃肠燥热证证候:大便干结,小便短赤,面红身热,或兼有腹胀腹痛,口干口臭,舌红苔黄或黄燥,脉滑数。与患者症状相符,诊断为胃肠燥热证。便秘基本治法操作:仰卧位,用一指禅推法在中脘、天枢、大横治疗,每穴1分钟;然后用掌摩法以顺时针方向摩腹约5分钟,使热量深透至腹部,增强肠胃的蠕动。俯卧位,用一指禅推法沿脊柱两侧从肝俞、脾俞到八髎穴治疗,时间约5分钟;然后用按揉法在肾俞、大肠俞、八髎、长强穴治疗,操作2~3遍。胃肠燥热证操作:在基本治法基础上,揉按大椎、曲池、合谷、支沟穴,以酸胀为度。

**44. C**。根据患儿口角流涎清稀,面色萎黄,肌肉消瘦,懒言乏力,饮食减少,大便稀薄,舌质淡红,苔薄白,脉虚弱,指纹淡红。诊断为流涎脾胃虚弱证。流涎治疗基础方:清(补)脾经200次,摩腹、揉足三里各100次,捏脊30次。以达健脾化湿之效。脾胃虚弱证治则:健脾益气,固摄升提。处方:补脾经、补肺经、补肾经各200次,运内八卦、推三关、摩腹、揉足三里、揉百会各100次,捏脊30次。方义:补脾经、补肺经、补肾经调理先天之不足,益气健脾;运内八卦、推三关能补气行气,助阳散寒;揉百会能固摄升提;摩腹、揉足三里、捏脊能健脾胃、消食,是小儿重要的保健方法。

**45. D**。根据题干,患者可诊断为膝骨关节炎。推拿治疗手法:点、揉、按、㨰、弹拨、拿、擦、摇等法。推拿治疗时可令患者仰卧位,患肢自然伸直,于髌骨下方行一指禅推法或揉法。

**46. C**。治疗头痛以疏经、通络、止痛为总法,其病因包括六淫邪气上犯清窍、痰浊瘀血痹阻经络、肝阴不足、气虚清阳不升。患者为血虚头痛,血虚头痛者,指按揉中脘、气海、关元、足三里、三阴交、膈俞,每穴约1分钟;掌摩腹部5分钟左右;擦背部督脉,以透热为度。所以除治疗头痛的基本手法外,还应摩腹6~8分钟,以中脘、气海、关元为重点(C对);A、B、D、E项均与治疗头痛无关。

**47. D**。根据患者临床表现,诊为肝阳头痛,推拿治则为平肝潜阳。肝阳头痛者,按揉肝俞、阳陵泉、太冲、行间,每穴约1分钟;推眉弓30次左右,两侧交替进行;扫散法操作20次。

**48. B**。治疗失眠以宁心安神,平衡阴阳为总法,其病因为心脾两虚、阴虚火旺、痰热内扰、肝郁化火。根据患者临床表现,为阴虚火旺所致失眠。除治疗失眠的基本手法外,还应滋阴降火,可推桥弓穴,再擦涌泉(B对)。A、C、D、E项均与治疗阴虚火旺所致的失眠无关。

**49. B**。根据患者现症,诊断为面瘫。治宜舒筋通络,活血化瘀。以患侧颜面部为主,健侧做辅助治疗(B项对)。操作方法如下:①患者取坐位或仰卧位,医师立于患侧,用一指禅推法自印堂、阳白、睛明、四白、迎香、下关、颊车、地仓穴进行往返治疗(E项错),并可用揉法或按法先患侧后健侧(C项错),配合擦法治疗,但在施手法时注意防止颜面部破皮。②患者取坐位,医师站于患者背后,用一指禅推法施于风池及项部,随后拿风池、合谷穴1~2分钟,结束治疗。推拿治疗面瘫疗效较佳,但面瘫早期面部操作时手法应轻柔,避免使用重刺激手法(A项错)。早期禁止在翳风、颊车等处推拿施术,因其深层内部正是面神经干通过之处,此时神经处于水肿、变性状态,不能耐受推拿刺激(D项错)。

**50. C**。治疗胃痛宜理气止痛,根据患者病情,可判断为寒邪客胃所致胃痛,应温胃散寒,可擦左背$T_{7\sim12}$处,以透热为度(C项对);直擦督脉,以透热为度可消食导滞(A项错);斜擦两胁可疏肝解郁(B项错);横擦肾俞、命门可温补肾阳(D项错),横擦肺俞、大椎可温中健脾(E项错)。

**51. D**。治疗胃痛的总则是理气止痛,根据患者病情,可判断为脾胃虚寒所致的胃痛,宜温中健脾,按揉或一指禅推气海、关元、足三里。推擦法在左侧背部治疗寒邪客胃所致的胃痛;按揉章门、期门治疗肝气犯胃所致的胃痛。

**52. D**。治疗便秘以和肠通便为总法,根据患者临床表现,考虑为气机郁滞所致的便秘,宜疏肝理气。除治疗便秘的基本手法外,还应横擦胸上部,以透热为度,斜擦两胁,以微有热感为度。根据辨证论治,肠燥热者宜清热降浊;气血亏损者宜健脾胃,和气血;阳虚阴寒凝结者宜壮阳散寒。横擦八髎,直擦督脉,横擦肾俞、命门,横擦胸上部及左侧背部均与便秘的治疗无关。

**53. A**。治疗痛经以通调气血为总法,因虚者以补为通,因气郁者以行气为主,因寒湿凝滞者以温经化瘀为主,根据患者病情,可见患者是因血瘀而痛经,应活血化瘀,除治疗痛经的基本手法外,还应按揉章门、期门、肝俞、膈俞。按揉脾俞、胃俞、足三里,按揉肾俞、命门,按揉八髎,按揉内关、中脘均与治疗活血化瘀所致的痛经无关。

**54. B**。根据患儿表现,可见心脾气虚和湿热的症状,应养心健脾,清热祛湿,可补脾经,揉板门,推四横纹,运内八卦,揉中脘,分阴阳,揉天枢,按揉足三里。推上七节骨可温阳止泻,多用于虚寒腹泻、久痢等病症;推三关用于治疗虚寒病症;揉龟尾与推下七节骨多用于治疗便秘、腹泻等症状。

**55. D**。根据题干,患儿可诊断为小儿疳证,以健脾和胃为主要治疗原则,可补脾经,运内八卦,掐揉四横纹,按揉足三里,揉中脘,捏脊,清肝经,补肾经,揉上马,运内劳宫。掐揉五指节多用于治疗惊风、惊惕不安;推三关用于治疗虚寒病症。

**56. E**。根据题干,患者可诊断为跟痛症。治则为活血止痛,疏通经络。治疗手法可用点、按、揉、拿、弹拨、摇、擦等;不适宜使用拔伸法。

**57. B**。治疗呃逆的总则是降逆止呃,根据患者的病情,可判断为胃火上逆所致的胃痛,应清火降逆,和胃止呃,可按揉足三里、大肠俞以酸胀为度。按揉丰隆、内关各半分钟可治疗气机郁滞导致的呃逆;摩腹时加气海穴可治疗脾胃阳虚导致的呃逆;横擦胸上部可治疗胃阴不足导致的呃逆;直擦督脉可治疗胃中寒冷导致的呃逆。

**58. B**。哮喘主要病位在肺脾肾,主要病机是气机上逆,肺失宣降,其治疗总原则是宽胸理气,除治疗哮喘的基本手法外,还可按揉肺俞、膈俞,每穴约2分钟。A、C、D、E项均不属于治疗哮喘的推拿手法。

**59. C**。根据患者症状,可辨证患者属脾阳虚泄泻,治宜以健脾益气、温阳止泻为主,可用摩法以逆时针方向进行,往下至腹部时则按顺时针方向进行。斜擦两胁可用来治疗湿热泻;摩法为顺时针,并在腹部顺时针移动可用来治疗伤食泻;横擦肾俞、命门可用来治疗寒湿泻。

**60. B**。患者猝然昏仆,不省人事,中医诊断为晕厥。治宜苏厥醒神。以督脉及手厥阴经穴为主。主穴选取水沟、内关、涌泉。虚证配气海、关元;实证配合谷、太冲。水沟属督脉穴,督脉入络脑,取之有开窍醒神之功;内关调心气,苏心神;涌泉可激发肾经之气最能醒神开窍,多用于昏厥之重证。患者伴牙关紧闭,面赤息粗,可辨证为晕厥实证,配穴宜选取合谷、太冲。

**61. E**。患者辨证为眩晕的肝阳上亢证,治疗应平肝潜阳、化痰定眩,选用督脉、足少阳经及手足厥阴经穴为主,配伍选用行间、侠溪、太溪。肾精亏虚配志室、悬钟、三阴交;气海、脾俞、胃俞配伍治疗气血不足的眩晕症;内关、神门、三阴交合用可治疗中风。

**62. E**。根据患者表现,可判断为面瘫并处于面瘫的急性发作期,治疗时应轻刺浅刺面部穴位,不能加用电针,治在急性期面部穴位手法宜轻,针刺宜浅,取穴宜少,选用的肢体远端腧穴针刺手法宜重。隔姜灸主要治疗寒邪侵袭所致腹痛、呕吐等疾病,不能治疗面瘫;皮肤针叩刺的方法适用于面瘫恢复期。

**63. C**。根据患者的临床表现,可判断为面瘫并处于面瘫的急性发作期,治疗面部穴位时手法宜轻,针刺宜浅,取穴宜少,治疗选用的肢体远端腧穴针刺手法宜重。

**64. C**。患者诊断为面痛并以下颌部疼痛为主,治宜疏通经络,活血止痛。治疗选用局部穴和手、足阳明经穴。主穴为四白、下关、地仓、合谷、太冲、内庭。眼部疼痛配攒竹、阳白;上颌部疼痛配巨髎、颧髎;下颌部疼痛配夹承浆、颊车。风池、列缺合用治疗感受风邪所致面部疼痛,行间、内庭合用治疗肝经风热引起的面部疼痛。

**65. D**。根据患者"项背强急,四肢抽搐,直视口噤",可诊断为抽搐。"头目昏眩,自汗,神疲气短,低热。舌红无苔,脉细数",可诊断为虚风内动证。主穴取水沟、内关、阳陵泉、合谷、太冲,虚风内动配穴取血海、足三里。

**66. C**。根据患者"左腰部突发剧烈疼痛,向下腹部放射",可诊断为肾绞痛。根据"患者口干欲饮,小便灼热刺痛,尿色黄赤,舌质红,苔黄腻,脉滑数",可诊断为下焦湿热证。主穴取京门、肾俞、中极、膀胱俞、三阴交,下焦湿热配阴陵泉、委阳。

**67. C**。根据患者"发热 1 天,体温 39.1℃"可诊断为高热。根据"恶寒,头身疼痛,鼻塞咽痛,咳嗽痰稠,舌红,苔薄黄,脉浮数"可诊断为热在肺卫。主穴:大椎、曲池、合谷、十二井或十宣。配穴取外关、鱼际。

**68. E**。根据患者"大便秘结不通,排便艰涩难解"诊断为便秘,治法宜调肠通便。针灸时取大肠的背俞穴、募穴及下合穴为主。

**69. D**。根据患者"腹泻 2 年"可诊断为泄泻。"晨起即腹痛,泻后痛减,腹冷喜暖,精神疲乏,腰酸腿软,四肢发冷,舌淡,苔白,脉沉细"可诊断为肾阳虚衰证,主穴取大肠俞、天枢、上巨虚、三阴交、神阙,肾阳虚衰配肾俞、命门。

**70. E**。根据患者"胃脘部隐痛"可诊断为胃痛,"胃脘灼热,似饥而不欲食,咽干口燥,大便干结,舌红少津,脉弦细"可诊断为胃阴不足证。主穴取中脘、足三里、内关、公孙,胃阴不足配胃俞、内庭。

**71. E**。胃下垂主穴:脾俞、胃俞、中脘、足三里、百会、气海,若伴有痞满、恶心,可配公孙、内关。

**72. C**。根据患者"尿频,尿急,尿时灼痛"可诊断为淋证,"舌质红、苔黄、脉滑数"可诊断为热淋。主穴取中极、膀胱俞、三阴交、阴陵泉,热淋可配委中、行间。

**73. A**。根据患者"排尿不爽,点滴而下"可诊断为癃闭,"胁胀满,多烦善怒,大便不畅,舌苔薄,脉弦"可诊断为肝郁气滞证,主穴取中极、膀胱俞、委阳、三阴交、阴陵泉,肝郁气滞可配蠡沟、太冲。

**74. E**。根据患者"每周遗精 3~5 次,夜间无梦自遗"可诊断为遗精,"腰膝酸软、头晕、形体消瘦、神疲乏力、食欲不振、畏寒怕冷、记忆力减退,舌淡,苔薄白,脉沉细"可诊断为肾气不固证,主穴取关元、肾俞、太溪、志室、三阴交,肾气不固可配复溜、气海。

**75. C**。根据患者"晨起头面肿甚 1 年,甚则下肢肿胀"可诊断为水肿,"肿势以腰部以上为主,皮肤光泽,按之凹陷易复,胸中烦闷,甚则呼吸急促,小便短少而黄。苔白滑或腻,脉浮滑或滑数"可诊断为阳水,主穴取三焦俞、委阳、水分、水道、阴陵泉,阳水可配肺俞、列缺。

**76. A**。根据患者"少寐多梦"可诊断为不寐,"头晕目眩,耳鸣口干,面颊烘热,舌质红,苔薄黄,脉细弦数"可诊断为肝火扰心证。主穴取照海、申脉、神门、三阴交、安眠、四神聪,肝火扰心可配行间。

**77. C**。根据患者"终日不言不语,记忆力减退"可诊断为痴呆,根据"面色淡白,气短乏力,舌淡,苔白,脉细弱无力"可诊断为脾肾两虚证,主穴取百会、四神聪、风府、太溪、悬钟、足三里,脾肾两虚可配脾俞、肾俞。

**78. E**。《灵枢·九针十二原》中所指针具为砭石。"余欲勿使被毒药,无用砭石,欲以微针通其经脉,调其血气……"。

**79. A**。砭源自《黄帝内经》。砭、针、灸、药是我国独立并存的四大医术,古称砭、砭石,现称砭术,是用石制工具进行医疗保健的一种方法。

其起源于新石器时代。

**80. B**。砭石可用于针刺、割治排脓,保健按摩等。

**81. C**。新病为外感风寒,营卫不和,周身酸痛,恶寒发热。支沟为治水要穴,内关善调脏腑病,大椎为治疗外感热病常用穴,液门善治津伤热病,中渚较液门次之。

**82. B**。宿疾为胸胃胀满,内关可治疗胃腑病证。

**83. E**。足阳明经主治前头、口齿、咽喉、胃肠病;足少阳经主治侧头、耳、项、胁肋、胆病;足太阳经主治后头、项、背腰、肛肠病。足三阳经均可治疗神志病、热病。

**84. A**。十二经脉和任、督二脉各自别出一络,加上脾之大络,共计15条,称为十五络脉,分别以十五络所发出的腧穴命名。

**85. E**。十五络脉的命名是以其所发出的腧穴命名,比如脾之大络称为大包络。

**86. C**。十二经络脉在四肢肘膝关节以下本经的络穴分出后,均走向其相表里的经脉,阴经络脉走向阳经,阳经络脉走向阴经,阴阳经的络脉相互交通连接。任脉的别络,从胸骨剑突下鸠尾穴分出后,散布于腹部;督脉的别络,从尾骨下长强穴分出后,散布于头部,并走向背部两侧的足太阳经;脾之大络,出于腋下大包穴,散布于胸胁部。

**87. B**。杨继洲为明清时期针灸学家,其代表著作为《针灸大成》。徐凤为明代针灸医家,其代表著作为《针灸大全》。窦汉卿为金元时期针灸医家,其著作为《标幽赋》。孙思邈著有《备急千金要方》和《千金翼方》等,并绘制《明堂三人图》。魏晋时代皇甫谧将《素问》《灵枢》和《明堂孔穴针灸治要》三书中的针灸内容汇而为一,编撰成《针灸甲乙经》。

**88. A**。战国至秦汉时期为针灸理论体系形成期,该时期针灸学著作有《黄帝内经》《难经》等。南北宋时期针灸相关著作包括《铜人腧穴针灸图经》《针灸资生经》等。隋唐时期甄权著有《针方》,孙思邈绘制《明堂三人图》,杨上善撰写《黄帝内经明堂类成》等。魏晋时代皇甫谧将《素问》《灵枢》和《明堂孔穴针灸治要》三书中的针灸内容汇而为一,编撰成《针灸甲乙经》。

**89. E**。《针灸甲乙经》全书分为12卷128篇,共收349个腧穴,是最早的体系比较完整的针灸专著。

**90. D**。合谷为治疗滞产的经验效穴。

**91. C**。孕妇不宜针刺的穴位是三阴交、合谷、昆仑、至阴。

**92. B**。合谷主治:①头痛、目赤肿痛、齿痛、鼻衄、口眼㖞斜、耳聋等头面五官病证。②发热恶寒等外感病证。③热病无汗或多汗。④痛经、闭经、滞产等妇产科病证。⑤各种痛证,为牙拔除术、甲状腺手术等五官及颈部手术针麻常用穴。

**93. E**。足少阴肾经的主治包括:①头和五官病证:头痛,目眩,咽喉肿痛,齿痛,耳聋,耳鸣等。②妇科病,前阴病:月经不调,遗精,阳痿,小便频数等。③经脉循行部位的其他病证:下肢厥冷,内踝肿痛等。

**94. D**。照海穴主治:①失眠、癫痫等神志病证。②咽喉干痛、目赤肿痛等五官热性病证。③月经不调、痛经、带下、阴挺等妇科病证。④小便频数,癃闭。

**95. D**。本经腧穴有27个,包括涌泉、然谷、太溪、大钟、水泉、照海、复溜、交信、筑宾、阴谷、横骨、大赫、气穴、四满、中注、肓俞、商曲、石关、阴都、腹通谷、幽门、步廊、神封、灵墟、神藏、彧中、俞府。

**96. D**。脾之募穴为章门。大肠天枢肺中府,小肠关元心巨阙;膀胱中极肾京门,肝募期门胆日月;胃中脘兮脾章门,包膻三焦石门穴。

**97. D**。章门穴在腋中线,第一浮肋前端(第11肋端),屈肘合腋时肘尖正对的地方。

**98. E**。章门穴在腋中线,第一浮肋前端,屈肘合腋时肘尖正对的地方。

**99. D**。阳陵泉在腓骨长、短肌中;有膝下外侧动、静脉;当腓总神经分为腓浅神经及腓深神经处。

**100. A**。阳陵泉为八会穴之筋会,主筋病。

**101. C**。阳陵泉为八会穴之筋会,定位在小腿外侧,腓骨头前下方凹陷中。

**102. D**。金津穴,中医针灸穴位之一,隶属奇穴。定位在口腔内,当舌系带两侧静脉上,左为金津,右为玉液。

**103. E**。金津玉液穴区浅层有舌神经(发自下颌神经)和舌深静脉干经过;深层有舌神经、舌下神经和舌动脉分布。操作方法:点刺出血。

**104. B**。经外奇穴是指既有一定的名称,又有明确的位置,但尚未归入或不便归入十四经脉系统的腧穴。这类腧穴的主治范围比较单纯,多数对某些病证有特殊疗效,故又称“奇穴”。历代对经外奇穴记载不一,也有一些经外奇穴在发展过程中被归入十四经穴。

**105. A**。焦虑反应是一种常见的神经功能失调,其主要表现为长期的焦虑状态,并伴随生理上的症状,如心慌、憋气、肌肉跳动和尿频。根据该患者的症状描述,初步判断其病情符合焦虑反应。焦虑反应的发生可能与生活压力、环境变化或精神刺激等因素有关。应关注患者的心理状况,同时了解其生活背景和个人经历,以确定导致焦虑反应的具体原因。进一步的评估包括心理测评、神经系统检查和相关实验室检查,以排除其他潜在的疾病。

**106. A**。患者被诊断为焦虑反应,治疗方案包括应用抗焦虑药物。该药物主要用于减轻焦虑、紧张、恐惧等症状,同时能够稳定情绪并具有镇静、催眠和抗惊厥的功效。

**107. E**。放松疗法的目标是帮助患者减轻紧张情绪,改善心理状态,并进一步促进身体的放松。通过各种放松技巧和方法,如深呼吸、渐进性肌肉松弛法以及冥想等,患者可以培养自身放松的能力,提高应对压力的能力。研究显示,放松疗法可以对心理健康产生积极的影响,例如减轻焦虑、恢复精力、提高睡眠质量等;还可以帮助调节心率和血压,减少心血管疾病的发生风险。但放松疗法并不适用于所有人群,特别是存在严重精神障碍或身体疾病的人。因此,在使用放松疗法时,医生应评估患者的具体病情和需求,确保安全有效地进行治疗。

**108. A**。患者首次接受针刺治疗,多为精神紧张,导致晕针。

**109. B**。晕针的处理:立即停止针刺,将针全部取出。使患者平卧,注意保暖。轻者仰卧片刻,给饮温开水或糖水后,即可恢复正常;重者在上述处理基础上,可针刺人中、素髎、内关、足三里,灸百会、关元、气海等穴,即可恢复。若仍不省人事,呼吸细微,脉细弱者,应配合其他治疗或采用急救措施。

**110. E**。对于晕针应注重预防,措施得当,晕针是可以避免的。对初次接受针刺治疗或精神过度紧张,身体虚弱者,应先做好解释安抚,消除对针刺的顾虑和恐惧,同时选择舒适的体位,最好采用卧位,选穴宜少,手法要轻;若饥饿、疲劳、大渴时,应在进食、休息、饮水后再行针刺;医者在针刺治疗过程中,要精神专一,注意观察患者的神色,询问其感觉,一旦有不适等晕针先兆,可及早采取处理措施,防患于未然。

**111. E**。肾在对耳轮下脚下方后部,即耳甲10区,主治腰痛、耳鸣、神经衰弱、肾盂肾炎、遗尿、遗精、阳痿、早泄、哮喘、月经不调。故E错误。胃在耳轮脚消失处,即耳甲4区,主治胃痉挛、胃炎、胃溃疡、消化不良、恶心呕吐、前额痛、牙痛、失眠。大肠在耳轮脚及部分耳轮与AB线之间的前1/3处,即耳甲7区,主治腹泻、便秘、咳嗽、牙痛、痤疮。交感在对耳轮下脚前端与耳轮内缘交界处,即对耳轮6区前端,主治胃肠痉挛、心绞痛、胆绞痛、输尿管结石、自主神经功能紊乱。肾上腺在耳屏游离缘下部尖端,即耳屏2区后缘处,主治低血压、风湿性关节炎、腮腺炎、链霉素中毒、眩晕、哮喘、休克,腹痛,腹鸣,腹胀,食物中毒等。综上,胃、大肠、交感和肾上腺等穴位均可治疗胃肠疾病。

**112. E**。耳穴在耳郭的分布犹如一个倒置在子宫内的胎儿，其分布规律：与面颊相应的穴位在耳垂，与上肢相应的穴位在耳舟，与躯干和下肢相应的穴位在对耳轮体部和对耳轮上、下脚，与内脏相应的穴位集中在耳甲，其中与消化道相应的耳穴弧形排列在耳轮脚周围。

**113. A**。大肠位于耳甲艇，在耳轮脚上缘内侧 1/3，与口穴相对；小肠位于耳轮脚上方中 1/3 处。十二指肠位于耳轮脚上方的外 1/3 处。口耳穴，位于耳轮脚下方前 1/3 处。在耳轮脚上方内 2/3 处无明确对应穴。

**114. A**。患者肝阴暗耗，肝阳上亢，阳升风动，上扰清空，阳亢阴虚，上盛下虚，表现为眩晕欲仆，头胀痛，头仰、肢麻震颤、步履不稳等。针刺治疗时以柔肝息风、宁神定颤为主。

**115. C**。颤证选穴以督脉、足厥阴、手足少阳经穴为主，主穴取百会、四神聪、风池、曲池、合谷、太冲、阳陵泉；该患者为风阳内动证，配肝俞、三阴交以疏肝补肾，肝俞穴可疏肝，三阴交为足三阴经之会，可调补肝肾。

**116. D**。顶中线、顶旁 1 线皆可治疗腰腿足病证，如瘫痪、麻木疼痛等；顶旁 2 线主治肩、臂、手病证，如瘫痪、麻木、疼痛等。

**117. B**。患儿有下肢不适感，还应检查髋关节。患儿有外伤史，暂无须进行理化检验。若踝关节有损伤，患者会出现行动异常及踝部疼痛肿胀，此患儿未见，故无须检查。

**118. C**。小儿髋关节滑囊炎可出现髋关节外侧肿胀，髋关节疼痛，疼痛部位可位于髋关节外侧、臀部或腹股沟处。

**119. B**。仰卧屈髋法指患者取仰卧位，医者站于患侧，嘱患者健侧下肢自然放置，医者一手扶按髋关节，另一手握持大腿远端，做屈膝摇法，配合膝关节的屈伸、旋转等被动活动数次。属于功能训练的一种。其中，轻摇髋关节后，应先将患肢置于内旋位。

**120. E**。中经络主症：半身不遂，肌肤不仁，舌强言謇，口角歪斜。辨证：兼见面红目赤，眩晕头痛，心烦易怒，口苦咽干，便秘尿黄，舌红或绛，苔黄或燥，脉弦有力，为肝阳暴亢；肢体麻木或手足拘急，头晕目眩，苔白腻或黄腻，脉弦滑，为风痰阻络；口黏痰多，腹胀便秘，舌红，苔黄腻或灰黑，脉弦滑大，为痰热腑实；肢体软弱，偏身麻木，手足肿胀，面色淡白，气短乏力，心悸自汗，舌暗，苔白腻，脉细涩，为气虚血瘀；肢体麻木，心烦失眠，眩晕耳鸣，手足拘挛或蠕动，舌红，苔少，脉细数，为阴虚风动。故该患者为中风中经络之气虚血瘀证。

**121. C**。中风中经络治法：调神导气，疏通经络。以督脉、手厥阴及足太阴经穴为主。该患者为气虚血虚证，故应以益气活血为主。

**122. D**。中风中经络主穴：内关、水沟、三阴交、极泉、委中、尺泽。配穴：肝阳暴亢配太冲、太溪；风痰阻络配丰隆、风池；痰热腑实配曲池、内庭、丰隆；气虚血瘀配足三里、气海；阴虚风动配太溪、风池。口角歪斜配颊车、地仓；上肢不遂配肩髃、手三里、合谷；下肢不遂配环跳、阳陵泉、阴陵泉、风市、足三里、解溪；头晕配风池、完骨、天柱；足内翻配丘墟透照海；便秘配天枢、丰隆、支沟；复视配风池、天柱、睛明、球后；尿失禁、尿潴留，配中极、曲骨、关元。

**123. D**。该患者因感冒后出现肢体软弱无力，下肢较重，诊为痿证肺热津伤证，西医诊为多发性神经炎。多发性周围神经炎可由中毒、营养代谢障碍、感染、过敏、变态反应等多种原因引起，损害多数周围神经末梢，从而引起肢体远端对称性或非对称性的运动、自主神经功能障碍的疾病。

**124. B**。痿证肺热津伤配穴常为尺泽、肺俞。二间穴为大肠经荥穴，可清热解表；血海为脾经穴，可疏通经络，调理气血，取“治痿独取阳明”之意。

**125. A**。根据题干所述可判断为痿证之肺热津伤，方选清燥救肺汤，清热润燥，养阴生津。

**126. A**。头枕部痛或下连于项者为太阳头痛；额痛或兼眉棱、鼻根部痛者为阳明头痛；两侧头部疼痛者为少阳头痛；巅顶痛或连于目系者为厥阴头痛；头痛连及耳、目外眦者为太阴头痛。

**127. C**。头痛主穴为百会、太阳、风池、阿是穴、合谷。偏头痛主穴为率谷、阿是穴、风池、外关、足临泣、太冲。面痛主穴为攒竹、四白、下关、地仓、合谷、太冲、内庭。腰痛主穴为大肠俞、阿是穴、委中。坐骨神经痛足少阳经证主穴为腰夹脊、环跳、阳陵泉、悬钟、丘墟。

**128. C**。太阳头痛配天柱、后溪、昆仑；阳明头痛配印堂、内庭；少阳头痛配率谷、外关、足临泣；厥阴头痛配四神聪、太冲、内关。风寒头痛配风门、列缺；风热头痛配曲池、大椎；风湿头痛配头维、阴陵泉。肝阳上亢头痛配太溪、太冲；痰浊头痛配中脘、丰隆；瘀血头痛配血海、膈俞；血虚头痛配脾俞、足三里。

**129. B**。眩晕之痰湿中阻临床表现：眩晕，头重如蒙，或伴视物旋转，胸闷恶心，呕吐痰涎，食少多寐；舌苔白腻，脉濡滑。

**130. A**。眩晕选穴以督脉、足少阳经及手足厥阴经穴为主，主穴取百会、风池、内关、太冲；痰湿中阻配中脘、丰隆、阴陵泉。

**131. B**。眩晕痰湿中阻配中脘、丰隆、阴陵泉。阴陵泉健脾除湿，中脘健脾和胃，丰隆为祛痰要穴。

**132. C**。根据患者的临床表现，符合面瘫的诊断标准。面瘫是以口角向一侧歪斜、眼睑闭合不全为主症的病证。患者发病时有受凉史，舌淡，苔薄白，为风寒证。患者的临床诊断为面瘫风寒证。

**133. A**。面瘫选穴以局部穴和手足阳明经穴为主。主穴：阳白、四白、颧髎、颊车、地仓、翳风、牵正、太阳、合谷。

**134. E**。面部腧穴均行平补平泻法，翳风宜灸；恢复期主穴多加灸法。面瘫急性期面部穴位手法宜轻，针刺宜浅，取穴宜少，肢体远端腧穴手法宜重。

**135. A**。感冒是以鼻塞、咳嗽、头痛、恶寒、发热、全身不适为主症的外感病证。患者以鼻塞、流清涕为主要表现，无咳嗽、咳痰、咽喉疼痛及全身肌肉酸痛，首先考虑普通感冒可能。

**136. C**。根据题干所述可判断为风寒感冒，选穴为列缺、合谷、大椎、风池、太阳、风门、肺俞。

**137. A**。抗菌药物治疗性应用的基本原则，首先要判断是否是细菌感染，如果确定细菌感染或者可疑的细菌感染，才能够应用抗菌药物治疗。

**138. A**。根据患者临床表现诊断为哮喘。喘促气短，动则加剧，喉中痰鸣，痰稀，神疲，汗出，舌淡，苔白，脉细弱者为肺气虚；气息短促，呼多吸少，动则喘甚，耳鸣，腰膝酸软，舌淡，苔薄白，脉沉细者为肾气虚。若喉中哮鸣如水鸡声，痰多，色白，稀薄或多泡沫，伴风寒表证，苔薄白，脉浮紧者为风寒外袭；喉中痰鸣如吼，胸高气粗，痰色黄或白，黏着稠厚，伴口渴，便秘，舌红，苔黄腻，脉滑数者为痰热阻肺。

**139. C**。哮喘虚证主穴选择肺俞、膏肓、肾俞、太渊、太溪、足三里、定喘。百会、太阳、风池、阿是穴、合谷为治疗头痛主穴。列缺、尺泽、肺俞、中府、定喘为治疗哮喘实证主穴。痫病发作期应选择的主穴为水沟、百会、后溪、内关、涌泉为治疗痫病发作期主穴。大肠俞、阿是穴、委中为治疗腰痛主穴。

**140. D**。哮喘气虚配气海；肾气虚配关元。风寒外袭配风门、合谷；痰热阻肺配丰隆、曲池。喘甚者配天突。

**141. C**。胃脘灼热隐痛，似饥而不欲食，咽干口燥，大便干结，舌红少津，脉弦数。辨证为胃阴不足型胃痛。

**142. E**。患者胃脘灼热隐痛 4 年余，胃阴不足，虚火内灼，治疗时足三里用平补平泻法，内关、中脘均用泻法。

**143. A**。胃痛之胃阴不足证。治法：和胃止痛。以胃之下合穴、募穴为主。主穴：足三里、中脘、内关。配穴：①寒邪犯胃：配胃俞、神阙。②饮食伤胃：配梁门、天枢。③肝气犯胃：配期门、太冲。④气滞血瘀：配膻中、膈俞。⑤脾胃虚寒：

配神阙、胃俞、脾俞。⑥胃阴不足:配胃俞、三阴交。

**144. E**。患者泄泻半年,诊断为泄泻。泄泻肠鸣,腹痛攻窜,矢气频作,胸胁胀闷,嗳气食少,每因情志因素而发作或加重,舌淡,脉弦者为肝气乘脾。大便清稀或如水样,腹痛肠鸣,身寒喜温,苔白滑,脉濡缓者为寒湿内盛;泻下急迫,或泻而不爽,黄褐臭秽,肛门灼热,舌红,苔黄腻,脉濡数者为肠腑湿热;若大便时溏时泄,迁延反复,稍进油腻食物则便次增多,面黄神疲,舌淡苔白,脉细弱者为脾气虚弱;黎明前脐腹作痛,肠鸣即泻,完谷不化,泻后则安,腹部喜暖,腰膝酸软,舌淡苔白,脉沉细者为肾阳虚衰。

**145. B**。该患者为慢性泄泻,主穴选择神阙、天枢、足三里、公孙。天枢、上巨虚、阴陵泉、水分为急性泄泻主穴,天枢、上巨虚、合谷、三阴交为痢疾主穴,天枢、大肠俞、上巨虚、支沟为便秘主穴,中脘、足三里、内关为呕吐主穴。

**146. E**。急性泄泻寒湿内盛配神阙;肠腑湿热配内庭、曲池;食滞肠胃配中脘;泻下脓血配曲池、三阴交、内庭。慢性泄泻脾气虚弱配脾俞、太白;肾阳虚衰配肾俞、关元;肝气乘脾配肝俞、太冲;久泻虚陷配百会。

**147. B**。凡符合阴的一般属性的证候,称为阴证。里证、虚证、寒证均属阴证的范围,不同的疾病,所表现的阴性证候不尽相同,各有侧重。凡符合阳的一般属性的证候,称为阳证。表证、热证、实证均属阳证的范围。不同的疾病,所表现的阳性证候不尽相同,各有侧重。一般情况下,阳证多用针,阴证多用灸,证属阴阳两虚,多选用灸法。

**148. B**。里证指病变部位在身体深层,即在脏腑(气血、骨髓)受病而反映出来的证候。表证指六淫之邪从肌表、口鼻侵袭人体,病变反映在身体浅层,以发热、恶寒、脉浮、苔薄白为主要临床特点的证候。

**149. D**。虚实是指邪正的消长盛衰。虚实不明应当补泻兼施,而不是平补平泻。

**150. A**。湿疹是以皮肤呈丘疹、疱疹、渗出、肥厚等多形性损害,并反复发作为临床表现的疾病。

**151. C**。因患者病位在期门处,期门为肝经腧穴,故病属肝经。

**152. B**。该病属肝经实证,根据本经子母补泻法,“实则泻本子,虚则补本母”“肝泻行间补曲泉”可知应取行间。

**153. E**。针刺环跳应直刺2~3寸,故应选用3寸针具。

**154. A**。扭伤的治法为祛瘀消肿,舒筋通络。取扭伤局部腧穴为主。踝部扭伤的主穴为阿是穴、申脉、解溪、丘墟。扭伤多为关节伤筋,属经筋病,“在筋守筋”,故治疗当以扭伤局部取穴为主,以疏通经络,散除局部的气血瘀滞,配合循经远部取穴,加强疏导本经气血的作用。

**155. D**。断针处理:医者应沉着冷静,安抚患者,嘱患者切勿变动体位,以防断针向肌肉深部陷入。若断端针身显露于外,可用手指或镊子将针起出;若断端与皮肤相平,可用左手拇、食二指垂直向下挤压针孔两旁,断针暴露体外,右手持镊子将针取出;若断针完全没入皮下,应采用外科手术方法取出。

**156. D**。急性腰扭伤是指腰部的肌肉、筋膜、韧带等组织被突然受到的外力牵拉而引起急性撕裂。该患者搬重物时腰部扭伤,疼痛伴活动受限2小时,腰部X线片示骨质未见异常,符合急性腰扭伤的诊断。

**157. E**。舌红苔白,脉沉细属于中医辨证范畴,不是急性腰扭伤的诊断依据。

**158. C**。督脉、太阳同病者,两经同取,取人中或龈交治督脉病,取攒竹或养老治太阳经病。

**159. B**。腰痛点在手背,在第2、3掌骨及第4、5掌骨之间,当腕横纹与掌指关节中点处(腕背横纹下1寸),一手两穴。主治:急性腰扭伤,腰肌劳损,手背红肿疼痛,腕关节炎,痰壅气促,小儿急惊风,小儿慢惊风。

**160. E**。腰眼穴位于第4腰椎棘突下,旁开约 3.5 寸凹陷中。

**161. D**。天枢主治：①腹痛、腹胀、便秘、腹泻、痢疾等胃肠病证；②月经不调、痛经等妇科病证。

**162. D**。腕管综合征症状包括正中神经支配区（拇指，示指，中指和环指桡侧半）感觉异常和/或麻木。夜间手指麻木很多时候是腕管综合征的首发症状。

**163. E**。因有手指麻木感，因此易与神经根型颈椎病混淆。

**164. B**。腕管综合征治疗手法：一指禅推、按、揉、摇、擦及捏腕法。

**165. D**。环跳穴操作方法：针尖略向下方斜刺 2.0～3.0 寸，局部酸胀，有麻电感向下肢放散，以治疗坐骨神经及下肢疾患。

**166. C**。因针刺选穴部位位于臀部，最佳体位是侧卧位，病侧腿朝上，且腿略屈曲。这种体位更好地暴露治疗区域，使针刺更容易和精确。

**167. D**。环跳定位在臀区，股骨大转子最凸点与骶管裂孔连线的外 1/3 与内 2/3 交点处。操作：直刺 2～3 寸。

**168. C**。崩漏肾阳虚型临床表现为经来无期，量多或少，伴畏寒肢冷，腰酸肢冷，夜尿频多，舌淡，苔薄白，脉沉细。

**169. C**。该患者为崩漏肾阳虚型，属崩漏虚证，治法：调理冲任，固崩止漏。以任脉及足太阴经穴为主。

**170. C**。辨证为崩漏之肾阳虚。治法：调理冲任，固崩止漏。以任脉及足太阴经穴为主。主穴：关元、三阴交、隐白。配穴：①血热：配血海、行间、曲池；②血瘀：配血海、太冲；③脾虚：配脾俞、足三里；④肾阳虚：配肾俞、命门；阴虚配肾俞、太溪。

**171. D**。患者绝经前后，肾气渐衰，天癸将竭，脏腑功能逐渐减退，机体阴阳失衡，出现月经周期紊乱，经来量多，时感头晕耳鸣，失眠多梦，腰酸腿软，口干咽燥，颈面烘热汗出等症，舌红少苔，脉细数为阴虚之象，诊断为绝经前后诸证之肾阴虚证。

**172. C**。绝经前后诸证的治法是滋补肝肾，调理冲任，取任脉、足太阴经穴及相应背俞穴为主。主穴为肝俞、肾俞、太溪、气海、三阴交。

**173. E**。肾阴虚配照海、阴谷；烦躁失眠配心俞、命门；纳少便溏配中脘、阴陵泉；肝阳上亢配风池、太冲；肾阳虚配关元、命门。

**174. D**。至阴在足小趾外侧趾甲角旁 0.1 寸，可用于治疗胎位不正、滞产。为转胎之经验要穴。

**175. B**。至阴为转胎之经验要穴。矫正胎位的最佳时机是妊娠 7～8 个月。

**176. C**。合谷是阳明经之原穴，阳明经多气多血，又位关口，是调理人体气机之大穴，通过调气，以达理血活血、通经止痛之效，可用于治疗妇产科痛经、经闭、滞产等疾患。故孕妇不宜针刺。

**177. D**。内伤咳嗽为脏腑功能失常累及于肺所致，主症为咳嗽起病缓慢，病程较长，可兼见脏腑功能失调症状。外感咳嗽是外邪从口鼻皮毛而入，肺卫受邪，多见表证。

**178. B**。咳嗽痰多，色白，黏稠，胸脘痞闷，神疲纳差，苔白腻，脉濡滑为痰湿侵肺。

**179. B**。内伤咳嗽以肺之背俞、募穴和原穴为主；主穴：肺俞、中府、太渊、三阴交。痰湿阻肺配足三里、阴陵泉、丰隆。

**180. B**。遗尿之肾气不足临床表现为睡中尿床，醒后方觉，一夜数次，畏寒肢冷，腰膝酸软，舌质淡，苔薄白，脉沉细无力。该患儿为肾气不足型遗尿。遗尿主穴为关元、中极、膀胱俞、三阴交；肾气不足配肾俞、命门。

**181. E**。患者为脾肾阳虚之遗尿。故治疗除主穴外，应配合关元俞、肾俞、关元；脾肺气虚加气海、肺俞、足三里；夜梦多，配伍百会、神门、内关。

**182. A**。西医治疗小儿遗尿首选药物是去氨加压素。本药为抗利尿药，可减少泌尿量。

**183. E**。丁患者为中风脱证，故选用关元穴。关元穴常用于治疗中风脱证和虚劳冷惫等元气虚损的病证。

**184. C**。慢性结核病盗汗是津液输布失调的表现,复溜为肾经的经穴,主治水肿、汗证等津液输布失调病证。

**185. A**。甲患者为外感所致营卫不和的汗出,故选用合谷。合谷主治发热恶寒等外感病证。

**186. D**。眼部位在耳垂正面中央部,即耳垂5区。主治急性结膜炎、电光性眼炎、麦粒肿、假性近视。

**187. E**。四白在目正视,瞳孔直下,当眶下孔凹陷处;在眶下孔处,当眼轮匝肌和上唇方肌之间。

**188. A**。眼区腧穴应当闭目针刺。具体操作:嘱患者闭目、医者押手轻推眼球向外侧固定,刺手缓慢进针,紧靠眶缘直刺0.5~1寸。遇到阻力时,不宜强行进针,应改变进针方向或退针。不捻转,不提插(或只轻微地捻转和提插)。出针后按压针孔片刻,以防出血。针具宜细,消毒宜严。禁直接灸。

**189. C**。蛇串疮是以皮肤突发簇集性疱疹,排列呈带状,并伴强烈痛感为主症的病证。

**190. E**。根据题干所述可判断为蛇串疮之肝经火毒,故治宜疏肝利胆,泻火解毒。

**191. A**。本证为肝经火毒,故治宜选取足厥阴肝经的经穴。

**192. C**。患者耳中有胀感,耳鸣如潮,鸣声隆隆不断,按之不减,诊断为耳鸣耳聋。畏寒发热,舌红,苔薄,脉浮数,辨证为外感风邪证。

**193. A**。耳鸣耳聋实证的治法为疏风泻火,通络开窍,取局部穴及手足少阳经穴为主。

**194. B**。该患者属于耳鸣耳聋实证,其针灸操作:听会、翳风的针感宜向耳内或耳周传导为佳,余穴常规针刺,泻法。

**195. E**。肝,位于耳甲艇的后下部,即耳甲12区。主治:胁痛、眩晕、经前期紧张症、月经不调、围绝经期综合征、高血压、近视、单纯性青光眼。

**196. B**。心手少阴之脉,其支者:从心系,上夹咽,系目系。

**197. A**。足厥阴肝经起于足大趾爪甲后丛毛处,下至外侧端(大敦穴),向上行于足背第一、二跖骨间,至内踝前1寸处(中封穴),上行小腿内侧中线(会三阴交),在内踝尖上8寸处交出足太阴脾经之后,上行过膝内侧(曲泉穴),沿大腿内侧中线进入阴毛中,绕阴器,至少腹,进入腹腔,挟胃两旁,属肝,络胆。向上穿过膈肌,分布于胁肋部,沿喉咙的后边,向上进入鼻咽部,上行连接目系,出于额,上行与督脉会于头顶部。

**198. A**。“心手少阴之脉,起于心中,出属心系。”

**199. B**。《十四经发挥》认为:“五脏系皆通于心,而心通五脏系也。”一说:“心系有二。其一上通于肺,其一由肺叶而下,曲折向后,并脊里,细络相连,与肾相通。”

**200. C**。少府穴位于手掌面,第4、5掌骨之间,握拳时,当小指尖处。

**201. C**。神门位于腕部,腕掌侧横纹尺侧端,尺侧腕屈肌腱的桡侧凹陷处。阴郄位于前臂掌侧,当尺侧腕屈肌腱的桡侧缘,腕横纹上0.5寸。通里在前臂掌侧,当尺侧腕屈肌腱的桡侧缘,腕横纹上1.0寸。灵道位于人体的前臂掌侧,当尺侧腕屈肌腱的桡侧缘,腕横纹上1.5寸。

**202. D**。阴郄主治:①心痛、惊悸等心病;②骨蒸盗汗;③吐血,衄血。

**203. D**。“肺手太阴之脉,起于中焦,下络大肠,还循胃口,上膈属肺,从肺系横出腋下,下循臑内,行少阴心主之前,下肘中,循臂内上骨下廉,入寸口,上鱼,循鱼际,出大指之端;其支者,从腕后,直出次指内廉,出其端。”

**204. E**。肺系是指肺与喉咙相联系的部位。意为气管、喉咙。其中,系,系带、悬系的意思。

**205. A**。手太阴肺经从指端由远到近向心方向的5个穴位依次为:少商、鱼际、太渊、经渠、列缺。

**206. B**。手太阴肺经腧穴主要治疗喉、胸、肺及经脉循行部位的其他病症。治疗咳喘常用中府、太渊、鱼际；治疗咯血常用孔最、太渊；治疗咽喉痛常用少商、鱼际；治疗热病常用尺泽；治疗头项痛常用列缺。针刺中府应注意角度与深度，太渊应注意避开桡动脉。

**207. D**。少商穴是手太阴肺经井穴。鱼际穴是手太阴肺经荥穴。太渊穴是手太阴肺经输穴、原穴、八会穴之脉会穴。经渠穴是手太阴肺经的经穴。列缺穴即是手太阴肺经络穴，联络手阳明大肠经；又属于八脉交会穴，通任脉。

**208. B**。治疗缺乳，主穴可选膻中、肩井、乳根、少泽。膻中、肩井善于调理气机而疏通乳络；乳根位于乳房局部，可催生乳汁；少泽为生乳、通乳之经验效穴。

**209. E**。膻中主治：①咳嗽、气喘、胸闷、心痛、噎膈、呃逆等胸中气机不畅病证；②产后乳少、乳痈、乳癖等胸乳病证。乳根主治：①乳痈、乳癖、乳少等乳部疾患；②咳嗽，气喘，呃逆；③胸痛。少泽主治：①乳痈、乳少等乳疾；②昏迷、热病等急症、热证；③头痛、目翳、咽喉肿痛等头面五官病证。足三里主治：①胃痛、呕吐、噎膈、腹胀、腹泻、痢疾、便秘等胃肠病证；②下肢痿痹；③癫狂等神志病；④乳痈、肠痈等外科疾患；⑤虚劳诸证，为强壮保健要穴。太溪主治：①头痛、目眩、失眠、健忘、遗精、阳痿等肾虚证；②咽喉肿痛、齿痛、耳鸣、耳聋等阴虚性五官病证；③咳嗽、气喘、咯血、胸痛等肺系疾患；④消渴，小便频数，便秘；⑤月经不调；⑥腰脊痛，下肢厥冷，内踝肿痛。

**210. E**。以肩后侧疼痛为主，肩内收时疼痛加剧，为肩痹手太阳经证。肩痹配穴：手阳明经证配合谷；手少阳经证配外关；手太阳经证配后溪；手太阴经证配列缺。

**211. D**。刺血拔罐法多用于热证、实证、瘀血证及某些皮肤病，如神经性皮炎、痤疮、丹毒、扭伤、乳痈等。

**212. A**。乳痈的治法为清热解毒，散结消痈。以足阳明、足厥阴经穴为主。主穴包括足三里、期门、膻中、内关、肩井。配穴：①肝气郁结配太冲；②胃热蕴滞配曲池、内庭；③火毒凝结配厉兑、大敦点刺放血；④乳房痛甚配少泽、梁丘；⑤恶寒发热配合谷、曲池；⑥烦躁口苦配行间。

**213. C**。长强在尾骨端下，当尾骨端与肛门连线的中点处。紧靠尾骨前面斜刺 0.8～1 寸。

**214. D**。长强在尾骨端下，应侧卧抱膝取穴。

**215. C**。长强针刺操作方法：紧靠尾骨前面斜刺 0.8～1 寸。

**216. D**。膀胱经、督脉、任脉络穴依次为飞扬、长强、鸠尾。

**217. D**。针刺手法的研究主要是古代针刺手法的特色总结与探讨、针刺手法的临床应用和机制等研究，对《内经》《难经》《针灸大成》等经典著作及针灸医家针刺手法特色进行总结和分析，其目的在于研究不同针刺手法治疗效果的差异性。其内容主要包括：针刺手法量化、针刺手法效应、针刺手法机制等。

**218. ABCDF**。“气街”是经气聚集通行的共同通路。《灵枢·卫气》记载：“请言气街：胸气有街，腹气有街，头气有街，胫气有街。”《灵枢·动输》又指出：“四街者，气之径路也。”以上说明了头、胸、腹、胫部有经脉之气聚集循行的通路。

**219. ABCDF**。《灵枢·卫气》：“故气在头者，止之于脑；气在胸者，止之膺与背俞；气在腹者，止之背俞，与冲脉于脐左右之动脉者；气在胫者，止之于气街，与承山踝上以下。”气街具有横向为主、上下分部、紧邻脏腑、前后相连的特点，横贯脏腑经络，纵分头、胸、腹、胫是其核心内容。气街理论主要阐述人体头、胸、腹部前后联系的径路问题。临床常用的俞募配穴、前后配穴以及偶刺法等，均以气街理论为立法依据。

**220. D**。十二经标本理论首见于《灵枢·卫气》。四肢肘膝以下的五输穴、原穴、络穴、郄穴、下合穴等都可视为本部，而“五输穴”中的“井穴”即为经脉之“根”。足太阳之本，在足跟以上5寸中，穴为跗阳，其标在两络命门（目），穴为睛明。

**221. ABC**。十二经脉都有“标”部与“本”部。本在四肢肘膝以下的一定部位,标在头、胸、背部。标本是一个相对概念,指经脉腧穴分布位置的上下对应关系。上为“标”,下为“本”;经络在四肢者为本,在头面、躯干者为标。

**222. ABDEF**。“根”指根本、开始,即四肢末端的井穴;“结”指结聚、归结,即头、胸、腹部。上为“标”,下为“本”;经络在四肢者为本,在头面、躯干者为标。

**223. D**。改良 Ashworth2 级评定标准是肌张力较明显增加,在通过关节活动大部分范围时出现,但仍能较容易被动活动。

**224. D**。Ⅲ级站立平衡是在站立姿势下抵抗外力保持身体平衡的训练。

**225. D**。Brunnstrom 分期的下肢Ⅳ期标准:在坐位上,可屈膝 90°以上,足可向后滑动。在足跟不离地的情况下踝能背屈。

**226. F**。代谢当量(MET)是指运动时代谢率对安静时代谢率的倍数。1MET 是指每千克体重,从事 1 分钟活动消耗 3.5mL 的氧,其活动强度称为 1MET。代谢当量是反映受检者心肺功能的重要指标。

**227. BE**。心血管患者不可能进行所有日常生活活动或职业活动,因此,需要在确定患者的安全运动强度之后,根据 MET 表选择合适的活动。要注意职业活动(每天 8 小时)的平均能量消耗水平不应该超过患者峰值 MET 的 40%,峰值强度不可超过峰值 MET 的 70% ~80%。

**228. C**。皮肤针属于皮部理论,皮部是十二经脉之气散布的部位,与机体内脏腑构成整体的联系。在治疗上有重要意义,无论针灸、拔罐、按摩、药熨、水浴、泥疗等,都是先作用于皮部的理疗方法。

**229. CGH**。市售小锤式皮肤针,以其装置的针数不同,分别称为梅花针(5 枚)、七星针(7 枚)和丛针(针数不限)。

**230. ACDEF**。叩刺部位一般分为循经叩刺、穴位叩刺、局部叩刺。①循经叩刺:是指沿着经脉循行路线进行叩刺的方法。常用于项、背、腰、骶等部位,以督脉、足太阳膀胱经为主;其次是四肢肘、膝以下部位,以足三阴、足三阳经特定穴所在的循行部位为主。②穴位叩刺:是指选取与所治病证相关的穴位进行叩刺的方法。常用于特定穴、华佗夹脊穴、阿是穴等。③局部叩刺:是指针对病变局部进行叩刺的方法。常用于头面五官疾病、关节扭伤、局部肿胀、肌肤麻木不仁等病证。刺激强度可分为弱、中、强 3 种,可根据患者体质、病情、年龄、叩打部位灵活选用。一般由内向外叩刺。

**231. ABCDF**。弱(轻)刺激适用于老年人、久病体弱者、孕妇、儿童,以及头面五官等肌肉浅薄部位,不适用于外感发热。

**232. ABDEF**。强(重)刺激:腕力重,针具高抬,节奏略慢进行叩刺,局部皮肤明显潮红并有微量出血。此多用于体质壮实者、局部压痛明显以及背、肩、臀部等肌肉丰厚的部位。腕踝关节不宜用强刺激。

**233. C**。患者失眠、口舌生疮 1 年,而突发失音,急则治其标,应先治失音。

**234. D**。神门为心经原穴,能帮助入眠,调节自主神经,补益心气,安定心神。

**235. D**。少府为心经荥穴,可发散心火,治疗口舌生疮首选。

**236. DG**。心气不足引起的失眠,病位主要在心,所谓五脏有疾也,取之十二原,所以当取心经原穴神门。三阴交可治疗心悸、失眠、高血压等。

**237. CG**。该患者辨证为不寐心脾两虚证,除主穴外,心脾两虚配心俞、脾俞;心肾不交配太溪、肾俞;心胆气虚配心俞、胆俞;肝火扰神配行间、侠溪;脾胃不和配足三里、内关。噩梦多配厉兑、隐白;头晕配风池、悬钟;重症不寐配夹脊、四神聪。

**238. ABCDF**。取心俞、膻中为前后配穴法。膻中为心包募穴。

**239. B**。至阳穴常用于治疗胃痉挛、胆绞痛、胆囊炎、膈肌痉挛、肋间神经痛等，配心俞、内关主治心律不齐、胸闷，为治疗心绞痛的经验穴。

**240. ADEF**。内关是手厥阴心包经之络穴，又是八脉交会穴，与阴维脉相通，“阴维为病苦心痛”，是治疗胸痹心痛之要穴，不论寒热虚实皆可用之。内关穴常用于治疗心绞痛、心肌炎、心律不齐、胃炎、癔病等，有宁心安神、理气止痛的作用。

**241. D**。巨阙为心之募穴，与心俞相配属于俞募配穴法。

**242. C**。根据提示的心电图结果，显示患者可能有前壁心肌缺血和下壁 ST 段抬高，考虑到患者曾经历剧烈胸痛，最合适的下一步检查是进行血液心肌酶检查(选项 C)。心肌酶的升高可以帮助确认是否发生了心肌损伤。其他检查项目如动态心电图监测、冠状动脉造影、心脏超声、胸部 CT、踏车运动试验和核素心肌显象可能在进一步诊断和评估中有用，但首要任务是确认心肌损伤是否存在。

**243. E**。经络学理论认为，风寒之邪由皮毛而入，卫阳被遏，不能温煦肌表，故见恶寒；卫阳抗邪，阳气浮郁在表，故见发热等；但邪内连脏腑，侵袭肺卫，肺司呼吸，外合皮毛，风寒外感，最易袭表犯肺，肺气被束，失于宣降而上逆，则为咳嗽、气喘、胸闷胸痛等证。

**244. C**。根据经络学理论，手太阴肺经的主治肺系病证，咳嗽、气喘、咽喉肿痛、咯血、胸痛等。

**245. C**。患者因风寒外邪，侵袭肺卫，致使肺卫失宣，治疗时宜选用艾灸补法。艾灸有祛风散寒、温通经脉等功效。

**246. EG**。痰涂片可初步做出病原学诊断。痰细菌培养是诊断肺炎的最直接、有效的方法。通过痰细菌培养，可以明确肺炎的病原菌，为治疗提供依据。

**247. D**。胸部 X 线片是诊断肺炎最常用、最有效的方法。X 线检查内容包括肺纹理、肺的大小、形态，以及支气管的位置、形态；有无肺气肿、胸腔积液等，可评估患者肺部疾病严重程度。

**248. E**。青霉素可用于治疗肺炎链球菌引起的大叶性肺炎、脓胸、支气管肺炎等。穴位注射青霉素具有更好的抗菌消炎作用。

**249. B**。患者的痉挛性腹痛伴随着畏寒、经血量少、色暗淡、伴有血块、大便溏薄、舌淡苔白、脉涩等症状，符合寒湿凝滞型痛经的表现。

**250. CG**。该患者为寒湿凝滞型痛经，属痛经实证，治法：行气活血，调经止痛。以任脉、足太阴经穴为主。

**251. BH**。痛经实证主穴为中极、三阴交、地机、次髎、十七椎；关元穴为任脉穴，可调养冲任；归来为足阳明胃经穴位，活血调经。

**252. A**。关元为任脉与足三阴经交会穴，可益肝肾、调冲任。中极是足三阴、任脉之会，膀胱之募穴，可养血调经，募集膀胱经水湿。

**253. E**。血海穴为足太阴经穴，化血为气，运化脾血，具有和气血、调冲任的作用。本穴既主治月经不调、痛经、闭经等妇科病，又可治疗瘾疹、湿疹、丹毒等血热性皮肤病。

**254. E**。头面部骨度分寸前发际正中到后发际正中为 12 寸。

**255. D**。头发全脱患者，应当从眉心到大椎为 18 寸折算。

**256. C**。上星穴位于人体的头部，当前发际正中直上 1 寸。百会在后发际正中上 7 寸，当两耳尖直上，头顶正中。

**257. EHI**。偏头痛以疏泄肝胆，通经止痛。取手足少阳、足厥阴经穴以及局部穴为主。

**258. E**。氟桂嗪能预防由缺血缺氧引起的神经细胞内 $Ca^{2+}$ 多所致的损害，能消除由脑外伤和脑出血所引起的脑血管痉挛，对前庭基底动脉供血不全所引起的症状和偏头痛有较好疗效。维拉帕米主要用于心律失常，普萘洛尔用于减慢心率。

**259. B**。不寐是以经常不能获得正常睡眠，或入睡困难，或睡眠不深，或睡眠时间不足，严重者甚至彻夜不眠为特征的病证。

**260. BG**。不寐选穴以督脉、手少阴及足太阴经穴为主;主穴为百会、神门、三阴交、照海、申脉、安眠;题中患者为心肾不交,应配穴心俞、肾俞、太溪。

**261. C**。不寐之心肾不交证方选天王补心丹,滋阴降火,交通心肾。

**262. CG**。不寐耳针法:皮质下、心、神门、交感。毫针刺,或埋针法或压丸法。肾、脑、枕可治疗不寐。

**263. A**。患者间断失眠,失眠发作时入睡困难,唑吡坦吸收快,起效迅速,小剂量时能缩短入睡时间,延长睡眠时间,对于难以入睡的患者,效果相对较好,当作为首选。

**264. ACDEF**。根据患儿症状及体征,辨为发热之风热表证,需退邪解表、清热止咳,可运内八卦,清肝、肺经,揉掌小横纹,揉小天心、清天河水、开天门、推太阳等。

**265. ABCDEF**。运八卦穴的作用包括理胸膈、和五脏、逆运治热、降胃气、消宿食、平肝气。

**266. A**。开天门、推太阳的主要作用是疏风解表。

**267. AB**。清天河水,小儿推拿方法名。天河水:位于前臂正中,总筋至洪池(曲泽)成一直线。用示、中二指面自腕推向肘,称清(推)天河水。作用:清热解表,泻火除烦。本穴性微凉,较平和,清热而不伤阴,主要用于治疗热性病症。本穴多用于五心烦热、口燥咽干、唇舌生疮、夜啼等症;对于感冒发热、头痛、恶风、汗微出、咽痛等外感风热者,也常与推攒竹、推坎宫、揉太阳等合用。

**268. BCDF**。MPV 即血小板平均容积,表示单个血小板的平均容积。临床用于血小板减少症病因的诊断,多数情况下结合血小板计数综合分析更具有临床意义,可由血液分析仪自动计算得出。造血功能抑制解除后,MPV 增加是造血功能恢复的首先征兆。MPV 随血小板数而持续下降,是骨髓造血功能衰竭的指标之一。

**269. ACD**。患者 1 个月前下楼梯时左踝关节扭伤,属于外伤,即 A 项;伤后气滞血瘀,即 C 项,发生红、肿、痛;属经筋病变,伤及踝部经筋,即 D 项,排除 E 项。根据题干描述,未见正气虚损,排除 B 项;没有外邪侵袭,排除 F、G 项。

**270. AC**。根据题干,"经手法复位后,疼痛明显缓解",故本次无须理筋整复,排除 B 项;急性期需要局部冰敷以及制动休息,避免剧烈活动,现在是伤后 1 个月,排除 D、E 项;没有风寒湿侵袭,排除 F 项;现阶段"红、肿、痛",应该活血化瘀,行气通络镇痛,温通经脉,消瘀散结。

**271. BDE**。化脓灸在临床上主要治疗各种慢性疾病,如哮喘、慢性胃肠炎等,排除 A 项;灯火灸属纯阳之性,能回垂绝之阳,且能温阳补虚,回阳苏厥之作用,用于治疗脾肾阳虚、元气暴脱之证,排除 C 项;蒜灸具有清热、解毒、杀虫的作用,排除 F 项;白芥子灸一般可用于治疗咳喘、关节痹痛、口眼㖞斜等症,排除 G 项;细辛灸可敷涌泉或神阙穴治小儿口腔炎等,排除 H 项;斑蝥灸可治疗癣痒等症,排除 I 项;温和灸、温针灸和温灸器灸可以温通经脉,消瘀散结镇痛。

**272. ABCDE**。灸法主要是指借灸火的热力和药物的作用,对腧穴或病变部位进行烧灼、温熨,达到防治疾病目的的一种方法,灸温、灸量、灸时、灸质、施灸手法均会影响灸法的热力与作用。

**273. ABCDE**。新型炎症标志物有降钙素原、C 反应蛋白、血清淀粉样蛋白 A、白细胞介素 6、纤维蛋白原等,这些标志物在体内的含量不受抗菌药物、免疫抑制剂和激素的影响,可作为炎症症状的可靠指标。

**274. F**。患者在摔伤后出现颈部疼痛和神经损伤症状,高度怀疑颈部脊髓受损。为了明确诊断,首先建议进行颈部 X 线拍片和 MRI 检查。这些检查可以帮助准确了解颈部软组织和骨质情况,判断是否存在椎间盘突出以及其位置和程度,还可以评估神经根和脊髓受压的严重程度。

**275. E**。患者进行身体检查时观察到颈椎活动受限,没有发现明显的异常体征,尤其是通过影像学检查发现没有骨折或脱位，但是颈髓显示异常信号，可以诊断为无骨折脱位性颈髓损伤。

**276. D**。根据ASIA分级系统，D级损伤表示肌肉受损范围在损伤平面以下50%。在此情况下，肌力评分达到3级或以上。对于患者的双上肢肌力评分为3～4级，可以判断其为D级（不完全性损伤）。

**277. D**。患者目前诊断为不完全性脊髓损伤，应当密切监测病情的变化，并及时采取措施预防和治疗感染性休克和急性心肺损伤的发生。治疗方面，可以考虑给予20%甘露醇脱水治疗以减轻脊髓水肿。同时，患者需要卧床休息并采取颈部制动的措施，以阻止颈部进一步受损。

**278. ABCDF**。颈椎损伤治疗通常需要佩戴颈托约3个月时间。3个月过后，患者可以不再佩戴颈托并开始进行步行训练。

**279. B**。根据题干描述，患者疑似三叉神经分布区的面痛，首先应检查面部感觉检查、运动功能检查、角膜反射检查及下颌反射检查。

**280. C**。根据题干，患者为三叉神经分布区的面痛。为明确病因，应进行颅脑CT，明确是继发性或是原发性。

**281. D**。动脉瘤引起的局部定位症状，以动眼神经、三叉神经、滑车神经和外展神经受累最常见，根据颅脑CT结果为动脉瘤，考虑颅内动脉瘤的可能性大。

**282. ABC**。患者考虑颅内动脉瘤，首先可以通过颅脑CT血管成像或者是颅脑磁共振血管成像来大致判断，可看到动脉瘤的位置和大小。脑血管造影是确诊颅内动脉瘤的“金标准”，能够明确判断动脉瘤的部位、形态、大小、数目、是否存在血管痉挛以及最终手术方案的确定。

**283. ABCDE**。诊断三叉神经痛时应仔细询问患者病史。为明确继发性或原发性，首选颅脑CT。成年及老年人是发病主要群体，发病年龄在28～89岁，其中40岁以上的占多数，高峰年龄在48～59岁，女性比男性更容易患三叉神经痛。出现颅内压增高，可以应用甘露醇。若患者有颅内动脉瘤，可应用抗纤溶药物治疗，预防再次出血。针灸治法：疏通经络，活血止痛，以局部穴和手、足阳明经穴为主。主穴：四白、下关、地仓、合谷、太冲、内庭，配穴：眼部疼痛配攒竹、阳白；上颌部疼痛配巨髎、颧髎；下颌部疼痛配夹承浆、颊车。

**284. ABEFH**。患者头、肢体震颤，可见于西医学的锥体外系疾病所致的不随意运动，如特发性震颤、帕金森病、舞蹈病、手足徐动症等，以及脑炎、动脉硬化、颅脑损伤、小脑疾患、甲状腺功能亢进、慢性肝脑变性等疾病，可做血铜、尿铜检测、心电图、甲状腺功能检测、脑电图、颅脑CT/MRI等检查，以明确病因。抗链球菌溶血素O有利于A族溶血性链球菌感染的诊断，对风湿性心脏病、风湿热、猩红热、链球菌相关性肾炎等疾病诊断有重要意义。便常规检验可了解消化道有无细菌、病毒及寄生虫感染，及早发现胃肠炎、肝病，还可作为消化道肿瘤的诊断筛查。胆囊B超用于诊断胆囊疾病。

**285. ABDEIKL**。该患者大脑腔隙性脑梗死，中医诊为颤证，根据其兼证辨为髓海不足型，主穴：百会、四神聪、风池、太冲、合谷、阳陵泉。配穴：风阳内动配肝俞、三阴交；痰热风动配丰隆、阴陵泉；气血亏虚配气海、血海；髓海不足配悬钟、肾俞；阳气虚衰配大椎、关元。

**286. ACG**。结合患者症状，西医治疗可选用的药物有：①镇静剂，可抑制中枢神经系统以起镇静作用，用来治疗失眠、头晕、耳鸣；②抗胆碱能作用的药物，具有解痉的效能，对头及肢体震颤，持物不稳、腰膝酸软有疗效；③多巴胺，是脑下垂体的一种神经递质，是一种调节情绪的激素，对心烦、善忘、痴呆具有疗效。

**287. B**。帕金森是由于黑质内多巴胺能神经元退行性变导致纹状体内多巴胺减少或缺乏，左旋多巴是多巴胺的前体且可透过血脑屏障，能够补充纹状体内多巴胺的不足即针对病因予以治疗，是最适当的治疗药物。苯海索，属于促进多巴胺释放药，对PD疗效有限，副作用较多，现已少用。司来吉兰属于多巴胺的增敏药,降低脑内的DA降解代谢,使多巴胺浓度增加,有效时间延长,但是确切疗效尚不肯定,有待于大范围临床观察。溴隐亭属于多巴胺受体激动药,但是不良反应较多,消化系统以及心血管系统都有不良反应,且可以诱发心律失常,不是最恰当的药物。维生素E对帕金森病没有治疗作用。

**288. AD**。帕金森病又称"震颤麻痹",属于中医学"颤证",是一种常见的中枢神经系统变性的锥体外系疾病,以静止性震颤、肌强直、运动徐缓为主要特征。震颤甚者加大椎。僵直甚者大包、期门加灸,以除颤止僵。每穴灸10分钟使患者感到艾灸热力达到穴位深层。

**289. ABD**。根据患者表现,考虑痛风性关节炎可能,临床表现、化验、X线检查有助于诊断,确诊要由滑膜或关节液查到尿酸盐结晶,因为牛皮癣性关节炎和类风湿性关节炎有时尿酸含量也升高。

**290. DEF**。痛风性关节炎X线检查可见软组织肿胀、软骨缘破坏、关节面不规则,特征性改变为穿凿样、虫蚀样骨质缺损。

**291. ABCDEF**。痛风发作的诱发因素有饱餐、紧张、过度疲劳、关节局部损伤、手术、受冷、受潮、饮酒等。

**292. ABC**。急性期治疗,应去除诱因并控制关节炎的急性发作。常用药物包括非甾体抗炎药、秋水仙碱、糖皮质激素。缓解期治疗的主要目的为降低血尿酸水平,预防再次急性发作,常用抑制尿酸生成药物(别嘌呤醇)、促进尿酸排泄药物(苯溴马隆)。

**293. ABCDEF**。痛风患者应遵循下列原则:①戒烟限酒;②减少高嘌呤食物(如心、肝、肾)摄入;③防止剧烈运动或突然受凉;④减少富含果糖饮料摄入;⑤大量饮水(每天2000mL以上);⑥控制体重;⑦增加新鲜蔬菜摄入;⑧规律饮食和作息;⑨规律运动。

**294. B**。根据患者的症状和体征,最可能的诊断是腱鞘囊肿。腱鞘囊肿常发生在手腕背侧,具有肿块在皮肤下的半球形突起,囊内充满黏液,具有典型的表现。其他选项如腱鞘炎、腕管综合征、纤维瘤、体表脂肪瘤和表皮样囊肿等在这种情况下可能性较低。

**295. ACDEF**。腱鞘囊肿最常发生于手腕部,其次是足背部、手指掌指关节及近侧指间关节。本病多为劳损所致。通常表现为皮下无痛性肿块,呈半球形或椭圆形,质地柔软,可活动。穿刺抽出的液体通常为无色透明的浓稠黏液,无感染或肿瘤细胞。

**296. A**。气滞是指某些脏腑经络或局部气机郁滞的病理变化。此患者于篮球比赛结束后发现,剧烈运动时,气机运行不畅,故见肿物,舌红,脉弦紧,均为气滞之象。

**297. ABCD**。此患者诊断为腱鞘囊肿,辨为气滞证,气滞于内,气机不畅,故见肿物,应治以行气活血,舒筋散结。

**298. ABCD**。经穴均分别归属于各经脉,经脉又隶属于一定的脏腑,故腧穴与经脉、脏腑间形成了不可分割的联系,可以作为反映疾病、治疗疾病的特殊点位,故相对于他穴或者非穴,其形态结构、生物物理、反映疾病、治疗效应均不一样。操作要点不属于经穴与他穴或非穴的不同点,例如阿是穴可以直刺、经穴也可以直刺。

**299. C**。高热惊厥以四肢抽搐,牙关紧闭,双目上视,面唇发绀,呼之不应为诊断依据。患儿因持续高热,热极生风,致筋脉失养,则四肢抽搐,牙关紧闭,双目上视,面唇发绀;神窍受扰,则呼之不应,故可诊断为高热惊厥。

**300. ABCDF**。高热惊厥有意义的诊断要点包括患儿的年龄、急剧高热、抽搐持续时间、发作后的意识状态以及抽搐的特点。高热惊厥首次发病年龄在4个月至3岁,最后复发年龄不超过6~7岁;发热在38.5℃以上,先发热后惊厥,惊厥多发生在发热24小时内;惊厥呈全身性抽搐,牙关紧闭,双目上视,面唇发绀,伴意识丧失,发作持续时间在数分钟以内,发作后很快清醒;余无其他明显阳性体征。发作前可有鼻塞、流涕,但该症状不是高热惊厥的诊断要点。

**301. EJ**。高热基本治疗治法：清泻热邪。以督脉、手阳明经穴及井穴为主。主穴：大椎、曲池、合谷、十二井或十宣。其他治疗：①耳针法：耳尖、耳背静脉、肾上腺、神门。耳尖、耳背静脉用三棱针点刺出血，余穴用毫针刺，强刺激；②刮痧法：脊柱两侧和背俞穴。用刮痧板刮至皮肤红紫色为度。

**302. A**。高热惊厥首选止惊药物为苯二氮䓬类药物，可选咪达唑仑肌内注射、劳拉西泮静脉推注和地西泮静脉推注。地西泮具有起效快、效果好、不良反应相对较小的特点，因此是高热惊厥的首选止惊药物。

**303. ABCDEF**。针对该患儿的高热惊厥，调护措施主要有：及时抢救、预防外伤、观察病情、用药护理、对症护理、饮食护理。此外，还应注意积极降温，控制体温，以预防再次发作。根据患者病例，该患儿目前仍处于发热状态，体温仍在39℃以上，应重点做好：密切观察体温变化，及时给予退热药物。做好口腔护理，防止口腔感染。保持患儿安静，避免刺激。

**304. C**。2岁半患儿脾胃虚弱，纳运失常，以精神疲惫，形体羸瘦，面色萎黄，毛发稀疏干枯为主症，诊断为疳积。

**305. ABC**。西医营养不良（疳积）的诊断分为三度，分别是Ⅰ度（轻度）、Ⅱ度（中度）和Ⅲ度（重度）。这是根据患者的体重状况来划分的。

**306. ABCE**。疳积西医治疗方法主要有祛除病因、饮食调养、关心疗法、支持疗法等，不可逼迫、刺激患者，以免诱发病情加重。

**307. BF**。治疗疳积的毫针原则是健脾益胃和消积导滞，主要针刺胃的募穴和下合穴。

**308. BCE**。针刺治疗小儿疳证的基本穴方为四缝、中脘、鱼际。

**309. B**。色黄，水样，秽臭，伴恶心呕吐。时有腹痛，大便稀黄，小便黄少，口渴欲饮。舌红，苔黄腻，辨为湿热伤中证。

**310. DH**。泄泻配穴：肾阳虚衰配肾俞、命门、关元；食滞胃肠配中脘、建里；脾胃虚弱配脾俞、胃俞；肝气乘脾配肝俞、太冲；寒湿内盛配关元、水分；湿热伤中配内庭、曲池。

**311. B**。此患儿首选的检查是便常规。这有助于了解患儿的一般状况及病因。其他检查如胃镜、尿常规、腹部彩色超声多普勒、结肠镜和腹部X线片等可能在后续诊断中有所帮助，但便常规通常是最初的步骤。

**312. ACD**。患儿出现腹泻症状，考虑泄泻可能；大便培养结果显示细菌培养阳性，表明可能存在小儿感染性腹泻；患者有眼眶稍凹陷等脱水表现，提示存在轻度脱水。

**313. AC**。治疗轻至中度脱水患儿，方法可以选择口服补液盐或静脉补液来迅速纠正脱水。这两种方法都可以有效地恢复体液平衡。其他选项如暂禁食水、口服药物、饮食疗法和控制感染可在治疗过程中有一定作用，但中度脱水患者的首要任务是迅速补液以纠正脱水。

**314. DG**。头针分区定位，运动区上点在头部前后正中线中点向后0.5cm处；下点在眉枕线与鬓角发际前缘相交处。

**315. E**。顶颞前斜线（MS6）上1/5治疗对侧下肢中枢性瘫痪，中2/5治疗对侧上肢中枢性瘫痪，下2/5治疗对侧中枢性面瘫、运动性失语、流涎、脑动脉硬化等。头针治疗运动性失语，应取运动区下2/5。

**316. DF**。足运感区定位在前后正中线的中点旁开左右各1.0cm，向前引3cm长，平行于正中线。

**317. E**。脑出血所致的肢体瘫痪应在针刺期间配合被动肢体活动，以促进患者恢复。

**318. C**。脑出血恢复期间血压不稳定时，应当停止针刺，以防血压过高，患者晕厥。

# 中医眼科学

## A2 型题

每一道试题下面都有 A、B、C、D、E 五个备选答案。请从中选择一个最佳答案。

**1. 患者,女,22 岁。胞睑灼痒肿痛,皮色红赤,渗出黏液。其病因最可能是**

A. 脾经蕴热,外感风邪
B. 脾胃湿热,复感风邪
C. 心火上炎,灼伤睑弦
D. 阴虚内热,上攻胞睑
E. 肝火亢盛,上扰胞睑

**2. 患者,女,32 岁。双眼胞睑厚硬,睑内颗粒累累,疙瘩不平,红赤显著,眼睑重坠难开,眼内刺痛灼热,沙涩羞明,生眵流泪,黑睛赤膜下垂。根据上述症状,其诊断是**

A. 针眼　　B. 胞生痰核
C. 椒疮　　D. 睑弦赤烂
E. 风赤疮痍

**3. 患者,男,18 岁。睛明穴下方稍显隆起,按之不痛,皮色正常,按压目内眦处见脓液溢出,不时泪出。根据症状可诊断为**

A. 冷泪　　B. 热泪
C. 迎风流泪　　D. 无时冷泪
E. 漏睛

**4. 患者,男,32 岁。平素泪流不止,近 3 天大眦部红肿疼痛,流泪加剧,伴头痛、眼眶痛,恶寒发热,舌苔薄黄,脉浮数。根据症状,其最可能的诊断是**

A. 漏睛　　B. 漏睛疮
C. 针眼　　D. 胞肿如桃
E. 眦部睑缘炎

**5. 患者,女,28 岁。自觉右眼涩痛畏光,白睛上小疱样颗粒隆起,周围绕以赤丝血脉。根据症状,应诊断为**

A. 椒疮　　B. 风赤疮痍
C. 天行赤眼　　D. 金疳
E. 火疳

**6. 患者,女,37 岁。畏光流泪,沙涩疼痛,黑睛近边缘部见多个细小灰白色混浊区,呈条形伸向中央,周围绕以赤脉,舌红苔黄,脉弦数。根据临床所见,病位在肝,治宜清肝泻火,首选的方剂是**

A. 龙胆泻肝汤　　B. 泻肝散
C. 新制柴连汤　　D. 加味修肝散
E. 栀子胜奇散

**7. 患者,男,82 岁。黑睛深层见圆盘状灰白色翳障,漫掩黑睛,伴眼痛,畏光,流泪,视物模糊。可诊断为**

A. 宿翳　　B. 凝脂翳
C. 湿翳　　D. 混睛障
E. 聚星障

**8. 患者,男,32 岁。患有络损暴盲,视网膜反复出血,视力急降,伴心烦失眠,口舌生疮,小便短赤,舌红脉数。治宜用**

A. 血府逐瘀汤
B. 宁血汤

C. 桃红四物汤合温胆汤
D. 龙胆泻肝汤
E. 天麻钩藤饮

9. **患者,男,26 岁。患暴风客热,症见目痛灼热,怕热畏光,热泪如汤,眵多黄稠,胞睑红肿,白睛红赤浮肿,伴有口渴,尿黄,便秘。舌红,苔黄,脉数。治宜选用**
A. 银翘散　　B. 导赤散
C. 泻肺饮　　D. 菊花决明散
E. 防风通圣散

10. **患者,男,26 岁。瞳神紧小,目赤疼痛,视物昏朦,神水混浊,黄仁纹理不清,病势缠绵,常反复发作,伴头重胸闷,肢节肿痛,舌红,苔黄腻,脉濡数。应选用的方剂是**
A. 龙胆泻肝汤加减　　B. 新制柴连汤加减
C. 抑阳酒连散加减　　D. 三仁汤加减
E. 甘露饮加减

11. **患者,男,25 岁。视力急降至失明,伴目珠转动痛,眼底视盘充血肿胀,烦躁易怒,胁痛口苦,失眠少寐,舌红苔黄,脉弦数。宜选方为**
A. 龙胆泻肝汤　　B. 逍遥散
C. 四物汤　　D. 白薇丸
E. 血府逐瘀汤

12. **患者,女,38 岁。患漏睛疮,症见内眦角处红肿疼痛,热泪频流,头痛,恶寒发热,舌红,苔薄黄,脉浮数。宜选方为**
A. 黄连解毒汤　　B. 千金托里散
C. 银翘散　　D. 驱风一字散
E. 竹叶泻经汤

13. **患者,男,65 岁。双眼晶状体囊膜表面有胆固醇结晶,前房加深,晶状体核下沉。诊断为皮质性白内障,其分期为**
A. 初发期　　B. 膨胀期
C. 成熟期　　D. 过熟期
E. 未成熟期

14. **患者,男,56 岁。患络瘀暴盲,视力急降,眼底视网膜静脉迂曲扩张,视网膜火焰状出血及水肿,伴有胸胁胀痛,情志抑郁,食少嗳气,舌有瘀斑,脉涩。治疗宜选**
A. 理气解郁,化瘀止血
B. 滋阴潜阳
C. 化痰除湿,活血通络
D. 清热凉血,止血活血
E. 滋阴降火,凉血化瘀

15. **患者,男,15 岁。胞睑内生硬核,皮色如常,按之不痛,睑内呈灰蓝色隆起,舌苔薄白,脉缓。宜选方为**
A. 化坚二陈丸　　B. 温胆汤
C. 四君子汤　　D. 仙方活命饮
E. 普济消毒饮



## A3 型题

以下提供若干个案例,每个案例下设 3 道考题。请根据题干所提供的信息,在每一道考题下面的 A、B、C、D、E 五个备选答案中选择一个最佳答案。

**(16～18 题共用题干)**

**患者,女,26 岁。右上睑痒痛 2 天。检查:右上睑轻度红肿,并可触及一硬结,伴有头痛,发热,脉浮数,苔薄白。**

16. **最合适的诊断是**
A. 急性结膜炎　　B. 急性睑缘炎
C. 针眼初期　　D. 针眼后期
E. 热性疱疹

17. **若上述诊断成立,该患者不会出现**
A. 睑弦赤烂　　B. 胞睑痒痛
C. 睑弦微肿　　D. 按之有小硬结
E. 压痛明显

18. **最可能的病因病机是**
A. 外感风热
B. 素体虚弱,复感风邪
C. 过食辛辣之品

D. 余邪未清,热毒上攻
E. 脾失健运,痰湿上聚

(19～21 题共用题干)

患者,男,18 岁。左眼目内眦红肿痛 4 天。

19. 在五轮中两眦属
A. 血轮 B. 气轮
C. 肉轮 D. 水轮
E. 风轮

20. 目眦肿痛为火邪所致,火邪所致的眼症不包括
A. 眵多黄稠 B. 眵多清稀
C. 肿痛生疮 D. 赤脉粗大
E. 红赤焮热

21. 如果患者有漏睛疮,检查中最佳的诊断依据是
A. 流泪 B. 怕光
C. 流脓 D. 冲洗泪通畅
E. 冲洗泪道不通

(22～24 题共用题干)

患者,女,16 岁。双眼上胞下垂,无力抬举,视物时仰首举颌张口,以手提睑。晨起、休息后减轻,午后、劳累后加重,常伴有神疲乏力,食欲不振,吞咽困难。舌淡苔薄,脉弱。

22. 该病的病机为
A. 脾虚失运,中气不足
B. 命门火衰,脾阳不足
C. 脾经蕴热,外感风邪
D. 脾胃湿热,外感风邪
E. 肝虚血少,风邪客于胞睑

23. 其治法为
A. 温肾阳,益化源
B. 补中健脾,升阳益气
C. 清脾热,除风邪
D. 祛风化痰,舒经通络
E. 养肝血,祛风邪

24. 治疗宜选
A. 正容汤 B. 当归活血饮
C. 归脾汤 D. 补中益气汤
E. 银翘散

(25～27 题共用题干)

患者,男,25 岁。患“目劄”3 个月,伴白睛淡红,口咽干燥,便秘,舌红少津,脉细。

25. 该病证治法为
A. 健脾利湿 B. 健脾益气
C. 疏肝健脾 D. 健脾消积
E. 养阴润燥

26. 其最合适的方剂是
A. 养阴清肺汤 B. 清脾散
C. 四君子汤 D. 三仁汤
E. 泻肺饮

27. 关于该疾病,下列说法错误的是
A. 本病以小儿患者多见
B. 常见于产后妇女、老年人
C. 外治可选用抗生素滴眼液
D. 睡前可涂抗生素眼药膏
E. 平常可补充富含维生素 A 的水果、蔬菜

(28～30 题共用题干)

患者,女,25 岁。双眼白睛红赤,胞睑红肿,眼沙涩,灼痛,畏光流泪,怕热眵多。

28. 如果患者考虑暴风客热,最不可能出现的情况是
A. 传染快 B. 不易传染
C. 起病急 D. 恶寒发热
E. 头痛鼻塞

29. 若患者考虑天行赤眼,眼部检查最支持其诊断的是
A. 大量脓性眼眵
B. 结膜囊眼眵较多
C. 黑睛星翳
D. 睑内面有扁平颗粒
E. 白睛见点状或片状出血

30. 若患者考虑天行赤眼暴翳,除上述症状外还

**伴有黑睛星翳,头痛发热,鼻塞流涕,舌红,苔薄白,脉浮数。可辨证为**

A. 疠气犯目证　B. 肺肝火炽证
C. 阴虚邪留证　D. 疫毒攻目证
E. 火毒炽盛证

(31～33 题共用题干)

**患者,女,28 岁。胞睑肿胀,白睛红赤,痛痒兼作,羞明泪多,伴头痛鼻塞,恶风发热,舌苔薄黄,脉浮数。**

31. **根据题干信息,其诊断为**
A. 针眼　B. 椒疮
C. 胞肿如桃　D. 暴风客热
E. 天行赤眼

32. **根据临床症状,其证型为**
A. 外感风热　B. 外感风寒
C. 风重于热　D. 热重于风
E. 风热并重

33. **若患者上述诊断成立,首选的方药是**
A. 防风通圣散　B. 泻肺饮
C. 银翘散　D. 血府逐瘀汤
E. 八珍汤

(34～36 题共用题干)

**患者,女,34 岁。去外地 1 周,回家后右眼红肿,痛痒不适,怕光流泪,不愿睁眼,伴头痛烦躁,大便干结,小便溲赤。眼部检查见白睛鲜红,布满血丝,并见小片状出血。**

34. **根据症状及检查,最可能的诊断是**
A. 暴风客热　B. 天行赤眼
C. 天行赤眼暴翳　D. 金疳
E. 火疳

35. **最合适的证型是**
A. 初起疠气　B. 肺胃积热
C. 肝胆热盛　D. 热毒炽盛
E. 心火上炎

36. **该疾病最主要的病因是**
A. 外感风热　B. 外感风寒
C. 暴饮暴食　D. 外感疫疠之气
E. 多食辛辣之品

(37～39 题共用题干)

**患者,女,23 岁。双眼干涩不爽 2 年余,伴视物疲劳,咽干便秘,偶有烦热;检查:白睛如常,黑睛见少量细小染色。**

37. **根据症状及检查,应诊断为**
A. 金疳　B. 火疳
C. 时复症　D. 白涩症
E. 疳积上目

38. **首选的方剂是**
A. 还阴救苦汤　B. 养阴清肺汤
C. 六味地黄汤　D. 滋阴降火汤
E. 清燥救肺汤

39. **该疾病的临床表现不包括**
A. 眼干涩不爽
B. 灼热微痒
C. 白睛隐见淡赤血络
D. 眼眵呈白色丝状
E. 眼眵呈白色泡沫状

(40～42 题共用题干)

**患者,男,26 岁。右眼白睛结节,色鲜红,周围有赤丝牵绊,眼球闷胀而疼,羞明流泪,视物模糊;伴全身关节酸痛,胸闷纳减,舌苔白厚腻,脉滑。已确诊为“火疳”,西医治疗已 2 月余。**

40. **根据临床症状,最合适的证型是**
A. 肺火亢盛　B. 肺阴不足
C. 心火上炎　D. 心肺热毒
E. 风湿热攻

41. **其首选的方剂是**
A. 泻白散　B. 还阴救苦汤
C. 散风除湿活血汤　D. 除湿汤
E. 除风清脾饮

42. **下列为该疾病的临床特点,除了**
A. 病程长　B. 易反复发作
C. 多单眼发病　D. 可致白睛青蓝

E. 多发于男性

(43～45 题共用题干)

**患者,男,19 岁。右眼珠疼痛拒按,瞳神紧小,抱轮红赤,神水混浊,黑睛内壁见细小灰白色物附着,全身见口苦咽干,烦躁易怒,舌红苔黄,脉弦数。**

**43. 根据症状可辨证为**

A. 外感风热　B. 疫疠之气攻目

C. 肝经风热　D. 肝胆火炽

E. 风湿夹热

**44. 首选的方剂是**

A. 新制柴连汤　B. 加味修肝散

C. 龙胆泻肝汤　D. 抑阳酒连散

E. 防风通圣散

**45. 若患者见黄液上冲,可酌加**

A. 蒲公英、紫花地丁

B. 泽泻、猪苓

C. 龙胆泻肝汤

D. 茜草、蒲黄

E. 大黄、天花粉

(46～48 题共用题干)

**患者,男,35 岁。头眼剧痛,视力急剧下降,恶心呕吐。**

**46. 绿风内障的主要特征如下,除了**

A. 胞睑肿胀　B. 眼珠变硬

C. 瞳神散大　D. 瞳色淡绿

E. 视力减退

**47. 下面最能支持绿风内障诊断的检查是**

A. 房角变大　B. 视力逐渐降低

C. 视野不受影响　D. 眼压升高

E. 伴发热恶寒

**48. 下列均为绿风内障的预防调护,错误的是**

A. 一眼发病,另一眼做好预防

B. 可持续在暗处工作

C. 避免误点散瞳药

D. 避免情志过激

E. 忌辛辣刺激之品

(49～51 题共用题干)

**患者,男,夜盲 3 个月余,伴视物模糊,无外伤史,无明显家族史。**

**49. 若诊断为疳积上目,最具有诊断的条件是**

A. 成年女性多见　B. 成年男性多见

C. 成年男女无差别　D. 小儿多见

E. 老人多见

**50. 若诊断为高风内障,眼部检查最可能的发现是**

A. 视野变宽　B. 阵发性视物模糊

C. 视乳头色变浅　D. 眼底血管变粗

E. 外眼正常

**51. 若诊断为高风内障肝肾阴虚证,其治法为**

A. 健脾益气,活血明目

B. 温补肾阳,活血明目

C. 疏肝解郁,开窍明目

D. 益气养血,宁神开窍

E. 滋补肝肾,活血明目

(52～54 题共用题干)

**患者,男,36 岁。左眼不慎接触某物品后,致眼部灼热刺痛,畏光流泪,视物模糊。**

**52. 如接触的是氢氧化钾,用清水大量冲洗后,应进行中和冲洗治疗,可选用的药物是**

A. 2% 碳酸氢钠溶液

B. 1% 硫酸阿托品液

C. 2% 毛果芸香碱液

D. 3% 硼酸液

E. 2% 噻吗心安液

**53. 如考虑用 10% 维生素注射液治疗,可能是由于发生了**

A. 酸性眼烧伤　B. 碱性眼烧伤

C. 前房出血　D. 结膜下出血

E. 视网膜动脉阻塞

**54. 若患者考虑为热烫伤目,其治疗原则不包括**

A. 防治感染　B. 促进创面愈合

C. 预防睑球粘连　D. 轻者外治为主
E. 重者外治为主

**(55～57 题共用题干)**

**患者,男,32 岁。双眼痛,畏光流泪,视力模糊,黑睛灰白色混浊。**

**55. 如果诊断为混睛障,在临床检查中最可能的发现是**
A. 荧光素染色阴性
B. 荧光素染色阳性
C. 暗适应能力差
D. 角膜后壁见沉着物
E. 房水混浊

**56. 以下为引起混睛障的病因,除了**
A. 葡萄球菌感染
B. 结核分枝杆菌感染
C. 先天性梅毒感染
D. 麻风病毒感染
E. 疱疹病毒感染

**57. 关于混睛障的描述,错误的是**
A. 黑睛深层生翳　B. 影响视力
C. 病程较短　D. 饮食不宜辛辣
E. 需定期随诊

**(58～60 题共用题干)**

**患者,男,19 岁。1 年前右眼患角膜溃疡,经治疗后现黑睛有白色翳障。**

**58. 若要诊断为宿翳,下面哪项检查不支持其诊断**
A. 翳障表面光滑　B. 翳障形状不规则
C. 翳障厚薄不一　D. 荧光素染色阴性
E. 翳障边缘不清楚

**59. 若要诊断为斑脂翳,具备的临床表现是**
A. 翳菲薄　B. 翳较厚
C. 翳色如白瓷　D. 翳如蝉翅
E. 翳与黄仁黏着

**60. 若要诊断为新翳,说法错误的是**
A. 荧光素染色阳性　B. 新翳多从肝辨证
C. 翳障表面粗糙　D. 荧光素染色阴性
E. 翳障边缘不清楚

**(61～63 题共用题干)**

**患者,男,35 岁。左眼视力突然下降,可辨人物。**

**61. 目无赤痛而视力骤降常见的眼病如下,除了**
A. 急性视神经炎
B. 视网膜中央动脉阻塞
C. 视网膜中央静脉阻塞
D. 黄斑干性变性
E. 黄斑湿性变性

**62. 如患者考虑为视网膜中央动脉阻塞,眼底检查最具特点的表现是**
A. 视乳头水肿
B. 视乳头色红
C. 视网膜动脉粗
D. 视网膜见片状出血
E. 黄斑区呈樱桃红色

**63. 若患者考虑为中央静脉阻塞,眼底检查最具特点的表现是**
A. 视乳头充血
B. 视乳头水肿
C. 视网膜见广泛片状出血
D. 视网膜出血呈火焰状
E. 眼底静脉迂曲怒张

**(64～66 题共用题干)**

**患者,男,37 岁。右眼视力突然下降 2 天,伴头目作痛,烦躁易怒,口苦少寐,舌红苔黄。眼底检查:视盘充血、水肿,边界不清,后极部网膜见火焰状出血及黄白色棉絮状渗出,动脉细,静脉怒张、迂曲、呈腊肠状。诊断为“右眼中央静脉阻塞”。**

**64. 下列哪种检查能更好地说明是炎症性阻塞**
A. 视野向心性缩小
B. 视野中心暗点
C. 荧光素眼底造影见非充盈区

D. 荧光素眼底造影见广泛高荧光区
E. 荧光素眼底造影血管渗漏明显

**65. 根据症状,应辨证为**
A. 肝胆火旺　B. 肝郁气滞
C. 风痰上扰　D. 邪热瘀滞
E. 阴虚火旺

**66. 下列疾病可见视网膜电图中 a 波和 b 波均下降,除了**
A. 视网膜色素变性
B. 玻璃体出血
C. 视网膜脱离
D. 广泛视网膜光凝后
E. 视网膜中央动脉阻塞

**(67～69 题共用题干)**

**患者,女,29 岁。患眼胬肉淡红,时轻时重,涩痒间作,心中烦热,口舌干燥,舌红少苔,脉细。**

**67. 根据症状,该病的辨证是**
A. 外感风热　B. 复感风邪
C. 阴虚火旺　D. 心肺风热
E. 脾胃实热

**68. 若胬肉已侵入到角膜 2mm 以上时,其治疗方法应选择**
A. 服清热祛风之品　B. 服泄热通腑之品
C. 频繁点眼药水　D. 频繁涂眼药膏
E. 手术

**69. 关于该疾病的预防和调护,错误的是**
A. 勿过劳和入夜久视
B. 忌烟酒
C. 避免强光刺激
D. 对胬肉手术后复发的患者需立即再行手术
E. 注意眼部卫生

**(70～72 题共用题干)**

**患者,男,29 岁。表现为抱轮红赤,怕光流泪,患眼灼热疼痛,不愿睁眼。**

**70. 若诊断为天行赤眼,它与瞳神紧小的主要鉴别点是**
A. 双眼发病　B. 热泪频流
C. 瞳仁大小正常　D. 视力减退
E. 传染性强

**71. 下述哪项检查不支持瞳神紧小**
A. 视力减退　B. 神水混浊
C. 黄仁与黑睛粘连　D. 白睛混赤
E. 黄仁纹理不清

**72. 若患者诊断为瞳神紧小,症见目痛时轻时重,眼干不适,视物昏花,神水混浊不显,黄仁干枯不荣,兼烦热不眠,口干咽燥,舌红少苔,脉细数。可辨证为**
A. 虚火上炎证　B. 风湿夹热证
C. 肝胆火炽证　D. 肝经风热证
E. 风火攻目证

**(73～75 题共用题干)**

**患者,男,34 岁。右眼怕光流泪 1 周,检查:黑睛见一灰白色病灶,四周凸起,如花瓣状,抱轮红赤。舌质红,苔薄黄,脉浮数。已确诊为"花翳白陷"。**

**73. 根据上述情况,应辨证为**
A. 热炽腑实　B. 风热上犯
C. 风寒上犯　D. 肺肝风热
E. 肝火炽盛

**74. 首选的方剂是**
A. 龙胆泻肝汤　B. 泻肝散
C. 银翘散　D. 加味修肝散
E. 泻白散

**75. 关于该病的外治法,错误的是**
A. 球结膜下注射
B. 用散瞳类滴眼液
C. 滴抗生素类滴眼液
D. 熏眼及湿热敷
E. 可采用改良割烙术

**(76～78 题共用题干)**

**患者,男,41 岁。双眼抱轮微红,羞明流泪,**

黑睛星翳，伴恶风发热，舌苔薄黄，脉浮数，已确诊为“聚星障”。

76. 根据临床症状，其证型为

A. 风热客目　B. 风寒上犯
C. 肝火炽盛　D. 湿热蕴蒸
E. 阴虚邪留

77. 首选方剂是

A. 桑菊饮　B. 龙胆泻肝汤
C. 加减地黄丸　D. 银翘散
E. 黄连温胆汤

78. 若患者抱轮红赤，热邪较重，可酌加

A. 蔓荆子、防风　B. 赤芍、牡丹皮
C. 瞿麦、萹蓄　D. 党参、麦冬
E. 天花粉、芒硝

(79～81 题共用题干)

患者，男，50 岁。3 天前左眼被树枝划伤，现觉左眼怕光流泪，不愿睁眼，疼痛难忍。眼部检查见：左眼视力 2 尺指数，抱轮红赤、胞睑红肿，黑睛中部见一边界不清、表面污浊之病灶，眼眵呈绿色，前房见黄绿色液平面，瞳孔较对侧小，浮游物(+++)，闪光(+++)，小便短赤，大便已 4 天未解，舌红，苔黄腻，脉数。

79. 根据临床表现，应诊断为

A. 聚星障　B. 混睛障
C. 湿翳　D. 凝脂翳
E. 花翳白陷

80. 根据症状，其证型为

A. 外感风热　B. 风热并重
C. 风热壅盛　D. 里热炽盛
E. 肺肝风热

81. 方宜选

A. 四顺清凉饮子　B. 新制柴连汤
C. 滋阴退翳汤　D. 托里消毒散
E. 海藏地黄散

## A4 型题

以下提供若干个案例，每个案例下设 5 道考题。请根据题干所提供的信息，在每一道考题下面的 A、B、C、D、E 五个备选答案中选择一个最佳答案。

(82～86 题共用题干)

患者，男，45 岁。自觉眼前黑影游动如蚊蝇飞舞，视物昏朦。眼底镜检查：玻璃腔内可见点状混浊，伴头重胸闷，心烦口苦，苔黄腻，脉滑。

82. 首先考虑的诊断是

A. 圆翳内障　B. 凝脂翳
C. 络阻暴盲　D. 络损暴盲
E. 云雾移睛

83. 根据上述表现，应辨证为

A. 湿热蕴蒸　B. 风重于热
C. 热重于湿　D. 脾虚湿困
E. 气滞血瘀

84. 首选的治法是

A. 补益肝肾
B. 益气补血
C. 宣化畅中，清热除湿
D. 行气活血
E. 理气解郁，化瘀止血

85. 首选方剂是

A. 三仁汤　B. 温胆汤
C. 化坚二陈丸　D. 羌活胜风汤
E. 丹栀逍遥散

86. 根据患者症状，可酌加

A. 白术　B. 栀子
C. 山药　D. 白扁豆
E. 浙贝母

**C 型题**

以下提供若干个案例，每个案例下设若干道考题。每个考题有多个备选答案，其中正确答案有 1 个或几个，请从中选择正确的答案。

(87 ~ 91 题共用题干)

**患者，男，30 岁。自觉眼微痒不适，干涩有眵。检查：胞睑内面脉络模糊，眦部红赤，有少量颗粒，色红而坚，状如花椒，舌尖红，苔薄黄，脉浮数。**

**87. 该患者的诊断是**

A. 针眼　B. 椒疮

C. 粟疮　D. 睑内结石

E. 眼痈　F. 沙眼

G. 睑腺炎　H. 结膜结石

**88. 该患者辨证为**

A. 风热客睑　B. 热毒壅盛

C. 脾虚夹邪　D. 血热瘀滞

E. 燥邪犯肺　F. 湿热偏盛

G. 心火上炎　H. 肝胆火炽

**89. 该患者的治法包括**

A. 清热凉血　B. 健脾益气

C. 活血化瘀　D. 滋阴降火

E. 泻火解毒　F. 疏风清热

G. 退赤散结　H. 退翳明目

**90. 该患者的外治法可选**

A. 滴用 0.5% 熊胆滴眼液

B. 行海螵蛸棒摩擦法

C. 滴用阿托品滴眼液

D. 滴用 0.1% 利福平滴眼液

E. 涂地塞米松眼药膏

F. 睡前涂 0.5% 金霉素眼药膏

G. 如意金黄散外敷

H. 中药熏洗患眼

I. 滴用 0.02% 氟米龙滴眼液

**91. 该患者可能出现的并发症或后遗症有**

A. 睑弦内翻　B. 赤膜下垂

C. 真睛破损　D. 时复目痒

E. 青风内障　F. 黑睛星翳

G. 漏睛　H. 眼珠干燥

I. 视瞻有色

# 参考答案与解析

| | | | | | | | | | |
|---|---|---|---|---|---|---|---|---|---|
| 1. **A** | 2. **C** | 3. **E** | 4. **B** | 5. **D** | 6. **A** | 7. **D** | 8. **B** | 9. **C** | 10. **C** |
| 11. **A** | 12. **C** | 13. **D** | 14. **A** | 15. **A** | 16. **C** | 17. **A** | 18. **A** | 19. **A** | 20. **B** |
| 21. **E** | 22. **A** | 23. **B** | 24. **D** | 25. **E** | 26. **A** | 27. **B** | 28. **B** | 29. **E** | 30. **A** |
| 31. **D** | 32. **C** | 33. **C** | 34. **B** | 35. **D** | 36. **D** | 37. **D** | 38. **B** | 39. **D** | 40. **E** |
| 41. **C** | 42. **E** | 43. **D** | 44. **C** | 45. **A** | 46. **A** | 47. **D** | 48. **B** | 49. **D** | 50. **E** |
| 51. **E** | 52. **D** | 53. **B** | 54. **D** | 55. **A** | 56. **A** | 57. **C** | 58. **E** | 59. **E** | 60. **D** |
| 61. **D** | 62. **E** | 63. **D** | 64. **E** | 65. **A** | 66. **E** | 67. **C** | 68. **E** | 69. **D** | 70. **C** |
| 71. **C** | 72. **A** | 73. **D** | 74. **D** | 75. **A** | 76. **A** | 77. **D** | 78. **B** | 79. **D** | 80. **D** |

| | | | | |
|---|---|---|---|---|
| 81. **A** | 82. **E** | 83. **A** | 84. **C** | 85. **A** |
| 86. **B** | 87. **BF** | 88. **A** | 89. **FG** | 90. **ADF** |
| 91. **ABFGH** | | | | |

**1. A**。胞睑为脾所主,脾经蕴热,而皮色红赤,胞睑肿痒为风邪。故其病因为脾经蕴热,外感风邪。

**2. C**。椒疮,临床表现主要是眼部微痒沙涩,翻转胞睑,内生细小颗粒,色红赤,羞明流泪。

**3. E**。漏睛诊断依据:①除流泪外,内眦角常有黏液或脓液积聚。②按压睛明穴下方部位,可见黏液或脓汁自泪窍溢出。③冲洗泪道,有黏液或脓液反流。

**4. B**。漏睛疮以大眦部近泪囊处突发红肿高起,继则破溃出脓为特点,可由窍漏演变而来。

**5. D**。金疳诊断依据:①白睛浅层可见灰白色或玉粒状小泡,多为1个,大小不一,压之不痛,小泡周围有赤脉环绕,小泡破溃后可以自愈,愈后不留痕迹。②患眼自觉磣涩不适,或微有疼痛及畏光,眵泪不多,无碍视力。

**6. A**。聚星障之肝胆火炽证,证候:患眼胞睑难睁,沙涩疼痛,灼热畏光、热泪频流,视物模糊,白睛混赤,黑睛生翳,扩大加深,形如树枝,或状若地图;伴头疼胁痛,口苦咽干,烦躁溺赤;舌质红,苔黄,脉弦数。辨证分析:肝胆火热炽盛,邪深毒重,黑睛受灼,故见黑睛生翳、扩大加深、呈树枝状或地图状等眼症;胁痛、口苦、烦躁及舌脉表现均为肝胆火炽之候。治法:清肝泻火,退翳明目。方药:龙胆泻肝汤加减。

**7. D**。混睛障是指黑睛深层生翳,状若圆盘,其色灰白,混浊不清,漫掩黑睛,障碍视力的眼病。根据患者黑睛深层见圆盘状灰白色翳障,漫掩黑睛等表现,可诊断为混睛障。宿翳是指黑睛疾患痊愈后遗留下的瘢痕翳障,其临床特征为翳障表面光滑,边缘清晰,无红赤疼痛。凝脂翳是指黑睛生翳,状如凝脂,多伴有黄液上冲的急重眼病。湿翳是指黑睛生翳,翳形微隆,外观似豆腐渣样,干而粗糙的眼病。聚星障是指黑睛浅层骤生多个细小星翳,其形或联缀,或团聚,伴有沙涩疼痛、羞明流泪的眼病。

**8. B**。络损暴盲是指因眼底脉络受损出血致视力突然下降的眼病,其主要临床表现是视力下降和反复眼内出血。患者诊断为络损暴盲。心主血脉,诸脉属目,肝开窍于目,心肝火旺,循经上攻目窍,灼伤脉络,血溢络外,神光遮蔽,故视力急降、眼底出血;心烦失眠,口舌生疮,小便短赤,舌红脉数均为血热伤络之候,可辨证为血热伤络证,治宜清热凉血,止血活血,方选宁血汤加减。

**9. C**。暴风客热又称风热赤眼,是指外感风热而猝然发病,以白睛红赤、眵多黏稠、痒痛交作为主要特征的眼病。外感风热之邪,火邪为甚,故见白睛红赤浮肿、眵多黄稠、热泪如汤等眼症;口渴,尿黄,便秘,舌红,苔黄,脉数均为热重于风之候,可辨证为热重于风证。治宜清热疏风,方选泻肺饮加减。

**10. C**。瞳神紧小是指黄仁受邪,以瞳神持续缩小、展缩不灵,伴有目赤疼痛、畏光流泪、黑睛内壁沉着物、神水混浊、视力下降为主要临床症状的眼病。根据患者瞳神紧小,目赤疼痛,视物昏朦,神水混浊,黄仁纹理不清等表现,可诊断为瞳神紧小。湿性黏滞,故发病较缓,病势缠绵,且易反复;肢节肿痛为湿热黏滞关节所致,舌红,苔黄腻,脉濡数也是湿热之象,故可辨证为风湿夹热证。治宜祛风清热除湿,方选抑阳酒连散加减。

**11. A**。目系暴盲是指因六淫外感、情志内伤或外伤等损及目系,导致患眼倏然盲而不见的眼病。根据患者视力急降至失明,可诊断为目系暴盲。肝之经脉与目系直接相连,肝火内盛,循经直灼目系,故见视力骤降,眼球转动时球后牵拽疼痛,视盘充血肿胀等眼症;烦躁易怒,胁痛口苦,失眠少寐,舌红苔黄,脉弦数均为肝经实热之候,故可辨证为肝经实热证。治宜清肝泄热,兼通瘀滞,方选龙胆泻肝汤加减。

**12. C**。漏睛疮是指内眦睛明穴下方突发赤肿疼痛,继之溃破出脓的眼病。风热相搏,客于泪窍,邪壅脉络,气血失和,故见内眦局部红肿疼痛,热泪频流;头痛,恶寒发热,舌红,苔薄黄,脉浮数均为风热上攻之候,可辨证为风热上攻证。

治宜疏风清热，消肿散结。方选银翘散加减。

**13. D**。根据混浊程度，白内障可分为初发期、膨胀期（未成熟期）、成熟期、过熟期白内障。①初发期：晶状体周边部位的皮质开始混浊，并逐渐形成轮辐状混浊，但患者的视力通常不会受到影响。②膨胀期：晶状体混浊的程度加重，并伴有晶状体体积增大、前房变浅等情况，且患者的视力明显下降。少数患者还会出现青光眼急性发作。③成熟期：晶状体完全混浊，呈乳白色，此时晶状体内的水分溢出，导致晶状体体积变小、前房深度恢复正常，部分患者视力可能降至手动，即患者看不见视力表上最大的字母，部分患者的眼前可能仅有光感。④过熟期：晶状体内的水分持续丢失，晶状体体积进一步变小，并伴有前房加深、虹膜震颤等情况。同时，晶状体表面还会有不规则白色斑点和胆固醇结晶形成。一旦白内障进入过熟期，还可能诱发葡萄膜炎、继发性青光眼等疾病。根据患者临床表现，可诊断为皮质性白内障过熟期。

**14. A**。络瘀暴盲是指因眼底脉络瘀阻，血不循经，溢于络外，导致视力突然下降的眼病。眼部检查可见视网膜静脉粗大迂曲，隐没于出血及水肿之中，视网膜火焰状出血及水肿，重者可见视盘充血、水肿；稍久则有黄白色硬性渗出或棉絮状白斑，或黄斑囊样水肿，视网膜动脉可有反光增强等硬化征象。患者情志不舒，肝郁气滞，日久化火，迫血妄行，血溢络外，神光遮蔽，故视力急降、眼底出血；胸胁胀痛，情志抑郁，食少嗳气，舌有瘀斑，脉涩均为气滞血瘀之候，故可辨证为气滞血瘀证，治宜理气解郁，化瘀止血。

**15. A**。胞生痰核是指胞睑内生硬核，触之不痛，皮色如常的眼病。故患者可诊断为胞生痰核。痰湿阻滞胞睑脉络，混结成核，故胞睑内生硬核；舌苔薄白，脉缓为痰湿之候，故可辨证为痰湿阻结证。治宜化痰散结。方选化坚二陈丸加减。酌加炒白术、焦山楂、鸡内金以助健脾消食、化痰散结。

**16. C**。针眼初起，胞睑微痒痛，近睑弦部皮肤微红肿，继之形成局限性硬结，并有压痛，硬结与皮肤相连。若病变发生于靠小眦部者，红肿焮痛较剧，并可引起小眦部白睛赤肿。部分患者可伴有耳前或颌下淋巴结肿大及有压痛，甚至伴有恶寒发热、头痛等全身症状。

**17. A**。麦粒肿又称针眼、睑腺炎，是睫毛毛囊附近的皮脂腺或睑板腺的急性化脓性炎症。可单眼或双眼发病，以胞睑局部红赤、肿胀、疼痛为主要特征。一般初发多肿痒明显，中期以肿痛为主，脓成溃破后诸症减轻，红肿渐消。病情严重时可伴发热、恶寒、头痛等症。睑弦赤烂是以睑弦红赤、溃烂、刺痒为特征的眼病，相当于西医学的睑缘炎。

**18. A**。风热上攻型针眼证见初起胞睑痒痛不适，渐现红肿，睑缘有麦粒大小的硬结，压痛，伴有头痛，咽痛，舌红苔薄白，脉浮数。患者症状符合上述表现，考虑为外感风热。

**19. A**。五轮学说中，目内眦、目外眦属心为血轮，黑睛属肝为风轮，白睛属肺为气轮，瞳仁属水为水轮，上下眼睑属脾为肉轮。

**20. B**。火邪所致的眼病，眵的特点是渗出液黄稠，味腥臭，红肿赤痛。

**21. E**。漏睛疮红肿热痛皆具而又波及胞睑时，常易与胞睑疾病，如生于大眦附近的针眼及胞肿如桃相混淆。其主要鉴别在于漏睛疮时同侧泪道冲洗不通，而其他疾患一般通畅无阻。另外，漏睛疮红肿压痛的部位中心是在目内眦睛明穴下方而非胞睑之上。

**22. A**。根据患者双眼上胞下垂，无力抬举可辨病为上胞下垂病。脾虚气弱，清阳不升，午后阳气渐衰或劳累致气血亏耗，故上胞提举乏力，晨轻暮重或劳累后加重；神疲乏力，食欲不振，舌淡苔薄，脉弱也为脾虚气弱之候。故患者可辨证为脾虚气弱证，其病机为脾虚失运，中气不足。

**23. B**。患者辨病辨证为上胞下垂之脾虚气弱证，治宜补中健脾，升阳益气。上胞下垂之风痰阻络证治宜祛风化痰，舒经通络。

**24. D**。患者辨病辨证为上胞下垂之脾虚气弱证,治宜补中健脾,升阳益气。方选补中益气汤。重用方中黄芪以增补气升阳之功;若神疲乏力、食欲不振者,加山药、白扁豆、莲子、砂仁以益气温中健脾。上胞下垂之风痰阻络证宜选正容汤加减。

**25. E**。目劄是以胞睑频频眨动为主要临床特征的眼病。燥邪伤津耗液,致肺阴不足以润珠,故眼干涩不适,频频眨眼;燥邪犯肺津亏,故咽鼻干燥,便秘,舌脉为燥邪犯肺,阴虚内热之候。故可辨证为燥邪犯肺证。治宜养阴润燥。

**26. A**。该患者辨病辨证为目劄燥邪犯肺证,治宜养阴润燥,方选养阴清肺汤。可于方中加桑叶、蝉蜕以清热明目退翳。

**27. B**。目劄是以胞睑频频眨动为主要临床特征的眼病。此病以小儿患者多见。外治可选用人工泪液等滴眼,同时还可应用抗生素滴眼液,也可在晚上睡觉前涂抗生素眼药膏。平常要纠正不良的饮食习惯,补充富含维生素A的水果、蔬菜预防疾病。

**28. B**。暴风客热又名风热赤眼,俗称暴发火眼。暴风客热是指外感风热而猝然发病,以白睛红赤、眵多黏稠、痒痛交作为主要特征的眼病。本病多发于春、夏、秋季,常以手帕、毛巾、水、手为传染媒介,易在公共场所蔓延,散发于学校等集体生活场所。本病多为双眼患病,突然发生,一般在发病后3~4天症状达到高峰,以后逐渐减轻,1~2周痊愈,预后良好。常自觉患眼碜涩痒痛,灼热流泪,眵多黏稠;可见恶寒发热,鼻塞头痛,溲赤便秘等症。

**29. E**。天行赤眼的诊断依据:①白睛红赤,或见白睛溢血呈点状、片状,胞睑红肿,耳前或颌下可扪及肿核。②患眼沙涩,灼痛,畏光流泪,甚者热泪如汤,或眵清稀。③正处流行季节,或有接触史,起病急,多双眼同时或先后发病。

**30. A**。患者辨病为天行赤眼暴翳。疠气初感肺金,引动肝火,上犯白睛及黑睛,故见白睛红赤浮肿、黑睛星翳稀疏等眼症;全身症状及舌脉均为疠气侵袭之候。故可辨证为疠气犯目证,治宜疏风清热,退翳明目,方选菊花决明散加减。

**31. D**。暴风客热的诊断依据:①骤然发病,胞睑红肿,白睛红赤,甚则白睛赤肿隆起,多眵。治不及时,可致黑睛边缘生翳。②睑内面红赤,粟粒丛生。③患眼沙涩,灼痛,刺痒,畏光,眵泪较黏。可伴恶寒发热,鼻流涕等症。

**32. C**。暴风客热的风重于热证:痒涩刺痛,羞明流泪,眵多黏稠,白睛红赤,胞睑微肿;可兼见头痛,鼻塞,恶风;舌质红,苔薄白或微黄,脉浮数。治法:疏风解表清热。方药:银翘散加减。

**33. C**。暴风客热风重于热证的治法是疏风清热。方药:银翘散加减。若白睛红赤明显,可加野菊花、蒲公英、紫草、牡丹皮以清热解毒、凉血退赤。

**34. B**。天行赤眼的诊断依据:①正处流行季节,或有接触史,起病急,多双眼同时或先后发病。②患眼目痛羞明,碜涩灼热,泪多眵稀。③白睛红赤,或见白睛溢血呈点、呈片,耳前或颌下可扪及肿核。本例支持天行赤眼的诊断。

**35. D**。天行赤眼之热毒炽盛证,症见患眼灼热疼痛,热泪如汤,胞睑红肿,白睛色红赤肿、弥漫溢血,黑睛星翳;口渴心烦,便秘溲赤;舌红,苔黄,脉数。辨证分析:肺胃素有积热,复感疫病之气,内外合邪,上攻于目,故见白睛红肿、弥漫溢血、黑睛星翳等眼症;全身症状及舌脉为热毒炽盛之候。

**36. D**。天行赤眼是属瘴毒之气相染为病,多因猝感疫疠之气,疫热伤络;或肺胃积热,肺金凌木,侵犯肝经,上攻于目而发病。

**37. D**。白涩症的诊断依据:①患眼干涩不爽,瞬目频频,或微畏光,灼热微痒,不耐久视,眵少色白或无眵;或同时有口鼻干燥,口中乏津。②白睛赤脉隐隐;或白睛不红不肿,胞睑内面红赤;或睑弦红赤、增厚,睑弦有黄白色分泌物堆积;或目珠干燥而失却莹润光泽,白睛微红,有皱褶,黏稠呈丝状。本例符合上述特点,应诊断为白涩症。

**38. B**。白涩症之肺阴不足证，症见眼干涩不爽，不耐久视，白睛如常或稍有赤脉，黑睛可有细点星翳，反复难愈；可伴口干鼻燥，咽干，便秘；苔薄少津，脉细无力。治法：滋阴润肺。方药：养阴清肺汤加减。

**39. D**。白涩症的表现：①患眼干涩不爽，瞬目频频，或微畏光，灼热微痒，不耐久视，眵少色白或无眵；或同时有口鼻干燥，口中乏津。②白睛赤脉隐隐；或白睛不红不肿，胞睑内面红赤；或睑弦红赤、增厚，睑弦有黄白色分泌物堆积；或目珠干燥而失却莹润光泽，白睛微红，有皱褶，黏稠呈丝状。类似于西医学之慢性结膜炎或浅层点状角膜炎。

**40. E**。火疳之风湿热攻证，发病较急，症见目珠胀闷而疼，且有压痛感，羞明流泪，视物不清；白睛有紫红色结节样隆起，周围有赤丝牵绊；常伴有骨节酸痛，肢节肿胀，身重酸楚，胸闷纳减，病势缠绵难愈；舌苔白腻，脉滑或濡。辨证分析：风湿之邪客于肌肉筋骨脉络，阻碍气机，郁久化热，上攻白睛，故见目珠胀闷而疼等眼症；全身症及舌脉均为风湿热邪攻目之候。根据题干信息，本例辨证为风湿热攻。

**41. C**。火疳之风湿热攻型，治法：祛风化湿，清热散结。方药：散风除湿活血汤加减。

**42. E**。火疳好发于成年女性，多为单眼发病，也可双眼先后发病，病程长，易反复发作。火疳之轻症可无后患，视力无损，其病位在白睛里层之表浅处；火疳之重症则危害较大，愈后常遗留白睛青蓝、白膜侵睛，也可波及黑睛和黄仁，变生他症，甚至可造成失明。其病位在白睛里层之深部。

**43. D**。瞳神紧小是指黄仁受邪，以瞳神持续缩小、展缩不灵，伴有目赤疼痛、畏光流泪、黑睛内壁沉着物、神水混浊、视力下降为主要临床症状的眼病。根据患者瞳神紧小，神水混浊，黑睛内壁见细小灰白色物附着等表现，可辨病为瞳神紧小。肝开窍于目，肝胆火炽上攻黄仁，脉络阻滞，故眼珠疼痛拒按；热灼肝胆则神水混浊；口苦咽干、大便秘结及舌脉均表现为肝胆火炽之候。故可辨证为肝胆火炽证。

**44. C**。患者辨病辨证为瞳神紧小之肝胆火炽证，治宜清泻肝胆实火。方选龙胆泻肝汤加减。

**45. A**。瞳神紧小之肝胆火炽证的临证加减：①眼珠疼痛严重、白睛混赤或伴血灌瞳神者，可加赤芍、牡丹皮、茜草、生蒲黄以凉血止血、退赤止痛；②若见黄液上冲者，可加蒲公英、紫花地丁、败酱草以清热解毒、排脓止痛；③口苦咽干、大便秘结者，加天花粉、大黄以清热生津、泻下攻积。

**46. A**。绿风内障是以瞳神散大、眼珠变硬，瞳色淡绿，视力严重减退为特征，并伴有头痛眼胀，恶心呕吐的眼病。

**47. D**。绿风内障诊断依据：①发病急骤，眼珠胀痛欲脱，头痛如劈，常伴同侧头痛、虹视，全身有恶心呕吐或发热恶寒等症状。②视力骤降，严重者仅能数指或仅有光感。③白睛抱轮红赤或混赤，黑睛呈雾状混浊。④瞳神散大呈竖椭圆形，展缩失灵，瞳色呈青绿色。⑤眼珠胀硬，甚至胀硬如石。检测眼压，可升高至80mmHg。⑥前房变浅，房角闭塞。

**48. B**。绿风内障应早发现早治疗。对疑似患者或有家族遗传病史的人群应追踪观察，并避免在暗处久留或工作。避免情志过激及情志抑郁，减少诱发因素。若一眼已发生绿风内障，另一眼虽无症状，亦应进行预防性治疗，以免耽误病情。忌辛辣刺激之品，适量饮水，戒烟酒。切记不可误点散瞳药或使用颠茄类药物，以免引起眼压升高。

**49. D**。疳积上目继发于小儿疳积，是以初起时在暗处不能见物，继而眼珠干燥，黑睛混浊，甚至糜烂破损为特征的眼病。

**50. E**。高风内障是因先天禀赋不足，脉络细涩，神光衰微所致。以眼外观端好，而以夜盲、视力渐降和视野缩小为主要表现的内障类疾病。

**51. E**。高风内障肝肾阴虚证的治法为滋补肝肾,活血明目。方药为明目地黄丸加减。

**52. D**。氢氧化钾为碱性制剂,需选酸性制剂中和,可选用3%硼酸液冲洗治疗。

**53. B**。碱性眼烧伤后应及时彻底清洗结膜囊,即用大量清水或3%硼酸溶液冲洗结膜囊;也可结膜下注射10%维生素注射液做中和治疗,视病情轻重确定注射次数。

**54. D**。热烫伤目的治疗原则是防止感染,促进创面愈合,预防睑球粘连等并发症。轻者外治为主,重者须内外兼治。

**55. A**。混睛障患者自觉眼痛,羞明流泪,视力下降。黑睛深层呈圆盘状灰白色混浊、肿胀,荧光素钠染色阴性。梅毒血清学检查、OT试验、胸部X线拍片等检查有助于诊断。

**56. A**。混睛障相当于西医之角膜基质炎,以胎传性梅毒感染引起的最为典型,结核、麻风、疱疹病毒感染等也可波及眼部而发生角膜基质炎。

**57. C**。混睛障是指黑睛深层生翳,状若圆盘,其色灰白,混浊不清,漫掩黑睛,障碍视力。本病病程较长,应淡定心态,耐心坚持治疗,定期随诊。饮食宜清淡,少食辛辣煎炸之物,以免助火生热。

**58. E**。宿翳诊断依据:①常有黑睛外伤或黑睛溃疡等病史;②黑睛上有翳障,部位不定,形状不一,厚薄不等,表面光滑,边缘清楚;③荧光素染色呈阴性。

**59. E**。宿翳:指黑睛混浊,表面光滑,边缘清晰,无发展趋势,荧光素染色法检查阴性,不伴有赤痛流泪等症状,为黑睛疾患痊愈后遗留下的瘢痕。根据宿翳厚薄浓淡的不同程度等,常将宿翳分为以下4类:①冰瑕翳:翳菲薄,如冰上之瑕,须在聚光灯下方能查见,西医学称云翳;②云翳:翳稍厚,如蝉翅,似浮云,自然光线下即可见,西医学称斑翳;③厚翳:翳厚,色白如瓷,一望即知,西医学称角膜白斑;④斑脂翳:翳与黄仁黏着,瞳神倚侧不圆,西医学称粘连性角膜白斑。

**60. D**。新翳病初起,黑睛混浊,表面粗糙,轻浮脆嫩,基底不净,边缘模糊,具有向周围与纵深发展的趋势,荧光素染色法检查阳性,并伴有不同程度的目赤、碜涩疼痛、畏光流泪等症。黑睛属肝,故新翳多从肝辨证,因新翳有发展趋势,易引起传变,黑睛新翳亦可由他轮病变发展而来,病变亦可波及黄仁及瞳神,病轻者经治疗可以消散,重者留下瘢痕而成宿翳。

**61. D**。黄斑干性变性,视力减退缓慢。

**62. E**。视网膜中央动脉阻塞常见视力突然丧失,无光感,视盘色淡,视网膜动脉细如线状,视网膜后极部呈乳白色混浊水肿,黄斑呈樱桃红色等。

**63. D**。中央静脉阻塞时,眼底表现特点为各象限的视网膜静脉迂张,视网膜内出血呈火焰状,沿视网膜静脉分布。视盘和视网膜水肿,黄斑区尤为明显,久之,多形成黄斑囊样水肿。

**64. E**。荧光素眼底造影血管渗漏明显能更好说明炎症性阻塞。

**65. A**。肝胆火旺,则头目作痛,火扰心神,则烦躁易怒,少寐,胆经热甚,胆经上溢,则口苦,舌红苔黄,皆为肝胆火旺之象。

**66. E**。a波和b波均下降,提示视网膜内层和外层均有损害,可见于视网膜色素变性、脉络膜视网膜炎、广泛视网膜光凝后、视网膜脱离等。视网膜中央动脉阻塞的视网膜电图呈表现为b波降低,a波正常。

**67. C**。胬肉攀睛是指眼眦部长赤膜如肉,其状如昆虫之翼,横贯白睛,攀侵黑睛,甚至遮盖瞳神的眼病。胬肉攀睛之阴虚火旺证,症见患眼涩痒间作,胬肉淡红菲薄,时轻时重;心中烦热,口舌干燥;舌红少苔,脉细。虚火上炎,灼烁眼目,故见胬肉淡红菲薄、微有涩痒之眼症;全身症及舌脉均为阴虚火旺之候。故本例可辨证为阴虚火旺证。治宜滋阴降火。方选知柏地黄丸加减。

**68. E**。胬肉发展迅速,侵入黑睛,有掩及瞳神趋势者,须行手术治疗。手术方式包括胬肉切除术、胬肉切除合并结膜瓣转移修补术、胬肉切除合并自体游离结膜瓣移植术等术式。手术原则为角膜创面干净光滑，胬肉结膜下组织切除要彻底。故胬肉已侵入到角膜2mm以上时，其治疗方法应选择手术。

**69. D**。患者辨病为胬肉攀睛，应注意眼部卫生，避免风沙与强光刺激；忌烟酒及刺激性食物；勿过劳和入夜久视；对胬肉手术后复发的患者，不宜立即再行手术，应在其静止6个月后再考虑手术。

**70. C**。天行赤眼是指外感疫疠之气，白睛暴发红赤、点片状溢血，常累及双眼，能迅速传染并引起广泛流行的眼病。本病多发于夏秋两季，双眼同病居多。本病瞳仁大小正常。瞳神紧小是指黄仁受邪，以瞳神持续缩小、展缩不灵，伴有目赤疼痛、畏光流泪、黑睛内壁沉着物、神水混浊、视力下降为主要临床症状的眼病。

**71. C**。瞳神紧小的诊断依据：①眼珠疼痛，畏光流泪，视力下降；②抱轮红赤或白睛混赤；③黑睛后壁可见粉尘状或小点状、羊脂状物沉着；④神水混浊；⑤黄仁肿胀、纹理不清，展缩失灵；⑥瞳神紧小或瞳神干缺、瞳神闭锁或瞳神膜闭。

**72. A**。患者诊断为瞳神紧小。患者久病伤阴，阴虚火炎，故眼干不适，视物昏花，目痛时轻时重；阴虚灼烁黄仁，晶珠失养，故黄仁失荣；虚火上扰则烦热不眠、口干咽燥；舌红少苔、脉细数均为阴虚火旺之候。故患者可辨证为虚火上炎证。

**73. D**。花翳白陷之肺肝风热证，证候可见患眼视物模糊，砂涩疼痛，畏光流泪，抱轮红赤，黑睛边际骤生白翳，渐渐扩大，四周高起，中间低陷；舌边尖红，苔薄黄，脉浮数。风热邪毒侵袭，肺热及肝，邪热上攻黑睛，其邪不甚，故黑睛生翳初起，翳障多在边缘，抱轮红赤，砂涩疼痛，畏光流泪，视物模糊；苔薄黄、脉浮数亦为肺肝风热之候。治宜疏风清热。

**74. D**。患者辨病辨证为花翳白陷之肺肝风热证，治宜疏风清热。方选加味修肝散加减。

**75. A**。患者辨病为花翳白陷。外治法包括：①点眼：激素类或胶原酶抑制剂或免疫抑制剂滴眼液，于黑睛边缘溃陷且伴有较多赤丝长入时使用；抗生素类滴眼液，可防止合并细菌感染；散瞳类滴眼液或眼用凝胶：以防瞳神干缺。②熏眼及湿热敷。③手术：病变进展迅速者可采用改良割烙术，或根据黑睛溃破的范围和程度行不同类型的角膜移植术。

**76. A**。聚星障之风热客目证，症见患眼涩痛，羞明流泪，视物模糊、抱轮微红，黑睛浅层点状星翳，或多或少，或疏散或密聚；伴恶风发热，头痛鼻塞，口干咽痛；舌质红，苔薄黄，脉浮数。风热之邪初犯于目，病情轻浅，故见黑睛浅层骤生细小星翳、抱轮微红、涩痛羞明流泪、视物模糊；恶风发热及舌脉表现均为风热外袭之候。故可辨证为风热客目证。

**77. D**。聚星障之风热客目证，治法：疏风清热，退翳明目。方药：银翘散加减。聚星障之肝胆火炽证宜选龙胆泻肝汤。聚星障之阴虚夹风证宜选加减地黄丸。

**78. B**。抱轮红赤，热邪较重者，可加赤芍、牡丹皮、板蓝根、大青叶、菊花、紫草，以助清热散邪、凉血退赤之力；胞睑难睁、羞明多泪者，加蔓荆子、防风、桑叶以清肝明目。

**79. D**。凝脂翳诊断依据：①常有黑睛外伤史，或同时伴有漏睛病史。②黑睛生翳如米粒样，表面浮嫩，边缘不清，继则扩大溃陷，上覆凝脂；2%荧光素钠溶液染色阳性；常伴黄液上冲。若眵泪、凝脂及黄液上冲呈黄绿色者，疑为铜绿假单胞菌所致。③角膜刮片涂片及细菌培养有助于诊断。根据题干信息，患者可诊断为凝脂翳。

**80. D**。里热炽盛证的证候可见：头目剧痛，羞明难睁、热泪如汤，眵多黏稠，视力障碍，胞睑红肿，白睛混赤浮肿，黑睛生翳，窟陷深阔，凝脂大片，神水混浊，黄液上冲，眵泪、凝脂色黄或黄绿；常伴发热口渴，溲赤便秘；舌红，苔黄厚，脉弦数或脉数有力。

**81. A**。患者辨病辨证为凝脂翳里热炽盛证,治宜泻火解毒,退翳明目。方选四顺清凉饮子。凝脂翳风热壅盛证宜选新制柴连汤加减。凝脂翳气阴两虚证偏于阴虚者宜选滋阴退翳汤或海藏地黄散;偏于气虚者,宜选托里消毒散。

**82. E**。云雾移睛是指患眼外观端好,自觉眼前有蚊蝇蛛丝或云雾样飘浮物的眼病。玻璃体内可见细尘状、絮状、团块状混浊,或为灰白色、黑色、红色等。圆翳内障是指随年龄增长而晶珠逐渐混浊,视力缓慢下降,终致失明的眼病。凝脂翳是指黑睛生翳,状如凝脂,多伴有黄液上冲的急重眼病。络阻暴盲是指患眼外观正常,猝然一眼或双眼视力急剧下降,以视衣可见典型的缺血性改变为特征的致盲眼病。络损暴盲是指因眼底脉络受损出血致视力突然下降的眼病。根据患者表现,最可能是云雾移睛。

**83. A**。患者诊为云雾移睛。自觉眼前黑影浮动,多呈尘状、絮状混浊,视物昏朦;胸闷纳呆,或头重、神疲;苔黄腻,脉滑,辨为湿热蕴蒸证。气滞血瘀证的证候为自觉眼前黑花,呈絮状、块状红色混浊,视力不同程度下降;或有情志不舒,胸胁胀痛;舌有瘀斑,脉弦涩。风重于热、热重于湿、脾虚湿困均不是云雾移睛的辨证。

**84. C**。患者辨为云雾移睛湿热蕴蒸证,治法是宣化畅中,清热除湿。补益肝肾可治云雾移睛肝肾亏虚证,益气补血可治云雾移睛气血亏虚证,行气活血可治云雾移睛气滞血瘀证。理气解郁,化瘀止血可治络瘀暴盲气滞血瘀证。

**85. A**。患者辨为云雾移睛湿热蕴蒸证,治法是宣化畅中,清热除湿,方药首选三仁汤。温胆汤可用于消渴内障痰瘀阻滞证,化坚二陈丸可用于胞生痰核痰湿阻结证,羌活胜风汤可用于混睛障肝经风热证,丹栀逍遥散可用于络损暴盲肝经郁热证。

**86. B**。患者辨为云雾移睛湿热蕴蒸证,食少纳呆者加白术、山药、白扁豆以健脾益气;混浊呈絮状者加浙贝母、苍术;有心烦口苦、苔黄腻者酌加黄芩、栀子、厚朴以助清热除湿。

**87. BF**。椒疮是指胞睑内面颗粒累累,色红而坚,状若花椒的眼病,相当于西医学的沙眼。针眼是指胞睑边缘生疖,形如麦粒,红肿痒痛,易成脓溃破的眼病,相当于西医学的睑腺炎。粟疮常见于儿童及青少年,多无症状或微感痒涩,下睑内面见大小均匀、排列整齐、色黄而软、半透明的颗粒。睑内结石是指胞睑内面生有黄白色、状如碎米的坚硬颗粒的眼病,相当于西医学的结膜结石。眼痈为眼科急重症,胞睑红肿如涂丹,痛如火灼,化脓溃破。根据患者表现,首选考虑椒疮(沙眼)可能。

**88. A**。患者诊为椒疮。风热客睑证候:眼微痒不适,干涩有眵,胞睑内面脉络模糊,眦部红赤,有少量颗粒,色红而坚,状如花椒,或有赤脉下垂;舌尖红,苔薄黄,脉浮数。血热瘀滞证候:眼内刺痛灼热,沙涩羞明,流泪眵多,胞睑厚硬,重坠难开,睑内红赤,颗粒累累成片或有白色条纹,赤膜下垂或血翳包睛,视物不清;舌质暗红,苔黄,脉数。其他选项均不属于椒疮辨证。

**89. FG**。患者辨证为椒疮风热客睑证,治法为疏风清热、退赤散结,方选银翘散加减,可于方中加生地黄、赤芍、当归以清热凉血退赤。血热瘀滞证的治法是清热凉血、活血化瘀,方选归芍红花散加减。

**90. ADF**。患者辨证为椒疮风热客睑证。外治法:①滴用滴眼液,可选用0.5%熊胆滴眼液、0.1%利福平滴眼液、磺胺类滴眼液等。②涂眼药膏,常于晚上睡前涂抗生素眼药膏,如0.5%金霉素眼药膏等。③椒疮颗粒累累者,可用海螵蛸棒摩擦法;粟状颗粒多者,可行滤泡压榨术。患者仅有少量颗粒,暂不用海螵蛸棒摩擦法。

**91. ABFGH**。椒疮并发症与后遗症包括睑弦内翻及倒睫拳毛、赤膜下垂、黑睛星翳、睥肉粘轮、流泪症与漏睛、眼珠干燥、上胞下垂。

# 中医耳鼻咽喉科学

## A2 型题

每一道试题下面都有 A、B、C、D、E 五个备选答案。请从中选择一个最佳答案。

1. 患者，男，26 岁。左耳疼痛伴跳痛 2 天，初期耳内胀塞感，微痛，未予注意，1 天来耳痛逐渐加重并呈跳痛，听力减退，耳内流少量脓血，检查耳膜鲜红，紧张部有小穿孔，舌苔黄，脉弦数。所属脓耳病因为
   A. 风热外侵，犯于耳窍
   B. 肾元亏损，耳窍失养
   C. 肝胆湿热，困结耳窍
   D. 脾胃湿热，循经上扰
   E. 肺胃热盛，上犯耳窍
2. 患者，男，45 岁。昨夜在工地上睡觉时，自觉有物爬入耳内，现左耳痛。检查见左耳外耳道内有一昆虫，仍活动。处理此病首先应
   A. 用镊子夹取　B. 用冲洗法冲出
   C. 用油剂滴耳　D. 全麻
   E. 用刮匙取出
3. 患者，男，39 岁。右耳痒反复发作，外耳道、耳郭及周围皮肤增厚、粗糙、皲裂，表面有痂皮。应诊断为
   A. 风热邪毒外侵型耳疮
   B. 风热湿邪浸渍型旋耳疮
   C. 肝胆湿热上蒸型耳疮
   D. 血虚生风化燥型旋耳疮
   E. 胃火炽盛上扰型耳疮
4. 患者，男，65 岁。有 2 型糖尿病，诉左耳疼痛并有脓液流出。体检患者无发热。左耳耳廓软，外耳道水肿。外周白细胞计数正常。从脓性流出物判断，最可能的微生物是
   A. 铜绿假单胞菌　B. 金黄色葡萄球菌
   C. 白色念珠菌　D. 流感嗜血杆菌
   E. 黏膜炎莫拉菌
5. 某患者，诊断为脓耳口眼㖞斜属气血亏虚、瘀阻脉络，应选用的方剂是
   A. 复元活血汤　B. 通窍活血汤
   C. 补阳还五汤　D. 桃红四物汤
   E. 牵正散
6. 某急性化脓性中耳炎患者，鼓膜穿孔后立即停用 2% 石炭酸甘油滴耳，是因为石炭酸甘油
   A. 仅有止痛作用
   B. 没有抗生素水溶液效果佳
   C. 对鼓室黏膜及鼓膜有腐蚀作用
   D. 油剂不易经穿孔进入中耳
   E. 影响引流
7. 某耳源性脑脓肿患者，出现昏迷，喷射性呕吐，视乳头水肿，提示颅内高压，下列不属于降低颅内压用药的是
   A. 50% 葡萄糖　B. 20% 甘露醇
   C. 30% 尿素　D. 地塞米松
   E. 硝普钠
8. 患儿，女孩，5 个月。因“出生时听力筛查未通过，复筛时仍未通过”来诊。患儿母亲孕早期检查巨细胞病毒抗体阳性。目前患儿最准确

的诊断是

A. 非遗传性先天性聋

B. 产伤性聋

C. 药物性聋

D. 遗传性先天性聋

E. 外伤性耳聋

9. 患者,男,26 岁。今晨接电话时左耳突然听不到讲话声,无头晕及耳鸣。伴头痛,口苦咽干,面红目赤。昨晚有与人吵架史。舌红,苔黄,脉弦数。治疗此病,采用穴位注射的机制为

A. 疏风清热,散邪通窍

B. 清肝泄热,开郁通窍

C. 清火化痰,和胃降逆

D. 行气活血,疏通经络

E. 健脾益气,升阳通窍

10. 患者,女,18 岁。阵发性鼻痒、喷嚏、流涕清稀,反复发作 2 年。伴头重头沉,嗅觉减退,神疲气短,恶寒,肢重腹胀,纳呆便溏。检查见鼻中隔左偏,鼻肌膜水肿明显,舌淡胖有齿痕,苔白腻,脉濡弱。患者的病因病机为

A. 肺气虚弱,感受风寒

B. 邪毒久留,气滞血瘀

C. 肺脾气虚,水湿泛鼻

D. 脾胃失调,湿热郁蒸

E. 肾元亏虚,肺失温煦

11. 患者,女,30 岁。鼻流白黏涕 3 年。伴鼻塞,嗅觉减退,头重头昏,肢倦乏力,食少腹胀,面色萎黄。检查见鼻内肌膜淡红肿胀,鼻窦 X 线片示上颌窦、筛窦炎性变。舌质红,苔薄白,脉缓弱。此病的病因病机为

A. 肺气虚寒

B. 邪毒久留,气滞血瘀

C. 脾虚湿困

D. 肺经湿热

E. 脾胃湿热

12. 患者,男,36 岁。鼻流白黏涕 2 年。无臭味,伴鼻塞,嗅觉减退,头重头昏,自汗恶风,气短无力,咳嗽痰稀,舌质淡,苔薄白,脉缓弱。治疗此病的首选方为

A. 补中益气汤　　B. 参苓白术散

C. 通窍汤　　D. 黄芩汤

E. 温肺止流丹

13. 患者,女,16 岁。2 天前感冒,鼻塞,鼻流脓涕。今天起出现右耳堵闷,耳胀,听力轻度下降,自听过响。舌质稍红,苔薄白,脉浮数。此病的中医治法为

A. 清肝泄热,开郁通窍

B. 清火化痰,和胃降逆

C. 补益肾精,滋阴潜阳

D. 疏风清热,散邪通窍

E. 健脾益气,升阳通窍

14. 患者,女,27 岁。近 3 年鼻内干燥较甚,鼻涕黄稠,有时带有少许血丝,嗅觉下降。常感咽干、咽痒、咳嗽,在干燥季节症状更加明显。检查见鼻肌膜萎缩,有黄绿色浊涕,鼻痂多。舌红,少苔,脉细数。治疗此病的首选方为

A. 养阴清肺汤　　B. 补中益气汤

C. 清燥救肺汤　　D. 温肺止流丹

E. 百合固金汤

15. 患者,女,35 岁。阵发性鼻塞、喷嚏、流清稀涕、形寒怕冷、手足不温,伴头晕耳鸣、夜尿多、五心烦热。检查见双下鼻甲肿胀,黏膜灰淡,分泌物清稀。舌淡红,苔白润,脉细弱。治疗此病的首选方为

A. 玉屏风散合苍耳子散

B. 金匮肾气丸合玉屏风散

C. 补中益气汤

D. 参苓白术散

E. 温肺止流丹

16. 患者,男,37 岁。阵发性鼻痒、喷嚏、流涕清稀、鼻塞,反复发作 5 年。检查见鼻黏膜苍白水肿,分泌物清稀量多。下列均为治疗此病的药物,除外

A. 抗组胺药物　　B. 膜保护剂

C. 糖皮质激素类　　D. 减充血剂

E. 抗生素类

17. 患者,女,41 岁。右鼻流浊涕 4 天。晨起多,下午少,伴鼻塞,嗅觉减退,头痛头胀,纳差,脘腹胀满,小便黄。检查见舌质红,苔黄腻,脉滑数。右内眦根部有叩击痛,右嗅裂可见脓涕。此病的病因病机为
   A. 肺经风热　　B. 胆腑郁热
   C. 脾胃湿热　　D. 肺气虚寒
   E. 脾气虚寒
18. 患者,女,20 岁。3 天前出现左鼻孔疼痛,检查见左鼻前庭内有丘状隆起,周围红肿发硬,顶部可见脓点。下列关于本病的说法,错误的是
   A. 主要特征为外鼻部局限性红肿疼痛
   B. 别名有“白疔”“白刃疔”“鼻尖疔”等
   C. 西医学的鼻疖等病可参考该病
   D. 早期可行灸法
   E. 禁忌早期切开引流及一切挤压、挑刺
19. 患者,男,17 岁。3 天前出现鼻尖局部红肿、疼痛,而后疼痛加重,出现鼻肿如瓶,两目合缝,头痛如劈,并有高热、烦躁。下列哪项措施为首选
   A. 请眼科会诊
   B. 足量、有效的抗生素
   C. 局部热敷
   D. 切开引流
   E. 镇痛剂
20. 患者,女,24 岁。双侧交替性鼻塞半年余,遇寒症状加重,鼻涕白黏。伴咳嗽痰稀。检查见鼻肌膜肿胀色淡,舌质淡红,苔薄白,脉缓。此患者最可能的诊断是
   A. 伤风鼻塞　　B. 鼻窒
   C. 鼻鼽　　D. 鼻槁
   E. 鼻疳
21. 患者,男,19 岁。鼻塞时轻时重,双侧鼻窍交替阻塞,反复发生,经久不愈,甚至嗅觉失灵,是下列哪种鼻病的特征
   A. 伤风鼻塞　　B. 鼻窒
   C. 鼻槁　　D. 鼻鼽
   E. 鼻渊
22. 患者,女,29 岁。双侧交替性鼻塞半年余,遇寒症状加重,鼻涕白黏。伴咳嗽痰稀。检查见鼻肌膜肿胀色淡,舌质淡红,苔薄白,脉缓。此患者的病因病机为
   A. 外感风寒
   B. 脾气虚弱,邪滞鼻窍
   C. 肺经蕴热,邪毒外袭
   D. 肺气虚弱,邪滞鼻窍
   E. 外感风热
23. 患者,男,47 岁。阵发性鼻痒、打喷嚏 10 年余,伴鼻流清涕、量多。检查见鼻黏膜苍白水肿,双下鼻甲尤甚,鼻内可见清稀分泌物。此患者最可能的诊断是
   A. 伤风鼻塞　　B. 鼻窒
   C. 鼻息肉　　D. 鼻鼽
   E. 鼻疳
24. 患者,女,47 岁。咽喉不适,如有物梗塞感,咯之不出,吞之不下,不肿,不痛,不碍饮食,其症每随情志波动而时轻时重,检视咽喉并无异常。辨证应为
   A. 邪毒侵袭　　B. 肺胃热盛
   C. 肺气不足　　D. 肾阴亏虚
   E. 肝气郁结
25. 患者,女,32 岁。咽喉疼痛,肌膜红肿,吞咽困难,口气秽臭,大便秘结,咳嗽痰黄。辨证为
   A. 肺经风热　　B. 心火上炎
   C. 肺胃热盛　　D. 肝胆实热
   E. 虚火上逆
26. 患儿,男,5 岁。高热不退,喉核赤肿、溃烂化脓,吞咽困难,口干口臭,大便干结,小便黄少,舌红,苔黄,脉数。治疗应首选
   A. 疏风清热汤　　B. 清咽利膈汤
   C. 百合固金汤　　D. 银翘散
   E. 泻心导赤汤
27. 急喉风患者,安静时亦出现喉鸣,鼻翼翕动,烦躁不安,自汗,三凹征显著。其呼吸困难分

度为

A. Ⅰ度　B. Ⅱ度
C. Ⅲ度　D. Ⅳ度
E. Ⅴ度

28. 患者,女,22 岁。龋齿周围牙龈红肿、疼痛、溢脓,牙齿有高起的感觉,伴有发热,头痛,口干苦、口臭,舌红,苔黄厚,脉洪数。方选

A. 薄荷连翘方　B. 六味地黄汤
C. 清胃汤　D. 导赤散
E. 八珍汤

29. 某患者心火上炎、熏灼口舌,症见口舌溃烂,心中烦热,面色红,舌质红,苔黄等。首选的治法是

A. 清心凉血　B. 清热利湿
C. 利膈通便　D. 清化痰浊
E. 疏风清热

30. 患者,男,27 岁。牙周围齿龈红肿疼痛,咀嚼不便,全身略有恶风发热,舌边尖红,苔黄白,脉浮数,治宜

A. 疏风清热,消肿止痛
B. 滋阴补肾,益髓坚齿
C. 调补气血,养龈健齿
D. 补益气血,托毒外出
E. 益气健脾,渗湿和中

31. 肾阴不足、虚火上炎而致的虚火口疮、虚火牙痛、牙宣等口齿疾病,首选的治法是

A. 散瘀排脓　B. 补益气血
C. 滋养阴液　D. 清化痰浊
E. 疏风清热

32. 热毒壅盛于里、热困脾胃,以致里热上灼,口齿疼痛,口腔溃烂红肿,口热口臭,便秘腹胀等,首选的治法是

A. 清心凉血　B. 清热利湿
C. 泄热通便　D. 清化痰浊
E. 疏风清热

33. 患者,女,24 岁。口疮数目较多,周围黏膜鲜红,微肿,灼热疼痛,心中烦热,溲赤,大便干结,口干,舌红,苔黄,脉数。辨证为

A. 肾阴亏损　B. 胃火上蒸
C. 气血不足　D. 心脾积热
E. 脾肾阳虚

34. 患者,男,65 岁。牙齿松动,牙龈溃烂萎缩,边缘微红肿,易出血,齿根宣露,头晕,耳鸣,腰酸,手足心热,舌红,少苔,脉细数。辨证为

A. 肾阴亏损　B. 胃火上蒸
C. 气血不足　D. 心脾积热
E. 脾肾阳虚

35. 患者,男,28 岁。咽痛 1 天,伴低热。检查:咽黏膜弥漫性充血,咽后壁淋巴滤泡、咽侧索红肿,下颌下淋巴结肿大、压痛,扁桃体不大,T37.3℃。该患者应诊断为

A. 慢性咽炎
B. 慢性扁桃体炎
C. 急性咽炎
D. 急性下颌下淋巴结炎
E. 急性扁桃体炎

36. 患者,女,40 岁,售货员。近半年来声嘶,并咽喉部不适,休息后减轻。检查:双声带充血,黏膜肥厚,但表面尚光滑,闭合时双声带后方有小隙。最可能的诊断是

A. 慢性喉炎　B. 声带麻痹
C. 喉癌　D. 急性喉炎
E. 喉结核

37. 患者,男,50 岁。因“左耳听力下降伴闷堵感 3 个月,左耳出血 1 周”来诊。入院专科检查:左侧外耳道后壁菜花样新生物,质脆易出血,表面破溃。颞骨 CT:左侧外耳道后壁软组织密度影,边界欠清,周围骨质破坏。最可能的诊断是

A. 弥漫性外耳道炎　B. 外耳道恶性肿瘤
C. 外耳道真菌　D. 外耳道骨瘤
E. 外耳道胆脂瘤

38. 患者,女,50 岁。右侧颈中部偏下有一质硬肿块,随吞咽运动,间接喉镜下可见右侧声带麻痹,右侧颈中深、锁骨上触及数个肿大淋巴结。患者最可能的诊断为

A. 甲状舌骨囊肿　B. 颈淋巴结核
C. 甲状腺癌　D. 淋巴结转移癌
E. 颈部淋巴瘤

39. **患者，男，42岁。左侧鼻出血20分钟来诊。查见左侧鼻腔出血，较剧烈，血压160/95mmHg。根据患者目前情况，下列治疗不恰当的是**
A. 降压治疗
B. 行前鼻孔填塞
C. 安慰患者，使其消除紧张情绪
D. 以麻黄碱棉片收缩鼻腔，寻找出血点
E. 行血管栓塞治疗

40. **患者，男，15岁。以右侧鼻腔反复出血伴鼻塞3个月就诊，前鼻镜检查鼻腔未见明显出血点及黏膜糜烂，以下进一步处理正确的是**
A. 立即行右侧黎氏区射频烧灼
B. 立即行右侧后鼻孔栓塞治疗
C. 行间接鼻咽镜或电子鼻咽镜检查了解鼻咽部情况
D. 用可吸收材料如明胶海绵、淀粉海绵等填塞右侧鼻腔
E. 立即给予凡士林纱条填塞右鼻腔

41. **患者，男，55岁。长期吞咽梗阻感，诊断为下咽癌，该病最主要的治疗方法是**
A. 单纯放疗　B. 手术＋化疗
C. 放疗＋化疗　D. 单纯手术
E. 手术＋放疗

42. **患者，女，44岁。左侧鼻塞，多清涕2年余，不伴鼻痒及打喷嚏，鼻腔检查见鼻中隔明显左偏，左中鼻道少许分泌物。鼻窦CT示鼻中隔左偏，左侧上颌窦黏膜稍增厚。最适当的治疗是**
A. 保守治疗
B. 左上颌窦根治术＋鼻中隔黏骨膜下矫正术
C. 左侧上颌窦穿刺冲洗
D. 鼻中隔黏骨膜下切除术＋鼻内镜手术
E. 鼻中隔黏骨膜下矫正术

43. **患儿，男，10岁。右耳分泌性中耳炎，鼓室积液，用波氏球咽鼓管吹张法，症状无改善，清除中耳积液的首选方法是**
A. 鼓膜切开术　B. 鼓膜穿刺术
C. 鼓室置管术　D. 腺样体切除术
E. 扁桃体切除术

## A3 型题

以下提供若干个案例，每个案例下设3道考题。请根据题干所提供的信息，在每一道考题下面的A、B、C、D、E五个备选答案中选择一个最佳答案。

**（44～46题共用题干）**

**患者，男，36岁。突发右耳鸣、听力下降3天。追问病史，3天前劳累后，又遇心情不佳，第2天即发右耳鸣、听力下降，耳鸣如风雷声，现上症加重，郁怒之后，耳鸣耳聋更甚，伴头晕，目赤面红，口苦咽干。**

44. **本病最可能诊断为**
A. 风聋　B. 耳鸣
C. 暴聋　D. 脓耳
E. 耵耳

45. **本病辨证当属**
A. 脾胃虚弱　B. 痰火上扰
C. 肝火上扰　D. 风热侵袭
E. 肾精亏损

46. **其治法为**
A. 清肝泻火，益气复聪
B. 清肝泄热，开郁通窍
C. 益气健脾，清肝泻胆
D. 清肝健脾，升阳复聪
E. 疏风散邪，通窍复聪

**（47～49题共用题干）**

**患者，男，40岁。今晨接电话时左耳突然听不到讲话声，无头晕及耳鸣。伴头痛，口苦咽干，**

面红目赤。昨晚有与人吵架史。舌红,苔黄,脉弦数。

47. 此患者的诊断为
A. 耳眩晕　B. 突发性耳聋
C. 耳鸣耳聋　D. 耳鸣
E. 耳胀

48. 治法为
A. 疏风清热,散邪通窍
B. 清肝泄热,开郁通窍
C. 清火化痰,和胃降逆
D. 行气活血,疏通经络
E. 健脾益气,升阳通窍

49. 方宜选
A. 银翘散　B. 清气化痰丸
C. 通窍活血汤　D. 龙胆泻肝汤
E. 耳聋左慈丸

(50 ~ 52 题共用题干)

患者,女,38 岁。左耳听力下降半年余。检查见左外耳道内大量棕褐色耵聍,质硬,用镊子难以夹出。

50. 耵聍取出前,此患者的听力检查应为
A. 传导性耳聋　B. 感音性耳聋
C. 混合性耳聋　D. 听力正常
E. 全聋

51. 处理此病首先应用下列哪种药液滴耳
A. 2% 苯酚　B. 4% 硼酸酒精
C. 2% 泰利必妥　D. 1% 新霉素
E. 5% 碳酸氢钠

52. 关于该疾病,错误的是
A. 少许耵聍者,大多可自行排出
B. 有脓耳史者,可选用冲洗法
C. 预后良好
D. 可反复发作
E. 若操作不当,可引起耳疮

(53 ~ 55 题共用题干)

患者,女,26 岁。近日性情烦躁,昨晚突然头晕,视物旋转。伴左耳鸣如"潮水"声,口苦咽干,胸胁苦满,少寐多梦。舌质红,苔黄,脉弦数。

53. 此患者的诊断为
A. 耳聋耳鸣　B. 突发性耳聋
C. 耳眩晕　D. Hunt 综合征
E. Cogan 综合征

54. 辨证为
A. 风邪外袭证　B. 痰浊中阻证
C. 肝风内动证　D. 阳虚水泛证
E. 肾精亏损证

55. 治疗此病的首选方为
A. 真武汤　B. 半夏白术天麻汤
C. 归脾汤　D. 杞菊地黄丸
E. 天麻钩藤饮

(56 ~ 58 题共用题干)

患者,女,19 岁。2 天前出现右鼻孔疼痛,检查见右鼻前庭内有丘状隆起,周围红肿发硬,顶部可见脓点。

56. 此患者最可能的诊断是
A. 鼻疔　B. 鼻疳
C. 伤风鼻塞　D. 鼻渊
E. 鼻槁

57. 下列哪一项为本病的禁忌证
A. 局部热敷　B. 切开
C. 多饮水　D. 挤压
E. 超短波疗法

58. 若患者伴有发热、头痛、全身不适等,舌红苔黄,脉数,辨证为
A. 火毒内陷证　B. 肺经蕴热证
C. 外感风热证　D. 脾胃湿热证
E. 阴虚血燥证

(59 ~ 61 题共用题干)

患者,男,30 岁,工人。患者近 3 年来经常打喷嚏、流清涕、鼻塞,每遇风冷即发,平素畏风自汗,易感冒,气怯声低,余无特殊。检查鼻黏膜色淡,下甲肿胀,舌淡苔薄白,脉虚弱。

**59. 诊断为**

A. 鼻窒　B. 伤风鼻塞

C. 鼻鼽　D. 鼻渊

E. 鼻槁

**60. 其证型为**

A. 肺气虚寒　B. 脾气虚弱

C. 肾阳虚　D. 脾肾两虚

E. 肺脾气虚

**61. 其治法为**

A. 温肺散寒,益气固表

B. 益气健脾,升阳通窍

C. 温补肾阳,化气行水

D. 清宣肺气,通利鼻窍

E. 疏风清热,宣肺通窍

**(62～64 题共用题干)**

**患者,男,28 岁。阵发性鼻痒、打喷嚏 10 年余,伴鼻流清涕、量多。检查见鼻黏膜苍白水肿,双下鼻甲尤甚,鼻内可见清稀分泌物。**

**62. 此患者最可能的诊断是**

A. 伤风鼻塞　B. 鼻窒

C. 鼻息肉　D. 鼻鼽

E. 鼻疳

**63. 对此病病因的叙述,下列错误的是**

A. 肺阴亏虚　B. 脏腑功能失调

C. 脾气虚弱　D. 肾阳不足

E. 肺脾肾三脏虚弱

**64. 若上述诊断成立,选择体针治疗本病,一般不作为主穴的是**

A. 迎香　B. 风池

C. 合谷　D. 风府

E. 三阴交

**(65～67 题共用题干)**

**患者,男,16 岁。鼻流浊涕不止 1 月余。伴鼻塞、头痛、嗅觉减退。**

**65. 此患者最可能的诊断为**

A. 鼻鼽　B. 鼻槁

C. 鼻渊　D. 鼻疳

E. 鼻窒

**66. 此患者若属虚证,下列描述正确的是**

A. 鼻塞轻重不等

B. 剧烈头痛

C. 鼻涕浓稠黄浊而量多

D. 鼻甲红肿

E. 颧部叩击痛明显

**67. 若患者鼻涕黄浊而量多,鼻塞重而持续,鼻底见有黏性分泌物,头昏重胀,倦怠乏力,胸脘痞闷,纳呆食少,小便黄赤。舌质红,苔黄腻,脉滑数,可辨证为**

A. 肺经风热证　B. 胆腑郁热证

C. 脾胃湿热证　D. 肺气虚寒证

E. 脾虚湿困证

**(68～70 题共用题干)**

**患者,女,47 岁。长期鼻流白黏涕,晨起稍遇风冷便鼻塞,嗅觉减退,全身见面色苍白,气短乏力,语声低微。检查见鼻黏膜淡红肿胀,以中鼻甲尤甚,鼻腔内黏性分泌物,舌质淡,苔薄白,脉虚弱。**

**68. 此病的首选方为**

A. 金匮肾气丸　B. 当归芍药汤

C. 补中益气汤　D. 参苓白术散

E. 温肺止流丹

**69. 下列治疗方法错误的是**

A. 滴鼻法　B. 涂敷法

C. 鼻窦穿刺冲洗法　D. 熏鼻法

E. 负压置换法

**70. 该病的病因病机不包括**

A. 燥邪犯肺　B. 脾胃湿热

C. 肺气虚寒　D. 胆腑郁热

E. 脾虚湿困

**(71～73 题共用题干)**

**患者,男,50 岁。左侧鼻衄 2 天。2 天前患者与人争吵后,觉鼻内烘热,即发出血,量多色**

红,在某诊所处理后,又出血 2 次。今天到我科就诊,就诊时仍有出血,伴头昏头痛,胸胁胀满,口苦咽干,大便干,小便黄,既往有高血压病史。检查:急性病容,BP150/100mmHg,填塞物有血染,仍渗血,色深红。外院病历示出血来自鼻底后方,舌红苔黄,脉弦数。

71. 该病诊断为鼻衄,其证型为

A. 胃火热盛　　B. 肝火上炎
C. 肺经风热　　D. 肝肾阴虚
E. 脾不统血

72. 其治法为

A. 清胃泄热,凉血止血
B. 清肝泻火,凉血止血
C. 疏风清热,凉血止血
D. 滋养肝肾,凉血止血
E. 健脾益气,摄血止血

73. 其所用方剂为

A. 玉女煎　　B. 犀角地黄汤
C. 龙胆泻肝汤　　D. 知柏地黄丸
E. 归脾汤

(74 ~ 76 题共用题干)

患者,女,50 岁。咽部灼痛多年,此次又发 2 周余,感上症加剧,午后明显,咽部暗红少津,喉底滤泡增生,伴干咳少痰,耳鸣,腰膝酸软,舌红少苔,脉细数。

74. 该疾病诊断为

A. 虚火乳蛾　　B. 虚火喉痹
C. 石蛾　　D. 帘珠喉痹
E. 风寒喉痹

75. 该疾病辨证为

A. 肺经风寒　　B. 肺阴亏虚
C. 肺气虚损　　D. 肺肾阴虚
E. 脾气虚损

76. 其治法为

A. 养阴清肺,生津润燥
B. 补肺益气,养阴利咽
C. 滋养阴液,降火利咽
D. 益气健脾,升清降浊
E. 疏风散邪,宣肺利咽

(77 ~ 79 题共用题干)

患儿,男,14 岁。咽喉疼痛 3 天。3 天前受凉后发咽痛,吞咽痛逐渐加剧,伴颌下淋巴结肿痛,发热,面赤口渴,便结溲黄。检查:喉核红肿,表面可见脓点,喉底及喉关肌膜红赤,T39℃,舌红,苔黄厚,脉滑数。

77. 该病诊断为

A. 风热喉痹　　B. 虚火喉痹
C. 风热乳蛾　　D. 虚火乳蛾
E. 喉痈

78. 该病辨证当属

A. 肺经风寒　　B. 肺经风热
C. 肺胃热盛　　D. 肝火上炎
E. 脾胃湿热

79. 其治法为

A. 疏风散寒,利咽消肿
B. 疏散风热,解毒消肿
C. 清泄肝胆,消肿利咽
D. 健脾和胃,祛湿消肿
E. 泄热解毒,利咽消肿

(80 ~ 82 题共用题干)

患者,女,27 岁。咽痛 3 天,吞咽困难,喉核红肿较甚,表面有黄白色脓点,高热,体温 39℃,渴饮,小便黄,大便秘结,舌质红,苔黄厚,脉数。

80. 本病西医诊断为

A. 急性咽炎　　B. 急性扁桃体炎
C. 急性喉炎　　D. 急性鼻炎
E. 咽白喉

81. 中医辨证为

A. 风热外侵　　B. 风寒外袭
C. 肺胃热盛　　D. 肝火上逆
E. 脾胃湿热

82. 中医治法为

A. 疏风清热,消肿利咽

B. 泄热解毒,利咽消肿

C. 疏风散寒,消肿利咽

D. 清肝泻火,消肿利咽

E. 清热利湿,利咽消肿

(83～85 题共用题干)

**患者,女,37 岁。急喉瘖突然声嘶,咽痒咳嗽,声带色淡红伴恶寒发热、鼻塞、流清涕、脉浮。**

**83. 根据上述症状,病机当为**

A. 风热外袭,上犯于肺

B. 风寒外袭,肺气失宣

C. 肺气亏虚,卫表不固

D. 肺脾气虚,宗气不足

E. 肺肾阴虚,咽喉失养

**84. 其治法为**

A. 疏风清热,利喉开音

B. 泄热解毒,清利咽喉

C. 疏风散寒,宣肺开音

D. 解表清热,解毒消肿

E. 滋养肺肾,降火利喉

**85. 所选方剂宜为**

A. 疏风清热汤　　B. 三拗汤

C. 养阴清肺汤　　D. 清咽利膈汤

E. 五味消毒饮

(86～88 题共用题干)

**患者,女,27 岁,教师。持续声嘶 2 年。讲话费力,不能持久,喉内黏痰感,口干不欲饮,未进行系统治疗。检查:双侧声带暗红,双侧声带前中 1/3 处对称性结节状隆起,如绿豆大小,闭合欠佳。舌暗红,脉弦滑。**

**86. 宜诊断为**

A. 暴瘖　　B. 慢喉瘖

C. 慢性咽炎　　D. 子瘖

E. 喉痹

**87. 辨证分型为**

A. 脾虚痰湿聚集　　B. 肝肾阴虚

C. 肺脾气虚　　D. 血瘀痰凝

E. 宗气不足

**88. 该病的治法为**

A. 滋阴益肺,养阴开音

B. 益气健脾,祛痰开音

C. 行气活血,化痰开音

D. 健脾祛痰,渗湿开音

E. 补中益气,健脾开音

(89～91 题共用题干)

**患者,男,47 岁。突然右耳听力下降伴耳鸣眩晕 2 天。2 年前曾有数次发作性眩晕,伴恶心,自愈,听力正常。1 年前用过一次庆大霉素肌内注射,近 2 天来生气、劳累后突然右耳听力下降伴眩晕、耳鸣,电测听提示右耳听力在 60dBHL 水平,4000Hz 处在 80dBHL。**

**89. 此次就诊,该患者最大可能的诊断是**

A. 梅尼埃病　　B. 听神经瘤

C. 突发性聋　　D. 药物中毒性耳聋

E. 前庭神经炎

**90. 首先要做的检查是**

A. 颞骨 CT　　B. 甘油试验

C. 声导抗测试　　D. ABR

E. SISI 试验

**91. 下一步要采用的治疗方法不包括**

A. 改善内耳循环

B. 应用利尿脱水药

C. 应用钙离子拮抗剂

D. 消除紧张情绪

E. 应用抗病毒药物

(92～94 题共用题干)

**患者,男,35 岁。3 天前出现鼻尖局部红肿、疼痛,而后疼痛加重,出现疮头紫暗,鼻肿如瓶,两目合缝,头痛如劈,并有高热、烦躁。**

**92. 此患者最可能的诊断是**

A. 鼻腔异物　　B. 鼻疔疔疮走黄

C. 鼻渊　　D. 鼻疳

E. 鼻外伤瘀肿疼痛

**93. 本病的病因病机为**

A. 火毒内陷　　B. 外感风热

C. 阴虚血燥　　D. 脾胃湿热

E. 肺经蕴热

**94. 下列为首选治疗的是**

A. 使用镇痛剂

B. 局部热敷

C. 使用足量、有效的抗生素

D. 切开引流

E. 请眼科会诊

**(95～97 题共用题干)**

**患者,女,50 岁。咽喉干燥疼痛 2 年,吞咽不利,咽部黏膜溃烂,边缘不齐,上附灰黄色污秽腐物。咳嗽,痰中带血,盗汗,手足心热,消瘦,心烦失眠,舌质红嫩,脉细数。**

**95. 本病西医诊断为**

A. 咽结核　　B. 咽麻风

C. 咽梅毒　　D. 咽溃疡

E. 咽部肿瘤

**96. 中医诊断为**

A. 虚火喉痹　　B. 虚火乳蛾

C. 喉癣　　D. 口疮

E. 咽菌

**97. 中医治法为**

A. 益气养阴,生津润燥

B. 疏风清热,解毒利咽

C. 养阴清肺

D. 滋阴养心

E. 滋阴降火,润燥利咽

**(98～100 题共用题干)**

**患者,男,65 岁。左鼻塞、流脓血性分泌物 1 年余,伴左面部麻木,左牙疼痛 3 个月余。检查:左中鼻道可见新生物,表面坏死,触之易出血。CT:左上颌窦密度增高,左上颌窦前壁、内壁有骨质破坏。**

**98. 最可能的诊断为**

A. 左上颌窦炎

B. 左上颌窦息肉

C. 左上颌窦血管瘤

D. 左上颌窦恶性肿瘤

E. 左上颌窦真菌瘤

**99. 对明确诊断最有价值的检查项目是**

A. CT

B. MRI

C. X 线断层拍片

D. 活检病理检查

E. 鼻腔分泌物细胞学涂片

**100. 该患者最适进行的手术方式为**

A. 鼻侧切开术

B. 上颌骨全切除术

C. 功能性鼻内镜手术

D. 经唇龈沟上颌窦根治术

E. 前额整形修复手术

## A4 型题

以下提供若干个案例,每个案例下设 5 道考题。请根据题干所提供的信息,在每一道考题下面的 A、B、C、D、E 五个备选答案中选择一个最佳答案。

**(101～105 题共用题干)**

**患者,男,42 岁。因着急引起右鼻出血 1 天,量较多,血色深红,伴头痛头晕,口苦咽干,胸胁苦满,舌质红,苔黄,脉弦数。**

**101. 本病例不宜选的外用止血法是**

A. 冷敷法　　B. 导引法

C. 滴鼻法　　D. 熏鼻法

E. 烧灼法

**102. 中医辨证为**

A. 胃热炽盛　　B. 肝火上逆

C. 肺经热盛　D. 肝肾阴虚
E. 脾不统血

103. **中医治法为**
A. 疏风清热，凉血止血
B. 清胃降火，凉血止血
C. 清肝泻火，凉血止血
D. 滋养肝肾，养血止血
E. 健脾益气，摄血止血

104. **首选方剂为**
A. 桑菊饮　B. 犀角地黄汤
C. 龙胆泻肝汤　D. 知柏地黄丸
E. 归脾汤

105. **若患者出血量多，出现休克症状时，应首先予**
A. 镇静剂　B. 止血药
C. 抗生素　D. 补充血容量
E. 维生素

**（106～110 题共用题干）**

**患者，女，29 岁。咽痛 1 天，咽部干燥灼热，吞咽不利，咽部黏膜充血肿胀，咽后壁淋巴滤泡红肿。全身有发热恶寒，咳嗽，舌质略红，苔薄黄，脉浮数。**

106. **本病西医诊断为**
A. 急性咽炎　B. 急性扁桃体炎
C. 急性喉炎　D. 慢性咽炎
E. 慢性扁桃体炎

107. **中医诊断为**
A. 风热乳蛾　B. 风热喉痹
C. 虚火乳蛾　D. 虚火喉痹
E. 急喉瘖

108. **中医辨证为**
A. 肺胃热盛　B. 风寒外袭
C. 风热外袭　D. 肝火上逆
E. 脾胃湿热

109. **中医治法为**
A. 清热利湿，利咽消肿
B. 清热解毒，利咽消肿
C. 疏风散寒，消肿利咽
D. 清肝泻火，消肿利咽
E. 疏风清热，消肿利咽

110. **首选方剂为**
A. 疏风清热汤　B. 六味汤
C. 龙胆泻肝汤　D. 黄芩滑石汤
E. 清咽利膈汤

**（111～115 题共用题干）**

**患者，女，40 岁。咽干微痛多年，有异物感，咽部黏膜暗红，咽后壁淋巴滤泡增生，全身有午后颧红，精神疲倦，手足心热，舌质红，少苔，脉细数。**

111. **本病西医诊断为**
A. 慢性咽炎　B. 慢性扁桃体炎
C. 慢性喉炎　D. 咽部神经官能症
E. 咽结核

112. **中医诊断为**
A. 梅核气　B. 虚火喉痹
C. 虚火乳蛾　D. 慢喉瘖
E. 风热喉痹

113. **中医辨证为**
A. 阴血亏损　B. 脾阴虚
C. 肾阳虚　D. 肺阴虚
E. 气津两伤

114. **首选方剂为**
A. 知柏八味丸　B. 养阴清肺汤
C. 附桂八味丸　D. 四物汤
E. 四君子汤加味

115. **若患者久病，见咽喉微痛，面色苍白，讲话声低，小便清长，大便溏泄，舌苔白润，脉微弱。该病中医治法为**
A. 养阴清肺，生津润燥
B. 滋阴降火，清利咽喉
C. 补益脾肾，温阳利咽
D. 补血润燥
E. 补气生津

**(116～120 题共用题干)**

**患者,女,39 岁。咽喉干燥多年,微痒微痛,午后症状明显,喉核肥大,潮红较为明显,压之有黄白色脓样物溢出,伴腰膝酸软,头晕眼花,舌质红嫩,脉细。**

116. **本患者西医诊断为**
    A. 慢性扁桃体炎　B. 慢性咽炎
    C. 慢性喉炎　D. 咽结核
    E. 咽白喉

117. **中医诊断为**
    A. 风热乳蛾　B. 虚火乳蛾
    C. 风热喉痹　D. 虚火喉痹
    E. 慢喉瘖

118. **中医辨证为**
    A. 肺阴虚　B. 肾阴虚
    C. 肾阳虚　D. 阴血亏损
    E. 气津两伤

119. **中医治法为**
    A. 养阴清肺,生津润燥
    B. 滋阴降火,清利咽喉
    C. 扶阳温肾,引火归原
    D. 补血润燥
    E. 补气生津

120. **首选方剂为**
    A. 知柏八味丸　B. 甘露饮
    C. 附桂八味丸　D. 四物汤
    E. 四君子汤加味

**(121～125 题共用题干)**

**患者,女,32 岁。声音嘶哑多年,每因多讲话后症状加重,查双声带暗红,边缘增厚,闭合不全,并有干咳少痰,颧红,虚烦少寐,腰膝酸软,手足心热,舌红少苔,脉细数。**

121. **本病西医诊断为**
    A. 慢性咽炎　B. 慢性喉炎
    C. 喉部肿瘤　D. 喉部结核
    E. 声带麻痹

122. **中医诊断为**
    A. 急喉瘖　B. 慢喉瘖
    C. 风热喉痹　D. 喉菌
    E. 阴虚喉癣

123. **中医辨证为**
    A. 肺脾气虚　B. 脾阴虚
    C. 脾气虚　D. 肺肾阴虚
    E. 气滞血瘀痰凝

124. **中医治法为**
    A. 滋养肺阴,利喉开音
    B. 滋补肾阴,利喉开音
    C. 滋阴降火,润喉开音
    D. 补益脾肺,益气开音
    E. 行气活血,化痰开音

125. **首选方剂为**
    A. 养阴清肺汤　B. 六味地黄汤
    C. 百合固金汤　D. 补中益气汤
    E. 会厌逐瘀汤

**(126～130 题共用题干)**

**患者,男,20 岁。声音嘶哑 3 天,咽喉不适,咳嗽,查双声带红肿,闭合不全,并有发热,微恶寒,舌边微红,脉浮数。**

126. **本病西医诊断为**
    A. 急性咽炎　B. 急性喉炎
    C. 慢性喉炎　D. 喉部肿瘤
    E. 喉部结核

127. **中医诊断为**
    A. 急喉瘖　B. 慢喉瘖
    C. 风热喉痹　D. 喉菌
    E. 阴虚喉癣

128. **中医辨证为**
    A. 肝火上炎　B. 胃火炽盛
    C. 心火亢盛　D. 风热犯肺
    E. 风寒外犯

129. **中医治法为**
    A. 清肝泻火,利喉开音
    B. 清胃降火,利喉开音
    C. 清心泻火,利喉开音

D. 疏风清热，利喉开音

E. 辛温解表，宣肺开音

130. **首选方剂为**

A. 疏风清热汤　　B. 六味汤

C. 龙胆泻肝汤　　D. 清胃散

E. 导赤丹

**（131～135 题共用题干）**

**患者，男，28 岁。咽部疼痛 5 天，逐渐加剧，有跳动感，吞咽困难，语言含糊，咽部左侧软腭红肿高突，按之软，悬雍垂被推向对侧，左颌下可触及肿大淋巴结。全身有高热，头痛，溲赤便秘，舌质红，苔黄腻，脉数。**

131. **本病西医诊断为**

A. 咽后脓肿

B. 咽旁脓肿

C. 急性化脓性扁桃体炎

D. 扁桃体肿瘤

E. 扁桃体周围脓肿

132. **中医诊断为**

A. 里喉痈　　B. 喉关痈

C. 颌下痈　　D. 上腭痈

E. 风热乳蛾

133. **此时的病机主要为**

A. 风热表证　　B. 邪热传里

C. 邪犯心包　　D. 邪毒内陷

E. 气血不足

134. **中医治法为**

A. 疏风清热，解毒消肿

B. 清热解毒，消肿止痛

C. 泄热解毒，消肿排脓

D. 清营、凉血、解毒

E. 补气养血

135. **首选方剂为**

A. 五味消毒饮　　B. 清咽利膈汤

C. 仙方活命饮　　D. 犀角地黄汤

E. 十全大补汤

## C 型题

以下提供若干个案例，每个案例下设若干道考题。每个考题有多个备选答案，其中正确答案有 1 个或几个，请从中选择正确的答案。

**（136～140 题共用题干）**

**患者，男，50 岁。自觉咽喉部不适，异物感 3 个月。近 2 周来干咳，偶尔痰中带血，但量不多；有时喉痛，吞咽不畅。**

136. **首先应进行的检查是**

A. 胸片　　B. 纤维支气管镜

C. 喉镜　　D. 食管吞钡

E. 颈部 B 超　　F. 喉部 CT

G. PET－CT

137. **体检时发现左上颈，相当于舌骨平面、胸锁乳头肌深面有一包块，直径约 2.5cm。为明确诊断，最有效的诊断方法是**

A. 血常规　　B. 穿刺细胞学检查

C. 颈部 B 超　　D. 颈部 CT

E. 颈部 MRI　　F. 颈部血管造影

G. 血清肿瘤标志物

138. **在检查喉部时发现会厌喉面及左侧杓状会厌襞有一深溃疡面，直径约 3cm，边界不清，触之渗血；声带未见新生物，活动正常。应考虑最可能为**

A. 喉结核　　B. 喉乳头状瘤

C. 喉梅毒　　D. 喉癌

E. 喉真菌病　　F. 喉白斑

G. 喉淀粉样变

139. **关于本病的病因，下列属于发病可能相关因素的是**

A. 吸烟　　B. 饮酒

C. 人乳头状瘤病毒　　D. 空气污染

E. 石棉等职业暴露　F. 咽喉反流

G. 营养因素缺乏

140. **本病的治疗方法主要包括**

A. 手术　B. 放疗

C. 化疗　D. 生物治疗

E. 中医中药治疗　F. 抗生素治疗

# 参考答案与解析

| | | | | | | | | | |
|---|---|---|---|---|---|---|---|---|---|
| 1. **C** | 2. **C** | 3. **D** | 4. **A** | 5. **C** | 6. **C** | 7. **E** | 8. **A** | 9. **B** | 10. **C** |
| 11. **C** | 12. **E** | 13. **D** | 14. **C** | 15. **B** | 16. **E** | 17. **C** | 18. **D** | 19. **B** | 20. **B** |
| 21. **B** | 22. **D** | 23. **D** | 24. **E** | 25. **C** | 26. **B** | 27. **C** | 28. **C** | 29. **A** | 30. **A** |
| 31. **C** | 32. **C** | 33. **D** | 34. **A** | 35. **C** | 36. **A** | 37. **B** | 38. **C** | 39. **E** | 40. **C** |
| 41. **E** | 42. **E** | 43. **B** | 44. **C** | 45. **C** | 46. **B** | 47. **B** | 48. **B** | 49. **D** | 50. **A** |
| 51. **E** | 52. **B** | 53. **C** | 54. **C** | 55. **E** | 56. **A** | 57. **D** | 58. **C** | 59. **C** | 60. **A** |
| 61. **A** | 62. **D** | 63. **A** | 64. **E** | 65. **C** | 66. **A** | 67. **C** | 68. **E** | 69. **B** | 70. **A** |
| 71. **B** | 72. **B** | 73. **C** | 74. **B** | 75. **D** | 76. **C** | 77. **C** | 78. **C** | 79. **E** | 80. **B** |
| 81. **C** | 82. **B** | 83. **B** | 84. **C** | 85. **B** | 86. **B** | 87. **D** | 88. **C** | 89. **A** | 90. **B** |
| 91. **E** | 92. **B** | 93. **A** | 94. **C** | 95. **A** | 96. **C** | 97. **E** | 98. **D** | 99. **D** | 100. **A** |
| 101. **D** | 102. **B** | 103. **C** | 104. **C** | 105. **D** | 106. **A** | 107. **B** | 108. **C** | 109. **E** | 110. **A** |
| 111. **A** | 112. **B** | 113. **D** | 114. **B** | 115. **C** | 116. **A** | 117. **B** | 118. **B** | 119. **B** | 120. **A** |
| 121. **B** | 122. **B** | 123. **D** | 124. **C** | 125. **C** | 126. **B** | 127. **A** | 128. **D** | 129. **D** | 130. **A** |

| | | | | |
|---|---|---|---|---|
| 131. **E** | 132. **B** | 133. **B** | 134. **C** | 135. **C** |
| 136. **C** | 137. **B** | 138. **D** | 139. **ABCDEFG** | 140. **ABCDE** |

**1. C**。以鼓膜穿孔、耳内流脓、听力下降为主要特征的耳病,称为脓耳。肝胆湿热证检查见耳痛剧甚,鼓膜红赤,或见鼓膜穿孔,耳脓多而黄稠或带红色,耳聋。舌质红、苔黄腻、脉弦数为肝胆湿热之象。故患者属脓耳的肝胆湿热,困结耳窍。

**2. C**。昆虫仍在活动,首先应用油剂滴耳,将飞虫麻醉窒息死亡,避免进一步损害,当虫子死亡后可以通过耳内镜,将虫子取出或通过冲洗的方式将其去除。

**3. D**。旋耳疮是以耳部瘙痒、皮肤潮红渗液或增厚脱屑为主要特征的疾病。血虚生风化燥型病程较长,主症为耳痒、耳痛反复发作,全身症状不明显;检查可见外耳道皮肤潮红、增厚、皲裂,表面或见痂皮。病程较长,日久伤及阴血,血虚耳窍失养,肌肤失润,故耳痒,耳痛,外耳道皮肤潮红、增厚、皲裂,表面或见痂皮。

**4. A**。恶性外耳道炎多见于老年人和糖尿病患者,常有剧烈刺痛伴随耳漏,致病菌常为铜绿假单胞菌。患者为老年糖尿病患者,有耳痛及流出液,应考虑"恶性外耳道炎"。流感嗜血杆菌和黏膜炎莫拉菌经常导致中耳炎。

**5. C**。补阳还五汤主治:气虚血瘀之中风。半身不遂,口眼㖞斜,语言謇涩,口角流涎,小便频数或遗尿不禁,舌暗淡,苔白,脉缓无力。正气亏虚,不能行血,以致脉络瘀阻,筋脉肌肉失养,故见半身不遂、口眼㖞斜。

**6. C**。急性化脓性中耳炎的治疗原则是控制感染,通畅引流并去除病因,宜早期全身应用足量抗生素控制感染,务求彻底治愈,鼓膜穿孔前可用2%酚甘油(又名石炭酸甘油)滴耳,鼓膜穿孔后可选用敏感抗生素水溶液滴耳。石炭酸甘油遇脓液后释放出碳酸,可腐蚀鼓室黏膜及鼓膜,发生鼓膜穿孔时应立即停用。

**7. E**。硝普钠属于血管扩张药,可扩张脑血管,使颅内压进一步增高,故禁用于颅内压升高的患者。

**8. A**。按耳聋出现的时间分为先天性聋和后天性聋。先天性聋指出生时或出生后不久即出现的听力障碍,按病因可分为两大类:①遗传性先天性聋,指基于基因或染色体异常等遗传缺陷而导致的听力障碍。②非遗传性先天性聋,患儿在胚胎发育期、围产期或分娩期受到母体感染、中毒或外伤等病理因素的影响,导致的听力障碍。通常包括药物因素(妊娠期应用耳毒性药物)、疾病损害(母体患梅毒、艾滋病,新生儿高胆红素血症、化脓性脑膜炎等)。

**9. B**。根据患者"左耳突然听不到讲话声""头痛,口苦咽干,面红目赤""舌红,苔黄,脉弦数"等临床表现,结合其与人吵架史,可诊断患者为耳聋肝火上扰证。肝火上扰证的证候表现:耳聋时轻时重,或伴耳鸣,多在情志抑郁或恼怒之后加重。口苦,咽干,面红或目赤,尿黄,便秘,夜寐不宁,胸胁胀痛,头痛或眩晕。舌红苔黄,脉弦数。治法:清肝泄热,开郁通窍。方药:龙胆泻肝汤加减。

**10. C**。肺脾气虚证可见涕白而黏,遇寒冷时症状加重,鼻黏膜及鼻甲淡红肿胀,倦怠乏力,少气懒言,恶风自汗,咳嗽痰稀,易患感冒,纳差便溏,头重头昏,舌质淡,苔白,脉缓弱。结合该患者临床表现,考虑其病因病机为肺脾气虚,水湿泛鼻。

**11. C**。结合患者临床表现,可考虑为鼻渊脾虚湿困证。其证候表现为鼻涕白黏而量多,嗅觉减退,鼻塞较重,鼻黏膜淡红,中鼻甲肥大或息肉样变,中鼻道、嗅沟或鼻底见有黏性或脓性分泌物潴留;食少纳呆,腹胀便溏,脘腹胀满,肢困乏力,面色萎黄,头昏重或头闷胀。舌淡胖,苔薄白,脉细弱。

**12. E**。结合患者临床表现,考虑为鼻渊肺气虚寒证。其证候表现为鼻涕黏白量多,稍遇风冷则鼻塞,嗅觉减退,鼻黏膜淡红肿胀,中鼻甲肥大或息肉样变,中鼻道可见有黏性分泌物。头昏头胀,气短乏力,语声低微,面色苍白,自汗畏风,咳嗽痰多,舌质淡,苔薄白,脉缓弱。治宜温补肺脏,益气通窍。首选方为温肺止流丹加减。

**13. D**。患者鼻流脓涕，舌质红，脉浮数，说明外感有热，故宜疏风清热。伴有鼻塞，耳内胀闷感，故宜散邪通窍。

**14. C**。鼻槁是指以鼻内干燥，甚或黏膜萎缩、鼻腔宽大为主要特征的疾病。根据患者"鼻内干燥较甚""鼻肌膜萎缩""咽干、咽痒、咳嗽，在干燥季节症状更加明显""鼻痂多，舌红，少苔，脉细数"等表现，考虑患者为鼻槁燥邪犯肺证。治宜清燥润肺，宣肺散邪；方用清燥救肺汤加减。

**15. B**。患者有形寒怕冷、手足不温，伴头晕耳鸣、夜尿多等症，说明肾阳不足；有鼻塞、喷嚏，分泌物清稀，脉细弱，说明肺气虚弱，故宜用金匮肾气丸合玉屏风散，以益气固表，温补肾阳。

**16. E**。结合题干信息，诊断患者为鼻鼽。西医治疗要点：①避免接触过敏原；②药物治疗：糖皮质激素、抗组胺药、抗白三烯药、肥大细胞膜稳定剂、减充血剂和鼻腔冲洗；③免疫治疗；④外科治疗。题干未提及患者感染征象，故不宜用抗生素。

**17. C**。根据患者"鼻炎，鼻流浊涕，晨起多，下午少，伴鼻塞，嗅觉减退，头痛头胀，纳差，脘腹胀满""舌质红，苔黄腻，脉滑数，小便黄"，可诊断为鼻渊脾胃湿热证。治以清热利湿，化浊通窍。

**18. D**。鼻疔是以外鼻部局限性红肿疼痛为主要特征的疾病。鼻疔禁忌早期切开引流及一切挤压、挑刺、灸法，以免脓毒扩散，入侵营血，内犯心包，引起疔疮走黄之危证。

**19. B**。根据患者"鼻尖局部红肿、疼痛"等表现，考虑为鼻疔。西医治疗要点：①严禁挤压，控制感染，预防并发症。②疖肿未成熟者，清洁皮肤及各种抗生素软膏涂抹，并配合做理疗，促进疖肿成熟穿破。④疖肿已成熟者，待疖肿自行穿破，亦可用尖刀将脓头表面薄层皮肤轻轻挑破，取出脓栓排出脓液。④疖肿穿破后，局部消毒，清除脓痂，以利引流。⑤足量应用抗生素。

**20. B**。鼻窒是以经常性鼻塞为主要特征的疾病。本病多呈间歇性或交替性鼻塞，甚者呈持续性鼻塞，鼻涕较少，久病者可有嗅觉减退，或可有头晕、头重、咽部不适等表现。根据题干信息，患者最可能为鼻窒。

**21. B**。鼻窒以经常性鼻塞为突出症状；多呈间歇性或交替性鼻塞，甚者呈持续性鼻塞，鼻涕较少，久病者可有嗅觉减退，或可有头晕、头重、咽部不适等表现。本患者有鼻塞，反复发生，经久不愈，提示为鼻窒。

**22. D**。鼻窒的病机与肺、脾二脏功能失调及气滞血瘀有关。根据患者"遇寒症状加重，鼻涕白黏，伴咳嗽痰稀""鼻肌膜肿胀色淡，舌质淡红，苔薄白，脉缓"等表现，提示为鼻窒之肺气虚弱，邪滞鼻窍。

**23. D**。鼻鼽是指以突然和反复发作的鼻痒、打喷嚏、流清涕、鼻塞等为主要特征的鼻病；临床常伴嗅觉减退，眼、耳、咽喉部痒感及头痛等。检查可见鼻黏膜肿胀，颜色淡白或苍白，部分患者亦可充血色红，鼻腔有较多清水样分泌物。在间歇期以上特征不明显。结合本例患者表现及查体，最支持鼻鼽的诊断。

**24. E**。根据患者"咽喉不适，如有物梗塞感，咯之不出，吞之不下""随情志波动而时轻时重"等表现，患者可辨证为梅核气肝气郁结证。其证候表现为咽喉异物感，或如梅核，或如肿物，吞之不下，吐之不出，但不碍饮食；患者常见抑郁多疑，胸胁脘腹胀满，心烦郁闷，善太息。舌质淡红，苔薄白，脉弦。

**25. C**。喉痈是指以咽喉红肿疼痛、吞咽困难为主要特征的咽喉及其邻近部位的痈肿。"口气秽臭，大便秘结，咳嗽痰黄"提示肺胃热盛。综上，患者辨证为喉痈肺胃热盛证。

**26. B**。该患者可诊断为乳蛾肺胃热盛证，首选清咽利膈汤。疏风清热汤首选用于乳蛾风热搏结证，百合固金汤首选用于乳蛾肺胃阴虚证，银翘散首选用于口疮风热乘脾证，泻心导赤汤首选用于口疮心火上炎证。

**27. C**。喉性呼吸困难按轻重可分Ⅳ度。Ⅰ

度:患者安静时无症状,活动或哭闹时出现喉鸣和鼻翼翕动,吸气时天突(胸骨上窝)、缺盆(锁骨上窝)及肋间等处轻度凹陷,称三凹征(儿童上腹部软组织也可凹陷,故亦称四凹征)。Ⅱ度:安静时亦出现上述呼吸困难表现,活动时加重,但不影响睡眠和进食。Ⅲ度:呼吸困难明显,喉鸣较响,并因缺氧而呈烦躁不安、自汗、脉数等,三(四)凹征显著。Ⅳ度:呼吸极度困难,患者坐卧不安,唇青面黑,额汗如珠,身汗如雨,甚则四肢厥冷,脉沉微欲绝,神昏,濒临窒息。

**28. C**。根据患者症状,辨为胃火牙痛,治宜清胃泻火,方选清胃汤。

**29. A**。根据患者表现,辨为心经火热上炎,致口舌溃烂,治宜清心凉血。

**30. A**。根据题干信息,辨为风热上攻头面,致牙龈肿痛,治宜疏风清热,消肿止痛。

**31. C**。该患者为肾阴不足导致虚火内生,上炎致口舌,致虚火口疮、虚火牙痛、牙宣等口齿疾病,治宜滋养阴液,清泻火热。

**32. C**。热毒壅盛于里、热困脾胃,以致里热上灼,口齿疼痛,口腔溃烂或红肿,口热口臭,便秘腹胀等,宜引火下行,泄热通便。

**33. D**。口疮多,色鲜红为心实热证,大便干结为胃肠积热表现;口干,舌红,苔黄,脉数为实热征象,故辨为心脾积热证。

**34. A**。患者齿松龈缩,耳鸣,腰酸,为肾阴不足,无以滋养齿龈、经脉的表现;手足心热,舌红,少苔,脉细数均为阴虚之象。故辨证为肾阴亏损。

**35. C**。喉痹是以咽部红肿疼痛或异物梗阻不适感、喉底或有颗粒状突起为主要特征的疾病。西医学的急、慢性咽炎可参考本病进行辨证治疗。患者病程较短,咽痛伴低热 1 天,检查咽黏膜充血,周围红肿,而扁桃体不大,未见充血、脓点,首先考虑为急性咽炎。

**36. A**。喉瘖是指以声音嘶哑为主要特征的喉部疾病。西医学的急性喉炎、慢性喉炎、声带小结、声带息肉、喉肌弱症、声带麻痹等疾病可参考本病进行辨证施治。喉瘖检查:急性发病者通常表现为喉腔黏膜充血,声带肿胀,声带不能向中线靠拢而闭合不良。慢性发病者可出现或喉黏膜及声带干燥、变薄;或声带边缘有小结、息肉;或声带松弛无力,声门闭合不全;或声带活动受限、固定。本例病程较长,主要表现为声嘶,检查见闭合时双声带后方有小隙,提示最可能为慢性喉炎。

**37. B**。外耳恶性肿瘤大部分来源于皮肤,以鳞状细胞癌最为常见。外耳道鳞癌常表现为耳痛,流血性分泌物,伴有感染可有流脓及听力下降,侵犯面神经可有周围性面瘫,常见于 50 岁左右男性。根据患者表现,检查见左侧外耳道后壁菜花样新生物,质脆易出血,表面破溃,CT 示左侧外耳道后壁软组织密度影,边界欠清,周围骨质破坏,提示最可能为外耳道恶性肿瘤。

**38. C**。甲状腺癌肿常呈不对称性肿大,表面凹凸不平,呈结节性,质地坚硬而固定,与周围组织发生粘连波及喉返神经时,可引起声音嘶哑。根据患者右侧颈部有一肿块,质硬,可见右侧声带麻痹,右侧颈中深、锁骨上触及肿大淋巴结,提示患者为甲状腺癌。

**39. E**。鼻出血应及时有效地止血,控制症状,为进行病因治疗创造条件。先对出血患者应加强心理治疗,稳定其情绪,使其配合治疗,这一点尤为重要。出血较剧烈或出血面积较大,难以用简易方法止血时,可采用填塞止血法,这是最有效、最可靠的止血方法;鼻黏膜收缩及表麻后,立即用凡士林纱条做前鼻孔或后鼻孔填塞止血,亦可以鼻用气囊做填塞。根据病因采取相应的对因治疗措施,如抗高血压、改善凝血机制等。血管栓塞治疗适用于前后鼻孔填塞不能止血的患者。

**40. C**。青少年鼻出血多见于黎氏区,若鼻腔未见明显出血点,应进一步检查鼻咽部,行间接鼻咽镜或电子鼻咽镜检查了解鼻咽部情况,以排除鼻咽血管纤维瘤可能,尤其是男性青少年。

**41. E**。下咽癌常见症状有咽部异物感,进食后易出现食物残留感觉，常持续数月之久。继而有咽喉疼痛，并逐渐加剧，多为单侧性，部位较明确，可有耳部放射痛。或有吞咽不畅，进食时易见呛咳。随病情进展，可相继出现声嘶、吞咽与呼吸困难、咯血诸症，伴有贫血、消瘦、衰竭等恶病质表现。颈部无痛性肿块为常见早期表现，有时为首发症状，多为单侧，少数为双侧性。颈部检查时，可以发现喉外形存在改变，喉摩擦感减弱或消失，单侧或双侧颈部有肿块等。下咽癌最主要的治疗方法是手术加放疗，单纯放疗仅适用于肿瘤局限的 $T_1$ 病变。

**42. E**。鼻中隔黏骨膜下矫正术适用于鼻中隔偏曲的患者，可改善鼻腔呼吸功能，且通过手术，可破坏鼻中隔前上方黏膜下副交感神经纤维，以降低副交感神经的兴奋性，减轻过敏症状。本例患者的症状和体征由鼻中隔偏曲引起，可行鼻中隔黏骨膜下矫正术，改善病情。

**43. B**。患儿右耳分泌性中耳炎，非手术治疗症状无改善，清除中耳积液首选鼓膜穿刺术。液体较黏稠，鼓膜穿刺不能吸尽时作鼓膜切开术。病情迁延不愈或反复发作者，中耳积液过于黏稠不易排出者，均可考虑作鼓室置管术，以改善通气引流。

**44. C**。耳聋是以听力下降为主要特征的疾病；临床常伴有耳鸣、耳堵闷感、眩晕等症状。暴聋者耳聋突然发生，以单侧为多见，常伴有耳鸣、眩晕等症状。按发病病程可分为暴聋和久聋。根据患者急性起病，突发右耳鸣、听力下降，伴耳鸣、头晕等表现，最可能的诊断为暴聋。

**45. C**。肝火上扰证候分析：肝胆互为表里，足少阳胆经入耳中，肝火循经上扰耳窍，则耳聋；情志抑郁或恼怒则肝气郁结，气郁化火，故使耳聋加重；肝火上炎，则面红目赤、头痛或眩晕；肝火内炽，灼伤津液，则口苦咽干、便秘溲黄；肝火内扰心神，则夜寐不宁；肝经布胁肋，肝气郁结，则胸胁胀痛；舌红苔黄、脉数主热证，脉弦主肝病。患者表现符合耳聋肝火上扰证的特点。

**46. B**。本病辨为肝火上扰证；证候表现为耳聋时轻时重，多在情志抑郁或愤怒之后加重，或伴耳鸣。口苦，咽干，目赤或面红，尿黄，便秘，夜眠欠安，胸胁胀痛，眩晕或头痛。舌红苔黄，脉弦数。治法为清肝泄热，开郁通窍。方用龙胆泻肝汤加减。

**47. B**。突发性耳聋是指突然发生的、原因不明的感音神经性听力损失。多数患者发病前有过度劳累、精神抑郁、焦虑状态、情绪激动、受凉或感冒史。主要临床表现为单侧听力下降，可伴有耳鸣、耳堵塞感、眩晕、恶心、呕吐等。突然发生的听力下降可以为首发症状，听力可在数分钟、数小时或 1 天内下降到最低点。根据患者有吵架史及表现，可诊断为突发性耳聋。

**48. B**。根据患者“左耳突然听不到讲话声”“头痛，口苦咽干，面红目赤”“舌红，苔黄，脉弦数”等表现及吵架史，提示本病为耳聋肝火上扰证。治宜清肝泄热，开郁通窍。

**49. D**。该患者可辨病辨证为耳聋肝火上扰证。治宜清肝泄热，开郁通窍。方选龙胆泻肝汤加减。耳聋外邪侵袭证宜选银翘散。耳聋痰火郁结证宜选清气化痰丸。耳聋气滞血瘀证宜选通窍活血汤。耳聋肾精亏损证宜选耳聋左慈丸。

**50. A**。根据患者左耳听力下降，左外耳道内大量棕褐色耵聍等临床表现可辨病为耵耳。本病可出现耳堵塞感、耳胀、耳痛、耳鸣、听力下降、眩晕等症状，检查可见棕黑色或黄褐色耵聍堵塞外耳道，质地不等，有松软如泥，有坚硬如石，听力检查呈传导性聋。故此患者的听力检查应为传导性耳聋。

**51. E**。患者辨病为耵耳。对可活动的、部位浅、未完全阻塞外耳道的耵聍可用膝状镊或耵聍钩取出；耵聍较大而坚硬，难以取出者，先滴入 5% 碳酸氢钠，待软化后用吸引法或外耳道冲洗法清除。

**52. B**。患者辨病为耵耳。一般少许耵聍，大多可自行排除，不必进行特殊处理。若耵聍较多，堵塞耳道，必须到医院处理，以免处理方法不当而将耵聍推向深部或损伤外耳道及鼓膜。有脓耳史或鼓膜穿孔史者,忌用冲洗法。本病预后良好,但可反复发生。如清理耵聍时损伤外耳道皮肤,可引起耳疮。

**53. C**。耳眩晕是以头晕目眩、天旋地转,甚或恶心呕吐为主要特征的疾病。故根据患者突然头晕,视物旋转等临床表现可诊断为耳眩晕。耳聋是以听力减退为主要特征的病证。耳鸣是以自觉耳内或头颅鸣响而无相应的声源为主要特征的病证。Hunt 综合征,中医病名为耳带疮,是以耳痛、外耳串状疱疹为主要特征的疾病。Cogan 综合征是一种累及眼、前庭听觉系统的罕见慢性炎症性疾病,主要表现为非梅毒性基质角膜炎、前庭功能障碍、突发听力下降以及系统性血管炎等。

**54. C**。该患者辨病为耳眩晕。肝气郁结,化火生风,风火上扰清窍,故眩晕、耳鸣、耳聋;肝喜条达而恶抑郁,肝气郁结则急躁易怒;气机郁滞则胸胁苦满;肝火灼伤津液则口苦咽干;肝藏魂,魂不守舍,则少寐多梦;舌质红、苔黄、脉数为内热之象,脉弦主肝病。故可辨证为肝风内动证。

**55. E**。结合患者临床表现,可诊断患者为耳眩晕之肝风内动证。其证候表现为眩晕每因情绪波动、心情不舒、烦恼时发作或加重,常兼耳鸣耳聋,急躁易怒,口苦咽干,面红目赤,胸胁苦满,少寐多梦,舌质红,苔黄,脉弦数。治宜平肝息风,滋阴潜阳;首选方为天麻钩藤饮。

**56. A**。鼻疔是指发生在鼻尖、鼻翼及鼻前庭部位的疔疮疖肿,以局部红肿疼痛、呈丘状隆起、有脓点为特征。故结合患者表现,可诊断为鼻疔。鼻疳是以鼻前孔及其附近皮肤红肿痛痒、糜烂渗液或粗糙皲裂为主要特征的疾病。伤风鼻塞是因感受风邪所致的以鼻塞、流涕、打喷嚏为主要特征的疾病。鼻渊是以鼻流浊涕、量多不止为主要特征的疾病,是鼻科的常见、多发病之一,可发生于各种年龄。鼻槁是以鼻内干燥,甚或黏膜萎缩、鼻腔宽大为主要特征的疾病。

**57. D**。鼻疔外治法:①外敷:脓未成者,可用内服中药渣再煎,纱布蘸汤热敷患处;或用紫金锭、四黄散等水调涂敷患处;亦可用野菊花、仙人掌、鱼腥草、芙蓉花叶、苦地胆等捣烂外敷。②排脓:脓成顶软者,局部消毒后,用尖刀片挑破脓头,用小镊子钳出脓头或用吸引器头吸出脓栓。切开时不可切及周围浸润部分,不可过深过大,且忌挤压,以免脓毒走散。

**58. C**。该患者辨病为鼻疔。邪毒外袭,火毒上攻鼻窍,蒸灼肌肤,气血凝滞,聚集不散而成疔疮,故见局部红肿疼痛;热毒久聚,肌肤被灼,热盛则肉腐,肉腐则为脓;热毒壅盛,正邪相搏,故见发热、头痛;舌质红、苔黄、脉数均为热盛之象。故可辨证为外感风热证。鼻疔火毒内陷证可见鼻部红肿灼痛,疮头紫暗,顶陷无脓,根脚散漫,鼻肿如瓶,目胞合缝,头痛如劈。肺经蕴热证、脾胃湿热证、阴虚血燥证均不是鼻疔的证型。

**59. C**。鼻鼽是指以突然和反复发作的鼻痒、打喷嚏、流清涕、鼻塞等为主要特征的鼻病;临床常伴嗅觉减退,眼、耳、咽喉部痒感及头痛等。根据患者经常打喷嚏、流清涕、鼻塞可提示本病为鼻鼽。伤风鼻塞是因感受风邪所致的以鼻塞、流涕、打喷嚏为主要特征的疾病。鼻渊是以鼻流浊涕、量多不止为主要特征的疾病,可发生于各种年龄。鼻槁是以鼻内干燥,甚或黏膜萎缩、鼻腔宽大为主要特征的疾病。鼻窒是以经常性鼻塞为主要特征的疾病。

**60. A**。该患者辨病为鼻鼽。肺气虚寒,卫表不固为本,风寒乘虚而入为标,邪正相争,争而不胜,则喷嚏频频;肺失清肃,气不摄津,津液外溢,则清涕自流不收;水湿停聚,肺卫不固,腠理疏松,故畏风自汗,易感冒;水湿停聚鼻窍,则鼻黏膜苍白、肿胀,鼻塞不通;肺气虚弱,精微无以输布,则面色苍白、气短懒言、语声低怯;苔薄白、脉虚弱为气虚之象。故可辨证为肺气虚寒证。

**61. A**。该患者辨病辨证为鼻鼽之肺气虚寒证,治宜温肺散寒,益气固表。鼻鼽之脾气虚弱证治宜益气健脾,升阳通窍。鼻鼽之肾阳不足证治宜温补肾阳,化气行水。鼻鼽之肺经伏热证治宜清宣肺气，通利鼻窍。鼻渊之肺经风热证治宜疏风清热，宣肺通窍。

**62. D**。鼻鼽是指以突然和反复发作的鼻痒、打喷嚏、流清涕、鼻塞等为主要特征的鼻病；临床常伴嗅觉减退，眼、耳、咽喉部痒感及头痛等。检查可见鼻黏膜肿胀，颜色淡白或苍白，部分患者亦可充血色红，鼻腔有较多清水样分泌物。在间歇期以上特征不明显。结合患者表现及查体，可诊断为鼻鼽。

**63. A**。鼻鼽多由肺、脾、肾虚损，正气不足，腠理疏松，卫表不固，使机体对外界环境的适应性降低所致。①肺气虚寒：肺气虚寒，卫表不固，则腠理疏松，风寒乘虚而入，肺失宣降，水湿停聚鼻窍，遂致喷嚏、流清涕、鼻塞等，发为鼻鼽。②脾气虚弱：脾为后天之本，脾气虚弱，则气血化生不足，清阳不升，水湿不化，鼻窍失养，易致外邪、异气侵袭而发为鼻鼽。③肾阳不足：肾阳不足，则摄纳无权，气不归原，温煦失职，腠理、鼻窍失于温煦，则外邪、异气易侵，而发为鼻鼽。④肺经伏热：肺经素有郁热，肃降失职，外邪上犯鼻窍，亦可发为鼻鼽。

**64. E**。体针治疗鼻鼽，选迎香、印堂、风池、风府、合谷等为主穴，以上星、足三里、禾髎、肺俞、脾俞、肾俞、三阴交等为配穴。每次主穴、配穴各选1～2穴，用补法，留针20分钟。

**65. C**。鼻渊是以鼻流浊涕、量多不止为主要特征的疾病，是鼻科的常见、多发病之一，可发生于各种年龄。故根据患者“鼻流浊涕不止1月余，伴鼻塞、头痛、嗅觉减退”等临床表现，可诊断为鼻渊。鼻槁是以鼻内干燥，甚或黏膜萎缩、鼻腔宽大为主要特征的疾病。鼻窒是以经常性鼻塞为主要特征的疾病。鼻鼽是以阵发性和反复发作的鼻痒、打喷嚏、流清涕为主要特征的疾病。鼻疳是以鼻前孔及其附近皮肤红肿痛痒、糜烂渗液或粗糙皲裂为主要特征的疾病。

**66. A**。鼻渊的发生，实证多因外邪侵袭，引起肺、脾胃、胆之病变而发病，虚证多因肺、脾脏气虚损，邪气久羁，滞留鼻窍，致病情缠绵难愈。西医学的急慢性鼻窦炎及鼻后滴漏综合征等疾病可参考本病进行辨证治疗。若属于虚证，可表现为鼻塞轻重不等。

**67. C**。该患者辨病为鼻渊。脾胃湿热，循经上蒸鼻窍，故鼻涕黄浊量多；湿热内困，壅阻脉络，湿胜则肿，故鼻黏膜肿胀，鼻塞重而持续；湿热上蒸，蒙闭清窍，则头昏重胀；湿热蕴结脾胃，受纳运化失职，则胸脘痞闷、倦怠乏力、食少纳呆；小便黄赤、舌红、苔黄腻、脉滑数均为湿热之候。故可辨证为脾胃湿热证。

**68. E**。根据患者临床表现，可诊断患者为鼻渊肺气虚寒证。肺气虚弱，无力托邪，邪滞鼻窍，则涕多、鼻塞、鼻甲肿大、嗅觉减退；肺卫不固，腠理疏松，故自汗畏风，稍遇风冷则鼻塞加重、鼻涕增多；肺气虚，肃降失常，则咳嗽痰多；肺气不足，则气短乏力、语声低微、头昏、面色苍白；舌质淡、苔薄白、脉弱无力亦为气虚之象。治宜温补肺脏，益气通窍。方用温肺止流丹加减。

**69. B**。该患者属于鼻渊，其外治法包括：①滴鼻法，用芳香通窍的中药滴鼻剂滴鼻，以疏通鼻窍。②熏鼻法，用芳香通窍，行气活血的药物，如苍耳子散、川芎茶调散等，放砂锅中，加水2000mL，煎至1000mL，倒入合适的容器中，先令患者用鼻吸入热气，从口中吐出，反复多次，待药液温度降至不烫手时，用纱布浸药热敷印堂、阳白等穴位。③鼻窦穿刺冲洗法，多用于上颌窦，穿刺冲洗后，可选用适宜药液注入。④负压置换法，用负压吸引法将鼻窦内的脓液吸引出来，再将适宜的药物置换进入鼻窦，以达到治疗目的。⑤理疗，可配合局部超短波或红外线等物理治疗。

**70. A**。该患者辨病为鼻渊。本病的发生，实证多因外邪侵袭，引起肺、脾胃、胆之病变而发病，虚证多因肺、脾脏气虚损，邪气久羁，滞留鼻窍，致病情缠绵难愈。具体为：①肺经风热：起居不慎，冷暖失调，或过度疲劳，风热袭表伤肺，或风寒外袭，郁而化热，内犯于肺，肺失宣降，邪热循经上壅鼻窍而为病；②胆腑郁热：情志不遂，恚怒失节,胆失疏泄,气郁化火,胆火循经上犯,移热于脑,伤及鼻窍,或邪热犯胆,胆热上蒸鼻窍而为病;③脾胃湿热:饮食失节,过食肥甘煎炒、醇酒厚味,湿热内生,郁困脾胃,运化失常,湿热邪毒循经熏蒸鼻窍而为病;④肺气虚寒:久病体弱,或病后失养,致肺脏虚损,肺卫不固,易为邪犯,正虚托邪无力,邪滞鼻窍而为病;⑤脾虚湿困:久病失养,或疲劳思虑过度,损及脾胃,致脾胃虚弱,运化失健,不能升清降浊,湿浊内生,困聚鼻窍而为病。

**71. B**。鼻衄的主症为鼻出血量较多、血色深红;常伴烦躁易怒,头痛头晕,耳鸣口苦咽干,胸胁苦满,舌质红,苔黄,脉弦数。本例患者觉鼻内烘热,胸胁胀满,口苦咽干,大便干小便黄,舌红苔黄,脉弦数提示本病为肝火上炎证。

**72. B**。患者辨为鼻衄肝火上炎证,其治法为清肝泻火,凉血止血。胃热炽盛证治法为清胃泄火,凉血止血;肺经风热证治法为疏风清热,凉血止血;阴虚火旺证治法为滋养肝肾,养血止血;气不摄血证治法为健脾益气,摄血止血。

**73. C**。肝火上炎证的鼻衄治法为清肝泻火,凉血止血;方用龙胆泻肝汤。鼻衄阴虚火旺证方用知柏地黄汤;鼻衄气不摄血证方用归脾汤。

**74. B**。喉痹是以咽部红肿疼痛或异物梗阻不适感、喉底或有颗粒状突起为主要特征的疾病;临床常伴咽干、灼热、咽痒、咳嗽等。喉痹以咽部红肿疼痛为主者,多属实证、热证;以咽部异物梗阻不适感为主者,多属虚证或痰凝血瘀之证。患者"咽部灼痛或异物感多年,此次又发1周余,感上症加剧,午后明显,咽部暗红少津"提示为虚火喉痹。

**75. D**。肺肾阴虚的主证为咽部干燥,灼热疼痛不适,午后较重,或咽部哽咽不利,黏膜暗红而干燥。干咳痰少而稠,或痰中带血,手足心热,或见潮热盗汗,颧红,失眠多梦。舌红少苔,脉细数。根据患者表现,可辨为喉痹肺肾阴虚型。

**76. C**。本病为肺肾阴虚型虚火喉痹,治法为滋养阴液,降火利咽。喉痹脾气虚弱证治法为益气健脾,升清降浊;喉痹外邪侵袭证治法为疏风散邪,宣肺利咽。

**77. C**。乳蛾是以咽痛或咽部不适感,喉核红肿、表面有黄白色脓点为主要特征的疾病。受凉后发咽痛,喉核红肿,表面可见脓点,喉底及喉关肌膜红赤提示本病为风热乳蛾。

**78. C**。发热,面赤口渴,便结溲黄,舌红苔黄厚,脉滑数提示本病为风热乳蛾之肺胃热盛证。肺胃热盛,火毒上攻咽喉,则见喉核红肿,咽部疼痛剧烈,吞咽困难;火毒灼伤,化腐成脓,则有黄白色脓点;邪热传里,胃腑热盛,则发热、口臭、腹胀;热结于下,则大便秘结、小便黄赤;舌红苔黄厚,脉滑数为肺胃热盛之象。

**79. E**。本病为风热乳蛾之肺胃热盛证,治法为泄热解毒,利咽消肿。喉痹肺经风热证的中医治法为疏风清热,消肿利咽;喉痹风寒外袭者,治宜疏风散寒,宣肺利咽。

**80. B**。乳蛾是以咽痛或咽部不适感,喉核红肿、表面有黄白色脓点为主要特征的疾病。西医学的急慢性扁桃体炎等病可参考本病进行辨证治疗。

**81. C**。乳蛾发病急骤者,多为实证、热证,如风热外袭或肺胃热盛。肺胃热盛证主证为咽部疼痛剧烈,连及耳根,吞咽困难,痰涎较多,喉核红肿,有黄白色脓点,甚者喉核表面腐脓成片,颌下有臖核;高热,口渴引饮,咳嗽痰黄稠,口臭,腹胀,便秘,溲黄;舌质红,苔黄厚,脉洪大而数。根据题干信息,患者辨证为乳蛾肺胃热盛证。

**82. B**。乳蛾肺胃热盛证治法为泄热解毒,利咽消肿。方选清咽利膈汤。

**83. B**。恶寒发热、鼻塞、流清涕、脉浮,提示本病为风寒外袭,肺气失宣所致。

**84. C**。本病辨为风寒袭肺,治法为疏风散寒,宣肺开音。

**85. B**。本病辨为风寒袭肺。方用三拗汤。方中以麻黄疏散风寒,杏仁宣降肺气,甘草利咽喉、健脾和中。

**86. B**。患者为教师，持续声嘶2年，双侧声带暗红，双侧声带前中1/3处对称性结节状隆起，闭合欠佳，提示本病为慢喉瘖。

**87. D**。声嘶日久，语音低沉，讲话不能持久，声带肥厚或有息肉、小结，声门闭合不良，多为气滞血瘀痰凝。根据题干信息，提示本例为血瘀痰凝型慢喉瘖。

**88. C**。本病为血瘀痰凝型慢喉瘖；治法为行气活血，化痰开音。

**89. A**。梅尼埃病，中医病名为耳眩晕。临床可见：①发作性眩晕伴恶心、呕吐、面色苍白、冷汗等自主神经反射症状。②单侧波动性、渐进性耳聋。③单侧耳鸣及耳内胀满或重压感。听神经瘤是发生于听神经鞘膜上的瘤症，多为单侧，可出现患侧耳鸣、渐进性听力下降、头晕、面瘫等症状。突发性耳聋约半数患者可伴眩晕，但极少反复发作，听力损失快而重，无波动。药物中毒性耳聋，眩晕起病慢，程度轻，持续时间长，非发作性。前庭神经炎临床上以突发眩晕，向健侧的自发性眼震，恶心、呕吐为特征。

**90. B**。梅尼埃病的诊断可以通过甘油试验来评估患者的前庭功能。甘油试验是一种常用的临床方法，目的是通过减少异常增加的内淋巴而检测听觉功能的变化，协助诊断。本病患者甘油试验常为阳性，注意试验具有一定的局限性，可能存在假阳性和假阴性结果，需结合临床表现和其他辅助检查结果综合判断。

**91. E**。梅尼埃病目前多采用调节自主神经功能、改善内耳微循环、解除迷路积水为主的药物治疗及手术治疗。①一般治疗：发作期应卧床休息，低盐饮食，消除心理紧张情绪。②对症药物治疗：尚无特效药物，发作期以对症处理为主，尽快缓解眩晕、恶心、呕吐，可选用前庭神经抑制剂、抗胆碱能物、血管扩张药及钙离子拮抗剂、利尿脱水药、鼓室注射地塞米松等。③手术治疗：凡眩晕发作频繁、剧烈，长期保守治疗无效，耳鸣耳聋严重者可考虑手术治疗，如内淋巴囊手术、前庭神经切断术等。

**92. B**。鼻疔多为单发，偶见多发。若处置不当，邪毒内陷，可转为疔疮走黄的重症。疔疮走黄，则见疮头紫暗、顶陷无脓、根脚散漫、鼻肿如瓶、目胞合缝等症。本例患者符合疔疮走黄的临床表现。

**93. A**。该患者辨病为鼻疔疔疮走黄。正气虚弱，火毒势猛，邪毒内陷，入犯营血及心包，而成疔疮走黄之危候。故本病的病因病机为火毒内陷。

**94. C**。鼻疔西医治疗要点：①严禁挤压，控制感染，预防并发症；②疖肿未成熟者，清洁皮肤及各种抗生素软膏涂抹，并配合做理疗，促进疖肿成熟穿破；③疖肿已成熟者，待疖肿自行穿破，亦可用尖刀将脓头表面薄层皮肤轻轻挑破，取出脓栓排出脓液；④疖肿穿破后，局部消毒，清除脓痂，以利引流；⑤足量应用抗生素。患者诊断为疔疮走黄，鼻肿如瓶，并有高热，应当使用抗生素作为首选。

**95. A**。喉癣是指以咽喉干痒、溃烂疼痛、腐衣叠生、形似苔藓为主要特征的咽喉疾病。西医学的咽、喉结核等疾病可参考本病进行辨证施治。主要症状为咽喉干燥疼痛，如有芒刺，吞咽时疼痛加重，甚至吞咽困难，或有声音嘶哑，多语益甚。全身可有咳嗽、低热、咳痰不爽、盗汗、疲倦等症。检查：咽部或喉部黏膜可见灰白色或红色斑点状溃疡，边缘不整齐，如鼠咬状，表面或有灰黄色腐物；肺部影像学检查、结核菌素试验、细菌学检查、病理学检查等有助于明确诊断。根据患者表现可诊断为咽结核。

**96. C**。阴虚火旺型喉癣的主证为咽喉刺痛，日久不愈，吞咽困难，灼热干燥，声嘶重或失音，咽喉黏膜溃疡深陷，边缘呈鼠咬状，上覆灰黄色伪膜，叠若虾皮。咳痰稠黄带血，头晕，午后颧红，潮热盗汗，心烦失眠，手足心热。舌红少苔，脉细数。该患者表现特点符合阴虚火旺型喉癣。

**97. E**。患者辨为阴虚火旺型喉癣，治法为滋阴降火，润燥利咽。方药：月华丸加减。

**98. D**。左侧面神经麻木、左侧牙痛、上颌窦骨质破坏为肿瘤局部侵袭症状,检查肿物表面坏死均为恶性肿瘤征象,首先考虑鼻窦内恶性肿瘤。

**99. D**。病理诊断为确定肿瘤性质的金标准,可通过观察肿瘤的组织形态特征、细胞特征,确认肿瘤组织的组织学类型。

**100. A**。对于鼻窦恶性肿瘤根据病变的范围,可进行不同的手术方式,如 Denker 手术、鼻侧切开术、上颌骨部分切除术或上颌骨全切除术,必要时加眶内容摘除术。局限在上颌窦内无邻近侵犯的肿瘤可经鼻内镜下切除。上颌骨全切除后的硬腭缺损,用保留的硬腭黏骨膜修复,或术后安装牙托。根据该患者的检查结果,考虑恶性肿瘤,在鼻腔内部,累及左上颌窦前内壁,可行鼻侧切开术。

**101. D**。对于正在鼻出血的患者,治疗遵照“急则治其标”的原则,使用各种止血方法,达到止血的目的。常用的外用止血法:①冷敷法。②压迫法。③导引法。④滴鼻法。⑤吹鼻法。⑥烧灼法。⑦鼻腔填塞法。另外,还可在局麻下行冷冻止血法或微波凝固治疗,或选用翼腭管封闭注射法,或手术结扎颈外动脉、上颌动脉等。

**102. B**。根据题干信息,患者辨为患者鼻衄肝火上炎证。肝火上炎证主症为鼻出血量较多、血色深红,鼻黏膜色深红;常伴烦躁易怒,头痛头晕,口苦咽干,胸胁苦满,面红耳赤。舌质红,苔黄,脉弦数。

**103. C**。肝火上炎治宜清肝泻火,凉血止血。肺经风热证治宜疏风清热,凉血止血;胃热炽盛证治宜清胃降火,凉血止血;气不摄血证治宜健脾益气,摄血止血。

**104. C**。肝火上炎治宜清肝泻火,凉血止血;方用龙胆泻肝汤。鼻衄肺经风热证方用桑菊饮;鼻衄胃热炽盛证方用凉膈散;鼻衄气不摄血证方用归脾汤。

**105. D**。当患者出现出血多致休克时,首先应该补充血容量,可通过静脉补充。

**106. A**。西医学的急、慢性咽炎可参考喉痹进行辨证治疗。急性咽炎一般起病较急,先有咽部干燥、灼热、粗糙感,继有明显咽痛,吞咽时尤重,咽侧索受累时疼痛可放射至耳部。全身症状可有发热、头痛、食欲减退和四肢酸痛等。检查可见口咽部黏膜呈急性弥漫性充血、肿胀。咽后壁淋巴滤泡隆起。故应诊断为急性咽炎。

**107. B**。根据患者“全身有发热恶寒,咳嗽,舌质略红,苔薄黄,脉浮数”的临床表现,可诊断为风热喉痹。

**108. C**。喉痹外邪侵袭证的证候表现为咽部疼痛,吞咽不利。偏于风热者,咽痛较重,吞咽时痛增,咽部黏膜鲜红、肿胀,或颌下有臖核;伴发热,恶寒,头痛,咳痰黄稠;舌红,苔薄黄,脉浮数。结合患者“发热恶寒,咳嗽,舌质略红,苔薄黄,脉浮数”的临床表现,可诊断为风热外袭证。

**109. E**。喉痹风热外袭证的中医治法为疏风清热,消肿利咽。风寒外袭者,宜疏风散寒,宣肺利咽;肺胃热盛证的中医治法为清热解毒,消肿利咽。

**110. A**。喉痹风热外袭者,宜疏风清热,消肿利咽,用疏风清热汤加减。喉痹风寒外袭者,宜疏风散寒,宣肺利咽,可选用六味汤加减。肺胃热盛证首选方剂为清咽利膈汤。

**111. A**。慢性咽炎主要症状有咽部不适感、异物感、咽部分泌物不易咯出、咽部痒感、烧灼感、干燥感或刺激感,还可有微痛感。患者病程较长,主要表现为咽部不适,查体咽部黏膜暗红,咽后壁淋巴滤泡增生,符合慢性咽炎的诊断标准。

**112. B**。喉痹是以咽部红肿疼痛或异物梗阻不适感、喉底或有颗粒状突起为主要特征的疾病。西医学的急、慢性咽炎可参考本病进行辨证治疗。阴虚火旺,则潮热、盗汗、颧红、手足心热;舌红少苔、脉细数为阴虚火旺之象。患者表现为全身有午后颧红,精神疲倦,手足心热,舌质红,少苔,脉细数,说明体内有虚火,为虚火喉痹。

**113. D**。患者有咽干微痛多年,咽部黏膜暗红,全身有午后颧红,精神疲倦、手足心热、舌质红、少苔、脉细数等症，提示为肺阴虚。

**114. B**。喉痹肺阴虚为主者，宜养阴清肺，可选用养阴清肺汤；肾阴虚为主者，宜滋阴降火，可选用知柏地黄汤加减。

**115. C**。久病，见咽喉微痛，面色苍白，讲话声低，小便清长，大便溏泄，舌苔白润，脉微弱，提示为脾肾阳虚证；治宜补益脾肾，温阳利咽。

**116. A**。慢性扁桃体炎患者常有咽痛，易感冒及急性扁桃体炎发作史，平时自觉症状少，可有咽内发干、发痒、异物感、刺激性咳嗽等症状。扁桃体和腭舌弓呈慢性充血，黏膜呈暗红色，用压舌板挤压腭舌弓时，隐窝口有时可见黄、白色干酪样点状物溢出。根据题干信息，判断患者为慢性扁桃体炎。

**117. B**。乳蛾是以咽痛或咽部不适感，喉核红肿、表面有黄白色脓点为主要特征的疾病。西医学的急慢性扁桃体炎等病可参考本病进行辨证治疗。患者符合乳蛾的特征，且伴腰膝酸软，头晕眼花，舌质红嫩，脉细，说明是虚证，且扁桃体潮红较明显，说明是虚火。

**118. B**。乳蛾时肾阴虚则腰膝酸软，舌红少苔、脉细数为阴虚之象。本例患者午后咽喉干燥、微痒微痛及潮红明显，伴有腰膝酸软，头晕眼花，舌质红嫩，脉细，提示为肾阴虚。

**119. B**。患者辨为肾阴虚，治当滋阴降火，清利咽喉，阴液充足，虚火自降。

**120. A**。患者为虚火乳蛾，属肾阴虚证，首选方剂为知柏八味丸，其可滋阴降火，清利咽喉。

**121. B**。慢性喉炎患者常用长期声嘶的病史，可有喉部不适、喉部分泌物增加并形成黏痰，检查可见声带慢性充血、肥厚或萎缩，有时闭合不全。根据患者表现，可诊断为慢性喉炎。

**122. B**。喉瘖是指以声音嘶哑为主要特征的喉部疾病。西医学喉的急慢性炎症性疾病、喉肌无力、声带麻痹等可参考本病进行辨证施治。根据患者病程及表现，可诊断为慢喉瘖。

**123. D**。肺肾阴虚，喉失濡养，致声户失健，开合不利，则声嘶日久难愈；阴虚生内热，虚火上炎，故喉窍黏膜及室带、声带微红肿，咽喉干涩微痛，或喉窍及声带黏膜干燥、变薄；虚火炼痰，故干咳痰黏，需清嗓则舒；颧红唇赤、头晕耳鸣、虚烦少寐、腰膝酸软、手足心热、舌红少津、脉细数均属阴虚火旺之证。结合患者临床表现，可以诊断为肺肾阴虚证。

**124. C**。患者可诊断为肺肾阴虚证，治法为滋阴降火，润喉开音。喉瘖肺脾气虚证的治法为补益肺脾，益气开音；喉瘖血瘀痰凝证的治法为行气活血，化痰开音。

**125. C**。患者可诊断为肺肾阴虚证，治法为滋阴降火，润喉开音；首选方剂为百合固金汤。喉瘖肺脾气虚证的首选方剂为补中益气汤；喉瘖血瘀痰凝证的首选方剂为会厌逐瘀汤。

**126. B**。喉瘖是指以声音嘶哑为主要特征的喉部疾病。西医学喉的急慢性炎症性疾病、喉肌无力、声带麻痹等可参考本病进行辨证施治。急性喉炎的主要症状是声音嘶哑，可见咳嗽、喉痛，检查见双侧喉黏膜（包括声带）急性充血、肿胀。根据题干信息，考虑患者为急性喉炎。

**127. A**。喉瘖是指以声音嘶哑为主要特征的喉部疾病。根据患者病程较短，症状表现符合喉瘖的特点，可诊断为急喉瘖。

**128. D**。喉瘖是指以声音嘶哑为主要特征的喉部疾病。风热犯肺型主症为声音不扬，甚则嘶哑，喉黏膜及声带红肿，声门闭合不全。咽喉疼痛，干痒而咳，或发热微恶寒，头痛。舌质红，苔薄黄，脉浮数。根据患者表现，中医辨证为风热犯肺。

**129. D**。患者为喉瘖风热犯肺证，治法为疏风清热，利喉开音。

**130. A**。患者诊断为喉瘖风热犯肺证，治法为疏风清热，利喉开音；首选方剂为疏风清热汤。喉痹风寒外袭者首选方剂为六味汤。

**131. E**。西医学的扁桃体周围脓肿、急性会厌炎及会厌脓肿、咽后脓肿、咽旁脓肿等疾病可参考喉痈进行辨证施治。扁桃体周围脓肿多发生于一侧，咽痛剧烈，吞咽时加重，放射至同侧耳部。由于疼痛而张口困难、吞咽不便,致涎液潴留,言语含糊不清。患侧腭舌弓及软腭高度红肿,悬雍垂肿胀偏向健侧,扁桃体常被红肿的腭舌弓遮盖且被推移。头常偏向患侧,下颌下淋巴结肿大。可伴发热、全身不适,呈急性病容。根据题干,患者诊断为扁桃体周围脓肿。

**132. B**。喉痈以咽喉红肿疼痛、吞咽困难为主要特征的咽喉及其邻近部位的痈肿。喉关痈:①病史:多有乳蛾发作史。②临床症状:乳蛾发病数天后,发热不减或加重,一侧咽痛加剧,吞咽时尤甚,痛引同侧耳窍,吞咽困难,口涎外溢,言语含糊,张口困难。③检查:急重病容,张口困难,患侧腭舌弓上方红肿隆起,软腭及悬雍垂水肿,悬雍垂并偏向对侧;或患侧腭咽弓红肿,喉核被推向前下方。若患处红肿局限高突,触之有波动感,示已成脓,此时穿刺可抽出脓液。

**133. B**。外邪不解,入里化火,引动肺胃积热上攻咽喉,内外火热邪毒搏结,灼腐血肉而化为痈肿。根据患者表现,此时的病机主要为邪热传里。

**134. C**。根据题干信息,患者为喉痈热毒困结,化腐成脓证;治宜泄热解毒,消肿排脓。

**135. C**。患者为喉痈热毒困结,化腐成脓证;首选方剂为仙方活命饮。喉痈外邪侵袭,热毒搏结证首选方剂为五味消毒饮。

**136. C**。凡年龄超过40岁,有声嘶或其他喉部不适超过2周以上者,或伴有吸烟或饮酒史者,都必须重视并仔细检查喉部,有时甚至需做多次复查,以避免漏诊。

**137. B**。病变组织活检是喉癌确诊的金标准。该患者有咽喉部症状,痰中带血,吞咽不畅,同时出现颈部淋巴结肿大,应警惕肿瘤的可能,对颈部肿块最简单有效的诊断方法是行穿刺细胞学检查,以明确病理类型。

**138. D**。①喉结核,黏膜肿胀,可有虫蚀状溃疡,溃疡底部为肉芽及白膜,会厌及杓状会厌襞可增厚、水肿。②喉乳头状瘤,可见声带、假声带前联合等表面粗糙不平呈乳头状肿物。③喉梅毒:可有会厌下疳、类似卡他性喉炎、喉瘢痕性狭窄。④喉淀粉样变,可见声带、喉室或声门下区有暗红色肿块,亦可呈弥漫性上皮下浸润,声门显著变狭。⑤喉癌,早期喉黏膜苍白,水肿,多个浅表溃疡。其中,声门上型早期仅有喉部异物感,咽部不适,癌肿表面溃烂时则有咽痛,可反射至耳部,甚至影响吞咽。癌肿侵蚀血管后,则痰中带血,常有臭味。⑥喉真菌病,喉部黏膜表面常覆盖灰白色假膜。⑦喉白斑,可见声带表面或边缘中前1/3有微凸的白色扁平片状表面平整的斑片,范围局限,不易除去。结合病史,应考虑最可能为喉癌。

**139. ABCDEFG**。喉癌的病因迄今不明确,目前认为是多种致癌因素协同作用的结果。绝大多数的喉癌患者都有长期的吸烟或饮酒史,吸烟为喉鳞状细胞癌重要的独立危险因素之一。烟草可显著增加声门癌发生的相对危险性。饮酒可明显增加声门上癌的发生率,当吸烟同饮酒联合存在时可产生倍增效应。人乳头状瘤病毒(HPV)是喉乳头状瘤的病原体,HPV-16、18可能在喉癌的发生中起到一定作用。多环芳烃、粉尘、芥子气等空气污染及石棉等职业暴露与喉癌有一定关系。咽喉反流近年来得到重视,长期胃酸刺激可能与喉癌相关。其他危险因素包括营养因素缺乏、性激素代谢紊乱及遗传易感性等。

**140. ABCDE**。西医学上,喉癌的治疗手段包括手术、放疗、化疗及生物治疗等,目前多采用以手术为主,辅助放化疗的综合治疗方法。在放、化疗的同时以及放、化疗或手术之后相当长一段时间均应积极配合中医治疗,以提高机体的抗病能力,改善生活质量,同时提高疗效,减少复发率。抗生素治疗一般用于炎症性疾病的治疗。

# 卫生法规与医学伦理学

## A1 型题

每一道试题下面都有 A、B、C、D、E 五个备选答案。请从中选择一个最佳答案。

**1. 中医医疗机构从事中医医疗活动，应按规定办理审批或者备案手续，取得**
A. 医疗机构执业许可证
B. 医疗机构营业执照
C. 医疗机构制剂许可证
D. 医疗机构规划证
E. 医疗机构开业证明

**2. 发布中医医疗广告，医疗机构应当按规定向所在地的相应部门申请并报送有关材料进行审批，该部门是**
A. 省级人民政府广告监督管理部门
B. 省级人民政府卫生行政部门
C. 省级人民政府中医药主管部门
D. 省级药品监督管理部门
E. 县级中医药管理部门

**3. 国家支持中医药对外交流与合作，**
A. 发展中医药国际关系
B. 鼓励到境外举办中医医疗机构
C. 促进中医药的国际传播和应用
D. 鼓励对外成果转让
E. 鼓励各种办学活动

**4. 属于国家科学技术秘密的中医药科技成果，确需转让、对外交流的，应当符合有关**
A. 保守国家秘密的法律、行政法规和部门规章的规定
B. 国务院科技行政管理部门规章的规定
C. 国家中医药管理部门规章的规定
D.《中华人民共和国专利法》的规定
E.《知识产权保护协定》的规定

**5. 国家鼓励境内外组织和个人**
A. 开办中医药教育机构发展中医药事业
B. 开办中医医疗机构发展中医药事业
C. 通过捐资、投资等方式扶持中医药事业发展
D. 以国家为主投资开办中医医疗机构
E. 以民间投资为改革方向开办中医医疗机构

**6. 县级以上各级人民政府应当采取措施加强对中医药文献的**
A. 保管、整理和研究工作
B. 收集、整理、研究和保护工作
C. 鉴定、保管和利用工作
D. 收集、鉴定、利用工作
E. 学习、培训工作

**7. 下列不能参加执业医师资格考试的情况是**
A. 具有高等学校相关医学专业本科学历，在执业医师指导下，在医疗卫生机构中参加医学专业工作实践满一年
B. 具有高等学校相关医学专业硕士学历，在执业医师指导下，在医疗卫生机构中参加医学专业工作实践满一年
C. 具有高等学校相关医学专业博士学历，

在执业医师指导下，在医疗卫生机构中参加医学专业工作实践满一年
D. 具有高等学校相关医学专业专科学历，取得执业助理医师执业证书后，在医疗卫生机构中执业满一年
E. 具有高等学校相关医学专业专科学历，取得执业助理医师执业证书后，在医疗卫生机构中执业满二年

**8. 关于医师执业规则，下列说法错误的是**
A. 医师实施医疗、预防、保健措施，签署有关医学证明文件，必须亲自诊查、调查，并按照规定及时填写医学文书
B. 医师在诊疗活动中应当向患者说明病情、医疗措施和其他需要告知的事项
C. 对需要紧急救治的患者，医师不用进行急救处置
D. 医师不得利用职务之便，索取、非法收受患者财物或者牟取其他不正当利益
E. 遇有自然灾害等严重威胁人民生命健康的突发事件时，县级以上人民政府卫生健康主管部门根据需要组织医师参与卫生应急处置和医疗救治，医师应当服从调遣

**9. 下列不属于医师在执业活动中必须履行的义务是**
A. 尊重患者，保护患者隐私
B. 遵守技术操作规范
C. 宣传健康科普知识，对患者进行健康教育
D. 努力钻研业务，更新知识，提高专业技术水平
E. 参加所在单位的民主管理

**10. 防病治病、保护人民健康，是医师的**
A. 义务　B. 权利
C. 职责　D. 社会地位
E. 执业条件

**11. 医师在执业活动中违反诊疗规范，情节严重的，责令暂停一定期限的执业活动直至吊销医师执业证书，其暂停期限是**
A. 三个月至六个月
B. 六个月至一年
C. 六个月至一年半
D. 一年至一年半
E. 一年至二年

**12. 医疗机构药剂人员调配药剂时，应当凭**
A. 国家药品标准
B. 执业医师的诊断证明
C. 执业助理医师医嘱
D. 执业医师或者执业助理医师处方
E. 执业药师的处方

**13. 中药饮片处方的书写顺序一般是**
A. 处方药品名称
B. 君、臣、佐、使
C. 前记、正文、后记
D. 中成药书写规则
E. 药品剂量与数量

**14.《中华人民共和国药品管理法》规定对四类药品实行特殊管理，下列不属于法定特殊管理药品的是**
A. 生化药品　B. 麻醉药品
C. 精神药品　D. 放射性药品
E. 医疗用毒性药品

**15. 处方开具的药物，一般不得超过的用量是**
A. 10 天用量　B. 7 天用量
C. 5 天用量　D. 3 天用量
E. 1 天用量

**16. 我国进行卫生立法活动的基础和依据是**
A.《中华人民共和国刑法》
B.《中华人民共和国宪法》
C.《中华人民共和国食品卫生法》
D.《中华人民共和国医师法》
E.《中华人民共和国传染病防治法》

**17. 下列属于卫生法作用的是**
A. 保护人民身体健康
B. 维护医务人员合法权益
C. 维护医疗机构权益

D. 维护医患双方权益

E. 维护社会卫生秩序

**18. 下列法律属于卫生法范畴的是**

A.《中华人民共和国商标法》

B.《中华人民共和国专利法》

C.《中华人民共和国著作权法》

D.《中华人民共和国药品管理法》

E.《中华人民共和国合同法》

**19. 下列不属于卫生法基本原则的是**

A. 公平原则　　B. 尊重原则

C. 预防为主原则　　D. 卫生保护原则

E. 患者自主原则

**20. 下列均属于省级人民政府在接到报告 1 小时内向国务院卫生行政主管部门报告的情形，除外**

A. 发生或者可能发生传染病暴发、流行的

B. 发生或者可能发生畜类传染病偶发的

C. 发生或者发现不明原因的群体性疾病的

D. 发生传染病菌种、毒种丢失的

E. 发生或者可能发生重大食物和职业中毒事件的

**21. 下列不属于全国突发事件应急预案内容的是**

A. 突发事件应急处理技术和监测机构及其任务

B. 突发事件应急处理专业队伍的建设和培训

C. 突发事件信息的收集、分析、报告、通报制度

D. 突发事件的立法规划方案

E. 突发事件的分级和应急处理工作方案

**22. 突发公共卫生事件应急工作的方针是**

A. 统一领导、分级负责

B. 反应及时、措施果断

C. 预防为主、常备不懈

D. 依靠科学

E. 加强合作

**23. 发现不明原因的群体性疾病的，医疗卫生机构应向所在地县级人民政府卫生行政主管部门报告，其时限要求为**

A. 12 小时内　　B. 10 小时内

C. 6 小时内　　D. 2 小时内

E. 1 小时内

**24. 违反《中华人民共和国传染病防治法》规定，造成甲类传染病传播或有传播危险的，应**

A. 处二年以上有期徒刑或拘役

B. 处三年以下有期徒刑或拘役

C. 处二年以上七年以下有期徒刑

D. 处五年以上七年以下有期徒刑

E. 处七年以上有期徒刑

**25. 被甲类传染病病原体污染的污水、污物、粪便，有关单位必须按照规定进行处理，该规定是**

A. 在卫生防疫机构的指导监督下进行严密消毒后处理

B. 在卫生防疫机构的指导监督下进行消毒后处理

C. 在卫生防疫机构的指导下进行消毒后处理

D. 由卫生防疫机构进行消毒后处理

E. 由卫生防疫机构进行严密消毒后处理

**26. 2003 年非典疫情暴发，北京、广州被宣布为疫区，下列是当地政府报经上一级政府批准后可以采取的紧急措施，除外**

A. 限制或者停止集市、影剧院演出或者其他人群聚集的活动

B. 停工、停业、停课

C. 封闭或封存被传染病病原体污染的公共饮用水源、食品及相关物品

D. 把患者带离出境

E. 封闭可能造成传染病扩散的场所

**27. 制定《医院感染管理规范(试行)》的目的是**

A. 有效预防和控制医院感染，保障医疗安全，提高医疗质量

B. 有效预防和控制传染性非典型肺炎的发生和流行

C. 预防、控制和消除传染病的发生与流行，

保障公众的身体健康和生命安全

D. 有效预防、及时控制和清除突发公共卫生事件,保障公众身体健康与生命安全

E. 有效预防和控制疾病,维护正常的社会秩序

**28. 申请个体行医的,须经执业医师注册后在医疗卫生机构中执业满**

A. 一年　　B. 二年
C. 三年　　D. 四年
E. 五年

**29. 医师经注册后从事相应的医疗卫生服务,应在医疗卫生机构中按照注册的**

A. 执业地点、执业类别、执业范围执业
B. 执业地点、执业类别执业
C. 执业地点、执业类别、执业范围、医疗机构执业
D. 执业地点、执业类别、执业范围、服务单位执业
E. 执业地点、执业类别、执业范围、服务单位、专业类别执业

**30. 制定《中华人民共和国中医药法》的核心目的是**

A. 保护人民健康
B. 保护传统医药学
C. 发展传统医药学
D. 保持中医药特色
E. 继承和创新中医药

**31. 某药业公司将其他药品冒充感冒药销售,该药属于**

A. 劣药　　B. 假药
C. 特殊管理药品　　D. 非处方药
E. 失效药品

**32. 主动 - 被动型模式的特点是**

A. 医患双方不是双向作用,而是医生对患者单向发生作用
B. 医患双方在医疗活动中都是主动的,医生有权威性,充当指导者
C. 医生和患者具有近似同等的权利
D. 适用于已具有一定医学知识水平的长期慢性患者
E. 适用于急性患者或虽病情较重但头脑清醒的患者

**33. 适用于婴幼儿、处于休克状态需要急救患者的模式是**

A. 双方冲突型　　B. 患者主导型
C. 主动 - 被动型　　D. 指导 - 合作型
E. 共同参与型

**34. 下列医患关系中,属于技术关系的是**

A. 医务人员对患者良好的服务态度
B. 医务人员对患者高度的责任心
C. 医务人员对患者的同情和尊重
D. 医务人员以精湛医术为患者服务
E. 患者对医务人员的尊重

**35. 下列不属于医患之间非技术关系的是**

A. 道德关系　　B. 诊治关系
C. 价值关系　　D. 经济关系
E. 法律关系

**36. 对于所谓"久病成医者",最适合采用的医患模式是**

A. 主动 - 被动型　　B. 指导 - 合作型
C. 共同参与型　　D. 教士模式
E. 工程模式

**37. 体现医患之间技术性关系的是**

A. 医生主动型　　B. 医患互动型
C. 患者被动型　　D. 指导 - 合作型
E. 医生被动型

**38. 1976 年,美国学者萨斯和荷伦德在《医生 - 患者关系的基本模型》中,提出的医患关系模型包括**

A. 主动 - 被动型、指导 - 合作型、共同参与型
B. 主动 - 合作型、指导 - 被动型、共同合作型
C. 主导 - 配合型、指导 - 合作型、共同合作型
D. 主动 - 合作型、指导 - 配合型、共同合

作型

E. 主导 - 配合型、指导 - 参与型、平等合作型

**39. 关于医患冲突的化解方式，下列不恰当的是**

A. 不属于医疗事故的医疗纠纷，可通过医患沟通来化解

B. 医生在医患纠纷的化解中起主导作用

C. 遵循公开、公平、公正原则，坚持实事求是的科学态度

D. 医生以候诊患者多为由拒绝向患者解释病情，告知患者自行查阅相关资料

E. 由医疗事故引发的医疗纠纷，应该依据相关的法律、法规和制度进行处理

**40. 医患冲突的原因不包括**

A. 服务态度问题

B. 医疗事故与医疗过失

C. 满足患者需求不力

D. 医疗体制与医院管理方面的因素

E. 患者年龄较大

**41. 正确处理医务人员之间关系的道德原则，不包括**

A. 互相尊重　　B. 互相支持

C. 互相爱护　　D. 互相监督

E. 互相学习

**42. 正确处理医务人员关系有利于医务人员成才，体现在**

A. 良好的医务人员之间关系可以提高诊断、治疗水平

B. 医务人员之间关系不和谐会贻误患者疾病的诊治，甚至造成不可挽回的后果

C. 各个岗位上的医务人员互相配合、共同努力才能完成诊断、治疗等工作

D. 青年医务人员职业素养、知识技能的提高离不开高年资医务人员的悉心指导，传帮带

E. 在医疗活动中，互相监督，可以避免疏忽，防范差错和事故

**43. 为患者进行体格检查时，医生首先应做到的是**

A. 态度热情诚恳　　B. 客观求实公正

C. 保守患者秘密　　D. 尊重患者人格

E. 态度认真负责

**44. 在使用辅助检查手段时，不适宜的是**

A. 认真严格地掌握适应证

B. 可以广泛积极地依赖各种辅助检查

C. 有利于提高医生诊治疾病的能力

D. 必要检查能尽早确定诊断和进行治疗

E. 应从患者的利益出发决定该做的项目

**45. 手术治疗中一般患者知情权不包括**

A. 有权自主选择

B. 有同意的合法权利

C. 有明确决定的理解力

D. 有家属代为决定的权利

E. 有做出决定的认知力

**46. 基因诊断及治疗的伦理原则应除外**

A. 尊重与平等原则

B. 知情同意原则

C. 以治疗为目的原则

D. 保护隐私原则

E. 创新至上的原则

**47. 患者企图自杀，服用大量巴比妥严重中毒，送来医院时呼吸已经停止。立即行洗胃，无效。在没有其他对抗措施的条件下，某医师采用了在当时还没有推广的人工肾透析治疗法进行抢救，收到了很好的疗效。为了抢救患者，采用了治疗性试验。对此做法，下面说法错误的是**

A. 动机是好的，但得失结果一时难以下结论

B. 是符合医学道德的医学行为

C. 即使是抢救成功，也不合乎道德规范

D. 即使不幸造成死亡或伤残，也不能逆推动机不好

E. 本案例医生的选择是正确的

**48. 在临床医学研究前，对无行为能力的患者要获得其家属的同意，这属于**

A. 代理同意　　B. 知情同意
C. 不同意　　D. 诱导同意
E. 有效同意

**49. 医学科学研究的作用也有双向性,表现在**
A. 防病与治病
B. 基础医学与临床医学
C. 造福人类与危害人类
D. 社会医学与医学社会学
E. 医学科学与医学道德

**50. 在临床医学研究中,对待受试者的正确做法是**
A. 对受试者的负担不可以过分强调
B. 将科学和社会利益放在首要位置考虑
C. 对受试者的负担和受益要公平分配
D. 需要特别关照参加试验的重点人群的利益
E. 对参加试验的弱势人群的权益可以不必太考虑

**51. 在临床医学研究中要求对资料保密,以下不属于该范畴的情况是**
A. 对研究资料严加保密
B. 对研究成果严加保密
C. 医师与患者之间的保密
D. 研究者与受试者之间的保密
E. 对患者姓名做保密处理

**52. 关于医患双方权利与义务,下述口号和做法中不可取的是**
A. 医师不是上帝
B. 患者是上帝
C. 把维护患者正当权利放在第一位
D. 医师的正当权益也必须得到保证
E. 患者的权利往往意味着医师的义务

**53. 医生的特殊干涉权不包括**
A. 控制想要自杀患者的行为
B. 依法隔离 SARS 患者
C. 中止出现高度危险的治疗性人体试验
D. 拒绝患者要求提供不符合事实的病情介绍
E. 绝对隐瞒真相,不对患者诉说诊断和预后

**54. 下列不属于医德良心作用的是**
A. 医德良心对医务人员的行为具有能动作用
B. 医德良心在行为前选择行为动机
C. 医德良心在行为中监控行为过程
D. 医德良心在行为后评估行为后果
E. 医德良心可以完全决定医务人员行为善恶

**55. 医务人员在确定辅助检查项目后,必须做到**
A. 只要检查目的明确,无须说服解释
B. 使患者知情同意,要告知患者(或家属),尊重被检者
C. 只要有益于治疗,医生可以做出决定
D. 向患者解释清楚检查的受益性,忽略危险性
E. 因治病需要,无须向患者说明检查项目的经济负担

**56. 导致医患关系紧张、医患冲突的最主要原因是**
A. 服务态度
B. 医疗事故
C. 医疗体制
D. 收费制度
E. 患者需求是否得到满足

**57. 按照临床诊疗道德的最优化原则,医务人员最不需要考虑的是**
A. 患者的地位　　B. 医疗安全
C. 医疗效果　　D. 诊疗费用
E. 患者的痛苦

**58. 下列不属于医生义务或权利的是**
A. 保证治疗效果
B. 保证患者平等医疗权
C. 保证患者医疗权的实现
D. 保证患者身心健康
E. 履行自己的义务

**59. 下列为正确处理医务人员关系的意义,除外**

A. 有利于医院集体合力的发挥
B. 有利于医务人员成才
C. 有利于医务人员以自我为中心发展
D. 有利于医学事业的发展
E. 有利于建立和谐的医患关系

60. **医学人道主义的根本思想是**

A. 尊重患者的生命
B. 保护患者的隐私
C. 尊重患者平等的医疗与健康权利
D. 注重对社会利益及人类健康利益的维护
E. 尊重患者的法律地位

# 参考答案与解析

| | | | | | | | | | |
|---|---|---|---|---|---|---|---|---|---|
| 1. **A** | 2. **C** | 3. **C** | 4. **A** | 5. **C** | 6. **B** | 7. **D** | 8. **C** | 9. **E** | 10. **C** |
| 11. **B** | 12. **D** | 13. **B** | 14. **A** | 15. **B** | 16. **B** | 17. **E** | 18. **D** | 19. **B** | 20. **B** |
| 21. **D** | 22. **C** | 23. **D** | 24. **B** | 25. **A** | 26. **D** | 27. **A** | 28. **E** | 29. **A** | 30. **A** |
| 31. **B** | 32. **A** | 33. **C** | 34. **D** | 35. **B** | 36. **C** | 37. **D** | 38. **A** | 39. **D** | 40. **E** |
| 41. **C** | 42. **D** | 43. **D** | 44. **B** | 45. **D** | 46. **E** | 47. **C** | 48. **A** | 49. **C** | 50. **C** |
| 51. **B** | 52. **B** | 53. **E** | 54. **E** | 55. **B** | 56. **A** | 57. **A** | 58. **A** | 59. **C** | 60. **A** |

**1. A**。举办医疗机构，应当具备下列条件，按照国家有关规定办理审批或者备案手续：①有符合规定的名称、组织机构和场所；②有与其开展的业务相适应的经费、设施、设备和医疗卫生人员；③有相应的规章制度；④能够独立承担民事责任；⑤法律、行政法规规定的其他条件。医疗机构应依法取得执业许可证，禁止伪造、变造、买卖、出租、出借医疗机构执业许可证。

**2. C**。医疗机构发布中医医疗广告，应当经所在地省、自治区、直辖市人民政府中医药主管部门审查批准；未经审查批准，不得发布。发布的中医医疗广告内容应当与经审查批准的内容相符合，并符合《中华人民共和国广告法》的有关规定。

**3. C**。国家支持中医药对外交流与合作，促进中医药的国际传播和应用。

**4. A**。重大中医药科研成果的推广、转让、对外交流，中外合作研究中医药技术，应当经省级以上人民政府负责中医药管理的部门批准，防止重大中医药资源流失。属于国家科学技术秘密的中医药科研成果，确需转让、对外交流的，应当符合有关保守国家秘密的法律、行政法规和部门规章的规定。

**5. C**。县级以上地方人民政府应当根据中医药事业发展的需要以及本地区国民经济和社会发展状况，逐步增加对中医药事业的投入，扶持中医药事业的发展。任何单位和个人不得将中医药事业经费挪作他用。国家鼓励境内外组织和个人通过捐资、投资等方式扶持中医药事业发展。

**6. B**。《中华人民共和国中医药条例》规定，县级以上各级人民政府应当采取措施加强对中医药文献的收集、整理、研究和保护工作。有关单位和中医医疗机构应当加强重要中医药文献资料的管理、保护和利用。

**7. D**。具有下列条件之一的，可以参加执业医师资格考试：①具有高等学校相关医学专业本科以上学历，在执业医师指导下，在医疗卫生机构中参加医学专业工作实践满一年；②具有高等学校相关医学专业专科学历，取得执业助理医师执业证书后，在医疗卫生机构中执业满二年。

**8. C**。对需要紧急救治的患者，医师应当采取紧急措施进行诊治，不得拒绝急救处置。因抢救生命垂危的患者等紧急情况，不能取得患者或者其近亲属意见的，经医疗机构负责人或者授权的负责人批准，可以立即实施相应的医疗措施。

**9. E**。医师的义务包括：①树立敬业精神，恪守职业道德，履行医师职责，尽职尽责救治患者，执行疫情防控等公共卫生措施；②遵循临床诊疗指南，遵守临床技术操作规范和医学伦理规范等；③尊重、关心、爱护患者，依法保护患者隐私和个人信息；④努力钻研业务，更新知识，提高医学专业技术能力和水平，提升医疗卫生服务质量；⑤宣传推广与岗位相适应的健康科普知识，对患者及公众进行健康教育和健康指导；⑥法律、法规规定的其他义务。依法参与所在机构的民主管理，是医师享有的权利。

**10. C**。医师应当坚持人民至上、生命至上，发扬人道主义精神，弘扬敬佑生命、救死扶伤、甘于奉献、大爱无疆的崇高职业精神，恪守职业道德，遵守执业规范，提高执业水平，履行防病治病、保护人民健康的神圣职责。

**11. B**。医师在执业活动中有下列行为之一的，由县级以上人民政府卫生健康主管部门责令改正，给予警告，没收违法所得，并处一万元以上三万元以下的罚款；情节严重的，责令暂停六个月以上一年以下执业活动直至吊销医师执业证书：①泄露患者隐私或者个人信息；②出具虚假医学证明文件，或者未经亲自诊查、调查，签署诊断、治疗、流行病学等证明文件或者有关出生、死亡等证明文件；③隐匿、伪造、篡改或者擅自销毁病历等医学文书及有关资料；④未按照规定使用麻醉药品、医疗用毒性药品、精神药品、放射性药品等；⑤利用职务之便，索要、非法收受财物或者牟取其他不正当利益，或者违反诊疗规范，对患者实施不必要的检查、治疗造成不良后果；⑥开展禁止类医疗技术临床应用。

**12. D**。医师开具处方和药师调剂处方应当遵循安全、有效、经济的原则。处方药应当凭医师处方销售、调剂和使用。

**13. B**。中药饮片处方的书写,一般应当按照"君、臣、佐、使"的顺序排列;调剂、煎煮的特殊要求注明在药品右上方,并加括号,如布包、先煎、后下等;对饮片的产地、炮制有特殊要求的,应当在药品名称之前写明。

**14. A**。特殊药品包括麻醉药品、精神药品、医疗用毒性药品、放射性药品等,国家对其实行特殊管理。

**15. B**。处方一般不得超过7天用量;急诊处方一般不得超过3天用量;对于某些慢性病、老年病或特殊情况,处方用量可适当延长,但医师应当注明理由。

**16. B**。《宪法》是国家的根本大法,具有最高的法律效力,是卫生法的立法依据。

**17. E**。我国卫生法的作用概括为三个方面:①维护社会卫生秩序;②保障公共卫生利益;③规范卫生行政行为。

**18. D**。现行的由全国人民代表大会常务委员会制定的卫生法律有十多部,如《中华人民共和国食品安全法》《中华人民共和国药品管理法》《中华人民共和国医师法》《中华人民共和国国境卫生检疫法》《中华人民共和国传染病防治法》《中华人民共和国红十字会法》《中华人民共和国母婴保健法》《中华人民共和国献血法》《中华人民共和国职业病防治法》《中华人民共和国人口与计划生育法》《中华人民共和国基本医疗卫生与健康促进法》《中华人民共和国中医药法》等。

**19. B**。卫生法的基本原则是指反映卫生法立法精神、适用于卫生法律关系的基本原则。主要有以下五个方面:①卫生保护原则;②预防为主原则;③公平原则;④保护社会健康原则;⑤患者自主原则。

**20. B**。省、自治区、直辖市人民政府在接到报告1小时内,向国务院卫生行政主管部门报告的情形:①发生或者可能发生传染病暴发、流行的;②发生或者发现不明原因的群体性疾病的;③发生传染病菌种、毒种丢失的;④发生或者可能发生重大食物和职业中毒事件的。

**21. D**。全国突发事件应急预案应包括的主要内容:①突发事件应急处理指挥部的组成和相关部门的职责;②突发事件的监测与预警;③突发事件信息的收集、分析、报告、通报制度;④突发事件应急处理技术和监测机构及其任务;⑤突发事件的分级和应急处理工作方案;⑥突发事件预防、现场控制,应急设施、设备、救治药品和医疗器械以及其他物资和技术的储备与调度;⑦突发事件应急处理专业队伍的建设和培训。

**22. C**。突发事件应急工作,应当遵循预防为主、常备不懈的方针,贯彻统一领导、分级负责、反应及时、措施果断、依靠科学、加强合作的原则。

**23. D**。突发事件监测机构、医疗卫生机构和有关单位发现有下列情形之一的,应当在2小时内向所在地县级人民政府卫生行政主管部门报告;接到报告的卫生行政主管部门应当在2小时内向本级人民政府报告,并同时向上级人民政府卫生行政主管部门和国务院卫生行政主管部门报告:①发生或者可能发生传染病暴发、流行的;②发生或者发现不明原因的群体性疾病的;③发生传染病菌种、毒种丢失的;④发生或者可能发生重大食物和职业中毒事件的。

**24. B**。违反《中华人民共和国传染病防治法》规定,造成甲类传染病传播或有传播危险的,依据《中华人民共和国刑法》规定应处三年以下有期徒刑或拘役。

**25. A**。被甲类传染病病原体污染的污水、污物、粪便,有关单位和个人必须在卫生防疫机构的指导监督下进行严密消毒后处理;拒绝消毒处理的,当地政府可以采取强制措施。

**26. D**。传染病暴发、流行时,县级以上地方人民政府应当立即组织力量,按照预防、控制预案进行防治，切断传染病的传播途径，必要时，报经上一级人民政府决定，可以采取下列紧急措施并予以公告：①限制或者停止集市、影剧院演出或者其他人群聚集的活动；②停工、停业、停课；③封闭或者封存被传染病病原体污染的公共饮用水源、食品以及相关物品；④控制或者扑杀染疫野生动物、家畜家禽；⑤封闭可能造成传染病扩散的场所。

**27. A**。制定《医院感染管理规范（试行）》的目的是有效预防和控制医院感染，保障医疗安全，提高医疗质量。

**28. E**。医师个体行医应当依法办理审批或者备案手续。执业医师个体行医，须经注册后在医疗卫生机构中执业满五年。

**29. A**。医师经注册后，可以在医疗卫生机构中按照注册的执业地点、执业类别、执业范围执业，从事相应的医疗卫生服务。

**30. A**。制定《中华人民共和国中医药法》的目的是继承和弘扬中医药，保障和促进中医药事业发展，保护人民健康。其核心是保护人民健康。

**31. B**。有下列情形之一的为假药：①药品所含成分与国家药品标准规定的成分不符；②以非药品冒充药品或者以他种药品冒充此种药品；③变质的药品；④药品所标明的适应证或者功能主治超出规定范围。

**32. A**。主动－被动型模式时，医生处于完全主动地位，患者处于完全被动地位，医生为患者做决策，适用于昏迷、麻醉、严重创伤、不能表达主观意识的患者。

**33. C**。主动－被动型模式是医生处于主动的主导地位的一种模式，适用于昏迷、麻醉、严重创伤、不能表达主观意识的患者。对婴幼儿、休克患者，这种模式是适合的。

**34. D**。医患间技术方面的关系是指医患间因诊疗方案、措施的制定和实施而产生的关系。医务人员以精湛医术为患者服务，属于医患间技术方面的关系。

**35. B**。医患间非技术方面的关系是指医患交往过程中在社会、法律、道德、心理、经济等方面建立起来的人际关系。如医患间的道德关系、经济关系、价值关系、法律关系等。医患之间的技术关系是指在诊疗技术实施过程中医务人员与患者的相互关系。

**36. C**。共同参与型模式时，医生与患者有近似相等的权利和地位，医生帮助患者，患者主动参与，适用于慢性病、有一定医学知识的患者和心理治疗。“久病成医者”对疾病有一定的了解，能主动参与治疗，最适合采用共同参与型。

**37. D**。指导－合作型模式时，患者主动寻求医生帮助，医生具有权威性，指导患者并期待患者服从，处于主导地位，患者具有一定的主动性，但以配合医生为主，适用于急性感染的患者。体现了医患间因诊疗方案、措施的制定和实施而产生的关系，即医患间技术性关系。

**38. A**。1976 年美国学者萨斯和荷伦德在《医生－患者关系的基本模型》的文章中，根据医生和患者的地位、主动性大小，将医患关系划分为三种模型：主动－被动型，指导－合作型，共同参与型。

**39. D**。大部分的医患纠纷都是因为沟通方面存在问题，比如在知识、信息方面的不对称，医生在解释方面的欠缺，患者理解上的误区等往往是产生纠纷的主要因素。在医患关系中医生起主导作用，在医患纠纷的化解上医生应当承担更大的责任。医生不能以任何理由侵害患者的知情权，应及时全面地向患者解释病情，并给予恰当指导以控制、治疗疾病。不属于医疗事故的医疗纠纷，可通过医患沟通来化解。

**40. E**。医患冲突的原因包括服务态度问题、医疗事故和医疗过失、满足患者需求不力、医疗体制与医院管理方面的因素。

**41. C**。正确处理医务人员之间关系的道德原则，包括互相支持、互相尊重、互相监督、互相学习，不包括互相爱护。

**42. D**。正确处理医务人员关系有利于医务人员成才,主要体现在青年医务人员职业素养、知识技能的提高离不开高年资医务人员的悉心指导,传帮带。

**43. D**。体格检查的道德要求包括:①全面系统,认真细致;②关心体贴,减少痛苦;③尊重患者,心正无私。医生首先应尊重患者。

**44. B**。医学辅助检查是运用现代物理化学方法、手段进行医学诊断的一门学科,主要研究如何通过实验室技术、医疗仪器设备为临床诊断、治疗提供依据。但所有的方法都有其适用范围,并非是诊断所必需的主要的依赖条件,对疾病的诊断还是需要结合疾病的特点诊断。

**45. D**。治疗措施的知情权是指患者为了避免和降低风险有权利知道医方为患者所提供的治疗疾病的方案措施,有权利选择接受或者拒绝;医方有义务为患者提供多种有效治疗疾病的方案,并将各种方案的利弊客观的讲解给患者听,而且要做到将各种治疗措施的所有环节和内容都如实地告知患者,不得隐瞒,实事求是。患者可以在医生的推荐下,权衡利弊,选择自己认为最佳的治疗方案。医方需尊重患者的选择,且尽全力认真执行患者自选的治疗方案。一般情况下,家属并不能代行患者的权利。

**46. E**。基因诊断和基因治疗的伦理原则包括:尊重与平等原则、知情同意原则、保护隐私原则、以治疗为目的原则。

**47. C**。试验性治疗,尚无准确定义,又称创新性治疗,不属于常规标准治疗,经验丰富的医生以有效治疗和改善患有重症且标准治疗无效或无标准治疗的患者为主要目的,而让患者尝试疗效和安全性还不完全确定的药品、医疗器械和医疗技术的行为。用于试验性治疗的药物或疗法不仅要符合科学性,也要符合伦理性。医生为了挽救生命,在没有其他对抗措施的条件下,采用治疗性试验,最终抢救成功,该行为是符合医学道德规范的。

**48. A**。受试者本人或家属知晓研究的目的、过程、可能承担的风险后同意参加试验是人体试验的必要前提,对无行为能力的患者要获得其家属的同意,这属于代理同意。

**49. C**。医学科学研究的作用也有双向性,表现在造福人类与危害人类。在此,以人文精神确保技术应用的正当性是十分重要的。医学科学指导什么是正确有效的治疗,医学人文确保什么是好的治疗。

**50. C**。首先将受试者人身安全、健康权益放在优先地位,其次才是科学和社会利益,研究风险与受益比例应当合理,力求使受试者尽可能避免伤害。对儿童、孕妇、智力低下者、精神障碍患者等特殊人群的受试者,应当予以特别保护。

**51. B**。在临床医学研究中要求对资料保密,主要包括研究者与受试者之间的保密、对患者姓名做保密处理、对研究资料严加保密、医师与患者之间的保密。

**52. B**。尊重患者绝不意味着医务人员站在纯中立的立场,放弃自己的责任,仅充当为患者提供信息的角色,完全听命于患者的任何意愿和要求。故"患者是上帝"的口号和做法,在医患双方权利与义务的实现过程中不可取。

**53. E**。医生特殊干涉权的应用范围:①精神病患者和自杀未遂等患者拒绝治疗时,可采取约束措施控制其行为;②在进行人体试验性治疗时,虽然患者已知情同意,但在出现高度危险时,医生必须终止试验以保护患者利益;③对需要进行隔离的传染病患者进行隔离;④危重病患者要求了解自己疾病的真相,但当了解后很可能不利于诊治或产生不良后果时,医生有权隐瞒真相;⑤若患者要求提供不符合事实的病情介绍和证明,医生在了解情况、全面分析的基础上,能行使干涉权。

**54. E**。医德良心是存在于医务人员意识之中的对患者和社会负责的强烈的道德责任,在内心进行自我评价的能力。其作用包括医疗行为前的选择作用,医疗行为中的监督作用,医疗行为后的评价作用。

**55. B**。患者享有知情同意权,医务人员在确定辅助检查项目后应告知患者，尊重患者的权利。医疗过程中，患者有权要求治疗，也有权拒绝一些治疗手段和各种类型的医学试验。当患者及家属因缺乏医学知识或其他原因拒绝合理治疗措施，而这种拒绝将会带来不良后果时，医生要耐心劝说、陈述利害、讲明拒绝将造成的严重情况，使患者同意接受。

**56. A**。大量调查表明，医疗服务态度是导致医患冲突的最主要原因。

**57. A**。最优化原则是指医务人员在诊治疾病的过程中，从各种可能的诊治方案中选择代价最低而效果最优的方案。最优化原则要求医务人员做到：效果最佳、痛苦最小、耗费最少、安全无害。

**58. A**。尽管现代的医院拥有大量的高、精、尖的医疗设备和技术，但如果没有良好的医患关系为前提，患者及家属不能配合，也难以发挥它们的作用。患者遵从医嘱是治疗效果的关键要素，而患者的依从性与医患关系的好坏有着密切的联系。而且，疾病的防治和康复也往往涉及患者生活习惯的改变，因而如果没有患者的合作将难以获得预期效果。故保证治疗效果，不属于医生的义务或权利。

**59. C**。正确处理医务人员之间的关系，使其相互之间处于一种和谐状态，不仅是当代医学发展的客观需要，也有利于发挥医疗卫生保健机构的整体效应，有利于医务人员成才和建立和谐的医患关系。

**60. A**。医学人道主义的核心内容：①尊重患者的生命，是医学人道主义的根本思想；②尊重患者的人格与尊严；③尊重患者平等的医疗与健康权利；④注重对社会利益及人类健康利益的维护；⑤社会及患者对医院、医务人员利益和价值的尊重。